자주 사용하는 계산식

- Alveloar-arterial oxygen gradient
  $P(A-a)O_2 = 150 - 1.25 \times (PaCO_2) - PaO^2$ [정상 10-20 mmHg]
- PF ratio(hypoxia index)
  Arterial O_2/Percent Inspired Oxygen = PaO_2/FIO_2, [정상 500 mmHg]
- Anion gap(AG) = $Na^+ - (Cl^- + HCO_3^-)$ [정상 10-14 meq/L]
- Calculated osmolality = $2Na + glucose/18 + BUN/2.8$
  $+ ethanol/4.6 + isopropanol/6 + methanol/3.2 + ethylene-glycol/6.2$
  [정상 280-295mosm]
- Osmolal gap(mOsm/kg) = osm(measured
  [정상< 10 mOsm/kg]
- Golden rules of ABGa(arterial blood gas

  1) $\uparrow$10 mmHg of $PCO_2 \rightarrow \downarrow 0$
  2) $\downarrow$0.15 of pH $\rightarrow \uparrow$10 mEq/L
- Pediatric IV maintenance fluids by body
  4 ml/kg/hr or 100 ml/kg/day for first 10 kg, plus
  2 ml/kg/hr or 50 ml/kg/day for second 10 kg, plus
  1 ml/kg/hr or 20 ml/kg/day for all further kg
- Dopamine administration method(easy)
  (1) 환자의 체중×15 mg×2 → [혼합해야 할 dopamine 양 (mix mg)]
  (2) dopamine (mix mg)을 500 cc D5W에 섞는다.
  (3) micro-drip infusion set (60 drops/cc)으로 주입시 분당 microdrop 수(number)가 투여하고자
      하는 mg/kg/min가 된다(예, 5 drops/min = 5 mg/kg/min).

  $$\text{※ mg/kg/min} = \frac{16.7 \times \text{Drug Conc [mg/ml]} \times \text{Infusion Rate[ml/h]}}{\text{Weight [kg]}}$$

  $$\text{※ Infusion rate [ml/h]} = \frac{\text{Desired mg/kg/min} \times \text{Weight [kg]} \times 60}{\text{Drug concentration [mg/ml]}}$$

- Fractional excretion of sodium = $100 \times \dfrac{\text{Urine Na/plasma Na}}{\text{Urine Cr/plasma Cr}}$

  [Pre-renal $< 1\%$, renal(ATN) $> 2\%$]
- Creatinine clearance = $100 \times \dfrac{\text{BW kg} \times (140-\text{age}) \, (0.85 \text{ if female})}{72 \times \text{Cr}}$ [정상 > 80]
- Ideal body weight
  Male=50kg+0.91*(cm of height-152.4)
  Female=45.5+0.91*(cm of height-152.4)
- 단위 환산

온도	액체	거리	무게
F = (1.8) C + 32	1 ounce = 30 ml	1 inch = 2.54 cm	1 kg = 2.2 lbs
C = (F-32)/(1.8)	1 tea spoon = 5 ml	1 feet = 30.48 cm	1 ounce = 30 g
	1 table spoon = 15 ml		1 grain = 65 mg
압력	1 mmHg = 1.36 cmH2O		

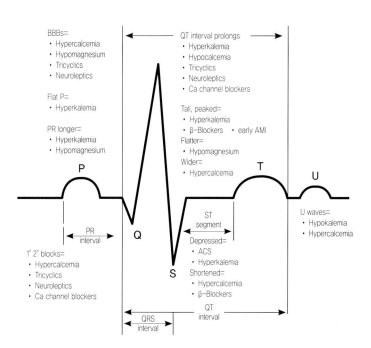

BBBs=
- Hypercalcemia
- Hypomagnesium
- Tricyclics
- Neuroleptics

Flat P=
- Hyperkalemia

PR longer=
- Hyperkalemia
- Hypomagnesium

P

PR interval

Q

1° 2° blocks=
- Hypercalcemia
- Tricyclics
- Neuroleptics
- Ca channel blockers

QT interval prolongs
- Hyperkalemia
- Hypocalcemia
- Tricyclics
- Neuroleptics
- Ca channel blockers

Tall, peaked=
- Hyperkalemia
- β–Blockers   • early AMI
Flatter=
- Hypomagnesium
Wider=
- Hypercalcemia

T

U

ST segment
Depressed=
- ACS
- Hyperkalemia
Shortened=
- Hypercalcemia
- β–Blockers

S

QT interval

QRS interval

U waves=
- Hypokalemia
- Hypercalcemia

Practical Emergency Medicine

Fifth Edition

지은이 **김기운 · 이두환 · 이지숙**

2015 ACLS, PALS Guideline update

- 응급의학 도서 부분 블록버스터 21쇄, 30,000부 돌파 (최다판매)
- 응급실 근무의 필수 참고도서
- 대한전공의협의회 추천도서(2001')

Practical Emergency Medicine 5th

첫째판 1쇄 발행 | 2001년 12월 20일
둘째판 1쇄 발행 | 2004년 7월 10일
셋째판 1쇄 발행 | 2007년 4월 17일
넷째판 1쇄 발행 | 2009년 9월 20일
넷째(보완)판 1쇄 발행 | 2011년 2월 28일
다섯째판 1쇄 인쇄 | 2019년 5월 10일
다섯째판 1쇄 발행 | 2019년 5월 17일
다섯째판 2쇄 발행 | 2020년 2월 16일
다섯째판 3쇄 발행 | 2021년 9월 13일

지 은 이   김기운
발 행 인   장주연
출 판 기 획   이성재
책 임 편 집   박미애
편집디자인   조원배
표지디자인   김재욱
발 행 처   군자출판사(주)
　　　　　　등록 제4-139호(1991. 6. 24)
　　　　　　본사 (10881) **파주출판단지** 경기도 파주시 회동길 338(서패동 474-1)
　　　　　　전화 (031) 943-1888 팩스 (031) 955-9545
　　　　　　홈페이지 | www.koonja.co.kr

ISBN 979-11-5955-446-9
정가 40,000원

저자약력

대표저자 **김기운**
순천향대학교 의과대학 졸업
(현)순천향대학교 의과대학 부천병원 응급의학과 교수, 진료과장,
  권역응급의료센터장
(전)아주대학교 의과대학 응급의학과 교수
(현)의과대학 이러닝컨소시엄 운영위원장
(현) 대한응급의학회 보험정책이사
(현)소방청 중앙구급교육협의회 위원장
(현)대한고압의학회 정책이사
(현)임상술기교육연구회 연구지원이사

저자 **이지숙**
아주대학교 의과대학 졸업
응급의학과, 소아청소년과 전문의
(현)아주대학교 의과대학 교수
(현)대한소아응급의학회 이사

저자 **이두환**
아주대학교 의과대학 졸업
(현)성가롤로병원 응급의학과 과장
(전)아주대학교병원 응급의학과 연구강사 수료
(현)임상술기교육연구회 정회원

이 책에 도움을 주신 분들

정진우 동아대학교 의과대학 응급의학과 교수

문형준 순천향대학교 의과대학 응급의학과 교수(천안병원)

박상현 가톨릭대학교 여의도 성모병원 응급의학과 교수

이정훈 동국대학교 의과대학 응급의학과 교수(일산병원)

조영신 순천향대학교 의과대학 응급의학과 교수(서울병원)

민진홍 충남대학교 의과대학 응급의학과 교수

신태용 분당제생병원 응급의학과

이정원 순천향대학교 의과대학 응급의학과 교수(천안병원)

이동건 분당서울대학교병원 응급의학과 진료조교수

한상수 순천향대학교 의과대학 응급의학과 임상강사(부천병원)

이윤성 생명윤리정책연구원 원장, (전)서울의대 법의학교실 교수

최민성 국립과학수사연구소 법의조사과

윤준성 가톨릭대학교 의과대학 응급의학과 교수(서울성모병원)

강석호 훈치과 원장

김혜정 응급의학과 전문의, 순천향대학교 부천병원 수료

차경철 연세대학교 원주의과대학 응급의학과 교수

김형민 가톨릭대학교 성빈센트병원 응급의학과 교수

강보라 마산대학교 응급구조학과 교수

박재연 순천향대학교 응급의학과 전공의 4년차

이정아 한림의대 동탄성심병원 응급의학과 교수(3, 4 판 저자)

저자 서문

이번 5판이 나오기까지 너무 오랜 시간이 걸려서 출판사와 독자들께 너무나 죄송한 마음입니다. 늦은 만큼 많은 내용은 풍성해지고, 품질은 크게 향상되었다고 생각합니다.

이 책이 나오기까지 각 분야에서 전문성을 인정 받고 있는 교수님들의 조언과 기여가 있었습니다.

제5판은 과거의 내용을 상당량 수정 및 추가하였으나, 전판과 비슷하게 가독성을 높이려 글을 최대한 자제하고, 그림과 표를 넣으려 노력하였습니다. 또한 과거 설명이 부족한 부분을 찾아 첨언하여 친절한 책으로 바꾸도록 노력하였습니다.

통산 20쇄를 넘게 인쇄하였다고 합니다. 그간의 Practical Emergency Medicine에 대한 변함없는 관심과 사랑에 진심으로 감사드리며, 응급실 및 응급환자를 지키고 있는 동료들에게 실전적이고, 제때에 필요한 친구 같은 책이 되길 바랍니다.

대표저자 김 기 운

flyingguy0202@daum.net

저자 서문

다양한 백신이 도입되고 늦은 시간까지 소아가 찾아갈 수 있는 병원들이 많아지는 등의 의료 환경이 바뀌면서 응급실에서 만나는 소아 중환자가 줄어든 것은 사실입니다. 그렇지만 꾸준히 많은 수의 아픈 아이들이 크고 작은 문제로 응급실을 찾고, 이에 익숙하지 않은 의료인을 어렵게 만드는 문제들이 있습니다. 5판에서는 최근 업데이트된 내용들과 자주 만날 수 있는 환자들에 대한 내용을 담으려고 하였습니다. 당황스런 순간 손에 잡힐 수 있는 책이 되었으면 좋겠습니다. 수고해주신 모든 분들께 감사드립니다.

저자 이 지 숙
eesysook@naver.com

Practical Emergency Medicine이라는 이름에 걸맞은 실용적인 책이 되도록 많은 고민과 노력을 담았습니다. 여러분과 같은 위치에서, 같은 환자를 돌보며 갖게 된 고민과 질문에 대한 해답을 공유하고 싶은 마음 또한 담았습니다. 이러한 마음이 일분 일초가 아까운 누군가에게 곧바로 도움이 될 수 있는 직관적이고 시각적인 5판이 되도록 노력하였습니다.

책의 일부분에 불과했던 저의 작은 원고들이 여러분에게 실제로 도움이 될 수 있는 출판물이 되도록 도와주시고 이끌어주신 김기운 교수님과 여러 저자들, 도움을 주신 분들께 진심으로 감사드립니다.

저자 이 두 환
erdhl@daum.net

表지그림설명

신의 뜻을 정통하는 선한 사마리아인의 비유

10:25 〈선한 사마리아 사람〉 어떤 율법학자가 일어나 예수님을 시험하려고 말했습니다. "선생님, 제가 무엇을 하여야 영생을 얻을 수 있습니까?"

10:26 예수님께서 그에게 물으셨습니다. "율법에 무엇이라고 기록되어 있느냐? 너는 어떻게 읽었느냐?"

10:27 율법학자가 대답하였습니다. "'네 모든 마음과 모든 목숨과 모든 힘과 모든 뜻을 다해 주 네 하나님을 사랑하라'고 하였고, 또한 '네 이웃을 네 몸같이 사랑하라'고 하였습니다."

10:28 예수님께서 그에게 말씀하셨습니다. "네 대답이 옳다. 이것을 행하여라. 그러면 살 것이다."

10:29 이 사람이 자기를 옳게 보이고 싶어서, 예수님께 말했습니다. "그러면 누가 제 이웃입니까?"

10:30 예수님께서 대답하셨습니다. "어떤 사람이 예루살렘에서 여리고로 내려가고 있었다. 그런데 도중에 강도를 만났다. 강도들은 이 사람의 옷을 벗기고 때려서 거의 죽은 채로 버려 두고 갔다.

10:31 마침 한 제사장이 그 길을 내려가다가 그 사람을 보고는 길 반대편으로 피해서 지나갔다.

10:32 어떤 레위인도 그 곳에 와서 그 사람을 보고는 길 반대편으로 피해서 지나갔다.

10:33 이번에는 어떤 사마리아 사람이 그 길을 여행하다가 그가 있는 곳에 이르렀다. 사마리아 사람이 그를 보고 불쌍하게 여겼다.

10:34 그래서 그 사람에게로 가서 그의 상처에 올리브 기름과 포도주를 붓고 붕대로 감쌌다. 그리고 그를 자기의 짐승에 태우고 여관으로 데리고 가서 그를 정성껏 보살펴 주었다.

10:35 다음 날, 그는 은화 두 개를 여관 주인에게 주면서 말했다. '이 사람을 잘 보살펴 주세요. 만일 돈이 더 들면 내가 돌아올 때 갚겠습니다.'

10:36 너는 이 세 사람들 중에 누가 강도 만난 자의 이웃이라고 생각하느냐?"

10:37 율법학자가 대답했습니다. "그에게 자비를 베풀어 준 사람입니다." 그러자 예수님께서 그에게 말씀하셨습니다. "가서 똑같이 하여라!"

Luke 10:25-10:37

누가(Luke)는 성경의 신약 중 누가복음과 사도행전의 지자로써, 성경을 집필한 사람 중에 유일하게 유대인이 아니었습니다. 신약성경의 매우 중요한 저자인 바울(Paul) 의 벗이었으며, 또한 그는 의사였습니다. 그는 항해와 지리학 그리고 관찰력이 뛰어난 작가였다고 기록하고 있습니다.

응급의학에서 임상추론에 대한 사념

응급의학분야에서 전문성(Professionalism)은 수련해온 지식, 술기, 태도를 진료 과정 중의 성과로서 나타날 때, 상당히 많은 혼란스러운 상황에서, 아니면 너무나 단순한 상황에서 분명하고, 명확하게 업무를 수행하는 것이라 생각합니다. 저자는 명명불명명(明明, 不明 不明 明)이란 말을 간혹 사용하는데요, 명확한 것은 명확하게, 불명확한 것은 불명확하다고 명확하게 답을 주는 것입니다. 무엇인가 결정의 단계에서 임상추론(clinical reasoning)을 기반으로 원인과 해결책을 얻었다면 이를 행동으로 보여야 합니다. 그때 전문성은 명확한 것은 명확하게, 불명확한 것은 불명확하다고 분명하게 설명하고, 일관된 행위로 나타나야 합니다. 명확해도 'self-trust'가 부실하면 안 됩니다. 그러면 우유부단이라고 하고, 자신뿐만이 아니라 환자나 보호자에게도 신뢰를 줄 수가 없습니다. 이러한 임상적인 영역에서의 자신감은 진단 기준을 확인하고(명확한 것을 명확하게), 감별 진단을 명확히 하는(불명à 명) 습관화된 진료 학습에서 일어납니다.

수련이 지속되면서 '아는 만큼 보인다'라는 말이 더욱 분명히 이해가 되게 됩니다. 임상추론은 분명하게 보이는 현상을 해석하고, 수치로가 아니라 가치를 갖게 해주고, 진단뿐만이 아니라 치료에 대한 이후의 과정을 미리 그려볼 수 있는 능력을 갖게 합니다.

수련의 과정은 고상한 학문을 배운다는 것보다 심적으로 고단하고, 체력은 바닥이며, 관계의 문제에 더욱 큰 난제를 만납니다. 이러한 어려움은 무의미한 반복(매너리즘)에 의해 더욱 증가되고, 배움은 추론과 사고가 아닌 반복적 관찰이 주를 이루게됩니다. 이게 지속되면 배움의 즐거움을 떠나서 'burn out'으로 접어들게 됩니다. 이러한 악순환을 끊을 수 있는 것이 '임상추론'입니다.

'결막을 봤더니 *Hb= 7.0* 정도일 거야', '숨찬 정도가 *BNP= 1000* 정도일 거야', '복부 촉진에서 상부에 *appedix*가 크게 부어 있을 거야…' 라고 단순히 보고, 듣고, 만진 것을 부위와 정도로 표현하지 말고, 이를 대략적인 수치로 짐작 후에 맞춰보기를 해 봅니다.

'*Hb=7*로 결막은 창백할 것임', '*BNP = 1000*으로 눕지 못하고, 말을 잘 못함', '*appendicitis* 복벽에 거의 붙어 7mm, 압통이 *shallow*, 강하게' 라고 반대로도 가능합니다. 뇌CT를 보고 마비와 감각 이상을 미리 맞춰보는 것은 일상화된 임상추론입니다. 자주 해보고 맞춰보기를 해보십시오. 곧 맞추게 됩니다.

임상추론이 모든 환자에서 필요한 것은 아닙니다. 경험적으로 반복된 것은 외우고 싶지 않아도 외워집니다. 그리고 너무 자연스럽게 답을 합니다. 그러나 의사, 더군다나 응급의학과 의사는 다른 어떤 의사보다 검사결과가 나오기 전에 미리 예측하고, 한 단계 앞서서 선제적인 치료를 할 수 있어야 합니다. 그걸 가능하게 하는 것이 임상추론입니다.

매일매일 새롭고, 변화를 느끼며, 알았기 때문에 더 많이 볼 수 있는, 그래서 사랑하게 되는 전문인이 되시길 기원합니다.

목차

Adult Emergency

3 심혈관

4 호흡기

5 내분비

6 신장

7 위장관

8 혈액과 종양

9 감염 및 항생제

17 비뇨기

18 신경

Pediatric Emergency

6   심장

7   신장 및 요로

8   신경

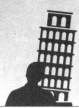

진정, 기도 및 통증 치료

Airway Management

I 용어의 정의

통증pain 은 환자가 주관적으로 표현하는 아픔, 불편함으로 정의하며, 응급실에 오는 가장 흔한 원인이다. 활력징후에 해당하는 5가지 [혈압/맥박수/호흡수/체온/산소포화도] 다음으로 포함될 가능성이 높은 '제 6의 활력징후'라고 일컬어진다.

1. 통증 정도의 분류와 응급실내 치료

통증 정도(Pain Severity)	NRS 0~10	해석	투여 방법과 시간
경증mild	0~3,4	매우 약한 통증	PO, 환자가 원하면
중등도moderate	4~6,7	보통~ 중등도로 심한 통증	PO 또는 IM, 60분 이내 투여
중증severe	7~10	심한 통증	IV 또는 IM, 10분 이내 투여
최고extreme	9~10	말도 못할 정도의 통증	IV, 즉시 투여

(설명) NRS= numeric rating scale, 통증의 정도를 숫자로 나타내어 등급화하는 것이다. 무통의 경우 0점, 생애 최고의 통증을 10점, 중간 정도를 5점으로 하는데, 먼저 환자에게 가르쳐 줘야 한다.

안타까운 일이지만 진통제를 늦게, 또는 불충분하게 주는 것은 응급실 환자의 가장 흔한 불만 사항이다.

통증의 정도와 질환의 중증도가 일치하는 경우가 종종 있다. ACS의 흉통이 대표적이며, 9~10점의 ACS 흉통은 곧 VF 등의 심각한 문제로 진행을 암시하므로, 환자 곁을 떠나지 말고 제세동기 모니터링, NTG, morphine 등으로 조절해야 한다.

2. 진정과 진통의 분류

• 진통Analgesia : 의식의 저하 없이 통증의 감소 및 제거

• 최소 진정Minimal sedation; anxiolysis : 구두 명령에 정상적으로 반응하는 정도의 진정 상태이다. 인식기능과 조화능력은 장애가 발생할 수 있으나 환기와 심혈관계 기능은

영향 받지 않는다.

- 중등도 진정과 진통 ^Moderate sedation and analgesia: 약물에 의해 의식이 억제된 상태로서, (a) 방어적인 반사가 유지되고, (b) 지속적으로 기도유지와 환기가 스스로 가능하며, (c) 말 또는 물리적인 자극으로 환자를 깨울 수 있는 상태이다. 과거에는 의식하 진정 ^consciousness sedation 이라는 용어를 사용했다.

- 깊은 진정과 진통 ^Deep sedation and analgesia: 약물에 의한 의식의 억제로서, 통증 자극에 쉽게 깨지는 않으나 통증을 반복적으로 주면 피하거나 통증에 방어하는 행동을 할 수 있다. 기도 유지 및 환기의 보조는 필요할 수 있으나 심혈관 기능은 보통 유지된다. 기관 삽관을 위해 etomidate를 사용한 경우가 여기에 해당된다.

- 마취 ^Anesthesia: 감각, 의식, 반사 및 운동이 차단되며, 모든 방어적인 반사가 없어진다. 전신마취, 척수 마취, 광범위 부분 마취 등이 포함된다.

II 마약성 진통 Opioid Analgesics

1. Morphine

- 약동학 : 비지용성으로 혈관뇌장막 ^BBB 통과가 거의 없다. 최고 효과는 15~30분이 지나야 나타난다(느리다).

- 반감기 : 114분, 임상적인 진통의 반감기는 이보다 훨씬 짧다.

- 용량과 적응증 : 짧은 통증성 술기를 위해서는 적당하지 않다(BBB 통과 안함). 신부전 ^Renal failure 환자에서는 활성대사물질 ^active metabolites이 축적되므로 용량을 1/2로 감소하여 사용한다(ICU book 3rd. p.888).

- 0.08~0.2 mg/kg를 천천히 IV한다. 1시간 내에 최대 효과에 도달해서 4~6시간 지속

- 부작용 : 저혈압(histamine release에 의한 venodilation, venous pooling, 저혈량상태에서 잘 발생한다), 서맥(stimulation of vagal nucleus), 호흡억제 ^respiratory depression

- 오심 및 구토 : 드물다.

2. Meperidine (Pethidine, Demerol ^®)

- 마약성 진통제로서 일반적으로 많이 사용하고 있지만, 부작용이 많아 morphine

이나 fentanyl로 바꿔야 할 필요성이 있다.
- 약동학 : 생합성 마약으로 생대사물질[biometabolite]인 normeperidine 은 CNS 자극에 의한 떨림, 근간대성발작[myoclonus], 경련을 유발하며 이는 naloxone에 호전되지 않는다. Monoamine oxidase inhibitor와 같이 사용시 흥분, 경직, 고열, 경련, 혼수 및 호흡마비, 저혈압 등의 치명적인 부작용을 나타낼 수 있다. 또한 진통에 있어서 morphine의 1/10 역가[potency]를 가지며, 중독[addiction] 발생이 높다.
- 반감기 : 180~260분. 실제 임상적 반감기는 훨씬 짧다.
- 용량과 적응증 : 성인 50 mg IV(또는 75 mg IM), total 용량(1.0~3.0 mg/kg)를 나눠서 주사. 적절한 진통을 위해서는 IV가 좋으나 구토할 가능성이 높아서 Metochlopramide, peniramine 등의 항구토제를 같이 투여하는 것이 좋다.
- 부작용 : 오심 및 구토, 직접적인 심근 억제 효과를 가진다. 혈역학적으로 불안정한 환자에서는 금기다. 고농도에서 경련을 유발할 수 있다.

3. Fentanyl : RD(+), HoTN(≈), ICP(↓)

- 지방용해성이 매우 높은 특징이 있어서 빠른 중추신경계 효과[CNS effect]를 보이고, 효과의 시작도 빠르다.
- 용량 : 3~8 μg/kg IV (200 μg/60 kg), 용량은 지방에 용해되어 저장되어 있다가 다시 분비되어 제거되므로 변화가 크고, 10 μg/kg로 높은 용량을 주면 긴 작용시간을 보인다.
- 약효의 발현 : 30초~1분
- 약효의 기간 : 30분~1시간
- 작용 기전 : Short acting opioid, phenylpiperidine
- 장점 : 뇌압을 낮추고, 진통의 효과가 있어서 두부 외상 환자에 선택 약제
- Comment : 호흡 억제 효과 (IV 5분 후에 나타나며, alcohol, midazolam과 병용 시 아주 적은 용량에도 나타날 수 있다. 호흡 마비로 심정지까지도 가능하므로, 투여 후 3~5분 정도 호흡을 관찰해야 한다. SaO_2 측정은 호흡이 마비되어도 수분 동안 유지되므로 믿기 어려우며, $EtCO_2$가 실시간 호흡을 관찰하기 좋으나 단순 진통을 위해 사용하지는 않으므로 호흡을 잘 관찰하는 것이 중요하다).
- 흉곽경직증[Chest wall rigidity]-용량에 비례해서 발생하지만 아주 적은 용량에서 무호흡이 발생할 수 있다. Bag valve mask 를 사용해도 환기가 잘 안되면 근이완제와 진정제를 투여 후에 intubation을 해야 하며, naloxone은 크게 도움이 안 된다. 그 외에 가벼운 안면부 가려움증, 전신성 경련과 같은 운동이 일어날 수 있다.

■ 마약 투여 방법에 따른 용량 (T7 262p)

약물	Equipotent IV dose(mg)	Equipotent PO dose(mg)	Equipotent IM dose(mg)
Morphine	10	60(급성), 30(만성)	10
Hydromophone	1.5	7.5	1.5
Fentanyl	0.1	0.2 (transmucosal)	0.1
Meperidine(pethidine)	75	300	75
Oxycodone	15	30	15
Hydrocodone	–	30	–
Codeine	130	200	130
Tramadol	–	350	–

III 비마약성 진통제

약물	성인 용량	독성
Acetaminophen	650~1000 mg PO q 4~8 h 1~2 g per rectal q4 h	독성 용량 : 140 mg/kg in 24 h
Aspirin	650~1000 mg PO q4 h	Reye syndrome(소아), 이명 GI upset, 혈소판 기능장애, 신기능 장애, 기관지경련
Ibuprofen	400~800 mg PO q4~6 h	GI upset, 혈소판 기능장애, 신기능 장애, 기관지경련
Naproxen	250 mg PO q6~8 h 500~1000 mg per rectal q6~8 h	GI upset, 혈소판 기능장애, 신기능 장애, 기관지경련, 단백 결합 약물과 상호 작용
Indomethacin	25~50 mg PO q12 h 100 mg per rectal q24 h	GI upset, 혈소판 기능장애, 신기능 장애, 기관지경련
Ketorolac	30~60 mg IV q6 h 60 mg IM	GI upset, 혈소판 기능장애, 신기능 장애, 기관지경련

■ NSAIDs 의 위장관계 효과

NSAID	RELATIVE RISK OF SERIOUS GI TOXICITY
COX-2 inhibitor	0.6
Ibuprofen	1.0
Diclofenac	1.8
Sulindac	2.1
Naproxen	2.2
Indomethacin	2.4
Tolmetin	3.0
Piroxicam	3.8
Ketoprofen	4.2
Ketorolac	24.7
Risk Reduction When Added to Ibuprofen[166]	
Proton pump inhibitor	0.09
Misoprostol	0.57

COX, cyclooxygenase; GI, gastrointestinal.

IV 신경병 통증 증후군 Neuropathic Pain Syndrome 의 약물

약물	적응증	초기용량	적정 titration	전형적인 하루 용량
Amitriptyline	만성 통증	0.1 mg/Kg PO 오후에 한번	2~3주에 걸쳐 증량	0.5~2.0 mg/kg/d (150 mg/d)
Carbamazepine	삼차신경통 trigeminal neuralgia	100 mg bid/d PO	하루 100~200 mg 증량	200~400 mg bid (1200 mg/d)
Gabapentin	대상포진후 통증	300 mg PO 하루 한번	하루 300 mg 증량	300~1200 mg tid (3600 mg/d)
Pregabalin	대상포진후 통증	50 mg tid	1주 마다 증량	200~300 mg tid (600 mg/d)

V 술기 진정 Procedural Sedation and Analgesia: PSA

1. 개념

- 진정제, 진통제, 해리성 약제를 단독 혹은 조합하여 사용함으로써, 순환과 호흡 기능은 유지하면서 불편한 술기를 견딜 수 있게 하는 것이다.
- 의식은 저하되지만, 기도는 스스로 유지할 수 있어야 하며, 기도 반사가 사라지지 않아야 한다.
- 진정의 깊이는 약물의 종류에 의해 결정되는 것이 아니고, 약물의 용량에 의해 결정된다. 술기 진정[PSA]에 사용되는 약물들이 마취유도 혹은 빠른연속기관삽관[RSI] 시에도 사용되지만, PSA 용량과 RSI 용량은 현저하게 다르다는 점에 유의해야 한다.

2. 진정제 종류에 따른 특징과 용법 (RD:respiratory depression; HoTN:hypotension; ICP:intracranial pressure)

	Etomidate	Propofol	Ketamine	Thiopental	Midazolam
Sedation, Anxiolysis, Motion control	+ + +	+ + +	Dissociative	+ + +	+ + +
Analgesia	−	−	+	−	−
Reversal	−	−	−	−	Flumazenil
Adult PSA dose	0.1 mg/kg IV	1 mg/kg IV load 0.5 mg/kg IV additionally	1~1.5 mg/kg IV over 30~60 sec	Not recommended	Max. 5 mg IV
Pediatric PSA dose	Not FDA approved	1~2 mg/kg IV load 0.5 mg/kg IV additionally	1.5 mg/kg IV over 30~60 sec 4~5 mg/kg IM	25 mg/kg PR	Max. 0.4~0.6 mg/kg IV 0.1~0.15 mg/kg IM 0.2~.05 mg/kg IN 0.25~0.5 mg/kg PR
Onset (min)	IV <1	IV <1	IV 1 IM 3~5	PR 10~15	IV 2~3 IM 10~20 IN 10~15 PR 10~30
Duration (min)	IV 5~15	IV 5~15	IV dissociation 15 IV recovery 60 IM dissociation 15~30 IM recovery 90~150	PR 60~120	IV 45~60 IM 60~120 IN 60 PR 60~90

3. 술기에 따른 진정제의 선택

술기의 종류	흔한 술기의 예	추천 방법	대체 방법	비고
비침습적 noninvasive	방사선 검사들, 심초음파	thiopental (PR)	etomidate(IV) midazolam(IV)	thiopental은 직장으로 투여시 IV보다 더 안전하다. midazolam은 환아의 움직임을 완전히 없애지 못해 적절하지 못한다.
적은 통증, 심한 불안함 low pain high anxiety	단순 봉합 요추천자 단순 이물 제거 눈세척 세극등 관찰	midazolam (IV, PO, IN, PR)	ketamine(IM) Nitrous oxide	이런 술기들은 보통 moderate sedation 이상을 요구하지는 않으며, 필요시 국소 마취를 통해 통증을 조절할 수 있다
심한 통증과 불안함 high pain high anxiety	농양 I & D, 골절/관절 정복, 화상 괴사조직제 거debridement, 흉관 삽입, 제세동, 부인과적 진찰	midazolam & fentanyl(IV) or ketamine(IM/IV)	propofol(IV) or etomidate(IV)	응급실에서 사용시 다른 약제들보다는 mida/fentanyl과 ketamine 사용이 더 안전하고 효율적이라는 보고들이 많다. 소아의 경우 ketamine은 atropine이나 glycopyrrolate의 병합 투여가 필요할 수 있으며 성인의 경우 ketamine IV 투여전에 midazolam IV 투여가 필요하다

IM: intramuscular; IN: intranasal; IV: intravenous; PO: oral; PR: rectal

- 진정제 선택 시의 고려 사항
  - 진정제의 지속시간과 술기시간 : 탈구 정복(~5분), 단순 봉합(~30분), 복잡한 봉합(~1시간)
  - 통증성 술기 : 진정과 진통이 동시에 필요한가? CT 또는 MRI 촬영 vs 탈구 정복
  - 불쾌한 기억을 잊게 할 필요성amnesia : 기분 나쁜, 매우 심한 통증
  - 효과 시작까지의 시간: 경환자 구역에서의 술기, 응급 술기
  - 효과의 기간, 호흡 억제, 저혈압 등의 약물의 효과 : etomidate vs midazolam vs. ketamine
  - 정맥주사의 필요 여부 : IM, PO 또는 IV
  - 환자의 최근 건강 상태, 약물 복용력, 나이(소아, 노인)

예 1) 소아, 눈썹 부위 2 cm 열창
  - 15~30분 정도의 봉합 시간, 통증성 술기, 안구 부위이므로 약간 깊은 진정이 필요. (amnesia 가 있으면 더 좋다) 이들을 고려하여 ketamine IM 하는 것이 이상적이다.

– 일부에서 아직도 사용하고 있는 Pocral syrup (chloral hydrate)은 진정까지 시간이 길고, 약하며, 진정의 유지가 힘들어 피하는 것이 좋다.

예 2) 65세 여자, Colles' fracture. 심혈관계 질환의 과거력

– 술기 시간은 5~10분, 진통, 불쾌한 기억소실amnesia필요, 효과는 빠를수록, 지속 시간은 10분 내외이면 좋으며 혈역학적 변화를 최소화하는 것이 이상적으로 판 단된다. Etomidate 가 선택 약제이다(비슷한 약물로 propofol 이 있으나 혈압 저하를 유발하여 피하는 것이 좋다).

Emergency Medicine Clinics, Orthopedic Emergency part II sedation and analgesics

4. Thiopental sodium의 직장내 투여intrarectal administration 술기

- 용량 : 25 mg/kg, 15~20분 후 반복 투여시 ½ dose 또는 15 mg/kg (total max. 40 mg/kg), 정맥 용량(3~5 mg/kg)의 5~8배로써 다량을 투여해도 직장내 흡수 비율이 적어 안심하고 사용할 수 있다.
  – Onset : 10~15 min
  – Duration : 60~120 min
- 3개월에서 5세 사이의 소아에게 적절하다.
  – 3개월 이하는 잦은 배변으로 효과적이지 못하고 5세 이상은 관장이 오히려 더 불편
  – Ketamine 에 실패하거나 금기가 되는 경우 대체할 수 있는 좋은 방법이다.
- 관장 방법
  – 100 mg/ml의 농도로 준비된 thiopental을 계산된 용량만큼(1st dose : 25 mg/ kg, 2nd dose 15 mg/kg) 10 ml 주사기에 채운 후 1 cc 공기를 추가로 더 채운다.
  – 7~8Fr 소아 관장관 또는 넬라톤 도뇨관을 4~6 cm 길이로 자른 후 주사기에 끼우고 주사기 내의 공기가 위에 뜨도록 주사기를 세운다.
  – 환아를 측와위로 눕히고 무릎과 가슴을 가깝게 굽히도록 한다.
  – 준비된 관장관을 항문으로 4~5 cm 밀어 넣은 다음 약물이 흘러나오거나 배변 을 못하도록 보호자에게 양측 엉덩이를 움켜쥐게 한 채로, 천장을 보고 누워있 게supine 하거나 환아의 목을 지지하며 세워서 안고 있도록erect 한다. 이러한 자세 로 5분 가량을 유지한다.
  – 관장한지 5분 이내에 배변을 하면 다시 처음 용량으로 반복 투여한다.
  – 20분이 지나도 진정이 되지 않으면 2nd dose를 같은 방법으로 다시 투약한다.
- 직장내 약물 투여시 상부 직장에 흡수된 약물은 간문맥portal vein으로 흘러들어가 바

로 대사되며, 하부 직장에 흡수시켜야 하대정맥 inferior vena cava 으로 흘러들어가 전신 순환을 거쳐 진정 작용을 나타낼 수 있다. 그러므로 약물을 하부직장에 위치시키는 것이 매우 중요하다. 이를 위해 관장관의 길이를 4~6 cm로 짧게 잘라 사용하고, 약물 투여 후 즉시 환아의 자세를 erect로 유지하는 것이 중요하다.

VI 진정제의 지속적 주입

1. Sedation with benzodiazepines

	Midazolam	Lorazepam
Loading dose (IV)	0.01~0.05 mg/kg	0.02~0.04 mg/kg (≤ 2 mg)
Onset of action	2~5 min	15~20 min
Duration(after bolus)	1~2 hr	2~6 hr
Maintenance infusion	0.02~0.1 mg/kg/hr	0.01~0.1 mg/kg/hr (≤ 10 mg)
Lipid solubility	1.5 x	0.5 x
Active metabolites	yes	No
Dose adjustment for GFR<10 mL/min	Decrease 0~50%	none

2. Sedation with rapid arousal drugs

	Profopol	Dexmedetomidine
Loading dose	5 µg/kg/min over 5 min Only in hemodynamically stable patients	1 µg/kg over 10 min Only in hemodynamically stable patients
Onset of action	1~2 min	5~10 min
Time to arousal	10~15 min	6~10 min
Maintenance infusion	5~50 µg/kg/min	0.2~0.7 µg/kg/min
Respiralory depression	Yes	No
Side effects	Hypotension, Hyperlipidemia, Contamination/Sepsis, Rhabdomyolysis, Propofol Infusion Syndrome	Hypotension, Bradycardia, Sympathetic rebound

※ 여기에 근이완제(cisatracurium 2~5 µg/kg/min), 진통제(remifentanil 0.5~15 µg/kg/hr) 등을 함께 사용하기도 한다. Propofol은 소아에서 지속주입은 금기다.

VII 국소마취

1. 국소 마취제 Local Anesthetics

- 모든 국소 마취제는 cocaine의 생합성 제제
- 결합체 linkage에 따라서 두 가지 종류가 있다.
  - Amide 계열 : lidocaine, bupivacaine, prilocaine
  - Ester 계열 : procaine, tetracaine

2. 작용 기전

↓ 탈분극과 재분극의 정도와 속도

↓ 전도 속도

↑ Neural action potential의 refractory period

3. 용량과 사용방법 Dosage and Use

			Lidocaine	Bupivacaine
용액의 농도(%)			1%	0.25%
마취의 시작			2~5분	3~7분
마취의 기간			30~60분	90~360분
최대용량	단독사용	mg/kg	4.5	2
		Total mg	300	175
		cc/kg	0.45	0.8
		Total cc	30	40
	에피네프린과 혼합 사용	mg/kg	7	3
		Total mg	500	225
		cc/kg	0.7	1.2
		Total cc	50	60
Comments			가장 흔히 사용된다.	시간이 긴 술기를 할 때 사용 심장독성이 증가

4. 부가 약제 Additives and adjuncts

- Epinephrine

- 1:100,000 또는 5 μg/mL로 희석하여 투여
- 마취 시간 연장, 마취제의 전신적 흡수를 지연, 지혈 효과, 마취제의 독성을 줄이고 마취제의 최대 투여량을 증가시킬 수 있다.
- 말단 동맥 부위end arterial field에 사용은 금기(예: 손가락, 발가락, 귓바퀴, 코, 음경 등)
- **Sodium bicarbonate**
  - 국소마취제 주사 시의 통증을 줄이기 위해 사용(정확한 기전은 밝혀지지 않음)
  - 용량: 9 mL of 1% lidocaine + 1 mL of 8.4% (1 mEq/mL) of sodium bicarbonate (대략 1/10로 혼합해서 사용 → 침전물이 생기나 사용에는 문제가 없다)
  - 혼합액은 7~30일 정도 상온에서 보관할 수 있다.

5. 국소 마취 시 통증을 경감시키는 방법

- 작은 직경의 바늘을 사용(27~30 gauge)
- 천천히 주입(30초당 1 mL의 용액 주입- 매우 중요하나, 매우 어렵다)
- 근위부에서 원위부proximal to distal direction로 주입
- 열린 상처의 가장자리cut wound edge에 주입하는 것이 멀쩡한 피부intact skin에 주입하는 것보다 통증이 덜 하다.
- Sodium bicarbonate를 혼합
- 40℃ 정도로 가온해서 투여한다

EM clinics of north america, May 2005, vol.23

6. 국소마취제의 독성

중추 신경계	경증: 시각의 이상, 혀의 감각 마비, 어지럼증, 안절부절함 중등도: 입주위 부분 감각마비, 근육연축, 말이 느려짐, 흥분, 졸음 중증도: 경련, 심폐기능 저하, 혼수, 사망 Lipid solubility와 연관, bupivacaine이 lidocaine에 비해 더 위험
심혈관계	빈맥, 고혈압, 혈관 확장, 심실성 부정맥(bupivacaine), 심근억제, 저혈압, 서맥, 실신
호흡기계	저환기증, 호흡 정지
Allergy	Amides: 드물다 Esters: amide계보다 흔하다. 그러나 마취제보다는 PABA allergy와 관계된다. 전에 allergy가 발생했을 경우 PABA가 없는 1회용 약(예: dental lidocaine)을 사용한다.
Methemoglobinemia (specific to prilocaine)	청색증, 호흡곤란, 어지럼증, 기면 상태. 성인에서 혼수 상태는 600 mg (8 mg/kg) 이상 시 나타날 수 있으며, 신생아에서는 이 이하에서도 가능하다.

Tin. 6th p.264~266

7. 국소마취제로서 diphenhdydramine

국소마취제 중에 "-caine" 알러지를 가진 경우 1% diphenhydramine을 국소 주사하여 비슷한 효과를 낼 수 있다(J Clin Aesthetic Dermatol. 2009;2(10):37-40).

VIII 빠른연속기관삽관 Rapid Sequence Intubation; RSI

1. RSI의 핵심 개념

- 진정유도제와 근이완제를 동시에 투여하여 의식이 없고 완전히 이완된 상태로 만든다.
- 진정유도제 투여 이후부터 삽관이 완료될 때까지는 환기를 하지 않는다.

2. RSI 의 절차

The Six "Ps" of RSI
1. Preparation
2. Preoxygenation
3. Pretreatment
4. Paralysis with induction
5. Placement of tube
6. Post-intubation management

준비할 기구
• 2개의 wall suction기, Yankauer tips, laryngoscope light 확인
• ET tube 선정(여자: 7~7.5 mm, 남자: 7.5~8 mm internal diameter), stylet, ET cuff 확인
• Stylet을 ET에 끼워 끝을 35도 정도 꺾어 둔다.

환자의 준비 및 어려운 기도인지 확인
• 침대를 적당한 높이까지 올린다.
• 대체 기도 확보 기구 준비 : LMA, I-gel, cricothyroidotomy kit
• 맥박 산소포화도pulse oximetry와 심전도 감시cardiac monitor 확인
• 보조자를 준비 시킨다. (1) Neck immobilization (외상시) (2) ET tube 준비 (3) SpO_2 & Cardiac monitor 실시 (4) Medication
• 머리의 위치를 적절히 한다: – 외상이 아닐 시에 sniffing position – 귓불과 흉골각이 같은 높이에.
• 약물을 주사기에 넣어두고, IV line이 적절한지 확인한다
• 100% 산소로 최소 3~4분간 preoxygenation (그러나 무리한 양압 호흡은 stomach의 확장 및 흡인의 위험이 있으므로 피한다)

약물
• RSI 전처치 약물 투여
• 진정제와 근이완제 동시 투여

기도삽관 후 단계

1. ET의 위치 확인 (산소 포화도, 호기말 이산화탄소)
2. 풍선^{cuff}를 inflation (cuff pressure를 40 cmH$_2$O 이하로 유지해야 하며 routine air 10 cc를 넣는 것은 권장되지 않는다)
3. 정상 깊이는 3×ET tube internal diameter (mm), 상품화된 ET holder로 고정;
    ex) 7.5번의 경우 22.5 cm(3×7.5), 삽관 시에 성대 사이로 튜브의 풍선cuff가 통과한 후 2 cm 더 밀어넣으면 된다.
4. 환자의 BP, pulse, pulse oximetry를 재확인
5. CXR 촬영 (이상적인 ET depth=T2-T4 사이 carina 상방 3 cm에 tip이 위치하도록)
6. Long acting sedatives and paralytics를 투여할 것을 고려

3. ET tube의 위치 확인

• ET tube가 vocal cord를 통과하는 것을 직접 육안으로 확인
• 흉부, 복부 청진
• Bag Valve Mask의 저항성
• 호기량
• ET tube내 수증기의 응결
• Chest radiography
• End-tidal CO$_2$ detection
• Aspiration technique : esophageal detector device(EDD)
• 산소포화도 : 시간이 경과해야 상승 또는 감소하여 주의를 요한다.
• Fiberoptic scope을 ET tube 내로 통과시켜 tracheal ring을 지나가는 것 확인
• 초음파로 튜브의 위치를 확인

4. 전처치^{premedication} 약물

약물 : 기전	적응증	IV 용량
Lidocaine : 후두경의 자극에 의한 뇌압 상승과 기관지 경련을 감소	ICP 증가, IOP 증가, 안구 천공 손상 반응성 기도 질환(reactive airway disease)	1.5 mg/kg
Fentanyl : 후두경에 의한 맥박, 혈압 등 교감신경성 반응을 감소	ICP 증가, ICH, 구상 동맥류berry aneurysm, 허혈성 심질환, 대동맥 박리증	3 μg/kg
Atropine : Succinylcholine에 의한 서맥을 예방	10세 이하 소아	0.02 mg/kg

5. RSI에 사용되는 진정유도제

- Etomidate : RD(−), HoTN(−), ICP(↓); 신속연속기관내삽관(RSI)에서 가장 좋은 혈역학적, 효과를 가지고 있다.
  - 작용기전 : imidazole derivatives, nonbarbiturate−nonreceptor hypnotics
  - 용량: 0.3 mg/kg
  - 약효의 발현 : < 1 min
  - 지속 시간 : 10~20 min
  - 장점 : 심근 보호 및 뇌 허혈 방지, 히스타민분비 최소[minimal histamine release], 혈역 학적으로 안정(10% 이하의 변화), 용량−반응이 매우 정확(개인차가 거의 없다)
  - 단점 : 근간대성 경련[Myoclonus], 구토 30~40%(예방하기 위해 diazepam, fentanyl 전처치), 진통효과가 없다, 부신 피질의 억제 (특히, 패혈증 환자에서 문제가 되므로 다른 약물로 대체하는 것이 좋다), 발작 유발[Seizure activity]: 부분 발작은 증가 시키나 전신 발작은 감소시킨다.

- Propofol: RD(+), HoTN(+), ICP(↓)
  - 용량 : 1 mg/kg (0.5~1.5 mg/kg)
  - 약효의 발현 : 20~40 sec
  - 지속 시간 : 8~15 min
  - 장점 : 매우 빠른 약효의 발현과 매우 짧은 약효의 기간, 그리고 효과적인 진정효과를 가진다. 항경련, 진정 및 기억소실 효과, 뇌 산소 사용의 감소 및 ICP 감소 효과로 뇌출혈, 뇌경색 등에 유용, 용량−반응이 매우 정확(개인차가 거의 없다)
  - Comment : 일시적 저혈압, 정맥 마취제로 좋다. 소아에서 지속요법[continuous infusion]은 금기이다.

- Midazolam(Dormicum®) : RD(+), HoTN(+), ICP(↓)
  - 작용 기전 : short acting benzodiazepine
  - 용량 : 0.2~0.3 mg/kg
  - 약효의 발현 : 1~2 min
  - 지속 시간 : 30 min
  - Comment : 용량−반응에 개인차가 매우 크다. 진통효과가 없다.

- Thiopental : RD(+), HoTN(+), ICP(↓)
  - 작용 기전 : short−acting barbiturate sedative

- 용량 : IV 3~5 mg/kg
- 약효의 발현 : 30~40 sec
- 지속 시간 : 10 min
- Comment : 용량–반응에 개인차가 매우 크다. seizure activity를 감소, 진통 효과는 없다. 뇌질환에서 진정제로 자주 사용되지만 금기와 부작용이 많다
- Adverse effect : 입벌림장애^{trismus} ; masseter m. spasm
- 금기: 천식 발작 및 저혈량성 쇼크^{hypovolemic shock}

• Ketamine(Ketalar®) : RR(↑), BP(↑), ICP(↑)
- 작용 기전 : phencyclidine
- 용량 : IV 1~2 mg/kg, IM 4 mg/kg, Intranasal 4 mg/kg, PO 6~10 mg/kg, Per rectum 6~10 mg/kg
- 약효의 발현 : 1 min,
- 지속 시간 : 15 min
- Complete recovery : 1~2 hr
- 장점 : 저혈량 상태에서 좋다(catecholamine reuptake의 억제). 강력한 기관지 확장 효과를 가진다(예, Status asthmaticus 시에 진정제로써 Ketamine + succinylcholine을 정맥주사할 수 있다).
- Comment : 기관지분비물 ^{Secretion}이 많다(atropine 0.01 mg/kg IM하여 예방). 그러나 다행히 진정이 되어도 구역 반사 ^{gag reflex}는 유지되어 기관지흡인이 되면 기침을 한다.
- 호흡 억제 : PSA 용량에서는 억제 효과가 없으나, 용량 계산 착오로 인해 과다 투여되어 발생된다.
- 해리성 기억 상실^{Dissociative amnesia, trancelike state} – thalamoneocortical system과 limbic systems을 해리시켜서 시각, 청각, 통증성 자극이 대뇌 피질로 전달되는 것을 막는다. 멍하니 바라보면서^{Blank stare} 안구진탕^{nystagmus}은 약효가 시작되는 진정 초기임을 나타낸다.
- 그 외에 과도한 움직임, 가만 있지 못하고 도리어 흥분, 근육의 과긴장성, 근육의 딱딱해짐 등의 진정과 반대의증상을 보일 수 있는데 이는 보통의 경우 약물의 효과가 조금 더 시간이 지나면 나타나거나 또는 용량이 부족하여 나타날 수 있다. 이 증상들은 모두 보호자에게 미리 설명하여 놀라지 않도록 해야 한다.
- 깰 때 악몽, 환각^{Nightmare, hallucination} : 진정 시에 성인의 50%, 소아의 10%에서 보인다고 한다. 주로 성인에게 발생하므로 탈구 정복 등과 같은 일시적인 진정제로 사용하는 것은 권장되지 않으며, 필요하다면 예방적으로 midazolam을 같

이 사용하도록 한다.

- 구토 : 10% - 진정에서 회복되는 시기에 자주 발생하므로 대비한다.
- 진통 효과가 있다.
- 금기 : 신생아(< 3 mon), 후두 경련, 심한 감기 또는 상기도 감염을 앓고 있는 경우, 심혈관계 질환(협심증, 심부전, 동맥류, 조절이 안 되는 고혈압) 뇌압/안압 상승이 우려되는 경우: 외상성 뇌손상 traumatic brain injury (단순 두피 열상은 제외), 뇌종양, 수두증 hydrocephalus, 녹내장, 급성 안구 손상

6. 근이완제 Paralytic agents

- **Succinylcholine : HoTN($\approx$), ICP($\uparrow$)**
  - 용량 : 1~1.5 mg/kg IV for adult, 2 mg/kg for child under 12 yr.
  - Rapid onset : 30~60초
  - Shorter duration : 5~6 min (최대 근이완 효과는 2~3분으로 짧다)
  - 작용 기전 : 신경근 접합부 endplate에서 acetylcholine 유사 작용으로 지속적인 탈분극을 유발(지속적 자극)
  - Comment : 외과적 기도 유지(예: cricothyroidotomy)장비를 준비
  - Adverse effect : Hyperkalemia(0.5 mEq/L 증가), Bradyarrhythmia(Acetylcholine과 같은 효과), Fasciculation-induced trauma, Masseter spasm, 악성 고체온증(antidote-Dantrolene sodium 5분마다 2 mg/kg IV, 최대 10 mg/ kg), histamine release
  - 금기 : major burn, 심한 근육 외상, 근육병, 근융해증, 녹내장, hyperkalemia, 신부전, 또는 neurologic disorder(Guillain-barre' syndome-특히 위험)

- **Vecuronium**
  - 용량과 작용 시간 : 0.08~0.15 mg/kg - Intermediate Duration : 30 min, 0.15~0.28
    mg/kg - long acting : 120 min
  - Onset : 2~3분
  - 작용 기전 : 비탈분극성, 신경근 접합부에서 아세틸콜린과 경쟁적 결합
  - Comment : 빈맥 tachycardia을 유발하지 않는다. 혈역학적으로 안전하고 histamine 분비를 하지 않는다. 그러나 sympathetic ganglia를 차단하고 근긴장도를 감소시켜서 저혈압을 유발할 수 있다.

- **Rocuronium**
  - RSI 에서 최근 많이 사용되는 약물로써, vecuroinum에 비해 적은 부작용과 넓은 적응증을 가지며, 특히 succinylcholine 사용의 금기가 되는 경우 가장 선호된다.
  - 용량 : 1 mg/kg
  - Onset : 1~1.5분
  - 지속 시간 : 30~110분
  - 지속 시간이 긴 편이지만, sugammadex를 투여하면 이완 상태로부터 회복시킬 수 있다.

뇌손상 환자에서 신속기관삽관 Rapid Sequence Intubation, **RSI 약물 투여의 예**(Roberts and Hedges 6th)

1. Preoxygenation with 100% O2 for 2~3 min
2. Lidocaine 1.5~2 mg/kg 정주
3. (Vecuronium(optional) 0.01 mg/kg 정맥 주사)*
4. Fentanyl 3~5 μg/kg 진정 유도
5. Etomidate 0.3 mg/kg 마취 유도
6. Succinylcholine 1.5 mg /kg 정주
7. 기관내 삽관
8. Postintubation analgesia, sedation
9. Vecuronium 0.1 mg/kg paralysis

IX　Reversal Agents(Rescue Agents)

1. Naloxone

- Anti-opioid agent, antidote
- 호흡의 억제 없이 중추신경계 억제(CNS depression)만 보이는 경우 : 0.4 mg IV push. 2분 후 다시 반복. opioid에 의한 mental status change의 경우는 total 0.8 mg에 반응을 보인다.
- CNS depression : 2 mg IV push. 2~3분마다 repeat. Total 10 mg
- Naloxone은 대부분의 opioid에 비해 작용시간이 짧기 때문에 repeat dose나 continuous infusion이 필요할 수 있다.
- 약효의 발현 : 투여 즉시(immediate), 약효의 기간 : 15~30 min
- Nalonoxe 투여 후에 의식은 개선되지만 호흡 저하가 남아 있다면, 격려성 지시 또

는 통증성 자극을 주어서 호흡을 유도시켜야 한다.

2. Flumazenil (Anexate®)

- 비가역적으로 결합된 GABA–BZD 수용체의 길항제(antagonist)
- 약효의 발현 : 1~2 min, 최고 효과 : 6~10 min, duration : 1 hr
  환자를 깨울 수는 있지만 자발 호흡이 회복되지는 않는다(주의: 의식이 깨면 호흡을 유도시켜야 한다).
- 초기 : 0.2 mg 정주. 1~6분 간격으로 반복. 총 1 mg, 1시간 동안 3 mg 을 초과하지 않도록 한다. (또는 0.5 mg+N/S 100 cc를 5분에 걸쳐 주입)
- Flumazenil은 BZD에 반감기가 짧기 때문에 투여 후 수분이 지나면 다시 잠이 든다(30~60분 후 resedation이 흔하다).
- 금기증 및 부작용
  - Benzodiazepine withdrawal syndrome : 장기간 BZD 사용자
  - Seizure, 사망도 보고된 바 있다.
  - ·경련의 위험도가 증가되는 경우(투여 시 매우 주의 또는 투여하지 않는다) :
  - 최근의 major sedative hypnotic withdrawal
  - 최근에 비경구적 benzodiazepine의 반복 사용
  - flumazenil의 투여 전에 myoclonic jerking/seizure like activity를 보인 경우
  - 동반된 TCA poisoning

3. 신경근육 차단제Neuromuscular blocker의 해독제antidote

■ Cholinesterase inhibitors

Agent	Dose(mg/kg)	Peak effect(min)	Duration(min)	Comments
Edrophonium	0.5~1.0	Very short	Very short	Seldom used
Neostigmine	0.04~0.07	7~11	37~58	최대 사용량 5 mg
Pyridostigmine	0.2~0.3	12~15	51~83	최대 사용량 5 mg

서맥이나 경련의 부작용의 위험이 있어서 분당 1 mg 이하의 속도로 느리게 정주한다. 환자가 서맥을 보일 시는 먼저 atropine 0.6~1.2 mg을 IV 후 투여해야 한다.

- Sugammadex
  - 아세틸콜린 수용체와는 무관하며, aminosteroid계 신경근 차단제를 직접 불활

성화한다.
- 주로 RSI에서 사용한 rocuronium의 작용을 역전시키는 용도로 사용한다.
- 2~4 mg/kg IV

4. Anti-cholinesterases

- Anti-cholinesterases의 부작용(muscarinic & nicotinic effects)의 예방을 위해 사용
- Atropine (0.007~0.015 mg/kg) 또는 glycopyrrolate (0.008 mg/kg)

X 신경조절주사요법

TPI, IMS 등 통증 치료에 사용하는 방법 중에 응급실에서 쉽게 적용할 수 있는 주사요법이다. 0.5% 이하의 낮은 lidocaine-5% dextrose water(5%DW) 를 주사하는 것이다. (보통 100 cc 5% DW + 2% lidocaine 20 cc 를 혼합하여 근육내 주사한다) . 근육주사가 실체이며, 이에 대한 효과는 상당한 진통 효과와 자율신경계 특히 교감신경계 항진 증상의 호전 등을 보인다. 진통 효과는 가지나 신경차단과 다리 감각, 운동 기능은 정상이다.

특히 두통과 어지럼증(비특이적), 복통 등 국소 허혈을 해소하여 통증을 경감시키는 것에 매우 효과적이다. 응급실은 CT 등의 검사가 빠르고 쉽게 처방하여 위험한 질환을 조기 감별할 수 있고, 응급의학과의 장점인 위험한 질환의 조기 발견 등을 고려하면 매우 안전하고 유용하다.

주사 방법 등은 지면관계상 기술하기 어려우며, 술기는 전문 워크숍에서 hand on 으로 배우기를 권한다. 아직 임상적으로는 효과성이 있으나 이에 대한 원리나 기초의학적 배경은 미약하다.

주사 부위는 아래 표에 기술한다.

1. 척추주변근육의 신주요법 Paravertebral perineural injection

이 주사는 목에서 허리까지(C5~L2) 적용이 되며, 위에서부터 두통, 팔의 통증, 가슴 및 복통, 허리통증 등 광범위하게 사용된다.

해부학은 먼저 spinous process를 촉진으로 만진 후 위-아래 spinous process 사이의 연결선과 그 연결선(중앙선)에서 측면으로 1.5~2 cm 정도에 주사를 하면 아래 그림의 back의 deep muscle(보통 multifidus m. 로 통일해서 부른다)에 주사가 된다. 간단히 lumbar puncture 할 때 주사위치를 측면으로 1.5 cm 정도해서 1 inch 주사한다고 생각하면 된다. 가슴에서는 측면으로 너무 많이 치우쳐서 주사하면 기흉의 위험이 있다. 그러나 그림에서 보듯이 1.5~2 cm 부근에서는 1 inch(2.44 cm, 25 guage) 바늘을 전부 주사하는데, 이 정도로는 기흉을 만들 수 있을 정도로 길지 않아 안전하다. 등에 주사하게 됨으로써 엎드린 자세에서 주사부위가 볼록하게 배에 배게를 대어준다.

응급실에 오는 두통, 복통, 허리통증 등에서 가장 흔하게 많이 사용된다.

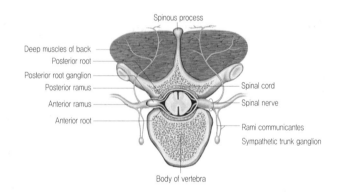

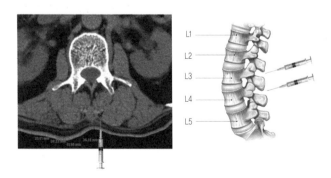

■ 신경조절 주사요법 주요 치료점과 적용

	목표 신경	상위신경	지배근육/기관 (기능)	일차 치료점	다음 치료점	통증 부위	참고
1	Lesser occipital n	C2-C3	귀와 유돌기 뒤의 피부	Splenius capitis(SPC; 두판상근)	C2-C3	뒷목, 뒷통수	T1~4 고려
2	Greater occipital n	C2	귀와 유돌기 뒤의 피부	Semispinalis capitis(SSC; 두반극근)	C2	뒷목, 뒷통수	T1~4 고려
3	Greater auricular n	C2-C3	귀아래, 얼굴의 이하선 부분의 피부	SCM 중간 부위	C2-C3	뒷목, 뒷통수 턱, 측면 얼굴	T1~4 고려
4	3rd occipital n.	C3	뒷목, 뒷통수 가운데 피부	SSC	C3	뒷목, 뒷통수	T1~4 고려
5	C1-C3	C1-C3	Above #1,2,3	Above #1,2,3	Above #1,2,3	뒷목, 뒷통수 턱, 측면 얼굴	T1~4 고려
6	Accessory nerve	brain	SCM Trapezius	Sternocleido-mastoid 상단		목 돌림(SCM) 어깨 거상, 팔 외전(TrZ)	목, 어깨 통증에 관여하는 다른 NEP/TTP 고려
7	Dorsal scapular n	C5	Levator scapulae Rhomboideus M, m	Middle scalene 중간 부위	Levator scapulae NEP	rhomboideus M & m의 통증, 등 통증	목, 어깨 통증에 관여하는 다른 NEP/TTP 고려
8	Medial pectoral n	C8~T1	Pectoralis M & m	Ant, Scalene m.	Pectoralis m. C8~T1	PM 부위, 어깨 통증	목, 어깨 통증에 관여하는 다른 NEP/TTP 고려
9	Lateral pectoral n.	C5, 6, 7	Pectoralis M(PM)	Ant, Scalene m.	Pectoralis m. C5, 6, 7	PM 부위, 깨 통증	목, 어깨 통증에 관여하는 다른 NEP/TTP 고려
10	Long thoracic n	C5, 6, 7	Serratus ant,	Mid, Scalene 하단	Pectoralis m. C5, 6, 7		목, 어깨 통증에 관여하는 다른 NEP/TTP 고려
11	Suprasca-pular n	C5, 6	Supraspinatus m, infraspinatus m	Supraspinatus m, infraspinatus m	C5, 6 Ant, Scalene m	Glenohumeral joint 부위	

	목표 신경	상위신경	지배근육/기관 (기능)	일차 치료점	다음 치료점	통증 부위	참고
12	Axillary n	C5, 6	Deltoid m, teres m, axillar skin	Teres m	C5, 6 Ant. Scalene m	Glenohumeral joint 부위, 윗팔 외측면	
13	Thoracodor-sal n	C6-8 (Posterior cord)	Latissimus dorsi m	Mid. Scalene 중단			
14	Upper and lower subscapular n	C6-8 (Posterior cord)	Subscapularis m				Lower scapular n 는 teres m 의 추가 지배
15	Superior Cervical ggl	T1-4	SNEP	SPC	T1-4, SSC, SCM 중간	눈통증, 침침함, 이물, 건조, 비 문증, 어지럼증 (vertigo), 불면 증, 구강건조, 천식, 호흡곤란	
16	Upper thoracic sympathetic ggl.	T1-4	기관지, 목 점막, 심장	multifidus m			SCG을 통한 뇌, 얼굴, 목 부위
17	Middle and lower thoracic sympathetic ggl.	T5-L2	T5,6 - 하부식도 괄약근 T6,7,8,9 -위, 십 이지장 T10, T11, T12, L1, L2-대장 T5, T6, T7, T8, T9-부신수질	multifidus m		GERD/ LPRD(T5, T6) 위경련, 급체, 위염(T7, T8) 설사, IBS, 변비 (T11, T12) 극도의 피로감 (SSR), 만성피 로증후군-T7 알러지- T7	
18	T12, L1, L2	Upper lumbar spine	back sprain, T12 syndrome, 전립선, 자궁, 직장~항문	T12, L1, L2 multifidus m		과민성 방광염, UTI, 생리통, 난임, BPH, importence, 요실금	
19	Abdominal cutaneous nerve(앞크 네) / superior cluneal nerve(등크네)/ lateral cluneal nerve	T12, L1, L2	Abdominal and back skin	multifidus m			

	목표 신경	상위신경	지배근육/기관 (기능)	일차 치료점	다음 치료점	통증 부위	참고
20	Median n	C6, 7, 8, T1	Anterior compartment of the forearm (with two exceptions), Thenar eminence, Lumbricals, skin of the hand	Coraco-brachialis m			
21	Radial n.	C6, 7, 8	posterior compartment of the arm, posterior compartment of the forearm	Supinator m 내 주입 Extensor digitorum communis, Extensor carpi ulnaris, extensor carpi radialis brevis			
22	Ulnar n.	C8, T1	flexor carpi ulnaris flexor digitorum profundus lumbrical muscles opponens digiti minimi flexor digiti minimi abductor digiti minimi interossei adductor pollicis				
23	Femoral n	L2, 3, 4	anterior compartment of thigh	Psoas major m	Iliacus m	허벅지 앞면, 무릎 앞쪽	
24	Sciatic n.	L4, 5,S1,2,3	Lateral rotator group (except piriformis and quadratus femoris) and the posterior compartment of thigh	Biceps femoris long head, short head	Piriformis m	허벅지 앞면을 제외한 전체 다리	

	목표 신경	상위신경	지배근육/기관 (기능)	일차 치료점	다음 치료점	통증 부위	참고
25	Superficial peroneal n	L4, 5,S1,2,3	the peroneus longus and peroneus brevis lower leg 의 앞-측면쪽에서 발 등 부분(첫번째 발 가락 first web space는 제외 (by the deep peroneal nerve).	Peroneous longus m		아랫다리 앞면, fibular side	

XI 어려운 기도 Difficult Airway 평가

1. 정의

- 직접후두경을 사용해서 시야를 확보하기 어려운 상황
- 미리 예측하기 어려움(삽관 시도 전에 50% 정도만 확인 가능)
- 시야 확보 뿐 아니라, 삽관 실패 시 백-마스크 환기가 어려울 가능성에 대해서도 미리 고려해야 한다.
- 삽관이 어려울 것으로 예측된다 해서 RSI를 주저해서는 안 된다. RSI를 하지 않으면 삽관이 더 어려워짐. 대신 실패했을 때에 대한 대책을 확실히 세울 것.

2. 어려운 기도의 예측

- 턱에서 목뿔뼈hyoid bone까지 길이 4 cm (three finger breadths) 이하
- 상하 절치 사이 거리 4 cm (three finger breadths) 이하
- 큰 혀large tongue 또는 입을 벌려도 uvula 및 tonsillar pillars를 볼 수 없는 경우 (Mallampati III or IV)
- 턱관절temporomandibular joint의 운동 장애 (예, rheumatoid arthritis, 심부 경부감염deep neck infection, 하악골절)
- 선천성 입술갈림증congenital cleft, 상악/하악의 기형
- 상악 절치 돌출, 상악 안면부 골절
- 상기도의 폐쇄 및 출혈 (외상, 감염, 화상, 흡입 손상)

- Mallampati 분류: 계획적 수술을 하기 위한 전신마취 시 주로 사용이 되며, 응급실처럼 호흡곤란이 심한 경우 시행하기 힘든 단점이 있다.

Class	기도의 해부학적 모양	Difficulty
I	Visible soft palate, tonsillar pillars and uvula	Minimal
II	Visible soft palate, uvula visible but not tonsillar pillars	Moderate
III	Visible soft palate only	Severe
IV	Visible hard palate only	Severe

XII 어려운 기도 Difficult Airway, 실패한 기도 Failed Airway 관리법

1. 어려운 기도 키트 Difficult Airway Kit

- 튜브 ET tube : 여러가지 크기를 준비(5.5~8.0)
- 후두경날(Laryngoscope blade):curved, straight, 여러 길이의 것, Fiberoptic Laryngoscope
- 속심 Stylet, Magil 포셉, 국소 마취제 젤리 및 스프레이, tube changer
- 대체 기도기와 외과적 기도 : laryngeal tube, laryngeal mask airway, I-gel, cricothyrotomy equipment, translaryngeal jet ventilator, retrotracheal intubation equipment 등
- 대체 기도기(LT, I-gel, LMA 등)는 성공시에 모두 삽입의 끝이 식도가 된다. 즉, 삽입 시 깊이가 성공의 기준이 된다.

2. 후두 튜브 Laryngeal Tube, LT; King LT™, King LTS™

- LT는 응급실 환경에서 구강내 풍선이 부풀면서 입안에서 빠지지 않으므로 가장 안정적인 전문기도장비로 일차 고려할 수 있다.

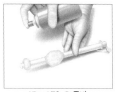
King LTS-D 준비

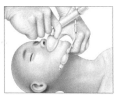
튜브삽입

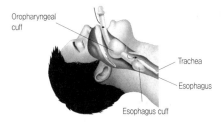

Oropharyngeal cuff

Trachea

Esophagus

Esophagus cuff

그림 1-1. LT 삽입 방법과 삽입된 상태

- LT 끝부분 사면과 뒷면에만 윤활젤리를 도포하고 Head tilt 시킨 상태에서 수지 교차법으로 입을 벌린 후, 입안으로 튜브를 밀어 넣어 입인두의 후면을 따라 저항 이 느껴질 때까지 삽입한다. 보통 튜브 연결단자 기저부의 치아선이 상악 절치에 맞 을 때까지 밀어 넣으면 된다. 튜브에 권고된 공기량을 커프에 주입한 후 청진과 ETCO$_2$를 통해 튜브의 위치를 확인 후 고정한다.
  - 병원전 단계 응급상황에서 또는 기관 삽관에 실패한 어려운 기도 환자에게 신속 히 기도확보를 할 수 있는 손쉽고 유용한 대체 기도 확보 기구이다.
  - 기도기는 한 개의 관으로 되어 있으며 두개의 커프가 관의 위, 아래로 있고 그 커프 사이에 환기 구멍이 있는 형태이다. 한 개의 주입구에 공기를 주입하여 양 쪽 커프를 동시에 팽창시킬 수 있다. 원위부 커프는 식도를 밀폐하고 근위부 커 프는 입인두를 밀폐하도록 되어 있다.
  - 삽입관의 끝 모양에 따라 LT 와 LTS II로 나뉜다. LT의 경우 식도관의 끝이 막 혀있는 형태이며 LTS는 위관을 삽입하여 위내 물질을 흡인할 수 있응 기능이 추가되어 있다.

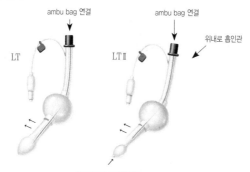

그림 1-2. LT의 종류

■ LT의 크기 선택, 공기 주입량

연결단자 색깔	초록색	오랜지색	노란색	빨간색	초록색
환자크기	90~115 cm 12~25 kg	105~130 cm 25~35 kg	122~155 cm	155~180 cm	>180 cm
튜브 크기	2	2.5	3	4	5
커프 압력	60 cmH$_2$O	60 cmH$_2$O	60 cmH$_2$O	60 cmH$_2$O	60 cmH$_2$O
공기 주입량	42~35 mL	30~40 mL	45~60 mL	60~80 mL	70~90 mL

보통 성인의 경우 4번(빨간색)을 사용한다. 소아 환자에게는 사용 경험이 매우 제한적이며 어린 소아일수록 합병증이 더 많이 생길 수 있다.

3. 후두 마스크 기도기 Laryngeal Mask Airway; LMA

– 어려운 기도상황에서 신속한 대체 기구이다.

– LMA는 성공률이 비교적 높고, 시간적으로도 ET intubation의 1/5 밖에 걸리지 않지만, 반드시 경험이 필요하다.

– 합병증 : Partial/complete airway obstruction

– 흡인aspiration된 경우나 COPD 등, 적절한 양압 호흡을 위해 높은 압력이 필요한 경우에는 사용을 피하는 것이 좋다. 또한 삽입 시 cricoid pressure를 가해서는 안 된다.

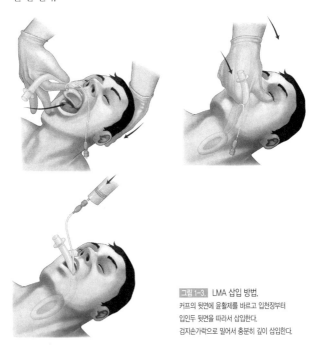

그림 1-3. LMA 삽입 방법.
커프의 뒷면에 윤활제를 바르고 입천장부터
입인두 뒷면을 따라서 삽입한다.
검지손가락으로 밀어서 충분히 깊이 삽입한다.

■ LMA의 크기 선택

체중(kg)	LMA Size
< 5	1
5 ~ 10	1.5
10 ~ 20	2
20 ~ 30	2.5
30 ~ 50	3
50 ~ 70	4
> 70	5

보통 성인의 경우 No.4 가 쓰인다. 대개 튜브의 옆 면에 적정 체중이 적혀있다

■ LMA를 통한 ET intubation

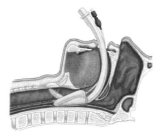

그림 1-4. LMA를 통한 기관내 삽관

- LMA가 삽입된 후에 기관내 삽관으로 전환할 수 있다. 처음부터 이런 목적으로 설계된 삽관후두마스크 ILMA ; intubating LMA는 쉽게 기관삽관으로 전환할 수 있지만, 기본형 LMA는 몇 가지 제한점이 있다.
  - 기본형 LMA #4 는 최대 5.5번 ET 튜브를 통과시킬 수 있다.
  - 굴곡성 후두경을 사용하지 않는 경우 성공률은 30% 정도에 불과하다.

4. I-Gel

- LMA와 유사하게, 성문 상부를 덮어서 환기시키도록 설계된 기도유지 장치이다.
- 젤gel소재의 마스크 구조로 되어 있어 공기를 주입할 필요가 없다
- 커프의 뒷면에 윤활제를 바르고, 입천장에서 입인두의 뒷면을 따라 삽입한다.
- 튜브의 몸통을 잡고 끝까지 밀어넣으면 되며, 검지손가락을 입 안에 밀어넣을 필요가 없다.

• 튜브에 물림틀 bite block 이 일체형으로 내장되어 있다.

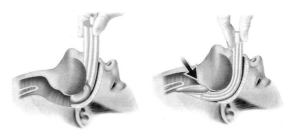

그림 1-5. I-Gel 삽입

■ I-Gel의 크기 선택

체중 (kg)	LMA Size
2 - 5	1
5 - 12	1.5
10 - 25	2
25 - 35	2.5
30 - 60	3
50 ~ 90	4
> 90	5

보통 성인의 경우 No. 4 를 쓴다.

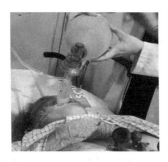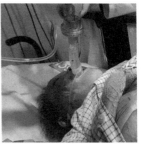

그림 1-6. 실제 응급실에서 잘못된 I-gel 의 사진

깊이가 충분하지 않아서 치아 밖으로 10 cm 정도 나와 있다. 이는 i-gel의 팁이 구강내에 있음을 의미한다.
I-gel은 LT 와 같이 고정을 유도하는 풍선이 없어 잘 빠지며, 삽입시에도 두께가 다른 기구에 비해 두껍고 커서 진입이 어
려운 경우가 있다. TCE maneuver(Tracheal cartilage elevation maneuver, 엄지와 검지, 3째 손가락으로 갑상연골을 움
켜지듯 잡고, 앞으로 살짝 당기면서 삽입)하면 도움이 된다.

5. 반지방패막 절개 Cricothyrotomy

- 피부 절개
  - 반지방패막의 위치를 촉진해서 찾는다.
  - 응급 상황에서는 정중선을 따라 수직으로 3~4 cm 절개한다.
  - 시간이 있을 때는 미용을 고려하여 수평으로 절개할 수도 있다. 혹은, 응급 상황에서 절개 위치에 확신이 있다면 수평으로 피부와 반지방패막을 한 번에 절개하는 방법도 있다.

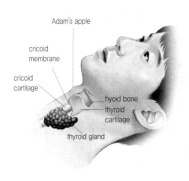

Adam's apple
cricoid membrane
cricoid cartilage
hyoid bone
thyroid membrane
thyroid cartilage
thyroid gland

그림 1-7. 절개선을 찾는 방법

<u>Skin incision</u>
응급 절개시 mid-line longitudinal 3~4 cm, 시간이 있을 경우(elective) 절개시 미용을 위해 horizontal 2 cm.

<u>Cricothyroid membrane incision</u>
Horizontal 1 cm (stabbing 하듯이)
20~25 G needle과 식염수를 넣은 주사기를 통해 공기가 흡인되는 것을 관찰하여 정확한 membrane 위치임을 확인해볼 수도 있다. Tube size : No. 5 또는 6 Shiley tracheo-stomy tube, 또는 없을 시 ID 7.0(10세), ID 7.5~8.5 (12세부터 성인까지 크기에 알맞게 조절가능). ET tube-balloon시키는 얇은 관이 나오는 위치의 바로 위에서 잘라서 사용

- 반지방패막 절개
  - 지혈 겸자 등으로 피하조직을 간단히 박리하고 반지방패막을 찾는다.
  - 출혈 때문에 구조물을 눈으로 확인하기 어려운 경우가 많아서, 보통은 반지방패막을 손가락으로 만져서 확인하게 된다.
  - 반지방패막을 수평으로 1 cm 정도 절개stab incision한다.

- 튜브 삽입
  - 반지방패막에 지혈 겸자를 삽입하고 벌려 준다.
  - 수술칼의 손잡이 부분을 넣고 90도 회전시켜 주는 방법도 있다.
  - 내경 6.0 mm인 기관절개 튜브를 삽입한다. 기관절개 튜브가 없다면 기관삽관용 튜브를 대신 사용할 수 있지만, 입 쪽으로 잘못 삽입될 수 있고, 고정하기도 어렵다.

XIII 산소 치료의 지침

1. 저유량 산소 공급 장치

- 코 캐뉼라 (Nasal Cannula)
  - 리터당 FiO_2 0.04로 증가하며 6 L 이상으로 투여시 FiO_2의 증가는 없다.
  - Room air FiO_2= 0.2, Nasal prong으로 4 L 주입시 FiO_2는 0.2+0.04×4 = 0.36이 된다.
- 단순 산소 마스크(Simple face mask)
  - Mask로부터 exhaled gas를 제거하기 위해 6 L/min 이상을 주어야 CO_2 retention을 피할 수 있다.
  - FiO_2는 0.4~0.6을 유지할 수 있다.
- 산소 저장 마스크(O_2 Mask with reservoir bag)
  - 부분 재호흡 마스크partial rebreather인 경우 FiO_2는 0.75까지, 비재호흡마스크 nonrebreather인 경우 1.0까지 유지가 가능하다.
  - Nonrebreather는 모든 밸브가 정확히 밀폐되고, 얼굴과 완전히 밀착될 수 있어야 한다. 그런데, 이러한 조건에서 공급되는 유량이 환자의 요구보다 부족하면 이는 곧 질식으로 이어지기 때문에, 현재 판매되지 않는다.
  - 호흡곤란이 있는 환자는 더 많은 유량이 필요하므로, 15 L/min으로 산소를 공급하더라도 FiO_2 0.8을 넘기는 어렵다.
- 벤츄리 마스크(Venturi Mask)
  - FiO_2 0.25~0.5까지 조절 가능하다.
  - 원하는 FiO_2에 따라 밸브에 기입된 유속으로 산소를 공급한다.

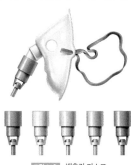

그림 1-8. 벤츄리 마스크

- 안면 후두 마스크(Face hood mask; Ohio mask)
  - FiO_2의 조절 및 nebulizer를 겸용할 수 있다.

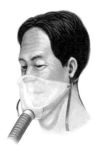

face tent

그림 1-9. 안면 후두 마스크

■ 저유량 산소 공급 장치 low-flow oxygen supply system 의 FiO_2 계산

용량	Nasal cannula	Oxygen mask	Mask with reservoir bag
1 L	0.24		
2 L	0.28		
3 L	0.32	CO_2 retention 위험	CO_2 retention 위험
4 L	0.36		
5 L	0.40		
6 L	0.44	0.40	0.6
10 L	FiO_2의 증가가 없다	0.50	0.7
15 L		0.60	0.8

*nasal cannula는 6 L 이하로 마스크는 6 L 이상으로 투여해야 한다.

2. 고유량 산소 공급 장치 High-flow oxygen supply system

- 비강이나 기관절개관 등을 통해 고유량의 산소를 공급 가능한 장비를 활용할 수 있다. 유량을 최대 60 L/min 까지 설정할 수 있어서 환자의 흡기 유속이 빠르더라도 FiO_2를 원하는 만큼 일정하게 공급할 수 있다.

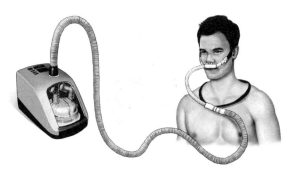

그림 1-10. 비강을 통한 고유량 산소 공급 장치의 예.

3. 산소 투여에 따른 대략적인 PaO₂의 증가

- 질환이 없는 경우 $PaO_2 = FiO_2 \times 500$ mm Hg
  예) $FiO_2 = 1.0$ $PaO_2 = 500$ mmHg 이었다면, $FiO_2 = 0.6$일 때 $PaO_2 = 300$ mmHg
  가 된다.
- Oxygen index(hypoxia index, PF ratio):PaO_2/FiO_2를 계산한 것
- 환기-관류 불균형, 폐단락 등이 있으면 PaO_2/FiO_2 비율이 감소한다.
- PaO_2/FiO_2 비율 350 이상 시 관찰, 250~350은 산소 치료를 하면서 관찰 후 결정, 250 이하이면 기계 환기가 필요하다. ARDS는 200 이하이다.

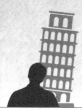

2

중환자
Critical Care Medicine

Tin 7th p165~177

쇼크는 말초 조직에 산소의 수요와 공급 사이의 불균형을 일으키는 혈액 순환 부족 상태를 말한다. 혈압은 쇼크나 조직 저산소증을 평가하는 데 민감한 지표가 되지 못한다. 활력 징후 중 어느 한 가지를 사용해서 쇼크를 진단하거나 평가할 수 없으며, 전반적인 신체 검사를 종합하는 것이 유용하다. 특히 우리나라에서는 특히 위장관 출혈이 많아서 기본적으로 흑색변 유무를 물어보고, 직장수지 검사를 시행해야 한다.

■ 쇼크 환자의 진찰 소견

체온	고체온증, 저체온증
심박수	대부분 상승, 모순적 서맥 perodoxical bradycardia, 저혈당, β 차단제 투여
맥압 Pulse pressure	(수축기혈압 − 이완기 혈압), 쇼크 초기에 증가, 수축기혈압 보다 먼저 감소
쇼크지수 Shock index	심박수/수축기 혈압, 정상 0.5~0.7 1.0 이상일 경우, 좌심실 기능 부전과 연관
중추신경계 CNS	불안 초조함, 지남력 상실, 혼미
피부 및 점막	창백한 색깔, 차가운 온도, 발한, 탈수 정도(마른 혀, 피부 건조 상태)
호흡 순환기계	경정맥 팽대 여부, 핍뇨, 빈호흡, 폐수포음, S3 gallop
기타	흑색변 유무, 직장수지검사(비위관 검사), 초음파(심낭 삼출, FAST)

■ 쇼크의 분류

쇼크 유형	심박출량^{CO}	폐동맥 쐐기압^{PCWP}	말초혈관저항^{PVR}
심장인성 쇼크^{cardiogenic shock}	↓	↑	↑
저혈량성 쇼크^{hypovolemic shock}	↓	↓	↑
분배성 쇼크 ^{Distributive Shock} 　패혈 쇼크^{septic shock} 　아나필락시스^{anaphylaxis}	 보통 ↑ 보통 ↑	 ←/↓	 ↓

중증 패혈 쇼크는 심장인성, 저혈량성, 분배성 쇼크의 요소가 복합적으로 나타난다.

1. 쇼크의 병태생리학 Pathophysiolgy of shock

- 쇼크로 인한 말초 조직으로의 산소 공급의 불균형이 발생하면 보상기전에 의해 먼저 심박출량이 증가하고, 다음으로 조직에서의 산소 소모량^{VO2}이 증가한다. 이러한 보상기전에도 불구하고 쇼크가 계속 지속되면 말초 조직에서 혐기성 대사가 일어나 젖산^{lactic acid}을 형성하여 대사성 산증을 유발한다.

보상기전^{Compensatory mechanism}	효과
소동맥 수축^{arteriolar constriction}	혈액 재분배^{blood redistribution}
심박수^{HR} 및 심근 수축력 증가	심박출량 증가
정맥 용량의 수축^{constriction of venous capacitance}	정맥 환류의 증가
혈관수축 호르몬 분비	혈관 수축
항이뇨 호르몬 분비, 레닌 안지오텐신 체계의 활성화	혈관내 용적 증가

심장 및 뇌의 혈류를 유지·소화기계, 근골격계, 신장으로의 혈류감소

II 혈역학적 감시|Hemodynamic Monitoring

혈역학적 감시는 쇼크 환자의 평가와 치료에 대한 반응을 평가하기 위해 매우 중요하다.

■ 혈역학적 감시에 사용하는 변수들과 수식

Hemodynamic Parameters	정상 범위
Cardiac output (CO) = heart rate X stroke volume	4~8 L/min
Cardiac index (CI) = CO/BSA	2.8~4.2 L/min/m^2
Mean arterial pressure (MAP) = (Systolic BP − Diastolic BP)/3 + Diastolic BP	80~100 mmHg
Systemic vascular resistance (SVR) = (MAP − CVP)X(80)/CO	800~1200 dynes/sec/cm^5
Pulmonary vascular resistance (PVR) = (PAP − PCWP)X(80)/CO	45~120 dynes/sec/cm^5
Central venous pressure (CVP)	5~12 cm H$_2$O
Pulmonary artery systolic pressure	20~30 mmHg
Pulmonary artery distolic pressure	10~15 mmHg
Pulmonary artery mean pressure	15~20 mmHg
Pulmonary capillary wedge pressure (PCWP)	8~12 mmHg

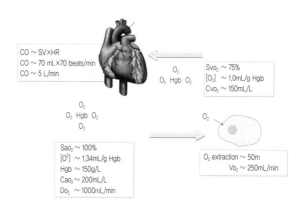

그림 2-1. 혈역학적 감시|Hemodynamic monitoring

Hb는 정상에서 4개의 O_2와 결합하고 조직에 1개를 사용하고 되돌아온다. 그러므로 $Scvo_2$는 3/4 O_2, 즉 75%가 정상임. 그러나 조직에서의 산소 요구도가 높은 상황(shock)에서는 더 많이 사용되므로 70% 이하로 감소하게 됨.

Clinical Critical Care Medicine 2006 p 103.

산소 부채(O_2 debt) : base deficit, lactic acid	대사성 산증의 지표, 말초 조직의 관류를 반영
중심정맥압(CVP)	혈관내 용적을 반영 예외 : 폐동맥 색전증, 폐쇄성 기도질환, 우심실 경색, 심낭삼출
중심정맥 산소포화도($Scvo_2$)	말초 조직의 관류를 반영
비침습적/최소침습적 심박출량감시	심박출량 측정 예 : transesophageal Doppler Impedance cardiogram Arterial waveform analysis Partial rebreathing of CO_2 (Fick's principle)
위산도 측정기(Gastric tonometer)	내장(visceral)의 관류를 반영
망막 정맥 산소포화도 (Retinal venous O_2 saturation)	혈액량, 중심정맥 산소포화도, 동맥 산소포화도를 반영

■ $EtCO_2$에 영향을 비치는 인자들

$EtCO_2$ 증가	$EtCO_2$ 감소
심박출량의 증가 저환기 고체온증(고열) Bicarbonate 투여 CO_2 불어넣는 시술 (laparoscopic surgery)	심박출량의 감소 과환기 저체온증 심정지 폐색전증 지방 또는 공기 색전증 인공 호흡기 환기 시스템의 누수(밸브의 빠짐, 구멍 등) 기관 튜브의 막힘 기관 튜브 제거(extubation 사고)

Quick SOFA score; qSOFA

SOFA (Sepsis-related Organ Failure Assessment score)는 6개의 다른 시스템 respiratory, cardiovascular, hepatic, coagulation, renal and neurological systems에 대한 예후 예측 점수이며, 이를 단순화시킨 것으로 2점 이상 시 패혈증으로 사망의 위험이 높거나 장시간의 ICU 치료가 필요하다. 그러나 SOFA 24점 체계에서 과도한 단순화(3점)에 의하여 이는 상당한 제한점이 있다.

www.qsofa.org

Assessment	qSOFA score
Low blood pressure (SBP ≤ 100 mmHg)	1
High respiratory rate (≥ 22 breaths/min)	1
Altered mentation (GCS < 15)	1

III 순환혈액량의 증가

1. Frank–Starling 법칙

순환혈액량^{circulating volume}, 혹은 전부하 ^{preload}가 부족한 상태에서 혈액량을 보충하면 (그림 2-2, X→Y) 심박출량이 현저하게 증가한다. 하지만, 혈액량이 충분한 경우에 는 혈액량을 공급하더라도 심박출량의 증가는 미미하다(그림 2-2, Y→Z). 과도한 수 액 공급은 여러 가지 해로운 문제를 일으키기 때문에, 수액을 공급하기 전에 순환혈 액량의 부족 여부를 평가하는 것이 중요하다.

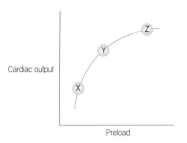

그림 2-2. Frank–Starling curve

2. 순환혈액량의 지표

Static parameters	Central venous pressure (CVP) Pulmonary vascular occlusion pressure Inferior vena cava diameter End-diastolic volume
Dynamic parameters	Pulse pressure variation Stroke volume variation Plethysmographic variability index
Modified fluid challenge	Passive leg raise Mini fluid bolus

중심정맥압^{CVP}를 포함한 static parameter는 수액을 투여했을 때의 효과를 잘 예측하지 못한다. Dynamic parameter들은 호흡 주기에 따른 흉강내압의 변화에 의해 심박출량이 변화하는 것을 보는 것으로, 순환혈액량을 보다 잘 반영하는 지표이다. Mini fluid challenge는 전부하의 변화에 따른 심박출량의 변화를 직접 확인해서, Frank-Starking curve 상에서의 움직임을 확인할 수 있다. Passive leg raise는 일시적으로 전부하를 300 mL 정도 변화시킬 수 있다. 최근의 연구에 의하면, 효과가 없다. 그러므로 시행하지 않는 것이 바람직하다.

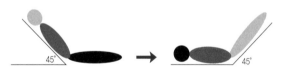

그림 2-3. Passive leg raise test. 상체를 45도 올린 상태에서, 다리를 올리고 누운 자세로 변화시킨 뒤 30-60 초 뒤에 혈역학 변수의 변화를 본다.

간 레벨에서 IVC 직경과 순환혈액량의 관계: 초음파를 이용하여 간 위치에서 IVC의 직경을 측정하여 이를 통하여 CVP를 짐작할 수 있다. 정상은 2.5 cm 이하다. 호흡에 따라 크기가 달라지므로(inspiration 시 작아지고, expiration 시 커진다)

CI = caval index = [maximal (expiratory) diameter – minimal(inspiratory) diameter] / maximal(expiratory) diameter

CI 가 0에 가까우면 volume overload, 100% 면 volume depletion 을 의미한다.

초음파의 probe는 Xiphoid view 로써 xiphoid process 에 longitudinal 하게 위치하여 IVC 가 right atrium으로 들어가는 것을 잡아서 IVC 크기를 측정하면 된다.

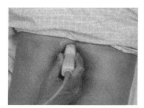

Correlation Between IVC Diameter Plus CI and CVP		
IVC Max Diameter(cm)	CI	CVP (mmhg)
< 1.5	100% (total collapse)	0~5
1.5~2.5	> 50%	6~10
1.5~2.5	< 50%	11~15
> 2.5	< 50%	16~20
> 2.5	0%(nol collapse)	20

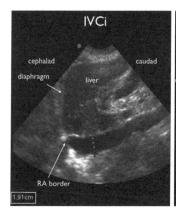

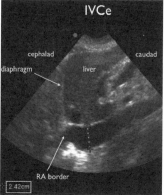

IV 쇼크의 치료 Management of Shock

Surviving Sepsis Campaign Guidelines, Crit Care Med 2013 41(2):580~637, 2013

1. Early Goal Directed Therapy (EGDT) based on hemodynamic parameter

   – 응급실에서 6시간 이내의 치료 목표 도달이 매우 중요.
   – 수치화, 정량화된 치료 목표를 설정하고 프로토콜에 따른 치료 묶음(care bundle)
     을 적용

– 최근 중심정맥압(CVP) 수치의 근거력의 의문 및 유용성 미흡으로 알고리즘에서 빠지면서 CVP 및 중심정맥산소포화도(Scvo2) 가 목표점에서 삭제되었다(그러나 아직 사용하고 있어 여기에서는 표에서 빼서 아래에 기술한다)

■ 초기 6시간 동안 도달해야 할 목표

평균 동맥압(MAP)	> 65 mmHg	혈압상승제(pressor)
	> 90 mmHg	혈관이완제
소변량	> 0.5 mL/kg/hr	
혈색소	Hct > 30%	수혈
혈중 젖산 농도	< 4 mmol/L	

· 중심정맥압(CVP) 8~12 mmHg(기계호흡시 12~15 mmHg), 8 mmHg 이하시 crystalloid, colloid를 투여하여 8~12 mmHg 로 유지한다(CVP는 개인별, 질환별로 그 차이가 매우 크며, 기준치 8~12 mmHg 는 매우 증거력이 약한 저널에서 인용되었다.
· 중심정맥 산소포화도(Scvo2)> 70%

■ Surviving Sepsis Campaign Bundles

초기 3시간 이내에 완료할 것
1) 혈중 lactate 측정
2) 혈액배양 검사를 위한 채혈
3) 광범위 항균제 투여
4) 저혈압이 있거나 lactate>4 mmol/L 인 경우 수액 30 mL/kg 이상 투여

초기 6시간 이내에 완료할 것
5) 승압제 투여해서 평균동맥압 >65 mmHg 유지
6) 수액 투여 이후에도 저혈압이 지속되거나 lactate>4 mmol/L라면 colloid 수액 투여
7) Lactate 재검

· CVP 측정과 해석 시 주의
· CVP를 물기둥으로 측정했을 때의 단위는 cmH_2O, 환자감시장치를 통해 측정했을 때의 단위는 mmHg이다. 단위가 다르므로 주의가 필요하다.
· $1 \, mmHg = 1.36 \, cmH_2O$
· $1 \, cmH_2O = 0.74 \, mmHg$

A: 기도삽관을 통해 기도 보호airway protection, 양압 환기positive pressure ventilation 실시하는
  것이 좋으나 기도 삽관 시 사용하는 진정제 혹은 양압 호흡에 의한 정맥 관류의
  감소로 혈관 이완이나 심박출량 감소가 생길 수 있으므로 수액 치료 및 혈관수
  축제의 투여가 선행되어야 한다.

B: 호흡일work of breathing의 감소가 필요하다. 쇼크 환자에서 빈호흡이 동반되어 과도한
  호흡근 사용으로 인한 산소소모량이 증가되므로 기계 호흡 및 진정제 투여를 통
  하여 호흡일을 감소시켜야 하며 필요시 신경근 차단제 사용.

C: 순환circulation의 유지를 위하여 큰 정맥로를 확보하며 중심정맥은 혈액용적 상태
  및 중심정맥 산소포화도를 평가할 수 있다. 트렌델렌버그 자세Trendelenberg position는
  심폐기능을 호전시키지 못하며 폐환기를 저하시키고 흡인aspiration을 일으킬
  수 있으므로 피한다. 심인성 쇼크에 의한 폐부종이 있는 경우는 수액 투여를 최
  소화하고 그 이외의 경우에 등장성 정질액isotonic crystalloid 30 mL/Kg을 급속 투여
  한 후 재평가한다. 패혈 쇼크에서 hydorxyethyl starch (HES)제제는 피한다.
  정질액이 대량으로 필요할 때는 알부민을 사용할 수 있다. 수액 투여에 의해 좋
  은 반응을 보이는 동안은 급속투여와 재평가를 반복한다. 혈관수축제는 충분한
  수액 공급이 완료된 뒤에 고려하는 것이 이상적이다. 하지만, 이완기 동맥압이 매
  우 낮은 상황에서는 혈관수축제를 조기에 투여한 뒤에, 수액 공급을 충분히 하
  면서 혈관수축제를 줄여 나가는 전략이 필요할 때도 있다.

D: 말초 조직으로의 산소공급 유지를 위해 산소소모량을 조절한다. 체온 유지 진통
  및 진정제 투여, 필요하면 신경근육차단제를 사용하고, 지속적으로 Scvo2 및
  Lactate를 통해 조직으로부터의 산소 추출량(O_2 extraction)을 감시한다

E: 쇼크 환자 소생 치료의 종료 시기End points of resuscitation

패혈증의 조기 인지	감염이 의심되며 수축기 혈압 100mmHg 이하 또는 Quick SOFA (qSOFA) 2점 이상 (qSOFA : 호흡수 분당 22회 이상 / 의식 저하 / 수축기 혈압 100mmHg 이하)

패혈증의 초기 치료	1) 생체 징후 : 의식/심전도/산소포화도/맥박/호흡수 모니터링, 혈압(5분 마다) 체크 2) 동맥혈가스검사와 유산 (ABGA & lactate) POCT 검사 : 대사성 산증의 확인 3) 말초정맥로(18~20G 양라인) 확보, 혈액 검사, 도뇨관 삽입 4) 흉부 엑스레이 촬영 5) 혈액 배양 및 감염 부위에 따른 검체 배양 (감염의 인지 45분 이내 완료)

호흡수 증가 > 30회/분 또는 호흡부속근 사용 또는 산소요구량 FiO2 60% 이상 또는 의식 저하	YES →	기관내삽관 진정(+/- 신경근억제) 적용 일회환기량 6~8 ml/kg(예측체중) 적용	산소포화도 > 92~94% 목표로 산소 투여

MAP 65 mmHg 이하 또는 lactate 4 mmol/L 이상 (심초음파로 다른 쇼크의 원인 배제)	YES →	Plasma solution-A 30 ml/kg 이상 2시간 내 2L 급속투여(999 ml/hr) (고칼륨혈증 시 normal saline)

Norepinephrine (30mg + 5DW 500 ml) 추가 5 mcg/min = 5 cc/hr 로 시작 ~ 40 mcg/min = 40 cc/hr	← No MAP 65 mmHg 이상 YES →	Maintenance fluid 유지 (80~120 cc/hr)

C-line, A-line

↓ MAP 65 mmHg 미만

Norepinephrine 20 mg/min 이상 시, Vasopressin (40 units + 5DW 100 ml) 추가 0.01~0.04 units/min = 1.5~6 cc/hr	ABGA & lactate F/U (30분마다)	─ Volume overload ─ CHF, ESRD, ARDS, Severe pneumonia, Volume overload state:

↓ MAP 65 mmHg 미만

혈압상승제 고용량 또는 부신기능저하 시, Hydrocortisone (100mg + NS 100 ml) 추가 10 mg/hr = 10 cc/hr	─ EF 저하 동반 시 ─ Dobutamine 추가 (30mg/kg + 5DW 500ml) 3~5 mcg/kg/min = 3~5 cc/hr 로 시작 ~ 20 mcg/kg/min	→ 500ml 투여시마다 수액과부하/수액반응성 재평가 후 수액속도 조절 → 조기에 혈압상승제 및 기관내삽 관 고려

감염 병소 확인 제거	• 병력, 신체진찰, 혈액/소변 검사, 흉부 엑스레이 및 스크리닝 초음파, 흉부/복부 (조영) CT • 혈관내 도관 제거, 흉관 삽관, 담도 배액술, 요로 배액술, 복부 수술 등 • 중환자실 입실 전이라도 해당 시술과에 응급 협진 시행

중환자실로 빠른 입실 (3hr)	• 인공호흡기 적용, 고용량 혈압상승제 투여, 지속되는 대사성 산증 (pH < 7.25), 무뇨/핍뇨, 치료 후에도 lactate 4 mmol/L 이상 • 높은 Total SOFA score 수치→중환자실 전담전문의와 입실 순서를 구두로 상의 (응급실 입실 순서가 아닌 중증도 순서대로 판단함) • 전공의 이상 감시자 이송: 인공호흡기 FiO2 80% 이상, 또는 고용량 혈압상승제 투여중인 경우

경험적항생 제 선택(1 hr)	• CAP: Ceftriaxone 2 g + Azithromycin 500 mg • Empyema or Lung abscess : Ampicillin/sulbactam 3 g • Colitis or Biliary: Cefotaxime 2 g + Metronidazole 500 mg • SSTI: Ampicillin/sulbactam 3 g or Piperacillin/tazobactam 4.5 g • Neutropenic: Meropenem 1 g + Teicoplanin 12 mg/kg	• HAP: Piperacillin/tazobactam 4.5 g + Levofloxacin 750 mg • UTI: Ceftriaxone 2 g or Ertapenem 1 g • Catheter: Vancomycin 25~30 mg/kg • Unknown: Piperacillin/tazobactam 4.5 g or Meropenem 1 g

그림 2-4. SCHBC EM-CCM Sepsis Algorithm: 1 Anti-3 ICU

2. 쇼크 상태에서의 수액요법의 종류 fluid therapy

Fluid bolus : 저혈압성 쇼크를 교정하기 위하여 신속하게 주입하는 것. 15분 이내에 최소 500 ml 를 주입한다

Fluid challenge : 100~200 ml를 5~10분에 걸쳐서 주입하고, 조직 관류 상태를 재평가한다.

Fluid infusion : 지속적으로 수액을 주입하는 것을 의미한다. 이는 항상성, 소실의 보충, 조직 손상의 예방(수술전 prehydration, 조영제 사용전 수액 투여)

시간에 따른 고려점 Time dependent considerations

Resuscitation : 생명이 위독한 상태 life-threatening condition, 즉 조직 관류가 안되는 상태에서의수액 투여

Titration : 수액의 종류, 속도, 양을 환자의 상태에 맞춰서 투여하는 것

De-escalation : 수액투여를 최소화하는 것, 수액의 밸런스를 극대화하기 위한 수액의 이동 유도

Four phases in the treatment of shock

쇼크 치료(특히 혈압과 조직관류) 목표점에 따른 단계

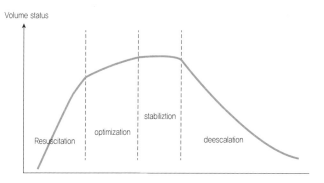

Volume status

4 단계	Resuscitation	Optimization	Stabilization	De-escalation
Phase focus	최소한의 혈압을 유지 하기 위한 술기 시행	조직의 산소 사용을 위 한 치료	기관별 지지 치료	승압제 감소
	Life saving treatment– ABC	Optimize cardiac output, SVO2, Lactate	Minimize complications	Achieve a negative fluid balance
Echo/USG	O	O	Δ	Δ
CVP/SCVO2		O	Δ	Δ
Cardiac output		O	Δ	Δ
Sign of fluid responsiveness		O		
Fluid bolus	O			
Fluid challenge		O		

Optimization 단계에서 dynamic monitoring(Echo/USG/Doppler, CVP, SCVO2, new device) 등을 시행한다.

3. 수액 유지 요법

- De-escalation 시기에서 daily fluid requirement: 30 ml/ Kg(정상 체온, 15~65세, 체중 < 120% of IBW)
- Fever: increased insensible loss(skin and lung)
  - 200 ml(10~15%) 증가/ 1 도, 37도 이상, 예, 체중 70 kg, 체온 39도 → 30×70 + (39–37)× 200 = 2500 ml/day
  - Replacement fluid: 5% DW
- Sweating: 측정하기 어려움
  - Mild(axilla and pubis): 300 ml/day
  - Moderate(axilla, pubis, scalp, face): 600 ml/day
  - Severe(whole body): 1000 ml/day
  - Typical composition: Na=50 mmol/L, K=5 mmol/l, Cl = 55 mmol/L
  - Replacement fluid: 5%DW + NaCl 40 mmol/L + KCl 20 mmol/L

V 기계 환기 | Mechanical Ventilation

1. 기계환기의 적응

기관내삽관 및 기계호흡의 적응증은 '주치의 판단 그 자체'이다.

PaO2/FiO2	환기/관류 단락	중증도
600	5%	Normal
300	10%	Minimal
250	15%	Mild
200	20%	Moderate
150	30%	Severe
100	40%	Very Severe

외상/패혈증 환자에서 환기/관류 단락이 15%이상일 경우 기계호흡 및 양압호흡을 고려

2. 기계환기의 모드 Modes of mechanical ventilation

	종류
Classic	Assist/Control (ACMV) Synchronized intermittent mandatory ventilation (SIMV) Pressure support ventilation (PSV)
Newer	Pressure regulated volume control (PRVC) Volume support Adaptive support vetilation (ASV) Volume assured pressure support (VAPS) Airway pressure release ventilation (APRV)

3. 폐보호 환기 전략 Lung protective ventilation strategy

• 언제 폐보호 환기를 할 것인가?

– 폐보호 환기^{lung protective ventilation}은 ARDS 환자에게 통상적인 일회 호흡량^{tidal volume}을 적용했을 때, 손상받은 부위는 환기가 되지 않는 반면 정상 폐포는 과환기가 되어 손상이 심해지는 문제를 해결하고자 한 것이다.

– ARDS 외에도 외상, 수술, 폐렴 등 다양한 원인으로 기계환기를 받게 된 중환자들에게도 폐보호 환기 전략이 유용하다는 것이 장기간의 경험에 의해 알려졌으므로, **일반적인 기계환기 설정 상황에서 일차적으로 선택할 수 있다.**

■ 폐보호 환기의 근거

폐손상의 기전	해결책
정상적인 폐포는 과환기시에 손상	작은 일회호흡량 (Lower TV; 6 mL/kg)
호기말에 반복되는 기도의 열림과 닫힘	PEEP
고농도 산소의 독성	가능한 저농도의 산소 (Low FiO₂)

■ 폐보호 환기의 실제 적용

1. ACMV로 FiO₂ =100%
2. 환자의 예측 체중 $^{Predicted\ body\ weight;\ PBW}$을 계산한다
   Male : PBW = 50 + 0.91 × (height – 152.4)
   Female : PBW = 45.5 + 0.91 × (height – 152.4)
3. 일회호흡량^{TV}을 8 mL/kg * PBW로 시작한다.
4. 분당 호흡량$^{minute\ volume}$에 맞춰 호흡수를 결정한다 (단 35회 이하)
5. 호기말양압^{PEEP}을 5~7 cmH₂O로 준다.
6. 일회호흡량이 6 mL/kg PBW이 될 때까지 2시간 마다 1 mL/kg씩 낮춘다.
7. FiO₂와 PEEP을 조절한다(PaO₂ > 55 mmHg, SaO₂ >88%)
8. Plateau pressure, PaCO₂, pH를 측정한다.
9. Ppla < 30 cmH₂O 으로 유지한다.

protocol from the ARDS clinical network web site(www.ardsnet.org)

■ 폐보호 환기에서 PEEP 설정

목표 : PaO₂ = 55~80 mmHg or SaO₂ = 88~95%																
FiO2	0.3	0.4	0.4	0.5	0.5	0.6	0.7	0.7	0.7	0.8	0.9	0.9	0.9	1.0	1.0	1.0
PEEP	5	5	8	8	10	10	10	12	14	14	14	16	18	20	22	24

4. 기계호흡의 변수 설정

호흡수^{RR}	ABGA pH에 따라 조정 20회 이상일 경우 auto PEEP ↑
일회호흡량$^{Tidal\ Volume;\ TV}$	6 mL/kg (Predicted Body Weight; PBW) 일회호흡량의 증가는 폐포 과환기 및 압력 손상을 유발
분당환기량$^{Minute\ Ventilation;\ MV}$	분당 호흡량의 합 정상치 7.5 L/min
흡기 유속$^{Inspiratory\ Flow\ Rate;\ IFR}$	Volume cycled ventilator에서만 설정 IFR ↓ → auto PEEP↑ IFR ↑ → PIP ↑

흡기 대 호기 비 (I:E Ratio)	Volume cycled ventilator에서는 호흡수와 흡기유속에 의하여 결정 Pressure Control Ventilator 에서는 설정 I:E ratio ↑(예 1:4) 호기시간이 연장되어 폐쇄성 폐질환에 유용 Inverse I:E ratio (2:1)저산소증에서 산소분압을 높임. Airway Pressure Release Ventilation (APRV) 4:1 이상의 심한 inverse ratio
Plateau Pressure (Ppla)	25~35 cmH₂O 경폐압transpulmonary pressure을 측정
Peak Inspiratory Pressure; PIP	<45 cmH₂O
Positive End Expiratory pressure; PEEP	폐포 허탈과 V/Q mismatch를 막아 산소화를 개선 정맥 환류 및 심박출량 감소

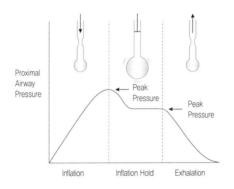

Proximal
Airway
Pressure

Peak
Pressure

Peak
Pressure

Inflation   Inflation Hold   Exhalation

그림 2-5. Proximal airway pressure during each respiratory cycle

- Permissive hypercapnia
  - 폐보호 호흡을 위해 고탄산혈증 및 호흡성산증을 허용 (pH 7.20 이상)

- Auto-PEEP
  - 심각한 기도폐쇄환자(천식, COPD)에서 호기말에 폐포압력이 상승
  - 호흡수를 낮추거나 I:E ratio를 늘리면 호전

5. 기계환기로부터의 이탈 Weaning from mechanical ventilation

■ Weaning을 고려할 수 있는 임상 조건

- 호흡부전의 원인이 호전
- $PaO_2 \geq 60$ mmHg ($FiO_2 \leq 0.4$, PEEP ≤ 5 cmH$_2$O)
- 혈역학적 안정성
- 체온 < 38℃
- 헤모글로빈(Hb) $\geq 8\sim10$ g/dl
- 의식 명료

- 자발호흡의 시도 Spontaneous Breathing Trial: SBT
  - T–tube 혹은 pressure support ventilation (7 ± 3 cmH$_2$O)으로 30분 시도
  - 기도폐쇄(천식, COPD)가 있는 환자는 CPAP(5 cmH$_2$O)을 고려

■ SBT의 성공으로 생각할 만한 상황

- 산소포화도(SaO_2) > 90% or PaO_2 > 60 mmHg (FiO_2 < 0.4~0.5)
- 이산화탄소 분압의 증가가 10 mmHg이하 혹은 pH의 감소가 0.1 이하
- 호흡수[RR] 35회 이하
- Rapid shallow breathing index; RSBI (RR/TV)<100~105
- 심박수 140회 이하 혹은 기저치로부터 20% 이하의 증가
- 수축기혈압 80~160 mmHg 혹은 기저치로부터 20% 이하의 변화
- 호흡일[work of breathing]의 증가가 없어야 함: 역행 호흡[paradoxical breathing], 호흡 보조 근육 사용 등

- SBT가 성공한 경우 → 삽관튜브 제거[extubation]
  발관[extubation] 전에 상기도 부종, 폐쇄 등을 평가해야 한다[Cuff leak test].
- SBT가 실패한 경우 → 매일 반복하여 기계호흡 의존도를 낮춘다.

6. 기계환기 응급 Ventilator emergency

- 기계환기 중 응급상황(산소포화도가 80% 이하, 혈역학적으로 불안정)이 발생하면
  우선 기계호흡을 중지하고 산소 100%로 BVM bagging 하여 호흡시킨다.
- Peak airway pressure와 plateau pressure를 측정한다.
  - Peak airway pressure 감소한 경우
    삽관튜브의 잘못된 위치: 기관내 삽관 재시도

삽관튜브 커프^{cuff}의 유출 : 커프 공기 주입 및 기관내 삽관 재시도

기계환기 회로^{ventilator circuit}의 유출

기관식도누출관^{tracheoesphageal fistula} : 기관내관의 위치 변경

- Peak airway pressure 증가한 경우

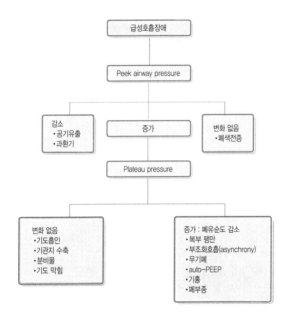

	기도 저항 증가	폐유순도 감소
측정	Peak pressure 증가 (>35 cmH₂O) Plateau pressure 정상 (≤ 35 cmH₂O)	Peak pressure 증가 (>35 cmH₂O) Plateau pressure 증가 (>35 cmH₂O)
원인	• 삽관튜브의 막힘 • 기도 흡인, 분비물 • 기관지 수축	• 주기관지로 기관내관 삽입 • 비동조 호흡^{asynchronous breathing} • Auto-PEEP • 무기폐, 폐렴, 폐부종, 기흉
치료	• 기계호흡기의 공기흐름^{ventilator circuit} 점검 • 흡인^{suction} • 기관지 확장제^{bronchodilators} • 기관지 내시경 고려	• 흉부 방사선 촬영 및 선행원인 교정 • Auto-PEEP의 감소

$$\text{Static compliance} = \frac{V_T}{P_{plateau} - PEEP_{total}} \quad (\text{정상} > 60 \text{ mL/cmH}_2\text{O})$$

Static compliance는 폐유순도를 반영

VI 비침습적 양압환기 | Noninvasive Positive Pressure Ventilation: NIPPV

Facial 또는 Nasal mask를 이용하여 기관내 삽관 없이 기계호흡을 유지하는 것으로 환자의 협조가 가장 중요하다.

1. 적응증

- 급성호흡부전 (COPD, Acute Cardiogenic Pulmonary Edema, Status athmaticus, ARDS)
- 자발호흡이 있어야 한다.

2. 금기증

- 의식 저하
- 호흡성 산증 및 고탄산혈증
- 악안면외상 및 두개골 기저부 골절
- 기도내 분비물이 많은 경우

3. 환기 모드

- CPAP (Continuous Positive Airway Pressure)
  - Pressure 5~10 mmHg
- BiPAP (Bilevel positive Airway Pressure)
  - PSV+CPAP
  - 환자의 호흡 주기에 맞혀 흡기 시 flow rate를 증가시키고 호기 시 flow rate를 감소시킨다.
  - 즉 흡기 시 기도내 양압을 높임으로써 work of breathing을 감소시키고 호기 시 양압을 유지(PEEP)시켜 CPAP과 같은 효과를 낸다.

　　– 초기 setting: IPAP 8~10 mmHg, EPAP 3~5 mmHg
　　　IABP↑→VT↑, PCO_2↓
　　　EPAP↑→FRC↑, O_2↑
　　– EPAP>15 mmHg → Intrathoracic pressure ↑ → coronary blood flow↓
　　　→ AMI risk↑

4. NIPPV 제거의 적응

- 임상적으로 4~6시간 동안 안정화
- 호흡수 24회 이하 & 심박수 110회 이하
- pH 7.35 이상
- SaO_2 > 90~92% on ≤ 3 L: face mask O_2

- 합병증
　– 위팽만, 기도흡인, 장기간 사용 시 안면부 피부의 손상

VII 급성 호흡곤란 증후군 Acute Respiratory Distress Syndrome: ARDS

급성 호흡곤란 증후군은 폐의 직접적인 손상, 패혈증, 외상, 약물 중독, 대량 수혈 등에 의해 생성된 염증매개체[inflammatory mediator]가 폐모세혈관의 투과도를 증가시켜 폐부종을 유발하며 저산소증을 일으키는 것이다.

1. 진단 기준

* 급성 발병
* O_2 Index(PaO_2/FiO_2) < 200 mmHg (참고, < 300 mmHg = acute lung injury)
* 흉부 방사선 사진 상 양측성 폐침윤 (Bilateral Pulmonary Infiltration)
* 폐동맥 쐐기압(Pulmonary capillary wedge pressure) < 18 mmHg
* 정적 폐유순도(Static lung compliance) < 40 mL/cm H_2O

2. ARDS의 진행

시간	특징
0~6 h	초기 손상(예 외상, 익수, 패혈증, 기도흡인), 흉부방사선 정상, 모세혈관 투과도 $^{capillary\ permeability}$ 증가
6~48 h	호흡수 증가, 흉부방사선 상 작은 침윤 폐포 홍수 $^{alveolar\ flooding}$ → 폐부종
3~5 h	무반응의 저산소증, 미만성 폐부종
~ 1 week	폐세포의 재성장, 임상적 호전이 거의 없음
1 week ~	폐섬유화 (부분적으로 가역적임)

Surg Clin North Am 2000;80:871-83.

3. 원인과 발병 빈도

패혈증	41%
기도 흡인	36%
익수	33%
외상, 대량 수혈 　　　　다발성 장골 골절 　　　　불안전성 골반골 골절	26%
폐좌상	22%
파종성 혈관내 응고(DIC)	22%
폐렴(중환자실 입원)	12%
외상(장골 골절)	11%
약물 중독(예: 헤로인, 아스피린)	9%
균혈증 ^{bacteremia}	4%

Clin Chest Med 2000;21:401.

4. ARDS의 치료

- 기계환기: 폐보호 환기 전략을 충실히 적용

> **목표: 일회호흡량TV = 6 mL/kg, Ppla < 30 cmH$_2$O, pH = 7.30~7.45**

1단계
1. 환자의 예측 체중$^{Predicted\ body\ weight,\ PBW}$을 계산 한다
   Male : PBW = 50 + 0.91 × (height − 152.4)
   Female : PBW = 45.5 + 0.91 × (height − 152.4)
2. 초기 일회 호흡량을 8 mL/kg PBW로 맞춘다.
3. 호기말양압호흡^{PEEP}을 5~7 cmH$_2$O로 준다.
4. 일회호흡량이 6 mL/kg * PBW이 될 때까지 2시간 마다 1 mL/kg씩 낮춘다.

목표: 일회호흡량TV = 6 mL/kg, Ppla < 30 cmH₂O, pH = 7.30~7.45

2단계 :	일회호흡량이 6 mL/kg가 되면 plateau pressure를 측정한다
	1. Ppla <30 cmH₂O → 3단계
	2. Ppla >30 cmH₂O → Ppla가 30 cmH₂O 이하가 될 때 까지
	일회호흡량을 1 mL/kg씩 낮추거나 4 mL/kg까지 낮춘다
3단계 :	동맥혈가스검사 [ABGA]를 시행한다
	1. pH 7.30~7.45 → Target Goal
	2. pH 7.15~7.30 → pH 7.30이상이 될 때까지 호흡수를 늘리거나 호흡수를 35회로 조정한다
	3. pH <7.15 → 호흡수를 35회 이상으로 늘린다. pH가 계속 7.15이하로 유지되면
	일회호흡량을 1 mL/kg씩 높인다

protocol form the ARDS clinical network web site(www.ardsnet.org)

- 보존적 치료, 복와위 자세
- 스테로이드의 사용은 초기(폐부종)에는 도움이 되지 않으나 후기(폐섬유화)에 도움이 된다.

VIII 영양 요법 Nutrition Therapy

중환자실에 입원한 환자는 20~35 Kcal/kg/day의 영양이 필요하다.

1. 장관영양법 Enteral nutrition

- 중환자실 입원 2~3일부터 순차적인 경구 또는 장관영양법 고려
- Gastric feeding : 30 mL/hr로 시작하여 8시간마다 20 mL씩 증량, 4시간 마다 잔여량을 검사하여 150 mL이하일 경우 지속, 150 mL이상 이면 1시간동안 투여 정지
- Intermittent/Bolus feeding : 4시간마다 120 mL을 투여 2~3시간 마다 60 mL씩 증량
- 설사가 있는 경우
  - 투여 속도를 줄이고 서서히 양을 늘린다.
  - *C. difficile* 또는 세균의 과도 증식을 확인
  - 마그네슘과 솔비톨(sorbitol)을 포함한 소화기계 자극제를 피한다.
  - 저지방, 펩티드를 포함한 식이를 시행
  - 섬유소를 포함한 식이를 시행

2. 비경구영양법 Parenteral nutrition

- 중환자실 입원 3~5일째에도 장관영양법이 불가능한 경우 비경구영양법 Parenteral nutrition 시행

용량	2 liters/day
투여 속도	1 liter/day로 시작하여 증량
포도당	10~25% DW 25% : 중심 정맥 5~10% : 말초 정맥
단백질	30~70 grams/liter (3~7% 아미노산 용액)
지방질	200 g/L (20% solution)
전해질	K^+ 30~60 mEq/L, Na^+ 30~60 mEq/L, Mg^{2+} 4 mEq/L, Ca^{2+} 4 mg/L, PO4 15 mmol/L
비타민	Multivitamin 사용

전해질의 용량은 정해진 것이 아니라 환자의 상태 및 연속적인 lab을 보고 결정하도록 한다.

3. 인슐린 지속 주입

혈당(mg/dL)	144 이상	144~162	163~180	180 이상
Insulin투여 속도(U/hr)	0	2	4	6

- RI (Regular Insulin) 100 Unit + 100 cc NS (1 Unit/1 cc)로 혼합하여
- Infusion Pump를 이용하여 점적 주사하며 혈당이 안정화 될 때까지 2시간 마다 검사
- 3번 이상 혈당이 안정화 되면 4시간 마다 혈당 검사

IX 지속적 신대체 요법 Continuous Renal Replacement Therapy: CRRT

1. 중환자실에서 CRRT를 고려해야 할 상황

Crit Care 2000,4:339-345

- 무뇨 또는 핍뇨 (소변량 <200 mL/12 h)
- 심한 대사성 산증 (pH<7.1)
- BUN > 85 mg/dL (Urea > 30 mmol/L)

- $K^+ > 6.5$ mmol/L 또는 K^+이 빠르게 상승할 때
- 요독증상이 의심(uremic pericarditis/encephalopathy/neuropathy/myopathy)
- 고/저나트륨혈증 ($Na^+ > 160$ mmol/L 또는 $Na^+ < 115$ mmol/L)
- 고체온증 (중심체온 > 39.5℃)
- 주요 장기의 부종 (특히 폐부종)
- 투석으로 제거 가능한 물질의 중독
- 폐부종/ARDS 위험이 높은 환자에서 대량수혈이 필요할 때

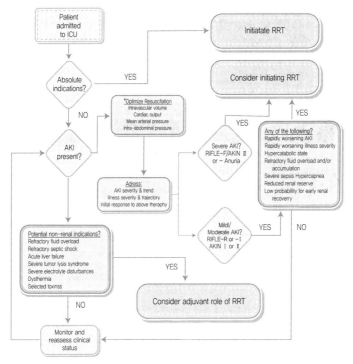

중환자에서 신대체요법 시작의 알고리듬. (Crit Care 2009, 13:317)

2. CRRT의 적용

- 신대체 요법을 위한 도관 삽입 시에는 목정맥^{jugular vein} 또는 대퇴정맥^{femoral vein}에 삽입하고, 빗장밑 정맥^{subclavian vein}은 피한다. (빗장밑 정맥에 stenosis 발생 시 장기간 투석을 위한 동정맥루 형성이 곤란할 수 있다)

- Dose of CRRT = 총배액량
  - 총배액량 = 투석액 유속 + 보충액 유속 + 수분 제거(mL/min 또는 mL/kg/hr)
  - 치료 과정 중에 멈추는 시간이 있어 실제 전달되는 치료는 처방된 dose에 미치지 못함.
  - Acute Kidney Injury에서 목표 CRRT dose는 20~25 mL/kg/hr (KDIGO guideline 2012)
  - Acute Kidney Injury에서 처방 CRRT dose는 25~30 mL/kg/hr (KDIGO guideline 2012)

X 보존적 치료 Supportive Care

중환자(ICU) Triad- 흡인성폐렴, 섬망, 심부정맥혈전증DVT

1. 침상 상체 부분 거상하기
Head-of-Bed Elevation 30~45, unless contraindicated

Critical Care Nurse Vol 33, No. 3, JUNE 2013
Society of Critical Care Medicine and American Society for Parenteral and Enteral Nutrition, Journal of Parenteral and Enteral Nutrition, 2009

흡인성 폐렴^{Aspiration Pneumonia}과 호흡기 연관 폐렴^{Ventilator Associated Pneumonia:VAP} 예방
(중환자 치료의 기본 중에 기본이지만 아직도 금기가 아닌 경우에도 지켜지고 있지 않은 경우가 많다. ("중환자 침상의 초기 세팅 값(default)은 상체 거상이며, 필요할 시에 편평하게^{flat} 편다")
참고) 압박궤양^{pressure ulcer} 의 위험이 있는 경우 30도 이하로 거상

2. 위장관 출혈 예방(Ranitidine, proton pump inhibitor, sucralfate)

3. 심부정맥혈전증(DVT) 예방

- 압박스타킹 착용
- Intermittent pneumatic compression device
- Low molecular weight heparin의 예방적 사용
    - Enoxaparin (Lovenox)- 100 U/kg SC bid (1 mg/kg SC bid)
    - Dalteparin (Fragmin)- 100 U/kg SC bid
    - 금기증 : 높은 출혈 위험성, poor compliance/follow-up, 신부전

4. 기관삽관된 환자의 매일 의식 확인(진정제 투여 일시 중단)

5. 중환자 치료 중 발열의 잠재적 원인들

- 혈관내 카테터의 감염
- 약물 반응 Drug reaction
- 부비동염 또는 중이염(특히 비위관 삽입 중인 환자)
- 폐색전증과 심부정맥혈전증
- 무결석성 담낭염 또는 췌장염
- *Clostridium difficile* 대장염
- 진균감염 또는 2차성 병원 감염
- 심장절개술후증후군 Postcardiotomy syndrome
- 중추성 발열 central fever : 특히 뇌손상 환자

6. 섬망 Delirium

중환자실에서 사용하는 흔한 진정제, 진통제: benzodiazepine, propofol, dexmedetomidine, fentanyl, morphine, 이중 benzodiazepine은 최근 섬망 예방을 위하여 사용 중단을 권장하고 있다.

섬망은 중환자실에서 섬망의 프로토콜을 지키는 것은 매우 중요하다. 섬망의 진단은 보통 가장 많이 알려진 도구인 CAM-ICU 를 사용하며, 섬망의 기준에 맞으면 아래

와 같은 순서로 접근한다. 실제 섬망의 진단에 DSM-IV 나 ICD-10을 적용하기는 쉽지 않다. 섬망은 주의력 결핍을 동반한 의식저하, 인지기능 장애 등을 특징으로 하는 급성 및 아급성 의식장애 증후군으로 20%에서 많게는 80%의 중환자실 입실환자에서 발생한다. 중환자실에서 섬망이 발생할 경우 우발적 삽관, 카테터 제거 등의 합병증이 증가하고 기계환기 이탈이 길어지며 결국 이로 인해 중환자실 재원 기간이 길어지게 된다. 또한 이로 인해 단기 및 장기 생존율 의 저하로 이어지게 된다.

CAM-ICU(Confusion Assessment Method for the ICU) : 2단계의 평가로써 첫 번째는 RASS(Richmond Agitation Sedation Scale) 등을 이용한 진정수준의 평가이고, 두 번째는 급성 정신 상태 또는 정신 상태 변동이 심함(acute onset or fluctuating course), 주의력결핍(inattention), 비체계적 사고(disorganized thinking) 및 의식 수준의 변화(altered level of consciousness) 등의 네 가지 특성을 이용한 섬망 여부의 평가이다. 실제 적용에 많은 시간과 노력이 필요하여, 최근 전향적 관찰연구에 따르면 이전 연구들과 다르게 민감도가 크게 떨어진다고 보고하기도 하였다.

Van Eijk MM, Am J Respir Crit Care Med 2011;184:340-344.

섬망의 치료

주요 질환 감별- 패혈증, CHF, 대사 이상 등
섬망 유발 약물 사용 중단- benzodiazepine, anticholinergics (metochlopramide, H2 blocker, promethazine, diphenhydramine), Steroid
섬망 치료 환경 조성

RASS에 따른 진정 요법

RASS 0~+4(심한 안절부절): 통증이 있으면 진통제 투여, 없다면 진정제 또는 typical/atypical antipsychotics 사용. 보통 propofol/precede 조합을 이용한다.
RASS -1~-3(안절부절) : 진정 목표점을 재설정하거나 Spontaneous Awakening Trial(SAT; 진정제, 특히 benzodiazepine 감량 또는 중단하고, 환자가 잘 견디는지 관찰) 시행
RASS -1~-5(깊은 진정~진정): 깊은 진정인 경우 진정 목표점을 재설정. 진정 상태가 아니라면 Spontaneous Awakening Trial(SAT; 진정제, 특히 benzodiazepine 감량 또는 중단하고, 환자가 잘 견디는지 관찰) 시행

www.ICUdelirium.org, Jacobi J, et al., Crit Care Med 2002: 30:119-141

최근 섬망 치료 약제의 경향: Propofol + dexmedetonidine (precedex)

Propofol: 작용시간이 짧고 약물 분포 용적(volume of distribution)이 커 말초 조직으로의 분포가 빠르다. 이러한 약물동력학적 특성 때문에 장기간 투여하는 경우에도 약물 중단시 회복이 빨라 장기간 진정이 필요한 경우 이상적인 약물이며, 실제 benzodiazepine과 비교한 여러 연구에서 propofol이 의식의 회복이나 기계환기 이탈 시간이 빠르다고 보고하고 있다.

* **용량**
- 초기 지속주입 Initial Continuous IV : 기계호흡기 사용 환자에게 5 mcg/kg/min
- 유지 지속주입 Maintenance Continuous IV : 매 5분마다 적절한 진정 때까지 5 to 10 mcg/kg/min 증량 (일반적인 유지 용량 Typical maintenance range is 5 to 50 mcg/kg/min)
- 볼루스 투여 Bolus administration : 빠른 진정을 위하여 10 to 20 mg 을 투여할 수 있으나, 저혈압을 주의해야 한다.

(참고) propofol infusion syndrome (PRIS): propofol을 장기간 사용 시 고중성지방혈증(hypertriglyceridemia)을 유발하며, 고용량으로 사용 시 대사성 산증, 횡문근융해증 및 고칼륨혈증을 특징으로 한다. 심할 시에 서맥, 심부전으로 인한 심정지까지 진행할 수 있다. 4~5 mg/kg/hr 미만의 용량이 추천되며, 고용량 사용 시 혈중 pH, lactate 및 creatinine kinase 등의 모니터가 필요하다.

Dexmedetomidine(Precedex): 최근 개발된 α2-agonist의 하나인 dexmedetomidine은 중추 신경계에서 norepinephrine의 분비를 억제하여 진정 및 진통 효과를 동시에 가지므로 중환자실에서 사용되는 이상적인 진정제로 생각되고 있다. 또한 다른 진정제와 달리 호흡억제 효과도 없다. 앞서 기술한 대로 benzodiazepine과 비교 시 각성 정도가 좋고 섬망의 발생이 적다. 최근 보고된 메타분석에서도 타 약제에 비해 기계환기 기간 및 재원일 수를 줄인다고 보고하고 있다. 하지만 약물 작용 기전에 의해 저혈압 및 서맥 등의 부작용이 발생할 수 있다. 14일까지 사용해도 무방하다는 연구가 많다.

* **용량**
- Load : 1 mcg/kg IV over 10 minutes
- Maintenance 0.2~1.4 mcg/kg/hr IV
- 저혈압을 예방하기 위하여 30분 이상의 간격을 두고 적정 Titration한다.

CAM-ICU 1단계 : 진정 정도 평가. CAM-ICU의 feature IV의 점수에 활용된다.
Richmond Agitation Sedation Scale (RASS) : RASS −4,−5 이면 평가를 중지하고, 차후에 다시 평가함. RASS −3 이상이면(−3 에서 +4) 2 단계로 진행

Score	Classification	(RASS)	
+4	Combative 공격적	Overtly combative or violent; immediate danger to staff	
+3	Very agitated 매우 흥분	Pulls on or removes tube(s) or catheter(s) or has aggressive behavior toward staff	
+2	Agitated 흥분	Frequent nonpurposeful movement or patient−ventilator dyssynchrony	
+1	Restless 들뜸	Anxious or apprehensive but movements not aggressive or vigorous	
0	Alert and calm 깨어있고 평안	Spontaneously pays attention to caregiver	
−1	Drowsy 둔함	Not fully alert, but has sustained (more than 10 seconds) awakening, with eye contact, to voice	Verbal stimulation
−2	Light sedation 약한 진정	Briefly (less than 10 seconds) awakens with eye contact to voice	
−3	Moderate sedation 중간 진정	Any movement (but no eye contact) to voice	
−4	Deep sedation 깊은 진정	No response to voice, but any movement to physical stimulation	Physical stimulation
−5	Unarousable 무의식	No response to voice or physical stimulation	

Procedure for RASS Assessment

1. Observe patient
   a. Patient is alert, restless, or agitated. (score 0 to +4)
2. If not alert, state patient's name and say to open eyes and look at speaker.
   b. Patient awakens with sustained eye opening and eye contact. (score −1)
   c. Patient awakens with eye opening and eye contact, but not sustained. (score −2)
   d. Patient has any movement in response to voice but no eye contact. (score −3)
3. When no response to verbal stimulation, physically stimulate patient by shaking shoulder and/or rubbing sternum.

e. Patient has any movement to physical stimulation. (score −4)

f. Patient has no response to any stimulation. (score −5)

*Sessler CN, Am J Respir Crit Care Med 2002:166:1338–1344, * Ely EW, JAMA 2003: 289:2983–2991.*

CAM-ICU 2단계 : 진정상태와 최종 섬망상태의 진단

섬망의 진단: Feature I & II + feature III or feature IV 인 경우

Features and Descriptions 특성과 기술	양성	음성
I. Acute onset or fluctuating course 급성으로 발생했거나, 계속 변화하는 경과인가? A 또는 B 항목에 대해 "예"이면 양성 A: 현재 의식 상태가 기존 상태와 다른가? B: 환자의 의식 상태가 RASS, GCS 또는 이전의 섬망 평가에 따른 결과가 지난 24시간 동안 변화가 있는가?		
II. Inattention 주의력 결핍, 항목이 8점 미만일 때 양성 방법: 환자에게 "제가 지금부터 10개의 글자들을 순서대로 읽어드립니다. 이 중 '아' 란 글자가 들리면 제 손을 꼭 쥐어서 알려주세요" 라고 말해라. 다음 글자들을 일상적인 톤으로 읽어준다. *사 아 바 에 아 하 아 아 라 타* 채점:"아"라고 했을 때 환자가 반응이 없거나 다른 글자에서 시험자의 손을 쥐었을 때 점수를 주지 않는다. 바르게 반응한 각각의 점수를 더한다.		
III. Disorganized thinking 비체계적인 사고, 점수가 4점 미만이면 양성	양성	음성
질문) 예/아니오로 대답하세요. 각각 1점 　　1. 돌맹이는 물 위에 뜰 수 있나요? 　　2. 바다에는 물고기가 사나요? 　　3. 1 Kg 이 2 Kg 보다 무거운가요? 　　4. 못을 칠 때 망치를 쓸 수 있나요? 지시) 따라해보세요. 두가지 모두 수행해야 1점 　　손가락 두개를 펴서 V 자로 만들어 보여주면서 "손가락을 이 만큼 펴보세요" 라고 한다. 　　이제 다른 쪽 손으로 똑 같이 해보세요(검사자는 보여주지 않는다) 　　두 가지 지시를 모두 수행하면 1점을 준다.		
IV. Altered level of consciousness 의식 수준의 변화 RASS 점수가 0점 이외에는 모두 양성	양성	음성
최종 CAM-ICU(섬망 진단: Feature I 과 II 가 동시에 존재하고, 그리고 III 또는 IV 중 하나가 존재함)	양성	음성

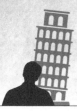

Ⅰ 흉통의 감별진단

기관	치명적 진단	응급 진단	비응급 진단
심혈관계	급성 심근 경색 급성 관상동맥 허혈 대동맥 박리증	불안전성 협심증 관상동맥 연축(spasm) 심낭염, 심근염	심막막 질환 대동맥 협착증 이첨판 허탈(MVP) HCMP
폐	폐색전증 긴장성 기흉	기흉 종격동염	폐렴, 늑막염, 종양, 기종격동
위장관계	식도파열 (Boerhaave's syndrome)	식도 열상 (Mallory-weiss), 담낭염, 췌장염	식도 연축, 식도 역류, 위궤양, 담낭통 (bil, colic)
근골격계			근염좌, 늑골 골절, 관절염, 종양, 늑골연골염(costochondritis), 비특이적 흉곽 통증
신경계			척수신경근 압박, 흉곽 출구 증후군 (thoracic outlet syndrome), HZV, Postherpetic neuralgia, 정신적
기타			과호흡증후군

II 급성 흉통을 보이는 질환의 요약

Aortic Dissection	Pulmonary embolism
양상 • 급작스럽고, 심하며, 찢고 갈라지는 듯한 통증. 많은 양의 마약계 진통제(morphine 등)에 불응하는 통증 • 위험인자: 고혈압, Marfan's syndrome, 대동맥협착증(COA), 감속 손상 • 남>여(3:1) • 하악 전이 통증 = Proximal dissection 배부 전이 통증 = Distal dissection • 신경학적 이상: 경동맥, 척추동맥으로 연장된 경우 • 상지 혈압의 차이, AR, JVD(Jugular venous distension) **진단** • CXR: Widened mediastinum, pleural fluid, deviated NG tube • ECG: LVH(prolonged hypertension), CT, TEE, MRI, aortography **치료** • 수술을 위한 준비 • Analgesics, β-blockade, Vasodilators	**양상** • 급작스런 통증, 호흡 곤란, 흉막성 통증(pleuritic pain), 기침, 객혈, 천명음(wheeze), 실신, 최근의 immobilization, 외상, 수술, DVT의 과거력, CHF, AF, coagulopathy, coagulopathy의 가족력, 종양, 임신, 신증후군 등 **진단** • CXR: Clear, Hampton's hump or Westermark sign • EKG: Nonspecific ST changes or sinus tachycardia, S1Q3T3 in < 20%. • ABGA: Low PaO2, Low PCO2 • Elevated A-a gradient • CT for central large thrombus, VQ scan, angiography, MRI. **치료** • Anticoagulation, Thrombolytics • 중환자실 입원(불안정, 저산소증)
Pericarditis	Myocarditis
양상 • 흉골 뒷부분의 흉막성 통증(Pleuritic pain, Retrosternal area). • 눕거나 삼키면 심해지고, 앉거나 가슴을 앞으로 굽히면 통증이 경감. • 최근의 viral illness, 신부전, 종양, 방사선, AMI, connective tissue disease. • Rub on cardiac examination, JVD, Pulsus paradoxus **진단** • ECG: diffuse ST changes, PR depression. • Echocardiography **치료** • NSAIDs, 입원: AMI R/O, 불응성 통증 • F/U echocardiography가 필요	**양상** • ECG change evolution에 관계없는 지속되는 흉통, 기침, 근육통, 구토와 설사 등의 GI symptoms, 최근 viral illness, 발열, 빈맥, 빈호흡, 수포음, JVD, 부정맥 **진단** • ECG: nonspecific ST changes, sinus tachycardia, Elevated CK • Echocardiography(abnormal wall motion) • ¹¹¹Indium antimyosin scan: Diffuse uptake, not along coronary artery distribution **치료** • 중환자실 집중 치료, 관혈적 감시, 심폐보조기 사용 고려(cardiopulmonary assist device)

Pneumomediastinum	Pneumopericardium
양상 • 흉통, 호흡 곤란, 경부통 • 급작스런 발생, 젊은 남자 • 최근 흡입 마약 사용 • Hamman's church 징후, 피하기종 **진단** • CXR : 종격동과 경부에 공기 음영 • Esophagogram, CT **치료** • Analgesics, Observe	**양상** • 흉통, 발열, 최근 외상력, 감염, 흡인, 천식, 양압 기계 호흡, Valsalva, • 방음된 듯한 심음, JVD, Hamman's church 징후 **진단** • CXR : 심낭에 공기 • CT, echocardiography **치료** • Pericardiocentesis for tension • Antibiotics for infection • Observe if stable and others admit
Dilated cardiomyopathy(DCMP)	Hypertrophic cardiomyopathy(HCMP)

양상
• 점진적인 흉통, 호흡 곤란, 부종
• 남 > 여
• 40~65세, 과거 알코올 남용력, 고혈압, 담배, 임신, 감염
• JVD, rales, S3, peripheral edema
 	
진단
• CXR : cardiomegaly
• ECG : nonspecific Changes
• Echocardiography : abnormal contractility
 	
치료
• Vasodilators, ACE inhibitors,
	양상
	• 급작스런 흉통, 급사, 호흡곤란, fatigue, syncope
	• 운동 시 증상 발생, Family history of HCMP
	• Loud S4 Harsh, Valsalva's maneuver나 squatting
	  시 더 큰 수축기 중간의 심잡음
	
	진단
	• ECG : LVH
	• Echocardiography : LV hypertrophy and outflow
	  narrowing
	
	치료
	• β-blockers, calcium channel blockers
	• Admit if symptomatic; no exercise until complete
	  cardiac work-up

Superior vena cava(SVC) syndrome	Esophageal perforation (Boerhaaves' Syndrome)
양상 • 흉통, 머리가 꽉 차는 느낌, 상지 부종, 기침, 점진적인 증상의 발생, 난간 등에 기댈 시에 증상이 심해짐 • JVD, cyanosis, 다혈증(plethora), 확장된 안면, 경부, 상지의 정맥이 관찰되며, 팔을 들어도 정맥 확장이 풀리지 않는다. **진단** • CXR : mediastinal mass (CT) **치료** • Supportive care; 조직학적 확진 • Admit for chemotherapy, radiation	**양상** • 급작스럽고, 심하며, 목부터 상복부까지 지속되는 통증, 발열 • 50세 이상, 과거 식도 질환 • Subcutaneous emphysema, Neck swelling **진단** • CXR : 기흉, 종격동내 공기 음영, 좌측 pleural effusion, soft tissue air • Elevated WBC **치료** • Antibiotics, supportive care, operation
Costochondritis	

양상 : 흉막성 통증, 여 > 남, 관절통, morning stiffness, 보통 1년 정도의 재발성 통증, 압통이 있다.
진단 : ECG-unremarkable, CXR-unremarkable
치료 : NSAIDs, admit only if needed to rule out MI

Ⅲ 심전도

1. 정상 성인 심전도

심전도 paper의 small box : 1 mm = 0.04 sec ; large box : 5 mm = 0.20 sec

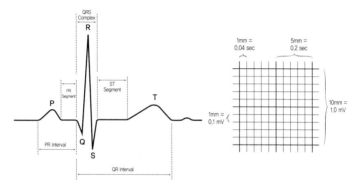

그림 3-1. Components of the ECG : 대략적으로 P wave X 2 @ PR interval, P wave @ PR segment @ QRS complex 정도 간격이 된다. 정상 심전도를 그려보라고 하면 이에 대한 대략적인 개념이 없어 wide QRS 를 종종 그리는 일이 있다. 이는 모니터 상의 리듬을 Quick view 로 보고 판단할 때 중요한 원칙이다.

- P wave: < 0.10 sec, ↑in I, II and ↓in aVR; PR interval − 0.12∼0.20 sec
- QRS complex : 0.05∼0.12 seconds; normally ↑ in I, II, V5, V6; ↓ in aVR, V1; transition zone in V3; ↑ or ↓ in aVL, aVF, III; left chest leads height is < 27 mm
- Q wave : normally < 0.04 seconds, and < 25% of height of following R
- QT interval : 0.34∼0.42 seconds or 40% of RR interval
- QTc (corrected QT) = QT interval/square root of R-R. Normal <0.47 seconds
- <u>T wave</u> : ↓5 mm in limb lead, ↓10 mm in precordial lead
  ↑in I, V6, and ↓in aVR
  Normal ↓T waves may be found in III, aVF, aVL, V1
  Abnormal ↓T waves may signify LVH (esp. V6), LBBB, ischemia, MI

- Axis: Normal: −30 degrees to + 90 degrees.

    Left axis deviation (LAD): −30 to −90 degrees

    Right axis deviation (RAD): +90~±180

AMI ECG, ANATOMY AND PATHOLOGY

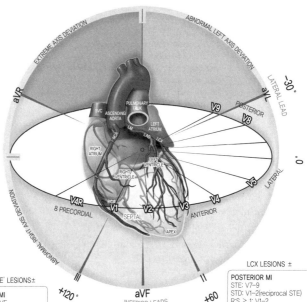

RCA 'TYPE' LESIONS±

POSTERIOR MI
STE: II, III, AVF
STD: aVL(reciprocal STE)
RCA occlusion disital to RV
58% of MI

Seek and exclude
INFERIOR AND RV MI
STE: II, III, aVF and V1, V4R
RCA occlusion PROXIMAL to
RV 40% of Inferior MI
Increaed mortality risk

INFEROLATERAL MI
STE: II, III, AVF and I, aVL,
V5, V6±V4R
LAD and LCX occlusion in a
L dominant system

INFEROPOSTERIOR MI
STE: II, III, AVF and V7–9
STD: V1, V2(reciprocal STE)
R:S ≥ 1: V1–2
Tall T: V1–2
RCA and LCX occlusion

LAD LESIONS

Combinations of the following
SEPTAL MI
STE: V1–2
LAD occlusion

ANTERIOR MI
STE: V3, V4
LAD occlusion

LATERAL MI
STE: V5, V6, I, aVL
LAD occlusion

LCX LESIONS ±

POSTERIOR MI
STE: V7–9
STD: V1–2(reciprocal STE)
R:S ≥ 1: V1–2
Tall T: V1–2
RCA and LCX occlusion

Seek and exclude
POSTEROLATERAL MI
STE: V7–9 and 1, aVL,
V5–6
STD: V1–2
LAD and lcx occlusion

INFEROPOSTERIOR MI
STE: II, III, AVF and V7–9
STD: V1, 2(reciprocal STE)
R:S ≥ 1: V1–2
Tall T: V1–2
RCA and LCX occlusion

Illustration Tor Ercleve
Graphics Visible Body 3D

Emergency Department SCGH
University of Western Australia
UWA GP ABC Course
Life in the Fast Lane

그림 3-2. Normal and abnormal QRS axis

2. 내과적 질환과 ECG 소견

질환	심전도
COPD	RAD (negative lead I), overall low voltage, RAE±RBBB
Pulmonary emboli	ST/T wave changes, RAD, RBBB, large S in I or Q in III, S1Q3T3
Hyperkalemia	Peaked T's, wide then flat P's, wide QRS and QT, sine wave
Hypokalemia	Flat T waves, U waves, U > T waves, ST depression
Calcium	High calcium – short QT, low calcium – long QT interval
Pericarditis	Flat/concave ST↑, PR↓, ↓voltage
Digoxin effect	Downward curve of ST segment, flat/inverted T's, shorter QT
Digoxin toxicity	PVC's (60%), AV block (20%), Ectopic SVT (25%), VT
Hypothyroidism	Sinus bradycardia, low voltage, ST↓, flat or inverted T waves
Hyperthyroidism	Sinus tachycardia
Myocarditis	Sinus tachycardia, Low electric activity, ↑QT interval, AV block, ST depression, T-wave inversion

3. 심낭염 Pericarditis 과 양성조기 재분극 Benign Early Repolarization 의 심전도

1) 심낭염

- ST segment elevation 은 전형적으로 두개 이상의 limb lead와 전흉부 lead의 V1(V2)~V6까지 광범위하다.
- 전형적으로 concave upward 모양, 5 mm 미만이며, 82%에서 PR segment depression, pathologic Q는 드물다.

■ Concave-up ST elevation

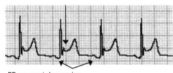

PR segment depression

- 보통 ST depression 은 aVR에서 보이고, II 와 V1에서 보이기도 한다
- Low voltage QRS 나 electrical alternans는 pericardial fluid가 있음을 시사
- ± Height of ST segment/T wave >0.25 in V5, V6 or I

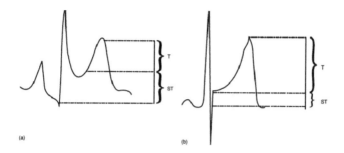

- Ratio of the ST Segment and T wave amplitudes, Lead 6(ST Segment/ T)
- (a) ratio ≥ 0.25 : pericarditis
- (b) ratio < 0.25 : Benign Early Repolarization

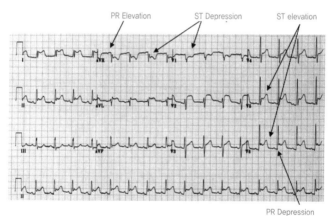

그림 3-3. Typical ECG of pericarditis

■ **급성 심낭염의 심전도 단계**

Stage	Changes on ECG
Stage I	Diffuse concave-upward ST-segment elevation with concordance of T waves; ST-segment depression in aVR or V1; PR-segment depression; low voltage; absence of reciprocal ST-segment changes
Stage II	ST segments return to baseline; T-wave flattening
Stage III	T-wave inversion
Stage IV	Gradual resolution of T-wave inversion

2) 양성 조기 재분극(Benign Early Repolarization)시 심전도

- 40세 이하, 남성, 운동량이 많은 경우
- 여러 연령에서 나타날 수 있으나, 주로 50세 이하에서 보이며 70세 이상에서는 드물다.
- 전형적으로 pericarditis와 같이 concave upward 한 ST segments
- ST segment elevations 대부분 ≤5 mm 그리고 전형적으로 ≤2 mm
- ST segment elevations는 V1~V2(septal)보다 V3~V6(anterolateral)에 잘 보인다.
- ST segment elevation 은 주로 V2~V5에서 나타나며, limb lead 에 단독으로 나타나면 다른 원인을 고려해야 한다.
- 때때로 reciprocal ST segment depression과 관계되어 보이기도 한다.
- Symmetric, concordant, prominent T waves ≥7 mm may be found
- Notched J point (junction of QRS and ST segment) 가 전형적이다.
- Pathologic Q waves 는 드물다.
- 시간에 따른 변화를 보이지 않는다.

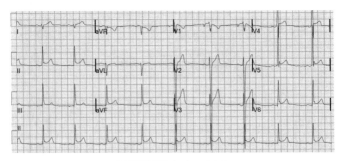

그림 3-4. ECG of early repolarization

IV 급성관상동맥증후군 Acute Coronary Syndrome

* ACS의 분류
- STEMI (ST elevation myocardial infarction)
- NSTEMI (non-ST elevation myocardial infarction)
- Unstable angina

1. 협심증 angina 의 분류(캐나다 심장학회)

- class I : 일상적인 활동(걷기, 계단 오르기)에는 지장이 없다.
- class II : 정상적인 활동에 약간의 지장이 있으며, 심리적 스트레스에도 흉통이 유발된다.
- class III : 일상적인 활동에 큰 제약이 있다. 1~2구역 정도를 걷거나 한 계단 정도를 걸으면 흉통이 발생한다.
- class IV : 어떤 움직임도 흉통 때문에 하기 힘들다. 휴식시 통증이 있을 수 있다.

2. 불안정성 협심증의 3가지 유형

- Resting angina : 내원 1주내에 발생한 휴식시 20분 이내(*AMI; 20분 이상)의 통증
- New-onset angina : 2달 이내에 발생한 캐나다 심장학회 분류 class III 이상의 흉통
- Increasing angina : 전에 협심증을 가진 환자로서 최근 2달 이내에 발생한 잦은 빈도, 흉통 기간의 연장, 최소 한 class 이상의 강도를 초과한 경우로 최소 class III 의 협심증을 보이는 경우

3. 급성 심근 경색 Acute Myocardial Infarction; AMI

- 급성 심근경색의 정의
  - 경색 시 나타나는 생화학적 표지(biological marker)의 증거에 입각한 정의는 최근 Point of Care Test(POCT)가 응급실에 일상화되면서 매우 유용하다.
  - 생화학적 표지 + 연관된 다른 증거 중 1개 이상

4. 생화학적 표지

> 1. Troponin I 또는 T : 24시간 내에 적어도 1회 이상 증가
> 2. CK-MB : 적어도 2회 이상 지속적으로 정상보다 높거나, 발생 첫 몇 시간 내에 시행한 검사에서
>   최소 정상보다 2 배 이상 증가

* 연관된 다른 증거

- 허혈 증상
- Q-wave 경색시 Q-wave 또는 Non Q-wave 경색시 심전도 소견
- 허혈을 암시하는 심전도 변화 : ST 절 상승 또는 하강
- 관상동맥 중재술상 경색 소견(예, 관상동맥 성형술 시행)

JACC 38:7, 2001

* WHO 의 정의 : 아래 3 개 항목 중 2 가지 이상

- 전형적 흉통 : 허혈성
- 전형적 심전도 이상 : 2 개 이상의 심장의 같은 부분을 나타내는 lead에서 ST 절
  의 1 mm 이상 상승
- 심장 효소 이상 : "rise and fall"

Circulation 90:583~612, 1994

5. 흉통

- NRS 7점 이상의 심한 흉통, 식은땀 등의 증상이 심한 경우는 상태가 급격하게
  나빠지거나, 심실세동 등 심정지로 악화될 위험성이 매우 높으니 모니터링은 물
  론 환자 곁을 떠나면 안된다.
- 전 AMI 환자의 1/3에서 전형적이지 않을 수 있다.
- 비전형적 흉통(atypical chest pain)은 여성, 당뇨환자에서 많은데, 반복되는
  흉통으로 antacid에 완화되고, 운동과 관계가 없으며, 휴식이나 nitroglycerin
  에 좋아지지 않는 양상이다. 또한 흉통 없이 심계항진(palpitation)만 있는 경
  우도 있다.
- 과거 COPD, Asthma 등의 호흡기 증상이 없이 '갑자기 발생된 호흡곤란'은 허
  혈성 증상, 즉 흉통과 같이 검사를 진행하는 것이 중요하다.

■ **통증의 감별**

CHARACTERISTIC	MORE LIKELY TO BE ANGINA	LESS LIKELY TO BE ANGINA
Type of pain Duration	Dull, pressure 2~5 min, always <15~20 min	Sharp, stabbing Seconds or hours
Onset Location	Gradua Substernall	Rapid Lateral chest wall, back
Reproducible	With exertion	With inspiration
Associated symptoms	Present	Absent
Palpation of chest wall	Not painful	Paintful, exactly reproduces pain complaint

• 비전형적 흉통 atypical chest pain, Ischemia Equivalent : ACS로 인한 Low Perfusion, 연관통 등의 증상으로 흉통과 같은 접근을 하며, 이에 대한 경험이 적은 의사는 실수하기 쉽다.
  – 휴식 시 호흡곤란
  – COPD, 천식, 저혈량증, 빈혈 등이 없는 설명이 안되는 호흡 곤란
  – 어깨, 팔, 또는 턱의 불편감
  – 상복부 불편감, 오심
  – 급성 의식 상태의 변화(저하), 실신, 어지러움증 light-headedness, 전신 쇠약, 식은땀

■ **병력에서 얻을 수 있는 우도비(likelihood ratio)**

Pain Descriptor	Study	No. of Paints Studied	Positive Likelihood Ratio (95% CI)
Radiation to right arm or shoulder	Chun et al.[7]	770	4.7 (1.9~12.0)
Radiation to both arms or shoulders	Goodacre et al.[6]	893	4.1 (2.5~6.5)
Associated with exertion	Goodacre et al.[6]	893	2.4 (1.5~3.8)
Radiation to left arm	Panju et al.[3]	278	2.3 (1.7~3.1)
Associated with diaphoresis	Panju et al.[3]	8426	2.0 (1.9~2.2)
Associated with nausea or vomiting	Panju et al.[3]	970	1.9 (1.7~2.3)
Worse than previous angina or similar to previous myo-cardial infarction	Chun et al.[7]	7734	1.8 (1.6~2.0)
Described as pressure	Chun et al.[6]	11,504	1.3 (1.2~1.5)

설명) 가장 높은 우도비(4.7)을 보이는 증상은 우측 팔 또는 어깨로 방사되는 통증이다. 왼쪽 팔로 방사(우도비 2.3)보다 높다. 기존 왼쪽 팔 또는 왼쪽 어깨의 방사통이 ACS의 통증으로 삽화가 대부분 그려져 있는데 이는 사실과 틀리다.

■ 불안정형 협심증과 NSTEMI 환자의 TIMI Risk Score

예측 항목	점수	정의
65세 이상	1	
3개 이상의 심혈관 질환 위험인자	1	심혈관 질환의 가족력 고혈압 고콜레스테롤혈증 당뇨 흡연
최근 7일 이내에 아스피린 복용	1	
최근의 심한 협심증 증상	1	24시간 이내로 2번 이상
심근효소수치 증가	1	CK-MB 또는 TROPONIN
0.5 mm 이상의 ST 분절 변화	1	0.5 mm 이상의 ST 분절 하강 20분 이내의 일시적인 0.5 mm 이상의 ST 분절 상승은 ST 분절 하강과 같이 치료하며 고위험 인자임 20분 이상의 ST 분절의 1 mm 이상의 상승은 STEMI 로 치료함
이전의 50% 이상의 관상동맥협착	1	불확실 하더라도 위험인자 측정에 포함됨

TIMI Risk Score 합계	14일 이내에 사망하거나 MI 발생, 응급 재관류를 시행하게 될 위험도	위험도
0 or 1	5%	Low
2	8%	Low
3	13%	Intermediate
4	20%	Intermediate
5	26%	High

* 심전도
- 내원 10분 이내 판독을 시행해야 한다.
- ST elevation의 유무를 빨리 확인하는 것이 thrombolytic therapy나 percutaneous intervention을 결정하는 데 필수적이다.
- 흉통으로 응급실로 내원한 환자의 약 20%에서 심전도는 정상이며 정상 심전도를 보이는 AMI는 1~4%에 이른다.

* 심근 손상과 허혈의 ECG

위치	Leads	Coronary Arteries Involved
Anterior	V2 ~ V4	LAD
Anteroseptal	V1 ~ V4	LAD
Anterolateral	V1 ~ V6, I, aVL	LAD, diagonal
Inferior	II, III, aVF	RCA
Lateral	I, aVL, V5, V6	LCX, diagonal
Posterior	Large R – V1, V2, V3, reciprocal ST↓	RCA

ST ↑≥1 mm = injury/infarction, Q > 0.04 sec = infarction,

T flattening/inversion = ischemia

LAD : Left anterior descending, RCA : Right coronary artery, LCX : Left circumflex

ST elevation의 측정 – AMI 진단에 있어 심전도의 중요성은 ST-elevation을 정확히 알고, 구분할 줄 아는 데 있다.

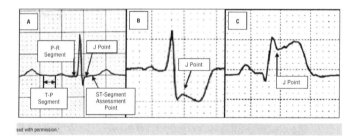

sed with permission.¹

그림 3-5. ST 상승, 하강의 J point 위치. 1 mm 뒤가 된다. J point를 찾는 것이 STEMI 진단의 clue가 된다.

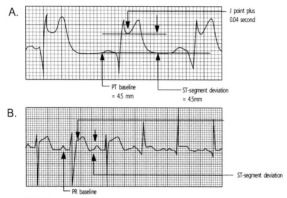

A. 오목한 형태(Concave), B : 볼록한 (convex) 형태

그림 3-6. ST elevation의 형태

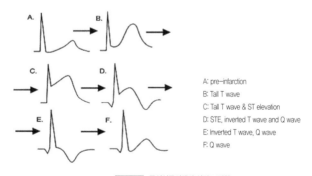

A: pre-infarction

B: Tall T wave

C: Tall T wave & ST elevation

D: STE, inverted T wave and Q wave

E: Inverted T wave, Q wave

F: Q wave

그림 3-7. 급성심근경색의 심전도 변화

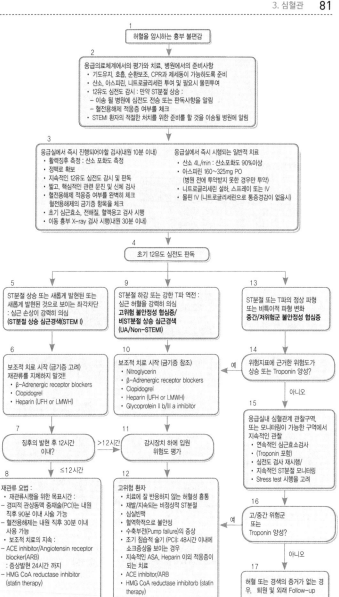

1 허혈을 암시하는 흉부 불편감

2 응급의료체계에서의 평가와 치료, 병원에서의 준비사항
- 기도유지, 호흡, 순환보조, CPR과 제세동이 가능하도록 준비
- 산소, 아스피린, 니트로글리세린 투여 및 필요시 몰핀투여
- 12유도 심전도 감시 : 만약 ST분절 상승 :
  – 이송 될 병원에 심전도 전송 또는 판독사항을 알림
  – 혈전용해제 적응증 여부를 체크
- STEMI 환자의 적절한 처치를 위한 준비를 할 것을 이송될 병원에 알림

3 응급실에서 즉시 진행되어야할 검사(내원 10분 이내)
- 활력징후 측정 : 산소 포화도 측정
- 정맥로 확보
- 지속적인 12유도 심전도 감시 및 판독
- 짧고, 핵심적인 관련 문진 및 신체 검사
- 혈전용해제 적응증 여부를 완벽히 체크 혈전용해제의 금기증 항목을 체크
- 초기 심근효소, 전해질, 혈액응고 검사 시행
- 이동 흉부 X-ray 검사 시행(내원 30분 이내)

응급실에서 즉시 시행되는 일반적 치료
- 산소 4L/min : 산소포화율 90%이상
- 아스피린 160~325mg PO (병원 전에 투약받지 못한 경우 투약)
- 니트로글리세린 설하, 스프레이 또는 IV
- 몰핀 IV (니트로글리세린으로 통증경감이 없을시)

4 초기 12유도 심전도 판독

5 ST분절 상승 또는 새롭게 발현된 또는 새롭게 발현된 것으로 보이는 좌각차단 : 심근 손상이 강력히 의심 **(ST분절 상승 심근경색(STEM I)**

6 보조적 치료 시작 (금기증 고려) 재관류를 지체하지 말것!!
- β-Adrenergic receptor blockers
- Clopidogrel
- Heparin (UFH or LMWH)

7 징후의 발현 후 12시간 이내?

8 재관류 요법:
- 재관류시행을 위한 목표시간 :
  – 경피적 관상동맥 중재술(PCI)는 내원 직후 90분 이내 시술 가능
  – 혈전용해제는 내원 직후 30분 이내 사용 가능
- 보조적 치료의 지속 :
- ACE inhibitor/Angiotensin receptor blocker(ARB) : 증상발현 24시간 까지
– HMG CoA reductase inhibitor (statin therapy)

9 ST분절 하강 또는 강한 T파 역전 : 심근 허혈을 강력히 의심 **고위험 불안정성 협심증/비ST분절 상승 심근경색 (UA/Non-STEMI)**

10 보조적 치료 시작 (금기증 참조)
- Nitroglycerin
- β-Adrenergic receptor blockers
- Clopidogrel
- Heparin (UFH or LMWH)
- Glycoprotein II b/IIIa inhibitor

11 감시장치 하에 입원 위험도 평가

>12시간
≤12시간

12 고위험 환자
- 치료에 잘 반응하지 않는 허혈성 흉통
- 재발 또는 지속되는 비정상적 ST분절
- 심실빈맥
- 혈역학적으로 불안정
- 수축부전(Pump failure)의 증상
- 조기 침습적 술기 (PCI): 48시간 이내에 쇼크소견을 보이는 경우
- 지속적인 ASA, Heparin 이외 적응증이 되는 치료
- ACE inhibitor/ARB
- HMG CoA reductase inhibitorb (statin therapy)

13 ST분절 또는 T파의 정상 파형 또는 비특이적 파형 변화 **중간/저위험군 불안정성 협심증**

14 위험지표에 근거한 위험도가 상승 또는 Troponin 양성?
예

15 응급실내 심혈관계 관찰구역, 또는 모니터링이 가능한 구역에서 지속적인 관찰
- 연속적인 심근효소검사
- (Troponin 포함)
- 심전도 검사 재시행/ 지속적인 ST분절 모니터링
- Stress test 시행을 고려

16 고/중간 위험군 또는 Troponin 양성?
예

아니오

17 허혈 또는 경색의 증거가 없는 경우, 퇴원 및 외래 Follow-up

아니오

아니오

* ST elevation(AMI 외) 을 보일 수 있는 경우

- Early repolarization
- LVH
- Pericarditis
- Myocarditis
- LV aneurysm
- Hypertrophic cardiomyopathy
- Hypothermia
- Ventricular paced rhythm
- LBBB

■ Posterior wall AMI:

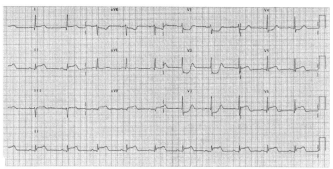

전형적인 posterior wall AMI로서 V1-V4의 ST depression, tall R wave를 볼 수 있으며 Anterior wall AMI의 reciprocal change다. 이는 혈전용해제(thrombolytics)의 적응증이 된다. 아래 그림은 posterior lead(V8, V9)를 촬영하여 ST elevation을 관찰한 것이다.

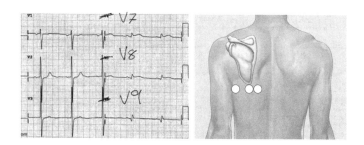

그림 3-8. ECG of Posterior wall MI 와 ECG lead 의 위치: 보통 4, 5, 6 anterior wall lead 를 그림과 같이 옮겨서 찍으면 된다.

- 전형적인 AMI 심전도 소견(아래그림 참고)
- 초기에 R wave voltage가 크게 증가될 수 있다.
- ST 상승 없이, prominent T wave(아래 그림)만 나타날 수 있다(hyperacute, normal direction, > 5 mm, Hyperkalemia시의 T wave보다 broad하고 비대칭적(★)이다).

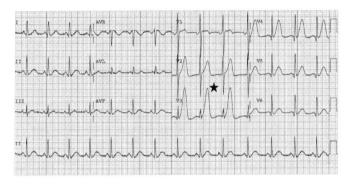

Hyperkalemia	Hyperacute Ischemia	Normal Variant

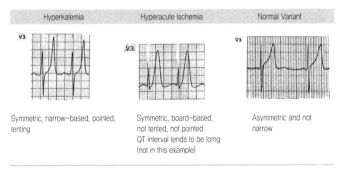

Symmetric, narrow-based, pointed, tenting

Symmetric, board-based, not tented, not pointed QT interval tends to be lomg (not in this example)

Asymmetric and not narrow

그림 3-9. Tall T wave의 전형적 3가지 형태

- ST segment elevation 은 convex (concave upward보다 많다)하다.
  소실:1~6주
- Q wave는 0.04초 이상(aVR, V1은 제외)이고. 소실: 수년~평생
- T wave는 flattening 또는 역위(inversion)된다. 소실: 수개월 내지 수년 이러한 hyperacute T wave 는 전형적으로 흉통 30분 이내에 잠깐 동안 나타나며 전형

적인 ST elevation으로 변화된다. 그러므로 초기 심전도가 단순 hyperacute T wave 만 보였을 경우 간과하지 말고 F/U해야 할 필요가 있다.

- **ACS 시 T wave의 역위** inversion

일반적으로 심장의 한 부위를 나타내는 여러 lead 가 동시에 T wave의 역위를 보이면 이는 (1) 자연적 재관류(경색된 동맥 또는collateral circulation 을 통한) (2) QS wave가 동시에 있을 경우 장기간의 폐쇄(occlusion)을 의미한다. 이 경우 깊이가 낮으며(shallow; 3 mm 이하), 이미 경색이 완결되어 혈전용해제를 사용하기에 늦은 것을 의미한다.

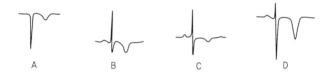

A, B : Acute coronary syndrome 시 T wave 모양
C : Non–ST elevation AMI 시의 T wave 모양
D : Proximal LAD stenosis시 T wave(깊게 역위된 모양); Wellen's syndrome

그림 3–10. T wave of ACS

AMI 진단에 초기 EKG의 Predictive Value	Sensitivity	Specificity
• New Q waves or ST segment elevation	40%	> 90%
• Above or ST segment depression	75%	80%
• Any of above or prior ischemia/infarction changes	85%	76%
• Any of above or nonspecific ST–T changes	90%	65%

Ann Emerg Med 19 : 1359, 1990

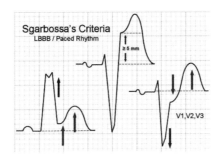

그림 3-11. LBBB와 AMI의 ECG의 감별

AMI 진단 criteria	점수
(A) ST segment elevation ≥1 mm concordant (same direction) as QRS	5
(B) ST segment depression ≥1 mm in leads V1, V2 or V3	3
(C) ST segment elevation ≥5 mm and discordant (opposite) with QRS	2

* total ≥ 3 is 36~78% sensitive, 90~96% specific for AMI

New Engl J Med 334:484, 1996

4) 심근 효소

- 심근 효소 상승의 절대적인 기준이 없어서 판단에 힘들다(ACC/AHA, 1996).
- 임상적으로 의심이 되면, serial test가 반드시 필요하며, 정상보다 2~3배 상승 시에 30일 사망률이 크게 증가한다(Alexander 등:JAMA 283:347~353, 2000).
- 혈중에 상승하는 시간대가 다르므로 attack 시간에 맞는 혈중 상승을 예상하고, 판단을 해야 한다.
- myoglobin 은 초기 민감도는 높으나 특이도는 낮으며, 가장 정확한 검사는 Troponin 이나 나타나는 시기가 통증 발현 후 3~4시간이 지난 후 이기 때문에 응급실에 환자가 혈중에 유리되기 전에 도착하는 경우 첫 검사 결과는 신뢰하기 힘들고, 재검이 꼭 필요하다.

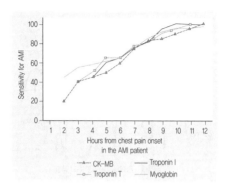

■ ACS의 사망률 예측; Troponin I level 에 따라

Troponin I (ng/ml)	42일 사망률
0 ~ < 0.4	1%
0.4 ~ < 1.0	1.7%
1.0 ~ < 2.0	3.4%
2.0 ~ < 5.0	3.7%
5.0 ~ < 9.0	6%
≥ 9.0	7.5%

N Engl J Med 1996;335:1342

V ACS의 치료

1. 2010년 AHA 지침에 의한 응급실에서의 ACS 의 치료

* AMI 치료 지침
  - 10분 이내의 ECG 측정 및 판독
  - 30분 이내의 Door-to-drug time
  - 90분 이내의 Door-to-balloon inflation time
* Ischemic-type chest pain을 가진 모든 환자에서 IV access, continuous ECG monitoring을 시행한다.
* Oxygen

 – 호흡곤란, 심부전의 징후, 쇼크, 동맥혈산소포화도 94% 미만일 경우 투여
· STEMI의 재관류 요법
 – 금기증이 있는지, 위험도–효과 비율의 판정
 – Fibrinolytics에 적합하지 않은 경우 PCI를 고려한다.
 – Cardiogenic shock의 경우 즉시 혈관조영술, 적응시 angioplasty 또는 CABG

2. ACS의 부가 약제(2010 ACLS guideline, AHA)

Agent	Class	Recommendation
Heparin	I	· PTCAL나 수술적 재관류를 받을 경우 · Alteplase, reteplase, tenecteplase를 사용할 경우 48시간 동안 사용 · NSTEMI 환자 · Large anterior MI, Atrial fibrillation, known LV thrombus, previous embolic event와 같이 systemic emboli의 위험성이 높은 환자 · Fibrin에 비선택적인 혈전 용해제를 사용할 경우에는 ambulatory 전에 색전의 위험이 낮아 피하주사로 사용하는 경우 · 비선택적 fibrinolytic agents(streptokinase, APSAC)를 사용한 경우
	IIa	75세 미만, 신장기능 정상(Cr<2.5 mg/dL, 남자 또는 <2 mg/dL, 여자)의 환자에서 fibrinolytics를 사용한 STEMI
		· 용량(fibrinolytics를 사용한 경우): 60 U/kg bolus, 12 U/kg/h (최대 4,000 U IV bolus and 1000 U/h for >70 kg) · Monitor: 48시간동안 aPTT를 serial 측정, 정상의 1.5~2배(50~70초) 유지
Low molecular weight Heparin		· Non-Q wave MI, Unstable angina, · Dalteparin(Fragmin), Enoxaparin(Lovenox) · 1 mg/kg bid for 2~8 days, with aspirin Class III: STEMI: 나이 >75 또는 신기능 이상
Nitroglycerin	I	· 1st 24~48 h in acute MI with CHF, large anterior infarct, persistent ischemia, or hypertension
	IIb	· 1st 24~48 h after MI without ↓BP, bradycardia or tachycardia
	III	· Systolic BP < 90 mmHg, or heart rate < 50 beats/minute · RV infarction · 24시간 이내에 발기부전의 치료제인 phosphodiesterase inhibitors (sildenafil, vardenafil)을 복용한 경우. (tadalafil은 48이내)
		· 용량:12.5~25.0 µg bolus(설하 투여를 하지 않은 경우에 한해서), 10·~20 µg/min infusion · SL:0.4 mg, 5분의 간격을 두고 재투여, Spray:2 metered doses under or onto tongue · Monitor:증상의 경감 시까지 증량 또는 정상 혈압 환자의 경우 MAP의 10%, 고혈압 환자의 경우 30%까지 낮춘다. (맥박은 분당 10회 증가, 그러나 110회 이하)

Agent	Class	Recommendation
Aspirin		• 모든 허혈성 흉통(불편감)을 호소하는 환자 • 모든 ACS 환자 • 160~325 mg을 AMI 제 1일째 투여하고, 이후 하루 용량에 기준하여 투여한다 • 주의 　– 상대적 금기; ulcer disease, asthma 　– 금기; aspirin hypersensitivity • Allergy 또는 반응이 없을 시에 dipyridamole, ticlopidine을 사용한다
Glycoprotein IIb/IIIa inihibitors		• 적응증: ACS without ST elevation • Abciximab(ReoPro®): FDA 인증. Non Q-wave AMI나 Unstable angina로 24시간내 PCI 시행할 경우, 용량: 0.25 mg/kg bolus, 이후 0.125 μg/kg/min(최대 10 μg/min) for 12~24 h • Ebtifibitide(Integrilin®): 약물 치료하는 non-Q wave AMI, unstable angina 또는 PCI 시행할 환자, 용량: 180 μg/kg bolus, 이후 2.0 μg/kg/min for 72~96 h • Tirofiban(Aggrastat®): Integrilin 과 같은 적응증. 0.4 μg/kg/min for 30 min, 이후 0.1 μg/min for 48~96 h • 주의/ 금기 　– 출혈성 질환, 30일 이내의 내장 출혈 　– 뇌출혈의 과거력 　– 1달 이내의 수술 또는 중증 외상 　– Platelet count <150,000/mm3 　– Hypersensitivity, 다른 GP IIb/IIIa inhibitor 같이 사용
Ca2+ channel blockers		• No class I indications • beta-blocker가 효과가 없거나 금기시에 지속되는 통증이나 AF의 빈맥을 조절하기위해 verapamil이나 diltiazem 사용 　(* CHF, LV dysfunction, 또는 AV block이 없을 경우) • No class I indications, non ST segment elevation MI에서 diltiazem은 *가 없는 경우에 사용. 24시간이 지나서 사용하고 1년간 지속하는 것이 standard therapy • Nifedipine은 AMI에 금기, diltiazem과 verapamil은 *에 금기
Amiodarone		• 적응증: Both SVT and VT, VF, LV function이 impair되어 있거나 digoxin으로 rate 조절이 안될 경우(shock refractory VT, VF, origin이 불분명한 VT 또는 wide QRS tachycardia, SVT, PSVT and rate control of AF, Atrial flutter) • 용량: cardiac arrest (300 mg IV push. 필요시 3~5분 후에 150 mg IV) • Other tachycardia: 하루 최대용량 2,200 mg, 　– Rapid infusion: 첫 10분동안 150 mg IV(매 10분마다 필요시 반복) 　– Slow infusion: 첫 6시간동안 1 mg/min 으로 주입(360 mg/6 hr) 　– Maintain infusion: 이후 18시간 동안 0.5 mg/min으로 주입 (540 mg/18 hr)

3. AMI의 혈전 용해제

■ 적응증

Class	Recommendation
I	• Onset of symptoms of ≤12 hour and ECG findings of STEMI (ST elevation > 0.1 mV in ≥2 contiguous precordial or adjacent limb leads or new or presumably new LBBB)
IIa	• Onset of symptoms of ≤12 hour and ECG findings consistent with true posterior MI
IIb	• ST elevation > 0.1 mV in ≥2 contiguous percordial or adjacent limb leads + time to therapy 12~24 h
III	• ST elevation > 0.1 mV in ≥ 2 contiguous leads + time to therapy > 24 h • ST segment depression (unless a true posterior MI)

Class I – evidence or general agreement that treatment is beneficial, useful, & effective.

Class II – Conflicting evidence or a divergence of opinion about usefulness or efficacy.

　(IIa) – weight of evidence is in favor of efficacy.

　(IIb) – efficacy is less well established.

Class III – evidence or agreement that treatment is not useful and may be harmful.

Circulation. Vol. 112, No.24 98~99: 2005

■ 금기증

Absolute Contraindications

- Any prior intracranial hemorrhage (ICH)
- Known structural cerebral vascular lesion (eg. AVM)
- Known malignant intracranial neoplasm (primary or metastatic)
- Ischemic stroke within 3 months EXCEPT acute ischemic stroke within 3 hours
- Suspected aortic dissection
- Active bleeding or bleeding diathesis (excluding menses)
- Significant closed head trauma or facial trauma within 3 months

Relative Contraindications

- History of chronic, severe, poorly controlled hypertension
- Severe uncontrolled hypertension on presentation (SBP >180 mmHg or DBP >110 mmHg)
- History of prior ischemic stroke greater than 3 months, dementia, or known intracranial pathology not covered in contraindications
- Traumatic or prolonged (>10 minutes) CPR or major surgery (<3 weeks)
- Recent (within 2 to 4 weeks) internal bleeding
- Noncompressible vascular punctures
- For streptokinase/anistreplase : prior exposure (more than 5 days ago) or prior allergic reaction to these agents
- Pregnancy
- Active peptic ulcer
- Current use of anticoagulants : the higher the INR, the higher the risk of bleeding

■ * STEMI 환자의 기본 처방

1. Check vital signs, body temperature and oxygen saturation
2. 0.9% N/S 1 L sig I.V.
3. Obtain 12-lead ECG
4. Apply ECG monitoring and continuous BP check
5. Supply oxygen at 4 L/min by Nasal Prong *SaO2>90% 유지
6. Aspirin 300 mg once sig P.O. remark chewing *이후 daily 75mg qd PO
7. Plavix[1] 600 mg once sig P.O.
8. Nitroglycerin 0.6 mg sig. sublingual q5 min x 3 prn pain *11%에서 주의인지 확인
9. Morphine 3 mg sig I.V. q5~15 min prn pain *nitroglycerin 으로 통증완화 안 될때
10. Heparin 5000 IU once sig I.V. as bolus *70kg 기준
11. Heparin 24000 IU mix to 5% D/W 1000 ml, sig I.V. 10gtt *70kg 기준
12. Isoket[2] 60 mg mix to N/S 500 ml, sig I.V. 5gtt (20 cc/hr) *이후 titration 용량조절
13. Blood sampling (CBC, Creatine Kinase, CK-MB, Troponin T 또는 Troponin I, Routine Chemistry, Serum electrolyte, PT, aPTT)
14. Portable chest X-ray

주) 1) Clopidogrel, 2) Isosorbide Dinitrate (IV nitroglycerin)

* STEMI or new LBBB에서의 Reperfusion therapy의 선택

- Fibrinolysis가 우선시 되는 경우
  - 증상 발현 3시간 이내
  - PCI등의 invasive strategy가 불가능하거나 지연되는 상황
    : Medical contact-to-balloon or door-to-balloon >90 min
    (Door-to-balloon time) minus (door-to-needle time) > 1 hour
  - No contraindications to fibrinolysis

- Invasive strategy가 우선시 되는 경우
  - 증상 발현 3시간 이상 지난 경우
  - 외과적 뒷받침 하에 skilled PCI가 가능한 경우
  - Medical contact-to-balloon or door-to-balloon < 90 min
  - (Door-to-balloon time) minus (door-to-needle time) < 1 hour
  - Contraindications to fibrinolysis
  - High risk from STEMI (CHF, > Killip class 3)
  - STEMI의 진단이 불확실할 때

■ Alteplase 사용법

Alteplase(Actylase; tPA)	· 67 kg 이상
	  – 15 mg IV bolus, 이후 30분간 50 mg 투여, 이후 60분간 35 mg 투여
	· 67 kg 이하
	  – 15 mg IV bolus, 이후 30분간 0.75 mg/kg 투여, 이후 60분간 0.5 mg/kg 투여

최근 대부분 Primary PCI 를 바로 시행하므로 점점 사용빈도가 감소되고 있다.

■ Low Molecular Weight Heparin(LMWH)의 장점

약리학적 효과	임상적 효과
투여가 쉽다(SQ 주입) 더욱 안정된 용량-반응 PF4(platelet factor 4) 억제에 대한 강한 저항(resistance) Antiheparin Ab 생성 감소(70%↓) Anti-Xa activity↑ Antithrombin activity↓	더욱 신빙성 있는 항응고 효과 Monitoring(PT, PTT)이 필요없다 혈소판 감소증 발생 감소 Antithrombotic effect ↑ "Rebound"가 없다 외래 치료가 가능하다

VI 불안정성 협심증 Unstable Angina, ST depression MI의 치료

참고) non Q-wave MI의 증가 이유
  노인 환자 증가와 만성 협심증의 급성 악화
  재관류 요법의 시행이 증가
  aspirin, β-blocker 등의 예방적 효과

· **주요 제한점**: Fibrinolytic therapy가 benefit이 없으며 해가 될 수 있다.
  – β-blocker – 중요 대체 약제
  – Calcium channel blocker: β-blocker에 효과가 없거나 부작용, 금기에 사용
  – Small molecular GP IIb/IIIa inhibitor therapy and early invasive strategy가 가장 효과적인 방법
· Primay PCI(percutaneous intervention)가 우선되는 경우
  – 재발성 허혈
  – LV 기능 저하
  – 광범위한 심전도 변화

– 과거 MI

지속적 medical treatment and F/U

VII 우심실 경색 RV Infarction

- RV infarction은 급성 하벽 경색의 50%에서, 임상적인 증상(쇼크, 서맥 등)은 10~15%에서 발생된다.
- Inferior infarction의 심전도 소견이 있어야 진단이 가능하므로, 모든 하벽 경색은 routine으로 reverse precordial ECG(V3R &V4R)를 시행하도록 한다.

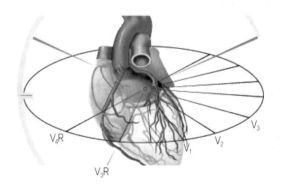

그림 3-13. V3R, V4R 의 심장의 위치

1. 해부학 및 병태생리

- RV muscle mass는 LV보다 작고, 폐순환에 혈관저항이 적다.
- 심근의 산소 요구량은 매우 낮다.
- 우관상동맥^{RCA}의 관류는 systole와 diastole phase의 동시에 이뤄진다.
- Collateral circulation이 많다.
- RV 수축기 기능 저하는 transpulmonary pressure 의 저하를 유발한다.

→ 위와 같은 이유로 대부분의 우심실 경색은 회복이 되는 경우가 많고, 저자에 따라서 우심실 경색보다는 '우심실 허혈(RV ischemia)'로 기술하기도 한다.

2. 진단

- Inferior MI ECG with V4R ≥ 1 mm ST elevation (90% sensitivity)
- Inferior MI ECG with hypersensitive to NTG or morphine clinically
- The clinical triad of hypotension, clear lung field, and elevated JVP
  주의) V4R ST elevation은 다른 부위의 STE과 같이 일시적이어서, 환자의 반수에서 증상의 발현 10시간이 지나면 사라질 수 있으므로 임상적인 판단이 요구된다.
- Echocardiography : 도움은 되나 진단적인 검사는 아니다.
  - RV dilatation, abnormal RV dilation and asynergy, abnormal interventricular and atrial septal motion and even R→ L shunting through foramen ovale

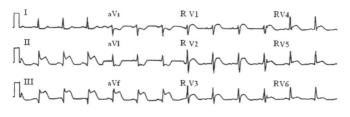

그림 3-14. RV infarctionECG

3. 치료

(1) 충분한 수액치료. 초기에 500 cc bolus 및 1~2 L까지. 환자에 따라서 이보다 많은 수액이 필요할 수도 있다. 수액 치료 후에 inotropics(dobutamine 등)를 고려

(2) Nitroglycerine, morphine, vasodilator 및 diuretics는 아주 조심스럽게 사용

(3) Atrio-ventricular synchrony를 유지

(4) RV afterload를 감소(intra-aortic balloon pump and arterial dilator)

(5) Early reperfusion

(6) Nitroprusside, IABP : LV 기능 저하로 인한 RV 기능 저하인 경우 도움

4. 예후

- 높은 사망률 : RV infarction 25~30% / pure inferior MI 6%
- 심인성 쇼크 : RV infarction 32% / pure inferior MI 5%(이는 LV EF과 관계가 없다.)
- Complete AV block : RV infarction 33% / pure inferior MI 9%
- Interventricular septal rupture : RV infarction 9% / pure inferior 0%

ACC/AHA practice guidelines 2000, Emergency Medicine 5th edit,
Braunwald heart dz,5th edit

참고) 재관류성 부정맥 reperfusion arrhythmia : Accelerated Idioventricular Rhythm(AIVR)이 가장 흔하다. 혈전용해제 치료 후 가장 흔히 발생하는 부정맥으로 이는 purkinje fiber의 automaticity 증가에 의해 발생한다. VT로 오인될 수 있으므로 주의를 요하며, defibrillation 등의 치료가 불필요하며 관찰로서 정상 리듬으로 돌아오는 경우가 보통이다.

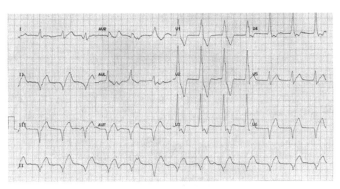

그림 3-15. 재관류성 부정맥 reperfusion arrhythmia : accelerated idioventricular rhythm

VIII 심근염

심근염은 드물지 않으며, 치명적이고, 진단이 힘들어 종종 법적 소송에 처하는 일이 많아 심혈관계 질환의 진단에 항상 감별진단으로 유념해야 한다. 미국의 보고로 routine autopsy의 10%를 차지할 정도로 많다. 심근염은 나이가 젊거나, 심장 질환의 위험요소가 적은 환자에서 급성 관상동맥증후군[ACS]의 증상을 보일 때, 또는 CHF나 부정맥을 보일 때 반드시 의심해 봐야 한다.

1. 원인균

• 장 바이러스 중 Coxackie B virus(가장 많다), 그외 adenovirus, influenza A, strep, mononucleosis, chlamydia, mumps, CMV, rubeola, rubella, rabies 등 다양하다.

2. 임상적 양상

• 감기양 증상(발열, 피로, 근육통), 장염양 증상(구토, 설사)
• 생체 징후 이상을 동반한 발열, 빈맥(발열이나, 분명한 독성 증상에 비해 빠른, 설명이 잘 안되는 빈맥; 임상적 단서로 아주 중요한 징후), 빈호흡, 드물게 저혈압, 설명이 안 되는 CHF, 흉통(단지 12%로 적다)
  소아: 끙끙되는 호흡, 흉곽 함몰, 발열, 청색증, 호흡 곤란

3. 진단적 검사

• 심전도상 동성빈맥, 낮은 전기적 활동성(electrical activity), QT interval 증가, AV block 또는 AMI 소견(ST절 저하, T wave 역위, Q 파)

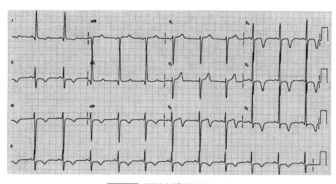

그림 3-16. 심근염의 전형적인 심전도 소견

• 심장 효소:증가, 그러나 비특이적 증가
• WBC, ESR 의 증가
• 심초음파:다양하고, 비특이적이나 여러 방실의 기능 이상(LV ejection fraction의

감소, 전반적인 hypokinesia, 국소적 심장 운동 이상)을 보일 수 있다.
- CT, MRI : 진단적일 수 있다.
- Indium-111 antimyosin antibody scan : nectoric myocyte의 myosin에 결합하여 병변부위를 알 수 있다.
- 바이러스 검사 : Coxsackie B3 virus에 대한 IgM이 4배 이상일 때에 진단적
- 심근 생검 : 확진 심근 간질내 부종, 염증성 침윤, 보통 림프구(lymphocyte)와 대식세포(macrophage) 대부분, 국소적 심근세포의 파괴는 심근 펌프 기능의 상실을 의미한다.

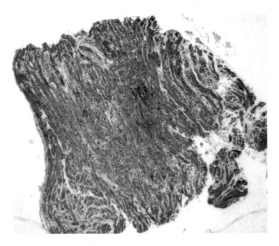

그림 3-17. Myocarditis. Endomyocardial biopsy demonstrating a diffuse infiltration of lymphocytes. (hematoxylin and eosin stain)

4. 치료

- Supportive, symptom-directed management : Extracorporeal Membrane Oxygenation(ECMO) 조기 고려
- 심정지에 대비

IX 심부전과 폐부종 CHF and Pulmonary Edema

1. 만성 심부전의 NYHA 분류

I. 정상적인 신체 활동에 무증상
II. 정상적인 신체 활동에 증상
III. 정상적인 신체 활동 이하에도 증상 유발
IV. 휴식기에도 증상

2. Forrester-Diamond-Swan Hemodynamic Classification

	Class	Cardic Index (L/min/m²)	Pulmonary Artery Wedge Pressure(mmHg)	Approximate Mortality(%)
I	No pulmonary congestion or hypoperfusion	>2.2	<18	2~3
II	Isolated pulmonary congestion	>2.2	>18	10
III	Isolated peripheral hypoperfusion	<2.2	<18	2~25
IV	Pulmonary congestion and peripheral hypoperfusion	<2.2	>18	50~55

3. 가장 흔한 급성 폐부종 Acute Pulmonary Edema 의 유발인자

• CHF의 악화	26%	• Dysrhythmia	9%
• Ischemia without infarction	21%	• Medication noncompliance	7%
• Subendocardial Infarction	16%	• Dietary indiscretion	3%
• Transmural infarction	10%	• Valvular Insufficiency	3%

참고) 심부전(CHF)에 BNP(B-type natriuretic peptide) 측정

심근의 심실에서 주로 만들어진 hormone 으로서 이를 정량적 검사하는 것이다. 혈량 증가나 압력 증가에 의한 심실의 확장에 반응해서 심실에서 분비되며, 혈중 BNP는 CHF의 중증도와 비례관계가 있다. 또한 좌심실비대LVH와도 좋은 상관관계를 보이는 것으로 알려져 있다. BNP가 100 pg/mL 이하인 경우는 CHF의 negative predictive value가 90% 정도이며 500 pg/mL 이상인 경우는 CHF의 positive predictive value가 90에 해당된다. 100~500 pg/mL의 경우는 acute heart failure에 기인할 수 있으나 cor pulmonale, acute pulmonary embolism 같이 ventricular wall tension을 상승시키는 기타 질환에 의할 수 있다.

Circulation 1998, 77:607~612, Am J, Med 1992, 92:29~34
Emergency Medicine Clinics of North America 2005, 23:1105~1125

4. 치료

■ 고려사항

증상의 악화 정도(속도)	혈량 상태(volume status)	전신 관류 상태(perfusion)

- Oxygen 100% – Face mask로 100% O_2를 공급, O_2 공급에도 불구하고 호흡근 피로, 의식 저하를 보인다면 기계호흡을 고려한다.
- Nitroglycerin – 가장 효과적이고 신속한 preload 감소 약제
  초기 시작 rate 10~20 μg/min, 100 μg/min 까지 빠르게 titration 한다(많은 의사들이 적절치 못한 낮은 용량 suboptimal dosage로 IV NTG를 투여하는 경향이 있다).

  EM clinincs in of North America, Nov. 2005, 23;1110~1111)

- Furosemide(Lasix®) – 40~80 mg IV bolus, 즉시 venodilatation과 preload 를 감소시키고, 이후 diuresis 효과가 나타난다.
- Morphine sulfate – 2~8 mg IV, anxiolysis, catecholamine effect/ afterload 감소를 위해
- Sodium nitroprusside (Nipride®) – 0.5~10 μg/kg/min IV. 2차 선택 약제로 혈압 조절이 안 될 경우. continuous invasive monitoring이 필요하다.
- ACE inhibitor – 고혈압시 captopril 12.5 mg P.O 또는 enalapril 1.25 mg IV
- Dobutamine 2~20 μg/kg/min 정상 SBP에서 수축력을 증가시키기 위해서 사용한다.

쇼크의 증상을 보이거나 SBP < 90 mmHg이하인 경우

1. Normal saline 250~500 ml IV, 특히 RV infarction에서 다량의 수액이 요구된다.
2. Dopamine
   - at ≤ 3 μg/kg/min: Renal and mesenteric blood flow 증가
     urinary sodium excretion (natriuresis)
   - at 3 to 10 μg/kg/min: Myocardial contractility increases via $\beta 1$
     stimulation heart rate 상승, peripheral
     vasodilation
   - at > 10 μg/kg/min: α–adrenergic stimulation pulmonary & systemic
     vasoconstriction

3. Dobutamine 3~15 μg/kg/min IV

  potent β1-agonist (positive inotropic & chronotropic)

  & weak β2-agonist (peripheral vasodilation)

  shock의 증상은 없으나 SBP 70~100 mmHg일 때 투여

4. Norepinephrine 0.5 ~ 30 μg/min IV, if dopamine at > 20 μg/kg/min, is needed to maintain pressure > 70~80 mmHg. central line을 통해서 투여

5. Amrinone 0.75 mg/kg, then 5~15 mg/kg/min if other drugs fail

- 상기한 치료에도 불구하고 불응성 쇼크를 보이면 volume loss, valvular insufficiency (echocardiography) 및 arrhythmia를 의심

J Emerg Med 15:859, 1997, with permission.
J Thorac Cardiovasc Surg 49:130, 1965
ICU book 3rd edition, p.298~313

X 고혈압

응급실에서 고혈압의 치료는 먼저 발견된 고혈압이 '고혈압 자체'에 의한 것인지, 다른 이유(예, 통증, 흥분, 약제 이상반응 등)에 의한 것인지 먼저 파악하는 것이 중요하다. 응급실에 고혈압성 위기 hypertensive crisis 는 매우 드물며, 보통 진통제나 진정제 투여로 낮아지는 경우가 많다. 그러나 원래 고혈압을 가지고 있거나, 설명이 되지 않는 고혈압의 경우 혈압 조절을 위한 약물 투여를 시작한다.

1. 초기 혈압에 따른 관찰 치료 계획

초기 혈압(mmHg)			
수축기	이완기	정의	치료 계획
< 120	and < 80	Normal	2년 내 재측정
120~139	or 80~89	Prehypertension	1년 내 재측정
140~159	or 90~99	Stage I Hypertension	2달 내 확진
≥ 160	or ≥ 100	Stage II Hypertension	1달 내에 치료 시작

>180/110 mmHg 인 경우는 즉시 검사하거나 의뢰 또는 임상적 평가에 따라 1주내 시행

7th report Joint National Committee on prevention, detection, Evaluation and Treatment of High Blood Pressure.

만약 수축기 혈압과 이완기 혈압이 각각 다른 위치에 있으면 좀더 짧은 기간 내 치료로 한다(예, 160/86이면 1개월 내 재측정). 치료 계획은 과거 혈압 측정, 심혈관계 위험인자, 또는 Target Organ disease(TOD)에 따라 변경한다.

2. 위험도 층별화와 치료 risk stratification and treatment

혈압 단계(mmHg)	위험군 A(no 위험 요인, no TOD/CCD)	위험군 B(최소 1개의 위험 요인, but not DM, no TOD/CCD)	위험군 C (TOD/CCD and/or DM, ± 다른 위험 요인)
High-normal (130~139/85~89)	생활 방식 변경	생활 방식 변경*	약물 치료**
단계 1(stage 1) (140~159/90~99)	생활 방식 변경 (12개월까지)	생활 방식 변경 (6개월 까지)	약물 치료
단계 2, 3(stage 2, 3) (≥160/≥100)	약물 치료	약물 치료	약물 치료

예) 혈압 142/94 mmHg, 당뇨, LVH를 가진 환자는 단계 1의 혈압과 TOD(LVH)를 가지며, 또 하나의 major risk factor(DM)을 가지고 있어, 단계 1과 위험군 C에 속하므로 즉시 약물 치료를 권해야 한다.

6th report Joint National Committee on prevention, detection, Evaluation, and Treatment of High Blood Pressure, Arch Intern Med 157:2413, 1997

TOD/CCD : target organ disease/clinical cardiovascular disease
*여러 위험요인을 가진 환자의 경우 생활방식 변경은 물론 약물 치료도 병행할 수 있다.
**심부전, 신부전, 또는 당뇨를 가진 경우

3. 중증도에 따른 분류

■ 고혈압성 위기 Hypertensive Crisis 에 해당하는 질환(Target Organ Damage)

카테콜아민 유도성 고혈압	교감신경계의 과활동성과 고혈압을 유발하는 것 원인 : pheochromocytomas, monoamine oxidase inhibitors, sympathomimetics, clonidine, β-blocker withdrawal) 치료 : labetalol 또는 α- blockers (e.g. phentolamine)
심부전, 심근 허혈, 좌심실 부전	↑afterload는 산소 요구량과 ↓coronary flow 를 감소시켜서 pulmonary edema와 myocardial ischemia 를 유발 Nitroglycerin은 선택 약제
고혈압성 뇌병증	뇌의 과관류(overperfusion)에 의해 BBB와 autoregulation이 손상되어 두통, 구토, 의식 장애를 보인다. 후기 소견 : general cerebral vasodilation, ↓blood flow, cerebral edema, papilledema, or exudates. sodium nitroprusside (Nipride) or labetalol (trandate)을 사용하여 MAP를 30~60분에 걸쳐서 정상으로 낮추되 MAP를 120 mmHg 이하로는 낮추지 않는다.
임신 유도성 고혈압	산부인과 참고

신부전	Proteinuria, red cells, red cell casts 및 ↑BUN/Cr
미세혈관병증 용혈성 빈혈(microangiopathic hemolytic anemia)	
대동맥 박리증	
중풍이나 심근 경색의 전신적 재관류 요법시 고혈압	
지속적 출혈(후비강 출혈 등)	

- 고혈압 응급 Hypertensive emergency
  - Elevated BP (>180/120 mmHg) with Target organ damage (TOD ; brain, heart, retina).
  - 목표 혈압 : 첫 1시간내 – MAP 감소가 25% 이내로 낮춘다.
    2~6시간 – 160/100 mmHg 정도로 낮춘다.
    24~48시간 – 점차 정상 혈압내로 낮춘다.

- 고혈압 긴급 Hypertensive urgency
  - 심각한 혈압의 상승은 있으나 진행하는 TOD는 없는 경우
  - 24간 내에 조절
  - 경구용 약제 사용 :
    Captopril 6.25~25 mg q 6 h
    Clonidine 0.1~0.2 mg hourly, to max 0.8 mg in 24 hr
    Labetalol 100~200 mg q 12 h

- Mean Arterial Pressure (MAP) – diastolic BP (DBP) + 1/3 pulse pressure (SBP–DBP)

4. 경구용 항고혈압제제

- Captopril (Capril®) – 12.5~25 mg PO bid/tid (administer 6.25 mg test dose if CHF). 약효의 발현은 30분 정도 지나서, 최고 효과는 1~1시간 30분, 지속시간은 4~6시간임
- Clonidine (Catapres®) – 0.2 mg PO. 이완기 혈압이 115 mmHg 이하가 될 때까지 1~2시간마다 0.1 mg PO 반복. 최대 용량은 0.7 mg. 약효의 발현 시간은 30~60분, 최대 효과 2~4시간, 6~8시간 지속됨

- Nifedipine (Adalat®) – 혈압을 낮춰서 급성심근경색이나 뇌중풍을 유발할 위험이 있음. 절대로 설하(sublingual route) 투여를 하면 안됨
- Labetalol (Trandate®) – 100~200 mg PO. 발현 시간 15~30분, 최고 효과 1~3시간, 8~12시간 지속됨

Emergency Med Clin North Am 13 : 973, 1995

■ 고혈압 응급에서 정맥주사약제의 선택

약물	용량 및 투여 경로	시작	작용시간	주의점
Enalapril (Vasotec®)	1,25~5 mg IV over 5 min, administered q6 h	15분	6시간	Renal artery stenosis에는 금기, renin이 증가된 경우에는 유용하다 (scleroderma)
Esmolol (Brevibloc®)	500 mg/kg IV over 1 st min, and then titrate 50~200 mg/kg/min	수초	half life = 9분	Bronchospasm, heart blocks & CHF를 악화시킨다.
Hydralazine (Hydralazin®)	5~10 mg IV q30~60 min or 10~50 mg IM	<30분	4~12시간	빈맥과 두통을 유발한다.
Labetalol (Trandate®)	Start at 0,25 mg/kgIV and double dose q15 min prn to max of 2,0 mg/kg	수초	4~8시간	Bronchospasm, heart blocks & CHF를 악화시킨다.
Nicardipine (Cardene®)	Start at 2~4 mg/h IV. ↑1~2 mg/h q15 min, max 15 mg/h	1~5분	20분	아주 드물게 angina, 빈맥, 뇌증증를 시킨다.
Nitroglycerin (Nitroglycerin®)	5~200 mg/min	2~5분	5~10분	May ↑HR and ↑BP
Propranolol (Inderal®)	1 mg IV over 1 min q 5 min up to max of 5~8 mg	수초	8시간 이내	Bronchospasm, heart blocks & CHF를 악화시킨다
Phentolamine (Regitine®)	2~10 mg IV, repeat q 5~15 min	1~2분	30~60분	Tachycardia in pheochromocytoma
Sodium nitroprusside (Nitropressin®)	0,5~8 mg/kg/min IV infusion	수초	1~3분	Cardiac output의 증가시키지 않는다 cyanide toxicity와 ↑ICP가 가능
Fenoldopam (Corlopam®)	0,1~2,0 mg/kg/min IV	4분	10분	↑renal flow & Na+ excretion (특히 신기능이 떨어진 경우 유용하다)

XI 급성대동맥증후군 Acute Aortic Syndrome

대동맥 박리Aortic Dissection와 복부 대동맥류Abdominal Aortic Aneurysm

1. 대동맥 박리증

혈관 층인 intima와 media-adventitia 사이에 균열이 생겨 그 사이에 또 다른 혈관이 하나 더 만들어지는 것이다. 혈관의 재난Vascular Disaster 라는 별칭을 가진다. 그만큼 위험하고, 다양한 손상을 가져온다. 통증은 박리가 되면서 발생할 것 같은 찢는 듯한 통증은 절반 정도에서만 발생하며 통증의 성격보다 평생 최고로 아픈(never ever) 통증과 식은땀, 안절부절 못함 등 최고조의 통증이 대부분(90%) 정도 나타난다. 박리가 진행되면 통증이 이동하며, 뇌졸중(목동맥 박리 동반), 척수 증상(척수 동맥 동반), 다리의 허혈성 증상(복부 및 하지 동맥 동반)이 나타난다.

■ Classification of aortic dissection

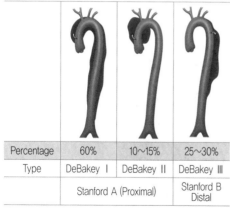

Percentage	60%	10~15%	25~30%
Type	DeBakey I	DeBakey II	DeBakey III
	Stanford A (Proximal)		Stanford B Distal

DeBakey 분류
Type I (ascending + descending)
Type II (ascending aorta only)
Type III (distal to subclavian artery)
[IIIa above & IIIb below diaphragm]

Stanford 분류(A & B)
A = DeBakey I & II, B = type III

그림 3-18. Aortic dissection 분류

대동맥판막을 지난 혈류는 갑자기 좁아진 상행대동맥의 관을 만나면서 그 부분이 지속적으로 압력 손상을 받게 되어 잘 발생하게 된다.

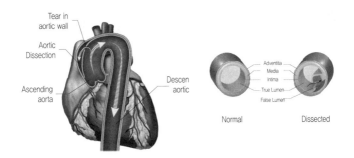

그림 3-19. Aortic dissection, stanford type A의 발생 위치.
aortic sinus를 지난 후 좁아지고 꺾긴 부분에 흔히 leading point 가 생긴다.

대동맥판막을 지난 혈류는 갑자기 좁아진 상행대동맥의 관을 만나면서 그 부분이 지속적으로 압력 손상을 받게 되어 잘 발생하게 된다.

■ **진단**

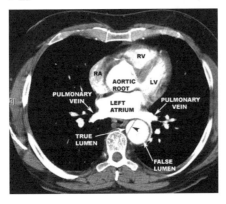

참고) false lumen(박리되어 새로 만들어진 터널)은 보통 조영제가 적게 들어가 덜 하얗게 보이는 경우가 많으며, 그림과 같이 true lumen 보다 큰 경우가 많다.

그림 3-20. Aortic dissection의 true and false lumen

흉부 사진 소견	진단적 검사
Any abnormality Wide mediastinum Ao. knob abnormality (Calcification separated > 5 mm from knob a bulge or obliterated knob) Irregular aortic contour Displaced trachea or NG tube Left pleural effusion	CT Conventional CT Transthoracic echocardiography Angiography Transesophageal Echocardiography MRI

대동맥 박리증의 감별진단: 침범된 혈관에 따라 다양하게 나타난다.

- AMI or ACS
- Pericardial disease
- Stroke
- Musculorskeletal disease of the extremity
- Spinal cord injury and disorder
- Intra-abdominal disorders
- Pulmonary disorders – pulmonary embolus, pneumonia, pleurisy, pneumothorax

2. 대동맥 박리증의 치료

쇼크 등 불안정하면 수액 치료 등의 소생술을 시행하고, 수술을 준비한다.

안정적이면 통증 조절(morphine 3~5 mg 반복한다), 혈압의 치료 목표(systolic BP 90~100 mmHg)으로 HR 60~80을 유지한다.

- Labetalol (Trandate®) – 10 mg IV, double(20→40...) q 15 min(총 300 mg까지)
- 또는 β-blocker와 Nitroprusside를 동시에 사용한다.
  1) Sodium nitroprusside (Nipride®) – 0.5~10 mg/kg/min. HR를 60~80 회/분으로 조절(beta blocker 사용)후에 투여를 시작해야 한다. 그렇지 않으면 찢는 효과(shearing effect)로 위험할 수 있다.
  2) Propanolol (Inderal®) – 1 mg IV q 5 min (max dose 0.15 mg/kg); 사용에 제약이 많다.
  3) Esmolol(Brevibloc®) – bolus 500 μg/kg and start drip at 50~200 μg/kg /min
- 수술의 적응은 Stanford A dissection으로 chest CT상 Lt. Subclavian artery

상방의 dissection을 포함하는 경우다.

3. 복부 대동맥류 Abdominal Aortic Aneurysm(AAA, triple A)

- 진단 : AAA diameter가 주위 대동맥의 1.5배 이상 또는 직경이 3 cm 이상인 경우
- 복부대동맥의 흔한 위치와 치료(Stent)

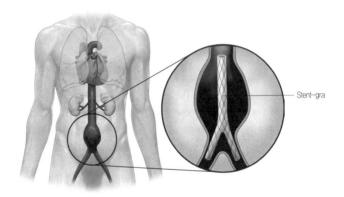

Stent-gra

그림 3-21. Triple A의 전형적 위치와 치료

- 위험 인자 : male, family history(25% risk if AAA in sibling/parent), old age, smoking, hypertension, peripheral or collagen vascular disorder
  1) 만약 파열되어 불안정해지면 급사의 위험이 있으며, 소생술을 시행하고, 진단이 의심이 되면 응급으로 CT를 시행하고, 진단 시 바로 수술하도록 준비한다. 시간을 지연시키면 대단히 위험하다.
  2) 만약 파열이 되었으나 안정된 상태면 모니터, 산소 투여, 두개 이상의 large bore IV, central line 및 4~6 unit 혈액을 준비하고 수술에 필요한 검사를 시행하며, 바로 외과에 의뢰한다.

Emerg Med Reports 15:125, 1994

XII 말초 동맥 폐쇄성 질환 Peripheral Arterial Occlusive Disease; PAOD

혈전(thrombosis) 또는 색전(embolism)에 의한 진정한 응급(true emergency) 질환으로서 치료의 발달에도 불구하고, 이로 인한 사망률은 25% 가 넘고, 생존자에서 상하지 절단률 또한 20% 정도가 된다.

1. 원인 : 혈전성 폐쇄(80%)가 색전성(20%) 보다 많다

- 혈전성(동맥경화 파열, 대퇴 동맥 카테터 삽입 후 혈전 발생 등)
- 색전성(심방 세동, LA appendage의 thrombus, 동맥류에서의 혈전의 분리)
- 동맥염(arteritis) – Raynaud disease(소동맥 침범, 찬 기온 또는 정신적 스트레스); thromboangiitis obliterans(Buerger disease), 20~40 대 흡연자, 남자, 통증성 압통성 결절),
- 대동맥 박리증의 박리부분의 연장
- Takayasu arteritis(동양 여자, 대동맥 궁과 그의 분지를 침범)

2. 증상

"6 P"

– Pain, pallor, polar(for cold), pulselessness, paresthesias, paralysis 폐쇄 이하 부위의 통증이 가장 처음 발생하며, 완전 폐쇄가 되어야 피부의 변화(초기 창백, 시간이 지나면서 얼룩진 모양의 청색증, 미세 출혈반, 수포)의 변화를 보이므로 주의를 요한다. 피부 검사상 light touch를 감지하면 아직 조직의 생존성(viability)이 남아 있다고 할 수 있다.

3. 진단

임상적 진단이 가장 중요하다.
심방 세동을 치료 중이었거나, 심근 경색 후 발생한 상기의 증상이 있을 때 우선 의심해 볼 만하다.

1) ABI(ankle−brachial index) : "발목 혈압/상지에서 측정한 혈압 중 가장 높은 수치"
• 정상적으로 하지의 혈압이 상지보다 높아 ABI는 1 이상이다. 의심이 되면 반드시 측정해 보자.
• 응급실에서도 쉽게 측정이 가능하고, 정확도가 높다.

ABI	증상	질환의 정도
0.9~1.3	없다	혈역학적으로 심각한 병변은 없다
0.6~0.9	경도−중등도의 절름발이	단일성 분절성 협착 또는 폐쇄
0.3~0.6	중증 절름발이	다발성 분절성 폐쇄
0.15~0.3	휴식시 동통	다발성 분절성 완전 폐쇄
0.15 이하	조직 괴사에 임박	다발성 분절성 완전 폐쇄

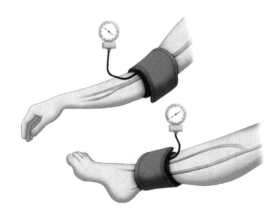

그림 3-22. ABI의 혈압 측정 위치

* 1.3 이상(이론적으로 설명이 불가한 수치) : medial wall의 석회화, 비진단적
* ABI와 관계는 없으나, 관절을 중심으로 상하의 혈압을 측정할 수 있는데 서로의 혈압 차이가 30 mmHg 이상이 나면 그 부위가 폐쇄(협착) 부위라고 할 수 있다.

2) CT: 빠르고 정확도가 매우 높아 선호된다.

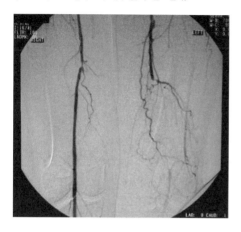

좌측 femoral artery 중간부위에서 막혀 조영제의 흐름이 막혀있고, 주변으로 collateral circulation 이 발달되어 있다. 우측 또한 narrowing이 관찰되고 있다.

그림 3-23. Angiography, Lt PAOD

4. 치료

- 가능한 빨리 혈류를 회복시킨다.
- 혈관 외과에 의뢰하고, 수액 치료(심부전, 부정맥)를 시행한다.
- 혈전 제거, 경피적 기계적 혈전 제거술, 수술 등

XIII 부정맥 Dysrhythmia

1. 부정맥의 분석시 기본 ECG 판독 절차: "규맥PPQX"

1) 규칙성: 리듬(rhythm)의 전체 모습, 규칙적, 완전히 불규칙적(chaotic), 간헐적으로 불규칙적이지만 전체적으로 규칙적인, 그룹 임펄스(grouped impulses)
2) 맥박수(Ventricular rate): 보통 R-R 간격을 계산한다. fast(>100 b/min), slow (<60 b/min), normal (60~100 b/min), 차단의 경우 P-P 맥박수도 고려할 필요가 있다. 빈맥은 100~250회/분이며, 250 이상이면 세동으로 판독하는 것이 유리하다.

3) P-wave의 존재: P wave의 존재는 QRS의 origin 이 심방이나 동결절일 가능
   성이 높다.
4) PR 간격: P- QRS complex와의 관계. Caliper나 자를 사용하여 정확히 측정.
   이는 P wave 다음의 QRS나 T wave의 결손을 발견하는 데 도움이 된다.
5) QRS 간격(width)과 모양 : prolonged(> 0.12 sec), borderline(0.09~0.12 sec),
   모양이 균질한지 여부도 파악한다(VF vs. Polymorphic VT).
6) 축(Axis)

2. 전도 장애 Conduction Blocks

1) 1도 방실차단(1st degree AV block)
: 엄밀히 block 은 없으며, AVN conduction delay 임
   PR interval >0.2 seconds, 모든 QRS 파 앞에는 P파가 선행된다.

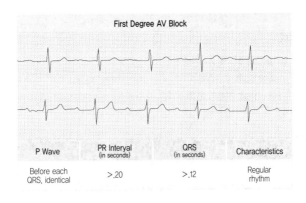

그림 3-24. 1도 방실 차단

2) 2도 방실차단(2nd degree AV block)
: P 파의 수가 연관된 QRS 수보다 많음. Block 임
   Type 1/Wenckebach - QRS가 빠지기 전까지 PR interval이 연장된다
   (AVN의 기능 이상으로 어느 순간 AVN 내에서 impulse가 전달되지 못하고
   사라지는 경우).

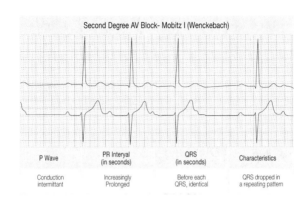

Type 2 – PR interval의 연장이 없이 갑자기 QRS가 빠진다(AVN의 기능은 정상일 수 있으며, AVN 이하의 병변이다).
PR 간격 연장 및 3번째 beat 후 심방전달이 차단되어 QRS complex 가 빠져있다.

그림 3-25. 2도 방실 차단, Type 1(Wenckebach)

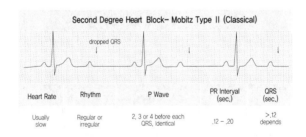

2:1 conduction. 이 경우 type 1, 2를 구분하기 힘들다.

그림 3-26. 2도 방실 차단, Type 1 or 2

3) 3도방실차단(완전방실차단, 3rd degree AV block; complete AV block)

: P 파와 QRS가 독립적으로 발생한다. 그러나 P-P 간격, R-R 긴격은 규칙적이다.
Narrow QRS-junctional escape; atropine 0.5~1 mg IV에 반응할 수 있다.
Wide QRS-ventricular escape; atropine에 반응하지 않으며, Transcutaneous
Pacing (TCP)를 장착하고, 빠른 시간내에 IV pacemaker로 바꾼다.
infranodal (His-Purkinje) 병변

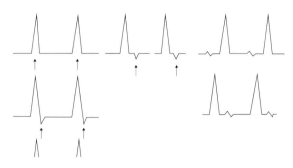

P wave와 QRS사이 관계성이 없으나 P–P, R–R 간격은 일정하다.

그림 3–27. 3도 방실 차단

4) Right bundle branch block (RBBB)

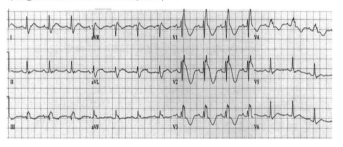

(1) QRS (0.12sec (±0.1 ~ 0.12 sec) (3) ST–T opposite to terminal QRS
(2) R–R'/R–S–R' in V1/V2   (4) S in I, aVL, V5, V6.

* RBBB는 매우 얇아서 정상에서도 절단이 될 수 있다. 증상이 없는 RBBB는 정상이다. 보통 토끼의 오른쪽 귀가 꺾여있다고 하는 말로 표현한다. V1 유도에서 rSR' 의 형태를 보면 토끼의 오른쪽 귀가 짧아 꺾여(차단)되어 있다고들 외우곤 한다. Right bundle branch는 매우 얇아서 정상에서도 끊겨 있을 수 있다. 새로 발생하지 않는 한 정상으로 판독할 수 있다.

그림 3–28. ECG of RBBB

■ (참고) Axis 를 이해하기 위한 기초 지식

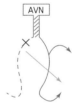

Bachmann's Bundle

Superior vena cava
SA node
Right atrium
AV node
Bundle of His
Right & Left Bundle Branches

Left atrium
Left posterior fascicle
Purkinje fibers
Left anterior fascicle

Right   Left

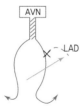

Bundle of His
Rightt Bundle Branches

AVN — AV node
Left posterior fascicle
Left posterior fascicle

1. Normal conduction → normal axis

AVN

2. RBBBI → normal axis
(as left ventricle depolarizes normally)

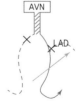

AVN
LAD

3. Left anterior → normal axis
   hemiblock → left axis deviation

AVN
LAD

4. RBBB and left anterior
   hemiblock → left axis deviation

"끊긴 bundle branch 쪽이 axis 축이 된다" 즉, 끊긴 쪽의 심근이 가장 나중에 탈분극되어 전기축은 결국마지막에 탈분극 되는 끊긴 쪽으로 형성된다. 끊긴 쪽이 늦게 depolarization 되면서 전기의 흐름이 돌기 때문이다. 이는 위의 그림과 같이 축을 형성하는 기초적인 이해로 두면 용이하다.

5) **Left bundle branch block (LBBB)** : 항상 비정상이다. Left bundle branch는 매우 굵으며, 병적이 아니라면 자연적으로 끊길 수 없다.

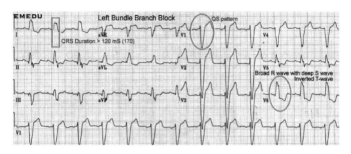

(1) QRS ≥0.12 sec
(2) R or R-R' in I, aVL, or V6
(3) negative wave (rS or QS) in V1
(4) No septal Q wave of 0.01 or 0.02 in I and V6
(5) ST-T waves directed opposite to the terminal 0.04 sec QRS

그림 3-29. ECG of RBBB

6) **좌전섬유속 차단(Left Anterior Fascicular Block, Anterior Hemiblock)**
   :LAD>-45, QRS 0.10~0.12 sec, small Q in I, aVL; R in II, III, and aVF; terminal R in aVR

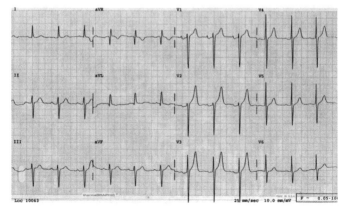

그림 3-30. ECG of Lt, anterior fascicular block

7) 좌후섬유속 차단(Left Posterior Fascicular Block, Posterior Hemiblock)
: 단독으로 발생하기는 매우 힘들고 드물다. 보통 RBBB 또는 LAFB와 같이 발생
RAD; QRS 0.10 ~ 0.12 sec; S in I; Q in II, III, aVF

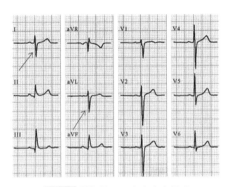

그림 3-31. ECG of Lt. posterior fascicular block

3. 좁은 QRS 빈맥 Narrow QRS tachycardia

심방과 방실결절에서 발생한 부정맥으로 부정맥의 발생 위치 및 전기 생리학적 기전
은 electrophysiologic study(EPS)로만 가능하며 surface ECG만으로는 확진이
어렵다. 그러나 응급 치료는 심방이든 방실결절이든 같다.

• P wave의 위치에 따른 SVT 의 판독 : 아래의 그림과 같이 P wave는 AVN reentry
tachycardia는 주로 QRS complex 내부 또는 근거리에 위치하며, AVRT 의 경우
"뒤에 그리고 멀리 떨어져서" 위치하는 것으로 어느 정도 구분할 수 있다. 그러나 확
진은 EPS를 통한다.

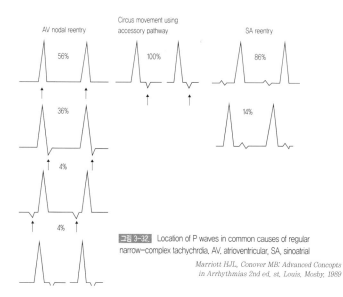

그림 3-32. Location of P waves in common causes of regular narrow-complex tachychrdia, AV, atrioventricular, SA, sinoatrial

Marriott HJL, Conover MB: Advanced Concopts in Arrhythmias 2nd ed, st, Louis, Mosby, 1989

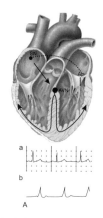

그림 3-33. a: normal, b: delta wave

1) Normal sinus rhythm

- 정상적인 impulse는 Sinus node → AV node → his-purkinje system을 통해 전달이 되어 정상적인 (narrow) QRS complex를 만든다.

- Ap(accessory pathway)가 존재하면, 심실은 정상적인 his-purkinje system과 Ap를 통해서 동시에 활성화 되므로, 그림 b와 같은 delta wave 를 만들게 된다.

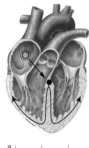

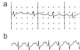

그림 3-34. SN-Reentry

2) SN-Reentry

- P wave는 정상적인 P wave와 비슷한 모양을 보인다.
- 임상적으로 드물고, 일반적으로 심박수는 150회 이하이며, 동성빈맥과 달리 갑자기 발생했다가 갑자기 사라지는 특징을 지닌다.
- 또한 이는 EP study에서 인위적으로 유발시킬 수 있고, 멈출 수 있다.
- Beta-blocker, calcium channel blocker, digoxin이 효과적이다.

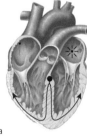

그림 3-35. Atrial Tahycardia

3) Atrial tachycardia

- Focus가 심방의 상부에 있으면, P wave는 정상과 거의 비슷할 수 있으나(a), 그림 b와 같이 전혀 다른 모양을 띨 수 있다.
- SVT의 5% 미만을 차지하는 드문 부정맥으로, 심방 만이 이 부정맥을 만들어내는 focus가 되므로, AV node를 억제한다고 해서, 빈맥이 멈추지 않는다.
- 규칙적인 SVT로서 ectopic P wave를 보이며, 심박수는 120~250회로 다양하다.
- 진단에 필수적인 것은 AV node를 억제는 약제 (adenosine, verapamil)에 반응을 안 보이는 경우와, AV block이 동반된 빈맥이 지속되는 경우다.
- 만약에 adenosine이나 verapamil로 멈춘다면, AT with triggered activity이다.
- 치료는 ventricular rate를 조절하는 데 초점이 있으며, 약제는 digoxin, beta-blocker, calcium channel blocker 또는 overdrive pacing을 시행한다.

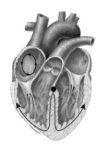

Ⅱ

그림 3-36. Atrial Flutter

4) Atrial flutter

- Macroreentrant tachycardia (그림과 같이)로 서 impulse의 circuit는 심방의 전벽과 삼첨판과 IVC사이의 isthmus를 통하여 내려갔다가, inter-atrial septum을 타고 올라오는 큰 원을 그린다.
- Atrial rate는 분당 200~400회로 톱니 모양을 보인다(특히, leads II and III).
- 일반적으로 ventricular rate는 2:1 block으로 인해 분당 150회(atrial rate는 300)를 보인다.
- 2:1, 4:1 block을 정하는 것은 [R-R간격]:[P-P간격] 을 계산하며 편리하다. 예를 들어 아래 심전도의 R-R 간격은 150회, P-P간격은 300회로서 P가 두 번 발생시 R이 한번 발생하는 2:1 block 이다.

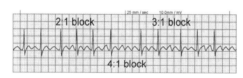

그림 3-37. Atrial Flutter와 block 비. 위의 설명처럼 한번 계산해보면 확실히 알 수 있다. 또한 atrial flutter는 위의 심전도와 같이 기본적으로 irregular rhythm 이다.

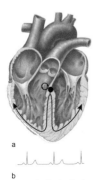

a

b

그림 3-38. AVNRT

5) AVNRT

- 가장 흔한 형태로(>50%), 심장의 구조적 이상이 없 이 발생하며, 여성에서 많다.
- AV node나 AV node와 그 주위 조직안의 작은 circuit를 이룬 것으로, p wave는 QRS complex내 에 묻혀서 안 보이거나, QRS complex 바로 뒤에 작 게 보인다.
- AV node 안의 slow pathway를 타고 내려와서 fast pathway를 타고 올라가는 경우를 전형적 AVNRT 라고 하며 전체의 90%를 차지하며 이 경우 RP:PR ratio<1이다. 그러나 그 반대로 순환하는 경우는 1 이상이다.

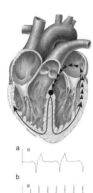

6) AVRT

- WPW syndrome을 가진 환자에서 orthodromic AV reentry circuit 을 보여주고 있다.
- 그림 a는 lead III로 delta wave를 볼 수 있고, 빈맥 시에는 QRS complex는 정상이다 (impulse가 정상 적인 AV node→ His-purkinje system을 따라서 돌 고 있기 때문).
- 일반적으로 orthodromic AVRT인 경우 RP:PR ratio>1이다.

그림 3-39. AVRT

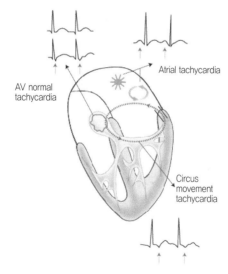

AV normal tachycardia

Atrial tachycardia

Circus movement tachycardia

그림 3-40. 그림과 같이 AVNRT는 R wave와 거의 붙어서 reverse P wave 가 나타나고(AVN에서 만든 Pwave 가 위로 올라가면서 QRS가 만들어 질 때 거의 동시에 만들어진다; RP 가 매우 짧고), AVRT는 멀리 돌아서 올라가 므로 QRS와 멀리 떨어져서 역위되어 만들어진다.

Emergency Medicine Clinic of North America,
Emergency Management of cardiac arrhythmia, 1998 p295~309

7) Modified Valsalva maneuver

: PSVT의 치료에서 발살바 수기는 경동맥압박 ^{Carotid sinus pressure}, 기침(다수), 얼굴에 찬물,구역질 유도(gagging), 대변볼때 복압 주기^{bear down} 등이 있는데, 최근 의학적으로 매우 효과적인 방법이 Lancet에 보고되었다.

Appelboam A et al. Postural Modification to the Standard Valsalva Manoeuvre for Emergency Treatment of Supraventricular Tachycardias (REVERT): A Randomised Controlled Trial. Lancet 2015

아래 그림과 같이 45도 앉은 자세에서 10cc 주사기의 바늘을 빼고 불어서 plunger가 뒤로밀릴 때까지 가슴과 배에 힘을 줘서(대변볼 때 힘쓰듯이) 15초간 견딘다. 이후 반듯이 눕힌 후에 바로 다리를 45도로 들어준다(제2수행자). 그리고 30초 동안 45도로 앉아 기다린다.

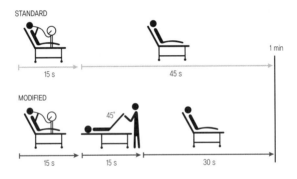

428명을 RCT 하여 1분에 NSR로 정상화되는 것은Standard Valsalva Arm: 37/214 (17%),Modified Valsalva Arm: 93/214 (43%), Absolute Difference = 26.2%를 보고하였다.

8) Multifocal atrial tachycardia(MAT)

: 3개 이상의 다른 모양의 P waves, normal QRS complex COPD, hypoxia, digoxin 또는 theophylline toxicity, 또는 ASCVD와 관계가 있다(아래 심전도). 심실의 맥박수가 100회 미만일 경우 wandering pacemaker 라고 한다.

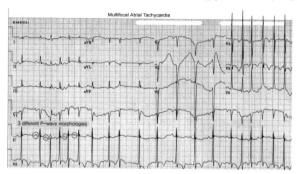

그림 3-41. ECG of MAT, 빈맥으로 irregular 하며 3개 이상의 모양이 다른 P wave를 발견할 수 있다.

9) Atrial Fibrillation(AF)

: P-wave 가 300회/분 이상 또는 너무 작아서 안 보이거나 할 수 있으며, 심실의 반응은 p wave의 전달률에 따라서 빨라지거나 느려질 수 있으나, 분명히 불규칙하다. 심방 내에 multiple, chaotic, random reentry pathway 가 발생한 것이 원인으로 응급실에서의 치료는 원인과 증상에 따라서 달라진다. New onset AF인 경우 일반적인 검사 외에 갑상선 기능검사(TFT)를 시행한다.

■ AF의 원인

- 허혈성 심질환(ischemic heart disease)*
- 갑상선기능 항진증(hyperthyroidism)
- 판막 질환(특히 mitral valve)*
- 심부전(congestive heart failure)*
- 심막염(pericarditis)
- sick sinus syndrome(SSS)
- 심근 좌상
- 급성 알코올 중독(holiday heart syndrome)

- Idiopathic
- 고혈압성 심질환(hypertensive heart disease)*
- 심근병(cardiomyopathy)*
- 심장 수술후
- Catecholamine excess
- Pulmonary embolism
- Accessory pathway(WPW) syndrome**

* 좌심방 크기의 증가와 관계가 있다.

** 특히 심실 반응(ventricular response)이 200회/min 이상이면 의심해야 한다.

Rosen. 5th p. 1230~1233

AF with Rapid Ventricular Response; VT 이나 PSVT로 오인되기 쉽다.

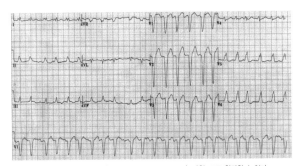

그림 3-42. AF c RVR(rapid ventricular response), 자칫 VT로 착각할 수 있다.

AF with Ashman phenomenon. 이는 His-Purkinje system 내의intraventricular conduction abnormality 가 발생한 것으로 맥박수 변화에 따른 반응이다. 이는 보통 대사 이상, 전해질 이상, 항부정맥제 등의 약물 등이 원인이 된다. 상대적으로 RR 간격이 long 했다가 다음 리듬은 상대적으로 short 한 RR 을 보이며, short beat는 RBBB 형태를 보인다. 기이성맥 전에 long-short cycle을 볼 수 있다. AF의 QRS complex는 보통 narrow하지만 이 현상은 단독 또는 반복되는 aberrant ventricular conduction(주로 RBBB pattern)을 유발할 수 있으며, 이는 PVCs로 오인되기도 한다. PVCs와의 감별점은 이 Ashman beat 전에 long-short cycle의 존재 여부다.

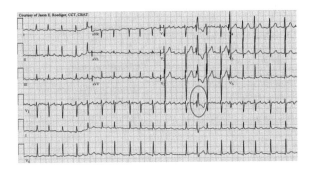

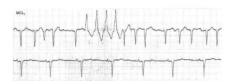

그림 3-43. AF with Ashman phenomenon. (위) 하나의 전형적인 RBBB 패턴의 Ashman beat 가 보인다. 이는 앞선 리듬이 long interval 을 가져서 이를 보상하기 위하여 short time 으로 beat 가 발생하지만 이 때에 conduction system의 polarity 가 불안하여 전도 이상(느림)으로 block 과 비슷한 모양을 보인다. (아래)는 RBBB 의 패턴이나 자칫 PVC로 착각할 수 있다.

■ **AF 의 치료의 고려점**

평가의 초점	치료의 초점
1. patient clinically unstable?	1. Treat unstable patients urgently
2. cardiac function impaired?	2. Control the rate
3. WPW present?	3. Convert the rhythm
4. Duration < 48 hr or > 48 hr?	4. Provide anticoagulation

• 응급으로 conversion 시켜야 할 경우
  AF의 리듬 장애로 인한 환자의 불안정한 상태(hemodynamically unstability)
  진정 (sedation) 후에 synchronized cardioversion (50~100J) 시행
  cf) digitalis를 복용하고 있더라도 digitalis에 의한 독성 증상이 없고 혈액 검사
  결과가 정상이라면 digitalis와 cardioversion에 의한 악성 심실성 부정맥의
  위험과는 관계가 없다고 한다.

• 치료 시 **부정맥 발생 기간**이 중요하다.
  심방, 주로 좌심방 내 혈류의 흐름이 거의 없어 혈액이 굳어 혈전이 되고 이는 심
  방의 수축, 즉 sinus conversion 시 혈전이 떨어져 흘러가 뇌졸중, mesenteric
  infarction 등의 색전증이 발생할 수 있다. 즉, 혈전이 생겨있을 위험이 있다면 심
  방의 수축, 즉 sinus conversion을 유도하면 안된다. 혈전의 생성은 48시간으로
  보고 있다.
  new-onset AF<48 h; 바로 ventricular rate control과 cardioversn 이 가능
  new-onset AF>48 h; 1~3주간의 systemic anticoagulation 후에 rate control 및
  cardioversion 시행. rhythm conversion 후 4주간 anticoagulation을 유지한다.
• β-adrenergic blocker ; 갑상선 기능항진증과 catecholamine excess에 선택약제.

- 응급 rate control：IV calcium channel blocker(diltiazem＞＞verapamil), β-adrenergic blocker(metoprolol) digitalis：rate control에 2차 또는 3차 선택 약제(효과가 느리다)
- 그 외 magnesium(2 g 2분에 걸쳐 투여)을 사용해 볼 수 있고(3차 선택), adenosine 은 atrial flutter에 대한 사용과 마찬가지로 효과 기간이 너무 짧아서 바로 다시 재발한다.
- WPW syndrome 에 연관된 AF：Calcium channel blocker, β-adrenergic blocker, adenosine, digitalis 등 AVN conduction delay를 시키는 약물은 금기가 된다.

Control rate	
정상 심장	심부전
−Diltiazem 또는 다른 calcium channel blocker − 또는 metoprolol 또는 다른 beta− blocker	Digoxin 또는 diltiazem 또는 amiodarone
Convert rhythm	
정상심장	심부전
If 48 h 이내：DC cardioversion or amiodarone If 48 h 이후：anticoagulation 3 weeks, then DC cardioversion, then Anticoagulation X 4 more week	정상심장과 같은 방법으로 하거나 또는 IV heparin and TEE to rule out atrial clot, then DC cardioversion within 24 hr, then anticoagulation for 4 weeks

■ * Wide complex SVT와 VT의 감별

양상	Suggests SVT	Suggests VT*
나이 과거 MI	<35 years	>50 years 95% specific for VT
과거력	Prior SVT	Angina, Congestive heart failure
증상과 혈압	Not useful differentiator	Not useful differentiator
AV dissociation		specific for VT
QRS duration		≥0.14 seconds (≥0.16 if LBBB)
QRS axis		−90 to±180 degrees (NW axis) or concordance in all precordial leads
V1 or V2 if LBBB	triphasic QRS or R'>R	R> 0.03 sec, or >0.06 sec to S nadir
V6 if LBBB		QR or QS
V1 if RBBB		Monophasic R, QR, RS
V6 if RBBB	triphasic QRS	R/S < 1, QS, QR

*wide QRS tachycardia는 먼저 양상에 관계없이 VT을 의심해 봐야 한다. 위의 표는 예측할 수 있는 것이지 감별할 수는 없다.

• 입원 기준

고전적으로 new-onset AF은 증상에 관계없이 잠재된 acute coronary syndrome 과 pulmonary embolism 의 검사를 위해 입원시킨다. 선택적인 퇴원이 가능한데 조건은 허혈성, 판막이상, 폐질환, 갑상선기능이상이 아니고 환자 및 보호자와 추후 치료에 대해 좋은 compliance가 형성되어 있는 경우로서 정상 sinus rhythm으로 conversion시킨 후이다.

4. 넓은 QRS 빈맥 Wide QRS tachycardia

1) **심실 빈맥(Ventricular tachycardia)** — 3개 이상의 premature ventricular beats 가 연달아 발생, 연장된 QRS rhythm이 100~250/min. fusion beats, capture beat, AV dissociation, LAD, precordial concordance 등이 같이 나타날 수 있다. 지속성(Sustained) VT : >30 sec, 비지속성(Nonsustained) : <30 sec
임상적으로 AV dissociation(이는 VT, complete heart block, AF 등 여러 상황 에서 볼 수 있다)에 의해 Tricuspid valve가 닫힌 상태에서 심방이 수축되어 jugular vein이 간헐적으로 불룩 튀어나오는 cannon a wave 가 관찰될 수 있다.

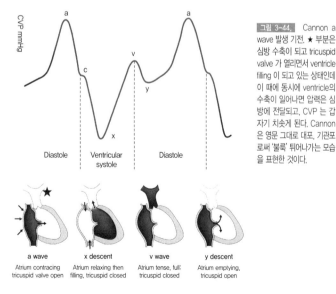

그림 3-44. Cannon a wave 발생 기전. ★ 부분은 심방 수축이 되고 tricuspid valve 가 열리면서 ventricle filling 이 되고 있는 상태인데 이 때에 동시에 ventricle의 수축이 일어나면 압력은 심방에 전달되고, CVP 는 갑자기 치솟게 된다. Cannon 은 영문 그대로 대포, 기관포 로써 '불룩' 튀어나가는 모습을 표현한 것이다.

CVP mmHg

a

c

v

x

y

a

Diastole | Ventricular systole | Diastole

a wave
Atrium contracting tricuspid valve open

x descent
Atrium relaxing then filling, tricuspid closed

v wave
Atrium tense, full: tricuspid closed

y descent
Atrium emptying, tricuspid open

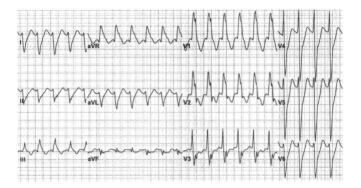

그림 3-45. ECG of VT. Regular, Wide QRS, AV dissociation을 볼 수 있다.
RS> 100 ms, AV dissociation(P 파가 QRS 복합체 사이에 보이고 있으며, QRS의 수가 P의 수보다 많다.
참고) QRS 수가 P 수보다 적을 경우 complete heart block 이다)이 있고, R:S ratio<1 in lead V6

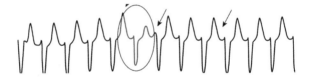

그림 3-46. Fusion beat of VT. AV dissociation 과 capture beat(심방에서 만들어진 P 파가 심실로 전달되어
정상 심전도와 유사한)를 볼 수 있다.

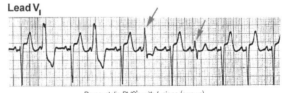

Lead V₁

Parasystolic PVC's with fusions (arrows)

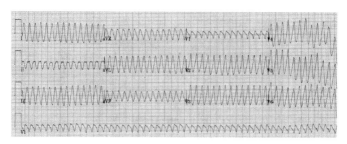

그림 3-47. Precordial concordance. V1~V6까지 R wave가 모두 양성으로 일정한 방향을 향하고 있다.

VT의 치료

- Pulse가 없으면 즉시 제세동하고, VF에 준해서 치료한다.
- 불안정 증후(저혈압, 의식저하, 지속되는 흉통, 쇼크의 징후)를 보이면 monomorphic VT의 경우는 바로 100J cardioversion (synchronized)하고 무반응시 200J, 300J, 360J까지 올린다. polymorphic VT의 경우는 바로 unsynchronized shock (defibrillation dose 360J)을 시행한다.
- 환자가 안정화 되어 있으면 12 Lead 심전도를 시행하고 VT의 종류를 알아낸 후 다음과 같이 치료한다

(1) monomorphic VT
   a. 정상 심기능: adenosine→ amiodarone, lidocaine
   b. 심기능 저하시: amiodarone, lidocaine→ synchronized cardioversion

(2) polymorphic VT
   a. 과거 심전도가 normal baseline QT interval: beta-blocker, lidocaine, amiodarone, procainamide, sotalol
   b. 과거 심전도가 long baseline QT interval: magnesium, overdriving pacing, isopreterenol, phenytoin, lidocaine
   - 약물 치료: Lidocaine, Procainamide, amiodarone

2) Torsades de pointes

www.torsades.org.

polymorphic VT의 unique 한 형태로서 twisting QRS, prolonged QT interval의 특징적 심전도를 가지며 VT/VF 으로 급격히 악화될 수 있다. 90초 정도 유지되다가 자연히 사라지는 양상을 띠나 지속될 수 있어 위험하다.

원인: QT prolongation 을 유발하는 원인과 같다.

- 서맥: Severe bradycardia, Sinus node dysfunction, A-V block
- 전해질 이상: Hypokalemia, Hypomagnesemia, Hypocalcemia
- 영양 결핍: Starvation, Anorexia nervosa, Liquid protein diet
- 약물: 용량에 관계되며, 약물 상호 작용에 의해서도 나타날 수 있다.

약물	
항부정맥제 (Ic 제외)	Class IA : disopyramide, procainamide, quinidine Class III : amiodarone, bretylium, ibutilide, sotalol
항생제	amantadine, chloroquine, fluoroquinolones (gati/levo/moxifloxacin), macrolides (erythro/clarithro/azithromycin), pentamidine, voriconazole
GI/진토제	cisapride, droperidol, octreotide, ondansetron
정신과약물	chloral hydrate, chlorpromazine, haloperidol, lithium, mesoridazine, risperidone, thioridazine, venlafaxine, ziprasidone
기타	alfuzosin, arsenic trioxide, cocaine, indapamide, fosphenytoin, methadone (hign dose), nicardipine, organophosphates, tacrolimus, tamoxifen, tizanidine

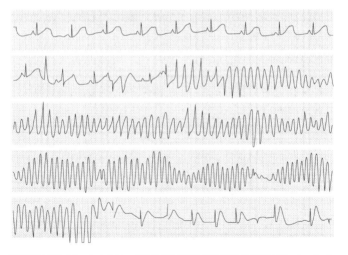

그림 3-48 ECG of Torsade de Pointes. 심전도와 같이 실타래 모양을 보이며, 자연적으로 QT prolongation을 보이는 정상으로 돌아오는 성격을 가진다.

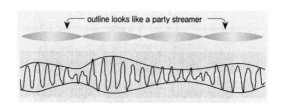

치료:polymorphic tachycardia가 발생 전에 심전도에서 QT interval을 측정한다.

baseline ECG의 QT 간격이 정상이면 polymorphic VT와 같이 치료한다.

Long baseline QT interval

ischemia 치료

전해질 이상 교정

그리고 난 후에 다음 중 하나를 선택하여 치료한다.

magnesium

overdrive pacing

isoproterenol(pharmacologic overdriving pacing)

phenytoin

lidocaine

3) Ventricular fibrillation (VF) (전문심폐소생술 chapter에서 다시 다룸)

Irregular chaotic baseline, no beats, no BP 로서 심정지 리듬임

VF의 진폭의 크기에 따라서 fine(2~5 mm), medium-moderate(5~10 mm), coarse (10~15 mm), very coarse(>15 mm, mega VF 이라고 부른다)으로 분류한다. Mega VF는 발생한지 수분 정도 지난 소생가능성이 매우 높은 리듬이며, fine VF은 asystole 에 가깝다고 할 수 있다.

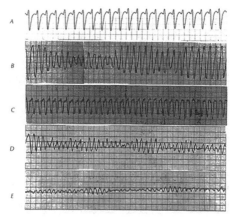

그림 3-49. ECG of VT(A), Polymorphic VT(B, C), mega VF(D, arrest 10분 이내) and fine VF(E, arrest 10분 이후), deterioration by time

5. 항부정맥제

1) 항부정맥 약제(Antidysrhythmic Agents)의 전기 생리학적 작용
(Vaughan Williams classification)

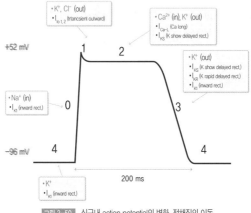

그림 3-50. 심근내 action potential의 변화, 전해질의 이동

CLASS I Agents (Sodium channel blockers)	
IA:-Quinidine Procainamide	phase 0 (conduction) 억제, moderate depression, 특히 탈분극된 조직 phase 4 (automaticity)억제, 특히 ectopic sites의 refractoriness 연장-APD, ERP 연장
IB:-Lidocaine Phenytoin	phase 0 (conduction)의 약간의 억제 phase 4 (automaticity) 억제, 정상이 아닌 탈분극된 조직을 억제. Refractoriness는 변화가 없다- APD 단축, ERP 연장
IC:-Encainide Flecainide	phase 0 (conduction) 억제, 강한 억제, 응급실에서 사용 안함 phase 4 (automaticity)억제, Refractoriness 무변화-APD, ERP 무변화
CLASS II AGENTS (β-blockers)	
Propranolol (prototype)	phase 4 (automaticity) 억제, 특히 catecholamine states가 높을 경우. phase 0(conduction) 억제, refractoriness 연장, 특히 AVN
CLASS III AGENTS (Antifibrillatory agents)	
Amiodarone Bretylium Sotalol	Refractoriness 연장 Potassium channel modulation Unique pharmacodynamic profile을 가짐
CLASS IV AGENTS (Calcium channel blockers)	
Verapamil (prototype)	phase 4 (automaticity) 억제, phase 0 (conduction) 억제, refractoriness 연장
UNCLASSIFIED AGENTS:	
Digoxin	phase 4 (automaticity) 증가(특히, 독성 레벨에서 ectopic pacemaker) phase 0 (conduction) 억제(특히, AVN를 통한), refractoriness 연장
Adenosine	phase 4 (automaticity) 감소, phase 0 (conduction) 감소, 특히 AVN 안에서, 이런 효과는 atropine에 의해 억제되지 않음

약어: APD, action potential duration; ERP, effective refractory periods; AVN, atroventricular node.

2) 항부정맥제

(1) Adenosine(Adenocor®)

- 6 mg IV push followed by N/S 20 cc. 실패시 12 mg IV q 2 min X 2 doses (total 30 mg).
- 2nd or 3rd degree AV block, sick sinus syndrome, dipyridamole 사용하는 환자에 금기이며 asthma, COPD, 또는 theophylline use시 bronchospasm을 악화시킬 수 있으므로 주의해야 한다.
- ultra-short action(15~17초)으로 빠른 투여가 필요하므로 3-way stopcock 을 이용하여 미리 20 cc 주사기를 연결하여 바로 주입할 수 있도록 해야 한다.
- 약물이 적혈구와 접촉하면서 바로 불활성화되므로 혈관내 존재시간을 최소화하여 심장으로 보내는 것이 관건이다. 이상적으로 3명이 필요하며(1인 아데노신 주입, 1인 20 cc 추가 투입 및 수액백 짜기, 1인 팔들어 주기) 적절히 투여하기 위하여서는 사전 모의 역할 분담을 해 봐야 한다.

- 중심정맥카테터 CVP catheter 를 가진 경우 초기 용량은 3 mg(초기 용량의 1/2)를 투여한다.
- 소아 용량 0.1 mg/kg(이후에 0.2 mg/kg X 2회) + 5 cc 이상의 N/S push한다.

(2) Digoxin

AV conduction을 지연시키므로 AF의 long-term rate control에 효과적이다. Delayed onset of action 때문에 AF의 acute rate control에는 부적합하다. 0.5 mg IV 또는 PO (처음, 4시간 2회), 이후 8시간, 12시간에 0.25 mg PO. electrical cardioversion은 치명적일 경우에만 시행한다(10~20 J 의 low energy 로 해야 한다).

(3) Diltiazem(Herben®, Cardizem®)

AF의 rate control에 사용한다. Diltilazem은 verapamil에 비해 myocardial depression 및 hypotension을 덜 유발하기 때문에 우선시 이용된다. 15~20 mg (0.25 mg/kg) 2분에 걸쳐서 정맥 주사

- 15분 후에 20~25 mg을 다시 2분에 걸쳐서 반복 투여
- 유지 요법:5~15 mg/h
  원인을 모르는 wide QRS complex tachycardia에 calcium channel blocker 를 사용하면 안 된다. 또한 WPW syndrome with AF, sick sinus syndrome, AV block이 있는 환자에도 금기이다. β-blocker를 복용하고 있거나 IV β-blocker 를 사용한 경우는 피하는 것이 좋다. 단, β-blocker IV(esmolol이 좋다)한 후에 다시 rescue drug으로 사용 시에는 약 30분 정도 기다렸다가 조심스럽게 천천히 사용해야 한다.

(4) Verapamil(Verapamil®)

적응증은 supraventricular tachyarrhythmias(SVT, A-fib/A-flutter)에 한하며, 임상적으로 stable한 환자여야 한다. 만약, 저혈압이 있으면, 즉시 cardioversion을 시행해야 한다. Diltiazem보다 hemodynamic profile이 좋지 않다(저혈압 유발이 많다).

- 2분에 걸쳐서 5~10 mg IV
- 안되면 첫 용량을 투여하고 30분을 기다린 후에 다시 2분에 걸쳐서 10 mg을 반복한다.
  IV β-blockers와 동시에 사용하면 안 된다. verapamil IV 전에는 Calcium-gluconate를 미리 준비해 두어 부작용(저혈압 발생)시 투여할 수 있도록 하고,

verapamil이 실패할 시에는 30분을 기다린 후에 beta-blocker를 사용해야 한다.

(5) Esmolol(Brevibloc®)

1분에 걸쳐서 0.5 mg/kg IV Loading하고, 이어서 0.05 mg/kg/min으로 유지한다.

반응이 없을 시에 한번 더 loading하고 유지 용량을 조절한다(최대 용량 : 0.3 mg/kg/min).

(6) Propranolol(Inderal®)

1~3 mg IV(0.1 mg/kg를 3등분해서 2~3분의 간격을 두고) 천천히 정맥주사한다. 총량은 분당 1 mg을 넘지 않도록 한다. 필요하면 2분 뒤에 반복할 수 있다. 저혈압 등 부작용이 많아 사용에 주의를 요한다.

(7) Magnesium

Cardiac arrest : 1~2 g을 D5W 10 ml와 섞어서 IV push한다.

Torsade de pointes(not in cardiac arresst) : 1~2 g을 50~100 ml의 D5W에 섞어서 5~6분 내에 IV하고 시간당 0.5~1 g을 더 IV한다.

때로 저혈압이 발생할 수 있으며, 신부전시에는 주의해야 한다.

Non-torsades cardiac arrest에서는 도움을 주지 못한다.

(8) Amiodarone(cordarone®)

Class III(antifibrillatory) agent; K channel blocker

2000년 ACLS(Advanced Cardiac Life Support) guide line 이후에 이 약제에 대한 사용이 많이 증가하였다. 심실성, 상심실성(atrial flutter/fibrillation, accessory pathway(WPW) syndromes 포함하여) 부정맥에 모두 효과가 있으며 이는 action potential과 refratory period를 증가시키고 pacemaker 세포의 자동성을 감소시켜(특히 AV node) 효과를 나타낸다. 또한 adrenergic 수용기와 비경쟁적 억제자로서 smooth muscle의 이완효과를 보인다.

Amiodarone	• 적응증：both SVT and VT, VF, LV function이 impair되어 있거나 digoxin으로 rate 조절이 안될 경우(shock refractory VT, VF, origin이 불분명한 VT 또는 wide QRS tachy-cardia, SVT, PSVT and rate control of AF, Atrial flutter) • 용량：cardiac arrest(300 mg IV push, 필요시 3~5분 후에 150 mg IV) • Other tachycardia：최대 하루 용량 2.2 g 　- rapid infusion：150 mg IV first 10 min may be repeat every 10 min. 　- slow infusion：360 mg IV over 6 hr(1 mg/min) 　- maintain infusion：540 mg IV over 18 hr(0.5 mg/min)

Amiodarone의 부작용	
급성	저혈압, 서맥, contractility 감소
장기 사용 부작용	흔한 부작용 - 각막 침착, photosensitivity, 위장관 장애 드문 부작용 - 갑상선기능항진증, 심부전, 폐독성, 갑상선기능 저하증, 서맥, 부정맥유발 효과
약제와의 상호작용	약물 농도 상승효과를 보이는 약제들 - quinidine, phenytoin, procainamide, warfarin, digoxin, flecainide

N Eng J Med 341:871, 1999

(9) Lidocaine

Ventricular ectopy, VT, VF의 치료에 이용될 수 있으나 amiodarone이 lidocaine에 비해 VT을 termination 시키는 데 더욱 효과적이다.

- 초기 용량：0.5~0.75 mg/kg, 1~1.5 mg/kg 까지
  (VF/VT에 의한 cardiac arrest시에는 초기 용량을 1~1.5 mg/kg로 투여)
- 반복 투여：0.5~0.75 mg/kg, 매 5~10분마다
- 최대 총 용량：3 mg/kg
- 유지 용량：1~4 mg/min(30 to 50 μg/kg/min)

(10) Procainamide

심근 조직의 전도를 느리게 하여 atrial & ventricular arrhythmia를 억제한다. 심정지 상황에서는 더 이상 권장되지 않으며, 또한 stable 한 상태에서도 효과가 느리게 나타나 사용에 제한적이다.

- Non-VF/VT arrest：Infusion 20 mg/min IV to maximum 17 mg/kg
  (부정맥이 억제되거나 저혈압 발생, QRS complex가 50%이상 늘어난 경우, Total 17 mg/kg까지 투여된 경우까지 투여)
- Maintenance infusion：1~4 mg/min
- 경동맥동 마사지(Carotid sinus Massage)의 금기
  1. carotid bruit가 있는 경우

2. 75세 이상의 고령환자(그러나 최근 45세 이상의 경우 권장하지 않는다)

3. sick sinus syndrome 또는 carotid sinus sensitivity가 있는 환자

4. digitalis 중독에 의한 부정맥

5. non-paroxysmal junctional tachycardia.

Clincal procedure in Emergency medicine 2nd ed p 156

6. 부정맥의 전기적 치료

■ Cardioversion의 에너지 level

Cardioversion(synchronous)	초기 에너지 level(joules) – biphasic
Supraventricular tachycardia	50
Atrial flutter	50
Ventricular tachycardia(monomorphic)	50~100
Atrial fibrillation	200
Defibrillation(asynchronous)	**초기 에너지 level(joules) – biphasic**
Ventricular tachycardia(polymorphic)	100
Ventricular tachycardia(pulseless)	100
Ventricular fibrillation	200

2005 AHA/ACC guidelines IV-67~77

* Cardioversion에 효과가 없는 부정맥

Cardioversion이 효과가 있으려면 원인이 automaticity 또는 trigger effect가 아닌 reentry mechanism에 의한 경우이어야 한다. 다음은 모두 automaticity에 의한 경우로 전기적 치료에 반응하지 않아 약물로 치료를 해야 한다.
multifocal atrial tachycardia(MAT), junctional tachycardia(JT), ectopic atrial tachycardia(EAT)

* 경피적 심박동기(Transcutaneous pacemaker)

■ **적응증**

Class I	혈여학적으로 불안정한 서맥(혈압 변화, 의식 변화, 협심증, 폐부종)
	급성 심근 경색
	증상 있는 sinus node 기능 이상
	Type II 2도 방실 차단
	완전 방실 차단
	새로 발생된 LBBB, RBBB, Bifascicular block

Class IIa	증상 있는 심실 탈출(escape) 리듬
	빈맥에서 overdrive pacing
Class III	서맥무맥성 심정지

Patch의 부착: 전후방 부착법(anterior-posterior)

- Capture failure의 가장 중요한 요인은 잘못된 위치의 부착이다.
- 현재 시판되는 기기의 사용 설명서 그림은 RT. anterior-Lt. lateral 로서 이는 capture failure 률이 높아서 권장되지 않는다.

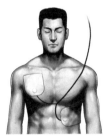

← 권장되지 않는다

그림 3-51. Rt. anterior - Lt. lateral attachment

1. 전방전극은 심장의 끝(apex of heart)높이에서 검상돌기(xiphoid process)와 왼쪽 유두(nipple)사이에 부착한다. 가능한한 최대박동점(maximal impulse; 심장의 apex인 좌측 전흉부에 부착한다.
2. 후방전극은 심장 높이의 어깨뼈(scapula)밑에서 척추뼈(spine)의 외측부분 사이에 부착한다(전방전극의 바로 맞은편인 좌후흉부). 전극은 흉골, 척추, 어깨뼈의 뼈융기(bony prominence) 위로 겹쳐지면 안 된다.

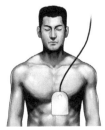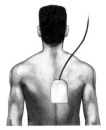

그림 3-52. Anterior-Posterior attachment

술기

1. 환자를 바로 눕힌 후 산소공급을 하며 필요시 보조호흡을 시행한다.
2. 심전도 전극을 환자의 흉부에 부착하고 심조율기록지(rhythm strip)를 보며 현재의 리듬을 확인한다.

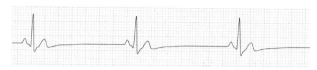

그림 3-53. Symptomatic Bradycardia before pacing

3. 페이스메이커 전극 케이블을 연결하고 기계를 켠다.
4. 페이스메이커의 심박수는 분당 80 beat/min으로 설정 후 시작(ON)한다.
5. 증상이 개선되는 가장 낮은 심장 박동수를 결정하여 조절한다.
6. 자극전류의 초기치는 0 mA(milliamperes)로 맞추어 놓아야 한다.

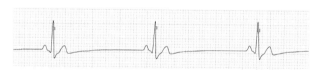

그림 3-54.

7. 최소의 설정으로부터 페이스메이커전위가 포획될 때까지 천천히 출력을 증가시킨다.

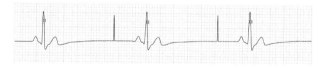

그림 3-55.

8. 단계적으로 점차적으로 출력을 증가시키고 페이스메이커 전위가 포획되면 전류를 낮추어 포획 선류의 최소진류를 찾아 포획 역치(threshold)값을 정하고 이보다 10% 정도 올려 유지한다.
9. 각각의 페이서 극파(pacer spike)후 지속적인 ST분절과 T파가 존재해야 한다.
10. 평균 54 mA(42~60 mA) 에서 포획된다.
11. 말초 맥박, 혈압, 포획리듬을 동시에 확인. 심초음파로 직접 확인.

12. 자연 박동이 있으면 Demand mode 로 유지하는 것이 더 좋다.

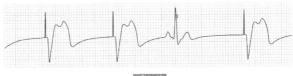

그림 3-56.

■ 성공적인 심박동 조절 유도시 심전도(예)

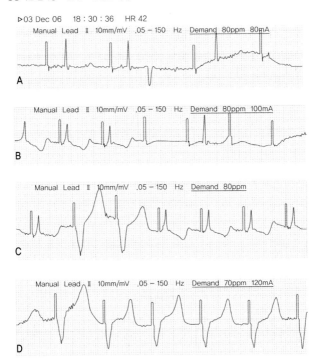

▷03 Dec 06　18 : 30 : 36　　HR 42
Manual　Lead　Ⅱ　10mm/mV　.05 - 150　Hz　Demand　80ppm　80mA

A

Manual　Lead　Ⅱ　10mm/mV　.05 - 150　Hz　Demand　80ppm　100mA

B

Manual　Lead　Ⅱ　10mm/mV　.05 - 150　Hz　Demand　80ppm

C

Manual　Lead　Ⅱ　10mm/mV　.05 - 150　Hz　Demand　70ppm　120mA

D

A∼C : 80 mA로 noncapture, D : 120 mA에서 capture
Capture 시 전류는 주로 심근을 통해 전해져서 capture beat의 모양은 PVC 와 비슷하게 나온다. capture beat는 wide QRS complex
로서 처음 deflection 과 마지막 deflection 은 항상 반대 방향으로 이어야 한다(그림 참고). 또한 기계적으로 심장의 박동을 확인해야
진정한 capture beat라 할 수 있어 경동맥 맥박을 만질 수 있어야 한다.

그림 3-57.

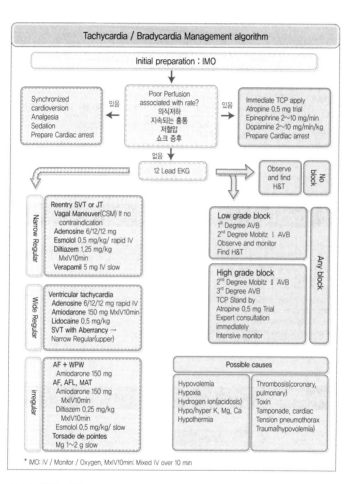

Tachycardia / Bradycardia Management algorithm

Initial preparation : IMO

Poor Perfusion associated with rate?
의식저하
지속되는 흉통
저혈압
쇼크 증후

있음 →

Synchronized cardioversion
Analgesia
Sedation
Prepare Cardiac arrest

← 있음

Immediate TCP apply
Atropine 0.5 mg trial
Epinephrine 2~10 mg/min
Dopamine 2~10 mg/min/kg
Prepare Cardiac arrest

없음 ↓

12 Lead EKG

Observe and find H&T — No block

Narrow Regular

Reentry SVT or JT
Vagal Maneuver(CSM) If no contraindication
Adenosine 6/12/12 mg
Esmolol 0.5 mg/ rapid IV
Diltiazem 1.25 mg/kg
MxIV10min
Verapamil 5 mg IV slow

Wide Regular

Ventricular tachycardia
Adenosine 6/12/12 mg rapid IV
Amiodarone 150 mg MxIV10min
Lidocaine 0.5 mg/kg
SVT with Aberrancy →
Narrow Regular(upper)

irregular

AF + WPW
Amiodarone 150 mg
AF, AFL, MAT
Amiodarone 150 mg
MxIV10min
Diltiazem 0.25 mg/kg
MxIV10min
Esmolol 0.5 mg/kg/ slow
Torsade de pointes
Mg 1~2 g slow

Low grade block
1st Degree AVB
2nd Degree Mobitz Ⅰ AVB
Observe and monitor
Find H&T

High grade block
2nd Degree Mobitz Ⅱ AVB
3rd Degree AVB
TCP Stand by
Atropine 0.5 mg. Trial
Expert consultation immediately
Intensive monitor

Any block

Possible causes

Hypovolemia	Thrombosis(coronary, pulmonary)
Hypoxia	Toxin
Hydrogen ion(acidosis)	Tamponade, cardiac
Hypo/hyper K, Mg, Ca	Tension pneumothorax
Hypothermia	Trauma(hypovolemia)

* IMO: IV / Monitor / Oxygen, MxIV10min: Mixed IV over 10 min

Adenosine 6/12/12 mg 추가

■ **24시간 Holter monitoring의 지침(AHA)**

리듬 장애와 관계된 증상의 평가	
Class I	분명한 원인을 밝힐 수 없는 syncope, near syncope, episodic dizziness 설명되지 않는 반복적 두근거림(palpitations)
Class IIb	원인을 밝힐 수 없는 episodic shortness of breath, chest pain, fatigue 신경학적 증상이 간헐적인 atrial fibrillation/flutter이 의심될 경우 다른 원인에 의해 syncope, near syncope, episodic dizziness 가 발생하였으나 증상이 지속될 경우
Class III	다른 원인이 밝혀진 syncope, near syncope, episodic dizziness, palpitations 부정맥의 증거가 없는 뇌혈관계 질환

ACC/AHA, J Am Coll Cardiol 1999;34:913.

XIV 심낭 압전 Pericardial Tamponade: Effusion의 원인

원인	빈도, %
Metastatic malignancy(심막 침범)	40
Acute idiopathic pericarditis	15
Uremia	10
Bacterial or TB pericarditis	10
Chronic idiopathic pericarditis	10
Hemorrhage(anticoagulant)	5
Other(systemic lupus erythematosus, postradiation, myxedema, etc.)	10

XV 판막 질환

	심잡음 Murmur	임상 양상
Aortic regurgitation	high-pitched, blowing diastolic, after S2	호흡 곤란, 피로, pulmonary edema, 흉통, wide pulse pressure
Aortic stenosis (AS)	harsh, systolic ejection right 2nd IC space to carotids, paradoxic S2 split, S3/S4 common	호흡 곤란 (earliest symptom), 실신, 협심증, narrow pulse pressure, EKG with LVH, or (RBBB or LBBB in10%)
Idiopathic Hyper-trophic, Subaortic Stenosis (IHSS)	crescendo-decrescendo harsh systolic at apex or left sternal border, 운동시 심해지고, squatting시에 약해진다.	AS와 증상은 같으나 발병이 빠르다 (30~40 세), 가족력이 있다.

	심잡음 Murmur	임상 양상
Mitral regurgitation (Acute)	harsh apical systolic, crescendo-decrescendo starts at S1 + ends before S2, S3+S4	호흡 곤란, 빈맥, 급성 폐부종, 협심증(호흡곤란으로 모를 수 있다), 쇼크
Mitral regurgitation (Chronic)	high pitched apical holosystolic radiates to axilla, S3 followed by short diastioc rumble	초기 증상은 운동시 호흡 곤란, AF, emboli(20%), 후기에 parasternal lift (heave-가슴을 들어 올림) 심전도 : LA, LV hypertrophy.
Mitral stenosis	mid-diastolic apical, crescendos into S2, loud opening snap, loud S1	운동 시 호흡 곤란, orthopnea, 객혈, PACs, AF(40%), emboli (14%), normal to low BP
Tricuspid regurgitation	high-pitched, pansystolic, at 4th para sternal space	orthopnea, right sided failure (JVD, edema, large liver/spleen, ascites), 심전도 : RBBB, 또는 AF

■ 혈관 확장제 사용 후 발생한 심한 저혈압의 기저 질환

- Excessive vasodilation
- Hypertrophic obstructive cardiomyopathy
- Intravascular volume depletion
- Right ventricular infarction
- Cardiogenic shock
- Aortic stenosis
- Anaphylaxis

XVI 세균성 심내막염 Bacterial Endocarditis 의 예방적 항생제 요법

1. 세균성 심내막염의 예방적 항생제

Dental procedures	Agent	Regimen
표준 경구 예방 (Standard oral prophylaxis) 경구 불가시	Amoxicillin Ampicillin	성인 : 시술 1시간 전 2.0 g 소아 : 시술 1시간 전 50 mg/kg 성인 : 시술 30분 전 2.0 g IM or IV 소아 : 시술 30분 전 50 mg/kg
Penicillin에 알러지	Clindamycin Azithromycin or clarithromycin	성인 : 시술 1시간 전 600 mg orally 1 hr 또는 30분 전 IV 소아 : 시술 1시간 전 20 mg/kg 경구, 또는 30분 전 IV 성인 : 시술 1시간 전 500 mg 경구 소아 : 1시간 전 10 mg/kg 경구

JAMA 277:1794, 1997.

2. 심내막염 예방적 항생제의 적응증

Prophylaxis Recommended

Prophylactic cleaning of teeth
Bronchoscopy (with rigid bronchoscope only)
Endoscopic retrograde cholangiopancreatography (ERCP)
Cystoscopy
Urethral dilation

Prophylaxis Not Recommended

Local anesthetic injections (non intraligamentary)
Endotracheal intubation
Tympanostomy tube insertion
Transesophageal echocardiography
Endoscopy
Vaginal delivery
Urethral catheterization
Uterine dilation and curettage
Insertion or removal of an intrauterine device

JAMA 227:1794, 1997

XVII 실신 Syncope

실신은 의식 소실과 함께 근육의 긴장성을 잃고 쓰러졌다가 자연적으로 회복되는 것을 의미한다. 이는 뇌간의 reticular activating system에 혈류가 갑자기 감소하면서 의식과 자세 긴장성을 소실하는 것이다.

1. 실신의 종류 및 감별 진단

Ⓗ = history /physical/ECG에 의한 진단

Ⓢ = special tests에 의한 진단 (예, Holter, Tilt-table, Invasive EP study, EEG, Carotid U/S)

1. 가장 흔한 원인(most common cause)

Idiopathic, undiagn

2. 심혈관계 원인(Cardiovascular cause)

Reflex / autonomic syncope

1) Situational/vasovagal syncope
Ⓗ Micturition/deglutition/defecation/postprandial/cough/Valsalva/sneeze/oculovagal/
Jacuzzi/diving/wt–lifting/late–pregnancy–supine
Ⓢ Neuzrocardiogenic syncope
Vasodepressor: vasodilation & inappropriate bradycardia. Setting of fear,
emotion, pain, premonitory sx, Blocked by EPI, Stimulation of inferior–cardiac C–fibers
(Bezold–Jarisch reflex)
Cardioinhibitory (frequent: AV block, prevented with atropine)
Ⓗ Carotid sinus hypersensitivity (AV block on CS massage)
Ⓗ Glossopharyngeal neuralgia (dysautonomia s/p neck surgery, RTX)

2) Orthostatic syncope
Ⓗ Drugs; ⒽHyperadrenergic (eg Volume depletion / hemorrhage)
Ⓗ Autonomic dz: Drugs; Neuropathy of DM or EtOH; Bed rest/deconditioning; Shy–Drager;
Parkinson; B12 deficiency; Tabes

Cardiac electrical conduction defect
Ⓢ Atrioventricular block→profound bradycardia (Stokes–Adams attack)
Ⓢ Sinus node dysfunction (sick–sinus–syndrome); Pacemaker failure
Ⓗ Long QT syndromes
• Pause–dependent: drugs, electrolytes, stroke, carotid manipulation
• Catecholamine–dependent: Romano–Ward, Lange–Jervell–Nielsen
• Brugada syndrome
Ⓢ Supraventricular arrhythmias

Mechanical
Ⓗ Valvular/subvalvular obstruction: AS, MS, atrial myxoma, HCM/IHSS
Ⓗ Pulmonary embolism / pulmonary hypetension

3. 비심장성 원인(Noncardiac causes)

Neurologic
Ⓗ Primary seizure disorder; ⒽVertebrobasilar insufficiency ("Drop attacks"): TIA;
Subclavian steal; ⒽTakayasu; ⒽArnold–Chiari malformation
Ⓗ Metabolic: hypoglycemia, hypoxia, hyperventilation

Phychiatric
Ⓗ Panic disorder/hyperventilation; ⒽHysteria

2. Pearls & Nonsense

① 치명적인 원인을 우선 고려하는 것이 필수적으로, 자세한 병력 청취가 진단에 가
장 중요하다.

• Presyncopal state: 자세, 통증성 자극 등의 외부 인자

- Syncopal attack: 발견하거나 옆에 있었던 사람의 관찰이 중요하다. 의식 소실의 시간, 경련성 운동, 요실금, 혀 깨물기, 기타 seizure를 의심할 만한 소견이 있는지를 물어본다.
- Postsyncopa period: 의식이 돌아오는 과정을 확인하는 것이 가장 중요하다. 잠자거나 혼돈상태가 지속되다가 점진적으로 의식을 회복하면 seizure의 가능성이 높다.

② 반드시 hemorrhagic shock의 가능성을 염두해 둬야 한다(UGI bleeding, ectopic pregnancy rupture 등): rectal examination(!), 혈변, 토혈의 병력, abdominal examination을 시행한다.

③ 경련, 의식소실, 외상은 실신의 원인을 찾는데 도움이 안된다.

④ 서맥에 의한 실신을 의심하기 전에 심실성 부정맥, 구조적 심장이상(HOCMP, AS 등)을 확인하는 것이 중요하다.

⑤ Postictal state 또는 Todd's paralysis(경련이 있었던 부위에 일정기간 neurologic deficit-근력 약화나 감각 이상-이 생김)는 원인이 seizure임을 시사한다.

⑥ CT, EEG, Carotid U/S 등의 검사는 병력과 이학적 검사가 불분명할 경우에 시행하게 되나 뇌병변을 확인하는 것은 어렵다.

⑦ 경동맥(carotid artery) 협착 또는 혈전/색전에 의한 뇌졸중(TIA)가 실신의 원인으로 고려되는 것은 옳지 않다.

⑧ Head-up tilt-table exam은 vasovagal/ vasodepressor syncope을 진단하는 데 비특이적이며, isoproterenol을 사용했을 시에는 특히 도움이 안 된다.

	경련 (Seizure)	실신 (Syncope)
발병	Sudden(전구 증상없이)	전구 증상: 땀, 눈 앞이 깜깜해지고, 어지러움, 가슴 두근거림, 앉았다 일어나는 등의 자세 변화 시
자세	관계없다	축 늘어져 있음*
근육 활동/피부색	다양하다	보통 창백하다
요실금	다양하다	드물다
외상	흔하다: 혀 깨물기, 열상, 탈구, 멍	드물다
Postevent	혼돈, 졸리움	정상 의식 상태로 바로 돌아옴
Serum prolactin†	경련 후 20분에 상승, 60분에 정상화 됨	증가하지 않음
산혈증	Anion gap 대사성 산증	없음

*장기간의 무호흡으로 인해 근육 움직임(myoclonus)를 보일 수 있다.
†비운동성 발작에서는 증가하지 않으며 발작후 1시간 이내로 정상화된다.

3. 치료

심인성이거나 치명적인 원인이 있다면, 응급실내 혹은 입원해서 진단을 해야 하며, 진단에 따른 치료를 바로 시행한다.

다음의 경우 입원을 고려해야 하는데 만약 4 개중 3 개의 위험인자를 가지면 1 년 사망위험률이 58~80%이고, 없으면 4~7%이다.

심장성 실신(Cardiac Syncope)의 위험 인자	
위험 인자	Odds ratio
1. 비정상 심전도(비특이적 ST 절 외 이상)	4.2
2. 심실성 부정맥의 과거력	3.8
3. CHF의 과거력	3.1
4. 나이 45세 이상	3.2

Odds ratio는 또한 위험인자를 가진 경우가 갖지 않은 경우에 비해서 사망할 위험이 Odds ratio배 만큼 높다는 것을 의미한다.

Martin, Ann Emerg Med 1997; 29; 459

4. 입원 적응증

- **절대적 적응증**
  - 심질환의 과거력(예, 관상동맥 질환, CHF, 부정맥)
  - 흉통을 동반한 실신
  - 이학적 검사에서 전에 없던 심질환의 소견을 보일 때(예, 판막 질환, CHF)
  - 신경과적 질환이 의심이 될 때(예, 국소 신경학적 증상, TIA, CVA)
  - 심전도 이상(예, ischemic changes, bradyarrhythmias, tachyarrhythmias, prololnged QT interval , bundle branch block)

- **상대적 적응증**
  - 손상, 빈맥 또는 운동과 관계된 실신
  - 잦은 재발성 실신
  - 부정맥, 관상동맥 질환을 의심할 만할 경우(약물에 의한 torsade de pointes)
  - 수액 치료(2 리터)에 반응하지 않는 중증도의 orthostatic hypotension
  - 60 세 이상의 노인
  - pulmonary embolism이 의심되는 경우

* **실신과 급성 심장사(sudden cardiac death; SCD)**
- 구조적으로 정상인 심장에서 SCD의 원인이 되는 질환은 Brugada syndrome, long-QT syndrome, preexcitation syndrome, commotio cordis 가 있다.

- 구조적으로 비정상인 심장 질환은 나이가 젊은 경우 HOCMP, 중년 이상의 경우 AS, 그리고 valvular heart disease 등이 있다.

■ 원인에 따른 5 year 생존률

	All-cause mortality	Sudden-death
Cardiac syncope	50%	30%
Noncardiac syncope	25%	5%
Syncope without identifiable cause	20%	< 5%

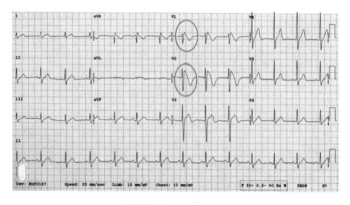

그림 3-58. Brugada syndrome

Brugada syndrome은 아시아인, 45세 미만의 젊은 남자(여자에 비해 10배)에서 흔하며, sudden cardiac death(SCD)의 가족력이 있는 경우에서 실신을 주소로 내원시 강력히 의심해봐야 함. 특징적으로 autosomal dominant genetic defect로서 Sodium channel의 기능이상 때문으로, 술을 마시면 유발되는 경우가 있음

심전도상 특징
- RBBB pattern. 넓은 S 파가 좌측 측면 lead에서 없을 수 있다.
- Left axis deviation
- 특징적으로 ST segment elevated $\geq$ 0.1 mV in V1~V3(개인에 따라 달라질 수 있다.)
- ST segment elevation은 procainamide, flecainide에 의해 유발됨

- TCA overdose시 보이는 심전도와 유사하다.

진단 : 심전도상 Brugada 패턴을 보이고, 다음의 임상 양상을 보이는 경우로 진단할 수 있다.
- Syncopal episodes
- Documented VF
- Self-terminating polymorphic ventriculartachycardia (VT)
- 45세 이하에서 발생한 sudden cardiac death 의 가족력
- Evidence of ST-segment elevation
  Echo, TEE, MRI, endomyocardial biopsy는 전형적으로 정상이다. 주의할 점은 모든 Brugada syndrome이 전형적인 심전도를 보이는 것은 아니다. 의심이 되지만 특징적인 심전도가 없는 경우 심전도 모니터 하에 일시적으로 나오거나 감추어진 부분을 확인하는 것이 중요하고, 입원 후 electrophysiology study(EPS) 결과, prolonged His ventricualr (H-V) interval (95%), VF(66%), VT(11%)이 유도될 수 있으며 Class Ia antiarrhythmics(예, procainamide)를 투여하면 Brugada 패턴을 확인할 수 있음.

치료 : intracardiac defibrillator의 삽입이 절대적이며 항부정맥제(β-blockers, amio-darone)은 sudden death를 예방하지 못한다.

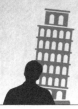

호흡기

Pulmonology

I 상부기도 응급

경부 통증(sore throat) 환자의 진단에 있어서 주의해야 할 점은 무엇보다 대증 치료만을 요하는 감기(URI)로만 몰고 가듯이 쉽게 진단한다는 것이다. 그러나 우선 주호소(chief complaints)가 아니더라도 문진 및 이학적 검사 후, 아래의 심각한 질환이 아님을 확인해야 한다. 즉 감기는 응급실에서 진단시 배제 진단(exclusion diagnosis)임을 명심해야 한다. 또한 콧물/코막힘, 기침, 가래 등의 관련 증상이 없는 경우 감기를 의심하는 것은 위험하다.

1. 임상적 증상과 고려점

발열	환자의 체온에 따른 객관적인 염증반응을 이학적 소견으로 확인해야 한다
쉰목소리	Vocal cord, epiglottis 부근의 부종을 의미한다. 진정한 응급의 증상일 수 있어서 대화 중에 목소리가 쉬어 있다면 이유를 물어야 한다.
경부 통증 sore throat	구강 아래의 염증이 있을 경우나 식도나 종격동의 질환에서도 보일 수 있으므로, 구강의 시진 상 정상이라면 후두경 검사, 방사선 사진 등의 검사를 시행한다.
연하장애 dysphagia	편도선 비대, 심한 인두/후두염, 후두개염, 식도 및 종격동 질환을 확인한다. 후인두강 농양의 경우 환자가 뜨거운 감자를 입에 물고 있는(hot potato sign) 듯한 모습을 보인다.
입벌림장애 trismus	부인두강 감염, 농양에 의해 발생하고, 측부 인두벽을 내측 전위시킨 소견을 볼 수 있다. 파상풍의 가상 흔하고 첫 증상이다.
경부 부종	농양과 관계되어 있거나, 임파선 염을 의심한다. 경부 CT 필요성을 고려한다.
두통	CNS 감염을 확인한다.
호흡 곤란	가벼운 호흡곤란을 호소하더라도 심각한 상태를 예견하고, 기도 삽관 또는 기관 절개술에 대한 준비를 한 후에 필요한 검사를 시행하는 것이 안전하다.

2. 심각한 질환들 Critical Conditions

- Acute epiglottitis
- Pneumomediastinum
- Boerhaaves' syndrome
- Mediastinitis
- Retropharyngeal abscess

- 경부 측면 사진 촬영연부 조직의 부종과 경부 연부 조직 특히 식도 뒤 또는 척추골 앞의 공기 음영을 보인다. C3 앞 연부조직:3 mm이상, C6 앞 연부조직:22 mm 이상 시 비정상으로 판정한다.
- 후두개의 부종(epiglottis swelling)의 판정: 후두개의 넓이가 3번째 경추 넓이의 반이상이거나, 후두개의 높이가 3번째 경추 높이의 60% 이상 시 민감도와 특이도가 매우 높다. 그러나 arytenoid swelling 이나 laryngitis의 경우에는 후두개의 부종이 없으므로, 후두개가 정상이라고 상부 기도 협착의 위험이 없다고 생각해서는 안 된다.
- 최근 Scope 이 보급되면서 직접 볼 수 있으니 vocal cord, epiglottis 등을 꼭 직접 관찰하여 판단하는 것이 좋다.

II 감기 | Common Cold, Rhinopharyngitis

1. 인두염 Pharyngitis의 바이러스/세균성 원인들

원인균	증상군/병	징후와 증상	빈도, %
바이러스			
Rhinovirus Coronavirus	감기(common cold)	Nonexudative, 경도~중등도의 인후통, 콧물, 드물게 침삼키기 어려움, 발열, 근육통 등의 증상	≥25
Adenovirus	인두결막열(pharyngo-conjunctival fever)	여름에 주로 발생, 발열, 두통, 어지럼증, 결막염	5
Herpes simplex virus	설염(stomatitis), 잇몸염(gingivitis)	연구개의 수포와 얕은 궤양, 경부 림프절의 부종 및 압통	4
Coxsackievirus A	Herpangina	연구개와 편도선 pillar의 수포, 발열, 심한 인두통	<1
Parainfluenza virus	감기, 크룹	중이염, 기침	2
Influenza virus	독감(influenza)	급성 발병, 발열, 오한, 근육통, 두통, 식욕부진, 심한 인두통	2

원인균	증상군/병	징후와 증상	빈도, %
세균성			
Streptococcus pyogens (GABHS)	인두염, 편도선염, scarlet fever	발열, 불타듯 빨간 (fiery red) 인두, 노란색, 흰색의 exudate를 가진 patchy 인두, uvula의 부종, 경부 림프절병, 콧물과 기침은 드물다	5~15
Group C beta-hemolytic streptococcus	인두염/편도선염	GABHS와 비슷하나 경하다	5~10

변형인용 Principles and practice of infectious disease, 5th ed, phil, Churchill livingstone 2000, 1404~1406p

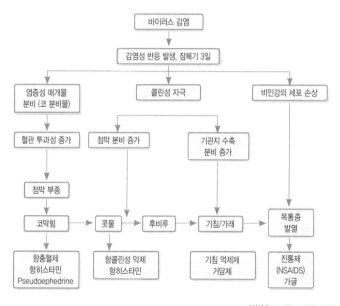

변형인용 Am Pham 1984:11:33

2. 치료

- 목의 통증(sore throat)/ 발열
  - NSAIDS와 aspirin – 가장 적절한 진통제 (그러나 Reye 증후군, GI upset(속쓰림, 오심)등의 부작용을 염려해서 많이 쓰이지 못하는 것 같다.)

- Acetaminophen- aspirin, ibuprofen 등을 사용하지 못하는 경우에 2차 선택이 된다.
  - 마약성 진통제(Narcotics)
- 항생제- 이의 사용에 대해서는 논란이 많지만, 심한 통증과 붉은 반점(patch) 등의 염증 소견을 가진 경우에는 연쇄상 구균(Group A beta hemolytic streptococcus; GABHS) 등의 세균 감염을 고려해서 사용하는 것이 좋을 듯 하다.
- Steroid(dexamethasone 5~10 mg IM, 1회 투여)- 빠른 증상의 경감을 위해 사용. 그외 exudative pharyngitis, 인두 부종, 잠재적 기도 폐쇄의 위험 등. 1회성 사용으로 심각한 감염의 악화나 패혈증을 유발하지는 않는다(Ann Emerg Med 22:212~215, 1999)
- 국소마취제 분무(lidocaine spray), 항균성 가글

N Engl J Med 2001;344:205~211

- Group A β-hemolytic Streptococcal pharyngitis의 complication
  - 화농성 합병증
    : 편도주위 농양, 심부 경부 농양, 화농성 경부 임파선염, 중이염, 부비동염, 유양 돌기염(mastoiditis), 패혈증, 골수염, 농흉, 뇌수막염, 연부조직 감염

  - 비화농성 합병증
    : 성홍열, 류마티스 열, 비류마티스 심근염, 연쇄구균 감염 후 신염, 결절성 홍반, 연쇄 구균성 독소 쇼크 증후군(streptococcal toxic shock syndrome)

Rosen 6th, p.1114

3. 콧물/기침/후비루 ^{Postnasal Drip}

- Pseudoephedrine
- Combination Rx : 1세대 antihistamine(2세대는 효과가 없으며, antihistamine 단독으로는 효과가 적다) + pseudoephedrine + naproxen (Anaprox)
- Dextromethorphan, codeine
- Intranasal ipratropium spray, Intranasal corticorsteroid

4. 기타 약제

점액용해제(mucolytics) : bromhexine(비졸본), S-carboxymethylcystein(리나치올) 등

- 기타 종합 약제:

  종합 감기약(보통 pseudoephedrine + acetaminophen + anti H1 blocker의 복합체)
- 기침약(예, Codenal® : codeine + anti H1 blocker + (pseudo)ephedrine + guaifenesin 의 복합체)

Kimsoncd 2002

주의) 예를 들면 감기 증상 중 콧물, 기침을 치료시 콧물에 대한 약과 기침에 대한 약을 따로 약을 써서 처방하면 중복으로 인해서 약이 많이 들어갈 수 있다. 콧물로 pseudoephedrine을 기침에 Codenal®을 썼을 경우 점막 수축제(pseudoephedrine)가 중복처방이 된다. 상품명 때문에 단일 성분인 것처럼 오해할 수 있으므로, 각 성분을 확인하고 처방해야 한다.

5. 상기도 감염(감기)의 항히스타민의 적응과 사용 시 주의점

경험상 많은 의사들이 이의 사용을 선호하지만, 적응에 대해서는 잘 모르고 있는 것 같다. 많은 OTC(over the count; 계산대 약물)제제들이 항히스타민을 포함하고 있고, 이는 항콜린성 효과에 의한 콧물 억제 효과를 목표로 한다.

1세대 antihistamine (classic sedating agent)	2세대 antihistamine (nonsedating agent)
Brompheniramines Chlorpheniramines(Peniramine®) Clemastine(Tavist®) Diphenhydramine(Benadryl®) Dimenhydrinate(Avil®) Phenergan Piperazine Class(콧물에 사용 안함) Hydroxyzine(Ucerax®) Meclizine(Antivert®)	Terfenadine Acrivastine Cetirizines(Zyrtec®) Astemizole(Hismanal) Fexofenadines Loratadines Azelastine
지방 용해성이 있어 BBB 통과가 가능. 중추 신경계에도 작용.	말초 수용체에만 작용
Anticholinergic effect-구강 건조, 뇨 저류(urinary retention); Alpha-adrenergic effect- 저혈압; Serotonergic effect-체중 증가 ; 졸리움, 어지럼증; Dopaminergic effect-이명	체중 증가(loratadine -식욕 증진) Terfenadine, astemizole : 부정맥 유발*

* 심실성 부정맥 유발 : 노인, 간염, 간기능 저하 환자에서 발생 또는 간에서 항히스타민의 대사를 억제하는 약제를 사용한 경우 (예, ketoconazole(Nizoral®), fluconazole(Diflucan®), itraconazole(Sporanox®), erythromycin, clarithromycin(Biaxin®), azithromycin(Zithromax®))

6. 기침의 원인 : 감기는 나아도 기침은 오래간다

급성 기침 (3주 미만)	감기, allergic rhinitis, 급성 세균성 부비동염, COPD 급성 악화, pertussis
아급성 기침 (3주~8주)	감염후 기침, pertussis, 아급성 세균성 부비동염, 천식(cough variant)
만성 기침 (8주 이상)	후비루 증후군(postnasal syndrome; nonallergic rhinitis, allergic rhinitis, vasomotor rhinitis, 만성 세균성 부비동염), GERD, 만성 기관지염, ACE inhibitor 사용, eosinophilic bronchitis

III 독감 Influenza

J Korean Med Assoc 2018 January; 61(1):49-54

독감은 계절성 바이러스 질환으로 초가을~ 초봄까지 약 4개월(일년의 1/3) 정도 큰 영향을 미친다. Influenza 는 influenza A, B, C, D 가 있으며, 인간에게는 influenza A(증상이 심하고, 합병증 유발, 종류가 많다), influenza B(증상이 경하고, 일반인 vaccine에 포함되어 있지 않다)가 발병한다. 다른 바이러스성 질환과 달리 이름이 복잡한데, 이는 H1N1, H2N2, H3N2… 로 명명하는데, 이는 influenza A에만 해당되며, H(hemagglutinin: 18 가지) 또는 N(Neuraminidase: 11 가지)의 조합(이론상 18 X 11 = 198 종류가 존재할 수 있다)으로 명명한다. 그러나 보통 H1, H2, H3 가 질병을 유발한다. WHO에서는 과거의 유행을 고려하여 다음 유행할 바이러스를 공표하며, 이에 따라 제조사는 백신을 제작하는데, WHO의 예측이 빗나갈 수 있으며 (2017~2018년에는 influenza B가 전체 50%를 차지함), WHO은 서양 중심이고, 아시아지역은 유행이 다를 수 있어 백신을 맞아도 독감에 걸렸다는 불평에 설명을 해줘야 한다. 2017~2018년 유행한 influenza B는 influenzavirus B 단일종이지만 (Victoria, Yamagata 형)으로 변이가 거의 없어서 보통 면역을 가진 경우가 많다고 하나, WHO에서는 백신에 빅토리아형을 예측했으나 유행은 야마가타형이어서 대유행이 발생하게 되었다.

1. 대변이 antigenic shift vs. 소변이 antigenic drift

RNA genome 이 다른 virus의 RNA(그림과 같이 8개의 RNA genome 이 있다)로 바뀌는 것을 '대변이'라고 하고(이 경우 pandemic 감염이 가능하다, antigenic shift 라고 한다), H(hemagglutinin: 18 가지) 또는 N(Neuraminidase: 11 가지)가 변이를 일으킨 것을 '소변이'(이 경우를 epidemic 감염, antigenic drift 라고 한다)

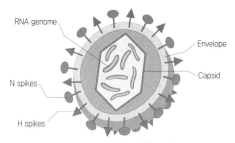

RNA genome

Envelope

Capsid

N spikes

H spikes

Human influenza virus

진단

현재 상업적으로 사용되고 있는 항원검사 법들은 인플루엔자 항원을 찾아내는 면역학적 검사법이다. 신속항원검사법은 민감도가 바이러스 배양검사나 중합효소연쇄반응검사법에 비해 낮지만 현장에서 바로 시행하고 결과를 확인할 수 있는 장점이 있어서 많이 사용되고 있다. 여러 연구들에서 민감도는 9.7~44%로 낮게, 특이도는 98~99% 정도이며, 증상 시작 후 2일 내에 검사한 경우 민감도는 60% 정도라고 한다. 핵산 검사는 역전사 중합효소연쇄반응으로 확인한다. 역전사 중합효소연쇄반응은 민감도와 특이도에 신뢰도가 높아서 인플루엔자 확진법으로 이용된다(비싸다).

혈청학적 검사는 급성기와 회복기의 IgG 항체가가 4배 이상 유의하게 증가하는 것으로 진단한다. 따라서 임상적 판단을 내리는 데는 도움이 되지 않으며 진단 목적의 검사로 권고되지는 않는다

치료

뉴라미니다제 억제제는 건강한 사람에게 사용할 경우 증상 호전 시간을 하루 정도 단축시킬 수 있다. 중증 합병증 발생의 위험 과 사망률을 감소시켰고 재원기간도 줄였다. 뉴라미니다제 억제제(neuraminidase inhibitors): oseltamivir, zanamivir, peramivir. Oseltamivir는 75 mg 하루 두 번씩 5일 복용하고 zanamivir는 10 mg 하루 두 번 5일간 흡입

Peramivir- 300~600 mg 1회 IV

예방적 사용- oseltamivir는 75 mg 하루 한번씩 7~10일, zanamivir 는 10 mg 하루 한번씩 7~10일 사용한다. Peramivir의 예방적 사용법은 아직 정립되어 있지 않다. Peramivir는 임신부(독감의 고위험군으로 분류됨)에서 사용 시 안전성에 대한 자료

가 부족한 상태이므로 임신부에게 사용하지 않는다(IIIB). Oseltamivir, zanamivir, amantadine은 미국 식품의약국(FDA)임신 위험 분류(pregnancy risk category) C등급이지만, 임신부는 인플루엔자 고위험군에 해당되므로 위험과 이득을 고려하여 항바이러스제를 투여할 수 있다(IIIB).

백신

효과는 대략 50~60% 정도로 보고되고 있으며, subtype과 나이에 따라 효과가 다르게 나타나기도 한다.
- 백신의 효과 시작: 백신마다 차이가 있기는 하지만 백신 후에 면역력을 획득하는데 통상 2-4주 정도 소요(10월에 독감 접종을 시행하는 이유도 유행이 시작되는 시기가 11월이라 한 달 전에 시행)

2. MERS CoV

- middle east respiratory syndrome-related coronavirus, SARS와 유사한 바이러스로서 중동 사스, 사우디 사스로 불리었다.
- 2015년 186명의 감염자 중 38명의 사망자(18%)를 보인 매우 사망률이 높은 호흡기 바이러스 감염병이다.
- 잠복기 2일~14일 정도이며, 발열, 상기도 감염 증상, 약한 AGE 증상을 보인다.
- 진단: PCR(검체의 체취는 코와 입을 wash하여 받는다), 받는 과정에서도 감염될 수 있다. 치료제 및 백신이 없다.
- 2018년 9월에 다시 확진자가 발생하였다.
- 치료 즉시 격리 및 보건소 신고, 이후 국가지정 격리시설로 이송이다. 감염내과 및 응급의학과와 바로 상의해야 한다.

IV 딸꾹질 Hiccups

딸꾹질은 불수의적 호흡반사로 성문(glottis)이 닫힌 상태에서 일어나는 inspiratory muscle(diaphragm, intercostal muscle)의 경직성 수축과 이때에 발생되는 특징적인 소리를 말한다.

기전: Phrenic nerve, vagus nerve(afferent arm), thoracic sympathetic nerve의 자극 → Hypothalamus, medullary reticular formation, respiratory center, cranial nerve neclei → Phrenic nerve, recurrent laryngeal nerve, motor nerve to the anterior scalene and intercostal muscles(efferent arm)

1. 원인

급성: 양성, Self-limited	만성: 지속성, 불응성
위확장 – 음식(매운), 음료 또는 공기	뇌의 병변
알코올 중독	Vagal 또는 phrenic nerve 자극 – diaphragm 주위 mass lesion(hepatoma, lung Ca...), inflammation 등
과다 흡연	대사성 질환: uremia, hyperglycemia
외부 기온의 급격한 변화	전신 마취
심리적 원인	수술: thoracic, abdominal, prostate, urinary tract, craniotomy

2. 진단

- 문진: 지속적인 딸꾹질은 실재 병변과 관계된 경우가 있다. 수면 중에도 지속되거나 수일을 지속한다면 검사가 필요하다. 최근 체중감소, 호흡기 증상, 흉통, 가슴쓰림, 전신마취, 외과적 시술, 대사성 질환 유무를 물어봐야 한다.
- 외이도 검사: 귀의 이물(머리카락)에 의한 vagus nerve auricular branch의 지속적 자극(드물다)
- 흉부 단순 촬영: 흉부 내 병변 확인, 필요하면 CT
- Fluoroscopy: unilateral 또는 bilateral diaphragm의 경련성 움직임

3. 치료

- 인두부 자극– 설압자
- 굵은 설탕 한 스푼 삼키기
- Chlropromazine 25~50 mg IV (2~4시간 간격으로 반복 가능)
- Methochloramide 10 mg IV or IM → 10~20 mg qid for 10 days
- 점진적 조절: Nifedipine 10~20 mg tid or qid, Valproic acid 15 mg/kg/d Baclofen 10 mg tid

V 심부 경부 감염 Deep Neck Infection

1. 급성 후두개염 Acute Epiglottitis

최근 백신보급으로 매우 드물다. 국소화된 봉와직염(supraglottic structures, base of tongue, vallecula, aryepiglottic folds, arytenoid soft tissue, ligual tonsils, epiglottis)으로 흔한 원인균은 type B H. influenzae이며 이 경우 급격한 악화를 보임.

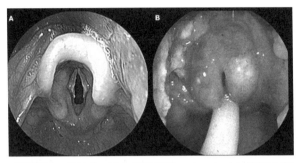

그림 4-1. Acute Epiglottitis, epiglottis 의 심한 부종과 pseudovocal cord sign(B)를 볼 수 있다.

- **증상**: 삼킴곤란증^{dysphagia}, 경부통, 삼킴통증^{odynophagia}, 발성 장애^{DYSPHONIA}, 약한 말소리^{muffled voice}가 흔하다. 경부 전면에 압통을 호소하며 후두를 좌우로 움직일 때 발생하는 통증은 진단에 매우 유의한 소견 이다. 호흡곤란, 천명음(stridor)과 같은 기도 폐쇄의 전형적인 증상은 완전 폐쇄 직전까지 나타나지 않을 수 있다. 그러므로 침삼킴이 안되는 침흘림^{drooling}, 발성장애^{dysphonia}같은 초기 징후가 기도 치료의 적응증이 된다. 기침은 흔하지 않다.

- **방사선 소견**: obliteration of vallecula, swelling of arytenoids & aryepiglottic fold, edema of prevertebral & retropharyngeal soft tissue, "Ballooning" of hypopharynx & mesopharynx

- **치료**
  - Sitting position. 누우면 epoglottis를 자극하고, 기도를 더 좁게한다.
  - 기관내삽관: 예기치 못한 급작스러운 기도 폐쇄가 발생할 수 있으므로 극도로 주의한다. 기도삽관이 필요한 경우 blind nasotracheal intubation은 금기이며 immediate cricothyroidotomy가 준비된 상태에서 직접 보면서 또는 fiberoptic laryngoscope을 통한 기관내 삽관을 시행한다.
  - 항생제: H. influenzae를 목표로 cefotaxime, ceftriaxone이 일차선택약제이며, 그 외에 ampicillin-sulbactam, trimethoprim-sulfamethoxazole 을 사용한다.

2. 편도주위 농양^{Peritonsillar Abscess}

성인에서 가장 흔한 두경부의 심부 감염증, Weber's gland 혹은 tonsillar crypt의 감염으로 시진상 감염부위 편도선이 아래측-내측의 편위를 보이고 uvula가 반대쪽으로 밀려있다.

- **유발 요인**: 치과적 감염, 만성 편도선염, 흡연, 감염성 단핵구증(infectious mononucleosis), 편도선결석증(tonsilloliths), 만성림프구성 백혈병(chronic lymphocytic leukemia)
- **증상**: 발성장애증(odynophagia), 삼킴곤란증(dysphagia), 침흘림(drooling), 입 벌림장애(trismus), 연관 이통(referred otalgia), 약한 목소리, 뜨거운 감자 입모양(hot potato), 고약한 입냄새 등
- **원인균**: polymicrobial (aerobes + anaerobes)
  aerobe : S.pyogens, S. viridans, S. milleri, H. influenza
  anaerobes : Fusobacterium, Bacteroides, Peptostreptococcus, Actinomyces species
- **치료**: 바늘 배액(needle aspiration)과 항생제(penicillin ± metronidazole, cefoxitin, amoxillin-clavulanic acid, clindamycin, penicllin+rifampin)

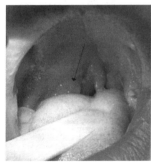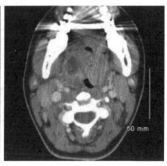

그림4-2. Peritonsillar Abscess. Uvular 를 반대쪽으로 밀고 있는 심한 부종이 보이며, CT 에서 가장자리에 동그랗게 enhance 되는 abscess pocket 이 보인다.

3. 후인두 농양Retropharyngeal abscess과 척추앞 공간 농양Preverterbral Space Abscess

- **유발요인**: 감기, 중이염, 침샘염, 편도선염, 편도주위 농양, 치과적 감염 또는 치료력, 상부 기도를 통한 술기, 내시경, 측부 인두공간 감염lateral pharyngeal space infection, Ludwig's angina, 외상, 부식제 섭취, 척추 골절 등
- **원인균**: Staphylococcus가 가장 흔함 (pyogenic vertebral osteomyelitis가 앞으로 진행하여 retropharyngeal abscess를 형성)
- **호발 연령** : 6개월~4세, 그 이후는 현격히 감소

- **증상**: 경부통, 삼킴곤란증, 발성장애, 약한 목소리, 경부 강직증, 발열 등으로 환자
  는 경부를 신전시킨 상태로 supine position을 선호한다.
  Tracheal "lock" sign – 인두부와 기관trachea을 양옆으로 움직일 때 통증
- **경부 측면 사진(Lateral Neck Radiography)**
  : ≥ 7 mm antero-inferior aspect of cervical 2nd vertebral body to
  posterior pharyngeal wall ≥ 14 mm (children) or ≥22 mm (adult) antero-
  inferior aspect of cervical 6th vertebral body to posterior pharyngeal
  wall

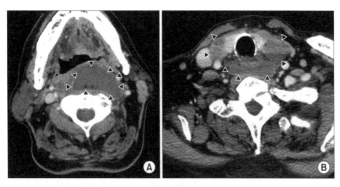

그림 4-3. Retropharyngeal abscess, extended to mediastinum.

- **치료**: 기도 폐쇄에 대비, 입원 및 배농 치료와 항생제, ENT 협진

VI 청색증 Cyanosis

- **Hb 5 g/dl 이하에서 나타난다.**
  중심형은 포화되지 않은 동맥혈 상태에서나 비정상적인 혈색소 때문에 나타나는 경
  우로, 점막과 피부 둘 다 영향을 받는다.
  말초형은 혈류의 흐름이 느리거나, 정상적으로 포화된 동맥혈에서 비정상적으로
  산소를 많이 추출하기 때문에 발생한다.

- 원인
  - 중심형 청색증 : 동맥혈 산소 포화도 감소, 대기압 감소(고지대), 폐기능 저하(저환기증, VQ 불균형, 산소 확산장애, 해부학적 단락), 혈색소 이상(methemoglobulinemia, sulfhemoglobulinemia, COHb 혈증)
  - 말초형 청색증 : 심박출량의 감소, 한랭 노출, 사지로부터의 혈류의 재분포, 동맥/정맥 폐쇄

VII 폐렴 Pneumonia

폐렴에서 호흡곤란은 일차적인 증상이 아니다. 만약 호흡곤란을 호소한다면 COPD, Bronchial asthma, 만성 폐질환 등 기존 폐질환에 폐렴이 동반되어 악화되거나, 혹은 매우 예후가 나쁜, 위험한 경우로 처음부터 이에 대한 경고성 정보를 제공해야 한다.

항생제 사용을 위한 분류

- 병원외 폐렴 community acquired pneumonia : 폐구균, 포도상구균, 클렙시엘라(흡연의 위험이 높은 환자, 알코올 중독, 고령, 만성 폐질환자)
- 비전형적 폐렴 atypical pneumonia – legionella, chlamydia, mycoplasma가 원인으로 세포벽이 없는 균으로 β-lactam계 항생제는 효과가 없다. macrolide, fluroquinolone을 사용한다.

1. 만성 폐쇄성 폐질환 환자에서의 폐렴 Pneumonia in COPD

- 대, 소 기관지의 염증, 기관지 벽의 변형, bullae formation 등이 일어난다. 호기성 그람 음성 간균의 감염이 많고, 폐구균성 감염은 다른 병원외 감염보다 낮다.
- 고령, 심각한 기저질환, 흡연, 스테로이드 사용, 장기 입원, 진행된 COPD 등이 위험요인이다(COPD편 참고).

2. 당뇨환자에서의 폐렴 Pneumonia in Diabetics

- 재발의 위험이 높고, 더 중한 감염 가능성 및 입원의 필요성이 높다.

- 균혈증 발생의 위험이 더 높으며, 발생시 사망률은 배가 된다.
- 그람 음성 폐렴의 empyema, 폐 괴사, 전이성 감염, 균혈증 등의 합병증 발생이 높다. 광범위 항생제를 사용한다.

3. 임신 중 폐렴 Pneumonia in Pregnancy

- 임신 중 호흡기 감염은 조산, 사산의 위험이 있으며, 분만 시 사용하는 tocolytics 는 폐의 수분을 증가시켜 폐렴을 발생하게 하는 요인이다.
  치료는 estolate form이 아닌 penicillin, cephalosporin, erythromycin 등이 안전하며, clindamycin도 안전한 것으로 생각된다. 피해야 될 약제는 tetracycline, sulfonamides, chloramphenicol, aminoglycoside, vancomycin 등이다.

4. 노인에서의 폐렴 Pneumonia in the elderly

- 노인에서의 폐렴은 흔하고, 5번째 사망원인이다. 폐렴 구균성 균혈증의 위험이 3배 높으며, 65세 이상의 경우 3~5배 높다.
- 증상은 호흡기 증상 대신에 쇠약, 진전, 생활의 기능적 저하, 망상, 착란 또는 소화 기계 증상을 호소하며, 발열이 없을 수 있다. 발병 3~4일 전에 빈호흡을 보인다.(진단에 중요하다) 병원 내원 시 진행된 소견을 보이는 경우가 많고, 환자의 1/3에서 백혈구 증가가 없다.
- 예후가 안 좋은 경우는 저나트륨혈증, 38.3도 이상의 고열, 낮은 백혈구 수치, 면역 억제 상태, 그람 음성 또는 포도상 구균성 감염, 심질환, 양측성 침윤, 폐외의 질환 등이며, 입원을 요하는 환자의 10%에서 중환자실 치료가 필요하다.

5. 치료

1) 건강자, 60세 이하, 지역사회 획득(Community Acquired)

- Macrolide(azithromycin 500 mg×1, 250 mg 2~5 d; clarithromycin 250~500 mg PO bid×7~10 d; erythromycin 250~500 mg PO qid×7~10 d) 또는 doxycycline 100 mg PO bid×10 d

2) 건강자, 60세 이상, 지역사회 획득

- 3세대 cephalosporin(cefotaxime, ceftriaxone) + macrolide(azithromycin

500 mg×1, 250 mg 2~5d; clarithromycin 250~500 mg PO bid×7~10 d;
erythromycin 250~500 mg PO qid×7~10 d) 중증, 입원 적응증
· Timentin 3.1 g IV q6 h + aminoglycoside(or ciprofloxacin)

■ 흡인성 폐렴의 경험적 항생제

증후군 및 임상적 상태	항생제 및 용량
Aspiration pneumonitis 증상/ 징후 >48 h	Levofloxacin 500 mg per d† or Ceftriaxone 1~2 g per d
소장 폐쇄 또는 제산제 사용	Levofloxacin 500 mg per d† or Ceftriaxone 1~2 g per d, or Ciprofloxacin 400 mg every 12 h or Piperacillin-tazobactam 3.375 g every 6 h or Ceftazidime 2 g every 8 h
Aspiration pneumonia 지역사회 획득 (Community-acquired)	Levofloxacin 500 mg per d† or Ceftriaxone 1~2 g per d
요양, 보호 시설	Levofloxacin 500 mg per d† or Piperacillin-tazobactam 3.375 g every 6 h or Ceftazidime 2 g every 8 h
치주 질환, 악취나는 가래, 알코올 중독자	Piperacillin-tazobactam 3.375 g every 6 h or Imipenem 0.5~1.0 g every 6~8 h or Levofloxacin 500 mg per d† or Ciprofloxacin 400 mg every 12 h or Ceftriaxone 1~2 g per d + Clindamycin 600 mg every 8 h or metronidazole 500 mg every 8 h

†Levofloxacin 은 서서히 주입해야 한다(1시간).

VIII 기관지 천식 Bronchial Asthma

1. 천식 악화의 정도 Severity of Asthma Exacerbation (NIH 2007)

	증상	초기 PEFR (or FEV1)*	Clinical course
경증 Mild	• 활동 시 호흡곤란 (소아는 빠른 호흡 호소)	PEFR ≥ 70%	• short acting β2-agonist 흡입에 곧바로 호전됨 • 단기 경구 스테로이드를 사용 할 수 있음
중간 Moderate	• 호흡곤란이 일상적 활동을 방해하거나 제한함 • 대화 가능, 한문장	PEFR 40~69%	• frequent short acting β2-agonist 흡입 에 호전됨 • 경구 스테로이드 : 일부 증상이 1~2일간 지속됨
중증 Severe	• 휴식 시 호흡곤란 • 호흡곤란이 대화를 방해함, 한 단어 정 도	PEFR < 40%	• 입원치료가 선호됨 • frequent short acting β2-agonist 흡입 에 부분적으로 호전됨 • 경구 스테로이드 : 일부 증상이 3일 이상 지속됨 • 보조적 치료가 도움됨
치명적 Life threatening	• 대화 불가능 간신히 "네, 아니오" 정도 • 발한	PEFR < 25%	• 입원 필요, Icu 고려 • frequent short acting β2-agonist 흡입 에 호전이 거의 없음 • IV 스테로이드 • 보조적 치료가 도움됨

* PEFR(peak expiratory flow Rate)의 기대 최대치 또는 개인의 최대치가 기준임

2. 치료 약제 및 적응증

기본치료	• 산소 투여, 심장 모니터, pulse oximeter
Inhaled β2-agonist	• Nebulizer를 통해서 지속적으로 30분 마다 투여 (경증인 경우는 MDI를 사용한다) • Albuterol (Ventolin®) 2.5 mg(경증~중등도), 5 mg(중증) 또는 metaproterenol (Alupent) 10~15 mg
Antichol- inergics	• Ipratropium bromide (Atrovent®) : 0.5 mg in 2.5 ml NS via nebulizer or 2~8 puffs qid (18 g/puff) • Severe asthma나 COPD가 동반된 경우
Steroids	• Methylprednisolone (Solumedrol®) 1~2 mg/kg IV 또는 prednisone 1~2 mg/kg PO : 줄이지 않고 5~7일 동안 지속적으로 사용 • Beclomethasone(Beclovent or Vanceril), budesonide(pulmicort) 2 puffs tid-qid 또는 4 puffs bid(경구용 스테로이드를 복용하고 있거나 중증 천식인 경우는 경구용을 끊은 후에 사 용한다)

Other options	• MgSO₄ 2 g 15분 동안 IV(중증 천식일 경우, 신기능이 정상) • Epinephrine 0.3 mg SC 또는 terbutaline 0.25 mg SC q 20분(3회 반복)
중증 천식 또는 입원을 고려해야 할 사항들	• FEV 또는 PEFR < 50% predicted • 치료 후 PEFR ↑< 15%, pulsus paradoxicus > 10 mmHg • 치료 후 PEFR과 FEV1< 60% (50~70%) predicted or PO₂ < 60~80 mmHg, PCO₂ > 40~45 mmHg, pH < 7.35, 또는 SaO₂ < 93%

3. 기관지 천식과 감별해야 할 질환들

응급실에서 처음 진단 시에 반드시 다음을 감별해야 한다.
① CHF(cardiac asthma)
② 상부 기도 협착
③ 이물 또는 위액(acid)의 흡인
④ 기관지내 협착이 있는 폐암
⑤ 임파선성 전이암
⑥ 기관지내 협착이 있는 sarcoidosis
⑦ Vocal cord dysfunction
⑧ 다발성 폐색전증(드물다)

4. 치명적 천식Near-fatal Asthma의 심정지 유발 원인

① Asphyxia(severe bronchospasm & Mucous plugging) : Most common
② Cardiac arrhythmia : Hypoxia와 β-agonist
③ Auto-PEEP
④ Tension pneumothorax

5. 임신과 기관지 천식

일반적인 역학은 기존에 천식 환자가 임신을 할 경우 1/3은 악화, 1/3은 변화 없음, 1/3은 호전을 보인다. 그러나 중증 천식을 가진 산모에서 조기 출산, 사산, 저체중아 출산 등의 위험이 높다. 임상증상은 비임신과 같지만 반드시 pulmonary embolism 과의 감별이 중요하다.

1) **치료** : 비임신시 사용하는 약과 같다

   1. β_2-agonist(salbutamol, metaproterenol, albuterol, isoproterenol) Inhaler

   2. IV methylprednisolone, oral prednisone-태반을 통과하지 않아서 안전하지만, 산모에게 고혈당의 위험이 있다

   3. epinephrine; 임신초기에는 금기

2) **치료의 목표**

   FiO_2 35~60%에서 PaO_2>65 mmHg, SaO_2>95%

   치료의 초점은 태아보다는 먼저 산모에 맞춰져야 한다.

3) **임신 시 status asthmaticus 의 기관삽관의 결정**

   ; 표준 RSI 약제가 적응이 된다.

   1. 산소 치료에도 불구하고 PaO_2>65 mmHg를 유지할 수 없을 때

   2. 치료에도 불구하고 $PaCO_2$<40 mmHg를 유지할 수 없을 때

   3. 산모가 지쳐가는 것이 확인될 때(maternal exhaustion)

   4. 기관지 확장 치료에도 불구하고 pH<7.20~7.25의 산증이 지속될 때

   5. 의식이 혼미해질 때(alteration of consciousness)

Tin. 5th ed. 703~704p

6. Guidelines for ED Management of Asthma NIH 2002

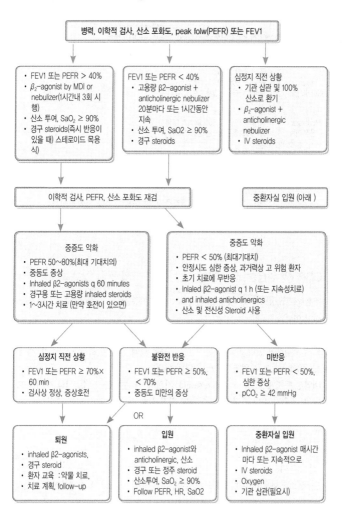

병력, 이학적 검사, 산소 포화도, peak folw(PEFR) 또는 FEV1

- FEV1 또는 PEFR > 40%
- β2-agonist by MDI or nebulizer(1시간내 3회 시행)
- 산소 투여, SaO2 ≥ 90%
- 경구 steroids(즉시 반응이 있을 때) 스테로이드 목용식)

FEV1 또는 PEFR < 40%
- 고용량 β2-agonist + anticholinergic nebulizer 20분마다 또는 1시간동안 지속
- 산소 투여, SaO2 ≥ 90%
- 경구 steroids

심정지 직전 상황
- 기관 삽관 및 100% 산소로 환기
- β2-agonist + anticholinergic nebulizer
- IV steroids

이학적 검사, PEFR, 산소 포화도 재검

중환자실 입원 (아래)

중증도 악화
- PEFR 50~80%(최대 기대치의)
- 중등도 증상
- Inhaled β2-agonists q 60 minutes
- 경구용 또는 고용량 inhaled steroids
- 1~3시간 치료 (만약 호전이 있으면)

중증도 악화
- PEFR < 50% (최대기대치)
- 안정시도 심한 증상, 과거력상 고 위험 환자
- 초기 치료에 무반응
- Inlaled β2-agonist q 1 h (또는 지속성치료)
- and inhaled anticholinergics
- 산소 및 전신성 Steroid 사용

심정지 직전 상황
- FEV1 또는 PEFR ≥ 70%× 60 min
- 검사상 정상, 증상호전

불완전 반응
- FEV1 또는 PEFR ≥ 50%, < 70%
- 중등도 미만의 증상

OR

미반응
- FEV1 또는 PEFR < 50%, 심한 증상
- pCO2 ≥ 42 mmHg

퇴원
- inhaled β2-agonists,
- 경구 steroid
- 환자 교육 :약물 치료,
- 치료 계획, follow-up

입원
- inhaled β2-agonist와 anticholinergic, 산소
- 경구 또는 정주 steroid
- 산소투여, SaO2 ≥ 90%
- Follow PEFR, HR, SaO2

중환자실 입원
- Inhaled β2-agonist 매시간 마다 또는 지속적으로
- IV steroids
- Oxygen
- 기관 삽관(필요시)

Am Emerg Med 1998; 31; 579

IX COPD 의 임상적 단계 Staging 와 산소치료

■ Global Initiative for Chronic Obstructive Lung Disease(GOLD) 분류

	The GOLD Classification of Severity of COPD
I Mild 이야기 가능	• FEV1/FVC < 70% • FEV1 ≥ 80% (예측치 대비) • 증상이 나타나지 않을 수도 있음
II Moderate 한 문장 가능	• FEV1/FVC < 70% • 50% ≤ FEV1 < 80% (예측치 대비) • 운동시 호흡곤란 또는 급성악화
III Severe 한 단어 가능	• FEV1/FVC < 70% • 30% ≤ FEV1 < 50% (예측치 대비) • 잦은 급성악화와 삶의 질의 하락
IV Very Severe 한 단어 가능	• FEV1/FVC < 70% • FEV1 < 30% (예측치 대비) 또는 FEV1 < 50% 이면서 PaO_2 < 60 mmHg $PaCO_2$ >50 mmHg • Right heart failure 증상이 나타날 수 있음

1. COPD의 위급한 급성 발현 Acute Critical Episode 의 원인

• 기흉(peumothorax) : 통증이 없을 수 있고, 기종(emphysema)에서는 사진상 발견이 어렵다

• 거대 폐 색전증(large pulmonary embolism) : 다른 질환을 생각할 수 없을 때 반드시 고려해야 한다. 만성 기관지염에서 높은 혈액 점도, 말초 정맥압 증가, 정맥 정체(stasis) 등으로 위험하지만, 진단이 어렵다.

• 대엽성 무기폐증(lobar atelectasis) : 기관지-폐 분비물, 탈수, 기침 장애 등으로 발생. 기관지의 위치 전이, 편측성 폐 확장 감소, 호흡음 감소 등의 증상

2. 치료

• 산소 투여
  - 산소포화도 88~92% 목표로 투여, 30~60분 후 ABGA 시행하여 고탄산혈증 확인
• β_2-agonist : first line
• Anticholinergics

- Corticosteroids : prednisolone 30~40 mg PO x 10~14days
- Antibiotics : 가래 양의 증가 또는 색 변화, 발열, 감염 의심시 고려
- Assisted ventilation
  - 적응증이 되는 경우 noninvasive mechanical ventilation(NIV)을 고려하고, NIV에 실패하거나 혈역학적으로 불안정하고 의식변화 등 상태가 나쁠 경우 intubation을 고려
- 주의점 : 다음의 부작용이 잘 발생하므로, 주의해야 한다.
  - 과환기로 인한 호흡성 알칼리증
  - 폐-심장의 복잡한 상호 작용을 유발하여 저혈압 발생
  - 호기 시간의 부적절 또는 dynamic airway obstruction에 의한 intrinsic PEEP(auto-peep)의 발생

Noninvasive Mechanical Ventilation 의 적응증

- 호흡성 산증 (pH ≤ 7.35 and/or $PaCO_2$ ≥ 45 mmHg)
- 호흡근의 피로의 징후, work of breathing 증가
  - 보조 호흡근육의 사용
  - 복부의 역설적 움직임
  - 늑간 함몰

Global Obstructive Lung Disease Initiative Report, 2011

Invasive Mechanical Ventilation 의 적응증

- Noninvasive mechanical ventilation 실패
- 심폐정지
- 의식소실과 동반된 호흡정지 또는 gasp
- 의식변화, 조절되지 않는 agitation
- 다량의 흡인
- 호흡기 분비물 제거가 지속적으로 되지 않음
- 의식변화와 동반된 서맥(심박수 <50회/분)
- 치료에 반응하지 않는 혈역학적 불안정
- 심한 심실 부정맥
- Noninvasive mechanical ventilation을 견디지 못하는 환자에서의 치명적인 저산소증

Global Obstructive Lung Disease Initiative Report, 2011

3. COPD와 폐렴

합병되기 쉽고, 가장 흔한 사망의 원인이다.

증상 : 젊은이의 대엽성 폐렴에 비해 증상이 심하지 않고, 기침, 발열, 백혈구 증가, 독성 증상 등이 적고, 이에 비해 병증, 피로, 활동 감소, 식욕 부진 등의 비특이적인 증상이 주요할 수 있다. 방사선 사진에도 침윤이 적거나 없을 수 있어 과거 사진과의 비교가 필수적이다. ABGA는 전형적으로 저산소증을 보인다.

■ 항생제 치료(항생제 편 참고)

외래 치료	Macrolide 또는 Fluoroquinolone 또는 doxycycline
일반 병실 입원	β-lactam±macrolide 또는 fluoroquinolone 단독
중환자실 입원	Erythromycin 또는 azithromycin 또는 fluoroquinolone + cefotaxime 또는 ceftriaxone 또는 β-lactam/β-lactamase inhibitor

Macrolide : azithromycin, clarithromycin, erythromycin

Fluoroquinolone : levofloxacin, sparfloxacin, grepafloxacin, trovalfloxacin

β-lactam : cefotaxime, ceftriaxone

β-lactamase inhibitor : ampicillin/sulbactam, ticarcillin/clavulanate, piperacillin/ tazobactam

the Infectious Diseases Society of America, Clin Infect Dis 26:811~838,1998

4. 급성 악화 COPD 환자에서의 기계호흡 시 주의점(함정)

다음의 부작용이 잘 발생하므로, 주의해야 한다.

- 과환기로 인한 호흡성 알칼리증
- 폐-심장의 복잡한 상호 작용을 유발하여 저혈압 발생
- 호기 시간의 부적절 또는 dynamic airway obstruction에 의한 intrinsic PEEP (auto-peep)의 발생

* Asthma COPD Overlap syndrome(ACOS) : COPD 증상을 보이는 젊은 환자로 alveolar destruction + hypersensitivity를 동시에 가지고 있다고 이해. 치료는 두가지를 조합하거나 일부 선택하는 방식임.

■ Comparing Asthma, COPD, and Asthma–COPD Overlap Syndrome[2]

Syndrome	Asthma[6] (Severe)	Asthma–COPD Overlap Syndrome	COPD[7]
Demographics	• >40 years • Women>men • Nonsmoker or<5 pack years • Obesity • Atopy typical • Rhinosinusitis • GERD • Frequent albuterol use • Exercise limited in between attacks • Dependence on prednisone • Hallmark problem: frequent exacerbations	• >40 years; 50 to 65 years • Past or current smoker • >10 pack years • Atopy present • Rhinosinusitis • GERD • Exercise very limited • Hallmark problem: Very frequent exacerb	• ≥65 years, if not younger • Past or current smoker • >10 pack years • No atopy • GERD • Multiple daily albuterol • Exercise very limited • Oxygen dependence • Hallmark problem: exacerbations and exercise intolerance
Pathophysiology	• Intermittent to chronic moderate to severe airflow obstruction • FEV1/FVC<0.70 • FEV1<68% predicted, ≥ 65% or <65% after albuterol • SARP cluster 3, 4, or 5 • DLCO normal • FeNO>50 ppb • ≥3% sputum eosinophils • Exacerbations>3/yr	• Intermittent to chronic moderate to severe airflow obstruction • FEV1/FVC<0.70 • FEV1<68% predicted, ≥ 65% or <65% after albuterol • DLCO normal or <80% predicted • FeNO>25~50 ppb • Static hyperinflation • Exacerbations>3~5/yr • Frequent nocturnal • Awakenings ≥ 4/wk	• Chronic airflow obstruction moderate to severe (GOLD II to IV) • FEV1/FVC<0.70 • DLCO<80% predicted • FeNO<25 ppb • Static and dynamic hyperinflation • Exacerbations>2/yr after FEV1<50% • I nfrequent nocturnal awakenings • Pulmonary hypertension late
First–line pharmacotherapy and treatments	• ICS • ICS + LABA[a]	• ICS ± LAMA ± LABA • Smoking cessation • Pulmonary rehabilitation	• Bronchodilators • LAMA or LABA or both • Smoking cessation • Pulmonary rehabilitation
Current add–on pharmacotherapy	• LABA, LAMA, LTRA, theophylline, omalizumab,[a] or prednisone	• LABA, LAMA, LTRA, roflumilast, theophylline, omalizumab,[a] or prednisone	• ICS, roflumilast, or theophylline
Emerging treatments	• Anti–IL–5, anti–IL–13 • ICS + LABA once daily • Azithromycin • Vaccines • Bronchial thermoplasty	• Refer to asthma and COPD "Emerging Treatments" • Consider using FeNO to endotype • Bronchial thermoplasty	• LAMA + LABA once daily • Carbocisteine • Azithromycin • Anti–IL–8, p39 protein kinase inhibitors, or H. influenzae vaccine • Endobronchial valves • Lung transplantation

[a]FDA black box warning alert.

ACOS: asthma–COPD oerlap syndrome; COPD: chronic obstructive pulmonary disease; DLCO: carbon monoxide diffusing capacity; FeNO: fractional exhaled nitric oxide; GERD: gastroesophageal reflux disease; ICS: inhaled corticosteroids; IL: interleukin; LABA: long–acting beta agonist; LAMA: long–acting muscarinic antagonist; LTRA: leukotriene receptor antagonist,

X 객혈 Hemoptysis

1. 객혈의 정의

- Mild: 5 mL/24 hr
- Moderate: 5~600 mL/24 hr
- Massive: > 600 mL/24 hr. 그러나 환자는 객혈의 양을 정확히 알지 못하는 경우가 많고, 응급실의 시간적 상황으로 위의 정의는 사용하기가 곤란하다. 그래서 대량 객혈은 50 mL/once expectoration 이상으로 다시 정의한다.

2. 원인

객혈의 원인은 혈관 내압의 증가(CHF가 가장 흔하다), 염증성(기관지염 등), 출혈성 경향에 동반되어 발생한다. 이 중에 대량 객혈의 원인이 되는 질환은 염증성으로 폐결핵, 기관지 확장증, 곰팡이 감염에 의한 mycetomas에 의한 것이 대부분이다.

3. 진단 및 치료

- 기존의 폐질환, 결핵, 암, 폐색전증, 폐렴 등에 초점을 맞추어서 객혈의 원인을 찾는 것이 중요하다. 흉부 단순 촬영, CT 등의 사진을 촬영하고, bronchoscope은 지속되는 객혈에서 반드시 시행해야 할 가치가 있다.
- 환자의 자세는 객혈의 병변으로 생각되는 부위가 아래로 가도록 한다.
- 기관 삽관은 가능하면 8번 이상의 큰 내경의 관을 사용하여 bronchoscope하는데 쉽게 한다. double lumen ET가 사용 되기는 하나, 이는 내경이 좁아서 suction과 ventilation을 어렵게 하는 단점이 있다. 객혈의 위치가 우측 상엽이거나 좌측으로 의심되는 경우, ET를 밀어 넣어 우측 중엽과 하엽만 ventilation시키는 방법도 있다. 그 외에 bronchoscope, pulmonary angiography 등을 시행하며, 지속적으로 보존적인 치료(ventilatory care, coagulopathy 교정 등)를 해야 한다.

4. 경증 객혈Minor hemoptysis의 치료방향disposition

Evaluation의 focus는 종양과 폐결핵이다. 객혈의 양이 소량이고, 환자의 상태는 안정되어 있으며 흉부 사진 상 정상이고, 종양의 위험 인자(40세 이상, 흡연가, 남자, 체중 감소)가 없고 폐결핵을 의심하기 어려운 경우 외래 치료가 가능하다.

XI 폐결핵 Pulmonary Tuberculosis

1. 항결핵제의 부작용 및 이의 치료

약제	부작용	치료
Isoniazid	간염	AST(/ALT) 검사, 금주, 간염의 증상을 파악하고 환자 교육, 간염의 첫 증상을 유발한 약제를 끊는다 (오심/식욕부진/구토, 감기와 유사한 증상)
	말초신경염, 시신경염, 경련	Vitamin B6
Rifampin	발진	관찰
	간기능 저하	AST(/ALT) 검사, 금주, 간염의 증상을 관찰
Pyrazinamide	간염	AST(/ALT)를 검사, 15~30 mg/kg/d로 용량 제한
	Hyperuricemia	gout 나 renal failure인 경우에만 uric acid level을 측정한다.
Ethambutol	시신경염	가능하면 감량하고(15 mg/kg/d), 시력과 red-green color vision을 매달 측정한다. 매달 증상을 관찰하고 환자를 교육하며, 시각에 이상 시 바로 약을 끊는다.
Streptomycin, Amikin, Capreomycin	이독성, 신독성	가능한 한 용량과 투여기간을 줄이고, 50세 이상에서는 매일 투여는 피하여, BUN/Cr을 측정한다. 투여 전에 청력 검사를 시행하고(투여 전 또는 필요하면) 이명, 어지럼증, 현훈, 청력 감소에 대해서 규칙적으로 물어보며, 가능하면 혈중 농도를 측정하고, 환자 교육, 부작용이 나타나면 바로 약을 끊는다.

Harrison's principles of Internal Medicine, 14th p.999

XII 폐색전증 Pulmonary Embolism; PE

위험 요인	임상적 양상	
• Immobility • 정맥의 손상(예, 외상) • Hypercoagulability (예, 암, 과거 thromboemboli, nephritic syndrome, 염증성 질환, 최근 3개월 내 임신, 피임약 복용, 패혈증, SLE, 혈액응고질환 • 15%에서 위험요인이 없다. • 40세 미만의 환자에서 28%가 위험 인자가 없다.	• 흉통 • Pleuritic chest pain • 호흡곤란 • 기침 • 객혈 • 천명 • 호흡수> 16/minute • 호흡수> 20/minute • 수포음 • 빈맥 • 발열 > 37.8 ℃ • 종아리 부종	80~90% 75% 73~84% 37~53% 13~30% 9% 92% 70% 51% 40% 43% 30%

Reports 1996; 119; Am J Med 1977; 358

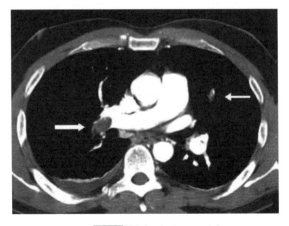

그림 4-4. CT finding of pulmonary embolism

진단적 검사	심전도 소견(항상 비정상이다!)	
• 흉부 방사선 사진 60~84%에서 비정상 • 동맥혈 가스 분석 92%에서 A-a gradient 증가 　(PaO2는 정상일 수 있다) • Ventilation perfusion scan V/Q(아래 참고) • D-Dimer-95% sensitive/50% specific • Angiography- >98% sensitive/specific • Echocardiography- 저혈압의 원인을 찾는데 유용 　(90%에서 발견) • CT-중심형 PE 90% 민감도 • MRI-90% 이상의 민감도	• Nonspecific ST-T changes	50%
	• T wave inversion	42%
	• New right bundle branch	15%
	• S in I, Q in III, T in III	12%
	• Right axis deviation	7%
	• Shift in transition to V5	7%
	• Right ventricle hypertrophy	6%
	• P pulmonale	6%

Aa gradient = [FiO$_2$ × 대기압(760 mmHg) − 수증기압(47 mmHg)] − 1.25 × PaCO$_2$ − PaO$_2$

Aa gradient (FiO$_2$ = 0.2) = 150 − (1.25 × PaCO2)) − PaO2

정상치 = (환자나이/4) + 4)

Emerg Med Reports 1996 : 119

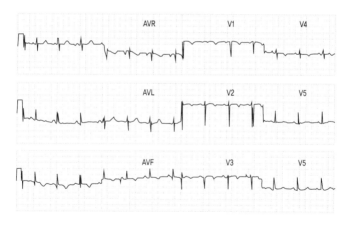

그림 4-5. S1Q3T3 pattern

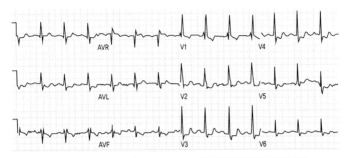

RBBB, ST-T changes를 보이며 이는 Pulmonary Embolism과 심근 허혈이 동반되었음을 보여주고 있다.

그림 4-6. pulmonary embolism with myocardial ischemia

1. Pulmonary Embolism의 가능성 판정

임상적 판단	Ventilation - perfusion Scan 결과		
	Low probability1	Intermediate	High probability
Low	4%	16%	56%
High	40%	66%	96%

1 If prob scan + comorbidity, mortality = 8%, If no comorbidity, mortality = 0.15%

Emerg Med Reports 1996: 119

2. Pulmonary Embolism의 치료

■ 폐색전(Pulmonary Embolism)의 치료(FDA 공인) 1

약물	용량
Unfractionated heparin	80 units/kg bolus IV, 이후 18 units/kg/h(PTT, INR = 2.5~3.0 유지)
Fractionated heparin Enoxaparin	1 mg/kg SQ bid
Fibrinolytic therapy Urokinase	4400 units/kg IV (10분 동안), 이후 12시간 동안 4000 units/kg/h로 지속 주입
Alteplase	15 mg IV bolus 이후 2시간 동안 85 mg 지속 주입 discontinue heparin during infusion
Vena cava filter	적응증: (1) 항응고제 사용의 금기중 (2) 항응고제의 적절한 사용에도 혈전이 발생하는 경우
Embolectomy	적응증: 항응고제 사용이 금기거나 급성 악화 및 불안정적인 환자

3. 임신 시 폐색전증

Ventilation-perfusion scan을 시행 시 태아에 해가 아주 적고, 또한 폐색전증을 조기 진단 및 치료를 하지 못하면 산모는 물론 태아에게도 매우 위험할 수 있어, 빠른 결정이 요구된다.

1st Doppler (Duplex) legs	• 비정상이면, 치료를 시작한다. 하대정맥의 압박으로 인해서 임신 20주 이상인 경우 비정상으로 나올 수 있다.
2nd Perfusion scan	• Doppler가 정상이면, 용량을 줄인 perfusion scan을 시행한다. (생리식염수를 정주 및 방광에서 조영제를 제거하기 위해 Foley catheter 를 삽입한다.) 정상=no PE
Ventilation scan	• Perfusion scan이 비정상이면 시행한다.
치료	• Heparin– protocol에 따라서 사용. Coumadin은 금기.

XIII 심부정맥 혈전증 Deep Venous Thrombosis; DVT

1. DVT 가능성의 임상적 판단

Active cancer(또는 6개월이내에 치료)	1	종아리의 둘레가 반대측에 비해 3 cm 이상*	1
Paralysis, paresis, recent leg cast	1	Pitting edema(단측성)	1
하지의 전반적인 부종	1	Collateral superficial veins	1
심부정맥을 따라서 압통	1	(nonvaricose)	
최근 bed-ridden(3일 이상) 또는 major surgery(4주 이내)	1	다른 진단이 의심되거나 DVT 보다 가능성이 더 클 경우	-2

High probability (75% DVT prevalence) : 3점 이상 ; Moderate probability (17% DVT) 1~2점 ; Low probability (3% DVT) : 0점 이하
점수화는 과거에 thromboembolism, pulmonary embolus이 의심되었던 경우, pregnancy, 또는 Coumadin 복용 중일 경우 의미가 없다.
*Tibial tuberosity 아래 10 cm에서 측정한다.
참고) 초음파의 7.5 MHz linear probe를 이용하여 직접 확인할 수 있다.

JAMA 1998; 279; 109

2. DVT 의 치료

Drug	Dose*	Risk	
		Thrombocytopenia	Major bleeding
Unfractionated heparin	• 부하용량 (5000 U 또는 80 U/kg IV) 이후 aPTT 유지하며 지속 주입	9/332 (2.7%)	35/1853 (1.9%)
Low-molecular-weight heparin • Dalteparin • Enoxaparin • Tinzaparin • Nadroparin	• 100 U/kg SC q 12 hr or 200 U/kg daily (최대 18000 U/day) • 1 mg/kg SC q12 hr or 1.5 mg/kg daily (최대 180 mg/day) • 175 U/kg SC daily (최대 18000 U/day) • 86 U/kg SC q12 hr or 171 U/kg daily (최대 17100 U/day)	0/333 (0%)	20/1821 (1.1%)

* 비만환자나 신부전 환자에서는 용량이 다름. 이러한 환자들에서는 anti-factor Xa 수치를 측정하여, 하루 1회 투여의 경우 투여 4시간 후 0.6~1.0 U/ml 로, 하루 2회 투여의 경우 1.0~2.0 U/ml 로 조정. 대부분의 제조사에서는 비만환자의 경우 체중의 최대치를 90 kg 으로 적용할 것을 권장하고 있다.

N Engl J Med 2004 351; 3

3. 체중에 따른 헤파린 용량의 조정

- Heparin 80 IU/kg IV, 이후 18 IU/kg/hour
- 6시간마다 PTT 측정
- 아래와 같이 조정한다.

측정된 PTT (PTT ratio)		Heparin Adjustment
< 35 sec	(<1.2)	• 80 IU/kg bolus, then ↑rate by 4 IU/kg/hour
35~45 sec	(>1.2~1.5)	• 40 IU/kg bolus, then ↑rate by 2 IU/kg/hour
46~70 sec	(>1.5~2.3)	• No change
71~90 sec	(>2.3~3)	• ↓Rate by 2 IU/kg/hour
> 90 sec	(>3)	• Stop infusion × 1 h, then ↓rate by 3 IU/kg/h

N Engl J Med 1996; 335; 1816

아직 FDA의 인증이 안 되었으나, Heparin의 혈소판 감소 등의 부작용 때문에 low molecular weight heparin 등을 사용하기도 한다.

XIV 기흉 Pneumothorax

1. 기흉의 크기 계산

$$평균 흉강 내 거리 = \frac{A + B + C}{3}$$

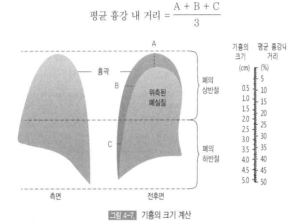

그림 4-7. 기흉의 크기 계산

2. 기흉의 치료

- Needle or catheter aspiration
  - 관습적인 치료는 흉관(28F±4) 삽관 후 배액술이나 최근 크기 50% 이하, 초발 자연 기흉, 호흡 곤란, 흉통 등의 증상이 없고, 정상 생체 징후, 흉부 방사선 촬영상 흉막 삼출이 없는 경우 needle aspiration(18G 정맥내 카테터, 반앙와위로 쇄골 중앙선상 2~3번째 늑골간 내로 5~10 cm 삽입 후 흡인) 치료를 해서 같은 효과를 보고 있다.
  - 산소 흡입 : 100% 산소 투여 시 기흉의 흡수가 4배 증가
  - 6시간 경과 관찰 후 기흉의 증가 없을 시 퇴원 가능
  - 퇴원 시 빠른 재내원이 가능해야 하며, 24시간 이내에 반드시 경과관찰이 필요함. 항공여행 및 잠수는 불가능함.
  - 50세 이상, 흡인 된 공기 양이 2.5 L 이상일 경우 치료 실패 가능성 높음

- 흉관 삽입
  - 대부분의 secondary spontaneous pneumothorax와, 호흡곤란, 긴장성 기흉, 흉막삼출, 대량 기흉, 양측성 기흉, 일차적 needle aspiration 의 실패 시 시행
- 입원 치료

- 의인성 기흉의 치료
  - 자발성 기흉과 유사함. 소량이고, 양압환기를 하지 않는 환자에서는 catheter aspiration 후 경과관찰 한다. 호흡곤란이 있거나 양압환기를 하는 환자에서는 흉관 삽입이 필요하며, 의인성 기흉에 의한 장기적인 재발은 흔치 않다.

    Chest 2001;119:590~602, J Korean Society Emerg Med vol 14;4, 403~408p, 2003

  - 자연 기흉에 24~28 F의 흉관은 너무 크며 만약 needle aspiration 을 할 수 없다면 small bore tube(12 Fr 정도)를 삽관하는 것을 차선으로 한다.

XV 동맥 폐쇄성 질환의 원인으로 색전Embolus과 혈전Thrombosis의 감별

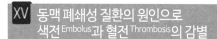

■ **동맥 폐쇄의 원인으로 색전**^{embolus}**와 혈전**^{thrombosis} **의 감별**

	색전	혈전
색전의 근원	보통, 특히 AF	드물다
파행, 절름발이	드물다	흔하다
혈관 폐쇄성 질환을 의심하게 하는 이학적 검사 소견	드물다:근위부와 반대측 사지의 맥박이 정상	흔하다:근위부와 반대측 사지의 맥박이 떨어졌거나 없다
허혈부위 경계, 구획 (demarcation of ischemia)	확연하다	불분명하고 넓다
동맥 조영술 (arteriography)	최소의 동맥 경화증, 날카로운 끝 (cutoff), 적은 collateral 혈관	미만성 동맥 경화증, 점점 줄어드는 끝tapering, 불규칙한 끝, 잘 발달된 collateral 혈관

Vascular surgery, Philadelphia, 1990, WB Saunders

XVI 수술전 폐 평가 Preoperative Pulmonary Evaluation

■ 수술 중 폐 합병증의 위험인자

- 수술전 8 주 이내의 흡연력
- COPD/심각한 기도 협착
- 전반적 건강상태의 불량(ASA>2)
- $PaCO_2$의 증가

- Thoracic aorta aneurysm, AAA, 상복부 수술
- 수술 시간 > 3 h
- 전신 마취
- 장시간 신경근차단 (neuromuscular blockade)

수술전 위험도 층별화 Risk Stratification

- 폐의 문제가 수술하는데 금기가 되는 경우는 매우 드묾.
- 수술 전 spirometry 검사는 수술을 하지 않기 위한 것이 아니라 수술 전 폐 기능의 판정에 있음. 검사의 적응증은 아래와 같다.
  - 천식, COPD, 불분명한 기도 폐쇄의 판정
  - 설명이 안 되는 호흡곤란, 폐의 증상을 가진 환자가 대형 수술을 해야 할 경우 (복부, 흉부, 두경부, 혈관 수술)

■ 호흡 부전을 예상할 수 있는 지표(Respiratory Failure Index)

인자	점수	인자	점수
수술의 종류		Albumin < 3 g/dL	9
AAA	27	BUN > 30 mg/dL	8
Thoracic	21	History of COPD	6
Neuro, upper abdomen, peripheral vascular	14	Functional status : partially, fully dependent	7
Neck	11	Age > 70	6
Emergency surgery	11	Age 60~69	4

Class	점수 합	수술후 호흡부전 발생율
1	~10	0.5%
2	11~19	1.8%
3	20~27	4.2%
4	28~40	10.1%
5	>40	26.6%

수술 중 위험을 줄이기 위한 방법

- 가능하면 폐질환을 치료하고 난 후 선택적 수술
- COPD 천식 환자에서 쌕쌕거림을 가진 경우 Inhaled ipratropium, β-agonists 사용
- COPD 또는 천식 환자, 폐 기능이 감소된 경우 경구용 또는 흡입용 스테로이드(약제의 사용은 감염의 위험 또는 수술중 합병증의 위험성을 증가시키지는 않으나 3주 이상 하루 20 mg의 prednisone을 사용시 잠재적 adrenal suppression의 위험이 있음)
- 금연
- 고위험 환자에서 복강경 수술, 수술 시간 단축, 척수 마취, 국소 마취 등 전신마취를 피함.
- 장시간 작용 신경근 차단제(예. pancuronium)를 피함.
- 수술 후 호흡 격려 치료
- 통증 치료(Epidural analgesia, nerve blocks)

Med Clin North Am 2003;87;153~73, Ann. Sung 2000;232;242~53

내분비

Endocrine Disorders

I 당뇨병 Diabetes Mellitus

1. 진단

다른 고혈당의 원인을 배제해야 한다. 당뇨의 증상(polyuria, polydipsia, un-explained weight loss)과 식사에 관계없이 혈당이 200 mg/dl이상인 경우 진단할 수 있으며, 다음 혈당 검사가 포함된다.

- 금식(최소 8시간) 후에 검사한 정맥 혈장 포도당 농도 ≥ 126 mg/dl
- 정맥 혈장 포도당 농도가 126 mg/dl 미만일 경우 당부하 2시간 전후의 정맥혈장 포도당 농도가 모두 ≥ 200 mg/dl일 경우

  (Oral Glucose tolerance test, OGTT; WHO 규정에 따라서 12시간 공복후 75 g anhydrous glucose를 물에 녹여서 oral intake한 후에 혈당을 측정한다)

Diabetes care 25(1):S5~S20, 2002

2. 급성 고혈당

- **진단** : 혈당이 300 mg/dl 이상으로 이는 대사성 보상 장애가 있음을 시사한다. 원인과 유발인자를 찾아서 치료한다.
- **원인** : 당뇨의 poor compliance(특히 young man), AMI, CVA, pneumonia, infection of urine, PID 등 응급실에서는 심각한 질환의 가능성을 염두해 두어야 한다.
- **치료** : Hydration, Regular insulin 및 원인 치료

3. 당뇨병의 합병증

1) 망막병증 Retinopathy
이 외에도 glaucoma, cataract 등의 눈의 합병증 위험이 높다.

2) 신병증 Nephropathy
미세 알부민뇨가 유용한 임상 지표

3) 신경병증 Neuropathy
말초신경병peripheral neuropathy와 자율신경병 autonomic neuropathy로 분류.
- **말초성 신경병**: 보통 양측성으로 stocking-glove sensory loss를 보인다.
  - 이학적 검사상 vibration, DTR의 감소나 소실을 보이며 이는 DM foot ulcer 의 위험이 높다는 것을 의미한다. 조기 진단을 위해서 sensory nylon monofilament test(Semmes-Weinstein)를 시행한다.
  - 치료로 TCA(amitriptyline), topical capsaicin, phenytoin, carbamazepine 등을 사용하고, NSAIDs는 신독성 때문에, opioid는 남용의 위험이 높아서 피 하는 것이 좋다.
  - DM mononeuropathy는 보통 큰 말초 신경(femoral, obturator, sciatic, median, 또는 ulnar)를 침범하거나 뇌신경(III, IV, VI)을 침범한다.
  - 증상은 침범된 신경의 급성 이상을 보이고 수일에서 수주에 걸쳐서 호전된다.
  - 응급실에서는 CVA나 TIA등과 구분이 어렵다.
- **자율신경병**: GERD, gastroparesis, neurogenic bladder, impotence, autonomic diarrhea (밤에, 종종 대변 실금을 동반), 기립성 저혈압
  - GERD: coronary disease와 구분은 매우 힘들다.
  - Gastroparesis: stomach antrum의 비진행성, nonrhythmic contraction 과 pyloric spasm을 보인다. 치료는 erythromycin, metoclopropamide, antacid 를 사용한다. 증상은 보통 매우 심하며, 약에 잘 반응하지 않는 경우가 많아 응급실에서 지켜보는 것만으로도 의료진도 매우 힘들다.

4) 감염 Infection
  - UTI, candida, pneumonia, influenza, chronic bronchitis, bacteremia, TBc, mucomycosis, malignant otitis externa, skin and soft tissue infection 등의 위험이 높다.

5) 당뇨병성 발궤양 Diabetic foot Ulcer

- 말초성 신경병에 의한 감각 소실, proprioception, anhidrosis, poor circulatory thermal regulation이 원인이 되어 발생하며, 궤양, 감염, joint degeneration(Charcot joint)를 보인다.
- Limb threatening infection : 2 cm 이상의 cellulitis와 상향의 lymphangitis, 심부 궤양 및 농양, 광범위한 조직의 괴사, 뼈나 심부 구조를 침범하고, gangrene을 형성한 경우, 말초 맥박이 없는 경우 등이다. life threatening infection은 패혈증의 징후가 나타난 경우다.

DM foot의 방사선학적 소견 : 피하 공기 음영, 이물질, osteomyelitis, Charcot joint 등이 보일 수 있다.

진행 단계	양상	치료
Non-limb threatening	<2 cm cellulitis 심부 구조의 침범 (-) 말단부 혈액순환 양호	• 24~72시간 후 외래 경과관찰 • 궤사 조직 절제 및 비 접착성 드레싱, 압박요인의 제거 • 경험적 항생제* : Cephalexin 500 mg PO qd or Clindamycin 300 mg PO qd or Dicloxacilin 500 mg PO qd or amoxicillin/clavulanate 875 mg PO bid
Limb-threatening	>2 cm cellulitis 깊은 궤양 악취 화농성 분비물 발열	• 입원 및 surgical debridement • ampicillin/sulbactam 3 g IV q6 h or • ticarcillin/clavulanate 3.1 g IV q8 h, 2nd gen cephalosporin (cefoxitin, cefotetan) 1~2 g IV q12 h or • clindamycin 900 mg IV q6 h + ciprofloxacin 400 mg IV q12 h or ceftriaxone 1 g IV q12 h
Life-threatening	허혈성 변화 Lymphangitis, 부종 패혈증 또는 쇼크	• 입원 및 surgical debridement • imipenem/cilastatin 1 g IV q6 h or • ampicillin/sulbactam 3 g IV q8 h + tobramycin 5~7 mg/kg per day or • Vancomycin 1 g q12 h + metronidazole 500 mg q6 h + aztreonam 2 g q8 h

* 10일간 투여하며, cephalexin 의 첫 용량은 cefazolin 1 g IV, clindamycin 은 clindamycin 900 mg IV로 대체할 수 있다.

■ 인슐린의 종류

Insulin	Preparation	Onset (h)	Peak (h)	Duration (h)
Rapid acting	Regular	0.5~1	2.5~5	6~8
	Humalog	0~0.25	0.5~1.5	3~4
Intermediate acting	NPH	1~1.5	4~12	24
	Lente	1~2.5	7~15	24
Long acting	Ultralente	4~8	10~30	> 36

■ 당뇨 약물 치료, 기전

약물(지속 시간)	기전	혈당의 변화
Insulin(regular, NPH, ultra−lente)	직접 조직 효과	저혈당
Sulfunylurea(OHA; oral hypoglycemic agent) 1세대 chlorpropamide(>60시간), 　tolbutamide(12~24시간), 　tolazamide(6~12시간) 2세대 glyburide(18~24시간), 　glipizide(10~16시간), 　glimepiride(amaryl, 24시간)	췌장에서 insulin 분비를 증가	저혈당
Nonsulfonylurea(repaglinide, nateglinide)	췌장에서 insulin 분비를 증가	저혈당(OHA보다 덜하다)
Biguanides(metformin; glucophage 18~24시간)	간에서 glucose 생산을 감소	저혈당 효과 없다
Acarbose, miglitol	장관에서 glucose 흡수 억제	저혈당 효과 없다
Thiozolidinediones(rosiglitazone, pioglitazone 등)	말초 조직에서 glucose 이용 증가	저혈당 효과 없다

* Metformin을 사용하는 환자에서 요오드화 조영제(iodinated contrast− diatrizoate (gastrograffin 등), iothalamate, ioxaglate, iohexitol, iopamidol, ioversol 등)를 사용하면 Lactic acidosis를 유발 할 수 있어, 적어도 48시간 전에는 약을 중지해야 한다. 참고) barium sulfate : 비요오드화 조영제(non−iodinated)
* Chlorpropamide는 장기간 지속되므로, 어떤 이유에서든 다량을 복용하면 입원하여 관찰해야 한다.

Ⅱ 당뇨병성 케톤산증 Diabetic Ketoacidosis; DKA
: Hyperglycemia, Ketosis, Acidosis

DKA의 임상병리 검사적 진단	DKA의 유발 인자	
• Blood glucose > 300 mg/dl	• Recent change in Insulin dose	40%
• Serum bicarbonate < 15 mEq/L. 　(만성 신부전이 아닐 경우)	• Infection (pneumonia, UTI)	40%
	• Noncompliance (diet or meds)	23%
• Serum acetone level > 2 : 1 dilution	• Trauma, injury, and stroke	10%
• Arterial pH < 7.30 in 1st 24 hours	• No prior diabetes	20%

Am J Epidemiol 1983; 117 : 551

＊ 당뇨병성 케톤산증의 병태생리학
　1. 인슐린의 상대적인 결핍
　2. 인슐린 길항 호르몬의 상대적인 과잉

1) 치료

- 심전도 모니터를 시행한다.
- 검사를 시행하고, 유발인자나 합병증을 평가한다 – CBC, 전해질, 일반화학, 심전도, 동맥혈검사, 소변 케톤, pH 등
- 수분과 전해질 결핍은 일반적으로 첫 24~48시간에 걸쳐서 천천히 교정.
- 수액 – 저혈압, 기립성 저혈압이 호전되기 전까지는 NS IV하고, 소변량은 1 ml/kg/hour로 유지. 이후에 half Saline(500 ml/hour)로 투여.
- Insulin – 10 units RI IV(초기 용량은 임상의에 따라서 다르나 insulin 1 unit 당 30 mg/dl 혈당을 낮춘다고 계산하고 300까지 낮출 것을 목표로 해서 투여하도록 한다).

  예) 600 mg/dl→300 mg/dl(300을 낮추어야 하므로 10 U(10×30=300)을 IV한다), 이후 시간당 5~10 U 지속투여하고, 혈당이 300 mg/dl이하가 되면 D5(예, D5 1/2 NS)를 첨가하고, insulin dose를 2~4 U/hour로 낮춘다.

- Potassium과 phosphate의 보충 – DKA에서 total body potassium depletion 에도 불구하고 insulin deficiency, hypertonicity, acidemia로 인해 mild- to-moderate hyperkalemia를 보이는 경우가 흔하다. K$^+$ 보충 시에는 반드시 urine output이 유지가 되는지 확인을 해야 한다.

■ Potassium replacement in adult diabetic ketoacidosis

Initial potassium	Replacement
K$^+$<3.3 mEq/L hold insulin until K≥3.3 mEqL	KCl 40 mEq in first hour, then 20~30 mEq/h to keep serum K+ between 4~5 mEq/L
K$^+$≥3.3 but <5.0 mEq/L	KCl 20~30 mEq/L of IVF to keep serum K$^+$ between 4~5 mEq/L
K$^+$>5.0 mEq/L	Do not give K$^+$ but check potassium levels every 2 hours

Management of hyperglycemic crises in patients with diabetes, Diabetes Care 2001;24(1):131~53

- 혈당은 300 mg/dl 이하가 될 때까지 매 시간마다, 전해질 검사는 2~4시간마다 시행한다(중증일 경우 잦은 sampling과 혈압의 지속적 측정이 필요하므로 arterial line을 삽입한다). 혈당이 250 미만으로 떨어지면 저혈당을 막기 위해 5% dextrose를 추가한다. 혈당을 150~200 mg/dL로 유지한다.
- 중탄산염$^{Na-bicarbonate}$: 1차적으로 hyperkalemia의 교정에 사용한다. 보통 혈액의 pH는 2차적인 것으로 pH 7.1(7.0) 이하일 경우 적응이 되나 의견이 다양하다.

III 알코올성 케톤산증 Alcoholic Ketoacidosis; AKA

Diagnostic Criteria for AKA

- 혈당은 낮거나, 정상이거나, 약간 상승해 있을 수 있음
- 지속된 다량의 음주 이후의 구토 및 음식물 섭취의 부족
- 다른 원인이 없는 wide anion gap 의 대사성 산증
- Serum ketones (+)*

* nitroprusside test를 이용한 혈청 케톤체 검사에서는 음성으로 나타난다 하더라도 AKA를 배제할 수 없음

- **치료**
  - 5DS (5% dextrose in NS) 투여: 치료에서 가장 중요한 부분, 탄수화물과 수분의 보충이 케톤산증을 호전시킴
  - Insulin 투여는 피해야 한다.
  - Thiamine 50~100 mg IV: Wernicke encephalopathy 의 예방. 포도당과 동시 투여
  - 전해질 교정: 특히 potassium 과 magnesium 의 교정에 유의
  - Bicarbonate 는 pH 7.1 이하의 심한 산혈증이 아니면 사용하지 않으며, 수액과 포도당의 투여에도 반응하지 않는 life-threatening acidosis 에서만 투여
- 환자의 상태가 쇼크, 전해질 이상, 산증 등 불안정하면 예후는 매우 불량하여, 보호자에게 미리 설명을 해야 한다.

IV Hyperosmolar hyperglycemic syndrome

- 지속적인 삼투성 이뇨(osmotic diuresis)의 결과로 나타나게 됨
- 고혈당 Severe hyperglycemia, 고삼투압 hyperosmolarity, 탈수 dehydration without significant hyperglycemia
- 증상: 발열, 갈증, 다뇨 빈뇨, 혼돈, 발작(부분), 환각
- 신체 검사: 의식 저하(Semicoma 이하로 의식이 악화되는 경우는 드물며, 이 경우 CNS 검사가 요구된다), 빈맥, 저혈압, 발열, 부분 발작, 반신 마비, 근간대성 경련 (Myoclonus), 사지 마비, 눈떨림

진단	원인/악화 인자	
Plasma osmolarity > 350 mOsm/L Glucose > 600 mg/L Ketosis는 없다 (± lactic acidosis) 50~65%는 당뇨의 병력이 없다 ↑BUN with BUN/Cr ratio > 30 ↑CK (rhabdomyolysis)	신부전, 폐렴, 패혈증, 위장관출혈, 급성 심근경색, 뇌출혈, 중풍	폐색전증, 췌장염, 화상, 열사병, 투석, 최근 수술, 약물1

[1]*Thiazides, Ca²⁺ channel blocker, steroids, Dilantin, Inderal, lasix, Tagament, toxapine*

■ 혈장 osmolality와 임상적 양상(Hypernatremic state)

Osmolality(mOsm/kg)	양상
350~375	안절부절, 불안
375~400	떨림, 조화운동장애(ataxia)
400~430	과반사증, 경련(twitching), 경직(spasticity)
> 430	발작(seizure), 사망

· 치료
  - 중환자실 입원, Central line, Foley, Arterial line(필요시) 삽입.
  - Electrolytes, CK, UA, CXR, EKG, cultures, ± brain CT and spinal tap 시행
  - 검사 상 측정된 Na⁺은 가성으로 낮을 수 있는데 이는 고혈당에 의한 희석의 효과로 반드시 교정 [Na⁺](corrected [Na⁺])를 계산해 확인해야 한다. 혈중 Na⁺는 혈당이 100 증가할 때마다 1.6씩 감소한다.

교정[Na⁺] = 검사상 측정된[Na⁺] + {1.6 × (glucose - 100)}/100

교정 [Na⁺]가 증가한 경우 상당한 volume contraction, 정상이거나 낮은 경우는 중등도 정도의 탈수를 의미한다.

  - Fluids - 평균 수액 소실량=9 L.(상당히 많다. 보통 부족하게 투여하는 경우가 많다) 혈압과 소변량이 정상화될 때까지 NS IV하고, 이 후에 1/2 NS으로 바꾼다(첫 12시간동안 소실량의 50%를, 남은 50%는 다음 12~24시간동안 투여한다)
  - Dextrose 투여(D5 1/2 NS) : glucose ≤ 300 mg/dl
  - Potassium 보충 : 시간당 5~10 mEq (urine output이 정상이어야 한다)
  - 인슐린 : 수액 보충이 충분히 되지 않은 상태에서 인슐린 투여시 세포내로 glucose, potassium, water의 이동을 조장하여 circulatory collapse, shock, 심지어

thromboembolism을 유발할 수 있다. 보통 초기 처치에서는 인슐린 투여는 필요가 없다. 충분한 fluid 투여 후 초기에 Single 0.1 U/kg IV 하고, 이후 0.05 U/kg/hr IV(혈당이 300 mg/dl 까지) 한다.
- 경험적인 phosphate 보충, subcutaneous heparin, 예방적 광범위 항생제의 투여가 필요하다.

■ **DKA 와 HHS의 감별진단**

	DKA			HHNS
	경도	중등도	중증도	
혈당(mg/dL)	> 250	> 250	> 250	> 600
동맥혈 산도(PH)	7.25~7.30	7.00~7.24	< 7.00	> 7.30
혈중 bicarbonate(mEq/L)	15~18	10~15	< 10	> 15
요중 ketone	양성	양성	양성	약간
혈중 ketone	양성	양성	양성	약간
유효혈중 osmolarity(mOsm/L)	다양	다양	다양	> 320
Anion gap	> 10	> 12	> 12	다양
감각 인지 장애, 정신 둔감(obtundation)	명료	명료/기면	혼미/혼수	혼미/혼수

Effective Serum osmolarity(s−Osm(mEq/L))= 2(검사상 측정된 [Na⁺]) + glucose(mg/dL)/18
Anion gap(AG)= [Na⁺]−([Cl−]+[HCO3−]) mEq/L, HHNS 환자의 절반 정도는 AG가 증가되어 있는데 이는 동반된 lactic acidosis, azotemia, starvation ketosis, 중증의 volume contraction 때문으로 이는 DKA와 감별에 주의를 해야 한다.

Hyperglycemic crisis in diabetes. Diabetes Care 2004;27:S94~102

V 저혈당증 Hypoglycemia

1. 진단

혈당 50 mg/dl 이하, 증상이 진단에 합당하고, 포도당을 주고 나서 증상의 호전을 보이는 경우
• 금식시의 hypoglycemia : 식후 4~6시간이 지난 후 발생한다.
  - overuse (drugs, insulin, sepsis, tumors, starvation, exercise)
  - underproduction(alcohol, β−blockers, salicylate, hormone deficiency, liver/ renal failure, enzyme defects, 또는 substrate defects as in malnutrition).

- 반응성 hypoglycemia : 식후 1~2시간 내에 발생한다.
  - impaired GI motility
  - impaired glucose tolerance (early diabetes)
  - enzyme defect

2. 임상적 양상

- Sympathetic response : 빈맥, 배고픔, 떨림, 땀

* **Hypoglycemia without warning (hypoglycemia unawareness)**
　: sympathetic response를 보이지 않을 수 있다.
　dangerous complication of a type 1 DM
- 원인 : 저혈당에 자주 노출된 경우, 장기간의 DM 환자, autonomic neuropathy,
  epinephrine 분비 및 감수성이 감소된 경우, alcoholics, β-blockers를 복용하는
  사람 - 주의를 요한다.
- Neuronal dysfunction : 두통, coma, 경련, focal deficits

3. 치료

* sugar를 주기 전에 C-peptide, S-insulin 및 다른 검사를 위한 sample을 채취
　해 둬야 한다.
- Glucose 1 amp (50 ml/50 g) 또는 D50W IV(1 g/kg IV) : 혈당을 150정도까지 상승.
  - Children : 0.5~1 g/kg glucose as D25W (2~4 ml/kg)
  - Neonate : 0.5~1 g/kg glucose as D10W (5~10 ml/kg)
- IV access가 불가능한 경우
  : Glucagon 1~2 mg IM/SC(반응하기 까지 7~10분이 걸린다.)
  Children : 0.025~0.1 mg/kg IM/SC필요시 20분마다 반복
  Glucagon IV로 투여할 수 있으며 1 amp은 D50W 1 amp과 유사한 효과를 낼
  수 있다. 하지만 alcohol-induced hypoglycemia와 같이 glycogen이 부족한 경
  우는 효과가 없다.

Rosen 6th, p.1960~1961

- 이 후에 D5NS 또는 D10NS IV하여 정상 혈당을 유지한다.
- 매 30분마다 glucose stick(첫 2시간 동안 - rebound hypoglycemia가 발생할

수 있다.)

· Hydrocortisone (Solucortef®) 100 mg IV—혈당이 오르질 안 거나, adrenal insufficiency가 의심이 될 경우

· Thiamine 100 mg IV 또는 IM(malnourished 환자—Wernicke's encephalopathy 예방)

· Diazoxide(Hyperstat®) 1~2 mg/kg IV(정맥으로 포도당을 투여하는 것으로 혈당의 조절이 불가능 할 경우)

■ Admission Guidelines in the ED Hypoglycemic Patient

고려할 사항	적응증 (상대적/ 절대적)	응급실에 내원한 저혈당 환자의 입원 관련 지침
약물 원인: non-short-acting insulin, a모든 경구혈당강하제	절대적	Variable
지속적/반복적 의식 상태 변화	절대적	Critical Care Setting
지속적/ 반복적인 저혈당	절대적	Likely critical Care Setting
빈번한/지속적인 당 공급이 필요	절대적	Critical Care Setting
저혈당의 원인과 관련: 패혈증, 심한 영양실조, 다른 장기의 이상에 의해 약물 대사에 문제가 생긴 경우	절대적	Critical Care Setting
정신과적 원인(예, 의도적인 약물 중독)	절대적	Variable
1) 책임질 성인 보호자가 없는 경우 2) 환자나 보호 자가 의지가 없는 경우 3) 외래 환자로 진료해줄 의 료진이 부적절한 경우	절대적	Likely noncritical Care Setting
환자의 나이: 신생아나 영아, 아주 고령	상대적	Variable
적절한 당을 공급하며 치료했으나 반응성 고혈당이 나타나지 않는 경우	상대적	Variable
동반 질환이 있는 경우(신부전, 간부전)	상대적	Variable
저혈당의 기왕력	상대적	Variable

■ Type 2 DM 환자에서 입원이 권장되는 경우

· Life threatening metabolic decompensation(DKA, HHS)
· 심한 만성적인 당뇨 합병증, acute comorbidities, 부적절한 social situation
· 심한 탈수가 동반되거나 치료에 반응하지 않는 고혈당(>400 mg/dL)
· 저혈당의 교정에도 빠르게 회복되지 않는 신경학적 증상(의식 및 행동변화, 혼수, 경련)
· Long-acting OHA 에 의해 유발된 저혈당
· 당뇨가 잘 조절되지 않는 환자에서 나타나는 원인 불명의 발열

- 경중의 비의도적 insulin overdose의 경우, D50 또는 경구용 포도당 또는 식사를 하게하면서 응급실내 단기간의 관찰 후에 귀가 시킨다.
- 만약 단시간 작용하는 2nd generation sulfonylurea에 의한 경우 charcoal 등을 투여하고 증상이 6~8시간 동안 재발하지 않으면, 주의사항을 설명한 후 귀가시킨다. 이외의 다른 경구용 혈당약은 입원이 필요하다.

VI 갑상선 기능항진증 Hyperthyroidism/Thyroid Storm

1. 유발인자

감염, 수술, 외상, iodinated contrast dye사용, 저혈당, 출산, 심하게 갑상선을 palpation후에, 정신적 스트레스, withdrawal of antithyroid drugs, $^{131}I-$ therapy, DKA, Pulmonary embolism, stroke, 건강한 사람에서 미역이 많은 음식을 많이 먹었을 경우

2. 원인

1차성 hyperthyroidism(Graves' disease, toxic multinodular goiter, iodine intake(jodbasedow disease), central hyperthyroidism(pituitary adenoma), thyroiditis, ectopic thyroidal tissue, drug induced(lithium, iodine, amio darone, excessive thyroid hormone ingestion; thyrotoxicosis facticia)

3. 임상양상

- 경한 감염에 비해 심한 발열, 빈맥, 식은 땀. 종종 대사성 뇌병증, 고혈압, $\downarrow SaO_2$
- 진단적 단서가 되는 과거력 : 과거의 thyrotoxicosis, exophthalmos 또는 goiter, thyroid hormone의 복용, 경부에 수술자국, 최근 iodine – radiocontrast 사용
- 심폐적 : $\uparrow$Metabolic demand, $\uparrow O_2$ consumption; $\uparrow$Cardiac output; Hyper dynamic circulation and high–output CHF; Myocardial ischemia; Arrhythmias(보통 supraventricular, AF); $\uparrow$work of breathing & respiratory muscle weakness

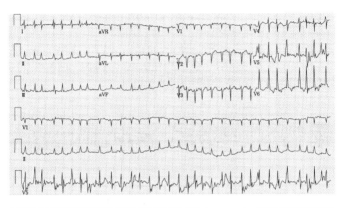

그림 5-1. 갑작스런 두근거림으로 내원한 43세 여자 환자. AF을 sinus conversion 후 반드시 TFT를 검사해야 한다. Hyperthyroidism 의 첫 진단이 이러한 thyroid storm 으로 될 수 있다.

- 신경학적 : Myopathy, exophthalmic ophthalmoplegia; Myasthenia gravis의 악화; Thyrotoxic periodic paralysis (아시아 남자), delirium, stupor, coma, seizures
- GI : Hypermotility with malabsorption; Hypergastrinemia → PUD

Thyrotoxicosis*의 검사 소견	· ↑free T4, ↑T3, ↓TSH	· ↑glucose, ↑Ca²⁺, ↓Hb
	· ↑T4RIA, ↑FT4	· ↑WBC, ↓cholesterol

*검사는 hyperthyroidism을 진단 할 수 있으나, thyrotoxicosis은 clinical diagnosis이다.

4. Thyroid Storm 의 진단

- Thyroid storm은 이전에 hyperthyroidism을 가진 환자에게서 발열, 심혈관계(빈맥, 울혈성 심부전), 신경계(agitation부터 경련까지 다양) 증상이 나타날 때 임상적으로 진단하며, infection, sepsis, sympathomimetic ingestion(코카인, 암페타민, 케타민 등), heat exhaustion, heat stroke, delirium tremens, malignant hyperthermia, malignant neuroleptic syndrome, hypothalamic stroke, pheochromocytoma, medication withdrawal(코카인, 아편제재등), psychosis, organophosphate poisoning 등을 염두에 두고 감별해야 한다.

■ Burch and Wartofsky's Scoring System for Thyroid Storm

Diagnostic Parameters	Points	Diagnostic Parameters	Points
Fever37.2~37.7		Tachycardia (beats/min)90~109	
37.7~38.3	5	110~119	5
38.3~38.8	10	120~129	10
38.9~39.4	15	≥ 140	15
39.4~39.9	20		20
≥ 40	25		
	30		
CNS effects		Congestive heart failure	
Absent	0	Absent	0
Mild (agitation)	10	Mild (pedal edema)	5
Moderate (delirium, psychosis, extreme lethalgy)	20	Moderate (bibasilar rales)	10
Severe (seizures, coma)	30	Severe (pulmonary edema)	15
GI-hepatic dysfunction		Atrial fibrillation	
Absent	0	Absent	0
Moderate (diarrhea, nausea/vomiting, abdominal pain)	10	Present	10
Severe (unexplained jaundice)	20		

Scoring system≥ 45 : Highly suggestive of thyroid storm25 − 44 : Suggestive of impending storm< 25 : Unlikely to represent thyroid storm

Endocrinol Metab Clin North Am 1993;22:263-277

5. 치료

- 보존적 치료, 산소 투여, bedside glucose check, fever control(aspirin은 피한다), 악화인자를 제거, shivering의 조절은 meperidine과 chlorpromazine을 IV 한다. Parenteral vitamin supplements(예, Vit. B-complex)

- 갑상선 호르몬 생성의 억제(T4→T3 전환 억제) : propylthiouracil(PTU) 900~1200 mg PO(첫날), 이후 300~600 mg/d 3~6 주간(그러나 이미 만들어진 T4의 분비에는 영향이 없다.)

- 갑상선 호르몬 분비의 억제 : K$^+$ iodide(Lugol solution; 8 mg iodide/ drop)−1 mg 또는 20 drop PO q 8 h, 또는 SSKI(40 mg iodide/drop) 2~10 drops PO dailly. 또는 Na$^+$ iodide 1 g IV q 8~12 hr(30분 동안 준다). 주의 : antithyroid medication (methimazole 또는 PTU) 을 주고 나서 1시간이 지난 후에 iodide를 투여해야 한다. (iodide 단독 투여는 금기−thyrotoxicosis를 악화시킨다.)

- Peripheral effect의 억제 : propranolol 1 mg(천천히 15분 동안 천천히 IV, 최대 10 mg, bradycardia가 발생할 때까지). 이후 증상이 호전이 되면 PO로 20~120 mg q 4~6 h 준다.

CHF시에는 afterload에 작용하는 약제보다는 inotropics를 사용한다.

Bronchospasm에는 reserpine (1 mg IM test 이후 2.5~5 mg IM q4 h)

* T4 → T3 conversion의 억제 및 adrenal insufficiency의 치료 : hydrocortisone(Solucortef®) 100 mg IV q 8 h

VII 기타 갑상선 기능 항진증

1. Apathetic thyroxicosis

Thyrotoxicosis의 드문 형태로, 보통 노인에서 발생한다.

임상 양상		Management
• 평균 나이 > 60 세 • Lethargy, ↓mentation • No Graves' eye signs • Smaller goiter • Depression/apathy	• Weak proximal muscles • 체중 감소 • Atrial fibrillation/CHF 치료에 반응을 안 할 수 있다.	Thyrotoxicosis에 준해서 치료를 하지만, 용량과 속도를 늦춰서 투여한다(나이가 많을수록 부작용이 크다)

2. Thyrotoxic periodic paralysis

일과성 또는 반복적으로 나타나는 flaccid paralysis가 나타나며, 주로 하지에서 더 많이 유발되나 상지에서도 같이 유발될 수 있다. Bulbar, ocular, respiratory muscle 에서는 나타나지 않는다. 이와 같은 임상양상은 여러 전해질 이상에서도 나타날 수 있으나, hyperthyroidism 에 의한 potassium 의 ECF에서 ICF로의 이동이 유발하는 hypokalemia 에 의해서도 유발될 수 있으므로, 응급실에서 hypokalemia 로 인한 마비환자에서 갑상선 기능의 확인이 필요할 수 있다.

VIII 갑상선 기능 저하증 Hypothyroidism/Myxedema Coma

1. 유발인자

뇌경색, 저체온증, 감염, 심부전, 기타 약물(마취제, 진정제, 신경안정제, 마약제제,

리튬, amiodarone:1~32%), 외상, 위장관 출현, 동반된 대사 불균형(저혈당, 저나트륨증, 이산화탄소 저류, 산증)

2. 임상양상

− 저체온증
− 중추신경계:Lethargy→stupor→coma; 약물에 의해 악화되고, 호흡 억제로 진행함. myxedema madness:depression, paranoia, hallucinations
− 호흡기계:hypoxic, hypercapnic→hypoventilation; pleural effusions; airway obstruction from macroglossia & myxedema infiltrate
− 심혈관계:↑silhouette; bradycardia;↓heart sounds; heart block,↓voltage, ↑QT; Pericardial effusion common, tamponade rare; systolic/ diastolic dysfunction;↑Cholesterol→accelerated atherosclerosis & risk of MI

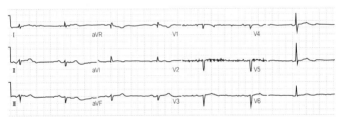

sinus bradycardia, low voltage QRS complex, T wave flattening 을 보여주고 있다.

그림 5-2. myxedema coma(TSH 40 mIU/mL)의 심전도

− GI:obstipation/constipation
− Renal:hyponatremia with ↑total body Na± (myxedema시 축적된다)
• 이학적 검사:마르고, 푸석푸석한 피부, 목에 수술자국; pseudomytonia; 흐트러지고 헝클어진 머리카락, 창백하고 부은 얼굴, 큰 혀, 쉰 목소리, 중등도에서 중증의 저혈압(그러나 shivering이 없다)
• 혈액 검사:↓Glucose; ↓Na$^+$; ↑K$^+$; ↑cortisol; ↓Hct; ↑WBC; ↑Cr > 2; ↓PaCO$_2$; ↓PaO$_2$

3. 치료

정해진 optimal한 치료는 없다. 우선 "recognition of disease", 안정화 및 필요하면 기관 삽관하여 기도를 유지하고, 저체온증 교정 등 보존적인 치료를 한 후

- 갑상선 호르몬 투여 : Thyroxine(T4; levothyroxine) 반감기 t½~7d, active form 인 T3로 전환된다. Load 4 g/kg 또는 300~500 g IV 이후 50~100 g IV qd
- Triiodothyronine(T3)의 투여 : active hormone, t½~1d. 급속한 대사의 증가와 심근허혈의 위험이 있어 치명적인 hypothyroidism인 경우에만 사용한다 (1) T4 monotherapy가 효과가 느려서 unacceptable할 경우, (2) 동시에 nonthyroidal illness 있어서 말초의 T4→T3 전환이 억제되어 있는 경우, 용량 : 25 mg PO 또는 IV q 8 h(반응이 나타날 때까지 사용)
- 동반된 부신 부전증이 흔하다(5~10%) : routine IV hydrocortisone 100 mg
- 기계 호흡 : 호흡 부전과 이의 진행이 빠르고, 흡인의 위험이 높으며 상부기도의 폐쇄 및 surfactant 생성이 감소되어 있다.
- 혈역학적 허탈(Hemodynamic collapse) : tamponade가 흔하므로 pericardiocentesis 를 고려하고, 보통 혈관 수축이 되어 있으므로 α-adrenergic agents를 사용하기 전에 충분한 수액처치가 필요하다.
- 저나트륨혈증 : treat with free-water restriction(total body Na의 양은 초과된 상태). 그러나 심한 hyponatremia는 hypertonic saline을 투여한다.
- 악화 요인을 찾고, 경험적 항생제를 투여
- 약물의 대사가 감소되어 있으므로 모든 약물에서 적절한 용량을 주는 것이 필요하다.
- 예방적 anti-gastritis/ulcer medication
- 빈혈 교정
- Dopamine은 TSH 생성을 억제하므로 이의 사용에 신중히 고려해야 한다.
- 갑상선 호르몬의 투여 전에 baseline cardiac isoenzymes을 검사한다.

IX 부신 기능 부전증 Adrenal Insufficiency/Crisis

주로 만성 1차성 adrenal insufficiency 환자가 hormone replacement를 받지 않은 경우에 발생된다. 2차성/3차성 adrenal insufficiency 환자에게는 renin-angiotensin-aldosterone axis가 보존되어 있어 드물다. 그러나 전에 glucocorticoid

치료를 받아온 환자의 경우 이 axis가 억제되어 발생할 수 있다(아주 적은 기간, 작은 양의 치료를 받더라도 가능).
* Mineralocorticoid→intravascular volume; Glucocorticoid→vascular tone

1. 원인

* 양측성 부신 경색(Bilateral adrenal infarction)
  - 출혈(anticoagulation, coagulopathy, perioperative)
  - 종종 occult, thrombotic (adrenal vein thrombosis after back injury)
  - 패혈증; meningococcemia (Waterhouse–Friederichsen), Pseudomonas.
* Autoimmune adrenalitis
  - Granulomatous infection(예, tuberculosis, histoplasmosis & other fungi, HIV)
* 코티졸 생성의 억제 (Ketoconazole, etomidate, aminoglutethimide, metyrapone)
* 코티졸 파괴의 활성화(경증 adrenal insufficiency의 경우 – phenytoin, rifampin, barbiturates)
* Pituitary apoplexy

2. 증상 및 징후

* 탈수 및 저혈압(unexplained) – 경한 급성질환에 비해서 심할 시 의심. 또한 속은 수액 처치에 반응하지 않으며, shock는 증상이 없이 발생하기도 한다.
* 오심, 구토, 식욕저하와 체중 감소
* 설명할 수 없는 발열
* 심한 복통 및 비국소적(nonlocalizing) 압통. 급성 복증과 비슷하다.
* Hyponatremia(ADH의 보상적 증가), hyperkalemia(aldosterone의 감소), azotemia, eosinophilia, hypoglycemia, hypercalcemia
* 점막의 hyperpigmentation, creases, & sun-spread skin(in 1 disease)
* 동시 발생한 hypothyroidism 또는 hypogonadism(polyendocrine syndromes)
* 감각의 이상
* Small cardiac silhouette(흉부사진)
* Calcified adrenals(감염시), CT상 부신 mass(출혈, 종양)

- 이차성 adrenal insufficiency는 다음과 같은 면에서 1차성과 다르다.
  - Pro-opiomelanocortinin는 증가하지 않고, Hyperkalemia는 없으며,
  - Azotemia는 드물다(mineralocorticoid activity는 보존된다).
  - Hyponatremia 는 ADH의 증가로 발생하고, Hypoglycemia가 흔하다.

3. 진단

- Random "Stressed" Cortisol level < 5 g/dL
- Cortrosyn (synthetic ACTH) stimulation : 250 μg SQ/IM/IV should double serum cortisol to $\geq$ 20 g/dL after 60 min
- Prolonged ACTH infusion may be necessary to distinguish 1° from 2° or 3° disease.

4. 치료

(1) 수액 치료(진단 전이라도)
(2) 빠른 진단
(3) Mineralocorticoid의 보충
(4) 악화 인자를 치료

- 급속 수액 처치-순환 혈액량의 반정도로 보통 N/S 2~3 L, K⁺, glucose를 체크
- Vasopressors는 스테로이드의 보충이 없이는 효과가 없다.
- Dexamethasone(5 mg IV)는 혈장 코티졸 측정에 영향이 없지만, mineralocorticoid activity가 없다. Hydrocortisone 100 mg IV(q 6~8 h after ACTH stim tests).
  Cortisone의 사용은 피한다(prodrug으로서 이는 hepatic metabolism이 필요하다.
- 혈장 K가 증가될 수 있지만, 총 K은 GI illness로 인해 감소되어 있다.
- Mineralocorticoid는 수액 처치 후에 사용한다(fluidrocortisone (Florinef) ~0.1 mg/d)

X 뇌하수체된 출혈 Pituitary Apoplexy

1. 원인

Anticoagulation(CABG surgery 포함), irradiation, Sheehan syndrome(분만 중에 혈관 연축으로 인한 뇌하수체의 경색, 보통 저혈압이 동반), hormone therapy(estrogen), surgery(as with Sheehan syndrome), trauma 등

2. 임상 양상

- Intracerebral hemorrhage : Meningeal irritation, headache, CSF xanthochromia
- Expanding intrasellar mass : Headache, diplopia, bitemporal visual field deficits, extraocular muscle palsy, altered sensorium or coma, central respiratory failure, hyponatremia(SIADH)
- Acute panhypopituitarism : hypotension(adrenal), hypernatremia(DI)

3. 치료

* Hemodynamic resuscitation with volume, electrolyte therapy
- Glucocorticoid replacement(hydrocortisone 100 mg IV q 6~9 h)
- 정확한 진단적 검사(CT- 종종 못보고 지나칠 수 있으므로 판독에 유의해야 한다, MRI)
- 조기 신경외과 의뢰

* 보통 Pituitary gland에 발생한 종양의 Hemorrhagic infarction

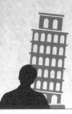

I 급성 신손상 Acute Kidney Injury; AKI

기존 급성 신부전(Acute renal failure)로 불렸으며, 이는 수시간 또는 수일에 걸쳐서 신장 기능의 감소로 인해 체내에 독성 대사물질이 축적되고 내적 항상성 homeostasis 의 소실이 된 경우이다. 진단기준은 GFR 의 측정, 예를 들어 creatinine clearance(CCr)의 50% 이상 감소 또는 혈장 creatinine의 기준치의 50% 이상 증가로 ARF를 진단한다. ARF 초기는 거의 무증상이다.

■ 급성 신부전의 원인 검사

Test	Pre-renal	Renal	Post-renal
Urine sodium (mEq/L)	< 20	> 40	> 40
Fractional excretion of sodium (FENa)1	< 1%	> 2%	> 2%
Renal failure index2	< 1	> 2	> 2
Urine osmolality (mOsm/L)	> 500	< 300	< 400
Urine/serum creatinine ratio	> 40	< 20	< 20
Serum BUN/creatinine ratio	> 20	< 10~20	< 10~20
Renal size (ultrasound)3	normal	normal	normal or ↑
Radionucleide renal scan	↓uptake ↓excretion	uptake OK ↓excretion	uptake OK ↓excretion

[1]FENa = 100 × (urine Na$^+$/plasma Na$^+$) / (urine creatinine/plasma creatinine)
       Normal FENa is 1~2%

[2]RFI = (urine Na$^+$) / (urine creatinine / serum creatinine)

[3]정상 신장의 크기: 높이(9~12 cm) × 두께(4~5 cm) × 너비(2.5~3 cm)

1. Creatinine Clearance(Ccr)의 계산

- 남자 Ccr = $\dfrac{[140 - age\ (years)] \times weight\ (kg)}{serum\ creatinine\ (mg/dl) \times 72}$

- 여자의 경우 남자의 값에 0.85를 곱한다.

- 정상 creatinine clearance는 ~100 ml/min
  (노화로 인해 네프론의 감소로 30세 성인은 GFR이 120 ml/min이나 75세 노인은 60 ml/min 정도로 감소하게 된다)

BMJ Vol 325, 85~90p, 2002

2. 혈중 Creatinine(Cr)과 GFR

Serum Cr(mg/dL)	GFR(mL/min)
1.0	정상
2.0	50% 감소
4.0	70~70~85% 감소
8.0	90~99% 감소

Tin 6th 597p

3. 급성 신손상 Acute kidney injury; AKI의 치료

1) 수액 투여

Prerenal ARF의 저혈량증의 교정, 빠른 투여가 필요하나 심부전 등이 있는 경우 치명적인 수액 과부하가 발생할 수 있다. 정확한 환자의 volume status 판정이 필요하다. Crystalloid(생리 식염수)가 1차 선택이며 colloid 중에 albumin 은 신장의 독성이 있어 피해야 한다.

2) 이뇨제

과거 'oliguric'을 'non-oliguric'으로의 변환으로 생각해 많이 사용했으나 더 이상 권장되지 않는다. 이뇨제는 단지 '수액 과부하'의 경우로 제한된다. low("renal")-dose dopamine(1~5 μg/kg/min) : 소변량은 증가시키나 신장의 회복과 사망률 감소에 도움이 되었다는 증거가 없으며 이의 부작용(부정맥 유발, 이뇨 효과를 내기 위한 신장 수질의 산소 소비 증가)으로 사용이 제한된다.

3) Mannitol

이미 ARF로 진행된 경우 심각한 수액 과부하, hyperkalemia 유발로 사용하면 안 된다.

4) Myoglobinuric(pigment) ARF

조기 다량의 수액 투여가 치료의 근간이며 mannitol 또한 일상적으로 권장된다. Sodium bicarbonate 또한 소변의 알칼리화를 위해 권장되나 논란의 여지가 있다.

5) 조영제 신장 독성

- 진단: 조영제를 투여 후 72시간 이내에 Cr 25% 증가하거나 절대값 0.5 mg/dL 증가할 경우
- 경과: 일반적으로 24시간 이내 증상 없이 Cr이 증가하기 시작하여 4일째 최고점 이른 후 7~10일 이내 기저치로 회복됨. 영구적인 손상은 드물지만, 위험인자가 많거나 만성질환이 있는 환자에서 영구적 신손상 발생 가능.
- 기전: 명확하지 않으나 신혈관 수축이나 직접적인 세뇨관 독성 등.
- 위험인자: 정맥주입시 eGFR < 45 mL/min/1.73 m² (60세 남자 Cr > 1.7 mg/dL, 여자 > 1.3 mg/dL), 당뇨병성 신증, 탈수(dehydration), 울혈성 심부전, 24시간 이내의 심경색, 대동맥내 풍선펌프(Intra-aortic balloon pump), 빈혈(low hematocrit level), 이뇨제 및 신독성 약물 사용, 70세 이상 노인, 다발골수종(multiple myeloma), 고요산혈증

eGFR ≥ 60 mL/min/1.73 m² (60세, Cr 남 < 1.3mg/dL / 여 < 1.0 mg/dL)	Metformin 중단 필요없음 eGFR 추적 필요 없음
eGFR 30~59 mL/min/1.73 m² 간기능 이상, 알코올 중독, 심부전 동맥 내 조영제 주입 시	조영제 사용 시점 or 그 이전에 metformin 중단 조영제 투여 48시간 후에 eGFR를 재평가 → 신기능이 안정 확인 후 metformin 재개
eGFR < 30 mL/min/1.73 m² (60세, Cr 남 > 2.35 mg/dL 여 > 1.85 mg/dL)	Metformin 사용 금기 조영제를 사용 금기

- 예방법: 조영제 피하기, 수액공급(검사 12시간 전후로 N/S 1ml/kg/hr, 만성신부전 시 12시간 전후로 N/S 100 ml/hr), N-acetylcysteine(controversial; Cr을 감소시켜 주지만, creatinine보다 GFR를 더 잘 반영하는 cystatin-C는 변하지 않음), 이뇨제 금지, 투석을 하지 않던 사람에게 투석은 불필요.
- 투석환자(소변이 전혀 나오지 않는 ESRD)에서는 이미 신기능이 손실되었으므로 조

영제 신독성 예방은 필요하지 않다. 다만 조영제로 인한 용적부하의 위험성만을 고려해야 한다. 조영제는 투석으로 손쉽게 제거되지만, 조영제 제거를 위해 응급투석이 반드시 필요한 것은 아니다.

- 소변이 나오는 투석환자의 경우 일부 남아 있는 신장기능을 보존하기 위하여 조영제 사용 후에 바로 투석을 시행하기도 한다
- Metformin을 먹고 있는 사람에게서는 조영제 사용시 주의해야 한다. Metformin은 신장으로 배설되기 때문에 신기능 저하시 metformin-associated lactic acidosis가 유발될 수 있다. 신기능에 따라서 약을 중단해야 한다. (아래 표 참조) MRI용 조영제인 가돌리늄은 보통 사용량이 적기 때문에 metformin을 중단 할 필요가 없다.

II 신장 대체 요법 Renal Replacement Therapy; RRT

급성 신부전의 치명적인 수액 과부하와 전해질 이상을 치료하는 데 큰 영향을 끼쳤으며 최근 많이 시행되고 있다. 적응이 되는 이상 가능한 빨리 시행하는 것을 권장한다.

■ **적응증**

수액 과부하
산염기/ 전해질 불균형 : intractable metabolic acidosis, hyperkalemia (> 6.5)
증상을 보이는 요독증
pericarditis, encephalopathy, bleeding dyscrasia, nausea, vomiting, pruritus,
uremia(BUN>100), 중독, severe dysnatremia(<115 or >165)

III 말기신부전 End-stage Renal Disease; ESRD

신기능의 비가역적 소실로서 독성 대사물질의 축적과 내적 항상성 homeostasis 의 소실로 요독증 uremia 의 임상적 증후군을 보인다. 신장 이식 또는 투석이 꼭 필요하다.

1. 요독증 ^{Uremia}의 임상적 양상

1) 신경학적

- 요독성 뇌병증(uremic encephalopathy) : 인지 장애, 기억력 장애, 집중력 감소, 말더듬, 수면-기상 주기의 역전, 자세고정불능증(asterixis), 발작, 혼수, 투석후 증상의 호전. SDH, 뇌염, 뇌혈관질환, 중독, 전해질이상 등의 질환을 먼저 배제해야 한다.
- 투석 치매 ^{dialysis dementia} : 초기 요독성 뇌병증과 감별이 어려움. 진행하는 신경학적 이상, 투석으로 호전이 안되며 궁극적으로 사망하게 됨. 투석 최소 2년 후에 분명해지며 투석이나 신이식에도 반응하지 않음.
- 불균형증후군 ^{disequilibrium syndrome} : 혈액투석에서만 발생(복막투석은 발생하지 않음). 투석 초기 갑작스런 의식 저하, 발작, 혼수, 심할 경우 사망까지 가능하다.
- 경막하 혈종 ^{subdural hematoma} : 두통, 국소 신경학적 결손, 발작, 혼수; 외상, 비외상(출혈성 경향), 투석관련으로 발생.
- 말초 신경병 ^{peripheral neuropathy} : 가장 많이 볼 수 있음(투석 환자의 50%). 딸국질 ^{hiccups}, 하지 불안 증후군 ^{restless leg syndrome}, 감각운동 신경병, 자율신경병. 진동감각 ^{vibration}의 소실이 가장 초기 증상이며 장갑-양말 ^{glove-and-stocking} 감각 이상.
- 자율신경병 ^{auntonomic dysfunction} : 발기부전, 자세성 어지럼증, 위팽만, 장기능 이상, 땀흘림 장애

2) 심혈관계 이상

- 관상동맥 질환
- 고혈압 : 본태성 고혈압, 사구체염, 신동맥 협착, 수액 과부하심부전 : 고유량 AV fistula, 요독성 심근병증, 수액 과부하. 폐부종 ^{pulmonary edema}의 치료는 non ESRD 와 같다. 산소, nitrates, ACEI, morphine, diuretics(furosemide : 불필요할 듯하나 그렇지 않다. 소변량은 거의 없으나 폐혈관 확장을 통한 산소화를 호전시킴, 60~100 mg IV) 후 투석시행.
- 심막염 : 요독성, 투석 관련성, 심막 압전(고전적인 Beck's 3 징후를 보이지 않음. 의식 장애, 저혈압, 호흡곤란, 투석중 저혈압 등)

3) 혈액검사

- 빈혈 : 다인성 원인- RBC 수명 단축, erythropoietin 감소

- 출혈 경향
- 면역 결핍(체액성, 세포성)
- 위장관계
  - 식욕부진, 금속성 입맛, 오심, 구토
  - 위장관 출혈
  - 게실증, 게실염
  - 복수
- 신장 뼈 질환
  - 전이성 칼슘화(calciphylaxis)
  - 부갑상선기능항진증(osteitis fibrosa cystica)
  - 비타민 D3 결핍, 알루미늄 중독(osteomalacia)

■ 투석 환자의 병력 청취상 중요한 점

- ESRD의 원인
- 투석 스케줄 : 안한적이 있는지
- 최근의 HD 합병증
- 투석 목표 체중(dry weight), 진단검사실 결과, 활력 징후
- 투석이 종료된 후 dry weight에 도달하는지?
- 투석 중 저혈압이 있는지(저혈압의 시기?)
- 최근 어느 혈관이 기능하는지?
- 요독증의 증상
- 신장 적출하지 않았는지?
- 소변이 나오는지?

IV 음이온차 Anion Gap; AG

Anion Gap	$Na^+ - (Cl- +HCO_3^-)$; Normal = 8 ~ 16 mEq/L(12 mEq/L)
Osmolar gap	[Measured – calculated] osmolality ; Normal = 0 ~ 10 mOsm/L
Calculated Osmolality	$2 \times Na^+$ + (glucose/18) + (BUN/2.8) + (ethanol/4.6) + (methanol/2.6) + (ethylene glycol/5) + (acetone/5.5) + (isopropanol/5.9)

Anion Gap 증가 원인	Anion Gap 감소 원인	Osm Gap 증가의 원인 -약물 중독에 의한 경우가 대부분	
Methanol Uremia Diabetes Paraldehyde Iron, INH	Lactate Ethanol, ethylene Glycol Salicylates, Starvation	Lithium, Multiple myeloma Albumin loss in Nephrotic syndrome	Alcohols (methanol, ethylene glycol, Isopropanol) Sugars (glycerol, mannitol) Ketones (acetone)

※ AG 정상 Acidosis(HARD UP; '몹시 돈이 궁한')

① Hypoaldosteromism, Addison's disease

② Acetazolamide

③ RTA

④ Diarrhea

⑤ Ureterosigmoidostomy

⑥ Pancreatic fistular

V 산염기 보상 기전

Primary Disorder	Normal Compensation
Metabolic Acidosis	$PCO_2 = (1.5 \times HCO_3^- + 8) \pm 2$
Acute Respiratory Acidosis	$\uparrow \Delta HCO_3^- = (0.1 \times \Delta PCO_2 \uparrow)$
Chronic Respiratory Acidosis	$\uparrow \Delta HCO_3^- = (0.4 \times \Delta PCO_2 \uparrow)$
Metabolic Alkalosis	$PCO_2 = (0.9 \times HCO_3^- + 9) \pm 2$
Acute Respiratory Alkalosis	$\downarrow \Delta HCO_3^- = (0.2 \times \Delta PCO_2 \downarrow)$
Chronic Respiratory Alkalosis	$\downarrow \Delta HCO_3^- = (0.4 \times \Delta PCO_2 \downarrow)$

VI 중탄산염 Na-Bicarbonate

1. 적응증

① pH 7.2 이하의 중증의 normal AG metabolic acidosis(high AG acidosis의
   경우는 원인을 교정하는데 사용이 된다.)

② 고칼륨혈증

③ TCA 중독

④ 중독 환자에서 치료 목적으로 소변 알칼리화를 유도하는 경우

⑤ Prolonged CPR – 그러나, 산증이 defibrillation을 하는데 장애가 되고, adrenergic drug의 효과를 경감시키며, 생존에 영향을 미친다는 보고는 있었으나, 이에 대해서는 논란이 많다.

산증의 원인을 찾아서 치료하는 것이 중요하다(예, 출혈성 쇽에서 젖산 혈증은 수액 처치로 관류 및 산소화를 호전시켜야 한다).

2. 용량

- 총량 계산 : bicarbonate deficit(mEq/L) = 0.5 × 체중(kg) × (24 − HCO_3^-) 또는 (체중 × base deficit)/4
- 1회 투여량은 1 mEq/kg 이하로 해서 반복 투여한다.

3. 부작용

폐부종, 저칼륨혈증, 저칼슘혈증, 모순적 세포내 산증

VII 체액 Fluids

1. 체액의 구성 Compartments

총 체액(TBW)는 ICF와 ECF로 나뉘며, 다시 ECF는 IF와 IVF로 나뉜다.

	Total Body Water	ICF	ECF	IF	IVF
Total weight	60%	40%	20%	15%	5%
Total Body Water		67%	33%	25%	8%
ECF 의 구성				75%	25%

ICF : intracellular fluids, ECF : Extracellular fluids, IF : interstitial fluid, IVF : intravascular fluids

2. 수액의 항상성 Homeostasis

수액의 균형을 유지하기 위해서, 정상 성인의 경우 하루 2000~3000 mL의 수분이 필요

하루 수액 요구량은 insensible loss와 소변량(~2000 mL)

불감성 수분 손실 : 호흡기 소실(500~700 mL), 피부 소실(250~350 mL), 대변 소실(100 mL)

* 발열시 체온 1도 상승할 때 마다 하루 500 mL의 추가 소실, 땀 소실(~1500 mL), 위장관계 소실 등이 고려돼야 한다.

3. 체액의 오스몰 농도 Osmolarity

Osmolarity : 수액(solution) 1 L 당 오스몰(osmole)의 수 − Na, glucose, BUN 을 통해 계산

Osmolality : 용매(solvent) 1 kg 당 오스몰(osmole)의 수 − 혈장의 빙점(freezing point)을 이용해 기구를 이용한 측정

$$Osmolarity = 2 \times [Na^+] + glucose/18 + BUN/2.8$$

* 정상 오스몰 농도(osmolarity) = 275~295 mosmol/L
* Osmolar gap : 삼투압적 활성 물질이 있는 경우 osmolality(빙점을 통해 측정)와 계산된 osmolarity 와 차이를 보이게 되는데, 10 이상일 경우로 정의
* 혈장 glucose가 100 mg/dL 증가할 때마다 혈장 [Na]는 1.6~1.8 mEq/L씩 감소한다.

■ **혈장 osmolality와 임상적 양상(Hypernatremic state)**

Osmolality (mosmol/kg)	양상
350~375	안절부절, 불안
375~400	떨림, 조화운동장애(ataxia)
400~430	과반사증, 경련(twitching), 경직(spasticity)
> 430	발작(seizure), 사망

4. 체액의 전해질 농도(mEq/L)

용액	혈장 (plasma)	간질액 (interstitial)	세포내액 (intracellular)	N/S	LR
양이온(Cations)					
Na^+	142	144	10	154	130
K^+	4	4.5	150		4
Mg^{2+}	2	1	40		
Ca^{2+}	5	2.5			3
Total cations	153	152	200	154	137
음이온(Anions)					
Cl^-	104	113		154	109
Lactate					28
Phosphate	2	2	120		
Sulfate	1	1	30		
Bicarbonate	27	30	10		
Protein	13	1	40		
Organic acids	6	5			
Total Anions	153	152	200	154	137

VIII 나트륨 Sodium

FE_{Na} : 사구체에 의해 여과되어 흡수되지 않고 소변으로 나오는 Na의 분획

계산식: FENa=100×(소변 Na+ / 혈장 Na+) / (소변 Creatinine / 혈장 Creatinine)

* 혈장 glucose가 100 mg/dL 증가할 때마다 혈장 [Na+]는 1.6~1.8 mEq/L씩 감소한다.

1. 저나트륨증 Hyponatremia

– Serum $[Na^+]$ < 135 mEq/L

1) 원인

체액 중 수분의 증가, 수분 소실보다 많은 Na의 소실, 체액 분포의 이상

Hypertonic hypernatremia (Posm > 295)
　　　　Hyperglycemia, mannitol excess, glycerol therapy
Isotonic (pseudo)hyponatremia (Posm 275~295)
　　　　Hyperlipidemia, hyperproteinemia(예, multiple myeloma, Waldenstrom macroglobulinemia)
Hypotonic hyponatremia(Posm < 275)
　　　　Hypovolemic(보통 hypotonic fluid 투여)
　　　　　　Renal : diuretic use, Salt-wasting nephropathy(RTA, CRF, Interstitial
　　　　　　　　　　nephritis), osmotic diuresis(glucose, urea, mannitol,
　　　　　　　　　　hyperproteinemia), mineralocorticoid (aldosterone) deficiency
　　　　　　Extrarenal : volume replacement with hypotonic fluids, GI loss(vomiting,
　　　　　　　　　　diarrhea, fistula, tube suction), Third space loss(burn,
　　　　　　　　　　hemorrhagic pancreatitis, peritonitis), Sweating(cystic fibrosis)
　　　　Hypervolemic
　　　　　　Urinary[Na^+] > 20 mEq/L
　　　　　　Renal failure(inability to excrete free water)
　　　　Urinary[Na^+] < 20 mEq/L
　　　　　　CHF(perceived as low-flow state of kidney, stimulates ADH)
　　　　　　Nephrotic syndrome(low serum protein secondary to urinary loss)
　　　　　　Cirrhosis(low intravascular oncotic pressure secondary to decreased
　　　　　　protein production)
　　　　Euvolemic(Urine[Na+] usually > 20 mEq/L)
　　　　　　SIADH- secondary to CNS disease(trauma, tumor, meningitis, encephalitis,
　　　　　　　　　　CVA, SAH, GBS, delirium tremens, Multiple sclerosis), Pulmonary
　　　　　　　　　　disease(Tumor, Pneumonia, COPD, lung Abscess, TBC, Cystic fibrosis),
　　　　　　　　　　Carcinoma(Lung, pancreas, Thymoma, Ovary, Lymphoma)
　　　　　　Hypothyroidism(possible increased ADH or decreased GFR)
　　　　　　Pain, stress, nausea, psychosis(stimulates ADH)
　　　　　　Drug : ADH, nicotine, sulfonylurea, morphine, barbiturate, NSAIDs,
　　　　　　　　　　acetaminophen, carbamazepine, phenothiazine, TCAs, colchicines,
　　　　　　　　　　clofibrate, cyclophosphamide, isoproterenol, tolbutamide, vincristine,
　　　　　　　　　　MAOI
　　　　　　Water intoxication(psychogenic polydysia, lesion in thirst center)
　　　　　　Glucocorticoid deficiency(glucocorticoid required to suppress ADH)
　　　　　　Positive pressure ventilation
　　　　　　Porphyria
　　　　　　Essential (reset osmostat or sick cell syndrome-usually in the elderly)

2) 증상

기면, 무감증, 반사 감소, 근 경련, 거짓숨뇌 마비(pseudobulbar palsy), 뇌부종, 발작(seizure), 저체온증.
증상 발현은 혈장 level 보다는 혈장 level 의 감소률에 관계가 되며, 보통 120 mEq/L 이하이고, 발작(seizure)은 113 mEq/L 이하에서 잘 발생한다.

3) Hypertonic Saline Administration

3% NaCl = 513 mEq/L

(1) 적응증

심한 저나트륨혈증(< 120 mEq/L)와 이에 합당한 중추 신경계 증상(예, 경련, Coma)
이 있을 때 사용 (단지 측정된 Na level에 따라 투여하는 것이 아니며, 심하지 않으면
N/S을 사용한다)

(2) 투여량의 계산

> **Na 부족량 = 총 체액량 × (목표 [Na⁺] level(125 mEq/L) − 측정된 [Na⁺])**

*총 체액량 = 환자 체중(kg) × 0.6(여자 0.5)

(3) 투여 방법

예) 체중 60 kg, Na+ level 110 mEq/L 이면
① Na⁺ 부족량 = 60 kg × 0.6 × [125 − 110] = 540 mEq
② 3% NaCl 용액을 시간당 25~100 mL/h로 infusion pump를 사용하여 주입하
고, 2시간 마다 [Na⁺] level 검사하여 주입량을 조절한다(또한 volume overload
도 발생할 수 있으므로 주의). 목표 Na⁺ level인 120~125 mEq/L까지만 빨리 올
려주고, 이후 서서히 정상화 시킨다. 시간당 0.5~1 mEq Na+ 증가, 하루(24시간)
에 최대 20 mEq/L까지 올려준다. 발작(seizure)이나 혼수 상태일 경우 시간당
혈중 [Na⁺] level 이 1~2 mEq/L 증가하도록 투여. 그 외 Furosemide(Lasix)
40 mg IV 할 수 있다.

(4) 합병증

① Cerebellopontine myelinolysis(CPM) – 만성 hyponatremia, 알코올 중독자,
영양실조, 중독성 물질, 대사성 불균형을 가진 환자가 위험요인이며, 이 경우 시간
당 0.5 mEq/L(하루 최대 12 mEq/L)이하로 교정을 해야 한다.
ⓦ 증상 : 의식 상태의 기복이 심하고, 행동이상, 말더듬, 연하곤란, 거짓숨뇌 마비
(pseudobulbar palsy)와 사지마비로 진행하는 경련
ⓦ 치료 : hypertonic saline의 투여를 중지하고, 응급으로 [Na⁺] level 을 검사, normal
saline이나 half saline으로 교체 후 다시 관찰한다. 증상의 호전은 수주 정도 지

나서 나타날 수 있으며, 호전 없이 지속될 수도 있다.

② Volume overload

2. 고나트륨증 hypernatremia

Serum $[Na^+]$ > 150 mEq/L

1) 원인

대부분은 Na^+의 증가보다는 체액 소실(volume loss)에 의한 것이다.

Inadequate water intake– inability to obtain, swallow, impaired thirst drive*,　　increased insensible loss
Excessive Sodium
　　　　Iatrogenic – $NaHCO_3$, hypertonic solution
　　　　Seawater ingestion or drowning
　　　　Mineralocorticoid or glucocorticoid excess – primary aldosteronism, Cushing syndrome,
　　　　ectopic ACTH production
　　　　Peritoneal dialysis
Loss of water in excess of Sodium(without simultaneous water intake)
　　　　GI– vomiting, diarrhea, intestinal fistula
　　　　Renal– Central diabetes insipidusZ(DI); tumor(craniopharyngioma), pituitary surgery, head
trauma, meningitis, encephalitis, granulomatous(TBC, sarcoid)
　　　　Impaired renal concentrating ability
　　　　　　　Osmotic diuresis
　　　　　　　Hypercalcemia
　　　　　　　Decreased protein intake
　　　　　　　Prolonged, excessive water intake
　　　　　　　Multiple myeloma
　　　　　　　Nephrogenic DI; familial, hypercalcemia, hypokalemia, renal disease(renal
　　　　　　　dysplasia), obstructive uropathy, drug induced(amphotericin B, Lithium,
　　　　　　　phenytoin, aminoglycoside, methoxyflurane), hematologic disease,
　　　　　　　malnutrition

*혈중 osmolarity가 2% 증가시 갈증을 느낌

2) 증상

기면, 안절부절, 혼수, 경련, 경직, 과반사, 창백하고 물렁물렁한 피부
$[Na^+]$ level이 158 mEq/L 이상시, $[Na^+]$가 빨리 증가할 때 증상 발생
(혈장 osmolality에 따른 임상양상– 체액 부분 참고)

3) 치료

(1) Hypovolemic Hypernatremia

저혈량 상태는 임상적으로 urine Na^+ < 25 mEq/L, 이학적 소견으로 판단하고, 치료의 핵심은 volume replacement이다.

수액 소실량 = (측정된 $[Na^+]/140^*$) − 1 × 총 체액량**
   * 정상 $[Na^+]$
   ** 총 체액량(TBW) = 체중(kg) × 0.6 (여자의 경우 0.5)

투여 방법 : 조직 관류$^{Tissue perfusion}$가 감소된 상태(예, Urine output 감소, 의식 혼돈, 피부 긴장도 감소, 혈압 감소)이면 N/S을 사용하고, urine output이 0.5 mL/kg/h 이상으로 나올 때까지 사용(tissue perfusion 회복) 후에 half saline(또는 quarter saline)으로 교체를 한다. 48시간 이내에 발생한 급성 hypernatremia이면 1~2 mEq/h로 다소 빨리 교정하고, 만성(48시간 이상)의 경우 뇌부종, 경련, 혼수 및 사망(cerebropontine myelinosis(CPM)의 위험)을 일으킬 수 있어 0.5 mEq/h 이하 또는 하루 12 mEq 이하로 교정을 한다.

실례) 60 kg 남자 환자, 혈장 Na+ = 160 mEq/L, 급성 의식 혼돈 시 fluid therapy?
수액 소실량 = (160/140 − 1) × (60 × 0.6) = 5.14 L. 그러므로 총공급량 = [2.57 L(5.14/2)+ (하루 요구량= insensible loss와 소변량)]을 시간당 1 mEq/L로 교정시 20시간(160~140), 만성 hypernatremia가 의심시 0.5 mEq/L로 교정하므로 40(160~140) × 2시간에 걸쳐서 투여. 3~4시간 마다 $[Na^+]$을 측정하여 투여 속도를 조절한다.

(2) Euvolemic hypernatremia

DI의 경우로 oral fluid나 half saline 투여, central DI는 vasopressin을 SQ 또는 intranasal 한다.

(3) 내인성 Na^+의 증가는 염분을 제한하고, 원인을 교정하며, 외인성 aldosterone (mineralocorticoid)의 경우 염분을 제한, 투여 방법을 조절한다.

Guyton textbook of Medical physiology 2000

IX 칼륨 Potassium

1. 저칼륨증 Hypokalemia

혈중 pH의 급성 감소(산중)는 K^+의 증가를 유발한다($\downarrow$pH of 0.1 will $\uparrow K^+$ 0.6 mEq/L)

Hypokalemia의 원인	
• K^+ intake의 감소 • 세포내 유입(normal stores): alkalemia, insulin, pseudohypokalemia of leukemia, familial hypokalemic periodic paralysis (HPP)	• 배설의 증가: diuretics, hyperaldosteronism, penicillins (exchange Na^+/K^+), sweating, diarrhea (colonic fluid has high K^+), vomiting (compensation for metabolic alkalosis)

2. Hypokalemia의 임상 양상, 심전도 변화 및 치료

Hypokalemia의 임상 양상	Hypokalemia의 치료
• Lethargy, confusion, weakness • Areflexia, difficult respiration의 치료 • Autonomic instability, Low BP	• 소변량 유지가 중요하다. • 경증인 경우 PO로 공급 • 중증인 경우 K^+ IV (예: cardiac or neuromuscular symptoms or DKA) • Administer $K^+ \leq$ 40 mEq/h using $\leq$ 40 mEq/L while on cardiac monitor • 40 mEq(1A) raises serum K^+ by 1 mEq/L • 중심 정맥관을 통한 주입은 위험(금기) : femoral line이 좋다 • 포도당 투여는 insulin을 분비시켜서 K^+의 감소를 유발한다.
Level에 따른 EKG의 변화	
• $K^+ \leq$ 3.0 mEq/L: low voltage QRS flat T's, $\downarrow$ST, prominent P & U • $K^+ \leq$ 2.5 mEq/L: prominent U • $K^+ \leq$ 2.0 mEq/L: widened QRS	

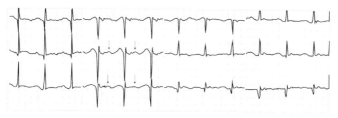

K^+ 1.9 mEq/L, T wave flattening과 prominent U wave를 보여주고 있다.

그림 6-1. hypokalemia의 심전도

3. 고칼륨증 Hyperkalemia

Hyperkalemia의 원인

- 채혈시 발생하는 Pseudohyperkalemia(torniquette use), 혈전, 용혈
- 외부 요인 : blood, salt substitutes, potassium containing drugs(e.g. penicillin derivatives), acute digoxin toxicity, b blockers, succinylcholine.
- 내인성 요인 : acidemia, trauma, burns, rhabdomyolysis, DIC, sickle cell crisis, GI bleed, chemotherapy(destroying tumor mass), mineralocorticoid deficiency, congenital defects(21 hydroxylase deficiency)
- 배설의 감소 : renal failure, K-sparing diuretics, aldosterone deficiency, obstructive uropathy

4. Hyperkalemia의 임상 양상, 혈중 농도에 따른 심전도 소견 및 치료

1) 5.0 ~ 6.0 : hydration, diuresis, kayexalate(ion-exchange resin)
2) 6.0 ~ 7.0 : above + bivon+(glucose+insulin), nebulized albuterol
3) > 7.0 + ECG 변화 : above+ Calcium+dialysis

임상 양상

- 이상감각, 전신 쇠약
- 상행성 마비(Ascending paralysis-두경부, 체간 및 호흡은 마비가 없다)

심전도 소견(K^+ mEq/L)

K^+	EKG findings
> 5.5 ~ 6	Peaked T waves(tenting)
> 6 ~ 6.5	↑PR and short QT intervals
> 6.5 ~ 7	↓P, ↓ST segments
>7 ~ 7.5	↑intraventricular conduction
>7.5 ~ 8	↑QRS, ST & T waves merge
>10.0	Sine wave appearance, VF, and cardiac arrest

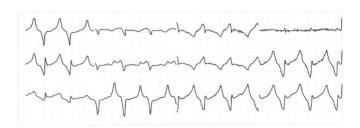

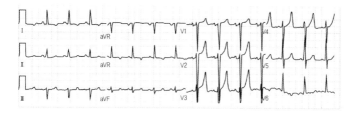

신부전 환자로 K+ 7.7 mEq/L(위). 일정한 형태의 wide QRS complex로서 accelerated idioventricular rhythm이다. 치료 후(아래) tall T wave 는 남아있다.

> 그림 6-2. hyperkalemia의 심전도

■ 고칼륨증(Hyperkalemia)의 치료약물

치료	기전	용량, 투여 방법	효과 시작	효과기간
Albuterol (nebulized)	Upregulates cAMP, Shifts K+ into cell	2.5 mg in 4 mL NS nebulized over 20 min	15~30 min	2~4 h
CaCl₂(10%)*	Membrane stabilization	5~10 mL IV	1~3 min	30~50 min
Ca gluconate (10%)*	Membrane stabilization	10~20 mL IV	1~3 min	30~50 min
NaHCO₃	Shifts K+ into cell	50~100 mEq IV	5~10 min	1~2 h
Insulin and glucose	Shifts K+ into cell	10 units RI + 50 g glucose	30 min	4~6 h
Furosemide	Renal K+ excretion	40 mg IV	이뇨시작	다양
Sodium polystyrene (kayexelate)	GI K+ excretion	25~60 g PO or PR	1~2 h	4~6 h
Hemodialysis	Removes K+		수분	다양

*Calcium chloride 가 calcium gluconate보다 3배 더 강하다.
10% calcium chloride = 27.2 mg Ca2+/mL ; 10% calcium gluconate = 9 mg Ca2+/mL.
*Digoxin toxicity에는 금기. IV CaCl2는 정맥염을 유발할 수 있다.

Guidelines 2000 for CPR and ECC AHA pI-217~218

X 칼슘 Calcium

1. 정의

Hypocalcemia : Total calcium<8.5 mg/dl or ionized Ca^{2+}<2.0 mEq/L (1.0 mmol/L)

Hypercalcemia : Total calcium>10.5 mg/dl or ionized Ca^{2+}>2.7 mEq/L (1.3 mmol/L)

Hypoalbuminemia : a serum albumin ↓of 1 g/dl will ↓total serum Ca^{2+} 0.8 mg/dl

Ca^{2+} corrected (mg/dl) = Total Calcium (mg/dl) + 0.8 × (4-albumin)

2. 저칼슘증 Hypocalcemia : 증상, 이학적 검사 및 심전도

증상	이학적 소견	심전도
Paresthesias, fatigue Seizures, tetany Vomiting, weakness Laryngospasm	Hyperactive reflexes Chevostek(C) sign, Trousseau(T) sign Low BP Congestive heart failure	• Prolonged QT (esp. Ca2+ < 6.0 mg/dl) • Bradycardia • Arrhythmias

(C)-muscle twitch it tap facial nerve, (T)-carpal spasm after forearm BP cuff × 3 min

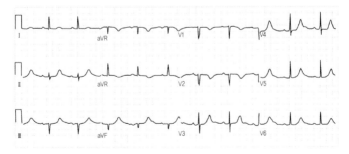

그림 6-3. hypocalcemia의 심전도 – sinus rhythm, prolonged QT interval〉

3. 저칼슘혈증 ^{Hypocalcemia}의 치료

칼슘 보충 치료는 반드시 증상이 있거나, ionized calcium<0.65 mmol/L일 때 한다.

약물	제형	용량
Ca chloride	10% solution − 272 mg/ 10 ml	5 ml in 50 ml D5 W IV over 10 min
Ca gluconate	10% solution − 90 mg/ 10 ml	10~20 ml IV over 3~5 min

정맥내 칼슘 투여는 저혈압, 조직의 괴사, 서맥 및 digoxin toxicity를 유발할 수 있으므로 주의를 요하며, extravasation의 위험이 있으므로 가능하면 central line으로 투여한다.

초기 용량 : bolus dose of 200 mg elemental calcium raise total calcium by 1 mg/ml

유지 용량 : 1~2 mg(elemental calcium) /kg/hr

성인의 하루 유지 용량 : 2~4 g

4. 고칼슘증 ^{Hypercalcemia}의 임상 양상

General	• Weakness, polydipsia, dehydration
Neurologic	• Confusion, Irritability, hyporeflexia, headache
Skeletal	• Bone pain, fractures
Cardiac	• Hypertension, QT shortening, wide T wave, arrhythmias
GI	• Anorexia, weight loss, constipation, ulcer, pancreatitis
Renal	• Polyuria, renal insccficiency, nephrolithiasis

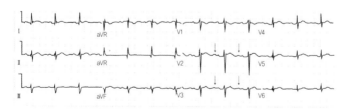

Ca 14.7 mg/dL, shortened QT interval, prominent U wave in right precordial lead

그림 6-4. hypercalcemia의 전형적인 심전도

5. 고칼슘혈증^{Hypercalcemia}의 치료

적응증：hypercalcemia의 증상이 있거나 Calcium>14 mg/dl(Ca^{2+}> 3.5 mmol)
- Normal saline IV 1 – 2 Liters bolus, 이후 200~500 ml/h
- Furosemide(Lasix) 10~40 mg IV q 2~4 h to keep urine output 200~300 ml/h
- 중심정맥 삽입을 고려하고, 심부전 또는 과부하를 주의 깊게 관찰
- Mg^{2+}, K$^+$의 소변으로 loss를 고려하여, Mg^{2+} 15 mg/h, K$^+$ 10~30 mEq/h 투여.
- 신부전시에는 투석을 실시한다.
- Other adjuncts：calcitonin, mithramycin, diphosphonates, galium, steroids 등
- Calcitonin：bone resorption을 억제한다.
  Miacalcic 4 IU/kg IM q 12 hrs
  반응은 수 시간 내로 빠르지만 효과는 크지 않다
- Hydrocortisone：Vit–D를 촉진시키고, lymphoid neoplastic tissue의 성장을 억제한다
  Solucortef 200~300 mg IV # 2~3
- Pamidronate：biphosphonates 중 하나로 bone resorption의 강력한 억제제이나 효과가 나타나기까지 4~5일 걸린다. 90 mg IV over 24 hrs
- EDTA at 10~50 mg/kg IV over 4 hours 부작용을 우려해서 치명적으로 위험할 때만 사용한다.

XI 마그네슘 Magnesium

총 마그네슘의 1% 만이 혈장 내에 존재한다.
그러므로 혈장 level은 총 마그네슘 store를 반영하지 못한다.

1. 저마그네슘증^{Hypomagnesemia} (<1.5 mEq/L)

- **원인**：Drug, diarrhea, alcohol abuse, DM, AMI, diuretics, aminoglycosides, malnourished
- **증상**：Irritable, tetany, seizures, Digitalis toxicity

• **투여 방법**

Mild (1.0~1.5 mEq/l)	Severe (<1.0 mEq/l)
1 mEq/kg for first 24 hrs (about MgSO4 1 g) 5 mEq/kg for next 3~5 days	MgSO4 2.0 g IV for 2 min (if needed) MgSO4 6.0 g + N/S 1000 cc for 24 hrs In renal failure : below half-dose is recommended

2. 고마그네슘증 Hypermagnesemia (>2.2 mEq/L)

• **원인**：renal failure, excess maternal Mg2+ supplement, or overdose of Mg- containing medicine.
• **임상 양상**：weakness, hyporeflexia, paralysis, and EKG with AV block and QT prolongation.

■ Hypermagnesemia의 증상, 징후

Level(mEq/L)	증상, 징후
2.0~3.0	오심
3.0~4.0	졸림
4.0~8.0	DTR 소실
8.0~12.0	호흡 억제
12.0~15.0	저혈압, 방실 차단

• Magnesium sulfate 1 g = 8 mEq or 4 mmol of elemental magnesium
• H/S에 혼합할 시 calcium이 magnesium과 counteraction을 하므로 적당하지 않다.
• 치료：Ca chloride (10%) 20 mg/kg IV

XII 인 Phosphorus

1. 저인산혈증 Hypophosphatemia

- **원인**: 고칼로리 영양법(Hyperalimentation)과 관계되어 발생하는 경우가 대부분이라서 응급실에서는 드물지만, alkalosis(respiratory, metabolic; intracellular shift), alcoholics(poor nutrition), complication(hyperparathyroidism, malignancy with hypercalcemia (phosphaturia), renal tubular defect, phosphate binding antacid 사용)의 원인이다.

- **증상**: 보통 1 mg/dl이하로 떨어지지 않으면 없다. DKA 등의 치료 시 12~24시간이 지난 후 이의 증상이 나오는 지를 확인하는 것이 중요하다. 진행하는 쇠약(weakness), 떨림(tremor), 구강주위와 손가락 끝의 이상감각(paresthesia), DTR의 감소 또는 소실, 의식의 둔화, 식욕부진, 과호흡 등이 발생. 심실의 기능도 감소

- **치료**: 증상이 위험해 보이지 않고 level 만 떨어져 있으면 우유 1 L를 먹이는 것으로 충분하다. 또는 amphogel 등의 경구용 phosphorus를 투여한다. 심한 증상과 level<1 mg/dl 이하인 경우는 IV 투여가 적응이 된다. 하루 용량은 2.5 mg/kg(150 mg/60 kg)이며 만성적으로 떨어져 있는 경우는 5 mg/kg를 투여한다. N/S이나 sugar fluid에 혼합해서 6시간에 걸쳐서 천천히 IV하고, 다시 level를 검사한다. 총 투여량은 7.5 mg/kg(450 mg/60 kg)이하로 한다. Hypercalcemia가 동반이 되어있는 경우는 약간 줄여서 투여한다.

- **치료시 합병증**: hypocalcemia, metastatic calcification, hypotension, hyperkalemia(K salt가 같이 투여되는 경우)

2. 고인산혈증 Hyperphosphatemia

- **원인**: 신장 배출의 감소, extracellular shift, phosphorus 또는 Vit. D 섭취 증가, hypoparathyroidism, hypocalcemia, hypomagnesemia와 동반된 경우

- **증상**: 신부전, hypocalcemia, 또는 hypomagnesemia 등의 증상을 보인다.

- **치료**: 원인 교정, calcium phosphate 섭취를 200 mg/day 이하로 감소, 신기능이 정상시 hydration(1~2 L/4~6 hr), acetazolamide(500 mg/6 hr), phosphorus binder(aluminium carbonate 또는 hydroxide 30~45 ml qid), calcium IV(주의깊게 사용. 신부전이 있으면 calcium carbonate가 choice), hemodialysis

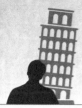

위장관

Gastrointestinal Disorders

Ⅰ 복부 진찰과 일반적 시행 검사들의 가치

1. 주요 병력

- 통증의 심한 정도와 진단의 중증도는 반드시 비례하는 것은 아니나, 통증이 심하고 지속적이면 외과적 복부 질환의 가능성을 고려해야 한다. 통증 점수(주로 numeric rating score; NRS 이용)를 꼭 물어보고 기입해야 한다.
- 장^{intestine}의 통증은 이동하나, 복막의 경우 한 곳에 고정된다.
- 비특이적, 전반적 복통과 오심 구토는 충수돌기염, 외과적 복부 질환의 전구증상을 의심해야 한다.
- 외과적 복증 ^{surgical abdomen}의 위험이 높은 경우
    - 노인의 복통
    - 구토보다 통증이 선행된 경우
    - 통증 48시간 이내 내원한 경우(빠른 내원)
    - 통증이 처음이고 심한 경우 (first and worst)
    - 진찰 소견에 비해 증상이 매우 심한 경우

■ **복강내 장기에 따른 통증의 정도와 빈도**

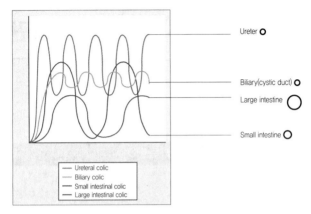

그림 설명) 예를 들어 ureter stone의 경우 자주 그리고 매우 심하게 아팠다가 약간 나아지는 정도를 반복한다. 비슷하게 biliary colic 의 경우 빈도는 ureter stone과 비슷(직경이 비슷하다)하지만, 강도는 약하다. 대장의 경우 묵직하게 빈도가 많지 않으나 소장의 경우 빈도와 통증의 정도가 대장보다 더 자주, 심하다. 가늘수록, 길수록 더 아프다. 그림의 동그라미는 각 장관의 직경을 나타내고 있다.

2. 활력 징후 Vital signs

3. 시진 Inspection

팽만(공기 또는 fluid), 수술 자국, 종괴

4. 청진 Auscultation

- 장음의 증가 및 금속성 소리 metallic sound만 장폐쇄 intestinal obstruction에 특이도 높다.
- 기존의 지식과는 달리 장음은 크게 중요성이 없으며, 복막염의 경우도 정상 장음 을 보일 수 있으므로 주의를 요한다.

5. 촉진 Palpation

- 진단을 내리는데 가장 중요한 검사로, 통증부위에서 먼 곳으로부터 시작하여 통증 부위로 가까이 촉진한다. 촉진시 통증이 복벽에 가까운지(shallow Direct tenderness), 깊이 눌러야 아파하는지(deep tenderness)에 따라서 이상이 있는 장기를 예측하고, 이는 CT 나 USG 를 판독 시에 맞춰보는 습관을 가지면 복부 검진을 더욱 잘 할 수 있다.

- '비특이적 복통 증후군 non-specific abdominal pain syndrome'은 가장 흔한 진단(전체 복통 환자의 45%)으로 압통이 사라져야 안전하게 퇴원시킬 수 있다. 또한 일부 복막염이 아닌 경우에도 반동압통 rebound tenderness이 나타날 수 있으므로(위양성 25%), 과도한 진단에 주의해야 한다.

Emerg Med Clin N Amer GI emerg part I 1996

6. 일상적 검사 routine laboratory examination

- CBC: WBC count가 20,000/mm3 이상이거나 left shift 되어 있다면 bowel gangrene, intra-abdominal abcess, peritonitis 를 의심할 수 있으며, 40,000/mm3 이상이면 mesenteric vascular occlusion 을 의심해 봐야 한다.
- 의미있는 검사는 amylase/lipase, beta-HCG(임신성 복통), coagulation test, Electrolyte(탈수), LFT(간염, 담낭염, 담관질환), renal function test(AKI, dehydration), urinalysis(ureter stone, APN), ECG(심장 이상) 등이다.
- Plain radiography: 가장 흔히 시행되고 있으나 이의 가치는 매우 미미하다. 의미가 있는 경우는 이물 foreign body, 장폐쇄 intestinal obstruction(6~12시간 후 step ladder pattern 이 나타난다), calcification이며, 일반적인 상복부 통증, 급성 장염, 변비 등을 알아내기 위한 진단적 가치는 거의 없다. Up right chest X-ray의 민감도는 30% 정도이다. 그러므로 사진은 obstruction, sigmoid volvulus, perforation, severe constipation 등에 국한적으로 촬영하는 게 바람직하다.

II 식도 질환

역류성 식도질환 등의 질환과 급성심근경색 등의 심장질환에 의한 흉통을 감별하는 것은 임상적으로 불가능하다. 일반적으로 식도 질환인 경우 통증은 어떤 event 없이 자연적으로 발생하고, 밤에 심해지며, 역류나 삼킬 때의 통증, 연하 곤란, 식사와 관계된 흉통 등의 증상을 보이지만, 이런 증상은 관상동맥 질환에서도 나타날 수 있다. H_2 blocker를 사용해서 증상의 호전을 보였다 하여 "위장관 질환이다(심장질환이 아니다)"라고 단정할 수 없으며, 마찬가지로 nitroglycerin으로 호전이 되었다고 심장 질환이지 식도질환이 아니라고 할 수 없다. 단, nitroglycerin의 반응이 약간 다른데 식도 질환의 경우 효과가 느리고, ACS의 경우 빠르다. 위험도 판정$^{risk\ stratification}$이 요구되는 판단이 쉽지 않은 증상이다.

1. 식도 천공

X-ray상 종격동의 확장, 피하기종, 기흉 및 흉막 삼출을 보인다.

천공의 원인	고려점
Iatrogenic	식도 내강내에서의 술기; 내시경, 확장술, variceal therapy, NG tube insertion, 수술
Boerhaave's syndromes	식도 전층 파열, "spontaneous". 보통 식도내압의 증가가 원인이 된다.
외상	관통성 손상, 둔상(드물다), caustics ingestion
이물	
감염	드물다
종양	식도의 암 또는 전이성암
대동맥의 질환	Aneurysm, aberrant right subclavian artery
기타	Barrett's esophagus, Zollinger-Ellison syndrome

2. 위식도 역류(GERD)와 관련된 질환과 약물

LES pressure 감소
Anticholinergics
Benzodiazepine
Caffeine
Calcium channel blocker
Chocolate
Ethanol
Fatty food
Nicotine
Nitrate
Peppermint
Progesterone
Estrogen, pregnancy

식도 운동의 감소
Achalasia
DM
Scleroderma

Gastric emptying time 증가
Anticholinergics
Diabetic gastroparesis
Gastric outlet obstruction

■ 오심 구토의 약물 치료

MEDICATION	DOSE	COMMENTS
Metoclopramide (Reglan)	Adult: 10 mg IM or IV, may repeat q6 h Pediatric: 1~2 mg/kg/dose q2~6 h IV q2~3 h	May cause dystonic reactions, tardive dyskinesia, neuroleptic malignant syndrome.
Ondansetron (Zofran)	Adult: 4 mg IV single dose Pediatric: up to 40 kg: 0.1 mg/kg; >40 kg: 4 mg/dose IV single dose	May cause headache, dizziness, and musculoskeletal pain.
Promethazine (Phenergan)	Adult: 12.5~25 mg IV, IM, PO, or by rectum Pediatric: 0.25~1 mg/kg/dose q4~6 h prn IV, IM, PO, or by rectum; max 25 mg/dose	May be repeated every 4~6 hr until cessation of vomiting. May cause dry mouth, dizziness, blurred vision. Boxed warning for use under 2 yr old.
Prochlorperazine (Compazine)	Adult: 5~10 mg IM or PO; 2.5~10 mg IV; 25 mg by rectum Pediatric: 0.4 mg/kg/24 hr tid~qid PO or by rectum; 0.1~0.15 mg/kg/dose tidqid IM; max 40 mg/24 hr	May be repeated every 4 hr IV or IM or every 12 hr by rectum until cessation of vomiting. May cause lethargy, hypotension, extrapyramidal effects.

III 헬리코박터 파일로리|Helicobacter pylori 감염

대한내과학회지 89(2) 157-168, 2015

1. 제균 치료의 적응증

- H. pylori에 감염된 소화성 궤양 환자
- 점막연관림프조직림프종 mucosa-associated lymphoid tissue lymphoma
- H. pylori 감염된 조기 위암 환자에서 내시경적 절제술 후

2. 도움이 될 수 있는 경우

- 위축성 위염 또는 장상피 화상 환자의 일부에서 위암 예방에 도움이 된다.
- 위암의 가족력이 있는 경우 H. pylori에 감염된 가족의 위암 예방
- 소화성 궤양의 병력이 있는 환자에서 장기간 저용량 아스피린을 투여하는 경우 소

화성 궤양 재발 예방
* 만성 특발성 혈소판 감소성 자반증 환환자

3. 진단

* 요소호기검사(비침습): 민감도와 특이도 95% 이상. 최소한 검사 2주 전에 양성자 펌프 억제제와 항생제를 중단해야 한다.
* 대변항원검사(비침습): 민감도 94% 특이도 97%. 최소한 검사 2주 전에 양성자펌프 억제제와 항생제를 중단해야 한다.
* 혈청 검사(비침습): 제균 치료 후에도 1년 이상 항체 역가가 유지되므로 제균 치료의 성공 여부 판정에 부적절. 감염의 선별 검사로 사용
* 금속요소분해검사 ^{rapid urea test}(내시경): 민감도 85~98%, 특이도 89~100%
* 조직검사(내시경): 특수염색 병행하는 경우 특이도 90~100%

4. 치료

* 일차치료 삼제요법: PPI + amoxicillin 1 g + clarithromycin 500 mg bid 7~14 days
* 사제요법(clarithromycin 내성이 의심): PPI bid + metronidazole 500 mg tid + bismuth 120 mg qid + tetracyclin 500 mg qid 7~14 days

Ⅳ 상부 위장관 출혈 Upper Gastrointestinal Bleeding

Treitz ligament 상부의 출혈로서 식도, 위, 십이지장 출혈이다.
상부위장관 출혈의 4%는 hematochezia(선홍색 출혈변)을 보이며, 이 경우 흑색변만 보이는 경우보다 수혈 빈도가 높고 수술과 사망 위험도가 높다.

치료	원인	
• 산소를 투여하고, 심장 모니터 시행, NG tube를 삽입, test irrigation, 수혈을 고려한다. • 혈액 준비:type & cross match (4~6 U PRBC's), CBC, PT, PTT, electrolyte, BUN/Cr, LFT 등의 혈액 검사, 흉부 사진 • FFP 투여:coagulopathy 또는 PT/PTT가 정상의 1.5 이상 증가시 • 혈소판 투여:level < 50,000/ml • 소화성 궤양의 경우 내시경적 시술 전까지 고용량 PPI(omeprazole 40 mg bid)	Duodenal, Gastric ulcer Varices Mallory Weiss Gastritis, esophagitis, Gastroduodenitis	50% 5~30% 5~15% < 10%

– BUN/Cr ratio 가 36이상이 되면 상부위장관 출혈의 가능성이 95% 이상
– 정맥류를 가진 환자의 반수(50%)는 궤양에 의한 출혈이므로 주의해야 한다.

■ Nasogastric tube aspirate와 대변의 양상에 따른 사망률 non-variceal bleeding

	Black stool(%)	Red stool(%)
Black aspirate	9	20
Red aspirate	12	30

Crit Care Clin 11:350, 1995

1. 위세척에서 혈액의 확인

• Levin tube 삽입이 인위적인 출혈을 유발시킨다는 증거는 없으므로, 의심 시 적극적인 진단이 더 중요하다.
• 상부위장관 출혈의 20%에서 test irrigation상 음성으로 나올 수 있다(특히 십이지장 궤양출혈의 경우).
• 위양성의 hemoccult/gastroccult의 경우: 철분제제(iron), 붉은 색의 과일(포도 등), 덜 익은 고기, 요오드(iodine)
• 위음성의 hemoccult/gastroccult의 경우: vitamin C, antacids, bile

2. Sengstaken-Blakemore tube insertion

• 먼저 기관 삽관을 시행한다(흡인의 위험이 높아서 환자의 의식상태 등을 보고 결정하는 것은 옳지 않다).
• 성공률:40~80%
• 먼저 gastric balloon을 200~250 mL 공기로 부풀린 후에 지혈이 되는 지 확인한다. Gastric balloon이 식도에서 펴지는 경우가 있어 주의를 요한다. 지혈이 안

되면 esophageal balloon한다. esophageal balloon의 경우, 압력이 40~50 mmHg이상 올라가면, 식도 점막의 궤양의 위험이 높으므로 반드시혈압계를 이용하여 측정하여 조절해야 한다. 지혈이 된 후 24시간 정도를 유지하며, 매 8시간 마다 30분에서 60분 동안 풍선을 풀어줘야 한다는 주장도 있다.

• 합병증 : 흡인성 폐렴, 점막 궤양, 식도 및 위 천공, 기관 압박

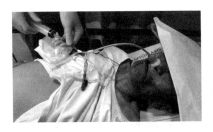

SB tube의 고정. 부드러운 스폰지를 대고 반창고로 붙여준다. 과거 1 kg 정도의 수액백을 달아서 당기는 것은 금기다.

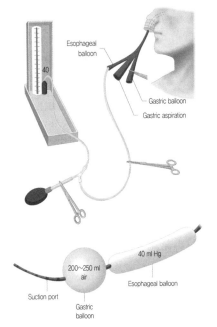

(상품화 된 것은 gastric balloon : 250 ~500 cc, esophageal balloon : 80 cc air를 주입하도록 되어있으나, 원칙은 반드시 혈압계를 이용하여 압력을 측정하면서 40 mmHg 정도로 유지해야 한다. 지혈이 된 후 24시간 정도를 유지하며, 매 8시간 마다 30분에서 60분 동안 풍선을 풀어줘야 한다는 주장도 있다)

그림 7-1. S-B 튜브의 식도 풍선 압력 측정

3. 식도정맥류 출혈 Variceal hemorrhage 의 약물 치료

약물	용량	기전	장점
Octreotide	50 ㎍ IV bolus, 이후 시간당 50 ㎍ 지속 주입	Somatostatin analogue	수혈량을 줄이고, 내시경의 효과와 비슷, 경화 요법 sclerotherapy에 도움
Quinolone(항생제)	Levofloxacin 500 mg IV ciprofloxacin 400 mg IV	최근 보고에 의하면(Cochrane) 사망률을 27%까지 감소시킨다고 한다	
Clindamycin/flagyl	Quinolone과 함께 사용	최근 보고에 의하면(Cochrane) 사망률을 27%까지 감소시킨다고 한다	
Somatostatin	250~500 ug IV bolus, 이후 시간당 250~500 ug 지속 주입	portal pressure 감소 (장간막 혈관 이완)	–

V 하부 위장관 출혈 Lower GI Bleeding

- 가장 흔한 하부 위장관 대량 출혈은 상부 위장관 출혈의 연장이므로, 모든 환자에서 NG tube를 삽입하여 확인한다.
- 하부 출혈의 80~90% 치료를 하지 않아도 자연히 멈춘다.
- 게실 Diverticulosis이 출혈의 75%를 차지하며, right colon에 발생한 것이다.
- 동맥 출혈은 대량 출혈을 유발하며, 통증은 경하고, 반수에서 재발하며, 20%에서 수술을 필요로 한다.
- 혈관형성이상 Angiodysplasia : 원인을 모르는 후천성 질환, 진단은 혈관 조영술과 대장내시경이지만, 찾지 못하는 경우도 있음
- 병변은 대부분 맹장과 상행 결장에 있다.
- 바륨 조영술과 대장 내시경으로는 이런 병변을 발견하기 힘들다. 선택적 혈관 조영술이 가장 정확하다.

1. 원인

Diverticulosis	Angiodysplasia	colonic diverticulosis
internal hemorrhoid	ischemic colitis	Cancer, polyps
Ano–Rectal disease	Undiagnosed, others	

* 상부위장관 출혈을 감별

2. 진단과 치료

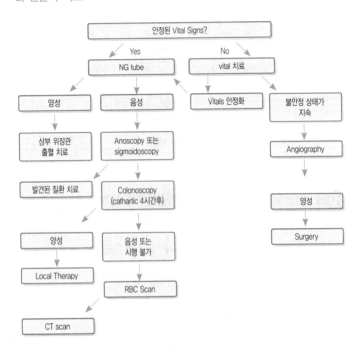

1. 혈장 표지자의 해석

혈장 marker	약어	해석
Antibody to HAV	Anti-HAV	IgG와 IgM 항체를 조합해서 HAV에 급성 또는 과거 감염
IgM antibody to HAV	Anti-HAV IgM	HAV에 대한 항체, 급성 HAV 감염
hepatitis B surface antigen	HBs Ag	표면 항원, 급성 또는 만성 HBV 감염
hepatitis B e antigen	HBeAg	급성/ 만성의 활성(active) 감염, 감염성이 높음을 의미
antibody to B surface antigen	HBsAb	급성 또는 과거 감염 또는 면역

혈장 marker	약어	해석
antibody to B core antigen	HBcAb	IgG와 IgM 항체를 조합해서 급성 또는 과거 감염
IgM antibody to B core antigen	HbcAg-IgM	B-core 항원에 대한 항체로 HBV의 급성 감염을 의미
antibody to B e antigen	HBeAb	e 항원에 대한 항체로 HBV 감염이 회복되고, 감염성이 감소함을 의미
antibody to HDV	Anti-HDV	HDV의 감염, HbsAg이 동시에 존재해야 한다
antibody to HCV	Anti-HCV	새로운 항체는 HCV의 감염을 의미, 급성 또는 과거의 감염

2. B형 간염 노출 후의 치료

노출 경로	감염원	노출된 사람	
		백신 미접종	백신접종 완료
Percutaneous or mucosal	HBsAg(+) or unknown	HBIG *1 HB vaccine series	HBsAb titer 검사 HBsAb (+) No Tx. HBsAb inadequate: HBIG *1 HB vaccine booster
	HBsAg (−)	HB vaccine series	No Tx.
Intimate sexual	HBsAg (+)	HBIG *1 HB vaccine series	HBsAb titer 검사 HBsAb (+) No Tx. HBsAb inadequate: HBIG *1 HB vaccine booster

- A형 간염 : Immune serum globulin (ISG)사용하는 것으로 되어 있으나, 2015년 8월 현재 국내에 들어와 있지 않음. 한국인 40대 이상에서 70%가 면역 있는 것으로 알려져 있어, 중년 이상에서 백신의 효과도 controversial.
- C형 간염 : 예방 효과가 증명되어 있지 않으나 ISG를 고려할 수 있음.

VII 자발성 세균성 복막염 Spontaneous Bacterial Peritonitis; SBP

복수가 있는 환자가 복통, 발열, 설명되지 않는 상태 악화를 보이는 경우 SBP를 의심해야 하며, 증상이 명확하지 않더라도 적극적으로 진단검사를 의뢰해야 한다. 치료하지 않은 SBP는 사망률이 높아, 의심되는 경우 즉시 복수 천자와 함께 항생제를 투여해야 한다.

임상적	복수를 동반한 간경화
주호소	발열, 복통, 복부 압통, 간성 뇌증의 악화
진단	복수^{ascitic fluid} 검사 WBC>1000/mL, PMN>250/ml 원인균주−E,coli(47~55%) > Stretococcus sp, > Klebsiella sp,
치료	Cefotaxime 2,0 g tid, q 4 hr 85%에서 치료 효과를 보임 또는 ampicillin−sulbactam 3,0 g qid 또는 ceftriaxone 2,0 g IV q day albumin 1,5 g/kg IV(진단시), 이후 3일째 까지 1,0 g IV

VIII 복막 투석 복막염 Peritoneal Dialysis Peritonitis

증상	15~18%가 발생, 발열, 복통, 반동성 압통, 지저분한 투석액 등의 증상
진단	Cell count (100 WBC 이상, neutrophil 50% 이상), Gram stain(10~40%만 양성), culture(균주 : S, epidermidis(40%, 가장 흔하다), S, aureus, Streptococcus, G(−) bacteria, anaerobic bacteria, fungi 등)
치료	바로 복막액 교환 * Heparin 500~1000 U를 투석액 1 L 마다 혼합하면 fibrin clot을 제거하는 데 도움, * 1세대 cephalosporin (cephalothin 등)을 첫 1 L에 500 mg, 이후 200 mg 을 혼합하여 교환 　(또는 gentamicin 100 mg/투석액 1 L, 이후 4~8 mg/투석액 1 L), 경험적 항생제 투여

IX 간성 혼수 Hepatic Encephalopathy

의식장애와 행동 및 성격 변화가 나타나는 독성 뇌병증으로 암모니아가 원인이다. 유발 요인으로 질소 증가(위장관 출혈, 고단백 식이, 변비), 약물(sedatives 등), 전해질 및 대사 불균형(저칼륨성 알칼리혈증−구토, 설사, 이뇨제; 탈수; 저나트륨혈증; 저산소증), 기타(감염, 수술, 간부전 등)이 있다.

■ 간성 혼수의 단계

단계stage	임상 양상
I	전반적 무감정 상태apathy
II	졸리움, 축 늘어짐, orientation 변화, asterixis
III	과반사를 동반한 stupor, extensor plantar 반사
IV	혼수

급성으로 상태를 악화시킬 수 있는 다른 원인이 배제되어야 진단할 수 있다(Exclusion diagnosis).

* 치료 : Latulose(혈중 암모니아 농도를 50% 감소시킬 수 있다)

　용량 : 4~6시간 마다 20 cc(30 mL) PO 또는 300 mL retention enema

　기전 : 혈관으로 흡수되지 않고 colon내에서 lactic acid로 전환되어 GI pH를 산성화 시켜 NH_3의 대변내 배설을 촉진시킴

<u>Flumazenil</u>: GABA receptor antagonist로 작용, short term mental recovery 에 매우 효과적이며, fluctuating symptom 에 투여를 고려한다. 0.2 mg IV bolus 후에 0.5 mg 을 매 20분 마다 총 1 mg/dose 투여하고, 1시간 동안 3 mg을 넘지 않게 투여한다.

<u>Rifaximin</u>: 장관내 흡수가 안되는 항생제. 550 mg PO bid 또는 400 mg tid PO.

X 복수 Ascites

복수는 대부분 간경변에 의하지만 그렇지 않은 경우도 20% 정도됨. 분명한 타진상 둔탁음dullness, 이동 둔탁음shifting dullness가 관찰되는 경우 1500 cc 이상의 복수가 차있음을 의미하며 다른 신체검사소견으로 원인을 감별할 수 있다.

　거미상 혈관, 비장 종대, 확장된 복부의 우회정맥 : 간경변증
　경정맥의 확장, 수축기 경정맥의 박동 : 심부전
　Sister Mary Joseph node, Virchow's node : 악성 종양

복수 검사

복수 천자는 복수의 원인을 찾기 위한 가장 간단한 방법으로 '간경변에 의한 복수'가 가장 흔하기 때문에 간암 파열 등의 혈복강을 경시하기 쉽다. 혈액이 배출되면 혈복

강을 의심할 수 있다. 비혈성 복수에서 PMN > 500/mm3 이상이면 배양시 90% 이상에서 균이 동정된다. 복수의 양이 적으면 초음파를 통해 targeting 하여 실시한다. 초음파를 통한 경우 100 cc 만 고여 있어도 확인이 가능하다.

기본 선별검사：cell count, total protein, albumin, pH, 필요시 culture

cell count：백혈구의 절대수보다 다핵구(PMN)의 수가 더 믿을만한 지표가 된다.

- PMN > 250/mm^3 : 자발성 세균성 복막염, 치료 시작
- Traumatic tapping 인 경우 RBC 250개 마다 PMN 1개를 빼서 계산한다.
- Total protein의 증가 : 복막의 암전이, 결핵성 복막염, 심부전에 의한 복수, Budd-Chiari증후군, 갑상선 기능 저하증에 의한 복수
- Albumin : albumin의 절대 수치보다 혈장-복수 알부민비(serum ascites albumin gradient; SAAG)를 통해 문맥 고혈압(SAAG≥1.1)에 의한지, 복막의 염증(SAAG<1.0)에 의한 것인지 구분한다.
- pH : 7.34이하이거나 또는 [동맥혈 pH – 복수 pH]가 0.1 이상일 시 SBP의 초기 지표로 이용될 수 있다.
- Culture : E.coli, Streptococcus, Klebsiella 가 SBP의 흔한 원인균이다.

* 결핵성 복막염

복수내 adenosine deaminase(ADA) 확인, 높은 protein 농도

■ Serum-Ascites Albumin Gradient(SAAG)에 의한 복수의 감별

High gradient(≥1.1 gm/dL)	Low gradient(<1.1 gm/dL)
간경변	복막성 암종증peritoneal carcinomatosis
알코올성 간염	결핵성 복막염
심장성 복수	췌장성 복수
혼합 복수	장 폐쇄
대량 간 전이	담성 복수
전격성 간부전	신증후군성 복수
Budd-Chiari 증후군(간문맥정맥 혈전)	수술후 림프관 누출
정맥 협착성 질환	
점액부종myxedema	
임신성 지방간	

XI 황달 Jaundice

임상적으로 황달은 bilirubin 2~2.5 mg/dL 이상 시에 공막의 노란색 변화로 인해 확인될 수 있는데 이는 공막의 elastin이 bilirubin과 높은 친화도를 갖기 때문이다. 그러나 피부의 노란색 변색을 유발하는 beta-carotene(과일에 많다)은 피부는 노랗게 보일 수 있으나 공막의 색깔은 정상으로 보인다. 황달의 기전은 크게 3가지로서 heme 대사물의 과대 생산, 간세포의 bilirubin 포합 부전 또는 간세포의 접합 또는 배설 부전, 담도계의 폐쇄로 인한 장내로의 배설 장애 등이며, 비결합된 빌리루빈 unconjugated bilirubin; uc-Bil은 알부민과 결합되지 않는 빌리루빈으로서 이는 혈관-뇌장벽을 통과하여 신경학적 이상을 보일 수 있다. 그러므로 uc-Bil의 신경독성은 용혈 과다, 저알부민혈증, 산혈증, 알부민과 경쟁적으로 결합하는 약물 과다 복용 등이다.

* 진단에 따른 황달의 감별
간질환과 간외담도계 질환을 구분하는 것이 중요하다.
- 공막은 정상이나 피부에 황달이 보이는 경우는 식이의 변화를 물어본다.
- 발열, 오한, 우상복부 통증은 담도 폐쇄에 의한 황달
- 담석 질환이나 담도암은 노인에서 많다.
- 새로 발생된 무통성 황달은 췌장 두부 종양의 전형적 증상이다.
- 간질환의 위험인자(간염, 알코올 중독자, 수혈 등), 간경변을 시사하는 소견
- 간기능 검사상 ALT/AST 의 증가 없이 bilirubin만 증가 시 bilirubin의 대사 장애 (Gilbert syndrome, Rotor syndrome, Crigler-Najjar syndrome, Dubin-Johnson syndrome) 등을 의심
- 담즙의 정체에 의한 담도계의 확장은 ALP와 함께 gamma GT가 동시에 증가한다.

혈청 빌리루빈
직접 빌리루빈(direct bilirubin) 증가
  1. 대부분 간실질의 장애(간염, 간경변증, 간부전, 담즙 정체)
  2. 간내 및 간외 담도 폐쇄
  3. 패혈증, 다량의 수혈
  4. 유전성 질환:Dubin-Johnson syndrome, Rotor syndrome

간접 빌리루빈^{indirect bilirubin} 증가(indirect bilirubinemia ; 총 bilirubin의 80% 이상) : 빌리루빈의 생성 증가, 간으로의 빌리루빈 운반 장애, 간에서의 빌리루빈 섭취, 포합 감소가 원인

간접고빌리루빈혈증의 원인

1. Gilbert's syndrome : 68%
2. 용혈성 질환 : 12%
3. 간경변증에 의한 portosystemic shunt : 12%

■ **황달의 원인**

Disorders of bilirubin metabolism
        neonatal jaundice
        hemolysis
        hemoglobinopathy
        transfusion reaction
        inborn errors of metabolism

Hepatocellular causes
        infections
        viral hepatitis, leptospirosis, infectious mononucleosis
        drugs and toxins
                ethanol, acetaminophen, amanita toxin, carbon tetrachloride, anabolic
steroids, chlorpromazine, isoniazid
        metabolic
                Wilson disease, Reye syndrome, hemochromatosis
        granulomatosis
                Wegener granulomatosis, sarcoidosis, lymphoma, mycobacterial
        miscellaneous
                fatty liver of pregnancy, Ischemia, primary biliary cirrhosis
                benign recurrent intrahepatic cholestasis
                amyloidosis

Bile duct obstruction
        Gall stones, cholangiopathy due to AIDS, Primary sclerosing
        cholangitis, Bile duct stricture, Pancreatic tumors or cysts,
        Pancreatitis, Cholangiocarcinoma

XII 담도 Biliary Tract의 질환

1. 담석 GB stone

무증상 담석 : 치료 원칙은 경과 관찰임.
증상을 동반한 담낭담석은 복강경적 담낭 절제술

담석증의 수술 적응증

- 자주 반복되거나 심한 biliary colic
- 담석과 동반된 합병증의 과거력이 있을 때
- 담석이 큰 경우(직경 2 cm 이상)
- 선천적 간담도계의 이상
- 당뇨

- 합병증 : 급성 담낭염, 담석성 췌장염, 담도염

2. 급성 담낭염 Acute Cholecystitis

담낭 담석의 담낭 경부 또는 담낭관의 감돈에 의해 발생하는 것이 일반적임.
초음파 소견 : 담낭내 담석, 담낭의 팽창, 담낭벽의 부종과 비후, 담낭 주위 액체 저류, 담낭벽의 가스상, 담낭의 모양 변화(둥글게 변함)

임상 양상		치료
통증 기간 > 48시간	>90%	• CT/MRI를 시행해서 합병증 유무를 확인한다.
체온 ≥ 38℃	25%	(예, choledocholithiasis, acute pancreatitis, gallstone ileus)
Murphy's sign	>95%	• 진통제(ketorolac...)
WBC > 11,000 cells/mm3	65%	• Antibiotics- 항생제편 참고
간기능 검사의 이상	55%	• 수액 주입 및 NPO
Pancreatitis	15%	• Surgery consult; 담낭 절제술
Ultrasound sensitivity	85%	• PTGBD- 합병증이 심하고, 응급수술이 불가할 경우 시행

* **무결석성 담낭염** Acaluculous Cholecystitis

- 급성 담낭염의 5~10%를 차지함

- 실제로는 결석이 있으나 영상 검사에서 확인되지 않은 경우도 많다.

- 원인

> 심한 외상, 화상, 산욕기, 큰 수술후, 혈관염, 담낭의 폐쇄성 선암종,
> 전신적 질환–심혈관계 질환, 결핵, ICU 입원환자, 당뇨병, 담낭의 염전

- 치료 : 면밀한 관찰 하에 항생제 투여, 담낭 절제

3. 기종성 담낭염 Emphysematous Cholecystitis

CT 또는 초음파상 담낭벽 주위의 공기 음영을 보이는 경우 진단. 사망률이 높아 즉각적인 수술이 필요하다.

4. 담관 결석증 Bile Duct Stone

담낭담석이 담낭관을 통해 간외 담관에 걸려 있거나 담관 자체내 에서 발생한 결석으로 담도 산통 또는 담관염의 증상을 보인다.

■ ERCP의 적응증

> 황달, 췌장염이 발생한 경우 또는 과거력
>
> 간기능 검사상 이상
>
> 초음파상 총담관의 확장 및 결석이 의심되는 경우

5. 급성 담관염 Acute Cholangitis

우상복부 통증, 고열과 오한, 황달 (Charcot's triad)를 보인다고 하나, 노인, 당뇨병의 경우 복통이 심하지 않을 수 있어 주의를 요한다. Charcot's triad가 전부 나타나는 경우는 절반밖에 되지 않는다. 담관석, 담낭담석 등과 구분하기 힘들다. 의심되는 경우 즉각적인 배액술이 필요하다.

6. 담도계 결석의 비약물적 제거 방법

담낭 담석	외과적 절제술
간외 담도	ERCP 하 제거술
담낭과 간외담도	ERCP 하 제거술 후 복강경적 제거술
간내 담도	담도내시경하 결석제거술 또는 외과적 간절제술

XIII 췌장염 Pancreatitis

1. 원인

담석, 알코올, 약물, 감염(예, viral, Mycoplasma, Legionella, Ascaris, salmonella), 외상, ↑calcium, ↑triglycerides, 대사성 질환

2. 임상적 양상

상복부 통증 및 등으로 반사되는 통증, 구토(±), 복부의 압통은 경할 수 있다 (retroperitoneal organ).

3. 합병증

↓Ca^{2+}, ↑glucose, ARDS, 신부전, 장관 천공, 패혈증, pseudocyst또는 abscess, 출혈, 사망

4. 췌장염을 유발하는 약물

Definite	Probable
azathioprine	acetaminophen
cisplatin	cimetidine
furosemide	diphenoxylate
L-asparginase	estrogen
tetracycline	indomethacin
thiazides	mefanamic acid
sulfonamides	opiates
pentamidine	valproic acid

5. 진단

Serum amylase 상승(80~90%) ; 정상의 3 배 이상 증가시 확실하고 혈중 상승은 빠르나 반감기가 짧아서 3~4일이면 정상으로 돌아온다. 위양성 또는 위음성률 20~40% cf) 1. Lipase : 90% 민감도, 90% 특이도, 정상의 2~3배 상승시 의미가 있다.

빨리 증가하여 7~14일 동안 높게 유지된다.

2. Amylase, lipase level과 severity, prognosis와는 관계 없다.

진단적 검사	치료
• 지속적으로 amylase, bilirubin, WBC가 증가되어 있거나, 종괴가 만져지면, abscess, hemorrhage, pseudocyst의 합병증 발생을 의심해야 한다. 바로 CT나 USG를 시행한다. • USG : 60~80% sensitive, 95% specific • CT : 90% sensitive, 100% specific	• 수액 처치와 마약성 진통제 고려 • 지속적인 구토 시에 NG tube 삽입 • 항효소 약물 치료 : gabexate mesilate (Foy) – 췌장의 손상을 줄이는 효과, 사망률의 감소는 없다. • 1 주내에 증상의 호전이 없으면, abscess, pseudocyst, ascites를 의심. • 수술 : gallstones, bleeding, abscess, pseudocyst >4 cm, 보존적 치료에 무반응 및 악화될 시에

N Engl J Med 1994 : 330 : 1198

6. 예후

* 장기 부전^{Organ failure} : 중증도 판정에 가장 중요한 치료. 다음 중 하나로 판정 : SBP < 90 mmHg, PaO_2 < 60 mmHg, creatinine > 2 mg/dL, GI bleeding > 500 mL/24 h
* 혈액농축^{Hemoconcentration} : Hct > 44%이면 췌장 괴사를 예측
* APACHE–II score : 중증도 판정에 가장 민감도와 특이도가 높다
* Ranson criteria

■ Ranson criteria

도착시 지표(5개)	입원 48시간 후 지표(6개)
• Age > 55세 • WBC > 16,000/mm³ • Blood glucose > 200 mg/dL • Serum LDH > 350 IU/L • Serum AST > 250 SF Units	• Hct 10% 이상 감소 • Serum Calcium < 8 mg/dL • BUN 증가 > 5 mg/dL • PaO2 < 60 mmHg • Base deficit > 4 mEq/L • 예측된 수액 소실 >6 L, 대량 수액 요법

■ Gallstone pancreatitis의 경우

* 도착시 지표(5개)	입원 48시간 후 지표(5개)
• Age > 70세 • WBC > 18,000/mm³ • Blood glucose > 220 mg/dL • Serum LDH > 400 IU/L • Serum AST > 250 SF Units	• Hct 10% 이상 감소 • Serum Calcium < 8 mg/dL • BUN 증가 > 5 mg/dL • Base deficit > 5 mEq/L • 예측된 수액 소실 > 4 L

Ranson factors	사망률(%)
0~2	0.9%
3~4	16%
5~6	40%
7~8	100%

■ 급성 췌장염의 CT grading과 예후

Grade	CT 소견	Abscess1	사망률
A	정상	0%	0%
B	췌장 비대	0%	0%
C	췌장과 peripancreatic fat의 염증	12%	0%
D	한 개의 peripancreatic fluid collection	17%	8%
E	두 개 이상의 peripancreatic fluid collections	61%	17%

¹ 숫자는 abscess formation의 확률

Ann Surg 1985; 201; 656/ N Engl J Med 1994; 330; 1198

* **고아밀라아제혈증(hyperamylasemia)을 보이는 다른 질환**
침샘 질환, 위염 등의 복부 질환, 신부전, 임신, 화상, DKA, 폐렴

XIV 장폐쇄 Intestinal Obstruction

기계적 폐쇄와 마비성 폐쇄(보통 self limited)로, 다시 소장small bowel과 대장large bowel의 폐쇄로 나눌 수 있다.

1. 원인

십이지장	소장(SBO)	대장(LBO)
협착 stenosis 협축 stricture 이물 bezoars 상장간막동맥 증후군 SMA syndrome	유착 adhesion 탈장 hernia 장중첩증 intussusception 림프종 협축 stricture	악성종양 대변 감입증 fecal impaction 궤양성 대장염 ulcerative colitis 대장염전 volvulus 게실염 diverticulitis-stricture, abscess 장중첩증 가성 폐쇄

* 소장 폐쇄의 가장 흔한 원인은 유착이, 대장 폐쇄는 암이 가장 많으며, 대장 폐쇄는 수술 후 유착이나 탈장에 의하는 경우는 없다.
* 소장 폐쇄 중 수술 후 유착이 가장 흔하며, 수술적 유착과 관계없는 경우 진단이 매우 힘들다. 위의 표 중 유착 외의 원인을 기억하기 바란다.
* Sigmoid volvulus : 단순 사진상 원두 커피(coffee bean)모양, Barium enema상 ace of spade, 새부리(bird beak) 모양
* Cecal volvulus : 25~35세, closed loop obstruction, 마라톤 선수, SBO환자에서 감별진단에 포함시켜야 한다.

2. 증상

* **소장 폐쇄**: 간헐적 통증으로 수분 정도 지속, 배꼽 주위나 전반적 복부. 폐쇄 부위가 근위부인 경우 담즙성 구토가 동반될 수 있다.
* **대장 폐쇄**: 통증 부위가 하복부 hypogastric area, 대변성 구토가 동반될 수 있다. 초기 기계적 폐쇄는 시간이 지나면서 마비성으로 진행한다.

3. 방사선/혈액 검사

단순 필름상 SBO의 민감도 63%, 특이도 54%로 낮다. 의심이 되면 재촬영을 하거나, IV contrast CT(경구 조영제는 사용하지 않음)를 시행하도록 한다.

WBC > 20,000/L, 또는 좌측 편위 : 장 괴저gangrene, 복강내 농양, 복막염
WBC > 40,000/L : 장간막 혈관의 폐쇄mesenteric vascular occlusion을 의심

4. 치료

감압-비위관 삽입, intestinal tube 삽입(Cantor 또는 Miller- Abbott), rectal tube reduction(cecal volvulus, closed loop obstruction, bowel necrosis가 아닌 경우; 85~95% 성공), 외과 의뢰, 수액 치료, 경험적 항생제 투여

XV 급성 충수돌기염 Acute Appendicitis

15~30 세에서 호발.
노인, 소아 및 여자 환자에서 진단이 어려운 경우가 많다.

병력		신체 진찰		진단적 검사	
• 복통	97~100%	• RLQ에 최대 압통	90%	• 첫 24시간 내	20~40%
		• 전체적인 압통	10%	WBC > 11,000/mm³	
• 통증의 시작		• 반사 압통	33~55%	• 24시간 이후	70~90%
배꼽주위	67~87%	• Fever >38℃	28%	WBC > 11,000/mm³	
RLQ[1]	9~26%	• 복부 강직	12%	• Urinalysis with >5	15~30%
• 응급실에서	75%	• 장음의 감소,	77%	WBC(RBC)/HPF	
통증이 RLQ[1]		증가 또는 없음		• US sensitivity	78~94%
• 복부 전체	17~20%	• Rectal tender	30~53%	• US specificity	89~100%
• 통증의 이동[2]	49~61%			• CT scan sensitivity	92~100%
• 식욕부진	61~92%			• CT scan specificity	>95%
• 구토	49~64%				

[1] RLQ-right lower quadrant

[2] 통증의 이동은 중심부위에서 RLQ로 이동하는 것

1. MANTRELS score(appendicitis score) for diagnosis of appendicitis

Item	Score	총 점수	해석
RLQ로 통증의 이동	1	9~10	Appendicitis highly likely
식욕부진 또는 소변의 acetone	1	7~8	Appendicitis likely
구토를 동반한 오심	1	5~6	Appendicitis possible
RLQ의 압통	2	< 5	Appendicitis unlikely
반사 압통	1		
발열(38℃ 이상)	1		
Leukocytosis; WBC > 10,500	2		
Shift of WBC's; > 75% neutrophils	1		

Item	Score	총 점수	해석
M : Migration of pain			
A : Anorexia, acetone			
N : Nausea			
T : Tenderness in RLQ			
R : Rebound pain			
E : Elevation(temperature)			
L : Leukocytosis			
S : Shift of WBC			

* 임상 양상이 시간에 따라 변화하므로 시간 간격을 두고 반복 검사가 필요하다.

Ann Emergency Med, 1986;15:557–564

2. 충수 돌기염의 CT Scan의 민감도, 정확도

Type of scan	민감도 (%)	정확도 (%)
CT	96	94
Ultrasound	97	83

3. 충수돌기염의 CT Scan 소견

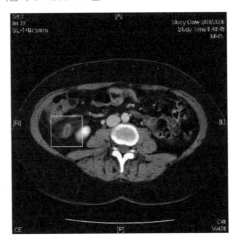

그림 7-2. CT finding of acute appendicitis

XVI 급성 게실염 Acute Diverticulitis

LLQ 부위의 통증, bowel habit의 변화, 뒤무직tenesmus, RLQ 부위인 경우 급성 충수돌기염과 비슷하다. 약간의 발열(38℃)이 흔하고, 이는 abscess 형성, 복막염 등의 합병증시 더 증가한다. 빈번한 요도 감염은 게실에서 방광이나 요관으로의 fistula 형성 때문이다.

진단은 복부 단층 촬영, 초음파가 선택적이고, 시간을 두고 barium 관장 검사를 시행할 수 있다.

XVII 장간막 경색 Mesenteric Infarction

심한 복통(초기 배꼽 주변, 산통적 양상 진행되면서 복부 전반적, 지속성 복통), 오심, 구토, 복부 팽만, 소량의 장관출혈(육안적 출혈은 드묾), 설사, 변비를 보인다. 초기에 복통이 심한 데 비해서 압통과 복부 팽만은 안 나타날 수도 있어 주의를 요함.

1. 원인

동맥내 색전(25~50% 특히 superior mesenteric artery), 동맥내 혈전(12~25%), 정맥내 혈전(응고장애) + 심박출량 감소

2. 위험인자

노인, 혈관/판막 질환, 부정맥(AF), CHF, 최근의 급성심근경색, hypovolemia, 이뇨제, β-blockers 또는 vasoconstrictors(예, digoxin)

임상양상		진단검사	
• 복통	80~90%	<u>Elevated lactate</u>	70~90%
• 통증의 급성 발병	60%	WBC>15,000 cells/mm3	60~75%
• 구토	75%	Elevated LDH	70%
• 설사(종종 heme +)	40%	Elevated CK	63%
• Gross GI bleeding	25%	<u>Elevated phosphate</u>	30~65%
		Plain X-ray-obstruction	30%
		Plain X-ray-thumb printing	
		portal gas or free air	<20%
		<u>CT</u> & US sensitivity	<50%
		Angiography sensitivity	>95%

초기 : 압통이 거의 없지만 심한 통증을 호소 한다
(진찰소견에 비해 아주 심한 통증)
후기 : shock, fever, confusion, 복부 팽만, 반사 압통과 복부 강직

*CT에서 혈관의 폐쇄 또는 조영제 비증강 혈관을 관찰할 수 있다
*Phosphate 증가가 초기에 있으므로, 유용한 marker가 될 수 있다.

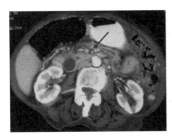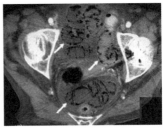

그림 7-3. CT finding of SMA infarction: SMA의 thrombus에 의한 폐쇄로 인한 혈류의 흐름이 소실, 심각한 pneumatosis intestinalis 를 보이고 있다.

3. 치료

• 수액 및 수혈 치료
• 광범위 항생제 투여
• 외과 의뢰—emergency laparotomy(특히 bowel necrosis, perforation)
• Mesenteric arteriography로 thrombosis, emboli, mesenteric vasoconstriction을 확인하고 selective papaverine 투여를 할 수 있다.
• Digoxin, vasopressor는 혈관 수축을 유발하므로 가급적 피한다.

XVIII 감염성 설사

Emerg Med Clin North Am 1996; 571

1. 임상양상과 의심되는 원인균

감염의 원인균을 밝힌 후에 치료한다는 것은 사실상 불가능하다. 그러므로 임상적인 양상과 병력을 토대로 예상진단 presumptive diagnosis을 내리고, 먼저 치료를 시작한다.

임상 양상	의심되는 pathogen
혈변	E. Coli, salmonella, shigella, amoebae, campylobacter, C. difficile
RLQ 통증과 압통	Yersinia
복막 자극 증상	C. difficile, E. coli
보육시설	Rotavirus, C. difficile, Giardia, Salmonella, Shigella, Cryptosporidia
수영장	Giardia, Cryptosporidia, E. coli O157:H7
닭고기, 날계란	Salmonella
입원 환자, 항생제 사용	Clostridium difficile
최근 감기증상	Norwalk virus
뒤무직tenesmus	Colon specific symptom이며 inflammatory Bowel disease, ulcerative colitis, Crohn's disease, colitis 등에서 보인다.

George R Schwartz, Principles and practice of Emergency Medicine 4th ed, p 667

2. 설사 증후군 Diarrheal Syndrome

일반적으로 하루 4회 이상 또는 배변량이 200~250 g 이상의 묽은 변이 있는 경우로 정의. 4주 미만 지속시 급성, 그 이상을 만성 설사라고 함. 또한 병태생리에 따라 삼투성/분비성 설사로 구분한다.

병력 청취 시 급성/만성, 배변양(분비성 설사인 경우 1 L 이상)과 횟수, 금식 후 설사가 호전되는 경우(삼투성 설사), 여행력, 집단 발병, 당뇨, 병원내 설사, AIDS, 대변의 양상(수양성, 혈성, 지방성)을 명확히 알아내야 한다. 응급실에서 설사를 유발한 바이러스 또는 세균을 알아내는 것은 매우 힘들며, 치료의 방향은 위험한 질환의 증상을 가졌는가, 탈수가 심한가, 발열이 심한가 등 위중한 증상을 가진 것을 확인하고 항생제를 투여해야 하는 것을 결정하는 것이다.

• **영상 검사**

복부 단순촬영 : 진단을 위한 검사는 아니며, toxic megacolon(colitis), 기계적 협착 등을 감별한다.

- **대변 검사**
  - 대변 내 백혈구 없이 잠혈 반응만 양성 : 대장 종양, 허혈성 장질환
  - 백혈구와 잠혈반응 모두 양성 : 감염성, 염증성 장질환

    E. histolytica, G. lamblia, S. stercoralis

  - 세균배양검사 : 초기부터 시행하지 않는다. 발열, 혈variable 동반, 지속성 설사, 심한 탈수, 대변 백혈구 양성 등 세균성 장염이 의심될 경우에 한해서 시행한다.

침습성 설사(invasive diarrhea)	Toxin성 설사(toxigenic diarrhea)
1. 잠복기 : 1~3일	2~12시간
2. 서서히 증상 시작(gradual onset)	갑작스런 발병
3. 증상의 기간 : 1~7일	10~24시간
4. 발열(+)	발열(−)
5. 심한 복통	경도의 복통
6. 오심, 구토, 근육통, 전신쇠약 등 독성 증상	없다
7. 대변내 출혈, 점액성 설사, 백혈구(+)	대변내 백혈구(−)

3. 대변 배양 검사의 적응증

- 면역 억제자나 이의 위험이 있는 환자(동성 연애자), 여행
- 공중 보건에 관계된 경우(식품 취급자, 간병인), 병원내 감염, 공중 위생상 구강−배변 전파의 위험이 있는 경우
- 임상적 평가상 감염성(침습성) 설사가 의심이 되는 경우
- 대변 검사에서 대변내 백혈구 양성

4. 급성 설사에서 대변 내 백혈구

- 증가 : Shigella, Campylobacter, Invasive E. Coli
- 종종 증가 : Salmonella, Yersinia, Vibrio parahemolyticus, Clostridium difficile, Aeromonas, Vibrio vulnificus, Pleosiomonas shigellosis
- 없음 : Vibrio cholerae, Toxigenic E. Coli, Enteropathogens(E. coli, Bacillus cereus, Clostridium perfringens, Rotavirus, Norwalk agents, Calcivirus, Astrovirus, Giardia lamblia, Entamoeba histolytica…)

* Norwalk viral Enteritis

성인에서 가장 흔한 바이러스성 장염. Incubation period 20~36시간 후 설사, 오심, 복통이 발생. 구토는 심하지 않으며, 발열은 특징적으로 없다. 식욕부진, 두통,

근육통, 병든 듯한 느낌을 가지며 보통 24~48시간 정도 지속 후 좋아진다.

* 설사 질환에서 **뒤무직** Tenesmus

변을 보고나도 시원하지 않고 계속 변의를 느끼는 것을 의미하며, inflammatory bowel disease, ulcerative colitis, Crohn's disease, anal cancer, anal/rectal abscess, colitis, radiation enteritis, chlamydial infection 과 같이 단순 바이러스성 장염에서는 보이지 않으며, colon 을 침범한 증상으로 매우 중요하다. 복통, 설사로 장염이라고 단순 진단할 게 아니라 반드시 물어보고 확인해야 할 매우 중요한 증상이다.

5. 치료

과거 30년 동안 감염성 설사에 '항생제를 사용하는 것은 Salmonella carrier가 될 가능성을 높이고, 지사제를 사용하는 것은 shigellosis 의 invasive form을 증가시키며, 심각한 감염으로 악화시킨다'는 잘못된 믿음으로(myth), 아직도 많은 의사들이 환자의 설사를 방치하고, 항생제 사용을 억제하는 것 같다. 그러나 감염성 설사(응급실 내에서 감염성 설사는 위장관 출혈, 부신 부전증, 급성 방사 증후군 acute radiation syndrome, 장간막 허혈 외에 전부를 포함하는 것임)에는 임상적인 판단 하에 항생제 (ciprofloxacin)와 설사가 심할 시에 loperamide와 hydration을 시행할 것을 권장한다. 그러나 일시적인 묽은변(설사로 오인되는 경우가 많다)과 복통, 복부 팽만 등은 장폐쇄, 장간막 허혈 등 심각한 질환의 증상으로 나타날 수 있으므로 주의를 요한다.

■ **설사의 대증치료**

약물	용량	기전	고려점
Loperamide	4 mg(처음)→2 mg, 최대 8 mg/d OTC, 16 mg/d Rx	Peristalsis억제	2일 미만 사용 부작용: 졸리움, 복통, 피곤 금기: 궤양성 대장염, 가성막성 대장염(pseudomembranous colitis), E. coli diarrhea
Bisthmuth Subsalicylate	30 ml 또는 2 tablets q 30 min (8회)×2일	장독소에 결합(?)	여행자 설사에 흔히 사용 잠재적 부작용: salicylate 독성, bisthmuth 뇌병증(HIV 환자)
Koaline/Pectin (Kaopectate)	60~120 ml, 각각 묽은 변을 본 후에 복용	위운동 억제, bulk 형성, 장독소에 결합(?)	부작용: 위의 부품(헛배), 가스, 변비, 장폐쇄(기존의 협착이 있는 경우)

약물	용량	기전	고려점
Octreotide (sandostatin)	100~500 ug SC tid	Hormone somatostatin	다른 치료에 반응이 없는 AIDS에 의한 경우
Ciprofloxacin	500 mg 1회 또는 500 mg bid 3일	항생제	중등도~중증의 설사, 많은 약물 상호 반응
TMX/SMX	160 mg/800 mg 1회, 또는 bid 3일	항생제	중등도~중증의 설사

Rehydration : 음료수- Gatorade, 카페인 없는 소다수, 그 외 Pedialyte 등
음식- 당복합물(바나나, 빵, 쌀, 사과 주스), 감자, 크래커, Lactobacillus 함유 yogurt 등

■ 참고) 항구토제 Antiemetics 성인용량

분류, 성분명,(상품명)	용량	고려점
Dopamine 수용체 길항제 Metoclopramide(Mecperan®)	10 mg IV/IM	용량에 따른 extrapyramidal side effect 정주로 사용하는 것이 일반적이나 공인된 것은 아님
Promethazine	25 mg IV	
serotonin(5-HT3) 길항제 Ondansetron(Zopran®) Dolasetron Granisetron	32 mg IV(15분 이상) 1.8 mg/kg(최대100 mg) IV 10 ug/kg IV(5분 이상)	변비 두통(모두)
Corticosteroid Dexamethasone	20 mg IV	기전은 모름, 면역 억제는 없음
Benzodiazepine Lorazepam(Ativan®)	1~2 mg	진정, 항불안 효과
Histamine 수용체 길항제 Diphenhydramine	50 mg IV/IM	치료 효과가 미미하다

XIX 위장관염 vs. 대장염

Bristolstool chart는 배변의 형태를 7가지 형태로 나타낸 것으로 1,2 = 변비, 3,4= 정상, 5,6,7= 설사 또는 급성변(urgency)를 의미한다.병력 청취에서 구분하여 사용하면 편리하다.

Type 1		Separate hard lumps, like nuts
Type 2		Sausage-shaped but lumpy
Type 3		Like a sausage but with cracks on its surface
Type 4		Like a sausage or snake, smooth and soft
Type 5		Soft blobs with clear-cut edges (passed easily)
Type 6		Fluffy pieces with ragged edges, a mushy stool
Type 7		Watery, no solid pieces. Entirely Liquid

1. 소장과 대장의 임상 표현

대부분의 감염성 설사는 24~48시간으로 짧으며, 보통 self-limited 하다.

Small intestinal disease	Ileocolonic disease
Diffuse periumbilical pain	Lower abdominal pain
Large volume stools	Small volume stools
Watery stools	May be bloody
Malabsorption, dehydration	tenesmus

- Food poisoning
  - vomiting 4~8 hrs after ingestion → S. aureus, B. cereus
  - nausea, vomiting and diarrhea 8~12 hrs after ingestion →
    C. perfringens, B. cereus

2. 환자 상태 검진에서 중요한 부분: volume status

Confusion	Nonfluent speech
Sunken eyes	Dry tongue, dry mucous membranes, dry axillae
Extremity weakness	Severe postural dizziness
Supine tachycardia, Postural HR rise > 30 bpm	

3. 중증^{severity} 입원가능성 높음

장기간의 증상	48시간이 지나도 호전이 없는 증상
하루 6회 이상 배변	탈수
혈성 또는 통증성 배변	5점 이상의 심한 복통(>50세 이상)

4. 진단적 검사

- 유행성에 따른 선택적 검사– Giardia Ag
- Fecal leukocytes, lactoferrin assay(still debated)
- Stool culture
- C. diffinile toxin assays or culture
- Stool for Ova and Parasities

5. CT finding

Gastroenteritis Noroviral infection, severe

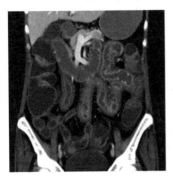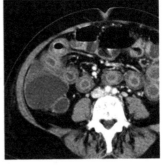

- 장관벽의 부종은 소장에 국한되어 보이며, 대장은 약간의 확대외 정상이다.

6. Infective colitis

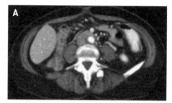

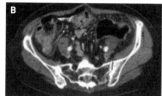

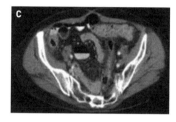

(A) An axial contrast-enhanced CT image shows severe bowel wall thickening and enhancement of the ascending colon. (B) Inferior axial scan shows prominent lymph nodes scattered in the mesenteric fat, likely reactive. This finding may favor the infectious etiology of colitis. (C) Axial image through the pelvis shows involvement of the distal large bowel with prominent mesocolic vasculature

XX 과민성 장 증후군 Irritable Bowel Syndrome: IBS

1. 진단 Manning Criteria

> **복통과 다음의 2 가지 이상을 포함하는 경우**
> 1. 배변 후 복통의 소실
> 2. 묽은 변과 관계된 복통
> 3. 잦은 배변과 관계된 복통
> 4. 복부 팽만
> 5. 불완전한 배변감(incomplete evacuation)
> 6. 대변내 점액

2. 과민성 장 증후군의 감별진단

- 장염
- 암
- 장간막 허혈

- 염증성 장질환
- 대동맥류
- 하제 오용 laxative abuse

- 유당 불내성^{lactose intolerance}
- 장중첩증
- 간헐적 장염전 ^{volvulus}

3. 임상적 중요점

- 야간 설사, 많은 체중 감소, 첫 발현이 50세 이상인 경우 IBS외 다른 진단을 고려해야 한다.
- IBS는 특히 심한 압통을 동반하는 경우가 드물다.
- 노인 환자에서는 대동맥류나 허혈성 대장염을 우선 의심해야 한다.
- IBS는 배제 진단(exculsion diagnosis; 다른 진단이 아님을 증명한 후 진단되는 것)이므로 관찰 치료가 필수적이다.

XXI 노인에서의 복통

나이에 영향을 받는 복통의 병리 : 다음과 같은 심각한 질환의 위험이 있음을 명심해야 한다. 통증의 시작이 수면 중에, 갑자기 발생을 한 경우, 통증이 심한 경우, 발생 후에 지속적인 경우 등은 우선적으로 심각한 질환을 염두해 둬야 한다.

- **Atherosclerotic cardiovascular disease :** Abdominal Aortic Aneurysm(AAA), ischemia, ischemic colitis
- **Cholelithiasis :** cholecystitis(most common), pancreatitis
- **Cancer :** large bowel obstruction, intussusception
- **Immotility :** colonic volvulus, Ogilvie syndrome
- **Medication :** peptic ulcer disease, pancreatitis
- **Prior surgery :** small bowel obstruction

XXII 복통 환자의 진통제 투여

불행히 아직도 응급실에서 복통 환자에게 진통제 투여를 망설이고, 지연시키는 경우가 많아, 환자들은 통증을 계속 참고 있기만을 강요당하고 있는 것 같다. 그러나 많은 연구에 의하면, 진통제(마약성; morphine)의 투여는 안전하며, 이학적 검사를 편하게 하고, 진단적 정확성을 높인다고 한다. 그러나, 진통제 투여 후에는 증상이 정도와 관계없이 주기적으로 이학적 검사를 면밀히 해서, 질환의 악화나 수술시기를 지연시키는 일은 없도록 해야 한다.

XXIII 복강내 감염에 대한 초기 경험적 항생제

경증~ 중등도일 경우 단독 약제만 사용:
- Cefoxitin (Mefoxin®) 1~2 g IV, or Cefotetan (Cefotan®) 1~2 g IV, or Ampicillin sulbactam (Unasyn®) 1.5~3 g IV, or Ticarcillin-clavulanic acid (Timentin®) 3.1 g IV

중증 감염인 경우:
- (1) Antianaerobes (e.g. clindamycin 300~600 mg IV or metronidazole 1 g IV) plus (2) aminoglycoside (gentamicin 1 mg/kg IV, or tobramycin 1 mg/kg IV, or amikacin 5 mg/kg IV) or
- (1) Antianaerobe (see above) plus third generation cephalosporin [e.g. ceftazidime (Fortez®) 1~2 g IV or ceftriaxone (Rocephin®) 1~2 g IV]
- or Clindamycin 300~600 mg/dL/dL IV plus aztreonam (Azactam®) 1~2 g IV

Surgical Infection Society. Arch Surg 1992; 127: 83.

XXIV 외과 수술의 합병증

합병증	주안점
발열	5 W Wind-무기폐와 폐렴 Water-UTI Wound Walking- 심부정맥 혈전(DVT) Wonder drug - drug fever, Pseudomembranous colitis
폐 합병증 무기폐 폐렴 폐 색전(embolism)	24시간 이내, lung toilet 치료 24~96시간, polymicrobial, 입원 치료 호흡곤란이 주 증상. 의심해서 찾아야 한다.

합병증	주안점
위장관계 합병증	
장폐쇄	방사선 사진, 원인 찾기
복강내 농양	CT 시행, 조기 broad spectrum antibiotics 사용
췌장염	수술 후 복통이 있는 모든 환자에서 의심하고, 진단 검사를 의뢰
담낭염	주로 노인 환자에서 발생, 무결석성(acalculous)일 수 있다.
장루(fistula)	배출량이 예상보다 많을 수 있다.
비뇨기계 합병증	
UTI	3~5일, 경구용 항생제
요저류(urinary retention)	즉시 뇨관 배뇨
급성 신부전	원인 찾기
수술부위 합병증	
혈종	경부 수술부위나 혈관 수술의 경우 주의를 요한다.
Seroma	무통성 부종, 깨끗한 분비물, 배액 후 F/U 가능
괴사성 근막염(necrotizing fasciitis)	이학적 검사에 비해 아주 심한 통증시 의심
봉합 분리(dehiscence)	복부 수술인 경우 장탈출 등에 주의
혈관의 합병증	
표재성	보통 무균성으로 국소 치료
Thrombophlevitis	
심부 정맥 혈전	Doppler 검사
약물 치료의 합병증	
설사	가성막성 대장염 pseudomembranous colitis
약물성 발열 drug fever	많은 약물의 가능성이 있으므로 입원 검사

XXV 내치질의 분류 Types of Internal Hemorrhoids

Type	탈항(Prolapse)	정복	치료
First-degree	없다	-	내과적
Second-degree	배변시만	자연적	내과적
Third-degree	자연적 또는 배변시만	도수적	내과적,
			선택적 외과 치료
Fourth-degree	지속적	정복 안됨	외과적 치료

내과적 치료 : WASH(Warm Water, Analgesics, Stool softeners, High fiber diets)

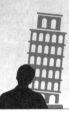

혈액과 종양

Hematology and Oncology

Ⅰ 혈액 제제

Packed Red Blood Cells (PRBC's)	
제형, 성분	· RBC 65~80%, plasma : 20~35%
적응증	· 전혈에 비해 적은 antigen, WBC poor- 기관 이식 환자 · 급성 출혈이나 Hb 7 g/dL 이하의 만성 빈혈 환자 · 빈혈의 증상을 가진 환자 · 심폐질환이 있으며 Hb 7 이하인 경우
용량	· 2 unit 또는 15 mL/kg, · 1 unit당 Hb 1 g/dL, Hct 3%를 증가 · 대부분 2 pack 이상이 필요
Platelet concentrate	
성분, 제형	· 1 unit(6 pack; 250~300 ml) = 3~6×1011 platelets. 혈소판은 실온에서 5일 보관; ABO cross-match는 필요 없지만, 권장된다.
적응증	· 수술, 대량 출혈 및 외상시 Level < 50,000/㎕
용량	· 동반된 간질환, 신질환 (platelet dysfunction)시 Level-10,000~50,000/㎕ · 6 platelet packs(250~300 ml)는 혈소판 수를 50,000~60,000/㎕ 정도 올린다.
Fresh frozen plasma (FFP)	
제형, 성분	· 모든 응고인자. 40 ml/kg(2,800 mL/70 kg, 1 pack= 약 200 cc, 14 pack) 을 투여하 는 것으로 모든 응고인자를 보충할 수 있다. 그러나 이는 fluid overload를 유발한다. ABO compatibility는 반드시 시행, 교차반응 검사는 필요 없다.
적응증	응고인자 부족(응고인자 농축액이 없을 경우) · Coumadin toxicity의 치료 또는 간질환을 가진 경우 급성 출혈 시에 출혈 및 응고장애, 대 량 수혈 시 보충
용량	· 비타민 K 결핍(간질환)시에 10~15 mL/kg 투여. 10~15 mL/kg를 투여 시 대부분의 응고 인자 농도를 15~20%까지 증가시킨다.

	Cryoprecipitate
제형	• 1 bag(10~50 ml)은 50~100 units의 factor VII activity를 함유. 그 외 성분은 fibrinogen 225 mg, von Willebrand's factor, factor XIII
적응증	• Hypofibrinogenemia(fibrinogen < 1.0 g/L) • Major bleeding 이 있으면서 fibrinogen < 1.5~2.0 g/L • von Willebrand's (vW) disease와 active bleeding– DDAVP가 unavailable하거나 factor VIII와 vW factor의 농축액이 없을 경우 • Hemophilia A에서 monoclonal(또는 viral inactivated) factor VIII이 없는 경우 • 외상, 화상 또는 패혈증의 치료를 위한 Fibronectin의 보충
용량	• 1 unit/5 kg 체중, 또는 10~20 bags을 한 번에 투여, 75 mg/dl의 fibrinogen 증가

	Whole blood
제형, 성분	• 24시간이 지나면 백혈구는 사라지고, 혈소판은 20%정도만 남는다. 21일이 지나면 응고인자 V와 VIII은 60%가 감소하고, 적혈구는 30%가 감소한다. 그러므로 시간이 지날수록 K+과 NH4+가 증가(간질환시 주의)하며, Ca2+의 감소가 일어난다.
적응증	• 대량 출혈 등 성분 수혈이 불가능할 경우
용량	• One unit 은 전혈 450~500 ml를 포함하고 있다.

II 대량 수혈 Massive Transfusion

24시간내 전혈에 해당하는 양이나 PRBC 10 Units 이상을 수혈하는 경우

1. 문제점과 치료

- 응고인자의 결핍:20 units 이상 투여시 잘 발생

  Platelet count < 50,000/uL:platelet 투여

  INR > 1.5:FFP 투여

  Fibrinogen < 100 mg/dL:cryoprecipitate 투여

- 저체온증:혈액제제, crystalloid, 환자를 따뜻하게 해준다.

- 저칼슘증 hypocalcemia : 보통 용량의 수혈에서는 드물지만, 대량 수혈에서는 중요한 문제가 되기 때문에 반드시 모니터링하고, 정상 수준을 유지해야 한다.

  − 대량 수혈을 요하는 출혈 환자는 지혈이 중요. 저칼슘증은 응고장애를 일으키므로 반드시 치료해야 함.

  − 저칼슘증이 있으면 심박출량과 혈관 저항에도 악영향을 미친다

  − Ionized Calcium > 0.9 mmol/L 로 유지

  − 그러나 혈액제제를 주입하고 있는 line으로 주면 안 된다.

fibrManagement of bleeding and coagulopathy following major trauma: an updated European
guideline 2013

- 그 외, 전해질 불균형(hypo/hyperkalemia), Volume 이상

III 수혈 반응 Transfusion Reaction

1. 교차반응과 혈액제제 부작용

- Type-specific non-crossmatch의 혈액 투여에 의한 사망은 1/30,000,000 정도가 된다. 대부분의 원인은 환자 정보의 labeling 또는 ID 오류에 의한 경우다.
- Non-ABO 항체는 전에 수혈 경험이 없는 경우 0.04%, 수혈 경험이 있는 경우 0.3%에서 가진다.

2. 발열성 반응 Febrile non-hemolytic reactions

- 수혈을 시작하자마자 또는 수혈 중에 발생한다(발생률 : 3~4%). 공여자가 많거나 anti-leukocyte Ab가 원인이다.
- 치료 : 수혈중단, transfusion reaction에 준해서 치료

3. 두드러기 반응

- 국소 반점, 두드러기, 소양증.
- 발열, 오한과 다른 부작용이 없으면 관찰만으로 충분하며, 계속 수혈을 지속할 수 있는 유일한 반응이다.

4. 용혈성 수혈반응 Hemolytic transfusion reactions

- 발생률 : 1/40,000, 보통 ABO incompatibility에 의한다.
- 임상 양상 : 심계항진, 복통, 배부통, 실신, 앞이 깜깜해지고 흐려지는 느낌, 발열로서 2도 이상 상승한다.
- 치료 : 즉시 수혈을 멈추고 hemoglobinemia와 hemoglobinuria가 있는 지를 찾아야 한다. 바로 환자의 ID, 이름, 혈액 등록번호 등이 맞는 지를 확인하고, 혈액과 환자에서 혈액 샘플을 해서 임상 병리실에 보낸다. direct antiglobulin (Coomb's test),

haptoglobin, peripheral smear, serum bilirubin, 다시 antibody screen 과 crossmatch를 의뢰하도록 한다. 소변량을 시간당 100 mL 이상으로 유지하고, 소변을 알칼리화 해서 급성 신부전을 최소화하도록 노력한다 (Mannitol은 신장관류의 호전 없이 신장에서의 재흡수를 감소시켜서 소변량을 늘리므로 도움이 안 된다).

5. Anaphylactic reactions

- 거의 대부분 Anti-IgA 항체에 연관되어서 발생한다.
- 혈액이 처음 수 cc 들어가자마자 발열의 증상 없이 안면홍조, 천명음, 복통, 구토, 설사, 저혈압이 발생한다. 수혈을 멈추고 benadryl, epinephrine, steroids 등을 적응에 맞게 투여하면 된다(아나필락시스 편 참고).

■ 참고) 수혈-바이러스 전염의 위험

Virus	Unit 당 위험도
Hepatitis B	1:30,000~1:250,000
Hepatitis C	1:30,000~1:150,000
Hepatitis A	1:1,000,000
HIV	1:200,000~1:200,000
HTLV type I, II	1:250,000~1:200,000

빈혈 Anemia

1. 빈혈의 감별 진단

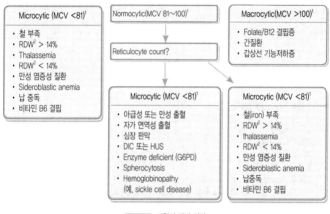

Microcytic (MCV <81)[1]	Normocytic(MCV 81~100)[1]	Macrocytic(MCV >100)[1]
• 철 부족 • RDW[2] > 14% • Thalassemia • RDW[2] < 14% • 만성 염증성 질환 • Sideroblastic anemia • 납 중독 • 비타민 B6 결핍	Reticulocyte count?	• Folate/B12 결핍증 • 간질환 • 갑상선 기능저하증

Microcytic (MCV <81)[1]	Microcytic (MCV <81)[1]
• 아급성 또는 만성 출혈 • 자가 면역성 출혈 • 심장 판막 • DIC 또는 HUS • Enzyme deficient (G6PD) • Spherocytosis • Hemoglobinopathy (예, sickle cell disease)	• 철(iron) 부족 • RDW[2] > 14% • thalassemia • RDW[2] < 14% • 만성 염증성 질환 • Sideroblastic anemia • 납중독 • 비타민 B6 결핍

그림 8-1. 빈혈의 감별 진단

[1] MCV – Mean corpuscular volume in μm³
↓– Chronic IDA, thalassemia, anemia of chronic disease phenytoin
↑– B12, folate deficiency, alcohol abuse, liver disease,
[2] RDW – Red blood cell distribution width
[3] reticulocyte count × (Hct measure/normal Histoplasma capsulatumt)
↓– impaired RBC production
↑– accelerated RBC production
[4] DIC – Disseminated intravascular coagulation   HUS – Hemolytic uremic syndrome

 출혈성 질환 Bleeding Disorders

혈소판과 모세혈관의 질환은 점막, 위상관 출혈, 코피, 상처에서의 오래 지속되는 출혈, 점상출혈을 유발할 수 있다(bleeding time의 연장과 비정상 혈소판).
혈액응고 장애는 심부 근육내 출혈, 뇌출혈, 관절내 출혈을 일으킨다(PT/PTT의 증가).

■ 혈우병 A, B (Hemophilla A and B - Factor VIII and IX Deficiency) : PTT만 증가

중증도	손상 부위	예상되는 비활성도	Factor VIII의 용량	Factor IX의 용량
중증	중추 신경계, 위장관 출혈, 대량 외상, retroperitoneal 또는 retropharyngeal bleed, pending surgery	80~100%	45~50 Units/kg	80~100 Units/kg
중등도	경도의 두개 외상, 심부근육 출혈, 둔부의 손상, 구강 치아 출혈, 혈뇨	40~50%	20~25 Units/kg	40~50 Units/kg
경증	열상, 관절내 출혈, 조직 또는 근육내 출혈	20~40%	10~20 Units/kg	20~40 Units/kg

Factor 요구량의 계산

Factor VIII = 몸무게(kg)×0.5×(Factor 활성도 요구량의 변화량(%)

Factor IX = 몸무게(kg)×0.1×(Factor 활성도 요구량의 변화량(%)

■ 혈소판의 기능이상을 보이는 질환

요독증(uremia)
간질환
DIC
항혈소판 항체(ITP, SLE)
심폐 우회술(cardiopulmonary bypass)
골수증식성 질환(Myeloproliferative disorder; CML, polycythemia vera)
이형단백질혈증(dysproteinemia; 다발성 골수증(MM) 등)
백혈병(preleukemia, AML, ALL)
von Willebrand disease(선천적 또는 후천적)

■ 비정상 Bleeding Test의 원인들

검사 소견	원인
혈소판 감소증 (<150,000/ml)	Heparin 사용, platelet 생산의 감소, 비장내 sequestration, 혈소판의 파괴(drugs, collagen vascular disease, ITP, DIC, TTP, HUS)
혈소판의 기능 이상(수는 정상)	Adhesion defects (예, von Willebrand's disease) 또는 aggregation defects (예, thrombasthenia), renal failure

검사 소견	원인
출혈시간의 연장(>9 minutes)	모든 혈소판 질환, DIC, ITP, uremia, liver failure, aspirin
↑PTT(>35 sec)	Coagulation pathway defects (common factors II, V, X, intrinsic VIII, IX, XI, XII), DIC, liver failure, heparin
↑PT(>12~13 sec)	Coagulation pathway defects (common factors II, V, X, extrinsic VII), DIC, liver failure, Coumadin 사용
↑TT(<8~10 sec)	DIC, liver failure or uremia, heparin
↓fibrinogen	ITP, liver failure

TT-Thrombin time, PTT- partial thromboplastin time, PT-prothrombin time, DIC- disseminated intravascular coagulopathy, ITP-idiopathic thrombocytopenic purpura, TTP-thrombotic thrombocytopenic purpura, HUS-hemolytic uremic syndrome

VI 미만성 혈관내 응고 Disseminated Intravascular Coagulation; DIC

1. 발생 기전

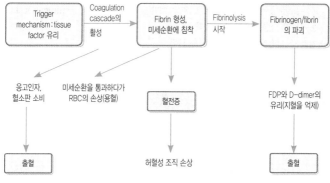

그림 8-2. DIC의 발생 기전

2. 혈액 검사 소견

검사	소견	원인
말초 혈액 도말 검사 peripheral blood smear	혈소판 수 감소, schistocytes, RBC 파편 fragmented RBC	Fibrin 가닥에 잘린 RBC 파편, schistocyte는 없을 수 있다
혈소판 수	감소(보통 <100,000/mm³)	응고에 사용됨
PT	연장	Factor II, IV 고갈
PTT	연장	Factor II, V, VIII 고갈
Thrombin time	연장	Factor II의 부족, FDP
Fibrinogen	감소	Factor II의 감소, 그러나 급성기 반응물이라서 해석이 어려울 수 있다
FDP fibrinogen degradation product	0~ 증가	이차적으로 발생하는 fibrinolysis의 양에 따라 다르다
혈장 creatinine 또는 요검사	비정상일 수 있다	fibrin deposit에 의한 손상에 따라 다르다

3. 치료

- 유발 기전의 요인을 찾아서 교정해야 한다.
- 출혈이 주요한 경우: 혈소판, FFP, factor 공급
- 응고가 주요한 경우: heparin 300~500 U/h 로 지속 주입, purpura fulminans, 죽은 태아 분만, 거대 혈관종(giant hemangioma), acute promyelocytic leukemia 등이 좋은 적응증이고, 외상, 태반 박리, 심한 간질환, meningoccocemia 등에는 효과를 기대하기 힘들다.
- 치료 중 지속적인 혈액 응고 검사 시행

VII 악성 종양의 응급 합병증

국소 합병증
　　　병적 골절 pathologic fracture
　　　급성 척수 압박증 spinal cord compression
　　　상부기도 폐쇄
　　　악성 심낭 삼출 및 압전
생화학적 이상에 의한 합병증
　　　고칼슘증
　　　SIADH, 저나트륨증
　　　부신피질 기능 부전 adrenocortical insufficiency
　　　종양 융해 증후군
혈액학적 이상에 의한 합병증
　　　백혈구 감소증 granulocytopenia와 감염
　　　고점도 증후군 hyperviscosity syndrome
　　　혈전색전증 thromboembolism
치료와 관계된 합병증
　　　항암요법에 의한 오심, 구토
　　　통증 조절의 어려움
　　　신장 및 비뇨기계 증후군
　　　전신적 치료요법 응급

1. 고점도 증후군 Hyperviscosity Syndrome

원인	진단
혈장 단백의 증가로 sludging이 일어나고 순환 장애가 발생. 흔한 원인: macroglobulinemia, myeloma, CML	• WBC (특히, blasts)>100,000 cells/mm³ • 혈장 점도 증가- Ostwaid viscometer • Serum protein electrophoresis

임상 양상	치료
• 피로, 두통, 졸림 • 시력 감퇴, 경련, deafness, AMI, CHF • 망막 출혈과 삼출액	• NS IV, plasmapheresis • 2 unit phlebotomy with NS, packed red blood cell replacement

2. 척수 압박 증후군

임파선종, 폐암, 유방암, 전립선암에 의한다. 흉부 68%, 요천추부 19%, 경추부 15% 의 빈도를 가진다.

임상 양상	진단
배부통 마비(보통 대칭성) 자율신경 또는 감각신경 증상 보행 장애 Flaccidity, hyporeflexia(early) or Spasticity, hyperreflexia(late) Bowel/bladder incontinence	• 단순 사진상 60~90%의 이상 소견 • MRI, CT, myelography
	치료
	• Dexamethasone 25 mg/dL IV q 6 hrs • Radiation therapy • 수술: epidural abscess/bleed, disc herniation

Steroid and radiation may be indicated if cancer is cause of compression.

3. 상대정맥 증후군 Superior Vena Cava Syndrome

폐암과 림프종에서 3~8%의 발생률을 가진다. 증상은 정맥압의 상승 때문이며, 뇌부 종, 기도 폐쇄, 심부전으로 사망하게 된다.

임상 양상		진단
경정맥 확장	65%	• 흉부 사진상 종격동, 폐 실질의 종괴 소견이 10%에서 보일 수 있다. • CT가 진단적 검사
호흡곤란	50%	
빈호흡	40%	**치료**
상지, 상부 체간의 부종	40%	
기침/연하곤란/흉통	20%	• Furosemide 40 mg IV
안면, 안구주위 부종	–	• Methylprednisolone 1~2 mg/kg mg IV
Stoke's sign (tight shift collar)	–	• Mediastinal radiation

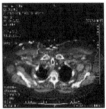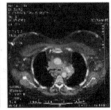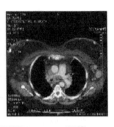

그림 8-3. 상대정맥 증후군의 CT 소견. CT 상 SVC가 보이지 않고 있으며 주위로 lung cancer 에 의한 mass effect를 보여주고 있다.

4. 종양 융해 증후군 Tumor Lysis Syndrome

빠르게 성장하는 종양(특히 백혈병, 림프종)에 방사선 또는 화학요법을 시작한 후 1~2일 뒤에 발생한다. 증상은 세포의 융해에 의한 hyperuricemia (renal failure), ↑K+ (arrhythmias), ↑phosphate (renal failure), ↓Ca^{2+} (cramping, tetany, confusion, seizures) 를 보인다.

치료	혈액 투석의 적응증
• Hydration with NS • Allopurinol 100~200 mg PO/day • Alkalinize serum with NaHCO3 to urine pH ≥ 7.0 • Dialysis	• K^+ > 6 mEq/L • Creatinine > 10 mg/dl • Uric acid > 10 mg/dl • Symptomatic hypocalcemia • Serum phosphorus > 10 mg/dl

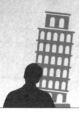

감염 및 항생제
Infection and Antibiotics

Ⅰ 발열의 개요 및 임상적 접근

발열은 임상적으로 중요한 임상적 징후며, 필수적인 인체 방어 기전(직접적으로 바이러스와 G(−)의 복제를 억제하고, 직접 죽이기도 하며, 보체 활동과 phagocytosis를 증가시킨다)으로 보아야 한다. 발열은 보통 염증성, 감염성, 신생물 질환을 의미하나, 발열이 없다고 하여 위의 질환이 없다고 말할 수 없다. 그러나 발병 시작의 급작성 abruptness, 환자의 전신 모습, 발열의 정도와 양상, 관계된 임상 양상과 검사실 소견을 종합하여 발열의 원인을 찾을 수 있다.

1. 발열, 오한 그리고 경직

경직(rigor; true chill─ 불수의적 치아 떨림 오한)은 근육 수축을 증가시켜 열을 생산하여 중심 체온core temperature을 상승시키기 위한 구체적이고, 활동적인 기전이다. 오한 감각chilling sensation과는 확실히 구분해서 병력을 청취해야 한다. 이는 세균성 감염bacterial infection을 의미하며(상대적으로 적은 빈도에서 나타난다), 바이러스 (독감viral influenza 제외, 클라미디아, 진균) 감염 시에는 나타나지 않는다.

■ 경직/오한(rigor/chill)을 보이는 질환

- 세균혈증 bacteremia
- 농양 abscess
- 신우신염 pyelonephritis
- 장티푸스(typhoid fever)
- 마디발동물인성 바이러스 감염(arthropod borne viral infection)
- Plaque
- 담도염 cholangitis
- 독감 viral influenza
- 세균성 폐렴─ 특히 pneumococcal
- Typhus

2. 국소 징후 Localizing Sign

국소 징후가 있는 경우 발열의 원인을 찾는 것은 어렵지 않으나, 없는 경우 진단이 어려운 경우가 많아서, 발열의 양상을 자세히 조사하는 것이 진단에 가깝게 접근하는 유일한 방법이다. 진단에 도움이 되는 국소 징후에는 간/비장 종대, 임파선 종대, 피부 징후(발진) 등이다.

3. 발진의 부위 및 발진의 분포

중심형central과 말초형peripheral, 특히 손바닥, 발바닥의 발진이 있는 경우 진단이 쉬워진다.

■ **손바닥palm과 발바닥sole에 발진이 나타나는 경우**

급성/ 아급성 세균성 심내막염	중증 황색구균/폐렴구균 패혈증
Scarlet fever	(overwhelming staph/pneumoco sepsis)
독성 쇼크 증후군(toxic shock syndrome)	Hand, foot and mouth disease
Erythema multiforme	Measles
2차 매독	Atypical measles
Small pox(천연두, 두창)	Rubella
수두(chicken pox)	Gonococcemia
EBV infectious mononucleosis	Meningococcemia
	Drug fever

- **Fever blister**: 입술 주위 HSV 재활성으로 pneumococcal meningitis, meningococcal meningitis, malaria 에서 발생하며, HSV meningoencephalitis 시는 발생하지 않는다(blister와 뇌염은 동시 발병하지 않고, 먼저 blister, 이후 뇌염 발생의 순서를 따른다)

- **장미 반점**: 급성 말라리아와 typhoid fever
  typhoid fever와 paratypical enteric fever/Shigella sonnei의 구분
  – Typhoid fever 시엔 처음 1주 후기에 발생
  – Typhoid fever는 보통 몇 개의 체간에 발생하나, 후자는 많은 수가 발생한다.

- **발열과 발진의 발생 시기가 다른 경우**
  체온이 정상화 되고 발진 발생 – 돌발성 발진(Roseola infantum, human herpesvirus-6)

■ 점상출혈 발진^{Petechial rash}을 동반한 발열의 원인

감염성		비감염성
Endocarditis	Enterovirus	Allergy
Meningococcemia	Hepatitis B	Thrombocytopenia
Gonococcemia	Rubella	Scurvy
Other pathogenic bacteria	Epstein Barr virus	Henoch Schonlein Purpura
(e.g. Gram neg. enterics)	Dengue fever	Hypersensitivity
Rickettsia(RMSF)		Rheumatic fever
Scrub typhus		Amyloidosis
		Lupus

Infect Dis Clin North Am 1996;19:101,&Curr Clin Topic Infect Dis 1995;15:19.

■ 반구진 발진^{maculopapular rash}을 동반한 발열의 원인

감염성		비감염성
Typhoid fever/typhus	Parvovirus B19/5th disease	Allergy
Secondary syphilis	Human herpesvirus 6	Erythema multiforme
Meningococcemia	Rubeola & Rubella	Erythema marginatum
Mycoplasma	Epstein Barr virus	Lupus, Dermatomyositis
Psittacosis	Adenovirus, Arbovirus	Serum sickness
Rickettsia, Leptospirosis	Primary HIV	Sweet's syndrome
Ehrlichiosis, Enterovirus	Strep. moniliformis	Acroderm, enteropathica

Infect Dis Clin North Am1996;19:101;Curr Clin Topic Infect Dis 1995;15:19.

■ 수포성 발진^{vesiculobullous rash}을 동반한 발열의 원인

감염성		비감염성
Staphylococcemia	Folliculitis (Staph, Candida	Allergy
Gonococcemia	Pseudomonas)	Plant dermatitis
Rickettsia	Enterovirus	Eczema vaccinatum
Herpes/Varicella	Parvovirus B19/5th disease	Erythema multiforme bullosum
Vibrio vulnificans	HIV	

Infect Dis Clin North Am1996;19:101;Curr Clin Topic Infect Dis 1995;15:19.

■ 홍반성 발진^{erythematous rash}을 동반한 발열의 원인

감염성		비감염성
Staph/Strep infection	C. haemolyticum	Allergy
(toxic shock, scarlet fever)	Kawasaki's disease	Eczema, Psoriasis
Ehrlichiosis	Enterovirus	Lymphoma, Pityriasis
Strep. viridans		Rubra, Sezary syndrome

Infect Dis Clin North Am1996;19:101;Curr Clin Topic Infect Dis 1995;15:19.

■ 두드러기 발진^{urticarial rash}을 동반한 발열의 원인

감염성		비감염성
Mycoplasma	Adenovirus, Epstein Barr	Allergy
Lyme disease	Strongyloides, Trichinosis	Vasculitis
Enterovirus	Schistosomiasis	Malignancy
HIV, Hepatitis B	Onchocerciasis, Loiasis	Idiopathic

Infect Dis Clin North Am1996;19:101;Curr Clin Topic Infect Dis 1995;15:19.

4. 고열과 저체온증 진단적 고려점

고열^{extreme pyrexia} ; 41.1 도 이상	저체온증^{hypothermia} ; 36.1 도 이하
중추성 발열^{central fever} ; 종양, 외상, 감염	노인
약물 발열^{drug fever}	한기 노출^{cold exposure}
Heat stroke	갑상선 기능 저하증^{hypothyroidism}
HIV 감염	중증 감염^{overwhelming infection}
악성 고체온증^{malignant hyperthermia}	만성 신부전 환자에서의 패혈증
악성 신경이완제 증후군^{malignant neuroleptic syndrome}	해열제의 과용

Clinical complication of fever. Postgrad Med 1989;85:188~200

5. 발열 양상에 따른 질환들

발열 양상	보통의 원인들
일회성 첨상 발열^{single spike fever}	감염된 점막 표면을 조작 후(예, 점막 농양 I&D, 전신성 감염 질환은 아니다) 수혈 후 주입과 관련된 패혈증(오염된 주사약물)
재발성 발열^{relapsing fever} : 하루에 체온이 정상으로 돌아오는 횟수에 따라 세분된다. 하루 2 차례 발열^{double quotidian}	성인 Still 질환(성인성 유년기 류마토이드 관절염) 속립 결핵^{miliary tuberculosis} 혼합된 말라리아 감염 우심장 임균 심내막염^{gonococcal endocarditis}
하루 3 차례 발열^{tertian}	말라리아^{Plasmodium vivax}
하루 4 차례 발열^{quartan}	말라리아^{Plasmodium malariae}

발열 양상	보통의 원인들
일과성 발열 intermittent fever : 최소 한번은 체온이 정상으로 돌아오는 발열	G(−)/(+) 패혈증 농양abscess; 신장, 복강, 골반강 급성 세균성 심내막염 Kawasaki disease 말라리아 속립 결핵 복막염 독성 쇼크 증후군 toxic shock syndrome 해열제 antipyretics
오르내림 발열 remittent fever : 발열이 지속적이고, 체온이 정상으로 내려오는 시기 가 없으며, 체온의 높낮이 차이가 0.5 도 이상인 경우	바이러스성 상기도 감염 말라리아 Plasmodium falciparum 급성 류마티스열 acute rheumatic fever Legionella 감염 Mycoplasma 감염 결핵 아급성 세균성 심내막염 subacute bacterial pericarditis;SBE ; Viridans streptococci
지속성 발열 continuous/sustained fever : 발열이 지속적이고, 체온이 정상으로 내려오는 시기 가 없으며, 체온의 높낮이 차이가 0.5 도 이하인 경우	중추성 발열 central fever 장티푸스 typhoid fever Roseola infantum (human herpesvirus−6) Kawasaki disease Scarlet fever 약물 발열 drug fever Enterococcal SBE (tularemia)
이상성 발열 biphasic; camelback : 1주 이상의 기간 동안 2회에 걸친 발열 기간을 갖는 다. 질환의 재발을 의미하는 것은 아니다	Poliomyelitis Leptospirosis Brucellosis Yellow fever Small pox Dengue fever, Colorado tick fever

* 대부분의 감염은 특별한 발열 양상이 없으며, 입원 환자의 경우 발열 curve 는 진단적 사용에 제한이 된다.

→ 응급실 도착 당시 열이 관찰되지 않을 수 있으므로 주의를 요한다.

6. 체온과 심박동수의 관계의 진단적 중요성

발열의 심한 징도에 비해 심박동수가 더 높은 경우− 대개 비감염성 질환이나 독소가 작용하는 감염성 질환이고, 반대로 심박동수가 더 낮은 경우는 약물열, 장티푸스, 감염성 심내막염 등이다.

상대적 서맥 relative bradycardia	상대적 빈맥 relative tachycardia
Drug fever	With Anemia
Typhoid fever	Clostridial sepsis
Central fever	Diphtheria
Malaria	Hyperthyroidism
Typhus	Pulmonary embolism
Leptospirosis	
Legionnaires' disease	
Lymphoma	

7. 불명열 Fever of Unknown Origin

진단적 검사로도 발열로 인해 감염 부위가 불확실하거나 비감염성 원인이 발견되지 않는 경우로, 체온 38.3 도 이상으로 발열이 병원에서도 확인되고, 외래에서 3주 이상, 입원 상태에서 1주일간 검사해도 그 원인이 밝혀지지 않는 경우에 제한적으로 정의한다.

Curr Clin Topic Infect Dis 1998;18:75.

■ FUO의 원인

감염/원인	65 세 미만	65세 이상
Bacterial or viral infection	26%	36%
Multisystem disease	17%	28%
Tuberculosis	3%	10%
Abscess	4%	12%
Endocarditis	1%	7%
Tumor	5%	19%
Other/Unknown*	~40%	6%

* 여기에는 temporal arteritis, polymyalgia rheumatica, Wegener's granulomatosis, polyarteritis nodosa, rheumatoid arthritis, sarcoidosis가 포함이 된다.

Clin Infect Dis 2000;31:148.

8. 발열과 해열제의 사용

건강자에서 39도 미만의 발열은 불편감이 적다면 치료를 요하지 않으며, 관찰이 더 중요할 수 있다. 해열제의 투여는 만성 심폐 질환, 대사성 질환, 열성 결련의 위험이 있는 경우 분명한 적응이 된다. 환자의 편안함을 위해 해열제를 사용하는 것이 도움이 된다는 자료는 없다는 것을 명심해야 한다.

Infectious disease 3rd Edi. Sherwood L et al. 54~63p, 2004, Lipincott Williams and willkins.

9. 약물 열 Drug Fever

병력 및 신체검사 : 아토피atopy 환자, 수일~수년 동안 약물에 대한 민감성sensitization이 만들어진 경우. 체온 38.9도 이상이나 상대적인 서맥. 발열에 비해 전신 상태가 좋아 보인다. 발진은 흔하지 않으나 만약 있다면 체간 또는 손바닥, 발바닥 부위에 반솟음성 발진maculopapular rash이 생긴다(출혈반 동반 가능). 검사실 소견은 WBC의 증가와 함께 eosinophils을 관찰할 수 있다. Eosinophilia(보통 <20%)는 흔하지 않으나 ESR은 50~60 mm/h 로 증가되며 alkaline phosphatase와 serum transaminases가 90% 이상에서 증가한다.

약물 열의 원인			
Amphotericin B	Phenytoin	Cimetidine	NSAIDs
Asparaginase	Quinidine	Hydralazine	Steroids
Barbiturates	Salicylates	Iodides, INH	Metoclopramide
Bleomycin	Sulfonamides	Rifampin	Aminoglycosides
Methyldopa	Interferon	Streptokinase	Macrolides
Penicillins	Allopurinal	Imipenem	Tetracycline
Cephalosporins	Azathioprine	Vancomycin	Clindamycin
		Nifedipine	

Infect Dis Clin North Am 1996; 10:85

■ 패혈증과 관련한 용어의 정의

감염 infection	세균 침범에 의한 염증성 반응을 특징으로 하는 세균성 현상.
균혈증 bacteremia	살아있는 세균이 혈액 속에 있는 것
전신 염증 반응 증후군 systemic inflammatory response syndrome	다양한 임상적 손상에 의한 전신적인 반응으로, 다음 중 2 가지 이상의 소견이 발생한 경우 (1) 체온 > 38 도, < 36 도 (2) 맥박수 > 90회/분 (3) 호흡수 > 20회/분 또는 PaCO2 < 32 mmHg (4) WBC > 12,000/uL, <4,000/uL 또는 미성숙 WBC(band 형)>10%
패혈증 sepsis	감염 infection에 의한 전신적 반응으로, 다음 중 2 가지 이상의 소견이 발생한 경우 (1) 체온 > 38 도, <36 도 (2) 맥박수 > 90회/분 (3) 호흡수 > 20회/분 또는 PaCO2 < 32 mmHg (4) WBC > 12,000/uL. , < 4,000/uL 또는 미성숙 WBC(band 형)>10%
중증 패혈증 severe sepsis	패혈증과 연관되어 기관 기능이상, 관류저하hypoperfusion, 저혈압이 발생한 경우. 관류저하나 관류 이상은 젖산 산증, 핍뇨, 급성 의식 변화를 포함할 수 있다.
패혈 쇼크 septic shock	적절한 수액 치료에도 불구하고 패혈증과 관계된 저혈압으로 관류 이상은 젖산 산증, 핍뇨, 급성 의식 변화를 포함할 수 있다. 혈관 수축제나 심수축제inotropics를 사용시 저혈압은 없을 수 있다.

패혈증에 의한 저혈압 sepsis induced hypotension	수축기 혈압<90 mmHg 또는 기본 혈압^{baseline}보다 40 mmHg 이상 감소한 경우로 sepsis외의 다른 원인을 찾을 수 없을 경우
다발성 기관 기능이상 증후군^{multiple organ} dysfunction syndrome	급성 환자에서 기능 이상이 있는 경우로, 치료^{intervention} 없이는 항상성^{homeostasis} 유지가 되지 않는 경우

American College of Chest Physician, Society of Critical Care, 1991

Ⅱ 병원성 세균 Pathogenic Bacteria 의 개요

Gram Positive Aerobic Cocci	Staph epidermidis (coagulase negative), Staph aureus (coagulase positive), Streptococcal species : S pneumoniae, S pyogenes (Group A), S agalactiae (Group B), enterococcus
Gram Positive Aerobic Bacilli	Bacillus anthracis, Corynebacterium diphtheriae, Listeria monocytogenes, Erysipelothrix Rhusiopathiae, Lactobacillus, Nocardia
Gram Negative Aerobic Diplococci	Neisseria gonorrhea, Neisseria meningitides, Moraxella catarrhalis
Gram Negative Aerobic Coccobacilli	Hemophilus influenzae, Hemophilus ducreyi
Gram Negative Aerobic Bacilli	Pseudomonas aeruginosa, Yersinia pestis, Pasteurella multocida, Eikenella corrodens, Aeromonas hydrophilia, Francisella tularensis, Brucella melitensis, Legionella pneumophilia, Bordatella pertusis, Acinetobacter, and Enterobacterianceae species : E coli, Citrobacter, Salmonella, Shigella, Klebsiella, Enterobacter, Hafnia, Serratia, Proteus, Providencia
Anaerobes	Bacteroides fragilis, Peptostreptococcus, Clostridium tetani, Clostridium perfringens, Clostridium botulinum, Clostridium difficile
Defective Cell Wall Bacteria	Myocoplasma pneumoniae, Chlamydia trachomatis, Chlamydia psittaci, Chlamydia pneumoniae, Ureaplasma urealyticum, Rickettsia rickettsii, Rickettsia prowazekii, Rickettsia typhi, Coxiella burnetti
Spirochetes	reponema pallidum, Borrelia burgdorferi, Leptospira
Mycobacteria	M tuberculosis, M leprae, M avium−intracellulare, M kansasii

III 세균 감염 Bacterial Infection

1. 장티푸스 Typhoid fever

- 원인균：Salmonella typhi

  하수도 등 식수 오염
- 잠복기：7~14일(3~30일). 회장과 공장의 payer's patch에 일차 감염 후 혈류를 타고, 림프절, 간, 골수, 비장으로 파급 후에 다시 혈류를 통해 여러 장기로 파급(특히 담낭)
- 증상 및 징후：초기 발열, 식욕부진, 두통, 구토, 복통 등 뇌수막염이나 장염 등의 복합된 증상. 초기에 약간의 설사가 있을 수 있으나, 변비가 더 흔하다. 발열은 1주 이내에 unremitting 형으로 지속되는 양상이고 40 도까지도 오른다. 발병 2주째에 매우 toxic해 보이며(피곤, 식욕감퇴, 복통, 의식 장애) 간장 및 비장의 종대, 복부 압통 및 확장이 일어난다. 고체온과 적은 맥박수의 상대적 서맥relative bradycardia를 보인다. 환자의 50%에서 장미 반점(rose spot; 지름 1~5 mm의 작은 크기로 자세히 확인을 해야 한다) 또는 반점상 구진 등의 발진이 흉부와 복부에 생긴다.
- 검사 소견：빈혈 (normochromic normocytic; 장관내 출혈과 골수 억제), paradoxical leukopenia(발열과 독성에 비해 높지 않거나 낮다. 2,500/uL 이하로는 드물다), 혈소판 감소증(골수 억제, 비장 종대), 간기능 검사 이상, 혈변, 단백뇨
- 진단적 검사：배양 검사. 초기 혈액 배양(40~60%에서 양성). 발병 1주 후에는 소변과 대변으로 배출(배양), 골수 배양은 매우 민감하다(85~90%). Widal test는 O 및 H 항체에 대한 검사로 위양성 및 위음성이 높다.

■ 장티푸스의 시간대별 증상, 징후, 소견

증상	발열, 오한의 증가 및 지속, 두통	발진, 복통, 설사 또는 변비, 섬망	합병증：장출혈, 천공 및 쇼크	증상의 호전 또는 재발, 체중 감소
징후	복부 압통	Rose spot, hepato-splenomegaly	Melena, ileus, rigid abdomen, coma	Reappearance of acute disease, cachexia
병리 소견	Bacteremia	Vasculitis	Perforation of bowel	Cholecystitis, chronic fecal carriage of bacteria
시간	1주	2주	3주	4주 이후

- 치료 : ceftriaxone 3~4 g once daily for 5 days(80 mg/kg in children)
  DIC 또는 CNS involvement시 dexamethasone 1 mg/kg loading(30분 동안)
  이후 다음 24~48시간 동안 6시간 마다 1 mg/kg 투여한다.

2. Ricketchial infection (Scrub typhus, Tsutsugamushi fever)

- 세균과 바이러스의 중간 정도의 크기로 세포막과 세포질막, RNA, DNA를 가지며
  ATP 생성과 이분법으로 증식한다. 설치동물(쥐)등이 숙주이며, 매개체인 절지동
  물(진드기, 사면발이)의 교상bite이나 긁은 자리를 통해서 전염. 피부 병변으로 궤
  양이나 가피eschar를 50% 이하에서 볼 수 있다.
- 잠복기 1~3주를 거쳐서 고열, 오한, 두통, 피부 발진(50% 이하. 발병 5~8일째 반
  점 구진상. Trunk와 Axillary fold에 처음 발생. 주로 몸통과 사지. 손이나 얼굴
  에는 드물다) 및 림프절 종창이 나타난다.
- 주로 침범하는 기관은 혈관의 내피세포로 광범위한 혈관염에 의한 증상이다.
- 검사 소견 : leukopenia, throbocytopenia, atypical lymphocytosis, ALT/AST
  상승, LDH상승, proteinuria 등의 소견.
- 진단 : indirect fluorescent antibody assay(확진)
- 감별진단 : KH fever, leptospirosis, typhoid fever, malaria
- 치료 : doxycycline 200 mg once for 2~3 days. 매우 효과적이다. 열이 떨어질
  때까지(보통 2~3일). 그러나 세포내 riketchiae는 남아서 재발할 수 있다.
- 합병증 : 뇌수막염(의식 변화, stupor~coma, CSF-lymphocytic pleocytosis. 그
  러나 완전 호전이 가능하다), 폐렴(직접 inoculation, pulmonary vasculitis), 심
  근염, DIC 등

3. Leptospirosis

- 감염된 동물(개, 토끼, 여우, 고양이 등) 소변의 Leptospirae의 spirochetes가 흙
  이나 물속에 생존하다가 피부의 상처, 점막, 결막을 통하여 감염이 된다.
- 잠복기 : 7~12일
- 증상(광범위한 전신성 혈관염에 의한다) : 결막염, 발열(38~40 도, 97~100%), 수
  막염(20%), acute hepatitis, acute renal failure(10%), truncal macular rash,
  pretibial raised 1~5 cm erythematous rash, pericarditis, anterior uveitis
  등으로 비황달성 감염(anicteric; 90%)과 황달 감염증(icteric : 10%)의 임상 증상

을 보인다. anicteric type인 경우 증상은 nonspecific한 경우가 일반적이다.

Type	비황달성		황달성	
시기	제 1 기 (3~7일; septicemic)	제 2 기 (0일~1개월; immune)	제 1 기 (3~7일; septicemic)	제 2 기 (10~30일; immune)
발열				
주요 임상 증상	근육통, 두통, 복통, 구토, 결막출혈, 열	수막염, 포도막염, 발진, 열	황달, 출혈, 신부전, 심근염	

- 검사 소견 : BUN 상승(~100 mg/dL), creatinine 상승(~8 mg/dL), proteinuria,
- pyuria, cast
- LFT 이상(icteric type에서만 상승, 2~3배), thrombocytopenia (renal failure 시 대부분 동반), CSF 소견은 초기 neutrophilic, 후기 mononeuclear cell.
- 흉부 X-ray : small nodular density의 consolidation.
- 확진
  - 배양 검사 : 혈액, 뇌척수액-10일 이내, 소변-2~4주
  - microscopic slide agglutination test-agglutinin antibody 검출
- 치료
  - 4일 이내에 항생제 치료를 시행하면 효과가 크다(그러나 진단이 늦는 경우가 많다).
  - doxycycline 100 mg bid for 7 days(또는 penicillin 2.4~3.6 million Units q day)

4. 말라리아 Malaria

- 우리나라는 삼일열tertian malaria로 알려진 plasmodium vivax가 주종을 이룬다. 해외 여행의 증가로 최근 다른 종의 말라리아도 보고 되고 있다.
- 모기의 교상으로 모기의 침샘에 있던 충체가 inoculation 되어 감염(과거에는 학 또는 학질이라고 했다)되어 혈액을 타고 간으로 이동, 간세포내에서 잠복기를 지낸다. 잠복기는 매우 다양하여 수주~13 개월까지(특히 plasmodium vivax) 다양하다.
- 증상 및 징후 : 전형적으로 환자는 전신통, 근육통, 두통 및 경미한 발열과 오한 등의 비특이적인 증상을 호소한다. 흉통과 기침, 복통, 관절통, 설사 등이 주된 증상일 수

도 있다.
- 특징 : 이는 적혈구내의 충체가 증식 후에 터져 배출되는 주기에 따라서 발생한다.

	오한 전율기[cold stage]	발열기[Hot stage]	발한기[wet stage]	무증상기
시간	수분~한두 시간	3~6시간	수분~수십분	다음 오한 전율기
증상	오한, 두통, 오심, 구토	발열, 건조한 피부, 빈맥, 빈호흡	발한 무증상기	경미 혹은 없음

- 발열의 주기는 plasmodium vivax인 경우 3일이지만, 달라질 수 있다. 즉, 두개의 asexual RBC cylcle이 존재하면 간격이 더 짧아질 수 있으며, 또한 충체의 종류에 따라도 달라진다.
- 검사소견 : normocytic normochromic anemia(hemolysis), normal 또는 mildly depressed WBC, thrombocytopenia, ESR 증가, LFT, renal function의 이상
- 진단 : Giemsa-stained thick/thin smear. Parasitemia는 변동이 있어서 특히 오한과 발열이 있을 시에 높으며, intracelluar paracyte가 보이지 않을 경우 하루에 2 번 2~3일간 반복한다(smear상에 보이지 않는 경우라도 치료를 지연시키지 말아야 한다).
- 치료

	Drug	Dosage Guidelines	
		Adults	Children
P. Vivax, P. ovale, P. malaria와 chloroquine- sensitive P.Falciparum	Chloroquinephosphate (oxychlorine®) plus Primaquine phosphate*	1 g salt load (600 mg base), then 500 salt mg(300 mg base) in 6 h, then 500 salt mg (300 mg base) per d for 2 d (total dose 2.5 g)	10 mg/kg base to maximum of 600 mg base, then 5 mg/ kg base in 6 h and 5 mg/ kg base per d for 2 d
P. Vivax, P. ovale, P. malaria와 chloroquine- sensitive P.Falciparum	Chloroquine phosphate (oxychlorine®) plus Primaquine phosphate*	26.3 mg load (15- mg base) per d for 14 d upon completion of chloroquine therapy	0.3 mg/kg base for 14 days upon completion of chloroquine therapy

Terminal treatment for P. Vivax, and P. ovale.

■ **(참고) Artesunate**

WHO에서 기본적으로 갖춰야 할 매우 중요한 약으로 인정한 말라리아 치료제이다. 심한 증상을 보이는 말라리아 치료의 일차 선택 약제이다. *Plasmodium falciparum*과 심한 증상을 보이는 *Plasmodium vivax*에 적응이 된다.

주사를 위한 파우더 형태, 60 mg/vial

P. falciparum malaria especially in quinidine-resistant patients

CDC: 2.4 mg/kg IV x4 doses over 3 days

WHO: 2.4 mg/kg IV/IM at 0, 12 hours, 24 hours, THEN qD

PO (not available in US): 4 mg/kg qDay x3 days (with mefloquine)

소아 용량: ≤20 kg, 3 mg/kg/dose of injectable, 처음, 12시간, 24시간 후 투여하고, 그 후 매일 투여. > 20 kg 이상의 경우 성인과 같음.

5. Vibrio vulnificus

온대성 지방의 바닷물 중 정상 세균총으로 따뜻한 계절에만 질병을 일으킨다. 다른 vibrio 균주의 설사 증상은 드물다. Raw seafood(보통 굴)을 먹거나 피부 상처에 접촉하고 난 후 잠복기 24~48시간이 지난 후 갑작스러운 오한, 발열, 피로감, 근육통을 시작으로 발병, 일부 구토, 설사 등의 증상을 보인다. 36시간 이내에 피부병변이 대퇴부, 둔부에 홍반, 구진으로 시작되어 bullous hemorrhagic rash, 수포, 괴사성 궤양의 형태로 발생한다. 특히 다른 신체 부위에 비해 산소 공급이 떨어지고 면역 기능이 약한 다리(종아리)부위에 피부 괴사가 심하다. 이후 저혈압, 신부전이 빠르게 진행되어 사망률이 50~100%에 달한다. 단순 사지 봉소염과 반드시 감별을 요한다. 위험 요인으로 면역 억제된 간경화, 당뇨, hemochromatosis 등이 있다.

• 치료 : 항생제(tetracycline, chloramphenicol 또는 penicillin)와 응급으로 괴사 조직을 제거를 해야 한다.

IV 바이러스 감염 Viral Infections

■ 참고) 피부 병변의 기술

원발진 primary lesion

- 반점 macule : 피부 표면의 융기나 함몰이 없이 색조의 변화가 있는 것
- 반 patches : 큰 반점(몽고반 등)
- 구진 papules : 경계가 뚜렷한 융기이며 크기는 직경 1 cm 미만이고 융기의 끝은 뾰족하거나 둥근 것.
- 결절 nodule : 구진과 같은 형태이나 더 크고 깊으며 일반적으로 지속되는 경향이 있다.
- 팽진 wheales : 크기가 다양한 일시적이고 부종성인 평평한 융기이며, 대부분 타원형 또는 불규칙한 모양으로 나타난다.
- 소수포 vesicles : 직경 1 cm 미만의 맑은 액체가 포함된 물집이다.
- 대수포 bulae : 크기가 1 cm 이상의 수포를 말한다.
- 농포 pustules : 농을 포함한 피부의 작은 융기로 모양은 수포와 비슷하나 대개 염증성 유륜을 보이며 단일 또는 군집으로 생긴다.

이차성 발진 secondary lesion

- 인설 scales, exfoliation : 건조하거나 습한 각질의 층상 덩어리
- 긁은상처 excoriation, scratch mark : 여러 소양성 질환에서 소양감을 제거하기 위해 손톱으로 긁은 후 또는 기계적 외상, 마찰 등에 의해 생긴 선상 병변
- 가피 crusts : 혈청과 농 또는 혈액의 마른 덩어리
- 미란 erosion/궤양 ulcer : 표피만 떨어져 나간 것(반흔-)/진피의 소실을 동반(반흔+)

1. 바이러스 virus 와 질환

Family	Examples	Representative disease
DNA viruses		
Poxviridae	Variola	Smallpox
	Orf	Contagious pustular dermatitis
Herpesviridae	Herpes simplex 1 and 2	Mucocutaneous ulcers, herpes encephalitis
	Cytomegalovirus	Pneumonia in immunocompromised patients
	Varicella–zoster virus	Chickenpox, shingles
	Human herpes irus 6	Roseola infantum
	Epstein–Barr virus	Mononucleosis
Adenoviridae	Adenovirus(50+ species)	URI, diarrhea
Papillomaviridae	Papillomavirus(80+ species)	Warts(e.g. plantar, genital)
Polyimaviridae	JC virus	Progressive multifocal leukoencephalopathy
Hepadnaviridae	Hepatitis B	Hepatitis
Parvoviridae	Parvovirus B19	Aplastic anemia

Family	Examples	Representative disease
RNA viruses		
Reoviridae	Rotavirus	Gastroenteritis
Togaviridae	Rubella	German measles
Flaviviridae	Hepatitis C	Chronic hepatitis
	Yellow fever	Hemorrhagic fever
Coronaviridae	Coronavirus	URI, SARS
Paramyxoviridae	Respiratory syncytial virus	Bronchiolitis
	Measles	Measles(rubeola), subacute sclerosing panencephalitis
	Parainfluenza	Croup
Rhabdoviridae	Rabies	Rabies
Orthomyxoviridae	Influenza A or B	Influenza
Bunyaviridae	Haantan	Hemorrhagic fever
Retroviridae	HIV	AIDS
Picornaviridae	Poliovirus	Polio
	Coxsackie B	Myocarditis
	Hepatitis A	Enteric hepatitis
	Rhinovirus(115+ species)	URI
Calciviridae	Norwalk virus	Gastroenteritis
	Hepatitis E	Enteric hepatitis
Subviral agents		
Satellites	Delta virus	Hepatitis
Prions	–	Creutzfeld–Jakob disease (광우병)

2. 홍역 Measles

Rubeola로도 불린다. Paromyxovirus(RNA)가 원인. 접촉자의 90%가 발병. 호흡기 분비물 등의 비말에 의해 호흡기로 또는 오염된 물건에 의해 결막의 점막을 통해서 전파된다.

- 주요 증상
  - 3일 이상 지속되는 전신성 발진
  - 38.1도 이상의 열
  - 기침, 콧물, 결막염(초기 증상의 3 C's; cough, coryza, conjunctivitis)

- 잠복기 : 10~12일

- 전구기 3~5일간 발열(6일 이상 지속될 수 있고 종종 40~41도까지 상승)과 3C's 증상이 나타난다. 결막염은 eyelid margin에 연접하여 염증성 횡선이 보이고, Koplik spot(진단적)은 lower 1st molar에 접한 구강 점막에 회백색 모래알 크기의 작은 충혈된 반점으로 발진 1~2일 전에 나타나 12~18시간 내에 소실된다.

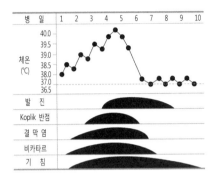

- 발진은 Koplik spot이 나타나고 1~2일이 되면 홍반성 구진상 발진(손으로 누르면 색깔이 흐려진다)이 귀 뒤에서 처음 생긴 후에 첫 24시간 내에 얼굴, 목, 팔과 상부 몸통, 2일째 대퇴부, 3일째 발까지 퍼진 다음 다시 귀 뒤, 얼굴부터 시작해서 아래로 사라진다. 발진이 심하면, 서로 융합이 되기도 하고, 출혈반이 되기도 한다. 발진 후 2~3일째 증상이 가장 심하다. 발진이 소실되면서 색소 침착을 남기고, 작은 겨 껍질 모양으로 벗겨지면서 7~10일 내에 소실 된다. 이 때에 합병증이 잘 발생한다.
- 전염성 : 발진이 나타나기 7일 전부터 발진후 5일간 필요. 발진 2~3일째 가장 높다.
- 합병증 : 발열 또는 Leukocytosis이 지속되거나 재발하는 경우. 호흡기계 합병증이 많다(4%; 폐렴, 중이염, 기관지염 등)을 의심해야 한다. 그 외에 encephalitis (0.1%, 재발되는 발열, 두통, 구토, 경부 강직 이 후에 의식 변화와 경련. 10~50% 사망률. subacute sclerosing panencephalitis – 홍역을 앓고 난 후 평균 7 년이 지난 후 뇌염 증상), giant cell pneumonia (면역 억제된 환자) 등이다.
- 비전형적 홍역atypical measles : 과거의 불활성화 또는 사백신(inactivated 또는 killed)을 주사 한 후에 발생하는 것으로 환자는 전형적인 홍역보다 심한 경과를 보인다. 고열, 폐렴과 늑막 삼출, 의식 변화, 비전형적인 발진(손이나 발의 부종으로 시작해서 출혈성, 수포성으로 몸통쪽으로 퍼져간다)을 보인다.
- 경증화된 홍역modified measles : 항체 투여의 예방을 받은 상태에서 홍역에 걸린 경우로 주로 엄마로부터 받은 항체가 남아 있거나, 예방 접종 후에 감염된 경우로 증상이 낮은 발열과 몸통 부위의 발진 정도로 Koplik spot, 전형적인 발진, 고열 등은 없다.

3. 수두 Chickenpox

Varicellar zoster virus에 의한 감염(한 바이러스가 수두와 대상포진herpes zoster을 일으킨다)으로 매우 전염력이 강하고, 전염 시 거의 모든 환자에서 증상을 보인다. 잠복기는 10~21일로 감염 초기 2~3일간의 고열이 나고, 권태감, 식욕부진, 두통, 관절통의 증상 후에 하루가 지난 후 발진이 보인다. 수두 발진의 특징은 한 부위에서 반점, 구진, 수포, 부스럼 등이 동시에 나타난다. 수포는 삼출성이며 주위 바닥에 반점이 있으며, 곧 세포의 debris가 차면서 turbid하게 변한다. 가슴과 배 등의 몸통부위에 나타나고 이후 얼굴, 어깨, 그리고 사지로 퍼져 나간다.

소아에서의 수두는 뇌염(의식 변화, 발열, 구토, 두통, 경련 등의 증상), Reye 증후군이 합병증으로 아스피린은 피해야 한다.

성인에서의 수두는 소아보다 심하고(사망률 소아 2/10만, 성인 30/10만), 오래 지속된다.

합병증으로 VZV pneumonitis(발병 4일째 호발, 미만성 폐렴의 소견)가 뇌염보다 더 흔히 발병한다.

- 치료 : 소아 수두─ 12 세 미만의 소아에서는 acyclovir의 사용은 권장되지 않고, 보존적 치료만 시행(피부관리 등; 목욕, antipruritic drug)한다. 소아에서의 acyclovir의 적응은 만성 질환 또는 만성 salicylate 치료 중인 경우에 한한다. 그러나 연령에 관계없이 합병증으로 뇌염이나 폐렴이 동반되었을 경우는 acyclovir의 정맥주사가 필요하다.
- (용량 : 소아 20 mg/kg PO qid for 5 days, 성인 800 mg PO qid for 5 days, 발진이 발생 후 24시간 내에 사용하면 효과가 최대로 나타난다).

4. 볼거리 Mumps

2~3주 간의 잠복기를 거쳐서 단측의 타액선 종창과 동통이 특징적으로 나타난 후에 2~3일 후에 반대측도 나타난다(25%에서 단측성). 합병증으로 뇌수막염(남자에서 3~5 배 많다), 고환염, 부고환염(수정능력의 장애 13%), 난소염(불임증은 거의 없다), 췌장염(상복부 통증, lipase 검사를 해야 한다), 청력장애 기타 심근염, 심낭염 등이 있다.

- 전염성 : 종창 1~2일 전부터 종창이 사라진 후 3일까지

5. Korean hemorrhagic (KH) fever

늦가을(10~11월)과 늦봄(5~6월)에 호발하는 Hantan virus(RNA)의 감염으로 들쥐(실험용 쥐)의 배설물(대소변, 타액)을 통하여 호흡기 또는 상처를 통한 직접 접촉으로 발생한다.

잠복기는 1~3주이며, 발열, 출혈, 신부전이 증상 triad이다.

- 특징적인 5단계의 임상 경과를 갖는다.
  - 발열기 : 발열을 포함한 근육통, 얼굴 및 몸통의 발적, 결막 충혈, 출혈반, 혈소판 감소증, 단백뇨, DIC
  - 저혈압기 : 열은 내리나 전신증상이 지속. 의식 장애(착란, 섬망, 혼수), 심한 단백뇨, 빈뇨, 혈뇨, 토혈
  - 감뇨기 : 출혈증상이 지속, 오심 구토, 핍뇨, 질소혈증, 전해질이상(K+ 증가), 고혈압, 뇌부종, 폐수종
  - 이뇨기 : 신기능의 회복으로 3~8 L의 배뇨. 심한 탈수, 쇼크, 폐합병증.
  - 회복기
- 치료 : 안정과 보존적 치료. 무뇨과 핍뇨는 급성 신부전에 동일하게 치료하고, 출혈 경향이 심할 시는 폐출혈에 유의, 감뇨기에는 K+ 제한, 이뇨기에는 수분과 K+를 충분히 공급, 예방으로 Haantavax 백신 투여.
- 감별진단 : AGE, hepatitis, meningococcal sepsis, APN, CNS infection, other viral hemorrhagic fever.

6. 파상풍 Tetanus

- **원인**

Clostridium tetani (운동성이 있고, 캡슐이 없는 혐기성 그람 양성 간균) – 이 균의 아포spore는 도처에 존재하고, 손상된 조직 (조직내 산소량이 부족)내로 침투하면, 독소를 만드는 영양형vegetative으로 발아하여 독성을 나타냄. 독소는 tetanolysin과 tetanospasmin 으로 tetanospasmin이 주 신경독소임. 미국에서의 사망률 : 11%, 발생률 : 10만명 당 0.2명

- **임상양상**
  - 잠복기 24시간~1 개월. 천공에 의한 경우가 가장 흔하다. 병력상 없을 수도 있다.
  - 국소 파상풍 : 상처 근접부위의 근육의 강직. 후유증없이 대개 회복(일부에서 전신형으로 진행)

- 전신 파상풍: 길이가 짧은 신경이 먼저 증상을 보여서 주로 안면부 증상 (입벌림 장애lock jaw, 냉소적인 미소risus sardonicus, 안면신경 장애)이 가장 먼저 나타나고 이후 목, 몸통, 사지의 근육의 강직으로 진행한다.
- 그 외 두부 파상풍, 신생아 파상풍 등이 있다.

• **감별진단**

스트리키닌 중독, 실조성 반응(phenothiazine, metoclopramide), hypokalemia, 편도주위 농양, 복막염, 수막자극증후군(bacterial meningitis, SAH), rabies, 악관절 질환

• **치료**

- 호흡유지: 입이 안 벌어지므로, 반드시 succinylcholine을 사용
- 면역치료: 즉시 파상풍 면역글로불린(TIG) 3,000~5,000 IU IM, 파상풍 톡소이드(나이에 따라 DPT 또는 Td) 0.5 ml IM(6주, 6개월 후에 각각 반복)
- 항생제: metronidazole 500 mg IV qid
- 근육 이완제: midazolam(5~15 mg/hr 지속 정주), Lorazepam 2 mg IV(효과가 나타날 때까지), diazepam 5 mg(효과가 나타날 때까지)
- 신경근 차단제: vecuronium 6~8 mg/hr
- 자율신경 실조에 대한 치료: labetalol, Mg, morphine, clonidine 투여

■ **Tetanus Immunization**

과거 파상풍 면역 여부	Clean, minor wound	All other wound1
불분명하거나 3회 미만	Tdap[2] or Td	Tdap or Td plus TIG[3]
3회 이상	Tdap or Td (마지막 투여 후 10년 이상 지난 경우)	Tdap or Td (마지막 투여 후 10년 이상 지난 경우)

[1] 흙, 먼지, 분변, 침 등에 오염된 상처, 관통창, 압궤 손상, 화상, 동상 등
[2] Tdap을 한 번도 맞은 적이 없는 성인이라면 Tdap을 선호함
[3] Tetanus immune globulin, Dose of TIG 250 units IM at site other than for Td

7. 광견병 Rabies

광견병의 예방은 단지 개나 박쥐 등의 교상으로 인해 침saliva으로 전파되는 경우에만 해당이 된다 (즉 침이 없는 새나 파충류, 또는 쥐와 같이 작은 설치류의 교상에는 예방할 필요가 없다).

- HDCV (human diploid cell vaccine) dose – 1 mg IM, administered on days 0, 3, 7, 14 & 28. 반드시 삼각근에 투여해야 한다.
- RIG (rabies immune globulin) dose – 20 IU/kg(반은 상처부위에 피하 infiltrate 하고, 남은 반은 gluteus IM한다. HDCV를 주사한 부위 근처에 주사를 해서는 안 된다)

		동물이 개나 고양이?	
		예	아니오
동물을 잡아두고 있는가?	아니오 (도망감)	RIG와 HDCV 투여 (광견병에 위험지역인 경우)	RIG와 HDCV를 계획된 대로 투여
동물을 잡아두고 있는가?	예 (붙잡아둠)	동물을 10일간 관찰. 만약에 동물이 광견병의 증상을 보이면, 동물을 죽이고, 환자에게 RIG와 HDCV를 투여. 만약 동물의 조직검사상 정상이면 치료 중단.	동물을 죽여서 조직검사를 하고, RIG와 HDCV투여. 검사 시 정상이면 치료를 중단한다.

각 보건소 또는 국립보건원(Tel : 02-380-1508); vaccine이나 immunoglobulin 보유 문의

8. Human Immunodeficiency Virus (HIV)에 대한 직업적 노출

- 전파의 고위험자 : (1) 환자의 혈액에 직접적으로 오염된 scalpel/needle (2) 정맥이나 동맥에 있던 바늘 (3) 치료자에게 깊은 Puncture나 상처를 입힌 경우 (4) 말기 HIV 환자에게 노출.
- ZDV은 전파를 79% 감소시킨다 (투여는 노출 후 2~8시간 이내에 시작해야 한다).
  Zidovudine 300 mg bid(또는 200 mg tid) × 28일
  & Lamivudine 150 mg bid × 28일

V 항생제에 대한 일반적인 고려점

항생제^{antibiotics}의 개발과 저항성의 timeline

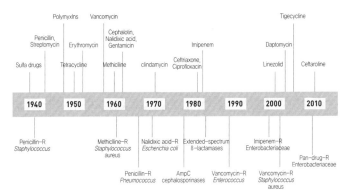

경구용 항생제; bioavailability

경구 흡수율이 높은 항생제(GI/CNS 부작용 증가 → 환자 순응도 낮음)

- Amoxicillin(80%), TMP/SMX(80%)
- Ciprofloxacin(70%), levofloxacin(9%), moxifloxacin(86%)
- 1st generation cephalosporin(GCS, ~90%)(e.g. SSTI, UTI),
  2nd GCS: cefaclor(~90%)
- Metronidazole(100%)

경구 흡수율이 낮은 항생제(GI/CNS 부작용 적음 → 환자 순응도 높음)

- 2nd GCS: cefuroxime(52%)
- 3rd GCS: cefdinir(25%), cefdiroren(17%), cefixime(~50%), cefpodoxime(50%)

항생제 개요

■ Classification of Antibacterial Drugs with Common Trade Names

• Penicillins

Natural Penicillins	Aminopenicillins	Penicillinase-Resistant Penicillins	Antipseudomonal Penicillins	β-Lactam / β-Lactamase Inhibitor Combination	Monobactams and Carbapenems	Aminoglycosides	Fluoroquinolones
Penicillin G IV, PO	Ampicillin IV, PO	Oxacillin (Bactocill®) IV, PO	Piperacillin IV	Amoxicillin–clavulanic acid (Augmentin®) PO	Aztreonam (Azactam®) IV	Amikacin IV	Moxifloxacin (Avelox®) IV, PO
Penicillin V PO	Amoxicillin (Amoxcil®) PO	Dicloxacillin PO		Ticarcillin–clavulanic acid (Timentin®) IV	Ertapenem (Invanz®) IV	Gentamicin IV	Ciprofloxacin (Cipro®) IV, PO
		Nafcillin (Nallpen®) IV, PO		Ampicillin–sulbactam (Unasyn®) IV	Meropenem (Merrem®) IV	Neomycin (Neo-Fradin®) PO	Levofloxacin (Levaquin®) IV, PO
				Piperacillin–tazobactam (Zosyn®) IV	Imipenem (Primaxin®) IV	Streptomycin IM, IV	Gemifloxacin (Factive®) PO
					Doripenem (Doribax®) IV	Tobramycin IV	

• Cephalosporins

First Generation	Second Generation	Third Generation	Fourth/Fifth Generation	Macrolides/ Tetracyclines	Enzyme Inhibitors	Miscellaneous
Cefazolin (Ancef®) IV	Cefaclor PO Cefotetan IV	Ceftibuten (Cedax®) PO	Cefepime (Maxipime®) IV	Erythromycin (Erythrocin®) IV, PO	Trimethoprim–sulfamethoxazole (Bactrim®, Septra®) IV, PO	Clindamycin (Cleocin®) IV, PO
Cefadroxil PO	Cefuroxime axetil (Ceftin®) PO	Cefotaxime (Claforan®) IV	Ceftaroline (Teflaro®) IV	Azithromycin (Zithromax®) IV, PO	Trimethoprim PO	Metronidazole (Flagyl®) IV, PO
Cephalexin (Keflex®) PO	Cefprozil PO Cefoxitin (Mefoxin®) IV	Ceftazidime (Fortaz®, Ceptaz®, Tazicef®) IV		Clarithromycin (Biaxin®) PO	Fosfomycin (Monurol®) PO	Nitrofurantoin (Macrodantin®, Macrobid®) PO
	Cefuroxime (Zinacef®) IV	Ceftriaxone (Rocephin®) IV		Tetracycline PO		Quinupristin/ dalfopristin (Synercid®) IV
		Cefpodoxime PO		Minocycline (Minocin®) PO		Vancomycin (Vancocin®) IV, PO
		Cefdinir PO		Doxycycline (Vibramycin®) IV, PO		Linezolid (Zyvox®) IV, PO
		Cefixime (Suprax®) PO		Tigecycline (Tygacil®) IV		Daptomycin (Cubicin®) IV

■ Classification of Antibacterial Drugs with Common Trade Names

Site/Type of Infection	Suspected Organisms	Drug of Choice	Alternative
Respiratory			
Pharyngitis	Group A streptococci	Penicillin V	Macrolide
Bronchitis,* otitis,* acute sinusitis*	Streptococcus pneumoniae Haemophilus influenzae	Amoxicillin, amox/clav, or cefuroxime	Macrolide or doxycycline
Epiglottitis	H. influenzae, Group A streptococci	Ceftriaxone	Cefuroxime
Community-acquired pneumonia			
Normal host	S. pneumoniae, viral, Mycoplasma	Azithromycin or doxycycline	Levofloxacin
Aspiration	Aerobes and anaerobes	Clindamycin	Pip/TZ, ceftriaxone plus metronidazole
Alcoholic	S. pneumoniae, Klebsiella	Ceftriaxone	Levofloxacin
Urinary tract infection	Escherichia coli and other enteric gram-negative rods	TMP/SMX†	Ciprofloxacin, cephalexin, nitrofurantoin, or fosfomycin (latter single dose 3 grams PO)
Sexually transmitted infections			
Urethritis	Neisseria gonorrhea, Chlamydia	Ceftriaxone, azithromycin	Cefixime, doxycycline
Genital ulcers	Treponema pallidum, herpes simplex virus	Penicillin G Acyclovir	Doxycycline Valacyclovir
Skin/soft tissue			
Cellulitis	Group A streptococci, Staphylococcus aureus	Cephalexin†	Dicloxacillin, clindamycin, TMP/SMX, or vancomycin
Necrotizing fasciitis	Polymicrobial	Imipenem or meropenem Plus vancomycin	—
Fresh/brackish water infections	Mixed flora, Aeromonas	TMP/SMX	Fluoroquinolone
Cat bite	Pasteurella, mixed flora	Amox/clav	Clindamycin and ciprofloxacin
Meningitis			
Normal host	S. pneumoniae, Neisseria meningitidis, S. aureus	Ceftriaxone and vancomycin	—
Immunocompromised or >50 y old	Listeria, H. influenzae	Add ampicillin	—
Acute abdomen (perforation)	Gram-negative rods, anaerobes, enterococci	Ampicillin/sulbactam or Pip/TZ	Cefoxitin or cefotetan or imipenem

Abbreviations: amox/clav = amoxicillin/clavulanate; Pip/TZ = piperacillin/tazobactam; TMP-SMX = trimethoprim-sulfamethoxazole.
* Note: Many authorities question the need for antibiotics for uncomplicated presentations of these diseases; see appropriate chapters in this text to determine indications for treatment.
† Resistance to the listed antibiotic is a significant clinical issue; see chapter 152, "Soft Tissue Infections" for a discussion of alternatives for treatment in the event of known resistance in your community.

VI 경험적 항균제 Empirical Antibiotics 선택

Johns Hopkins Antibiotics Guideline 2015–2016
*** 항균제의 선택에서 외국 지침은 참고용으로만 사용하고 ,*
실제 처방 시에는 반드시 최신의 국내 및 병원내 내성균 현황을 고려해야 한다.

1. 복강내 감염

- **담도 감염**Biliary tract infections
  - Community-acquired and without previous biliary procedures and not severly ill
    Ceftriaxone 1 g IV qd
    Or ertapenem 1 g IV qd
    Or ciprofloxacin 400 mg IV bid

  - Hospital-acquired or previous biliary procedures or severly ill
    Piperacillin/tazobactam 3.375 g IV q 6 hrs
    Or Cefepime 1 g IV q 8 hrs + Metronidazole 500 mg IV q 8 hrs
    Or Aztreonam 1 g IV q 8 hrs + Metronidazile 500 mg IV q 8 hrs ±
    Vancomycin

- **Diverticulitis**
  - Mild or moderate
    Amoxacillin/clavulanate 875 mg PO bid
    Or Ceftriaxone 1 g IV qd + Metronidazole 500 mg IV/PO q 8 hrs
    Or Ertapenem 1 g IV qd
    Or Ciprofloxacin 400 mg IV/500 mg PO q 12 hrs + Metronidazole 500 mg IV/PO q 8 hrs
  - Severe
    Piperacillin/tazobactam 3.375 g IV q 6 hrs
    Or Cefepime 1 g IV q 8 hrs + Metronidazole 500 mg IV q 8 hrs
    Or Ciprofloxacine 400 mg IV q 12 hrs + Metronidazole 500 mg IV q 8 hrs
    Or Aztreonam 1 g IV q 8 hrs + Metronidazole 500 mg IV q 8 hrs

- Pancreatitis with abdominal sepsis

  Piperacillin/tazobactam 4.5 g IV q 6 hrs

  Or Cefepime 1 g IV q 8 hrs + Metronidazole 500 mg IV q 8 hrs

  Or Ciprofloxacin 400 mg IV q 12 hrs + Metronidazole 500 mg IV q 8 hrs

- Primary Peritonitis / Spontaneous Bacterial Peritonitis (SBP)

  Ceftriaxone 1 g IV q 12 hrs

  Or Moxifloxacin 400 mg IV/PO qd

- Secondary Peritonitis / GI perforation
  - Mild to moderate

  Ertapenem 1 g IV qd

  Or Ciprofloxacin 400 mg IV q 12 hrs + Metronidazole 500 mg IV q 8 hrs
  - Severely ill or immunosuppressed

  Piperacillin/tazobactam 3.375 g IV q 6 hrs

  Or Cefepime 1 g IV q 8 hrs + Metronidazole 500 mg IV q 8 hrs

  Or Vancomycin + Aztreonam 1 g IV q 8 hrs

  Or Ciprofloxacin 400 mg IV q 8 hrs + Metronidazole 500 mg IV q 8 hrs

2. 부인과 감염 및 성매개질환

- **골반염** pelvic inflammatory disease

Cefotetan 2 g IV q 12 hrs + Doxycycline 100 mg PO bid

Or Ertapenem 1 g IV + Doxycycline 100 mg PO bid

Or Clindamycin 600~900 mg IV q 8 hrs + Gentamicin

- Endomyometritis

  Cefotetan 2 g IV q 12 hrs

  Or Ertapenem 1 g IV

  Or Clindamycin 600~900 mg IV q 8 hrs + Gentamicin

- Bacterial vaginosis

  Metronidazole gel 0.75% qd

Or Metronidazole 500 mg po bid

Or Clindamycin 300 mg PO bid

- **Trichomoniasis**

  Metronidazole 2 g PO once

  Or Metronidazole 500 mg PO bid for 7 days

- **Uncomplicated gonococcal urethritis, cervicitis, proctitis**

  Ceftriaxone 250 mg IM + Azithromycin 1 g PO

  Or Ceftriaxone 250 mg IM + Doxycycline 100 mg PO bid

  Or Azithromycin 2 g PO

3. 중추신경계 감염

- **Meningitis**
  - Immunocompetent, age < 50

    Vancomycin + Ceftriaxone

    Or Moxifloxacin + Vancomycin

  - Immunocompetent, age > 50

    Vancomycin + Ceftriaxone + Ampicillin

    Or Moxifloxacin + Vancomycin + TMP/SMX

  - Immunocompromised

    Vancomycin + Cefepime + Ampicillin

    Or Vancomycin + TMP/SMX + Ciprofloxacin

  - Post−neurosurgery or penetrating head trauma

    Vancomycin + Cefepime

    Or Vancomycin + Ciprofloxacin

- **Encephalitis**

  Acyclovir 10 mg/kg IV q 8 hrs

- CNS shunt infection

     Vancomycin + Cefepime

     Or Vancomycin + Ciprofloxacin

4. Acute Bacterial Rhinosinusitis

     Amoxacillin/clavulanate 875 mg PO q 12 hrs

     Or Cefpodoxime 200 mg PO q 12 hrs

     Or Moxifloxacin 400 mg PO qd

     Or Ampicillin/sulbactam 1.5 g IV q 6 hrs

     Or Ceftriaxone 1 g IV qd

     Or Moxifloxacin 400 mg IV qd

5. Orbital Cellulitis

     Ampicillin/sulbactam 3 g IV q 6 hrs

     Or Ceftriaxone 2 g IV qd

     Or Moxifloxacin 400 mg IV qd

6. Pulmonary Infections

- COPD Exacerbation

     Doxycycline 100 mg PO bid

     Or Azithromycin 500 mg PO qd

     Or Amoxacillin/clavulanate 875 mg PO bid

     Or Cefpodoxime 200 mg PO bid

     Or Cefdinir 300 mg PO bid

- Community-Acquired Pneumonia
  - Not in ICU

     Ampicillin/sulbactam 1.5 g IV q 6 hrs + Azithromycin 500 mg IV/PO qd

     Or Ceftriaxone 1 g IV qd + Azithromycin 500 mg IV/PO qd

Or Moxifloxacin 400 mg IV/PO qd

– In ICU, No risk with Pseudomonas
Ceftriaxone 1 g IV qd + Azithromycin 500 mg IV qd
Or Moxifloxacin 400 mg IV qd

–In IC U, At Risk with Pseudomonas
Cefepime 1~2 g IV q 8 hrs + Azithromycin 500 mg IV qd
Or Piperacillin/tazobactam 4.5 g IV q 6 hrs + Azithromycin 500 mg IV qd
Or Moxifloxaxin 400 mg IV qd + Aztreonam 2 g IV q 8 hrs

• Healthcare–Acquired Pneumonia
– Mild to Moderate
Ceftriaxone 1 g IV qd
Or Moxifloxacin 400 mg IV/PO qd

– Severe Illness
Cefepime 2 g IV q 8 hrs ± Vancomycin
Or Piperacillin/tazobactam 4.5 g IV q 6 hrs ± Vancomycin
Or Vancomycin + Ciprofloxacin ± Gentamycin

• Ventilator–Associated Pneumonia (VAP)
– Early–Onset VAP (< 72 hrs hospitalization)
Ceftriaxone 1 g IV qd
Or Moxifloxacin 400 mg IV qd

– Late–Onset VAP
Vancomycin + Piperacillin/tazobactam ± Gentamicin
Or Vancomycin + Ciprofloxacin + Gentamicin
Or Vancomycin + Aztreonam + Gentamicin

7. 원인균이 분명하지 않은 패혈증

Piperacillin/tazobactam 4.5 g IV q 6 hrs ± Vancomycin ± Gentamicin
Or Cefepime 2 g IV q 8 hrs ± Vancomycin ± Gentamicin
Or Aztreonam 2 g IV q 8 hrs + Vancomycin + Gentamicin
Or Ciprofloxacin 400 mg IV q 8 hrs + Vancomycin + Gentamicin

8. Skin, Soft Tissue, and Bone Infections

- **Non-Suppurative Cellulitis**
  - Mild (oral Tx.)
    Amoxicillin/clavulanate 875 PO q 12 hrs
    Or Cephalexin 500 mg PO q 6 hrs
    Or Clindamycin 300 mg PO q 8 hrs

  - Moderate to severe (parenteral Tx.)
    Ampicillin/sulbactam 1.5 g IV q 6 hrs
    Or Cefazolin 1 g IV q 8 hrs
    Or Clindamycin 600 mg IV q 8 hrs

- **Suppurative Cellulitis**
  - Mild (oral Tx.)
    TMP/SMX PO bid
    Or Doxycycline 100 mg PO bid
    Or Minocycline 100 mg PO bid
    Or Clindamycin 300 mg PO q 8 hrs

  - Moderate to severe (parenteral)
    Vancomycin

- **Diabetic foot infections**
  - Mild (oral)
    Amoxacicillin/clavulanate 875 mg po bid
    Or Cephalexin 500 mg PO qid

Or Clindamycin 300 mg PO tid

− Mild (parenteral)
  Clindamycin 600 mg IV q 8 hrs
  Or Oxacillin 1~2 g IV q 4 hrs
  Or Cefazolin 1 g IV q 8 hrs

− Moderate
  Ertapenem 1 g qd
  Or Ciprofloxacin + Clindamycin
  Or Ciprofloxacin + Metronidazole

− Severe
  Piperacillin/tazobactam 4.5 g IV q 6 hrs
  Or Ciprofloxacin + Clindamycin

− Consider MRSA Risk (add vancomycin and remove clindamycin)

• **Surgical−site infections**
  − Following clean procedure
    Oxacillin 1~2 g IV q 4 hrs
    Or Cefazolin 1 g IV q 8 hrs
    Or Clindamycin 600 mg IV q 8 hrs
    Or Vancomycin

  − Following contaminated procedure, not severely ill Ertapenem
    1 g IV qd
    Or Ciprofloxacin + Clindamycin

  − Following contaminated procedure, severely ill
    Piperacillin/tazobactam ± Vancomycin
    Or Cefepime + Metronidazole ± Vancomycin
    Or Vancomycin + Ciprofloxacin + Metronidazole
    Or Vancomycin + Aztreonam + Metronidazole

- Necrotizing fasciitis

    Vancomycin + Piperacillin/tazobactam + Clindamycin

    Or Vancomycin + Ciprofloxacin ± Gentamicin + Clindamycin

9. Urinary Tract Infections

- Acute cystitis

    Nitrofurantoin 100 mg PO q 12 hrs

    Or Cephalexin 500 mg PO q 6 hrs

    Or Cefpodoxime 100 mg PO q 12 hrs

    Or Cefdinir 300 mg PO q 12 hrs

    Or TMP/SMA

    Or Cefazolin 1 g IV 1 8 hrs

- Acute pyelonephritis

    Ceftriaxone 1 g IV qd

    Or Ertapenem 1 g IV q 24 hrs

    Or Aztreonam 1 g IV 1 8 hrs

    Or Gentamicin

  - Hospitalization > 48 hrs

    Cefepime 1 g IV q 8 hrs

    Or Aztreonam 1 g IV q 8 hrs

    Or Gentamicin

- Urosepsis

    Cefepime 1 g IV q 8 hrs

    Or Aztreonam 1 g IV 8 hrs ± Gentamicin

VII 항균제의 부작용, 약물 상호 작용

종류	알려진 반응	용량에 따른 효과	약물과 상호작용
β-lactam(PC, Cefa, MB, CP) Pregnancy B	아나필락시스, 두드러기, 발진, 발열, 혈청병[serum sickness], 간염, 신장염, 빈혈, 혈소판감소증	설사(augmentin), 담낭 액 응집 (bil. Sludge; ceftriaxone), 정맥염, 경련 (imipenem, PC G), 항혈소판 효과, 용혈성 빈혈, 비타민 K 형성 저하, disulfiram 반응 (cefotetan), 오심, 저혈압 (imipenem의 빠른 정주시)	경구용 피임약-피임 실패, allopurinol- ampicillin 사용시 발진 증가, probenecid- PC의 신장 제거 감소, AG-동시에 정주 시 비활성화가 될 수 있다. 제산제- cefaclor 등의 흡수를 저하
AG (pregnancy C)	드물다	신독성(10~15%, 가역적), 이독성 (1~5%, 청력 손실 어지럼증, 용량과 기간에 동시에 영향)	Neuromuscular blocker 또는 저칼슘증에서 사용시 신경근육저하[neuromuscular depression] 유발, loop diuretics- 이독성 증가
Macrolide(Preg B, clarithromycin=C)	담즙류성 황달(특히 Erythromycin 정주시)	위장관계- 오심, 구토, 설사, 복통 (특히 erythromycin)	Clarithromycin-warfarin, cyclosporin, lovastatin, theophyline의 혈중 농도 증가
Clindamycin (preg B)	발진	설사-가장 흔하다 (가성막성 대장염)	–
Tetracycline Preg D	발진, 아나필락시스, 두드러기, 발열, 간염	오심, 설사, BUN 증가, 치아/뼈에 침착과 변색 (소아에서 금기), 현훈 (minocycline)	제산제, 철분제- 경구 흡수 저하
Vancomycin Preg C	발진(드물다)	정맥염, "red-man syndrome" (빠른 정주시, 1 g을 1시간에 걸쳐 투여해야)	AG-신독성을 증가
Fluoroquinolone Preg C	드물다	오심, 구토, 설사, 착란, 두통, 경련, 건염 및 건파열, QT 간격 연장	제산제, 철분, sucralfate
Sulfonamide Preg X	발진, Stevens-Johnson syndrome, 인설성 피부염 (exfoliative dermatitis ; AIDS 환자에서 흔하다), 간염, 골수 억제	오심 구토, 설사, Crystalluria(물 섭취 부족시)	Sulfonylurea, thiazide, loop diuretics 등은 같은 sulfa-기로 과민 반응이 일어날 수 있다.

PC : penicillin, cefa : cephalosforin, MB : monobactam, CP : carbapenem, AG : aminoglycoside

VIII 질환에 따른 항바이러스 제제(Antiviral Agent)의 용량, 경로

질환	약물	용량	투여경로
Herpes encephalitis	Acyclovir	10 mg/kg tid×10 d(소아), 500 mg /m2 tid(6개월~12세)	정주
Mucocutaneous	Acyclovir	800 mg×5회/d×7~10 d	경구
Herpes Zoster (정상자)	Famciclovir Valcyclovir	500 mg tid×7 d 1 g tid×7 d	
Mucocutaneous Herpes(면역억제자)	Acyclovir	5 mg/kg tid×7 d(성인) 250 mg/m2 tid(12세 미만)	정주
Varicella Zoster	Herpes encephalitis와 같다		
Varicella (chicken pox)	Acyclovir	20 mg/kg(≤800 mg) qid(성인, 2 세 이상 소아 동일)×5 d	경구

항바이러스제의 부작용 : 보통 두통, 오심, 구토 등의 부작용을 가진다.

- Acyclovir- 정주 : 정맥염, 자극(9%), BUN/Cr 상승(5~10%), 중추신경계 독성(착란, 환각 ; 가역적). 경구 : 오심/구토(7%), 가려움증, 발진(2%), 간염(1~2%)
- Famciclovir : 두통(6~9%), 오심(4~5%), 설사(1~2%)

Goodman & Gillman's the pharmacological Basis of Therapeutics 10th Mcgrawhill,2001 등, 변형인용

IX 항진균제 – 전신 감염

약물	치료 영역	용량
Amphotericin B1, IV	Aspergillus	
Conventional(Fungizone) lipid complex(Abelcet) Lisosomal(Ambisome) Colloidal dispersion(Amphotec)	Candida Cryptococcus Histoplasmosis Mucormycosis	0.5~1 mg/kg/d 5 mg/kg/d 5 mg/kg/d 5 mg/kg/d
Triazole[2]	Candida	
Fluconazole(Diflucan), IV, PO Itraconazole3(Sporonox) IV, PO Voriconazole(Vfend), IV, PO	Cryotococcus Aspergillus (not fluconazole) Histoplasmosis	400 mg/d 200 mg bid 4 mg/kg bid
Caspofungin(Cancidas), IV	Aspergillus, Candida (not Cryptococcus)	70 mg×1, 50 mg qd

약물	치료 영역	용량
Flucytosine(Ancobon), PO	Candida, Cryptococcus (단일 약제 사용은 안 된다)	25~37.5 mg/kg q 6 hr

[1] 부작용 : 신독성(장기 투여시 비가역적일수 있다), 발열, 오한, 오심 등

[2] 간독성이 없고, 부신의 steroid 합성도 억제하지 않는다.

[3] 식사와 함께 복용하면, 약 3배 정도 흡수가 빠르다.

*imidazole 계 항진균제 – ketoconazole, clotrimazole, econazole, miconazole 등으로 ketoconazole 만 경구용이 있다. Ketoconazole 은 간괴사, 부신 억제 등의 부작용으로 사용 빈도가 줄었다.

*triazole과 imidazole은 astemizole이나 terfenadine과 같이 사용하면 QT 연장으로 부정맥의 위험이 높아 금기다. 이런 이유로 astemizole 과 terfenadine은 더 이상 경구 투여가 권장되지 않는다.

X 항진균제 Antifungal Agent – 국소 도포용

약물	약물 형태	comments
Allylamines/ Benzylamines Butenafine(Mentex) Naftitine(Naftin) [1]Terbinafine(Lamisil)	1% cream, gel, solution	Tinea에 1~4주 사용한다 spray
Imidazole Clotrimazole Miconazole	1% cream, lotion, vaginal tablet 2% cream, ointment, Vag. Supp	candida, tinea에 bid 국소 도포, Vag. Tab은 100 mg×7d Clotrimazole과 같다 Vag. Supp는 200 mg×3d
기타(tinea에만 사용) Halprogin(Halotex) Tolnaftate(tinactin)	1% cream, solution 1% cream, solution, gel, powder, spray	Bid 2~4주 2~6주 bid, imidazole 보다 덜 효과적이다

[1] Terbinafine(Lamisil) : 경구용 사용시 1일 1회 250 mg 3 개월~6 개월을 투여하며, 위장관계 부작용(통증, 오심, 구통 등)이 가장 흔하고, 그외 간염, 발진, 범혈구 감소증[pancytopenia] 등이 발생할 수 있으나 치명적인 경우는 드물다. Cimetidine을 같이 복용시 혈중 농도를 증가시킬 수 있다.

Harrison's Principles of Internal medicine 15th 1168~1170p McGraw-Hill

XI 항기생충 약물 Antiparasitic Agents

약물	질환 및 용량
Benzimidazole	
Mebendazole	장내 선충류; 회충(Ascaris lumbricoides-mebendazole 100 mg PO bid(3~5일), 십이지장충(hook worm-mebendazole, 위와 같은 방법), 요충(pin worm-mebendazole 100 mg PO 1회, 2주 후 1회 더 투여 고려),
Albendazole	포충류(Hydatid), 신경낭미충증(neurocysticercosis) 400 mg PO bid, 기간은 다양. 체중 60 kg 이하시 하루 15 mg/kg(최대 800까지) 사용
Thiabendazole	연충(helminth) 혹은 장내 기생충, 22 kg/kg PO bid(최대 1500 mg 까지)
Praziquantel	흡충류(간 흡충: liver fluke), schistosomiasis, (선충류 제외) 25 mg/kg PO q 6 h×3회
Pyrentel	요충 선충, 11 mg/kg(최대 1 g) PO 단일 요법
Metronidazole	Trichomonas- 2 g PO 단일 요법, Giardia- 250 mg PO tid×5일 임신 1기에 사용 금지

Mebendazole과 Albendazole은 거의 부작용이 없다.

Medical Phamacology at a glance 3rd 88~89p, Pocket Phamacopoeia 1999
Tarascon14p 변형 인용

XII 감염병의 전염기간 및 격리 방법

감염병	전염성	격리 방법
수두 chickenpox	발진 전 1~2일부터 발병 3~6일까지. 또는 모든 병소에 가피가 앉을 때까지, 면역 억제자나 수동 또는 능동 면역을 받은 환자는 장기화 될 수 있다.	모든 병소에 가피가 앉는 보통 5~6일까지
풍진 rubella	발진 전 7일부터 발진 후 5일까지	임신 초기(임신 1 기)의 여성은 노출을 절대로 피해야 하며, 피임하지 않는 면역성이 없는 가임 연령의 여성은 접촉을 피한다
홍역 measles	잠복 5일째부터 발진 4일째까지, 면역 억제자는 더 길다	호흡 격리
볼거리 mumps	이하선염이나 다른 증상 발현 전 7일부터 발현 후 9일까지	부종이 가라앉을 때까지
백일해 whooping cough	4주 또는 기침이 멈출 때까지 : 치료 받은 경우 5일	호흡 격리

감염병	전염성	격리 방법
A 형 간염	다양 : 황달 발생 전 3주부터 발생 후 3주까지 대변에 배출. 황달 발생 1주전부터 발생 후 1주까지 가장 전염력이 강함	대변 주의:개인 위생, 감염된 산모라도 수유는 가능하다
B 형 간염	다양 : HbsAg 양성 기간 동안	혈액, 체액 주의. 개인 위생
소아마비 (장바이러스)	발병 시작 직전부터 직후까지: 발병후 1주간 인후에서 바이러스 존재. 대변에서는 3~4주까지 바이러스 배출	대변 주의
모세기관지염 (Respiratory syncytial virus 감염)	질병기간, 특히 첫 1주간	접촉 격리(14일):의료진이 바이러스를 전파시킬 수 있다
성홍열 Scarlet lever	치료하지 않은 경우는 다양함: 치료 후 1일까지, 질병 기간 및 그 후에도 다양하다	배액 및 분비물 주의 대변 주의
후천성 면역 결핍증 AIDS	성적 접촉과 혈액 접촉으로 전염될 수 있다	콘돔 사용, 환자의 혈액과 체액이 점막이나 상처에 닿지 않도록 한다.

홍창의 소아과학, 제 8판, 안효섭 편, P 406 p 표 12~12, 2004, 대한 교과서 변형 인용

XIII 병원체의 전염 방법

1. 공기 파급 전염 Airborne-Spread Infectious Disease

크기 5 ㎛ 이하의 크기, 증기화 된 방울이 실내외 공기 흐름을 타고 원거리까지 이동할 수 있다.

■ **감염의 종류**

> 홍역(measles)
> Varicella(전신적 zoster를 포함한다)
> 결핵(tuberculosis)

격리방법:주위 공간에 비해 음압이 유지되는 병실, 매시간마다 6~12회 환기, 공기 여과 시설이 있는 병실

2. 비말 전염 Droplet- Spread Infectious Disease

크기 5 ㎛ 이상으로 보통 환자가 말을 하거나, 재채기, 기침할 때 발생하며, 3 ft(약 1 미터) 정도 이동이 가능하다.

환자는 개인실(1 인실)에 입원이 가능하고, 병실 문도 개방해 둘 수 있다. 환자와 대화할 시는 환자와 치료자 모두 마스크를 착용하고, 약 1 미터 이상 떨어지면 된다.

■ 감염의 종류

Invasive Hemophilus influenzae type B(뇌수막염, 폐렴, 후두개염, 패혈증 포함)
Invasive Neisseria meningitides(뇌수막염, 폐렴, 패혈증 포함)
바이러스 감염
 아데노바이러스(Adenovirus)
 독감(Influenza)
 볼거리(Mumps)
 Parvovirus B 19
 풍진(Rubella)
세균 감염
 디프테리아(Diphtheria; pharyngeal)
 마이코플라즈마 폐렴(mycoplasma pneumonia)
 Pertussis
 Pneumonic plague
연쇄구균성 인두염(pharyngitis), 폐렴, 성홍열(scarlet fever)

3. 접촉성 파급 감염 Contact-Spread Infectious Disease

격리는 필요 없고, 보호자나 치료자의 접촉에 의해 타 환자(특히 면역 억제자)에게 전염을 조심해야 한다. 환자의 배설물이나, 분비물 처리, 환자 이학적 검사 시 청진기, 체온계, 혈압계 사용 후 세척, dressing 등의 치료 시에 세밀한 세척(특히 손 씻기 등) 및 관리가 필요하다.

Tin. 6th p. 1000~1002

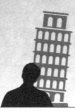

아나필락시스 및 알러지

Anaphylaxis and Allergy

I 아나필락시스 Anaphylaxis 의 치료

■ Anaphylactic shock 의 치료

약물	성인 용량	소아 용량
Epinephrine	IV 단일 용량 : 100 μg 5~10 min에 걸쳐서 주입; 1:1000 Epinephrine(1 ml)중 0.1 mL + NS 10 mL 를 5~10분간 정주(infusion pump를 이용하는 것을 권한다) IV infusion : 1~4 μg/ min IM : 0.3~0.5 mg (0.3~0.5 mL of 1:1000 dilution)	IV infusion : 0.1~0.3 μg/kg per min; maximum 1.5 μg/kg per min IM : 0.01 mg/kg (0.01 mL/kg of 1:1000 dilution)
IV fluids : NS or LR	1~2 L bolus	10~15 mL/kg bolus
Diphenhydramine	25~50 mg q6 h IV, IM, 또는 PO	1 mg/kg q6 h IV, IM, or PO
Ranitidine	50 mg IV over 5 min	0.5 mg/kg IV over 5 min
Cimetidine	300 mg IV	4~8 mg/kg IV
Hydrocortisone	250~500 mg IV	5~10 mg/kg IV (max:500 mg)
Methylprednisolone	125 mg IV	1~2 mg/kg IV (max:125 mg)
Albuterol	Single treatment : 2.5~5.0 mg nebulized (0.5~1.0 mL of 0.5% solution) Continuous nebulization : 5~10 mg per h	Single treatment : 1.25~2.5 mg nebulized(0.25~0.5 mL of 0.5% solution) Continuous nebulization : 3~5 mg per h
Ipratropium bromide	Single treatment : 250~500 μg nebulized	Single treatment : 125~250 μg nebulized
Magnesium sulfate	2 g IV over 20 min	25~50 mg/kg IV over 20 min
Glucagon	1 mg IV q5 min(저혈압이 사라질 때까지), 5~15 μg per min infusion	50 μg/kg IV q 5 min
Prednisone	40~60 mg/d PO divided bid or qd (외래 환자 : 3~5일; 점감(tapering)은 필요없다)	1~2 mg/d PO divided bid or qd (외래 환자 : 3~5일; 점감(tapering)은 필요없다)

고려점) Epinephrine은 치명적인 합병증을 유발할 수 있으므로 용량/투여 속도를 정확히 지켜야 한다. Cimetidine은 β-blocker를 사용하고 있는 환자에서 피하는 것이 좋고(ranitidine 사용), 또한 aminophylline을 억제하여 불응성 기관지경련(refractory bronchspasm)을 지속시킬 수 있다.

퇴원지침

* 교육: 알러젠을 찾을 수 있으면 찾아 재 노출 안되도록
          약물 복용법과 에피네프린 자동주사기 사용법
          119 등의 응급의료체계 신고 요령- "중증 알러지 환자"
*약물: 페니라민, prednisone(40~60 mg PO)
*알러지 내과 방문

* Bee sting : 침을 제거하고(전화카드와 같은 얇은 판으로 밀어서 제거한다. 손가락으로 잡으려 하면 독이 더욱 흡수된다) 응급실에서는 Edison forceps의 tooth로 정상조직을 포함하여 파내듯 제거하고, 얼음주머니를 대준다.

* 벌침 후 입원 적응증
   – 아나필락시스나 혈관부종 등의 알러지 반응
   – 다수의 벌침을 맞은 경우, 100 방 이상으로 다른 질환을 가진 노인 환자, 다발성 장기 부전– 급성신부전, 근융해증, 이에 따른 대사성 산증과 고칼륨혈증–으로 드물지만 알러지 반응이 아니더라도 벌독의 Toxin의 과다 주입으로 사망에 이를 수 있음

* 불응성 아나필락시스; 다음의 경우를 고려한다.
– Herediltary angioedema (fresh frozen plasma 또는 Danazol 사용)
– β-blocker 사용(glucagon 1~2 mg IV 또는 SC를 고려)
– 다른 원인에 의한 증상 발생(예, 출혈, 패혈증)

Ⅱ 조영제에 의한 알러지 Allergy

1. 아나필락시스양 반응 Anaphylactoid reaction

- 특이 체질(Idiosyncratic)
- 기전 : histamine release, complement activation, hapten formation, contact sensitivity, endovascular reaction, CNS factors

  IgE 매개 반응이 아니다 (즉 진정한 anaphylactic reaction은 아님)

  위험도 ↑ : 천식, 음식이나 약물 allergy가 있는 환자

  위험도 ↓ : 낮은 osmolality agent

2. 화학 주성 반응 Chemotactic reaction

삼투압성, 화학성 효과에 의한다.

3. 혈관 미주신경성 반응 Vasovagal reaction

심장과 혈관에 증가된 미주신경성 반응(vagal tone)

원인은 잘 모르나 CNS와 관계가 있을 것으로 생각됨

공포, 불안, 또는 Ⅳ puncture등과 같은 상황에서 발생하기도 함

■ **반응의 종류와 증상 및 징후**

Anaphylactoid	
전신적 두드러기, 후두 및 안면 부종, 기관지 경련, 쇼크	Stridor, 천명음, 호흡 곤란, 저혈압, 동성 빈맥
Chemotactic	
신세뇨관 손상 부정맥 및 심부전 신경독성	Creatine ↑, EKG 변화, 폐부종, 경련, 오심 구토, 미열, 어지럼증, 두통, 창백, 춥고 떨림, 식은땀, 부분적 두드러기, 입맛의 변화, 가려움증
Vasovagal – 저혈압, 동성 서맥	

4. 위험도 평가와 환자 준비

■ **조영제 사용에 대해서 절대 금기는 없다**

고려 사항	Action
임상적인 과거력	천식, 조영제 사용력, 신부전, 당뇨, 심질환, 간질, metformin therapy
Creatine level	신부전이 의심되는 환자에서 신질환의 개인 및 가족력(IDDM, NIDDM의 신장침범) Paraproteinemia (e.g., myeloma), Collagen vascular disease Medication: metformin(glucophage), NSAID, nephrotoxic antibiotics
수액 공급	신부전이나 당뇨, 탈수증의 경우
전처치	조영제 allergy 및 다른 물질에 allergy가 있는 경우.

5. 조영제 투여전 전처치 약물

- Methylprednisolone(solumedrol) 32 mg PO 12 h and 2 h before contrast inject
- Prednisone 50 mg PO 13 h, and 1 h before contrast inject, and Diphen hydramine(Benadryl) 50 mg PO 1 h before contrast injection

III 두드러기 Urticaria

1. 정의

혈관 확장으로 혈장 성분이 조직으로 유출되어 일시적인 팽진(wheal)이 형성되는 발진으로, 융기된 홍반성 사행성 병변과 창백한 중심을 보이는 경계가 명확한 다양한 크기의 산재성 발진을 지칭한다.

2. 기간에 따른 분류

급성 두드러기 : 수일에서 수주
만성 두드러기 : 지속적 또는 6주 이상 경과하는 경우

3. 만성 두드러기 환자에서 기본 검사

Chest X-ray	
CBC with differential	기생충 감염의 경우 호산구 증가
Anti-microsomal ab & anti-	갑상선 기능 항진/저하증
Thyroglobuline ab	
ANA, ESR	자가 면역 질환(SLE 등)
Stool ova exam	기생충 감염

– 분명한 팽진이 관찰되지 않는 약진이나 감염성 발진을 감별해야 한다.

4. 치료 : 원인을 알 수 있는 경우는 제거나 회피요법을 사용한다.

■ **두드러기 치료에 사용되는 약제**

	성분명	상품명	상용량(mg)	비고
일차 치료제 (2세대 항히스타민) Non-sedating H1 antihistamine	Cetirizine Fexofenadine Loratadine Ebastine	Zyrtec Allegra Claritin Ebastel	10 mg daily 180 mg daily 10 mg daily 10 mg daily	약간 졸림
이차 치료제 (1세대 항히스타민) Sedating H1 antihistamine	Hydroxyzine Diphenhydramine Chlorpheniramine	Ucerax Benadryl	25~100 mg #1~4 30~180 mg #1~4 4~16 mg #2~4	분말 제제
H2 antihistamine	Cimetidine	Tagamet Ranitidine Famotidine	400 mg #2 Zantac Famotidine	300 mg #2 40 mg #2
Leukotriene antagonist	Zafirlukast Montelukast	Accolate Singular Pranlukast	40 mg #2 10 mg daily Ono	비보험 450 mg #2
스테로이드제	prednisolone		25~40 mg #1	단기간 사용

항히스타민 효과로 소화 장애나 구강 건조, 배뇨 장애의 부작용이 있다. 제 1 세대 항히스타민은 녹내장, 전립선 비대, 천식에 금기가 된다. 심한 두드러기인 경우 2 종의 2 세대 항히스타민제 병용 투여만으로 증상 조절이 안되는 경우 1 세대 항히스타민을 야간에만 1회 또는 적응이 되면 주야간에 걸쳐서 추가 투여하고, 그 외에 H2 항히스타민을 추가 투여할 수 있다. Leukotriene antagonist는 아직 두드러기에 신뢰할 만한 대규모의 임상 자료는 없으나 사용해 볼 만하다. 스테로이드는 심한 두드러기, 안면부 두드러기, 맥관 부종, 압박 두드러기에 일시적으로 사용 가능하다.

Korean Jour of Medicine 66:1 p102~104, 2004

IV 알러지 피부반응 검사

IgE 매개성 알러지 질환 진단에 매우 중요한 검사로 천식, 비염, 두드러기와 같은 즉시형 반응을 조사하는 단자 시험(prick test), 소피 시험(scratch test)과 피내 시험(intradermal test) 등

피부반응 검사에 영향을 미칠 수 있는 요인 : 응급실에서 치료 후 추적 치료를 위해 피부 반응 검사를 시행한다면, 약물의 영향을 피하여 외래 예약일을 정해주어야 한다.

1. Anti- H1 histamine
   - cetirizine, ebastine, loratadine, azelastine, terfenadine : 3~10일 영향
   - astemizole : 60일
2. Ketotifen- 5~10일
3. H2 blocker- 제한된 효과
4. Imipramine, phenothiazine, tranquilizer : 수주까지 영향
5. Steroid, β-agonist, cromolyn, nedocromil - 검사에 영향이 없다
6. Theophyline- 피부 반응을 줄일 수는 있지만, 검사 전에 중지할 필요는 없다

천식과 알레르기 질환, 대한 천식 및 알레르기학회, 135~140, 2002, 군자 출판사

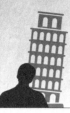

11

외상, 척추 손상

Traumatology

I 외상의 평가

1. 1차 평가

기도의 평가 & C-spine 고정	• 공기의 흐름이 없거나, 호흡이 약하면, 경구 또는 경비 airway를 삽입 • Intubation : Glasgow coma scale ≤ 8, severe shock, flail chest, 또는 hyperventilation 이 필요할 경우 • 실패 시에 laryngeal mask airway(LMA) 또는 Cricothyroidotomy
호흡의 평가	• 목, 흉부를 검사하여, trachea deviation, flail chest, sucking chest wound 등을 확인 • Needle decompression (tension pneumothorax), occlusive dressing(3 sides of sucking chest wound open pneumothorax) 시행, reposition ET tube, chest tubes (36~38 Fr) 삽관 • 산소 투여, pulse oximeter, EtCO₂
순환의 평가	• 외부 출혈 부위를 압박하여 막고, 2개의 peripheral IV line을 삽입, 기본적 혈액 검사와 혈액의 type and crossmatch, 저혈압시에 2 L NS IV • Pulse check, complete v/s은 불필요, heart sound 청진, neck vein 확장 여부, cardiac rhythm을 평가, cardiac tamponade를 치료. 가능하면 bedside ultrasound 시행 • Cardiac monitor, BP, HR (pulse quality)
Disability 평가 (신경학적 상태)	• Glasgow Coma Scale 측정 • Alert, Verbal, Painful, Unresponsive(AVPU) • Pupil의 평가 size와 light reflex
Patient Exposure	• 완전히 옷을 벗기고, 전신 상태 확인(이후 따뜻하게 해준다)
RESUSCITATION(1차 평가를 하면서 동시에 해야 한다.)	
ABCD의 재평가	• ABC 재평가(특히 상태가 악화되면 반드시) 필요 시 chest tube 삽관
	• 응급 개흉술(thoracotomy > 1,200~1,500 ml of blood from initial chest tube, 또는 > 100~200 ml/h after first 1 h) • 두번째 NS 2 L IV bolus 하고 혈액 투여 • NG tube, Foley catheter (금기가 아니라면) 삽입

2. 2차 평가

병력	• AMPLE history(Allergies, Medications, Past History, Last meal, and Events leading up to injury)
이학적 검사 X – rays 손상의 치료 Disposition	• 머리부터 발끝까지 검사(rectal/back포함) • Cervical spine, chest, pelvic films, CT scan 등 • 골절의 도수 정복/splint, 진통제, 파상풍 예방 및 항생제 투여 • 전원, 입원 또는 수술실 준비 등을 시작하고, 모든 소견(병력, 이학적 검사, 혈액 검사, 사진)을 기술하고, 가족과 보호자에게 설명

- 1차/2차 평가가 ABCDE 의 순서를 가지고 있으나, 실제적으로는 시진과 손상기전에 근거하여 순차적으로 진행하지는 않으며, 우선 순위를 가지고 팀접근^{team approach} 를 진행한다. 즉, 팀 리더는 의료진을 ABCDE에 직접 지정하여 동시에 진행시키되, ABCDE 의 우선순위를 염두해두고 순차적으로 진행하는 것이다.

[25세 남자, 오토바이 사고, 의식 혼미, 저혈압, 안면 골절 및 구강내 다량출혈, chest-paradoxical movement, 왼쪽 tibiofibular 개방성 골절 및 출혈]상태라고 한다면 리더의 지시는(예시)

- A, B 선생님, 구강 썩션하고 산소 및 앰부, 인투베이션. SB tube 두개 준비해서 구강 출혈 막는 것을 이어서 진행하세요
- C 선생님, 16 게이지 혈관 하나와 18 게이지로 양쪽 팔에 주사 잡으시고, Transfusion 바로 할 수 있게 해 주세요. C' 선생님, 왼쪽 발에 간단히 irrigation 하고, 압박하여 붕대로 감아 주세요.
- 간호사 선생님, trauma series portable 불러 주시고, CT 실 연락 부탁드립니다. X-ray 촬영 시에 등과 뒤쪽을 보겠습니다. 옷을 벗기시고, 가위를 사용하세요. 라고 한번에 지시한 후에 ABC의 우선순위를 가지고 체크하며, 중요하거나 난이도 높은 술기는 직접 시행한다.

응급의료 기관 등 작은 규모의 병원에서 근무하여 의료진이 3명 정도(간호사 두명과 본인 혼자)라고 한다면 AB에 본인과 간호사 1명, 그리고 남은 간호사 1명을 C를 지시하고, trauma series를 촬영 후에 neck immobilization, chest tube insertion, pelvic band apply 등을 결정한 후에 신속히 상위 응급센터로 전원을 결정해야 한다.

3. Trauma Score : 생체활력 징후와 GCS를 이용, 생리학적 중증도를 반영한다.

Respiratory rate	Systolic BP	Respiratory effort	Glasgow coma score
2 ≥ 36/min 3 25~35/min 4 10~24/min 1 0~9/min 0 None	4 ≥ 90 mmHg 3 70~89 mmHg 2 50~69 mmHg 1 0~49 mmHg 0 No puse	1 Normal 0 Shallow 0 Retractive	5 GCS 14~15 4 GCS 11~13 3 GCS 8~10 2 GCS 5~7 1 GCS 3~4
2 ≥ 36/min 3 25~35/min 4 10~24/min 1 0~9/min 0 None	4 ≥ 90 mmHg 3 70~89 mmHg 2 50~69 mmHg 1 0~49 mmHg 0 No puse	Capillary refill	5 GCS 14~15 4 GCS 11~13 3 GCS 8~10 2 GCS 5~7 1 GCS 3~4
2 ≥ 36/min 3 25~35/min 4 10~24/min 1 0~9/min 0 None	4 ≥ 90 mmHg 3 70~89 mmHg 2 50~69 mmHg 1 0~49 mmHg 0 No puse	2 Normal 1 Delayed 0 None	5 GCS 14~15 4 GCS 11~13 3 GCS 8~10 2 GCS 5~7 1 GCS 3~4

5 category 점수를 합해서, 12 점 이하이면 외상센터로 이송한다. 각 점수와 사망률의 상관성은 각각 15~16 점(1% 미만), 13~14점(1~2%), 11~12점(2~5%), 10 점 이하(10% 이상)이다.

Ann Emerg Med 1988; 895

4. Revised trauma score (RTS)

점수	GCS	SBP	RR
4	13~15	> 89	> 29
3	9~12	76~89	10~29
2	6~8	50~75	6~9
1	4~5	1~49	1~5
0	3	0	0

5. Glasgow Coma Scale (GCS)

Eye opening	Best verbal	Best motor
4. Spontaneous 3. To verbal command 2. To pain 1. No response	5. Oriented, converses 4. Disoriented, converses 3. Inappropriate words 2. Incomprehensible 1. No response	6. Obeys 5. Localizes pain 4. Flexion, withdrawal 3. Abnormal flexion/decorticate 2. Extension/decerebrate 1. No response

* Total score indicates mild (13~15), moderate (9~12) and severe (≤8) head injury

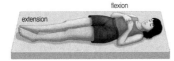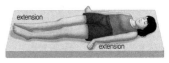

* (좌) Decorticate posture. 팔은 내전 굴곡되고, 손목과 손가락은 굴곡, 다리는 뻗은 상태로 경직되고 내회전되며, 발은 척굴(plantal-lexion)된다. (우) Decerebrate posture. 팔은 내전, 신전되고, 손목은 내전되고 손가락은 굴곡된다. 다리와 발은 동일하다.

그림 11-1. Decorticate and Decerebrate posture

* Glasgow coma scale 암기법

- Eye opening 점수는 익숙한 A–V–P–U가 각 4–3–2–1점이므로 암기하기 쉽다.
- "혼수환자는 입에 오뎅 넣으면 반응없고, 팔로 위 접었다 펴도 반응없다."
  - "혼수환자는" : GSC 에 대한 암기법임을 상기시켜주는 도입부
  - "입에(verbal response) 오(oriented, 5점)뎅(disoriented, 4점)넣(nonsenscial, 3점)면(moan, 2점) 반응없고(no response, 1점)
  - "팔(follow commands, 6점)로(localizes pain, 5점) 위(withdraws to pain, 4점)접었다(flexion:decorticate flexion, 3점) 펴도(extension:decerebrate extension, 2점)반응없다(no response, 1점)

■ 중증 외상을 예측할 수 있는 상황 및 소견
(Mayland Criteria for Mandatory Transport to a Trauma Center)

비정상적 활력 징후(GCS < 14, SBP < 90 mmHg, RR < 10 또는 >29)
다기관 외상
천공
　　머리, 목, 가슴
　　총상– 팔꿈과 무릎관절의 근위부
　　사지 외상으로 신경혈관 손상을 동반한 경우
중추신경계 손상(뇌, 척수)
골반골 골절
손상의 기전
　　자동차의 심한 변형
　　승객 쪽의 차체가 30 cm 이상 들어간 경우
　　차체 변형 50 cm 이상

튀어 나간 경우

끼인 경우

환자 키의 3 배 이상에서 추락

동승객이 사망한 경우

갑작스런 멈춤, 감속

오토바이 운전으로 8 km/h 이상으로 충돌한 경우

차량의 구름, 전복

폭발

II 쇼크 Shock

1. 쇼크의 분류(American College of Surgeons Classification(ACSC) of Shock)

Class	실혈량	증상과 징후1
I	< 15% (<750 ml if 70 kg)	Normal HR, normal vitals, few symptoms
II	15~30% (750~1500 ml)	HR > 100, ↓puse pressure, anxiety, UO 20~30 ml/hr, capillary refill > 2 sec, RR 20~30
III	30~40% (1500~2000 ml)	HR > 120, ↓BP, RR 30~40, confused, UO 5~15 ml/hr, capillary refill > 2 sec
IV	> 40% (>2000 ml)	HR > 140, ↓BP, RR > 35, confused / lethargic, UO – negligible, capillary refill > 3~4 sec

[1] HR – heart rate, UO – urine output, RR – respiratory rate, Total volume of blood : 7% of weight(kg)L,

2. 수액 치료 반응에 따른 쇼크의 분류 (임상적으로 더 중요하다)

	Rapid Response	Transient Response	No Response
Vital Signs	Return to normal	Transient improvement; recurrence of ↓BP and ↑HR	Remain abnormal
실혈량(Estimated)	Minimal (10~20%)	Moderate and ongoing (20~40%)	Severe (>40%)
Crystalloid 부가 투여 필요성	Low	High	High

	Rapid Response	Transient Response	No Response
Blood 필요성	Low	Moderate to high	Immediate
Blood 의 준비	Type and crossmatch	Type-specific	Emergency blood release
수술적 치료의 필요성	Possibly	Likely	Highly likely
Surgeon의 조기 의뢰 필요성	Yes	Yes	Yes

* 2000 mL Ringer's lactate solution in adults, 20 mL/kg Ringer's lactate bolus in children

Advanced trauma life support 1997

3. 손상/골절과 예상 출혈량– 성인

손상/골절 부위	혈액 소실(ml)
흉곽 hemothorax, 편측	300~1000
복부 hemoperitoneum	500~3000(다량)
Radius & ulna	150~250
Humerus	250
Tibia & fibula	500
Femur	1000
Pelvis	1500~3000(6000)

4. 쇼크의 수액치료

- 초기 수액 처치: Warmed isotonic solution (Ringer's lactate solution or N/S) 1~2 L를 빠르게 정주(소아 20 mL/kg)한다. 반응이 없을 시 두 번을 더 반복하며, 조기 수혈(10 mL/kg)을 고려해야 한다.
- 총 필요 수액량의 계산: 쇼크의 American College of Surgeon의 분류에 따라서 실혈량을 예측한 다음, 투여량을 계산하여 결정하지만 이보다는 수액 투여함에 따른 환자의 반응이 더 중요하다.
  총 실혈량을 위의 표(ACSC of Shock, 수액 치료반응에 따른 쇼크의 분류)에 준해서 계산한다.

예) 25 세 남자 환자(70 kg), 교통 사고, 운전자로 내원. 초기 생체 징후 혈압 90/60 mmHg, 맥박 125회/분, 호흡 32회/분, 의식 상태 혼탁, 1 차 및 2 차 환자 평가(이학적 검사)상 우측 혈흉과 우측 경골 및 비골의 개방성 복합 골절이 의심됨. 이 환자의 총 실혈량 및 수액 치료는?

- 총 실혈량: 환자는 ACSC 쇼크 분류의 Class III(30~40% 실혈), 그러므로 70 kg X 7% X 30%= 1.47 L(1,470 mL, 약 1500 mL) (또는 실혈 부위 편측 혈흉 1000 mL, 편측 경비골 골절 500 mL 대략 1,500 mL의 실혈)
- 총 crystalloid 필요량: 1:3 Rule(crystalloid 투여 시 투여량의 1/3 만이 혈관내에 유지되고, 나머지 2/3은 간질(interstitial space)로 빠진다)에 의해 1,500 X 3= 4,500 mL가 필요하다.
- 수액 및 수혈의 방법: 환자의 상태로 봐서 조기 응급 수혈이 필요하며, 초기 계산된 총량은 참고 자료로 활용하고, 우선 2 L의 Ringer's Lactate 수액을 1시간 내 빨리 투여하고, 환자의 반응을 관찰하면서 정확한 양을 투여토록 한다. 응급 수혈은 우선 2 PRBC를 투여한 후, 그 사이 나온 혈액 검사상 Hb/Hct를 참고할 수 있다.
- 고려점: 지혈과 이후 치료를 위한 조기 수술을 고려해야 한다. 수액 치료는 투여와 함께 외부 출혈을 막는데도 시간을 지체하면 안된다. 즉 위의 환자의 경우, 흉관 삽입 후 배액되는 양을 면밀히 관찰하고, 하지 골절은 즉시 부목 고정 및 압박 붕대를 감아 추가 실혈을 막도록 한다. 또한 crystalloid는 물론 colloid(혈액, FFP, albumin 등) 수액 투여 시 volume overload, 대량 수혈에 따른 부작용이 없도록 신경 써야 한다.

5. 이론적인 수액의 종류(1 L 정주)에 따른 혈장 변화량

	Intracellular	Interstitial	Plasma
D5 W	660 mL	255 mL	85 mL
NS or LR	−100 mL	825 mL	275 mL
7.5% Saline	−2950 mL	2960 mL	990 mL
5% Albumin	0	500 mL	500 mL
Whole blood	0	0	1000 mL

약어: D5 W = 5% dextrose in water; LR – lactated Ringer's solution; NS = normal saline.

III 외상성 뇌손상 Traumatic Brain Injury

1. 외상성 뇌손상 질환의 종류와 특징

종류	경막외 혈종epidural hematoma	급성 경막하 혈종acute subdural hematoma	만성 경막하 혈종chronic subdural hematoma	좌상/두개내 혈종 contusion/parenchymal hematoma)
유발 인자	Middle cerebral artery 또는 dural sinus의 파열	Bridging pial vein or artery의 파열	외상 (매우 경미하거나 없을 수도 있음) 위험인자 :응고장애, 심한 뇌위축	뇌실질내 혈관의 파열 위험인자 : 응고장애와 아밀로이드성 혈관질환
주된 발생 위치	대뇌 궁륭부Lateral cerebral convexities	대뇌 궁륭부Lateral cerebral convexities	대뇌 궁륭부Lateral cerebral convexities 양측성 일 수 있음	이마엽하부 및 관자엽 inferior frontal and temporal lobes
발생 기간	수시간	수시간	수일~수주	12~48시간에 걸쳐 확장
임상 양상	Lucid interval 이후의 의식소실양상 또는 다양하게 나타남. 반대측 동공산대 이후의 양측성 사지약화 혼미 및 혼수로 진행	기면, 혼수 반대측 동공산대 이후의 양측성 사지약화 혼미 및 혼수로 진행	두통, 의식변화의 진행 ± 국소징후local neurologic sign	혼미 → 혼수, 동공산대, 편마비의 진행, 강직spasticity
호발 연령	소아, 젊은 성인	모든 연령	노인	모든 연령
영상 검사	볼록렌즈 형태 불거져 나온 경막외의 급성 혈종이 두개내 구조에 의한 경계	초생달 모양 대뇌 궁륭부를 넓게 둘러싸는 급성 혈종	뇌실질 보다 밝거나, 비슷한 음영으로 보임. (hyper or isodense) 양측성 또는 편측성	다수의 서로 합류되는 부종과 혼재된 국소적 급성 혈종
수술적 치료	응급 수술	증상을 유발할 정도로 대량일 경우 수술	경우에 따라 수술시행	대량일 경우 수술

종류	뇌실내 혈종^{intraventricular hematoma}	지주막하 출혈^{Subarachnoid hemorrhage}	경막하 수종^{subdural hygroma}	미만성 축삭손상^{diffuse axonal injury}
유발 인자	뇌실질내 혈관의 파열	기존의 동맥류 파열을 감별해야 함	지주막의 파열 뇌수막염	감속 또는 회전력에 의한 손상
주된 발생 위치	측뇌실 및 제3뇌실^{Lateral and 3rd ventricle}	뇌저 액조^{Basilar cisterns}	대뇌 궁륭부^{Lateral cerebral convexities}	심부 백질, 뇌량, 후외측 뇌교^{Deep white matter, corpus callosum, dorsolateral pons}
발생 기간	빠르게 진행	수분~수시간	수일~수주	손상 직후
임상 양상	뇌수종 증상의 진행	두통, 뇌막 자극증상, 지연 증상, 뇌혈관수축	만성 경막하 혈종과 유사	혼수, 대뇌제거 또는 겉질제거경직^{posturing} 정상 뇌압
호발 연령	모든 연령	모든 연령	유아, 소아, 성인	모든 연령
영상 검사	뇌실내의 국소적 급성 혈종. 중력에 의해 고이는 양상이 나타날 수 있음	지주막하 공간의 급성 혈종 *	국소적, 액체 저류^{fluid collection}	CT상 정상일 수 있으며, MRI에서 작은 심부의 좌상소견
수술적 치료	Shunting	뇌혈관수축 또는이후 뇌수종을 유발할 수 있음	Aspiration	없음

* 사진과 같은 지주막하 출혈의 양상은 동맥류 파열에 의한 경우에서 흔하며, 외상성 지주막하 출혈은 이와 다르게 sulci 사이에 미세하게 나타나는 경우가 많아 주의를 요한다. 다음의 "CT 판독 시 주의해야 하는 뇌출혈 소견들" 참고.

Adams & Victor's Principles of Neurology, 9th, 2009, ch.35

■ * CT 판독 시 주의해야 하는 뇌출혈 소견들

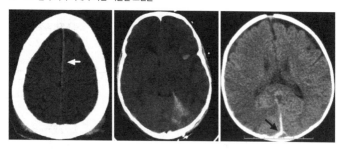

(좌) 좌우반구 사이의 falx 주변의 혈종이 관찰된다. mass effect (이환된 쪽의 sulci 가 좁아짐)가 falx 의 calcification과의 감별점이 된다. (중) Tentorium cerebella 를 따라 수평적으로 형성된 혈종. 전형적인 초생달 모양이 아닌 부채꼴 모양으로 관찰되고 있다. (우) Subdural hematoma, 역시 전형적인 초승달 모양을 보이지 않는다.

그림 11-2. CT finding of subdural hematoma

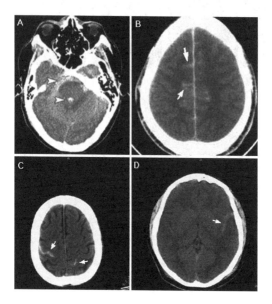

(A) Prepontine cistern 내의 SAH (B, C) sulci 내의 blood 가 관찰된다. (D) Left Sylvian fissure 내의 blood 가 보인다.

그림 11-3. CT finding of subarachnoid hemorrhage

2. 중증 뇌손상의 치료 (GCS score ≤ 8)

- Sedation : 적절한 sedation 은 ICP 감소에 도움이 된다.
- RSI시 etomidate 0.3 mg/kg IV 는 ICP 감소효과가 있으며, 심기능, 혈압에는 영향을 주지 않는다.
- $PaCO_2$ 35~40 mmHg 유지, SaO_2 >95% 유지
  - Hyperventilation 은 cushing reflex를 보이는 등의 뇌탈출 임박 시에만 일시적으로 허용되며, $PaCO_2$를 30~35 mmHg 로 유지해야 한다.
- Head elevation : 30도
- 의식이 없다면 가급적 빨리 neck collar를 제거한다. 목 뒤에 대는 부분만 남기고, 앞 부분은 제거하여 불필요하게 뇌압이 증가하는 것을 예방한다.
- 수액투여 : MAP 80~90 mmHg 이상 유지
- 혈압이 높은 경우에는 MAP를 30% 감소시킨다.
- Mannitol : 0.25~1 g/kg bolus
  - 30분 이내로 ICP 감소효과 나타나며, 6~8시간 유지된다.
  - 이뇨작용에 의해 hypovolemia를 유발할 수 있어 I/O를 체크해야 한다.
  - ICP가 증가하고 있거나 신경학적 증상의 악화가 나타날 때만 사용한다. (뇌압감소에 의해 손상부위의 출혈이 증가하는 paradoxical effect 가능)
- Seizure prophylaxis
  - 뇌손상 환자에서의 경련은 저산소증, 고탄산혈증, ICP 증가로 뇌손상을 악화시킴
  - 적응증 : 하단의 표 참고
  - Phenytoin 15~20 mg/kg IV up to 1,000 mg, 50 mg/min (저혈압에 유의)
  - Fosphenytoin 15~18 phenytoin equivalents/kg IV/IM: 고가이나, 저혈압을 덜 유발하고 빠른 투여가 가능하다.
- Seizure management
  - Lorazepam 0.05~0.15 mg/kg IV (2~5분간 투여, 총 4 mg까지)
  - Diazepam 0.1 mg/kg (max 5 mg) IV (10분마다 반복 가능, 총 20 mg까지)
- Barbiturate coma
  - 일반적으로 응급실에서 시작하지는 않으나, 혈역학적으로 안정적일 때 최후의 방법으로 사용해 볼 수 있다.
  - Pentobarbital 10 mg/kg (30분간 투여)
- Steroid
  - ICP 감소 효과가 없으며, 다량 사용시 중등도 이상 뇌손상에서는 사망률이 증가

Indications for Acute Seizure Prophylaxis in Severe Head Trauma	
함몰된 두개골 골절	GCS score ≤ 8
마비, 기도삽관 된 환자	급성 경막하 혈종
손상 당시 경련발생	급성 경막외 혈종
응급실 내원시 경련 상태	급성 두개내 혈종
뇌 관통상	경련의 과거력

Rosen. 7th p.306

3. 경증 뇌손상에서의 Brain CT

경증 외상성 뇌손상의 CT 적응증 (성인, GCS score ≥ 14)	
의식소실을 동반하지 않은 경증 뇌손상 : 다음 중 1개 이상 해당 시 CT 시행	
GCS score ≤ 14	65세 이상
focal neurologic findings	뇌 기저골 골절의 징후
2회 이상의 구토	응고장애
중등도 이상의 두통	위험한 손상기전 (ex: 1.2 m 이상 높이에서 추락)
의식소실 또는 기억상실을 동반한 경증 뇌손상 : 다음 중 1개 이상 해당 시 CT 시행	
약물중독 또는 음주	
clavicle 상방의 물리적 손상 흔적	
지속적인 기억상실	
경련	

Tin. 7th p.1700

4. 뇌기저골 골절 Basal Skull Fracture의 임상적 특징

귀와 외이도의 출혈	안면 마비
출혈고막, 충혈 고막	청력 장애
귀분비물	어지럼증
battle's sign(retroauricular hematoma)	이명
Raccoon sign(periorbital ecchymosis)	안구진탕
뇌신경 기능 이상	

5. 경증 두부 손상 환자의 퇴원 교육(참고자료)

현재까지의 검사에서 환자 분의 뇌에 손상을 받았다는 이상 소견은 없습니다. 그러나 수시간 또는 수일이 지나서 예측하지 못하는 합병증이나 증상이 나타날 수 있습니다. 첫 24시간이 가장 중요하며, 이때는 반드시 동료나 가족과 같이 있어야 합니다. 만약 다음의 증상이 발생하면 의사에게 전화를 하시거나, 병원에 다시 오셔야 합니다.

① 자꾸 잠을 자려고 하거나, 깨기가 힘들 때(자는 동안에는 매 2시간마다 깨워 보십시오)
② 오심 또는 구토
③ 경련 또는 발작
④ 코나 귀에서의 출혈 또는 물이 흘러나올 때
⑤ 심한 두통
⑥ 팔이나 다리의 힘이 빠지고 감각이 사라지는 느낌을 받을 때
⑦ 헛소리를 하거나, 이상한 행동을 할 때
⑧ 한쪽 동공(눈의 검은 눈동자)이 다른 쪽보다 현저히 클 때, 눈동자의 이상한 운동, 시야가 잘 안 보이거나, 두개로 보일 때
⑨ 매우 느리거나 빠른 맥박수, 또는 숨 쉬는 것이 이상할 때

• 다친 부분에 부종이 있으면, 얼음찜질을 하되, 얼음이 직접적으로 두피에 닿지 않도록 깨끗한 수건이나 천으로 싸서 사용하도록 하세요. 치료에도 불구하고, 부종이 크게 증가를 하면 다시 전화를 주시고, 병원에 오셔야 됩니다.
• 3일 동안 금주해야 하며, 그외 음식의 제한은 없습니다.
• 최소 첫날은 진정제나 타이레놀 이상의 진통제는 먹어서는 안 되며, 아스피린이 들어있는 약은 복용해서는 안 됩니다.

만약 다른 궁금한 점이 있거나 또는 응급 상황이 발생하면, 아래로 전화를 하십시오.
(000병원 응급의학과 : tel)
의사 이름 : _____

Neurotrauma, New York, Mcgraw-Hill, 1996, P. 124.

6. 뇌진탕후 증후군 Post Concussion Syndrome(PCS)

두부 외상 후 두통, 집중력 장애, 기억력 장애, 걸을 때의 어지럼증, 비특이적 어지럼증 등을 호소하지만, 검사 상 정상이다.

10~15%에서 1 년 이상의 만성화를 보이며(이를 persistent PCS(PPCS)라고 한다)

대부분 여성, 낮은 사회경제적 수준의 환자, 2차 이득이나 보험 등에 관계가 되어있을 경우 흔하다. Antivertigo와 mild sedatives가 도움이 된다. MRI, neuropsychiatric testing이 필요하다.

안면골 골절에 의한 비강 및 구강 대량 출혈

안면골은 부비동이 존재하여 외력에 분쇄골절이 발생하며 에어백과 같이 충격을 흡수할 수 있는 구조로 되어있다. 중증 외상에서 안면 골절에 의한 비출혈은 Kieslbach plexus 의 파열에 의한 흔한 비출혈이 아니라 동맥(sphenopalatine, maxillary)의 파열과 골절 부위의 출혈로 인식해야 하며, 그러므로 foley catheter나 gauze 패킹으로 해결할 수 있다고 판단하면 자칫 대량 출혈로 인한 사망으로 악화될 수 있다. 그리고, 삼켜 진 혈액은 폐 흡인, 기도 폐쇄가 발생할 수 있다. 실제로 응급실에서 안면골 골절에 의한 비출혈은 매우 흔하며 대부분 어렵지 않게 지혈할 수 있으나 안면골 골절이 동반되어 출혈이 난 경우 혈관 조영술과 수술적 치료를 고려 해야 한다. 그러나 환자의 상태가 불안정하거나 침습적 시술로도 지혈 이 되지 않을 경우 침상에서 바로 시행할 수 있는 SB tube를 이용한 지혈법을 우선적으로 고려해야 한다.

술기의 방법

기본적으로 환자가 기관 삽관, 진정제 사용, 사지의 결박상태가 확보된 후 시행
장비는 시술하기 전에 이상유무를 확인

손가락을 이용해 코의 내부로 비강의 바닥 면에 바짝 붙여서 방향을 환자의 하악각(mandible angle)을 겨냥하여 천천히 삽입(SB tube에 들어있는 유도철사(guide wire)를 이용하는 것이 방향을 잡는 데 유리하다.

대부분의 술기 진행과정 동안 시술자가 눈으로 확인할 수 없는 상태이기 때문에 시술자 의 손의 감촉으로 튜브의 방향과 깊이를 파악해야 한다. 환자의 입안으로 손을 직접 넣어 두 손가락 사이에 관이 만져 지거나 통과하면 안전하게 삽입된 것이다. 튜브가 인두 후방 에 도달하면 반대편 손을 환자의 입안으로 집어넣어 검지와 중지손가락으로 튜브를 잡아 방향을 전환시켜 인두 하방으로 잡아당겨 다시 입쪽 방향으로 향하도록 한다(그림). 보조자는 출혈되는 혈액을 흡입기계를 통해 흡인하여 시야를 계속 확보한다. 만약 식도 풍선을 더욱 길게 이용하는 경우에는 관의 끝을 입 밖으로 꺼내 놓는 것이 필요한데 이 경우는 흡입기로 시야를 확보하고, 손가락이나 ring forcep 같 은 도구를 이용할 수 있다. 튜브의 끝은 구강 내에 위치함을 확인하고 풍선을 확장한다.

위(stomach) 풍선부터 공기를 주입하여 확장시키고, 적당히 당겨본다. 다음 순서로 식도 풍선을 확장시킨다. 지혈이 될 때까지 식도 풍선에 공기를 천천히 주입한다. 압력은 30~50 mmHg로 맞춘다. 보통의 경우 풍선을 확장시키면 출혈이 멈춘다. 이후 혈관조영술을 의뢰하며, 수술과로 입원시킨다.

출혈이 지혈될 때까지, 혈관 조영술이 가능한 시점이나 수술실에서 외과적 지혈술 이 시행되기 전까지 유지시킨다. 혈관 조영술을 시행할 때에 도 풍선 팽창을 유지시키다 가 감압을 하면서 조영술을 시행 하면 실시간으로 출혈 위치를 찾을 수 있다.

주의) 알려진 바와 같이 안면골 골절 의 경우 뇌기저골 골질이 동반된 경우가 많아서 절대로 하악각(mandible angle) 상부 방향으로 삽입해서는 안된다.

위(stomach) 풍선이 식도까지 깊게 삽입되어 풍선이 부풀려지면 식도 파열이 발생할 수 있어 튜브의 끝이 구강내 위치함을 확인해야 한다.

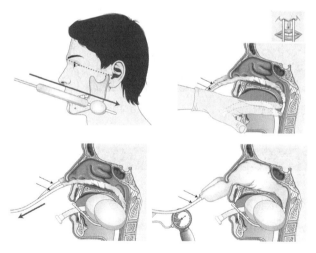

그림 11-4.

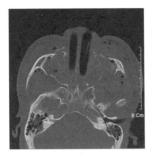
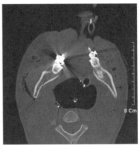

그림 11-5. SB tube 삽입 상태 후에 CT 사진. 비강내 풍선과 구강내 풍선이 보인다.

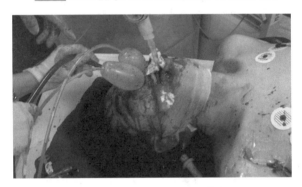

그림 11-6. SB tube 삽입된 상태 - 기관내 삽관, 양쪽 코를 통한 SB tube의 삽관 및 ballooning 되어 있다.

IV 경추 손상 Cervical Spine Injury

1. 외상 환자의 Cervical Spine X-ray의 적응증

절대적 적응증	상대적 적응증
Midline neck pain – not isolated trapezius Neck tenderness – midline Motor or sensory deficit Altered mental status (head trauma, Intoxication, drugs etc.) Distracting painful injury	Severe rheumatoid or osteoarthritis Prior cervical fracture 일시적인 motor 또는 sensory symptom Herniated disc 또는 transient spinal cord trauma인 경우 MRI가 필요하다

2. 경추 방사선 사진의 판독

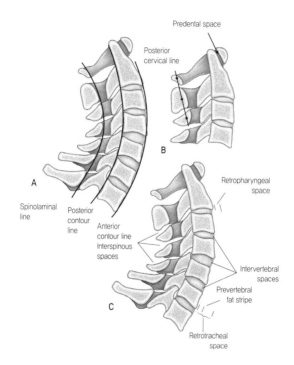

- C-spine을 reading하는 방법은 'ABCs'의 순서대로 한다.
  A : alignment, B : bone(fracture), C : cartilage(disc space), s : Soft tissue..
- 그림 A : alingment로서 posterior contour(vertebral) line이 잘 유지되는 것이 중요하다. (예외 : 소아에서는 미숙한 근육 발달로 인해 C2, C3 의 pseudosubluxation 이 관찰 될 수 있음. 따라서 소아에서는 그림 B의 posterior cervical line 으로 판단해야 함)
- 그림 B는 C1의 spinolaminar line(SLL : spinous process 의 base를 연결한 선)의 중간과 C3의 SLL의 중간을 연결하면 C2의 SLL의 중심을 통과해야 한다. (2 mm 이내의 차이는 정상), hang man fracture의 경우 이 line이 어긋난다.
- 그림 B의 predental space 는 성인 3 mm 이내, 소아 5 mm 이내여야 한다.
- 그림 C는 bone 외의 구조를 나타낸 것으로 측면 사진에서 intervertebral space와 interspinous space는 상하의 spaces와 비교 시 대칭적이어야 한다. 비대칭일 경우 flexion/extension injury를 의심할 수 있는 중요한 단서가 된다.
- 그림 C Soft tissue : C2 에서 7 mm 이상 (소아, 성인 동일), C3,4 에서 5 mm 이상 또는 같은 level의 vertebral body 너비의 1/2 이상, C6 에서 성인 22 mm 이상, 15세 이하 14 mm 이상이면 비정상이다. (C4 아래에서는 prevertebral soft tissue 가 정상적으로 넓어짐) 중요한 것은 어느 한 부분에서 비정상적으로 볼록 튀어나온 비대칭성이다.

EMR 4th, spinal injury, Rosen. 7th p.356~361

그림 11-7. X-ray finding of cervical spine

★ 불안정성 경추 골절의 소견：3.5 mm이상의 전위, 11도 이상의 각변형, 척수 손상의 임상적 소견, 추간판 간격의 축소

3. 경추 CT screening이 필요한 경우

다음의 경우 경추부 CT를 기본적으로 시행해야 한다. 외상에서 두부 CT를 시행할 때 손상기전을 고려한다면 많은 경우에서 경추부 CT가 동시에 요구됨을 잊지 말아야 한다. 처방을 동시에 묶어 놓는 것도 방법이다.

손상 기전	검사상 소견
고속의 자동차 사고(56 Km/h 이상) 추락(10 ft; 3,048 m 이상) 보행자 사고	중증 폐쇄성 뇌손상, 두개내 출혈 검사시 무의식 경추부의 신경학적 증상이 있을 경우

Skeletal radiology 29:622, 2000

V 척수 손상 Spinal Cord Injury

* 척수성 쇼크는 척수의 손상으로 인해 근이완과 반사기능의 소실을 보이는 것을 말한다. 이는 신경기능의 완전소실로서 불완전 척수 손상이 원인이 될 수 있다. 이는 concussive injury로서 보통 24시간 이하의 증상을 보이다가 구해면체 반사의 회복(첫 signal)이 되면서 호전이 된다.
* Neurogenic shock은 손상으로 인해 vasomotor tone의 소실과 심장의 sympathetic innervation의 단절로 인한 저혈압을 말한다.
* 각 척수신경로의 경로를 아는 것은 각 척수 손상을 이해하는 데 필수적이다.

1. Spinal Shock 에서의 회복 시 보이는 반사들

족저반사(바빈스키)가 처음 나타나고 이후 항문반사, 구해면체반사가 나타난다.

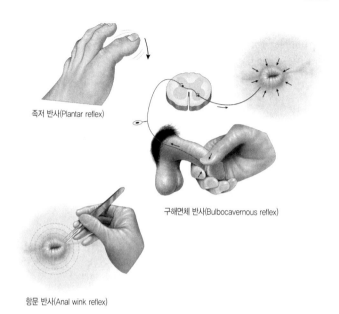

족저 반사(Plantar reflex)

구해면체 반사(Bulbocavernous reflex)

항문 반사(Anal wink reflex)

그림 11-8.

2. 척추 골절 Fracture of Cervical, Thoracic, Thoraco-lumbar, and Low Lumbar Spine

척수 신경 손상의 여부를 발견하는 것이 중요하다.

척추 손상이 의심이 되면 먼저 척추를 조작하거나, 바로 이학적 검사(palpation, tapping 등)를 하지 말고 척추 손상이 의심되는 부위 이하의 신경학적 검사를 먼저 시행한다. 감각 및 운동, 심부건 반사를 시행해서 이상시 spinal cord injury를 염두해 두고, 더 이상의 악화를 막기 위해 세심한 주의를 요한다. back board를 사용한 고정은 CT나 MRI 등의 검사를 위한 이송 시 및 많이 움직일 시에만 사용을 하고, 안정화가 되면 가급적 빨리 제거를 해주어야 한다. 또한 환자를 돌려서 검사 시에는 반드시 통나무굴리기 Log-roll의 방법을 사용한다.

손상의 부위에 따라서 경추, 흉추(T1~10), 흉요추(T11-L2), 하부 요추(L3-L5)로 나눌 수 있다.

흉요추부 전체 골절의 약 50%, 척수 손상의 약 40%가 흉요추부에서 발생하며, 흉요추부 골절환자의 약 20%에서 신경 손상이 동반된다. 또한 흉요추부 골절시에는 안전벨트에 의한 파열 손상 splitting injury- chance fracture의 가능성과 후복강내, 복강내 손상이 동반될 수 있으므로 주의를 요한다.

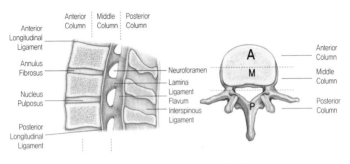

그림 11-9. 척추의 biomechanical 3 colum(Denis)

■ 척추 골절의 분류

손상 기전	안정성
Flexion	
Wedge or compression fracture	stable
Flexion tear drop fracture	extremety unstable
Clay shoveler's(spinous process avulsion) fracture	stable
Subluxation	potentially unstable
Bilateral facet dislocation	unstable
Atlanto–occipital dislocation	unstable
Anterior atlantoaxial dislocation with/without fracture	unstable
Odontoid fracture with lateral displacement fracture	unstable
Transverse process fracture	stable
Flexion–Rotation	
Unilateral facet dislocation	stable
Rotatory atlantoaxial dislocation	unstable
Extension	
Posterior neural arch fracture(C1)	unstable
Hangman's fracture(C2)	unstable
Extension tear–drop fracture	stable in flexion, unstable in extension
Posterior atlantoaxial dislocation with or without fracture	unstable

Vertical compression	
Bursting fracture of vertebral body	stable
Jefferson fracture(C1)	extremely unstable
Isolated fracture of articular pillar and vertebral body	stable

3. 환추-후두 탈구 Atlanto-Occipital Dislocation, AOD

보통의 경우 인접해 있는 brainstem의 직접 손상으로 사망하게 된다. Hyperextension with distraction이 원인이나 반대의 기전으로도 발생 가능. 치명적인 손상이나 X-ray에서는 정상처럼 보일 수 있다.

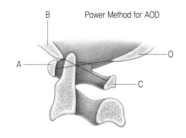

그림에서 Basion(B)-C1(C), Atlas(A)-Opisthion(O) 의 거리를 측정하여 BC/OA 비가 1 이상(정상은 1 이하)일 경우 의심할 수 있다.

그림 11-10. Atlanto-Occipital joint

4. 후두-경추 탈구 Occipitocervical Dissociation

BAI(basion-axial interval)과 BDI(basion-dens interval)이 12 mm 이상이면 의심할 수 있다.

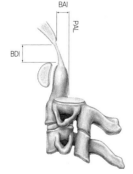

그림 11-11. The rule of 12 for Occipitocervical dissociation

5. Atlanto-Axial Subluxation

그림과 같이 Atlanto-Dental Distance(ADI)는 정상에서 거의 없으나 아탈구시 ADI 가 늘어나면서 반대로 SAC는 줄어든다.

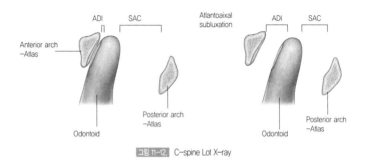

그림 11-12. C-spine Lot X-ray

6. Jefferson(C1) Burst Fracture

Occipital condyle이 C1 arch에 직접 충돌[vertical compression]하여 arch의 연결성이 끊긴 골절로서 lateral mass 의 전이를 통해 진단할 수 있다.

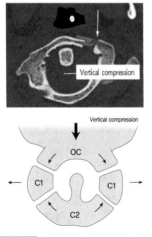

그림 11-13. Mechanism of Jefferson burst fracture

7. 치아돌기 골절 Odontoid Process Fracture

Axis(C2)골절은 경추 골절의 대략 20%를 차지하며 dens 골절은 이의 60%가 포함된다.

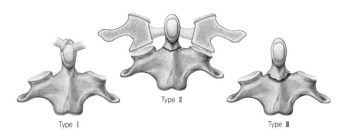

Type I   Type II   Type III

그림 11-14. Classification of Odontoid process fracture

- Anderson and DeAlonzo 분류
  - Type I odontoid process의 꼭지 부분의 골절로 alar ligament의 찢김(avul-sion)으로 발생
  - Type II odontoid process와 vertebral body의 junction 부위의 골절로서 가장 흔하다(60%).
  - Type III axis body의 골절

8. Hangman(C2 pedicle) Fracture

Hyperextension, 떼어당김distraction에 의한 C2 bipedicle fracture로서 전이와 각변형의 정도에 따라서 다음과 같이 분류하며 halovest 고정한다.

- Levine Classification : (소아에서의 적용은 안됨)
  - Type I : <3 mm translation, no angulation
  - Type I A : 미세한 전이, 각변형 없음
    CT : fracture through the foramen transversum(vertebral artery 의 손상 가능성 있다)
  - Type II : 가장 흔한 subtype으로 전이 3 mm 이상 10 도 이상의 각변형, C2~3 disk와 posterior longitudinal ligament의 파열
  - Type IIa : flexion/distraction variant 로서 불안정성 골절이다. 골절선은

보통 사선^{oblique}이며 각변형이 전이보다 심하다. Type II에 비해 posterior part of C2~3 disk 늘어나 있다.

- Type III: type II와 bilateral interfacetal dislocation

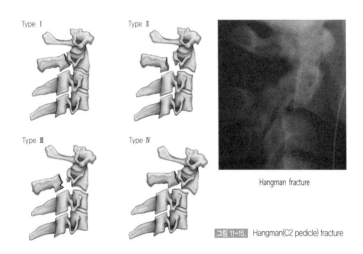

Type Ⅰ　　　　Type Ⅱ

Type Ⅲ　　　　Type Ⅳ

Hangman fracture

그림 11-15. Hangman(C2 pedicle) fracture

9. 압박 골절 Compression Fracture, Wedge Fracture

Hyperflexion에 의한 상하 추체의 압박으로 발생하며 추체의 anterior column의 높이 축소, 척추 앞부위의 오목한 변형, density 증가를 볼 수 있다. 앞뒤의 척추 높이를 측정하여 압박정도를 측정한다. 보통 안정적이다.

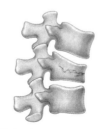

그림 11-16. 압박 골절 Compression Fracture, Wedge Fracture

10. 파열 골절Burst Fracture

Vertical compression과 어느 정도의 flexion 으로 발생한다. anterior column과 middle column의 골절과 척수 강으로의 후방 밀림을 보인다.
파열로 인해 pedicle 사이 간격이 넓어짐을 볼 수 있다.

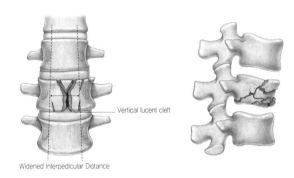

그림 11-17. 파열 골절Burst Fracture

11. Flexion Tear Drop Fracture

앞쪽-아래쪽으로 떨어져 나간 삼각형의 골절편과 심각한 인대 및 disc의 손상을 동반한다. 매우 불안정하며 Anterior cord syndrome 등의 심한 신경 손상을 동반한다.

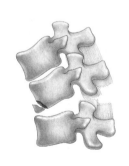
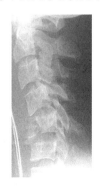

그림 11-18. Flexion Tear Drop Fracture

12. Unilateral Facet Dislocation

Flexion과 rotation의 혼합 기전으로 전이된 관절면이 intervertebral foramen 내로 wedge 되어 들어간다. 측면사진에서 손상 추체가 하부 추체 너비의 25~50% 전이되고 bowtie 징후(손상 부위에서 양측 facet이 모두 보이는 것, 정상은 서로 겹쳐서 하나만 보인다)와 spinous process의 확장으로 진단할 수 있다. 신경학적 손상이 동반될 수 있다. 사경 torticolis을 유발할 수 있다.

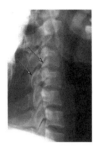 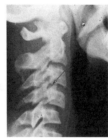 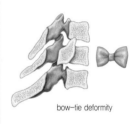

bow-tie deformity

그림 11-19. Unilateral Facet Dislocation

13. Bilateral Facet Dislocation

추체의 50% 이상의 전이로서 매우 불안정하며 척수 손상이 동반된다.

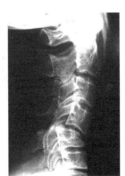 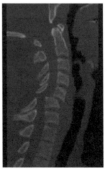

그림 11-20. Bilateral Facet Dislocation

14. Chance Fracture(Seat Belt Fracture)

급격한 척추의 과굴곡으로 척추의 horizontal splitting이 된 것으로 spinous pro-cess 또는 lamina에서 앞쪽으로 pedicles과 vertebral body까지 찢겨진다. Ver-tebral body는 wedge compression fracture의 모양을 띄게 된다. 안전벨트가 2 point fixation(허리 아래 수평으로 고정) 벨트의 경우에서 감속 손상으로 발생하나, 최근 이 벨트가 사라지면서 이 골절도 감소되었다. 복강내 기관의 손상(췌장, 십이지장, 장간막)이 50%에서 동반되어 복부 CT 촬영이 필수적이다.

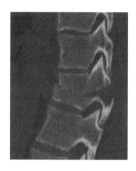

그림 11-21. Chance Fracture(Seat Belt Fracture)

15. Hyperextension Dislocation

심한 안면부 외상과 동반된 central cord syndrome 이 전형적인 양상이며, 경추가 극도로 과신전되어 anterior longitudinal ligament 와 intervertebral disk 가 찢겨져 발생한다. 매우 불안정한 척추손상이나, Cervical collar 착용 시 정복되어 측면 경부사진에서 정상으로 오인될 수 있어 유의해야 한다. Prevertebral soft tis-sue 의 부종이 광범위하게 나타나며 anterior disk space 가 넓어져 보일 수 있다.

16. 척추 골절의 보존적 치료 적응증

대부분의 부 척추 손상과 압박 골절, 중주와 후방인대 복합체의 손상이 없고, 신경 증상이 없으면서 추체 압박이 50% 이하, 후만 변형이 20 도 이하, 측만 변형이 10도 이하인 안정성 방출 골절. 3~4주간의 침상 안정 및 이후 6~8주간 보조기 착용. 급성 척수 손상의 치료에 대한 Mega-dose Steroid Protocol

– 최근 이 용법에 대한 유용성이 의심시 되나 확증된 연구가 없다.

■ **고용량 스테로이드 투여법**(High dose steroid protocol)

적응증	• 손상 후 8시간 이내의 Acute spinal cord injury
금기증	• 나이 < 13세(controversial), nerve root/cauda equina syndrome, • Gun shot wound, 임산부, steroid 사용자, 다른 치명적인 질환
Protocol	• Solumedrol 30 mg/kg IV over 15 min, then wait 45 min • 손상 후 3시간 이내 : Solumedrol 5.4 mg/kg/h over 23 hours • 손상 후 3~8시간 : Solumedrol 5.4 mg/kg/h over 47 hours

New Engl J Med 1990 : 322 : 1405, JAMA 1997 : 277 : 1597
J Trauma 45:1088, 1998, Spinal cord 38:2703, 2000

• 수술적 치료 : 골편에 의한 nerve compression(T12–L3 5%, L1–45%, L2–55%의 골편의 척추관 침범 시 발생) 및 신경증상이 있어 감압술이 필요한 상태, unstable fracture(추체 압박이 50% 이상, 후만 변형이 20도 이상, 측만 변형이 10도 이상, 골편의 척추관 침범 정도가 30~50% 이상, 후방 인대 복합체 손상)로 안정화가 필요한 경우, 후만 및 측만 변형을 교정해야 하는 경우로 5~7일간 안정 후 척수의 부종 상태가 회복되면 시행. 개방성 골절이나 불완전 신경 마비가 점차 진행될 경우에 응급수술 시행

VI 외상성 관통성 경부 손상 Traumatic Penetrating Neck Injury

1. 분류

• Platysma muscle이 손상이 되었을 경우 혈관, 신경 손상을 조심해야 한다.
• Zone I 과 III 손상은 angiography 를 시행해서, major vascular injury를 확인 후에 수술해야 한다 (Zone II 손상은 시행하지 않는다).
• 혈관 조영술을 시행하면, 수술적 방법의 변경이 zone I, III에서 약 29% 된다고 한다.

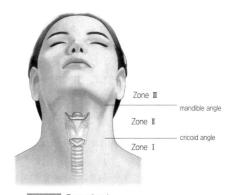

Zone III
mandible angle
Zone II
cricoid angle
Zone I

그림 11-22. Zones of neck

2. Neck zone에 따른 혈관과 중요 기관들

: 심장을 기준으로 가까운 부분이 zone I, 먼 쪽이 zone III로 기억하면 쉽다.

Zone I
proximal common carotid artery
vertebral artery
subclavian artery
major vessels of upper mediastinum
apices of lungs
trachea
thyroid
thoracic duct
spinal cord

Zone II
carotid artery
vertebral artery
larynx
trachea
esophagus
pharynx
jugular vein
vagus nerve
recurrent laryngeal nerve
spinal cord

Zone III
distal carotid artery
vertebral artery
distal jugular vein
salivary and parotid glands
cranial nerves IX–XII
spinal cord

3. Neck Exploration의 절대적 적응증

Uncontrolled hemorrhage	Stridor or vocal cord paralysis (hoarseness)
Unstable vital signs	Subcutaneous emphysema
Expanding hematoma	Hemoptysis, Hematemesis
Pulse deficits	Neurologic Deficit

4. 치료

Airway	혈종이 커지거나, stridor 또는 기타 기도를 막는 소견이 나타날 경우에는 기관 삽관이 필요하다.
Breathing	CXR를 시행해서 pneumothorax를 확인하고, Chest tube 삽관
Circulation	출혈을 막고(직접 압박), 수액 처치를 한다. 출혈이 심할 경우, 젊은 환자에서 carotid artery 2시간 동안 압박해도 일반적으로 신경학적 손상을 유발하지 않는다.
다른 진단적 평가	조기 외과 의뢰하고, 경추(x-ray), 혈관, 기도, 신경, 폐, gastrointestinal injury(gastrografin esophogram–25% false negative) 손상을 확인한다.

VII 흉부 외상

1. Flail Chest

- 저산소증의 원인: 폐좌상(가장 주요한 원인), 통증에 의한 흉벽운동 장애, paradoxic motion. 2 개 이상의 다발성 늑골 골절로서 segment를 이루어야 가능하다. peripheral type과 central type이 있다. 초기에 흉벽의 근육의 splinting 효과로 발견되지 않을 수 있으니 특히 주의를 요한다(초기에는 다발성 늑골 골절=폐좌상=flail chest의 등식을 우선적으로 염두해 두어야 한다).

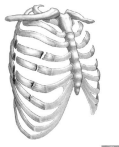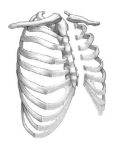

그림 11-23. Flail chest

- 치료

적절한 환기, humidified oxygen 투여, 진통(늑간 신경 마취), 수액 치료, 저혈압이 없으면 수액은 과도하게 투여해서는 안 된다(손상된 폐는 쇼크와 overload 에 매우 민감하다).

Splinting : 흉곽 bandage는 사용에 주의. 손상된 부분을 아래로 한 자세 또는 손상된 부분에 모래 주머니 등을 올려두는 것은 폐의 확장을 막고, 손상된 폐의 무기폐를 심화시켜 더 이상 권장되지 않는다.

기관 삽관 : paradoxical movement만으로는 intubation의 적응이 안 되며, 폐좌상의 정도, 동맥혈 가스 분석, 호흡수, 전신 동반 손상 등을 고려해서 결정해야 한다.

■ Flail chest 의 기관 삽관 및 기계 호흡의 적응증

호흡 부전으로 다음 중 하나 이상인 경우
임상적으로 호흡 피로의 징후가 보일 경우
호흡수 >35회/min 또는 < 8회/min
PaO_2 < 60 mmHg at FiO2 ≥ 0.5
$PaCO_2$ > 55 mmHg at FiO2 ≥ 0.5
Alveolar–arterial oxygen gradient > 450
임상적으로 심한 쇼크
심한 두부 손상으로 기도 유지가 안되고, 인공 환기가 요구될 시
수술을 요하는 다른 질환이 있을 시

2. 긴장성 기흉 Tension Pneumothorax

가장 흔한 긴장성 기흉의 원인은 기계호흡 중에 발생한다는 것을 잊으면 안된다.
이는 임상적 진단으로 방사선학적 확진을 기다리지 말아야 한다(그러나, 반대로 대부분의 기흉의 경우 X-ray 확진을 못 기다릴 정도로 급한 경우는 드물다)
응급 decompression(tube thoracotomy 또는 needle)이 필요하다.

3. 심장 압전 Cardiac Tamponade

대부분 천공성 손상에 의하지만 둔상 blunt injury 으로 인한 심낭내로의 출혈로 발생할 수 있다. 외상에 의한 압전은 classic symptom triad of Beck(정맥압 증가, 동맥압 감소, 심음 감소)이 드물다. 실험로 인해 정맥압 증가는 없을 수 있고, 소란스러운 응급실내에서 심음을 자세히 듣는 것이 힘들기 때문이다. 그러므로 의심해 보는 것이 중요하다. 압전 상태에서 pericardiocentesis를 통한 15~20 mL만 제거해도 혈역학적 호전을 보일 수 있다. Subxiphoid approach로 Seldinger technique을 사용하여 flexible한 catheter를 insertion하는 것이 응급실내에서는 효과적이다. 초음파를 사용하

여 targeting하고, 직접 보면서 삽입할 수 있어 안전하다. 경험자가 필요하다.

■ 심낭 압전의 심낭 천자술

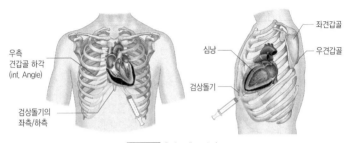

우측
견갑골 하각
(inf. Angle)

검상돌기의
좌측/하측

좌견갑골

심낭

우견갑골

검상돌기

그림 11-24. Pericardiocentesis

• Paraxiphoid Method
바늘의 방향은 왼쪽 어깨 관절 또는 견갑골 tip을 향하도록(심장 우측 경계와 평행하게 된다) 하며, 피부와의 각도는 30~45 도, 6~8 cm 깊이로 삽입, 이는 관상동맥이나 심근을 관통할 가능성이 적으나 RV나 R를 천공할 가능성이 높다. 최근에는 다시 방향을 좌측으로 잡는 경향이 있으나 가장 안전한 방법은 심초음파 가이드하에 시행하는 것이다.

Crit care cardiology, Churchill Livingstone, 1989
심전도 : total electrical alternans of QRS complex, Am heart J 101:853,1981

4. 대량 혈흉 Massive Hemothorax

흉강 내에 1500 mL이상의 혈액이 급작스럽게 축적되는 경우 발생하는 것으로, decompression 전에 충분한 정맥로의 확보, 수액처치가 필요하다.

■ 대량 혈흉에서 개흉술을 고려해야 할 상황

- 전흉벽에서 유두선(nipple line)의 내측으로 자상이 있는 경우
- 후흉벽에서 견갑골 내측으로 자상이 있는 경우
- 흉관삽관시에 1000 ml 이상의 혈액이 배출되는 경우
- 흉관으로 시간당 200 ml이상씩 2~4시간 동안 배출이 되는 경우

5. 기관 – 기관지 손상 Tracheobronchial Tree Injury

드물지만 치명적인 손상으로 초기 평가 시에 간과되는 경우가 많다.

손상부위는 carina를 중심으로 1 인치 내에 발생한다. 대부분의 환자는 현장에서 사망한다고 한다. 객혈, 피하 기종, 긴장성 기흉 등의 소견을 보이고, 치료로 흉관삽관 후에 지속적으로 대량의 공기가 배출될 경우 의심할 수 있다. 해부학적 변위로 기관 삽관이 어려울 수 있고, 안정된 환자 외에는 응급 수술이 필요하다.

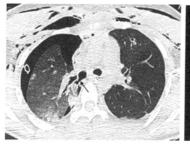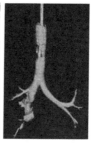

그림 11-25. 기관, 기관지가지 손상

6. 폐좌상 Lung Contusion

가장 흔한 잠재적으로 치명적인 손상이다. 호흡 부전은 서서히 발생되는 경우가 많고, 기관 삽관은 $PaO_2 < 60 \sim 65$ mmHg, $SaO_2 < 90\%$인 심한 저산소증이 있을 때 시행한다.

ET tube를 통해 대량의 출혈이 나오는 경우가 많다. 자주 suction하여 관이 막히지 않도록 해야 하고, 혈압이 유지되면 기계호흡 시행으로 PEEP을 사용한다. 지속적 출혈이 될 경우 수술의 적응이 되기도 한다.

■ 중증 폐 좌상 severe lung contusion의 심정지 원인 및 치료

1. Auto-PEEP(positive end expiratory pressure) 발생: 호흡수를 줄인다
2. 긴장성 기흉: 흉관 삽관 등의 감압
3. 공기 색전증 air embolism into lung vein: 하지 거상 및 좌측면 하강 자세left lateral side down position 시행
4. 깊은 ET 삽관으로 인한 one-lung ventilation(저산소증): 깊이 교정
5. 저혈량증: 수혈 및 대량 수액 공급

■ 응급 개흉술 emergency thoracotomy 적응증

1. 심낭 압전 pericardial tamponade
2. 흉강 내 출혈의 지혈
3. 개방성 심장 마사지
4. 뇌와 심장의 혈류를 증가시키기 위한 대동맥의 결찰을 위해 cross-clamp of aorta

7. 심근 좌상 Myocardial contusion

진단	심근좌상의 임상적 양상
• 진단 : CXR, EKG & O2 saturation CXR findings : pulmonary contusion, 1st or 2nd rib fractures, clavicle or sternal fractures, CHF. • 심전도의 이상소견은 24시간 이상 지연될 수 있다. Cardiac enzyme는 진단적으로 의미가 없다.	• 차 속도 56 km/hr 이상 Steering wheel trauma Anginal chest pain (1~3 d after trauma) unrelieved by nitroglycerin • External thoracic trauma (73%) • Tachycardia (70%) • Friction rub • Beck's triad (cardiac tamponade) ↓BP, JVD, ↑HR (<50%)

방사선학적 검사	심전도 소견	
• 복부 초음파의 subxiphoid scan으로 pericardial fluid collection을 확인 할 수 있다. Echocardiography – abnormality는 right ventricular wall의 dyskinesia ±chamber dilation Echo는 치료에 필요한 대부분의 정보를 알 수 있다. • Radionuclide angiography ejection fraction (EF)을 평가. LVEF < 50% 또는 RVEF < 40% 는 비정상이다. • Single Photon Emission CT (SPECT) – contusions/ischemia 부위를 알 수 있다.	• Sinus tachycardia	70%
	• Nonspecific ST–T changes	60%
	• Repolarization disturbances	61%
	• Atrial arrhythmias or conduction defects	12%
	• Ventricular dysrhythmias	22%
	• Normal EKG	12%
	• Myocardial infarction	2%

치료 및 disposition
• 나이가 45 세 미만, normal EKG, ↑HR 호전, 및 흉부 사진, troponin I 정상 시 4~6시간 관찰 후에 귀가 조치 • 나이가 45 세 이상이고, 심전도상 이상, 심질환, 동반된 외상이 있을 경우 중환자실 입원 및 echocardiogram 또는 다른 test 시행, 산소 투여 및 arrhythmia monitor • 나이가 45 세 미만, 비특이적 심전도 소견, 동반 손상 없을 시, 필요에 따라서 심초음파등 의 검사를 시행하고, 입원 또는 close out patient follow up한다.

■ Blunt myocarial injury 확인을 위한 Troponin 연구 (preliminary study)

Reference No.	Type of Study	Marker Studied	No. of Patients	Results
65	Level II	Troponin I	28	100% sensitivity and specificity for echo-demonstrated contusion
21	Level II	Troponin T	29	Sensitivity of troponin T better than CK-MB (31% vs 9%)
26	Level II	Troponin T	71	Sensitivity = 27% and specificity = 91% for predicting significant ECG abnormalities
1	Level II	Troponin I	44	100% sensitivity and specificity for echo-demonstrated injury

VIII 외상성 흉부 대동맥 파열 Traumatic Thoracic Aortic Rupture

응급실에 생존하여 내원하는 경우는 10~20% 뿐이다.

흔한 파열 Rupture 위치는 immobile ligamentum arteriosum으로, 감속 손상 deceleration injury 때문이다.

■ 임상 양상 및 진단

임상 양상	흉부 방사선 소견
• Rapid deceleraton injury • Retrosternal 또는 견갑골의 통증 (25%) • Dyspnea, stridor, hoarseness, dysphagia • Hypotension 또는 hypertension (mean BP 152/98 mmHg) • 하지의 혈압이 낮거나, 맥박이 없거나 약하다 • Systolic intrascapular or precordial murmur (31%) • 경부 아래 부위의 부종 • 흉골, 견갑골 골절, 다발성 늑골 골절 • Chest tube with initial output >750 ml	• ↑Mediastinal width↑ (52~90%) • Obscured aortic knob • Opacified clear space between aortic knob and pulmonary artery • NG tube > 2 cm to the right of the 4th thoracic vertebra • Separation of paratracheal stripe >5 mm from right lung • Left main stem bronchus 40° below horizontal • 좌측 혈흉/apical pleural cap • 다발성 늑골 골절(특히 1st & 2nd) • 정상 흉부 사진 (15%)

¹mediastinal width (MW) 의 확장은 임상적 판단에 의한 것이 published measurement 보다 더 믿을 만하다. MW on erect PA CXR > 6 cm, on supine AP > 8 cm, > 7.5 at aortic knob 또는 MW at aortic knob/chest width > 0.25 은 thoracic aortic rupture 와 관계가 깊다.

- 흉부 대동맥 파열의 진단
  - 흉부 X-ray : 6~15%에서 정상, 특히 나이 65세 이상시 주의.
  - Aortography (the gold standard test). 모든 의심되는 환자에서 시행해야 한다. 다른 치명적인 손상을 응급 수술하는 경우 외에 지연시켜서는 안 된다.
  - Intraarterial Digital subtraction angiography (IA-DSA) – 100% 민감도
  - Spiral CT scan : 90~95% 이상의 민감도, 거의 모든 환자가 mediastinal hematoma를 보인다. 대부분의 병원에서 screening test로 사용한다.

- 치료
  - Resuscitation : ABC's (all trauma patient)
  - 치명적인 혈복강, brain stem herniation 경우 외에 진단을 위한 priority를 갖는다.
  - Systolic BP을 120 mmHg이하로 조절한다.

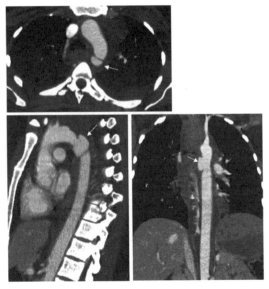

그림 11-26. CT finding of thoracic aorta rupture

−혈압 강하제의 경우 short acting IV agent：b−blockade (Esmolol + Nipride).
− Valsalva를 피한다(예, inserting NG tube 또는 endotracheal tube).
− 흉부외과에 의뢰하고 수술 준비를 한다.

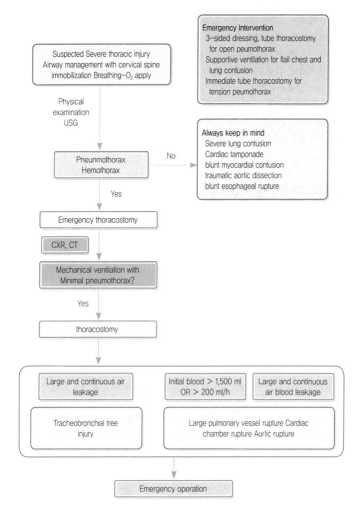

IX 외상성 횡격막 손상

- **횡격막의 열상에 의한 복강 내 장기의 herniation**

외상성 횡격막 손상은 과거에는 좌측에서 주로 발생하는 것으로 알려졌으나, 좌, 우의 발생 빈도는 같고, 다만 우측에서 발생했을 경우 간이 복강내 장기의 herniation을 막아 진단을 더 어렵게 한다.

상승된 횡격막, 급성 위 확장, loculated pneumohemothorax, subpulmonary hematoma 등과 감별이 안되어 초기에 놓칠 수 있다. 다른 복강내 손상을 수술로서 확인하다가 발견되는 경우가 많다. 의심이 되면 비위관을 삽입하여 관의 위치가 흉강내 있는지, CT시행, DPL with chest tube in place 등으로 확인한다. 무엇보다 의심해보는 것이 중요하다.

X 식도 파열

상복부의 심한 압력에 의한 위장이 식도로 expulsion되면서 식도의 파열이 발생하는 것으로 매우 드물다. 하부식도의 선상 파열로서 위장 내용물이 종격동으로 leakage되어 mediastinitis, empyema(delayed rupture into pleural space)등이 발생할 수 있다. Gastrograffin Esophagogram이 choice이고, 진단 즉시 수술해야 한다.

XI 복부 외상 Blunt Abdominal Trauma

- **이학적 검사**: left lower rib fracture의 경우 20%의 비장 손상을, right lower rib fracture의 경우 10%의 간 손상을 동반한다.
- 간 효소 상승의 경우 AST 또는 ALT > 130 IU/L 이어야 간 손상을 의심해 볼 수 있다.
- **진단적 검사**
  - 복부 CT: 위장관, 췌장, 장간막, 횡격막 손상인 경우 놓칠 수 있다. IV 조영제만의 사용으로 충분하다.

Ann Emerg Med 1997; 30; 7

- Diagnostic peritoneal lavage(DPL) 장관 파열 등에 더 민감하지만, 가양성
  으로 laparotomy의 빈도를 증가시킨다.
- 초음파 : fluid collection에 초점이 맞춰져 있다. 비침습적, 빠르고, 반복 검사가
  가능하고, 소생술과 동시에 할 수 있으며, 시행이 쉽지만, 장관 손상이나 기관별
  손상을 알아내기는 힘들다.

■ American Association for the Surgery of Trauma Spleen Injury Scale

Grade	Injury
I	Subcapsular hematoma < 10% surface area, Capsular tear < 1 cm depth
II	Subcapsular hematoma 10~50% surface area Capsular tear 1~3 cm depth, no vessel injury
III	Subcapsular hematoma > 50% surface area, Or Expanding, intraparenchymal hematoma>5 cm, Laceration > 3 cm depth
IV	Ruptured intraparenchymal henatoma actively bleeding Laceration involving segment or hilar vessels > 25% spleen
V	Completely shattered spleen or devascularizing vessel injury

■ American Association for the Surgery of Trauma Liver Injury Scale

Grade	Injury
I	subcapsular hematoma<10% surface area, or capsular tear < 1 cm depth
II	subcapsular 10~50% surface area hematoma, capsular tear 1~3 cm depth < 10 cm long
III	subcapsular hematoma>50% surface area or expanding, capsular tear > 3 cm depth
IV	Ruptured hematoma/bleeding, 25~75% disrupted hepatic lobe
V	> 75% disrupted lobe, vena cava or major hepatic vessels injury
VI	Hepatic avulsion

■ Diagnostic Peritoneal Lavage의 양성 소견

- Aspiration of ≥ 10 ml of gross blood
- Blunt 또는 Penetrating trauma abdomen
  ≥ 10 만 RBCs/ml
  ≥ 2 만~10 만 RBCs/ml : equivocal
- Penetrating trauma lower chest ≥ 5,000 RBC/ml
- White blood cells ≥ 500/ml (4 hrs lag)
- Amylase ≥ 20 IU/L
- Lavage alkaline phosphatase ≥ 3 IU/L
- Bile, food or vegetable matter.

※ 성인 H/S 1 L, 소아 15 ml/kg 주입

■ **DPL의 절개 위치**

정상 성인	배꼽아래, 중앙선	C 또는 SO
정상 소아	배꼽아래, 중앙선	C 또는 SO
임신 2 기, 3 기	자궁 위쪽	FO
복부 중앙 수술 흔적	LLQ	FO
골반골 골절	배꼽 상부	FO
관통 손상*	배꼽 아래 중앙선	C 또는 SO

C : closed, SO : semiopen, FO : fully open

* 자상, 칼 손상, 총 손상 부위는 피해서 해야 한다.

Clinical Procedures in Emerg Med, 3rd ed, Philadelphia, 1997, WB Saunders

XII 천공성 복부 손상 Penetrating Abdomianl Trauma

수술^{Laparotomy}의 적응증	
• Unstable vital signs	• Bowel protrusion or evisceration
• Peritoneal signs	• Embedded weapon
• Diaphragm injury	• Gun shot wound to abdomen
• Significant GI bleeding	• Positive DPL (see above)

XIII 천공성 측복부, 배부 손상 Penetrating Flank or Back Injuries

복막내 또는 후복막의 손상을 인지하기 힘들어서 이학적 검사만으로는 판단하기 힘들다.

• 치료 및 검사
  - Immediate celiotomy : shock 또는 obvious intraperitoneal, vascular injury
  - CT scan with triple contrast (oral, IV, and rectal) : 위의 수술의 경우를 제외한 경우, 혈역학적으로 안정화된 환자, gross hematuria시 시행
  - Angiography : retroperitoneal hematoma 또는 신장 주위나 대혈관 주위의 retroperitoneal bleeding

XIV 신손상 Kidney injury이 의심될 때 처치

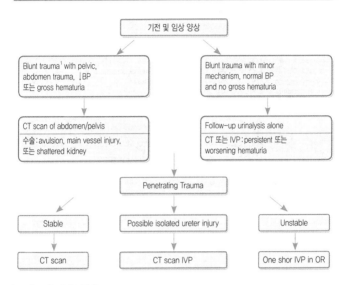

```
                          기전 및 임상 양상

Blunt trauma¹ with pelvic,              Blunt trauma with minor
abdomen trauma, ↓BP                     mechanism, normal BP
또는 gross hematuria                      and no gross hematuria

CT scan of abdomen/pelvis               Follow-up urinalysis alone
수술: avulsion, main vessel injury,      CT 또는 IVP: persistent 또는
또는 shattered kidney                     worsening hematuria

                      Penetrating Trauma

Stable              Possible isolated ureter injury         Unstable

CT scan                    CT scan IVP                 One shor IVP in OR
```

¹ regardless of level of hematuria.

Emerg Med Clin North Am 1998; 16; 145

※ 혈뇨(Hematuria)의 평가

환자가 혼자서 소변을 볼 수 있을 경우 바로 소변 검사를 하고 못 보는 경우 남자에서
골반골 골절, 회음부 혈종, meatus의 혈액, 비정상적 전립선 등 요도 손상이 의심될
경우 이의 처치를 하면서(urethrogram, Foley catheter, suprapubic catheter…)
소변을 채취 한다

– dipstick (+) and RBC(–): myoglobulinemia, rhabdomyolysis
– dipstick(+) and RBC(+): cystogram을 시행 한다.

방광 파열: 복강내 파열인 경우 수술
복강 외 파열인 경우 Foley catheter drainage와 항생제 치료 등 보존적 치료
Cystogram 정상시 IVP, CT with contrast를 시행 한다.
혈뇨의 정도와 손상의 정도는 비례하지 않으며, 비뇨기계 대량 손상의 15~20%에서
는 혈뇨가 없다.

XV 요도 및 방광 손상 Urethral Injury and Bladder Injury

1. 요도의 손상 Urethral Injury

Overview	Retrograde Urethrogram 적응증[1]
Pelvic fracture는 대부분의 요도의 근위부 손상을 유발하나, instrumentation, falls, 또는 straddle 에 의한 손상은 요도의 앞부분이다. 복부, 항문주위, 직장 검사를 하고, 요도 손상이 의심될 시에 urethrogram을 시행한다 (우측 표).	Penile, vaginal, scrotal trauma Perineal trauma Blood at urethral meatus Abnormal prostate examination Suspected pelvis fracture (controversial) Inability to easily pass Foley catheterW

치료	Retrograde Urethrogram Technique1
Partial urethral disruption이 확인이 되면, 비뇨기과에 의뢰하여, 14~16F의 urethral catheter를 삽입한다. 만약 삽입이 안되거나 완전 요도 손상이 관찰되면, suprapubic catheter를 넣도록 한다.	조영제 주입 전 KUB를 촬영 직접 50 cc 주사기의 끝을 meatus에 넣거나 Cooke adapter 또는 Christmas tree adapter를 주사기에 장착하고(Foley를 사용하지 않는다) 60초간 10~15 cc의 조영제를 주입한다. 주입 50초에 x-ray를 찍는다.

[1] Use Hypague 50%, Cystografin 40%, or Renografin 60%, or non-ionic dye (Omnipaque or Isovue) diluted to ≤ 10% solution with NS.

2. 방광 손상 Bladder Injury

Overview	Cystogram 적응증
모든 방광 손상은 골반골 골절을 수반한다. 복부 CT를 시행해서 복강내 손상을 확인해야 한다. Gross hematuria 또는 골반의 외상 시는 cystogram을 시행하게 되는데 반드시 복부 CT를 먼저 시행해야 cystogram시 사용한 조영제에 의한 artifact를 피할 수 있다.	하복부 및 골반의 관통성 손상 또는 둔상으로 다음과 같은 소견을 보일 경우 (1) Gross hematuria, (2) blood at the urethral meatus, (3) pelvic fracture or (4) abnormal retrograde urethrogram or (5) inability to void or minimal urine from Foley 　　catheterr

치료	Cystogram 방법
• Intraperitoneal bladder rupture는 조영제가 복강내로 퍼져서, 장관의 loop 사이로 차게 된다. → 수술하여 복원시킨다. • Extraperitoneal bladder rupture는 방광주위 조직에 조영제가 고여있는 것처럼 보인다. 방광을 비운 후에 사진을 찍으면 방광 뒤에 조영제가 모여있다. → Foley/suprapubic cathter 삽입 후에 항생제 치료한다.	• Urethrogram 후에, Foley catheter를 삽입하고, baseline KUB를 시행한다. • Foley를 통해 saline을 주입하여(400~500 cc) 방광을 채운 후에, 조영제(50 cc)를 빠른 속도로 shooting하고 shooting이 끝날 무렵에 KUB를 찍는다. 이후에 양측 측면사진(oblique)을 촬영한다. • 방광을 비운 후에(주입한 양과 같은 양이 drainage 되야 한다. 양이 적으면 rupture를 의심할 수 있다). 다시 AP, Oblique를 촬영한다.

XVI 소아 외상

1. 소아 외상의 특징

- 두부 손상의 발생률이 높다(머리가 상대적으로 크다)
- 경부 손상의 감별이 어렵다
- 기도 폐쇄, 저산소증, 호흡부전증의 발생이 성인보다 높다
- 중등도의 판정이 어렵다(연령별 생체징후가 다르다)
- 저체온증의 발생률이 높다
- 골절을 동반하지 않은 내부 손상이 흔하다. 골절이 있을 경우 심각한 손상을 고려해 두어야 한다(예, 늑골 골절시 폐손상)

2. Pediatric Trauma Score

양상	Score + 2	Score + 1	Score − 1
몸무게(kg)	> 20	10~20	< 10
기도	normal	maintainable	Non-maintainable
Systolic BP (mmHg)	> 90	50~90	< 50
의식 상태	awake	obtunded	comatose
Open wound	none	minor	major
사지의 골절	none	closed	open or multiple

총 점수가 8 점 이하면 외상 센터로 후송이 필요하다. 1 점 미만인 경우 98% 이상, 4 점만인 시 50%, 8 점 이상인 경우 1%의 사망률을 보인다.

Ramnofsky : J Trauma 1988; 28 : 1038.

3. V 점수 V score

말에 대한 반응 Verbal response	V 점수
적절한 말, 웃음, 말을 잘 알아 듣고 따른다.	5
울지만 달랠 수 있다.	4
지속적으로 보챈다.	3
가만히 있지 못하고, 흥분되어 있다.	2
반응이 없다.	1

4세 이하의 소아에서 사용 한다.

4. 소아 외상의 초기 접근

평가	치료
Airway and C-spine(기도 및 경추 고정) – 공기의 흐름이 있는지를 확인하고, neck collar 착용	기도 삽관 적응증 (1) 호흡을 못하거나 (2) 의식 변화/흡인의 위험 (3) 두부 손상으로 과호흡이 필요, (4) flail chest (5) 심한 쇼크
Breathing(호흡) – 환기가 효과적인지, oxygenation은 잘 되는 지 확인	pulse oximeter(±end-tidal CO2 monitor), 산소, 긴장성 기흉의 decompression 등

Circulation(순환) – 맥박의 강도, 분당 횟수를 체크하고, 외부의 출혈이 있으면 압박하여 지혈한다.	두개의 말초 정맥로를 확보하고, blood typing 및 cross matching			
	나이	IV catheter size	Intraosseous size
	0~1 year	20~22 gauge	17 Fr
	1~6 years	18~20 gauge	15 Fr
	8~12 years	16~20 gauge	–
	>15 years	14~18 gauge	–

평가	치료
Disability – 의식 상태 동공과 의식상태를 체크(AVPU)	AVPU (Alert, response to Voice, Pain, Unresponsive), V-score
Exposure	완전히 옷을 벗긴다(radiant warming하여 체온 유지)
소생술(1차 평가와 동시에 시행)	
Airway/Breathing	재평가
Circulation	Note : 만약 저혈압 상태라면, 말초 정맥 주사를 하는데 2~3분 이상 시간이 걸리면 IO (intraosseous) 또는 중심 정맥에 삽관하도록 한다. NS 20 ml/kg IV하도록 한다. 다시 평가를 한 후에 필요하면 NS 20 ml/kg IV한다. 수혈은 packed RBC's 10~20 ml/kg 주사한다. NG tube, Foley catheter insertion(연령별 관의 size 참고).
Reassess ABCDE	다시 환자의 상태를 파악하고, 새로운 증상이 나타나는 지를 확인한다. 필요시 흉관을 삽입한다.
Head to toe examination	완전한 vital sign을 check하고, 등[Back]과 rectal exam하는 것을 잊지 말아야 한다.
Address extremity injuries	관류[perfusion]가 안되는 탈구는 바로 정복하도록 한다.
Initial X-rays	cervical spine, chest, pelvis, extremity, CT scans.
진통 및 감염 관리 환자 분류	진통제, 항생제, tetanus pro 외과 등에 의뢰하고, 전원, 입원 또는 수술에 대한 준비를 한다. 골절은 splint하고, 상처를 소독한다.
Documentation	모든 이상 소견을 기록한다(x-ray, 검사실 소견 포함). 의뢰과 및 의뢰 시간, 가족에게 설명하도록 한다.

5. 쇼크 Shock

■ 소아 환자에서 실혈량에 따른 전신 반응

System	25% 이하의 실혈	25~45% 실혈	45% 이상 실혈
심장 중추 신경계	심박수의 증가, 약한 맥박 기면, 보챔, 혼돈	맥박수 증가 의식상태의 변화, 통증에 대한 반응이 둔화됨	저혈압, 빈맥~서맥 혼수
피부	차고, 끈적끈적하다 찬 사지	청색증, capillary refill 시간 감소	창백하고, 차다
신장	소변량의 감소는 거의 없다 specific gravity의 증가	분당 소변량이 적다	무뇨상태가 된다

– 소아에서의 쇼크에 대한 반응으로서의 tachycardia는 통증이나 공포, 스트레스 등에 의한 경우가 많아서 믿을 만하지 않다. 대신에 상기한 증상을 잘 관찰하는 것이 중요하며, 소아에서 혈압은 수축기 80 mmHg + (나이×2), 이완기는 수축기의 2/3정도로 저혈압은 45% 이상(성인에 비해 많은 실혈이 되어야 한다)의 실혈 시에 나타나므로 주의를 요한다.

– 소아에서의 수액처치는 성인과 같이 1:3 rule에 따라서 한다.

– 소아에서의 나이에 따른 생체 징후 : 소아과 '발달과 성장' 편 참고

• 골내 주사 intraosseous access

소아의 경우 정맥 주사가 어려운 경우가 종종 어려운 경우가 있으며 특히 쇼크에 빠진 경우는 빠른 처치가 필요하다. 중증 외상이나 패혈증성 쇼크에서 중심정맥 삽관이나 기타 접근이 힘들 경우 초기부터 골내 주입을 고려할 수 있다. tibial tuberosity 2 cm (2 finger) 아래에서 내측의 편평한 부분에 그림과 같이 distal 방향으로 삽입하면 된다. 골내 바늘이 없는 경우 일반적인 정맥 카테터, 척수천자 바늘, 골수천자 바늘 등이 과거 대체 사용되었으나, 성공하기 매우 힘들고 바늘의 꺽임, 부러짐 등이 쉽게 발생하여 성공해도 수액의 주입이 원활하지 않다. 최근 현재 국내에서 사용가능한 드릴형 타입(EZ–IO TM)이 보급되어 사용에 가장 유용하다. 용수철의 힘(BIG, 국내엔 없다)을 사용하는 기구의 경우 뼈의 골절 위험이 있다. 합병증 : 연부조직염, 골수염;1%미만(정맥로의 합병증과 같다), 성장판 손상(가능성이 있다)

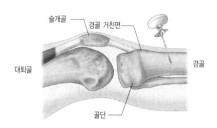

그림 11-27. Intraossseous insertion at the proximal tibia

6. 소아 두부 손상

- 소아 두부 손상의 특징
  - 성인보다 예후가 좋으나, 3세 미만의 경우 다른 연령의 소아보다 불량하다.
  - 1세 이하의 영아는 두피 혈종이나 경막외 혈종으로도 쇼크에 빠질 수 있다.
  - 두개골이 얇으므로 뇌를 보호하는 능력이 적고 뇌의 myelinate가 적으며, 신체중 머리가 차지하는 비율이 높아 두부 손상의 발생률이 높다.
  - 두개골 골절은 주로 측두골에서 발생하며, 골절시 약 반수(48%)에서 두개강내 손상이 동반된다.

■ 단순 skull X-ray 상 골절선과 봉합선의 구분

① 선이 곧고 straight, Isodense하다.
② 선의 가느러짐 tapering이 없다.
③ 선의 density가 높다(두개골 전층을 침범하므로).
④ 정상적으로 혈관이나 봉합선이 없는 부위에 발생할 수 있고 이를 가로 지를 수 있다(cross over).

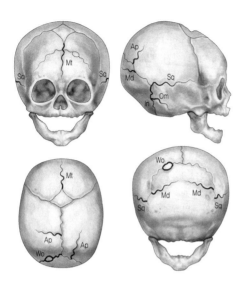

■ **약어**
- Mt–metopic,
- Sq–squamosal,
- Ap–accessory parietal,
- Md– mendosal,
- Om– occipitomastoid,
- In–innominate,
- Wo–wormian

그림 11-28. 정상 소아의 봉합선

■ **소아 두부 외상의 위험도**

안전	저위험	중등도-고위험
이학적 검사 정상 증상 없음 기억 소실 없음 단순 사진 관찰	이학적 검사 정상 의식 소실 1분 이하 기억 상실 두통 구토 기면 상태 CT 검사 – 7%에서 이상 소견 필요 시 의뢰	나이 2 세 이하 의식 상태 이상 지속되는 구토 기억 소실 1분 이상 경련 안면 손상 다발성 외상 이학적 검사상 이상 CT 검사 의뢰

7. 8세 이하 소아의 경추 손상의 해부학적 특징

- 성인에서의 정상적인 lordosis는 없을 수 있다(14%).
- 8 세 이하에서는 C1-C2, 8 세 이상에서는 하부 경추의 손상이 흔하다.
- Uncinate articulation의 미성숙으로 관절이 불안정하다.

- Os odontoideum – odontoid가 C2에 결합되지 않은 선천성 기형으로 경증의 외상에 의한 척추 손상에서도 나타날 수 있다.
- Ossiculum terminale : 나이 12~14 세까지 dens apex가 dens body와 fusion이 안된 경우
- Prevertebral space(C3 level) : C3 body의 장경의 1/3~2/3이하 또는 5~7 mm이하
- Prevertebral space(C5) : C5 body 장경의 4/5 또는 14 mm이하
  Predental space : 8 세 이하 5 mm 이하, 8 세 이상시 3 mm 이하가 정상
- Pseudo-Jeffersonian 골절 : C1 lateral mass가 C2보다 더 빨리 성장해서, C1이 C2를 겹쳐 보이는 골절과 같은 모양을 보인다.
- Pseudosubluxation(C2/C3 또는 C3/C4) : 9 세 이하의 소아, 정상의 40%에서 나타난다. 사진상 C2의 spinolaminar line의 변위가 2 mm 이내이다. 이학적 소견상 True subluxation이 의심이 되면 neck collar를 유지하고, flexion/ extension 및 CT 등의 검사를 시행해야 하나, 드물다.

8. 방사선상 정상인 척수 손상 Spinal Cord Injury without Radiologic Abnormality; SCIWORA

SCIWORA는 모든 소아 척수 손상의 20%를 차지할 정도로 높다. 수상 당시의 단순촬영, CT, MRI는 정상이지만 1~3 개월 후의 MRI상에 척수의 atrophy의 소견을 보인다. 약 반 수(54%)에서는 뒤늦게 신경학적 이상을 보이고(보통 1~2일 뒤에), 이런 지연성
증상을 보이는 환자의 반은 수상 당시부터 paresthesia를 호소한다. 환자의 83%에서 척수 손상이 있고, 2/3이 8 세 미만의 소아이다. 지연성 마비를 동반한 소아에서는 빠르게 마비가 진행해서 완전 척수 손상으로 악화될 수 있다.

XVII 낙상 Falls

낙상은 65세 이상의 노인에서 가장 흔히 발생하는 손상으로 50%가 반복적으로 경험한다. 노인은 자세 불안정, 윤형, 근력, 조정력, 반응력 등이 감소되어 미끄러지기 쉬우며 보통 평평한 바닥에서 발생한다. 시력의 감소, 기억력 감소 등의 나이에 따른 변화는 일반적 환경이 장애물로 작용하며(m/c), 기존의 질환, 실신(syncope)과 어지럼증을 유발하는 원인(부정맥, 정맥 충혈, 자율신경계 이상, 저산소증, 빈혈, 저혈당) 그리고 약물 복용 등이 이의 원인이 된다. 낙상으로 입원한 경우 50%는 1년 내 사망한다.

노인에서 낙상을 유발하는 가장 흔한 원인			
Accident/Environmental	37%	Syncope	1%
Weak balance or gait	12%	CNS lesion	1%
Drop attack	11%	Unknown	8%
Dizziness/Vertigo	8%	Other(medical illness, eyesight	18%
Postural/Orthostasis	5%	drugs*, confusion)	

* 약물 : 알코올, 수면제, 항고혈압제, 항우울제, 이뇨제, 당뇨약 등이 포함된다.

Emerg Med Clin North Am 1990;8:309

■ 외상 환자의 임상적 평가 Catastrophe I hate falling

Functional History Concerning a Fall		Key Physical Exam Findings	
C	Caregiver and housing adequate	I	Inflammation joints (or immobility)
A	Alcohol (and withdrawal)	H	Hypotension, orthostasis
T	Treatment (meds, compliance)	A	Auditory, visual abnormalities
A	Affect (depression)	T	Tremor
S	Syncope	E	Equilibrium
T	Teetering (dizziness or vertigo)	F	Foot problems
R	Recent medical or surgical illness	A	Arrhythmia, heart block, valve dz
O	Ocular problems	L	Leg-length discrepancy
P	Pain or problems with mobility	L	Lack of conditioning
H	Hearing	I	Illness-general/medical
E	Environmental hazards (e.g. stairs)	N	Nutrition (weight loss?)
E	Environmental hazards (e.g. stairs)	G	Gait disturbance

Am fam Phys 2000;61:2159.

■ 75세 이상 노인에서 낙상의 위험성

위험 인자	위험인자의 수	낙상의 가능성(1년내)
Sedative use	0	8%
Cognitive impairment	1	19%
Lower extremity disability	2	32%
Palmo-mental reflex	3	60%
Abnormal balance/gait	≥4	78%
Foot problems		

N Engl J Med 1988;1701.

노인의 운동성 검사 : 일어나– 걸어 검사^{Get Up & Go Test}

Test : 일반적인 팔보조 의자에서 앉아 있다가 일어나서 3 m를 걸어간 후 돌아서 다시 의자에 앉는 검사. 지팡이 등의 부속기를 사용해도 무방하며, 1회의 연습 후 3회를 실시하여 이의 평균 시간을 측정한다.

Predictive Results	시간(sec)	등급
Predictive Results	<10	Freely mobile
	10~20	Mostly independent
	20~29	Variable mobility
	>30	Impaired mobility

Am Fam Physician 2000;61;2159.

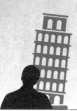

상처 관리
Wound Management

I 상처 관리의 기초, 준비

1. 응급실의 상처

응급실에 오는 상처 환자는 머리 및 안면부 50%, 손이 35%가 차지한다. 즉 응급실의 근무자는 얼굴(cosmetic problem)과 손(인대, 신경 손상 등 기능function)의 치료에 상당한 지식과 경험, 술기를 보유하여야 한다.

2. 흉터가 클 것으로 예상되는 상처의 치료

초기 상처의 종류가 흉터를 결정하는 가장 중요한 요소 – 일자형(––) 외(外)상처, 피부긴장선(skin tension line)과 나란하지 않은 상처, 관절의 상처 등은 흉터가 점진적으로 커진다. 환자에게 설명해야 나중에 불필요한 치료 실수 등의 민원을 피할 수 있다. 특히 관절과 같이 움직임이 많은 곳이나 손바닥 열상은 봉합사를 제거하면 상처가 벌어질 확률이 매우 높아 처음부터 실을 제거하면 상처가 벌어진다고 설명하는 것이 매우 중요하다. 상처는 벌어져도 상처 아래에 살이 차오르고, 붙어 있음을 같이 설명한다.

3. 상처의 치유와 긴장강도

상처는 봉합 후 3일 정도(염증inflammation 단계)까지 증가하다가 멈추고 3일~14일 정도(증식proliferation 단계)가 되면서 매우 약해졌다가 매우 천천히 성숙단계remodeling 으로 넘어간다.

교원질의양은 상처의 치유에 주 요소로써 상처발생후 2~3주때에 최고조에 이르지만 상처의 인장강도는 정상으로 돌아갈 수는 없다. 상처조직의 교원질의 굵기와 배열은 정상피부의 교원질보다 가늘고 피부에 평행하게 이루어지므로 상처 발생 1주후면 정상의 3%, 3주후에 30%, 치유과정이 끝난 3개월후에도 정상의 80%를 넘지못한다. 그러므로 교원질의 강도와 긴장도가 성숙하기 전에 실을 제거하면(실 흉터^{stich scar}를 남기지 않기 위해) 상처가 벌어지거나 다시 터질 수 있는 위험이 있어 두번째 봉합을 반드시 시행해 줘야 한다. 여기에는 steristrip 등의 테이프나 피부 접착제 등을 이용한다.

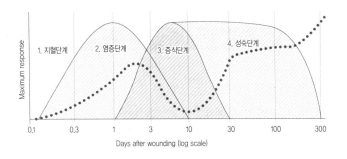

굵은 점선=tensile strength(상처접착력)은 염증기가 최대로 진행되면서 강해지다가 증식기가 진행되면서 급속히 약해져서 7일경에 최소가 되었다가 성숙기가 되면서 매우 천천히 증가한다. 정상 피부의 긴장도는 1년정도가 소요된다. 임상적으로 실을 제거하는 5~7일경에 제일 약하여 쉽게 벌어지기 때문에 2차 봉합(taping 또는 skin adhesive 적용)이 요구된다(보통 시행하지 않아서 흉터를 키운다). 2주 정도까지 2차 봉합을 유지하는 것이 좋다

4. 상처 세척의 방법

상처세척에적절한압력은 5~8 Psi(250~400 mmHg) 정도로이는 30~50 ml 주사기에 19 gauge 바늘을부착한상태로분무할때유발가능하다. 세척양은 1 cm 상처에 50~100 ml 정도이며, 적당히 증량할 필요가 있다. 크린조 등 세척액의 뚜껑만 열어서 위에서 붓는 세척은 너무 압력이 낮아서 부적절하다.

열린 상처는 세포가 노출된 상태이며, 베타딘, 클로르헥시딘 등은 세포 독성과 심한 통증을 유발하여 열린 상처에 절대로 소독제를 사용하면 안된다. 열린 상처는 생리식

염수만 사용한다. (즉, 생리식염수 세척은 봉합 후 감염을 예방하는 최고의 방법이다)

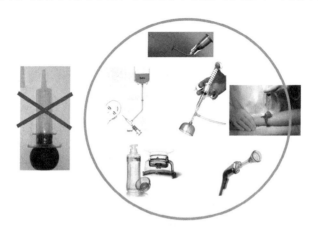

■ 부위에 따른 창상 감염의 위험도

위치	위험도
두부/ 경부	1~2%
상지	4%
하지	7%

전체적인 봉합 후 감염률 : 6% -적절한 봉합과 예방적 항생제를 사용한 경우를 포함.
이를 환자에게 반드시 설명해 불필요한 분쟁을 예방해야 한다.

■ 손상~봉합 시간에 따른 감염률(연구 결과 요약)

위치	경계 시간*	시간내(조기) 봉합	지연 봉합	감염률 차이
손. 상지	4시간	7%	21%	13.5%
소아의 두부.경부	6시간	1.2%	1.3%	–
모든 부위	19시간	8.2%	23.4%	15.1%
두부	19시간	5%	3%	–
흉부와 사지	19시간	11.3%	33.8%	22.5%

* 경계 시간 : 조기 봉합과 지연 봉합을 나눈 경계가 된 시간
• 연구 결과처럼 두부/경부는 손상부터 봉합까지 시간에 따른 감염률이 낮으나, 상
하지, 흉부 등은 시간에 따른 감염률이 높다
• 또한 오염된 상처, 둔상에 의한 으깨진 상처, 피하봉합을 시행하는 경우, 마취에

epinephrine 을 혼합 사용 시에 감염의 위험이 높다 (Morgan, Baker, Berk 등의 연구).

5. 예제^{case}(아래의 상처)를 통한 관리 방법

V 자형 형태를 단순 봉합 후에 피부 긴장에 의하여 상처가 점점 벌어져서 큰 흉터로 남았다.
아래의 V 자 형태를 피부를 오리고, 이동시키는 방식으로 하나의 곡선형으로 변형하여 봉합하는 방식이 대안이 될 수 있다. 화살표(→)는 벌어진 방향을 표시하고 있다.

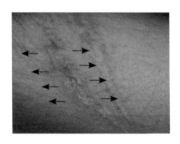

여기에서 debriment and undermining 은 나중에 큰 흉터로 남을 부분을 제거하면 봉합 시에 당겨지지가 않거나 세게 당겨야 붙일 수 있다. 만약 당겨진다면 그대로 봉합하는 경우가 많다. 그러나 당겨져서 서로 붙는다고 하더라도 피부의 긴장선에 따라서 점점 벌어지면서 치유가 된다. 즉 흉터가 크게 된다. 손상조직을 제거하는 것 만으로 불충분하다. 즉, 피부 긴장을 줄이고, 긴장이 적도록 하기 위하여 불필요해 보이더라도 적당한 길이의 undermining이 필요하다.

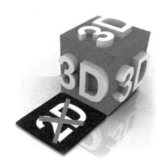
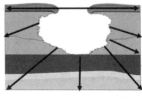

이러한 이유를 상처 긴장력(당김)의 3D 모델로 설명하면 상처의 당김은 평면(2D)로 당겨지는 것이 아니라 입체(3D)적으로 당기기 때문에 undermining 을 통하여 아랫부분에서 당기는 연결을 끊어 2D 당김으로 만든 후에 봉합한다는 것이다. 즉 debriment 을 했으면 반드시 undermining을 같이 시행하고 봉합한다.

■ **봉합실 제거** suture removal

안면부	3~5일
눈꺼풀	3일 – 실흉터 때문에 조기 제거 필요
두피	7~10일
흉부	7~10일
팔, 다리	10~14일
관절	14일

• 안면부의관리: 제거 후 항상 Steri Strips를 붙여주고, 변색의 위험때문에 태양에 노출이 안되도록 해주며, 5일 뒤부터는 sun blocking cream을 바르도록(되도록 6개월~12개월) 권고, 초기 봉합상태와 장기간 미용적 효과가 반드시 일치하지 않음도 설명해야 한다.
• 피부가 얇을수록(눈꺼풀, 소아, 여성)실 제거를 조기에 시행한다.
• 관절의 경우 초기 봉합때보다 흉터scar가 더 크게 남는다(Acad Emerg Med 2:983, 1995).

■ **소독액** antiseptic solution

	기전/onset	특징	적응증, 금기증
Chlorhexidine gluconate(CHG)+ 70% alcohol	3~5 min(CHG) Alcohol mixed CHG-immediately 세포막 분열+ 단백변성(알코올)	알코올의 즉시 효과와 휘발성으로 빠른 dryness와 CHG의 잔류효과(6 hr) 비누, 핸드크림, 알칼리, 음이온 제제에 활성도 감소	일차 선택제
Povidone-iodine solution (iodine complexes, Betadine)	저농도에서 강력한 살균 효과 2 min Oxidation/substitution by free radical(iodine)	마르는 정도(dry)에 관계없이 2분 정도 기다려야 함. 잔류효과 1시간 정도	상처 치료에 1% 농도 용액이 안전하고 효과적 10% 용액은 상처주위 정상 피부 소독에 적합
Hydrogen peroxide	산화로 단백질 변성	혈액 응고를 닦을 때 효과적	개방성 상처에 금기, 봉합 후 사용
Alcohol	단백 변성 100% 알코올은 비효과적, 단백 변성이 심해서 조직내 침투 방해함	통증 보통 70% 사용	일상적인 사용에 큰 역할 없다 점막 구조 통증

- 모든 소독액은 조직 독성을 가진다. 그러므로 열린상터 내부를 소독액으로 소독하는 것은 조직손상을 일으켜 나중에 세균이 자라는 배지로 변할 수 있다. 붕산액 boric acid : 안면부, 개방성창상에 사용. 독성이적다.

6. 밀폐형 드레싱의 종류 및 적응증

드레싱은 "적절히 습윤한 환경을 유지하라" 라는 현대적 대원칙을 지키는 방식으로 하면 특별히 비싸지 않고도 좋은 치유를 유도할 수 있다.

그러므로 드레싱에 잘 마르지 않는 항생제 연고를 사용하면 습윤환경과 감염예방을 동시에 할 수있어 가장 추천한다. 아래에 현재 사용되고 있는 제제를 소개한다.

■ 밀폐형 드레싱의 종류 및 적응증

분류 및 상명		장점	단점	적용	금기
폼(form) 메디폼® Allevyn®		흡수성 제제 피부 굴곡에 적합 압력부위의 압박을 해소	불투명함 이차 드레싱 필요 (제품에 따라서 상이함)	표층의 상처 중중도의 삼출성 상처	건조한 창상에는 사용하지 말 것
필름(film) Tegaderm®, Bioclusive® Omniderm®		투명함 이차드레싱 없이 직접 접착 방수 및 세균 차단 O_2, CO_2의 반투과성 드문 드레시 교환(1주일)	수분 저류를 유발 필름제거시 표피 박리 우려	표재성 화상과 궤양 삼출액이 적은 상처 카테터 부위 등의 보호	
친수콜로이드 (hydrocolloid) Duoderm® Nuderm®		자가분해 데브리망을 형성 혈관신생 촉진 삼출액 흡수 세균차단 물리적 보호막(샤위 가능)	불투명 비교적 고가 켈 특유의 불쾌한 냄새 자가 데브리망으로 인한 상처경계의 짓물러짐	경도~중중도 삼출성 상처 욕창,당뇨성 궤양 급성 수술 상처	감염된 상처 및 3도 화상무 깊은 상처에는 금기
친수겔 (hydrogels) Vigilon® Tegagel® 번쉴드®		반투명 진정작용, 보습적용 상처에 들어붙지 않음 보습 제공과 동시에 수분 흡수	이차 드레싱 필요 잦은 드레싱 교환 필요	불규칙한 깊이의 상처 통증성 상처 박피술 후, 표재성 화상 등의 표층상처	
알지네이트 (alginates) Algiderm®, Seasorb®		높은 흡수력 및 지혈작용 상처에 들어붙지 않음 드문 드레싱 교환 신경 말단 습윤→ 통증을 완화 공동을 채워 상처의 사강을 줄임	이차드레싱 필요 겔 특유의 불쾌한 냄새	고도의 삼출성 상처 출혈부 지혈 목적	건조한 상처 및 3도 화상 등의 괴사된 상처에 금기

분류 및 상명		장점	단점	적용	금기
친수섬유 (hydrofiber) Aquacel®		창상의 삼출물 흡수→ 겔 형성 흡수력이 매우 좋다 감염된 상처에도 사용 가능		삼출물 양이 매우 많거나 출혈 경향 이 있는 창상 2도 화상 당뇨성 궤양	
복합드레싱류 (synergistic) Versiva®		드레싱 제제의 장점을 모아 상승작용을 유도 외층 → 폴리우레탄, 폼, 필름 중간 흡수층 → 친수 섬유 상처 접촉층 → 친수 콜로 이드	가격이 비싸다		
항균드레싱류 (antimicrobial dressing) ACTICOAT® CADEXOMER Iodine®		**은(Ag) 함유 드레싱** ACTICOAT® 통증경감과 패혈증 위험 감소 넓은 항균 효과(MRSA, VRE) **요오드 함유 드레싱** CADEXOMER Iodine® 에테르와 요오드가 결합 요오드가 서서히 분비되며 세포독성을 최소화한 농도 로 광범위 항균작용을 가짐	실바딘® 치료지연 현상 (ACTICOAT®는 없음) CADEXOMER Iodine® 드물게 피부 착색 발생	2도 이상 화상 욕창, 하지 궤양 당뇨성 족부 만성 창상 감염 창상 삼출물이 많은 창상	CADEX- OMER Iodine® 안면부 상 처에 주의 갑상선 기 능 이상자

7. 봉합고정드레싱Tie-over dressing

봉합고정드레싱은움직임이 많은 부위의 상처 부분은 그 위에 솜을 뭉쳐서 얹어넣고 붕
대로 감으면 움직이면서 솜이 움직여 버려서 잘 눌러주지 못하므로 주변을 실로 봉합해
서 덮어주는 방법이다. 주로안면부, 겨드랑이나 발목같이 많이 움직이는 부분에 사용하
는 드레싱이다. 피판 손상이나 피부 이식의 경우 피판이나 식피편의 생착에 악영향을
주는 원인으로서 혈종, 피판 또는 식피편의 어긋남, 과잉 압박에 의한 저혈, 불충분한
압박에 의한 부종 등이 있다. 이를 방지 할 수 있는 방법으로서 봉합고정드레싱이 선호
되며 응급실에서도 쉽게 적용할 수가 있다. 봉합시 봉합사를 길게 남겨두고 이식된 피
부 위에 식염수에 적신 솜이나 거즈를 고르게 댄 후 길게 남겨둔 봉합사로 솜과 거즈를
서로 묶어준다. 감염이 없으면 5~10일후에 드레싱을 제거한다.

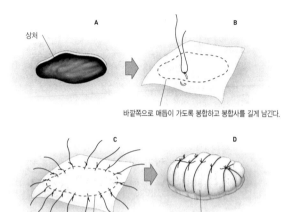

상처

바깥쪽으로 매듭이 가도록 봉합하고 봉합사를 길게 남긴다.

반대편 봉합사끼리 묶는다.

바세린 거즈로 덮고 위에 솜을 두툼하게 올려 놓는다.

그림 12-1. A. 봉합고정드레싱은 피부 이식 뿐 아니라 혈종이 발생할 가능성이 높은 결출 손상에도 사용할 수 있다. B. 피부이식편을 고정한다. 이때 매듭은 바깥쪽을 향하게 하고 봉합사를 길게 남겨야 한다. C. 봉합한 후 바세린 거즈로 덮고 그 위에 솜을 두툼하게 올려 놓는다. D. 반대편 봉합사 끼리 묶는다. 이때 혈종이 발생하지 않고 사강이 생기지 않도록 단단하게 고정해야 한다.

8. 외상성 문신과 찰과상Traumatic tattoo and abrasion

접촉 손상으로 피부 찰과상 내에 분말상태의 먼지, 기름때, 탄소물질, 흙, 아스팔트 같은 이물질이 피부 속으로 들어가 있는 채로 치유가 되면 고착되어 문신으로 남게 되는데 이를 외상성 문신(Traumatic tattoo)이라고 한다. 일단 외상성 문신이 발생하게 되면 기계박피술, 레이져박피술, 냉동치료 및 유기용제를 이용한 다양한 치료에도 결과가 좋지 않다. 상처의 상피화의 시작은 일반적으로 12시간 이내이다. 그러므로 수상 후 12시간 이내에 메스 또는 억센 솔로 문질러 이물질을 완전히 제거 해야 한다. 지저분한 표재성 찰과상의 경우 2% 점성의 자이로케인이나 거즈에 LET (Lidocaine 4%, Epinephrine 1:2, 000, Tetracaine 0. 5%)를 묻혀 상처에 5분간 적용한다. 만약 이것이 성공하지 못하면 국소적으로 완충된 1% lidocaine을 25~27게이지 바늘을 사용하여 주입할 수 있다.

1) 상처의 정리 및 세척

- 생리식염수 거즈 스폰지로 압박해서 세척
- 소독된 딱딱한 칫솔을 사용하여 상처를 씻거나 10번, 11번이나 15번 메스 칼날을 사용하여 제거
- 파묻힌 조각을 무시하지 말고 완전히 제거
- 피부면 위로 올라온 부분들은 가위로 자르고 드레싱
- 숯이나 기름이 포함된 상처는 bacitracin 연고를 세척 전에 사용하면 분리를 쉽게 하고 오염원을 느슨하게 할 수 있다.

작은 상처는 열린 상태를 유지하고 bacitracin 연고나 petroleum 젤리를 바른다. 환자에게 하루에 2~3회 상처를 잘 씻어내고 연고를 바르도록 지시한다. 새로운 상피 조직으로 덮혀져 상처가 마르고 안정적이 될 때까지 수 주가 소요된다. 큰 상처는 충분히 씻어낸 후 기름기가 있는 상용화된 드레싱 거즈 또는 연고를 이용해 드레싱한다.

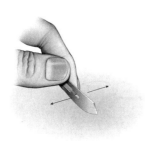

그림 12-2. 10번 메스를 사용하여 찰과상의 이물질을 제거

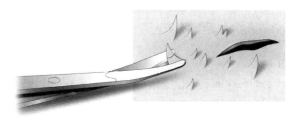

그림 12-3. 피부 면 위로 솟아 올라와 있는 무수한 작고 얇은 피판들을 피부면 수준에서 가위로 잘라 버린다.

2) 봉합의 원칙

상처 부위의 외번 및 최소 긴장 유도(봉합된 상처가 실에 의해 눌리거나 바늘 자입 부위가 끌려오면 안된다)

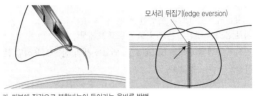

모서리 뒤집기(edge eversion)

가. 피부에 직각으로 봉합바늘이 들어가는 올바른 방법

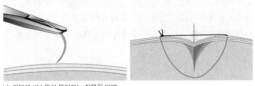

나. 피부에 비스듬히 들어가는 잘못된 방법

그림 12-4. 창상을 외번시키기 위한 피부와 봉합 바늘의 각도

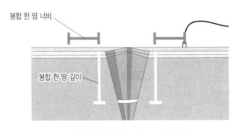

봉합 한 땀 너비

봉합 한 땀 깊이

그림 12-5. 창상을 외번시키기 위한 방법

3) 봉합의 매듭

매듭을 만들 때 매 매듭마다 square knot 를 만들려고 노력해야 한다. 생각보다 만들기가 어려운데, 대부분의 이유는 매듭을 만드는 순간 양쪽으로 실을 당길 때 수평으로 당기지 않은 것이 가장 큰 이유이다.

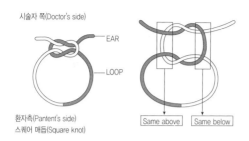

그림 12-6. 스퀘어 매듭

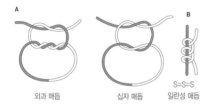

그림 12-7. 매듭의 종류. (A) 편평매듭 (B) 슬라이딩 매듭

4) 봉합의 간격

얼굴 - 3 mm

그 외 피부 - 1 cm

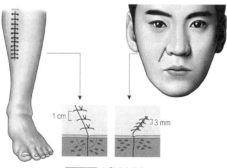

그림 12-8. 봉합사의 간격

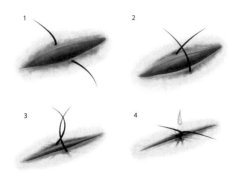

그림 12-9. 두피 열상의 머리카락 이용 봉합 Hair Apposition technique for scalp laceration

그림과 같이 열상 인접 부위의 머리카락을 열상 부위가 서로 맞닿을때까지 당겨서 꼬은 후에 접착제를 붙인다. 봉합한 경우와 비교시 흉터는 적고, 접합률은 차이가 없다고 한다. 과다출혈(동맥파열), 심한 오염 상태, 머리카락의 심한손상이 아닌 경우 사용한다. 접착제:cyanoacrylate Ann Emerg Med 40:1, 2002

만약 머리카락을 서로 꼬았을 때 두피가 잘 당겨져서 서로 잘 붙을 정도라고 하면, 머리카락 뿐 만이 아니라 두피에 접착제를 모두 바르고 빠르게 끝낼 수 있다. 중요한 것은 접착제를 발라서 모두 붙여버리기 때문에 상처 내부가 지저분하거나 이물이 남아 있다면 감염의 위험이 높아진다. 그러므로 시행 전에 반드시 high pressure irrigation, 생리식염수로 1 cm 당 100 cc 정도 세척을 해야 한다. 매우 중요하다.

II 복잡한 상처의 치료, 기법

1. 응급실에서의 간단한 최소 흉터 봉합술들

1) 전진피판의 봉합 Advanced flap

전진피판은 어렵지 않으며, 시간도 많이 걸리지 않아 응급실에서 매우 유용한 방법이다. 피부 결손이 심할 경우 주변의 정상 피부를 당겨서 붙일 때, 피부를 제단하여 마지막 봉합 모양을 머리에 그리고, 이를 피부에 표시하여 오린 후에 debriment and undermining 하여 붙이는 것이다. 아래의 그림과 같이 크게 advanced flap 과 V–Y flap 이 있다. 여기서 V–Y는 V 자로 incision을 가하고 끌어서 봉합하면 Y자로 마무리가 되어 이름이 붙었다.

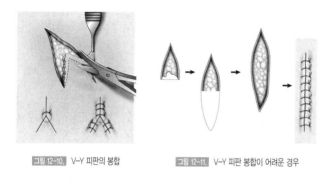

그림 12–10. V–Y 피판의 봉합   그림 12–11. V–Y 피판 봉합이 어려운 경우

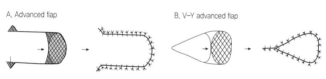

그림 12–12. 전진피판의 봉합

창상의 봉합 후 최소한의 흉터를 만들기 위하여 절제선을 디자인할때 반드시 고려해야하는 것이 피부선(Skin line)들이다. 창상의 봉합선이 피부선에 포함되거나 평행하게하면 흉터를 최소화할 수 있다. 주름선(wrinkle line)은 피하에 있는 근육의 반복적인 수축과 이완으로 만들어지며 근육의 장축에 수직방향으로 위치한다. 소아에서나 주름이 거의없는 성인에서는 이완된 피부긴장선(relaxed skin tension line: RSTL) 혹은 최소긴장선(line of minimal tension)이란 용어를 사용하고 있다. 피부긴장선과 수직인 창상을 이완된 피부긴장선과 평행한 방향으로 만들어 흉터를 최소화하는 방법인 Z–성형술, W–성형술에 대해 소개하고 이어서 피부결손이 있거나 광범위한 변연절제가 필요한 경우 사용될 수 있는 국소피판술에 대해 소개하고자 한다.

2) Z-성형술

Z-성형술의 원리는 재건 수술에서 가장 다재 다능한 개념이다. Z-성형술은 흉터 방향의 변경, 흉터 선형성(직선성)의 중단, 흉터 구축의 완화와 같은 흉터의 기본적인 특징 중 한 가지 이상을 수행하는데 사용된다. Z-성형술의 목표는 이완된 피부긴장선과 수직인 흉터를 이완된 피부긴장선과 평행한 축으로 정렬하는 것이다.

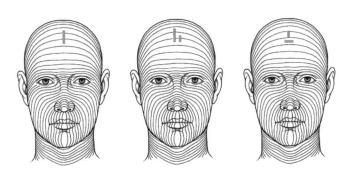

그림 12-13. Z-성형술 – 피부긴장선과 수직인 상처를 평행하게 정렬

Z-성형술은 중앙변과 두 개의 주변 다리변이 동일한 크기의 두 개의 삼각형 모양의 피판이 생성 되도록 Z자 모양의 형태로 디자인한다. 표준 60° Z-성형술에서 각도를 측정하기 위해 각도기를 사용할 수 있지만, 각도를 추정하는 실제적인 수단은 90° 의 각도를 표시하고 3분의2 로 나누어 각도를 확인할 수 있다.

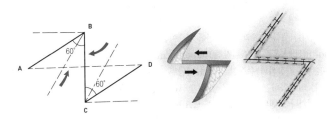

그림 12-14. 60° Z-성형술 디자인

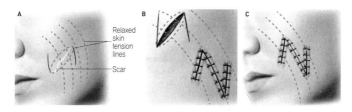

그림 12-15. Z-성형술의 실례

Z-성형술은 가능한 열상을 봉합하기 전에 계획하고 표시해야 한다. 중앙 대각선의 흉터가 넓은 경우 흉터의 크기가 다시 넓어지는 것을 방지하기 위해 보존 또는 전치보다는 절제하는 것이 좋다. 피부 피판을 만들고, 각각의 피판에 대한 밑동파기를 위해서 11번 날을 사용한다. 마감은 진피의 외전과 함께 수평 매트리스 봉합(horizontal mattress suture)을 사용한다.

Z-성형술 설계시 각도의 설정은 피부긴장선과 상처의 각도에 따라 다르다. 피부긴장선과 상처의 각도가 60~90°일 경우엔 60°로 설계하고 30~60°일 경우엔 피부긴장선과 평행한 각도에 맞추도록 하며 30°이하에서는 이미 피부긴장선과 평행에 가까운 상태라 Z-성형술을 시행하지 않는다. Z-성형술의 단점은 상처의 길이가 길어지는 것이다. 그래서 길이가 긴 상처에서는 다른 방법을 고려하거나 다발성 Z-성형술을 통해 한 변의 길이는 1 cm정도로 유지한 채로 시행할 수 있도록 한다.

3) W-성형술

W-성형술이란 이완된 피부긴장선에 역행하는 선상 흉터가 있을 때, 흉터의 양측을 따라 연속된 삼각형의 피부를 절제하고 봉합하여 W자 모양이 되는 상태를 말한다. 이 방법은 창상의 절제술에 직접 이용하여 흉터를 줄이는 데 사용할 수 있다. 이는 처음부터 2차 수술에 해당하는 흉터 성형술이 W-성형술까지 종합적으로 해버리게 되는 것인데, 상처 주위의 상황에 따라 주변의 으깨짐이 적고, 그 외에 갑자기 지그재그로 봉합하는 것의 이점을 충분히 이해한 후 시행해야 한다.

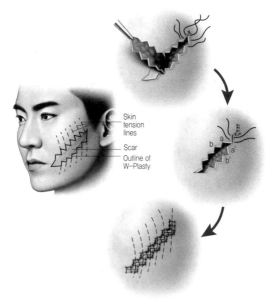

그림 12-16. W-성형술의 실례

상처에 인접해 있는 양측 정상피부에 연속된 W 모양으로 도안하며 이때 삼각 피판 변
의 길이는 4~7 mm(보통 5. 5 mm)가 되도록 한다. 변의 길이가 7 mm 이상이 되면
봉합선의 긴장이 증가하고 흉터가 눈에 잘 띄게 되며, 변의 길이가 4 mm 이하가 되
면 시술 후에 흉터가 직선과 비슷하여 방향전환의 효과가 약하다. W 성형술의 양 끝
에서 길이를 차차 짧게 하여 견이(dog ear)를 예방한 후 삼각형(Ammon's triangle)
으로 흉터를 절제한다. 한 변이 다른 변과 각도는 45~90°(대개 55°)가 되게 그린다.
만약 피판의 각을 45° 미만으로 하면 봉합하기가 어렵게 되고 피판의 끝에 혈행이 나
빠지며, 90° 이상으로 하면 흉터가 갈지자 모양으로 꺾어주는 효과가 별로 없게 되며
이완 상태의 피부긴장선의 방향에 가깝게 배열되지 못한다. 굽은 상처의 W 성형술을
하기 위하여서는 굽은 선이 만드는 원의 중심에서 굽은 흉터의 외측에 있는 W자의
결손부와 내측에 있는 W자의 삼각 피판이 방사선상에 있도록 하며 외측에 있는 W
자의 변을 좀 더 길게, 각을 좀 더 넓게 도안한다.

III 국소 피판술

1. 광범위한 변연절제가 필요하거나 피부결손이 있는상처의 수복: 국소 피판술

단순 열상은 경우 앞서 설명한 방법을 사용하면 특별한 문제가 없이 치료된다. 하지 만 단순 열상이 아닌 피부결손이 있거나 광범위한 변연절제가 필요한 경우 적절한 초 기 처치 및 재건술의선택이 중요한데 이는 술자의 경험 및 숙련도에 따라 달라질 수 있으며 각각의 경우에 따른 다양한 봉합술 또는 국소 피판 등을 고려하여 일차치료 를 시도할 수 있다. 만약 환자의 상처 가장자리가 서로 맞지 않는 결손이 있다면 피판 (flap)은 치료의 좋은 선택이 될 수 있다. 피판이란혈액순환이 잘되는 혈관을 가지고 이전(transfer)하는 조직을 총칭하며 어떤 조직을 공여부(donor site)에서 수혜부 (recipient site)로 옮길 때 조직의 생존이 자체의 혈액 순환에 의지하는 경우다. 따 라서 자체의 혈액순환이 전혀 없는 상태에서 수혜부로 옮겨진 후 수혜부로부터자라 들어온 혈관에 의하여 생존하는 이식(graft)와는 구별되는 개념이다. 피판은 움직이 는 방법에 따라 국소 피판(local falp)과 원거리 피판(distant flap)으로 나누어지며 본문에서는 국소피판만 다루기로 한다.

1) 피판의 이해

피부피판의 움직임을 이해하려면 대부분 상처는 원형으로 도식되며 이의 가장자리를 연결하면 방추형(fusiform)으로 도식된다는 개념을 이해해야 한다. 그리고 원형상처 에서 가상으로만들어진 방추를 이루는 양 삼각형을 Burrow 삼각(Burrow triangle) 이라 말한다.

Burrow 삼각을 통하여 회전 또는 전진시 발생하는 피부모양의 변형을 방지할 수 있 고 피판의 전진이나 회전 시 피부의 긴장 없이 부드럽게 시술을 할 수 있게 해준다. Burrow 삼각의 위치 변형을 통해서 다양한 피판을 만들고 그 피판을 전진시키거나 회전하게 함으로서 다양한 피판을 만들 수 있다.

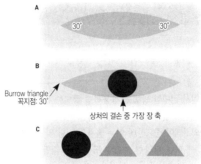

그림 12-17. 결손 상처의 방추화 및 Burrow 삼각(Burrow triangle). (A) 상처의 방추화는 모든 피판의 이해의 바탕을 이룬다. (B) 결손의 한쪽만 삼각형을 만들어 원뿔 모양이 되어서는 안 되며, 양측에 원뿔모양을 만들어 방추형으로 만든다. (C) 이를 분해하면 결손 부위와 2개의 Burrow 삼각으로 나누어진다.

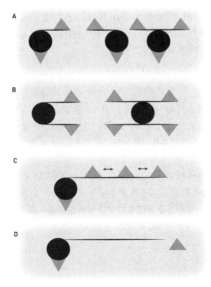

그림 12-18. Burrow 삼각의 이해 (A) Burrow 삼각의 위치를 옮김으로써 피판을 회전 또는 전위시킬 수 있다. (B) Burrow 삼각의 위치를 양측 또는 상하로 만들어 전진 피판을 만들 수 있다. (C) Burrow 삼각이 반드시 끝에 있을 필요는 없다. (D) 피부가 적당히 느슨하거나 피판을 위한 절개가 피부긴장을 주지 않을 만큼 충분한 길이라면 Burrow 삼각이 꼭 필요하지는 않다.

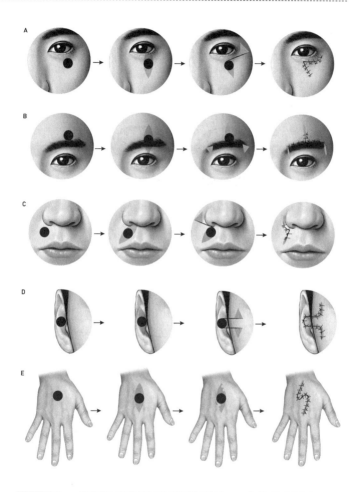

그림 12-19. Burrow 삼각의 이동, 변형을 통한 여러 가지 응용. 회전 시 Burrow 삼각은 결손 부위의 1/2로 도안하며 직선 전진 시에는 Burrow 삼각은 전진 부위만큼 만들면 된다. (A) 회전 피판 (B) A-T 피판 (C) 회전 피판 (D) 전진 피판 (E) O-Z 피판

2) 종류 및 시술 방법

국소 피판의 종류중 다음 3가지의 피판에 대하여 자세히 알아보도록 하자.

① 전진 피판(Advancement flap)

② 자리옮김 피판(Transposition flap)

③ 회전 피판(Rotation flap)

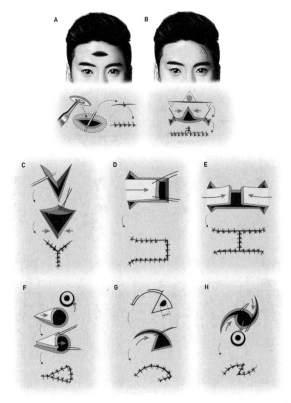

그림 12-20. 국소 피판술의 간단한 도식 (A) 가장 기본적인 전진 피판은 타원형 모양으로 봉합되는 것이다. (B) A-T 피판(A to T flap)는 피부결손의 한쪽 면으로만 닫을 때 과도한 피부긴장이나 모양의 변형이 발생할 수 있을 때에 시행할 수 있다. (C) V-Y 전진 피판(V to Y advancement flap) (D) 편측 전진 피판(unilateral advancement flap) (E) 양측 전진 피판(bilateral advancement flap) (F) 섬 전진 피판(Island advancement flap) (G) 회전 피판 (H) O-Z 피판(O to Z double advancement flap)

① 전진 피판(Advancement flap)

부위와 방향에 따라 피부가 잘 늘어날 수 있는 점을 이용한 것으로 전방으로만 이동하는 피판이다. 피판을 회전시키지 않고 두 고정점에 피판의 기저(base)를 두고 결손부 쪽으로 당겨다가 덮는 것이다. 전진 피판은 주로 사각형 형태이지만 삼각형이나 다른 형태일 수고 있다.

가) 단방 전진 피판(single pedicle advancement flap)

직사각형 또는 정사각형 모양의 피판을 전방으로 전진시키는 방법이다. 피부의 탄력성이 충분하다면 전진만 시키면 충분하지만 그렇지 않은 대부분은 Burrow 삼각을 피판의 측면에 만들어 주거나 역 절개 또는 Z 절개 등이 필요할 수 있다.

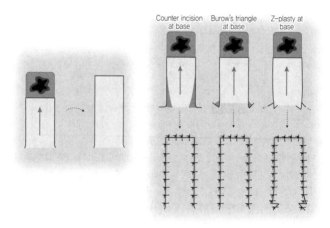

그림 12-21. 단방 전진 피판. 피부의 탄력성이 충분하다면 전진만 시키면 충분하지만 그렇지 않은 대부분의 경우에 Burrow 삼각을 피판의 측면에 만들어 주거나 역절개 또는 Z 절개 등이 필요할 수 있다.

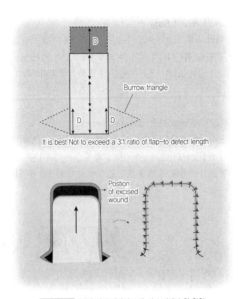

Burrow triangle

It is best Not to exceed a 3:1 ratio of flap-to defect length

Postion of excised wound

그림 12-22. 단방 전진 피판의 도안 시 고려해야 할 원칙

나) V-Y 전진 피판(V-Y advancement flap)
1970년대에 대중화되어 지금까지도 임상에서 매우 많이 사용되는 전진 피판의 한 종류이다. 피부의 탄력이 풍부한 부위에 유용하게 사용할 수 있다. V모양의 피판을 전진시키고 절개부위를 봉합하면 Y모양이 되는 술식이다. 주로 비주(nasal columella)와 같은 구조물의 길이 연장을 하거나 입술의 작은 부위(minor notch)를 제거하거나 이식이나 다른 피판술로 인해 발생한 공여부의 결손 처리에 사용할 수 있다.
응급실에서 흔히 볼 수 있는 손가락 끝 손상(Finger tip injury or amputation)에서 피부와 연부 조직 손실(soft tissue defect)이 있는 경우에 유용하게 적용될 수 있다.

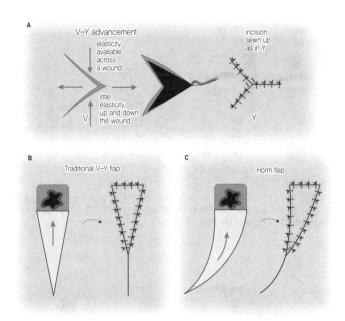

그림 12-23. V–Y 전진 피판(V–Y advancement flap) (A) V–Y 피판의 도안 및 봉합 법. (B) 전통적인 V–Y 피판 (traditional V–Y flap) (C) 뿔 모양 피판(Horn flap)

다) 기타 전진 피판

모양에 따라 O–I 피판(O–I flap), A–T 피판(A–T flap), O–Z 피판(O–Z flap) 등으로 나눌 수 있다. 전진 피판의 간단한 변형 피판으로는 확장 양측 V–Y 전진 피판 (bilateral extended V–Y advancement flap), Burrow 삼각 피판(Burrow triangle flap) 등이 있다.

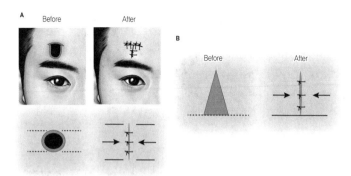

그림 12-24. O-ㅣ 피판(O-ㅣ flap)과 A-T 피판(A-T flap) (a) O-ㅣ 피판: 피부 결손 양측으로 전진 피판을 만들면 O자 형의 결손이 봉합 후 ㅣ자로 변형되어 마무리된다. (b) A-T 피판: A모양의 결손에서 삼각형의 밑변에 절개를 가한 후 전진시키면 봉합 후 T자로 변형되어 마무리된다.

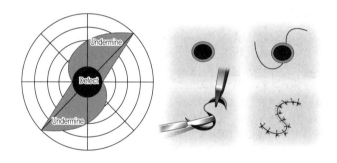

그림 12-25. O-Z 피판(O-Z flap). 양측성 전진피판(double advancement flap)으로서 안면부터 신체 여러 부위의 원형 결손을 처리하는데 유용하게 사용할 수 있다. 결손 부위에서 22. 5~135°가 절개를 하기에 알맞은 각도이다.

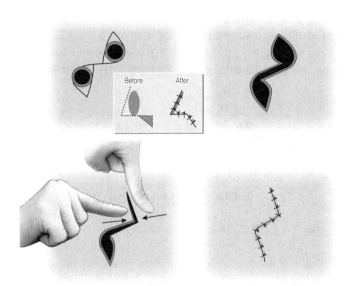

그림 12-26. Burrow 삼각 피판(burrow triangle flap). 2개의 Burrow triangle을 사용하는 피판으로 다른 전진 피판에 비해 더 많은 피부의 움직임을 허용한다.

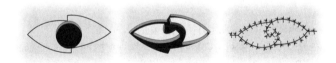

그림 12-27. 확장 양측 V–Y 전진 피판(bilateral extended V–Y advancement flap)

② 자리옮김 피판(Transposition flap)

인접한 피부로 4각형의 피부를 축점을 갖고 바로 회전시켜서 덮는 방법이다. 피부긴 장을 재분산 시킬 수 있는 효율적인 방법이며 인접 피부를 사용하기 때문에 피부색과 조직구성, 흉터 형성에 있어 회전 피판과 전진 피판과 비교해서 유리한 점이 있다.

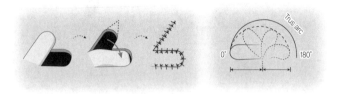

그림 12-28, 자리옮김 피판 (transposition flap)

가) 마름모 자리 옮김 피판술(rhombic transposition flap)

Limberg가 1928년에 고안하여 현재까지도 쓰여지고 있는 자리옮김 피판술이다. 종양의 절제부위나 피부 결손 부위를 변연부를 포함하여 내각이 각각 60도, 120도인 마름모꼴로 절제하고 넓은 각과 인접한 부위에 120도 방향으로 절개하여 이차적인 마름모꼴을 생성 후 결손 부위로 이동하여 재건하는 방법이다. 얼굴에서는 뺨에 발생한 작거나 중간 크기의 결손을 재건하는 데 이용되나 이 밖에 두피, 목, 관자놀이, 코, 턱 및 눈꺼풀 등 다양한 부위에 적용할 수 있고, 욕창으로 인한 엉덩이 부위의 피부결손의 치료에도 사용된다.

나) 변형 마름모 피판술(modified rhombic flap)

Limberg 피판을 응용하여 마름모 피판의 각을 달리하여 만들어진 Dufourmental 피판술(Dufourmental flap), Webster 피판술(Webster flap)등이 있다. 얼굴에서는 주로 뺨(cheek)과 관자놀이(temple) 부분에 사용한다.

다) 양엽 피판술(bilobed flap)

마름모 자리옮긴 피판의 결손과 피판 부위를 원형/곡선(curved)으로 응용하면 양엽 피판(bilobed flap)이 된다. 양엽 피판술은 코 부위의 1 cm 가량의 피부 결손에 적합하게 사용할 수 있다. 일반적으로 1. 5 cm의 결손까지는 무난하게 사용할 수 있다.

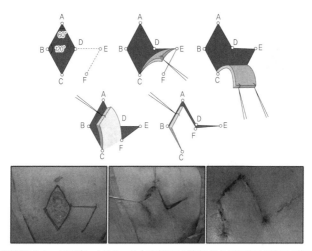

그림 12-29. Limberg 피판술(classic Limberg flap). 다이아몬드 모양의 A, B, C, D의 마름모 모양으로 그리고 B, A, D와 같은 크기와 모양의 D, E, F로 이루어진 피판을 디자인한 후 C, D, E, F로 이루어진 피판을 언더 컷 후 회전시켜 심는다.

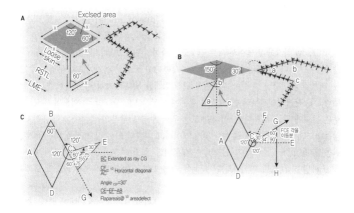

그림 12-30. (A) Limberg 피판술 (B) Dufourmental 피판술 (C) Webster 피판술. Relaxed skin tension lines (RSTLs), Lines of maximum extensibility (LMEs)

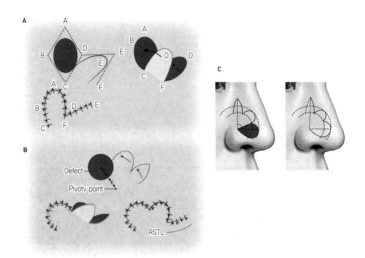

그림 12-31. (A) 마름모 양엽 피판술(rhombic bilobed flap), (B) 양측성 마름모 피판술(bilateral rhombic flap), (C) 코의 결손 재건에 사용한 양측성 마름모 피판술

③ 회전 피판 (Rotation flap)

곡선 모양의 반원형 피판을 고정되어 있는 선회점(pivotal point)을 기준으로 회전하여 인접해 있는 결손을 덮는 방식이다. 삼각형 모양의 피부 결손 치료에 가장 적합하다. Burrow 삼각을 만들어서 피부 긴장도를 줄여 기립성 변형(standing deformity)을 없앨 수 있다. 피부의 신축성이 충분하다면 Burrow 삼각 없이도 마무리할 수 있다. 피부긴장의 가장 큰 방향은 피판을 위해 절개한 부분의 가장 끝 부분이다. 뺨, 목, 두피의 중간크기에서부터 큰 크기의 결손에 이상적으로 사용할 수 있으며 임상적으로는 두피에 주로 사용한다. 하지만 코 부위와 무릎 밑부분의 결손에는 유용하지가 않는데 그 이유는 적절한 축점을 찾기가 어렵고 피판의 회전 및 전진을 위한 피부밑 밑동파기(undermining)가 쉽지 않기 때문이다. 회전 피판의 큰 장점으로는 방사선에 조사된 부위, 당뇨병이나 흡연 때문에 혈행이 좋지 않은 환자에서 피판의 생존율이 높다는 점이다.

회전 피판의 도안시 피판의 둘레 길이는 결손 부위의 4배 이상은 되어야 한다. 결손 부위의 5~8배로 할 수도 있지만, 일반적으로 4배 정도로 절개한다. Burrow 삼각 길이는 결손 부위 1/2 정도가 적합하지만 필요 하지 않는 경우도 종종 발생한다. 피부 긴장도를 줄여 피판의 기립성 변형을 없애기 위해 피판의 끝 부분에서 Burrow 삼각

대신 역 절개(back cut or counter incision)를 하는 경우 그 방향은 항상 결손 부위를 향한다. 하지만 일반적으로 피판을 만들기 전 도안을 잘못했을 때 역 절개를 하는 경우가 많으며 이는 피부 조직의 긴장이 남아 있어 혈류 공급량(blood supply)가 줄어드는 결과를 만들 수 있다. 따라서 역 절개 보다는 필요하다면 Burrow 삼각 또는 Z 절개(Z plasty)를 만드는 편이 좋은 결과를 얻을 수 있다.

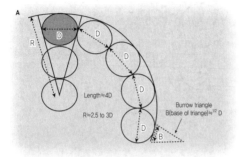

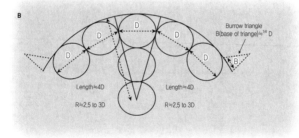

그림 12-32. (A) 한쪽의 회전만 도안한 회전 피판 (B) 양측의 회전을 조합한 회전 피판

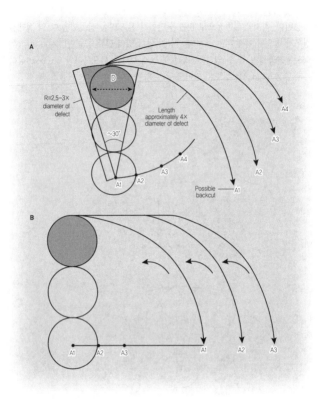

그림 12-33. 회전 피판술에서 축의 이동에 관한 도식 (A) 기본적인 회전 피판의 각도는 30° 이하이다. 회전의 축 (A1–A4)은 회전할 수 있으며 이에 따라 회전 끝점의 이동 정도는 회전축의 이동보다는 작게 된다. (B) 만약 회전축 의 축(A1–A3)이 직선으로 움직인다면 회전의 끝점은 축의 이동보다 더 길게 이동하게 된다.

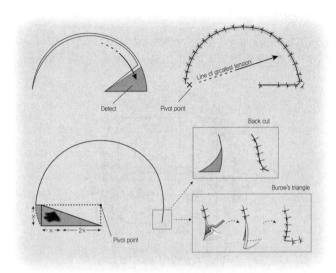

그림 12-34. 회전 피판의 마무리 후 피부긴장의 가장 큰 방향은 피판을 위해 절개한 부분의 가장 끝부분이다. 피판의 끝 부분에서 역 절개(back cut or counter incision)를 하는 경우 그 방향은 항상 결손부위를 향한다.

IV 안면부 외상

얼굴은 혈액순환량이 많고, 피부가 제법 두꺼워서 흉터가 적게 남지만 거의 언제나 노출되고 인식을 위하여 얼굴을 보기 때문에 작은 흉터도 잘 보인다.

안면부의 창상은 매우 정교하게 봉합하는 것은 기본이며, 창상이 주로 날카로운 칼보다는 둔상에 의한 경우가 많아서 창상의 변연부위는 타박상성열상(contusional laceration)인 경우가 많다. 그러므로 변연부위를 자세히 관찰하여 조직이 으깨져 있다면 그림과 같이 으깨진 조직을 제거(trimming)하고 이후 봉합을 해야 좋은 결과를 기대할 수 있다.

1. 피부 긴장선

얼굴의 긴장선은 늙은 노파의 주름을 기억하면 쉽다.

더욱 쉽게 보면 인중을 중심으로 코까지는 얼굴에 수평이며, 그 외는 수직이다.

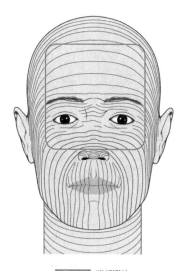

그림 12-35. 피부긴장선

1) 연부조직 손상

상처의 봉합: 죽은 조직과 육안적으로 심하게 오염되어 있는 조직은 Debride (excision of 1~2 mm of a wound edge), 상처가 revision이 필요할 경우 expression line 을 기준으로 봉합, 항생제투여.

Scar revision: 수상후 6~12 개월이지난후시행

2) 입술과 구강 주위

- Vermilion을 지나는 열상은 주의깊게, 먼저 vermilion을 봉합한다.
- Orbicularis orism은 반드시 봉합을 해야 한다.
- Philtrum의 소실이 있는 경우 consultation

3) 혀와 구강

- 1 cm 미만의 superficial laceration은 봉합할 필요는 없다(그러나, 심부열상을 봉합하지 않는 경우는 영구적인 cleft로 남을 수 있다).
- Absorbable sutures를 사용하며, 필요하다면 Layered closure 를시행
- Through-and-Through laceration은 contaminated wound로서 점막부분을 먼저 봉합한 후에 피부가 있는 바깥부분을 통해 irrigation을 시행하고, Layered closure를 시행한다.
- 퇴원 교육: 2~3일간 죽이나 미음 등의 soft food를 먹도록 하고, 하루에 3~4 번 상처를 치료하고, antiseptic gargle을 하도록 한다.

4) 코

- Simple laceration; irrigation 후에 일차봉합
- 모든 코 외상환자는 비경을 통해 septal hematoma(a large, purple, grape-like swelling over nasal septum)가 발생한지를 확인하고, 발생시 I & D, anterior packing, antibiotics를 시행한다.
- 합병증: 감염, 농양형성, 비중격괴사^{septal necrosis}, saddle nose deformity

5) 비출혈^{nasal bleeding}

- 전방출혈- Kiesselbach plexus(little area), 소아/청소년
- 후방출혈- 동맥출혈, 노인
- 코의 기능이 외부 공기를 정화, 가온, 가습 시키는 기능이므로 혈류 공급이 매우 풍부하다.

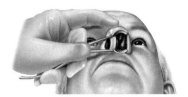

그림 12-36. septal hematoma

Nasal speculum을 통해 septal hematoma를 관찰할 수 있다.

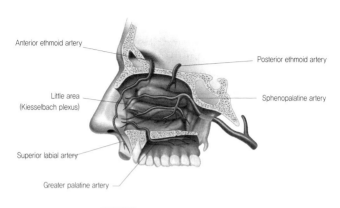

Anterior ethmoid artery

Posterior ethmoid artery

Little area
(Kiesselbach plexus)

Sphenopalatine artery

Superior labial artery

Greater palatine artery

그림 12-37. Blood supply of the nasal cavity

비강으로의 동맥 혈류 공급. Little area는 비중격(nasal septum)에 위치하고, sphenopalatine a. 가 후방 비출혈의 가장 흔한 원인이다.

(1) 비강 전방 출혈

- 병력상 중요점 : 출혈이 어느쪽에서 나오는지(후방출혈인 경우 양측성이 많다), 목 뒤로 피가 넘어가는지(후방출혈), 비출혈의 과거력, 외상, 종양, 방사선 치료, 수술 여부, 출혈성 질환의 과거력, 항응고제, NSAIDS, 아스피린 등의 복용여부
- 치료
  ① 직접 가압 : 10~15분간 코의 연골부위를 엄지와 제 2 수지로 누르기
  ② 혈관수축제 분무 : phenylephrine 0.5~1.0%, 4% lidocaine 혼합용액; epinephrine 0.25 ml(1:1000) 20 ml 4% lidocaine 혼합액
  ③ 소작 : cautery- silver nitrate 면봉, 수축제 분무 후 30초 정도 압력을 가해 발라준다; 전기적, 열 소작- 이비인후과 의뢰
  ④ packing : 상품화된 것(merocel 등), 바셀린 거즈 등. 부작용 : Pack의 빠짐, 이동, 출혈 지속, 부비동염, 중격(septum) 괴사, 드물게 독성 쇼크 증후군(toxic shock syndrome), 환자의 compliance 부족, 코막힘으로 인한 불편함 등으로 위의 치료가 실패시 적용해야 하나, 보통 먼저 쓰는 것 같다. 부작용에 대비해야 한다(반드시 Staph, Strep에 대한 항생제 1 세대 cephalosporin 이 선택 약제)
- 분류(disposition)

- 코를 만지기, 재채기, 기침 금지, 아스피린, NSAIDS 사용 금지, packing은 2~3
  일 유지후 제거(먼저 생리 식염수 10 ml로 적신후 부드럽게 빼야한다.
* 비출혈과 고혈압: 어떤 것이 선행 원인인지는 아직도 논쟁(controversy)중이다.
  혈압이 높아서 출혈이 된 것인지, 출혈 때문에 불안이 생겨 혈압이 높아지는지.
  여하간에 지혈을 시키면 높아진 혈압은 자연히 낮아지므로 보통 혈압약은 불필
  요하며, 지혈 후에도 고혈압이 지속되거나 극단적으로 높은 경우는 이에 대한
  검사를 의뢰(외래 방문)하는 것이 좋을 듯하다.

Am J Emerg Med 20:92~95, 2002

(2) 비강 후방 출혈
동맥 출혈로 매우 위험할 수 있다.
- 치료 : 후방 packing과 전방 packing을 동시에 시행한다.
  Foley catheter의 끝(tip)을 잘라내어 다듬어서(후인두를 자극해 기침을 유발)
  양측으로 삽입, 풍선을 부풀린 후(10~15 ml saline) 당겨서 anterior nares 에
  교차시켜 clamping한다. 비전방 또한 바셀린거즈 등으로 packing한다. Clamp
  전에 스폰지 등을 대서 nares의 괴사를 예방하도록 한다.
- 후방 지혈의 부작용 : 연하곤란, 이관(Eustachian tube) 기능 고장, 중이염, 부
  비동염, 부정맥, 심정지, 기도로의 잘못된 이동 등 입원치료가 필요하다.

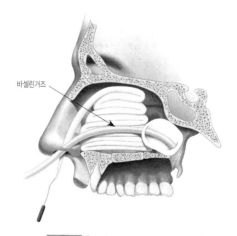

바셀린거즈

그림 12-38. Posterior packing using a foley catheter

6) 귀의 외상

(1) 혈종 Hematoma

귓바퀴auricle의 앞쪽면은 피하지방이 없어 둔상을 입으면 연골막과 연골이 분리되고, 찢어지기쉽다. 연골은 싸고 있는 연골막에 의해 혈류를 공급받기 때문에 분리되면 아래의 연골은 괴사되기 쉽다. 권투 선수나 레슬링 선수에서 흔하며, 치료는 혈종 제거(작은 절개후에 curettage나 suction)후에 압력 드레싱을 해준다.

(2) 이물, 귀지 박힘 Cerumen Impaction

이물 제거법 참고

- **고막 천공** Tympanic Membrane Perforation

  고막 천공은 중이염, 외상, 드물게는 낙뢰손상에 의해 발생할 수 있다. 폭발손상(blast injury)에서 인체가 충격을 받았는지는 고막파열 유무로 판단할 수 있다. 고막에 직접적인 손상이 가해지지 않는 한 대부분 고막천공은 pars tensa (전면 또는 하부) 에 발생하며, 고막의 posterosuperior quadrant 에 천공이 발생한 경우나, 직접 관통상에 의한 경우는 이소골 손상의 가능성이 높아 24시간 이내에 이비인후과에 의뢰해야 한다. 현훈, 이명이 동반될 수 있으나, 내이의 손상이 동반되지 않은 경우에는 일시적으로만 나타난다.
  - 치료 : 대부분 자연치유 되며, 둔상이나 소음에 의한 천공은 귀에 물이 들어가지 않도록 주의시키고 퇴원시켜 추후에 이비인후과를 방문하여 청력검사 등을 시행한다. 귀에 물이 들어가거나, 외이도나 중이에 이물이 남아있는 것으로 의심되면 경구항생제 또는 ciprofloxacin/dexamethasone otic solution을 4방울씩 하루 두 번, 7~10일간 사용할 수 있다.

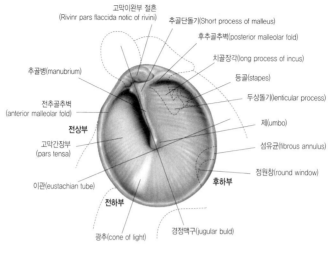

고막이완부 절흔
(Rivinr pars flaccida notic of rivini)

추골단돌기(Short process of malleus)

후추골추벽(posterior malleolar fold)

치골장각(long process of incus)

등골(stapes)

두상돌기(lenticular process)

제(umbo)

섬유균(fibrous annulus)

정원창(round window)

경정맥구(jugular buld)

추골병(manubrium)

전추골추벽
(anterior malleolar fold)

전상부

고막간장부
(pars tensa)

이관(eustachian tube)

후하부

전하부

광추(cone of light)

그림 12-39. Anatomy of the tympanic membrane

(3) 귀바퀴 열상 Auricle laceration

귓바퀴의 열상은 비교적 흔하게 볼 수 있으며, 연골의 절단 여부가 중요하다. 연골이 절단되거나 귓바퀴에 혈종이 차 있으면 연골에 대한 혈류 장애로 인해 괴사되거나 귀의 모양이 변하는(레슬링선수 귀) 등의 미용적인 문제를 야기할 수 있다. 연골의 절단면은 흡수사를 이용하여 연골 절단면 내에서 매듭이 지어지도록 **8자 형태**의 봉합술이 흔히 사용된다

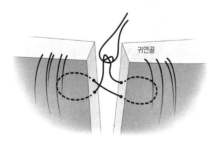

귀연골

그림 12-40. 8자 형태의 봉합술

- Simple laceration : irrigation후에 primary closure
- Complex ear laceration : 귀 연골 절단면을 absorbable suture를 사용하여 figure of 8 (각 연골의 절단면을 가로질러서 8자 형태)로 붙인다.
- Layered closure, Antibiotics(prophylaxis and prevention for perichond ritis)
- 피부의 봉합은 층–층에 맞게 연결하는데 너무 촘촘하게 봉합하면 혈류 장애로 인해 괴사되고 이로 인해 오목하게 들어가는 흉터가 될 수 있으므로 주의해야 한다. 으스러진 골조각이라도 성형술에 필요할 수 있기 때문에 가급적이면 제거해서는 안된다

(4) 안면 신경과 이하선 Parotid Salivary Gland

Tragus와 mid portion of upper lip(vermilion line)을 연결한 선상(그림 참고)에 손상이 있을 경우 이하선과 관의 손상의 위험이 높다. 상처에 침이 흘러 나와 있는 경우, Stensen's duct나 구강내 opening(위치 : upper 2nd molar tooth의 점막에 융기되어 보인다)에 출혈이 보이는 경우. 이 duct opening에 24G IV catheter를 삽입하고, 이를 통해 methylene blue 용액을 통과시킨후, 상처에 염색액이 나와 있으면 관이나 이하선의 손상임을 확인할 수 있다.

- 치료 : 조기 입원 및 수술stent

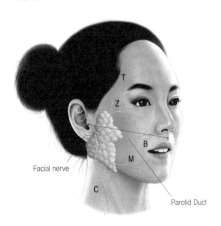

Facial nerve

Parotid Duct

그림 12-41. 5 branches of the facial nerve

7) 안면신경손상

얼굴의 운동 장애. 안면신경의 5분지 모두를 확인해야 한다.
- Temporal br(T) : 이마의 주름잡기
- Zygomatic br(Z) : 눈 뜨고 감기
- Buccal br(B) : 코구멍을 넓혀보기, 입술 양끝을 움직이기
- Mandibular br(M) : 웃기, 얼굴을 찡그리기.
- Cervical br(C) : platysma m을 수축
- 신경 재접합을 시행해야 한다(의뢰).

V 안면부의 마취

얼굴 신경 차단은 국소 침윤이 불가능하며 특히 통증이 심하고 조직의 변형이나 괴사가 잘 일어날 수 있는 전두, 볼, 코, 입술, 귀등의 손상시 일반적으로 사용될 수 있는 이상적인 마취법이다. 발 또는 손가락 신경의 차단과 같이 이 차단법은 보통 적절한 부위에 하나이상의 신경을 차단시켜야 한다. 주사하기전 점막의 경우는 2% 점성리도카인을 경피적일 때에는 EMLA 크림이나 스프레이를 먼저 사용하면 주사통증을 더 줄일 수 있다.

1. 전두부 Supraorbital nerve and supratrochlear nerve

전두의 신경지배는 Supraorbital nerve와 supratrochlear nerve가 담당한다. 국소신경의 차단은 25-27게이지 1. 5인치 바늘로 1% 리도카인을 3~6 ml를 주입함으로서 쉽게 할 수 있다.

1) Supraorbital nerve

안와싱 절흔(Supraorbital notch)을 촉지해 확인하고 피부를 소독하는데 이 때 소독약이 눈에 들어가지 않도록 주의한다. 25-17게이지, 1. 5인치 바늘로 자입하는데 이때 수직에서 15도 정도 내측으로 진행시키면서 신경공으로 들어가는 것을 피하도록 한다. 바늘이 골막근처에 닿을때까지 전진시키고 환자에게 이상감각이 느껴질 수 있다고 미리 이야기해야 한다. 바늘은 안와 상공(Supraorbital foramen)으로는 들어가면 안되는데 그렇게 된 경우 바늘을 약간 빼고 약간 내측으로 방향을 조절해야

한다.

눈꺼풀의 느슨한 결합 조직의 특성으로 안해 주사약제가 아래쪽으로 퍼지면서 박리를 일으킬 수 있기 때문에 이를 예방하기 위해 약제를 투입하기 전 위꺼풀과 안와상 조직을 부드럽게 압박한다. 주사 후에도 한동안 압박을 가해야 하는데 그 이유는 주사 이 후 발생할 수 있는 부작용인 안구주위 혈종과 반상 출혈을 피하기 위해서이다. 조심스럽게 흡입한뒤 3 ml의 주사약물을 부채꼴 모양으로 주사한다. 활차상신경 차단을 함께 실시하는경우 바늘을 좀더 내측으로 향하게하고 주의깊게 흡인한 뒤 다시 3 ml 약물을 부채꼴 모양으로 주입한다.

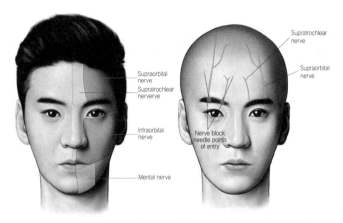

그림 12-42. 안와상신경 차단을 시행할 때 바늘이 안와상공안으로 들어가지 않게 주의한다.

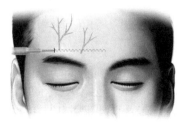

그림 12-43. 활차상신경 차단을 함께 실시하는경우 바늘을 좀더 내측으로 향하게하고 주의깊게 흡인한 뒤 다시 3 ml 약물을 부채꼴 모양으로 주입한다.

2) Supratrochlear nerve

활차상신경을 차단하기 위해 내안각(medial canthus)을 확인하고 눈썹까지 연장선을 그린다. 25-27게이지 1. 5인치 바늘로 1% 리도카인을 3 ml를 눈썹부위와 가상의 선이 만나는 부위에 주입함으로서 쉽게 할 수 있다.

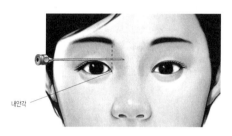

내안각

그림 12-44. 활차상신경을 차단하기 위해 내안각(medial canthus)을 확인하고 눈썹까지 가상의 선을 그린다.

2. 아랫입술, 턱

직접적인 입술로의 주입은 굉장히 아프며 조직의 변형을 가져와 효과적인 열상의 수복을 하기 어렵게 만든다. 볼과 아랫입술의 신경지배는 턱끝 신경이 담당한다. 아래 치조신경은 턱뼈 구멍으로 들어가서 하악가지(ramus)의 전연의 바로 아래 안쪽에 존재하므로 구강내 경로로 마취할 수 있다. 턱끝 신경의 국소마취는 구강내, 구강외 경로로 시행할 수 있다. 턱끝 구멍은 첫번째 어금니 바로 뒤쪽, 아랫입술과 아랫입몸의 점막아래 위치하고 있다.

시술방법에 있어 아래 치조 신경의 표지점은 하악골가지의 앞쪽 경계면의 수직융기의 아랫면(사선)과 3번째 어금니의 1 cm 상방의 구강점막이다. 일단 점막이 마취되면 사선을 촉지해야 한다. 25-27게이지 바늘을 이용기의 안쪽과 3번째 어금니의 1 cm 상방에 넣고 하악의 체부와 하악의 치아면과 평행하게 천천히 하악골가지로 2cm 정도의 깊이로 진행시킨다. 바늘이 하악골 가지의 내측면에 위치하고 있을 때 1% 리도카인 2~4 ml를 하악골의 반대측면의 작은 어금니 지역에 위치한 후에 주입한다. 턱끝 신경으로의 이런 모든 접근이 이루어지고 있을 때에는 엄지와 검지로 입술을 견인시킨상태를 유지하여야 한다. 27게이지의 바늘이 턱끝 구멍 주위의 아랫입술과 아랫잇몸의 점막으로 삽입된다. 에피네프린과 혼합한 1%리도카인 2 ml를 턱끝 구멍 주위의 신경손상에 주의하면서 주입한다. 구강외 접근도 비슷하게 국소마취제 2 ml를 경피적으로 주입한다.

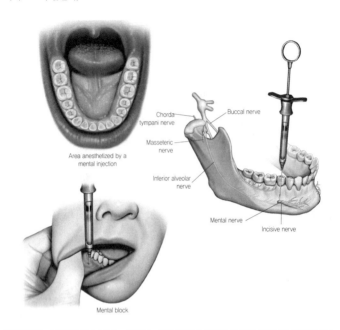

그림 12-45. 시술방법에 있어 아래 치조 신경의 표지점은 하악골가지의 앞쪽 경계면의 수직융기의 아랫면(사선)과 3번째 어금니의 1 cm 상방의 구강점막이다.

3. 혀

감각부로의 직접적인 주입과 혀의 움직임은 매우 고통스럽고 효과도 좋지 않으므로 국소차단이 더 좋다. 설신경은 혀의 앞쪽 2/3, 구강과 잇몸 바닥의 신경지배를 담당한다. 그것은 턱뼈 구멍으로 들어가는 부위에서 아래 치조 신경과 아주 가깝게 붙어있다. 설 신경은 아래 치조 신경과 유사하게 구강내 경로로 차단될 수 있다. 구강내 접근에서는 하악골 가지 앞쪽에 위치한 수직 융기를 검지로 촉지해야한다 점막이 도포마취된 후에는 아래 치조 신경차단술이 시행되어야 한다. 국소마취제는 설신경을 마취시킨다. 그신경은 자은 어금니 가까이의 구강 하부로 2~3 ml 국소 마취제 주입으로 선택적으로 마취될 수 있다.

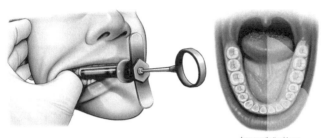

Area anesthetized by an
Akinosi injection

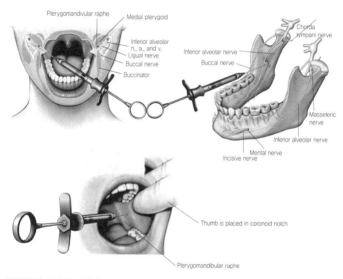

그림 12-46. 설 신경은 아래 치조 신경과 유사하게 구강내 경로로 차단될 수 있다. 구강내 접근에서는 하악골 가지 앞쪽에 위치한 수직 융기를 검지로 촉지해야한다 점막이 도포마취된 후에는 아래 치조 신경차단술이 시행되어야 한다. 국소마취제는 설신경을 마취시킨다.

4. 볼, 아랫눈꺼풀, 윗입술, 코의 외측면

안와하 신경(infraorbital nerve)은 볼, 아랫눈꺼풀, 윗입술, 코의 외측면의 감각신경을 담당한다. 안와하 신경의 국소마취는 구강내 또는 구강외 피부를 통해 접근한다. 안와하공을 확인하기 위해서 안와 아래모서리의 중점을 촉지한다. 이 지점의 대략 1 cm 하방에서 안와하 신경이 안와하공으로 나온다. 구강내 접근을 위해서는 촉지하는 손가락은 안와하 구멍위에 위치시킨다. 볼은 엄지와 검지 그리고 상악 소구치의 장축에 평행하게 있고, 상악 구강 점막 반대쪽에 있는 점막을 통과하여 향하고 있는 다른 손에 들고 있는 25-27게이지 바늘이 달린 주사기에 당겨진다. 바늘은 대략 2.5 cm 깊이에 있는 안와하구멍 근처에 있는 곳에서 만져질 때까지 계속 앞으로 진행 시킨다. 신경손상과 볼의 무감각을 피하기 위해서 안와하 굼멍에 바늘을 직접 넣으려 하지 말고, 또 안와에 부적절하게 들어가는 것을 피하기 위해서는 바늘의 위쪽으로나 뒤쪽으로 너무 멀리 향하게 하지 말아야 한다. 안면 동맥과 정맥을 확짓리 피하기 위해 흡인해본다. 구멍근처에 1% 리도카인 2~3 ml(또는 0.25% bupivacaine)를 주사한다. 구강의 접근 방식은 안와하 구멍을 확인하기 위한 지표로 사용된다. 에피네프린은 안면동맥 근위부이기 때문에 피해야 한다.

A

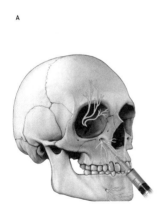
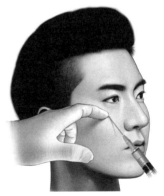

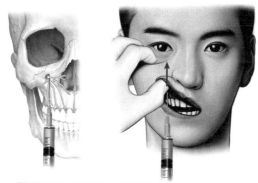

그림 12-47. (A) 안와하신경의 경피적 접근법, (B) 안와하신경의 구강내 접근법

5. 코

토의 감각신경 지배는 삼차신경의 안 분지와 상악분지에 의한다. 안와하 신경 하나의 차단은 적절한 마취를 유도하지 않는다는 사실이 중요하다. 코의 점막 표면은 국소마취제 스프레이나 젤의 국소도포에 의해서 마취될 수 있다. 삼차신경의 안분지는 바깥코의 대부분의 감각을 지배한다. 이들 신경은 골신경공으로부터 나오는 곳에서 국소마취제의 경피적 침투에 의해서 차단될 수 있다. 코의 남은 곳은 삼차 신경의 상악분지에 의해서 지배된다. 외측면은 안와하 신경, 중격이나 하부 중간선은 뒤코 및 코입천장 신경에 의해서 지배된다. 뒤코 신경과 코입천장 신경은 윗입술의 점막 표면으로부터 가운데에서 구강내로 가장 잘 접근 된다.

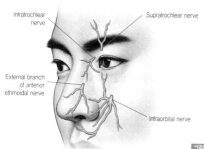

그림 12-48. 코 신경차단을 위한 신경 해부학

6. 귀

외부 귀의 감각신경 지배는 앞쪽으로는 귓바퀴 관자 신경에 의해서 지배되고 뒤쪽으로는 큰바퀴 관자 신경과 소후두부 신경의 유양가지에 의해서 지배된다. 귀바퀴의 직접적인 침윤은 조직괴사의 위험 때문에 피해야 한다. 귀의 부위 마취는 위와 아래 방향에서 앞과 뒤로 귀의 밑면에서 25-27게이지 바늘로 1% 리도카인 2~3 ml(또는 0. 25% bupivacaine)을 침윤 시켜서 행해진다.

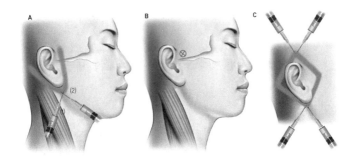

그림 12-49. 귀의 부위 마취는 위와 아래 방향에서 앞과 뒤로 귀의 밑면에서 25-27 게이지 바늘로 1% 리도카인 2~3 ml(또는 0. 25% bupivacaine)을 주입시킨다.

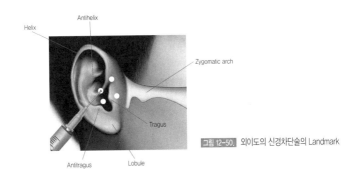

그림 12-50. 외이도의 신경차단술의 Landmark

VI 안면부 골절

1. 고에너지 골절과 저에너지 골절

고에너지	저에너지
• 두개골/경추골 등의 심각한 손상의 위험이 있어 주의를 요한다.	
frontal bone	nasal bone
maxilla	zygoma
mandibular symphysis	mandibular rami

2. 안면부 방사선 사진상 명칭과 흔한 손상부위

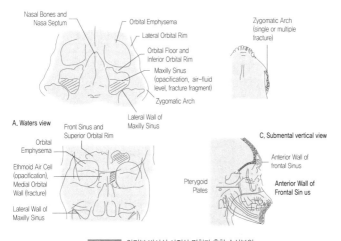

그림 12-51. 안면부 방사선 사진상 명칭과 흔한 손상부위

3. 전두골 골절 Frontal Bone Fracture

- Superior orbital rim에 골성알음(crepitus)/피하기종, 안구의 하방 운동의 제한, 이마의 감각 손실, 상처가 계단처럼 불규칙, CSF rhinorrhea
- 방사선학적 진단: Caldwell view, CT scan(공기뇌증–pneumocephalus)
- 치료: 부비동 골절에 대한 항생제, 입원

• 퇴원 적응증：안정된 환자로, 전두동에 국한된 손상으로 골편의 바깥면만 골절이 된 경우

4. 상악골 골절Maxillary Fracture

• 안면골 골절의 Le Fort(I, II, III) 분류는 이에 맞는 경우가 드물어서 잘 사용이 안 된다.
• 다음 Box의 모든 complex maxillary fracture는 입원해야 한다.

   • 경구개가 움직여지거나, 부정교합   • 얼굴이 길어지거나 넓어진 경우(얼굴형의 변형)
   • 뇌척수 비루, 코피

• 방사선학적 진단：Water's view, 안면골의 측면 사진, 안면부 CT 촬영의 필요성이 높다.

5. 광대뼈 골절Zygomatic Bone Fracture

• 광대활zygomatic arch의 함몰, 통증, 부종, 압통
• Submental vertex 또는 zygomatic arch view
• Zygoma에 국한된 골절은 외래 치료가 가능하다.
• Tripod fracture(zygomaticomaxilary complex; ZMC)

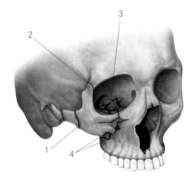

1 – zygomatic arch
2 – lateral orbital rim(frontozygomatic suture)
3 – inferior orbital rim and orbital floor
4 – inferior and lateral wall of maxillary sinus

그림 12-52. Tripod fracture

- Lateral Canthus의 하방 전위, Malocclusion
- Water's view : disruption of Dolan's line

6. 안와벽 골절 Orbital Floor Fracture, Blowout Fracture

- 5 cm 미만의 직경을 가진 물체에 부딪혔을 경우
- 증상 : Enophthalmus, impaired ocular motility, diplopia, 안구 하방의 hyperesthesia, subcutaneous emphysema
- 진단 : Water's view, Caldwell view, orbit CT
- 치료 : Antibiotics for orbital emphysema
- 의뢰 : entrapment 또는 enophthalos
- 안정된 환자이면서 적절한 follow up이 가능한 경우 퇴원

7. 코뼈 골절 Nasal Bone Fracture

- 코피의 지혈과 연관 손상을 찾는 것이 중요하다. 비경과 적절한 전등, 흡인기가 필요하다. 진단은 임상적인 소견(부종, 압통, 촉진시 딱딱소리crepitance, 모양 변화)으로 하며, 방사선사진상 소견이 아니다.
- 방사선 사진은 거의 도움이 안되고, 소아 뼈의 성장 잠재력이 커서 빠르고 정확한 정복이 필요하다. 외상후 비출혈을 가진 소아로 코뼈 골절이 의심되면 적어도 4일 이내 이비인후과 또는 성형외과에 의뢰해야 한다.

8. Nasoethmoidoorbital Fracture (NEO Fracture)

- Involves bridge of nose and medial orbital wall
- 안구 운동 시 통증, Nasal bridge > 45 mm, Epiphora, CSF rhinorrhea
- Dura injury / Lacrimal injury / entrapment of med. rectus m. 등의 손상을 의심

VII 손톱손상

손톱 바닥의 손상은 매우 흔하며, 응급실에서 쉽게 재건할 수 있다. 중요한 것은 손톱밑의 germinal matrix 의 손상 여부를 면밀히 확인하는 것이다. 먼저 아래의 사진과 같은 방법으로 준비를 한다.

1. 마취 방법

Subcutaneous single injection digital nerve block 을 시행한다. 두꺼운 피부를 통과하여 연부조직에 손가락 크기에 따라 2~3 cc, 2% lidocaine 을 주사하고, 2분 정도 기다리면 만족할 만한 마취를 기대할 수 있다. Transthecal block 은 tendon 손상 등의 위험으로 권장하지 않는다.

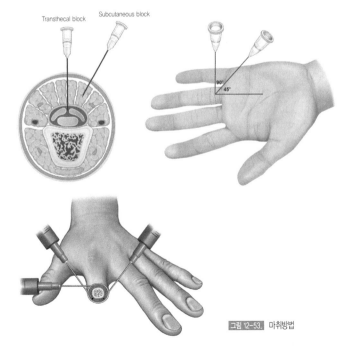

그림 12-53. 마취방법

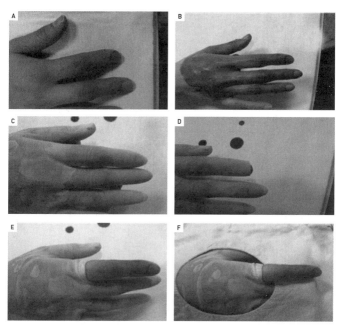

그림 12-54. 지혈 및 봉합준비. 우측 2번째 손가락의 손상을 가정하여 (A) 두번째 손가락 및 주위를 소독하고 (B) 환자의 손에 수술용 장갑을 끼운다(C). 손상된 손가락 끝부분의 장갑을 잘라낸 뒤(D) 근위부로 말아 올리면(E), 봉합 준비가 완료된다(F).

2. Germinal matrix를 확인하는 방법

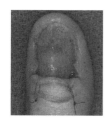

그림 12-55. Germinal matrix를 확인하는 방법

손톱 바닥의 봉합은 6번 흡수사를 이용하여 꼼꼼하게 봉합한다.

위에 손톱을 올리고 아래 그림과 같이 봉합하면 된다.

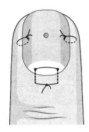

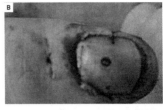

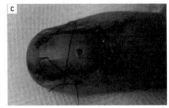

그림 12-56. 손톱의 봉합이 끝난 상태

3. 잘못된 치료로 발생한 합병증 예들

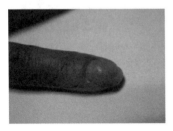

그림 12-57. 손톱 모양이 변성. 손톱 끝의 모양이 일정치 않고 두께도 일정치 않다.

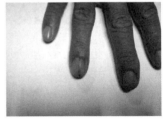

그림 12-58. 손톱의 갈라짐. 손톱의 갈라짐은 germinal matrix에 반흔이 남아서 발생한다.

4. 손가락 끝의 피부 결손(절창)

손가락 끝의 절창은 수부 손상 중 가장 빈번히 일어나는 손상이며 손가락 끝의 기능적 미용적 중요성으로 인해 치료에 있어 초기 처치가 매우 중요하다. 특히 손가락 끝은 손가락의 운동 작용을 적절히 조절하며 통제하고 유지함으로써 수부가 전체적으로 조화된 기능을 발휘하는데 기여하며 주변 사물에 먼저 접촉하는 부위이므로 시각, 청각, 후각 이외의 촉각의 측면에서도 중요성을 가지고 있어 손가락 끝의 절창치료는 더욱 중요하다. 응급실에서 처음 보게 되는 의사의 판단에 의해서 치료 기간이 결정될 수 있는 손상 이기도 하다.

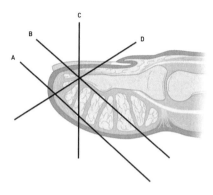

그림 12-59. 수지말단부의 절단 (A) 골노출이 없는 수장부의 각손상, (B) 골노출이 있는 수장부의 각손상, (C) 골노출이 있는 평행 혹은 수직각 손상, (D) 골노출이 있는 배부각 손상

골의 노출이 없는 1 cm² 이하의 원위수지 말단부의 절단은 지속적인 드레싱만으로 치료할 수 있다. 이틀 후 상처의 재확인이 필요하고, 환자는 이런식의 상처치료가 중요하다는 것을 인지하고 있어야 한다. 하지만 이러한 치료는 치료기간이 4~8주가 걸리는 단점이 있다.

절창에 의한 피부결손을 수복하기 위해서는 피판을 그대로 재봉합하는 것이 가장 좋은 방법이다. 그러나 피판을 그대로 재봉합할 수 없는 경우도 있기 마련이다. 그런 경우에는 다른 식피편을 이식하거나, 그 상태 그대로 방치하여 주위로부터 상피화되기를 기다린다.

골의 노출이 없는 1 cm² 이상의 결손의 경우 이식술을 하여 치료기간을 단축 시킬 수 있다.

식피를 위한 공여부는 소지구 부위(hypothenar area) 또는 발바닥 부위를 선호한다. 응급실의 경우 쉽게 채취할 수 있는 소지구 부위가 선호된다.

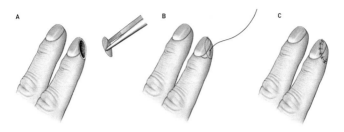

그림 12-60. (A) 칼에 의해 손가락끈이 잘라진 상처. 이런 경우 피부 단편이 보존되어 있으면 이상적이다. (B) 원래의 상태로 정복 하는 것은 유리복합 이식(Free composite graft)을 의미한다. (C) 봉합을 종료한 상태

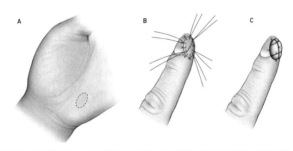

그림 12-61. (A) 피부결손을 수복하기 위한 공여부 채취: 수상부위와 같은 쪽의 손바닥의 소지구 부위가 손가락 끝 결손부위에 대한 식피의 공여부위로서 적당하다. (B) 피편의 봉착시 봉합고정(Tie-over)를 위한 실을 길게 남겨 둔다. (C) 봉합 고정을 완료한 상태

골노출이 동반된 경우의 길이 보존을 위해서 필요한 적절한 조직이나 피부가 부족할 수 있기 때문에 좋지 않은 예후를 보이는 경우가 많이 있다. 이러한 손상은 수부외과 전문의와의 협진이 필요하다.

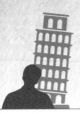

Ⅰ 개요

1. 증상과 진단에 따른 안과 의뢰의 시기 Referral timing

- Emergent(즉시 안과 의뢰):sudden loss of vision, retinal artery occlusion, chemical burns, perforation, rupture
- Urgent(하루 내에 안과 방문 치료):acute glaucoma, orbital cellulitis, hyphema, macular edema, retinal detachment, sudden congestive proptosis, corneal abrasion (ulcer)
- Not urgent(2일내 안과 의뢰):결막염 등… 기타 문제들

2. 이학적 검사

다음의 순서를 지켜서 시행한다.

1) 시력:눈의 vital sign! 반드시 측정해야 하며, 비정상시에는 alert해져야 한다.
   읽기 > 손가락 세기 > 손움직임 감지 > 빛 감지 > 빛 감지 못함
2) 동공 크기와 반사:1 mm 이상의 차이가 있어야 비정상. 먼저 brain lesion과 구분
3) 외측 검사 : 안와 봉와직염, 안와 파열, 안와 골절, 결막 색깔 등
4) 안 운동싱 : 인와 골절, 안와 봉와직염, 안구진탕 등
5) 시야 검사 : 대면시야검사
6) 세극등 검사:wood lamp 또는 cobalt blue light of slit. "Yellow spot", "dendritic pattern".
7) 안압 측정:정상 IOP=12 mmHg (40 세 넘어서는 10세 마다 1 mmHg 증가)

8) 직접 검안경 검사 : acute angle closure glaucoma시에는 pupil dilation 은 금기. 검은 숫자 : 앞쪽, 빨간 숫자 : 뒤쪽에 초점을 맞춰 진다.

3. 약어

VA= visual acuity	LP=light perception
cc=with correction	OD=right eye
sc=without correction	OS=left eye
ph=pinhole	OU=both eye
CF=count fingers	NI=no improvement
LP c proj=light perception with projection	HM=hand motion
	NLP=no light perception

II 시력 상실 Loss of Vision

1. 원인

병변 위치	원인
Media	Vitreous hemorrhage
Retina	Central retinal artery occlusion, Retinal detachment
	Macular hemorrhage
Optic nerve	Ischemic optic neuropathy
Chiasm	Pituitary apoplexy

2. 빨간 눈, 염증성 질환

각각의 양상	결막염	급성 포도막염	녹내장	각막 외상 또는 염증
발생률	Common	Common	Uncommon	Common
분비물	Moderate–high	None	None	Watery, purulent
시력	Normal	Sl. Blurred	Very blurred	Usually blurred
통증[1]	None	Moderate	Severe	Mod/severe
Photophobia	Minimal To none	Severe	Severe Consensual1	Mild to moderate
Conjunctival Injection	Diffuse, esp. Near formices	Mainly cir–cumcorneal	Diffuse or Perilimbal	Diffuse
동공	Normal	Small	Mod dilate/fixed	Normal
대광 반사	Normal	Poor	None	Normal
안압[2]	Normal	Normal	Elevated	Normal
Slit lamp examination	Clear anterior chamber	Cell and flare reaction	Corneal edema, appears steamy	Positive flourescein stain
Gram stain	±organisms	negative	negative	±organisms

[1] 정상측에 빛을 비출 때 통증 발생, 2 안압 – 정상 ≤ 20 mmHg

III 눈의 질환

1. 결막염

바이러스 감염과 세균 감염은 충혈, 가려움, 자극감 등의 임상적인 소견으로는 구분이 불가능하다(Stenson 등에 의하면 비율이 거의 50:50이라고 한다). 바이러스성 결막염은 계절상 여름에, 세균보다 더 심한 눈물, 수양성 분비물 그리고 귓바퀴앞 임파선 비대를 보인다. 전형적으로 서서히 시작해서, 가렵고, 모래가 낀 것처럼 이물감을 호소한다. 또한, 자고 일어나면 안검은 눈물이 마르고 서로 엉겨 붙어 있다. 세균성 결막염은 주로 겨울, 봄에 발생을 하며, 피부 감염이 원인이다. 보통 self-limit 하지만 면역상태, 나이, 및 원인균에 따라서는 중증으로 발전해서 시력을 위협할 수 있으므로 주의해야 한다.

※ 결막염의 원인균에 따른 양상

1) 유행성각결막염(Epidemic kerato conjunctivitis, EKC)

- Adenovirus Type 8 and 19 : 전염성이 강하다. 처음엔 한쪽만, 5~7일 이내에 반대쪽에도 파급이 된다. 각막염이 오면 심한 통증과 눈부심(photophobia)을 호소한다. 눈부심을 동반한 시력의 감소가 다른 결막염과 다르다. 결막하 출혈과 가성막이 생긴다.
- 치료 : 2차 감염을 막기 위한 항생제와 cool compression, topical vasoconstrictor 등을 사용한다.

2) Herpes simplex and Herpes zoster

- 성인에서의 발병은 스트레스, 발열, 자외선에 노출, 외상, 면역억제, 월경 등에 의한 reactivation이 원인이 된다. 눈 주위에 전형적인 herpetic vesicle이 있을 수도 없을 수도 있다. Mucoid discharge, tearing, chemosis(결막의 부종), subconjunctival hemorrhage 가 흔하다. Slit lamp 검사상 dendritic keratitis 의 소견을 보인다.
- 안과 의뢰가 필수적, acyclovir 경구 투여, 예방적 항생제(erythromycin eye drop) 사용.
- Steroid는 금기
- Herpes Zoster Ophthalmicus : 5 번 뇌신경에 바이러스 재활성(reactivation)으로 이마와 안검의 dermatome을 따라 발생하며, 코 끝을 침범(nasociliary

nerve)해서 생긴 피부 병변을 Hutchinson sign 이라고 한다. 각막은 pseudo-dendrite(염색이 잘 안되고, 상피의 미란이 없는 mucous plaque) 소견을 보인다. 뇌침범의 증상을 보이면 acyclovir 정주와 입원 치료를 하고, iritis에는 topical steroid(prednisolone acetate 1%), 통증에 cyclopentolate 1%를 사용한다. 목 상부에 발생한 Herpes Zoster 또한 눈과 뇌 침범 여부를 판단해야 한다.

3) 알러지성 결막염(Allergic Conjunctivitis)
보통 심한 가려움증과 결막의 투명한 부종, 계절성, 재발성이 있다.

(1) Allergic Rhinoconjunctivitis
 - 봄, 가을에 호발. 재발성. 콧물과 결막염이 동반.
 - 치료 : Cool compression. Cromolyn sodium ophthalmic solution(4회/일)

(2) Vernal Conjunctivitis
 - 양측성, 재발성 alllergic disease
 - 청소년기 남아에서 청년기까지 호발
 - 봄과 여름에 발생. 심한 가려움증, 타는 듯한 느낌, 눈부심
 - 양측성 안검의 부종, redness, mucoid, stringy discharge
 - The giant cobblestone papillae on the upper palpebral conjunctiva – the hallmark . Small, white dots, known as Trantas' dots – 심한 형태
 - 환자의 반수에서 각막염이 발생한다.

4) Chlamydial Conjunctivitis
 follicullar reaction, epithelial keratitis, pseudomembrane formation

2. 눈의 염증성 질환

1) 다래끼(stye; external hordeolum) : Oil gland의 급성 staphylococcus 감염으로 lash line에 위치해 작은 농포를 형성한다. 따뜻한 압박과 국소 항생제 안약 ointment으로 7~10일 간 치료한다.

2) 콩다래끼(chalazion; internal hordeolum) : Meibomian oil gland의 배출구가 막혀서 이차로 생긴 급성 및 만성 감염으로 안검이나 안검 경계부에 붉고, 압통을 동반한 작은 종괴(mass)이다. 따뜻하고, 축축한 압박을 하루 4번 해주고, 국소 항

생제 안약을 투여하며, 만성이거나 재발 시 경구용 항생제를 사용한다. 낭포를 형
성하거나 종괴가 잘 만져지면 excision/curettage를 시행한다.

3) 안구주위 봉와직염(periorbital cellulitis) : preseptal cellulitis으로서 orbital
septum의 보다 얕은 부위의 감염이다. 안검의 부종, 국소 열감이 있고, 안구는 침
범이 안 된 상태로 시력, 동공 반사, 외안근의 운동이 정상이고, 안운동시 통증이
없다. 비정상시는 안구 침범을 확인하기 위해 CT를 시행해야 한다. 경구용 항생제
(S. aureus)를 사용한다. 그러나 5 세 이하 소아의 경우 bacteremia, septicemia,
meningitis 등으로 발전할 가능성이 커서 혈액 배양과 항생제 정주(ceftriaxone
50 mg/kg bid + vancomycin 13 mg/kg tid)를 고려해야 한다.

4) 안구내 봉와직염(orbital cellulitis) : orbital septum 안쪽까지 침범한 것으로 심
각한 안구의 감염이다. 부비동(ethmoid sinus)의 침범이 흔하다. 시력의 감소는
말기 증상이며, 통증, 외안근 운동의 장애, 발열, 눈돌출(proptosis) 등의 증상을
보인다. 의심이 되면 바로 CT를 시행하고, 항생제 투여 및 안과 의뢰이다.

3. 초자체 출혈 Vitreous Hemorrhage

망막이 찢어진 부위(retinitis proliferans, central vein occlusion, hypertension)
에서 발생한다. Flashing lights, vitreous floaters의 증상을 보이고 검사상 red
fundus reflex위로 Diffuse, dark, particulate opacities를 보인다.

4. 망막분리증 Retinal Detachment

- 기전
  - 파열성 망막분리(Rhegmatogenous retinal detachment) : tear or break
    occurs in the inner retinal layer
  - 견인성 망막분리(Traction retinal detachment) : proliferative diabetic
    retinopathy, proliferative vitreoretinopathy, retinopathy of prematurity,
    trauma
  - 장액/출혈성 망막 분리(Serous & hemorrhagic retinal detachment) : sensory
    retina아래에 fluid collection
- 증상
  - 시야, 시력의 감소에서 완전 시력상실(Total visual loss)까지 다양

- 빛의 번뜩임(Flashes of light)
· 검사
  - 동공반사는 정상
  - Fundoscopy : gray or opaque retina, tortuous and dark retinal vessels
· 치료 : 수술

5. 시신경염 Optic neuritis

· 기전 : 허혈성(infarct, temporal arteritis), 염증성(collagen vascular), 감염 (syphilis), Demyelination (Multiple Sclerosis)
· 증상 : 갑자기 시작되어서 지속되는 안통-retrobulbar 또는 periorbital 부위로 안구 움직임에 심해짐
· 검사 : Positive swing flashing test
· 치료 : 기저 질환 확인, Steroids
· 예후 : 양호, 4~6주내로 회복

6. 급성 각폐쇄 녹내장 Acute Closed-Angle Glaucoma

· Aqueous humor : ciliary process에서 분당 약 2 uL씩 생성되어 pupil을 통해서 전방으로 이동하여, Canal of Schlemm을 통해 배출이 된다.
· 발생기전 : Canal을 통한 Aqueous efflux의 block(보통 iris-pupillary block)
· 병력 : pupillary dilation을 시키는 자극(예, dim lighting, 감정적인 upsetting, anticholinergics, sympathomimetics, 심지어 nebulized anticholinergic, beta- agonist medication 등)
· 증상 : 갑작스런 blurred vision과 eye pain, Fixed pupil, Firm globe Injection at the limbus, 빛 주위 무리(Halos around lights)
· 연관 증상 : 오심, 구토, 두통, 복통, 서맥
· 진단 : IOP의 증가(20 mmHg이상)
· 치료
  - Topical beta blocker-timolol
  - Acetazolamide, 500 mg IV then 250 mg maintenance q 6 h
  - Mannitol, 1 mg/kg IV(CHF 시 주의)
  - Pilocarpine, 2~4% topically every 15 min

7. 급성 포도막염 Anterior uveitis; iritis

- Uvea(Iris anterior, choroid, ciliary body)의 anterior segment의 염증
- 연관된 질환
  - Systemic : JRA, ankylosing spondylitis, UC, Reiter's syndrome, leukemia, melanoma, lymphoma
  - Local : corneal foreign bodies, blunt trauma, UV keratitis
- 증상 : 단측성 통증 및 red eye(그러나 purulent discharge는 없다). Photophobia-consensual
- 검사 : anterior chamber에 너울거림(Flare), inflammatory cells
- 치료
  - Long-acting cycloplegic agent(to block the pupillary sphincter and ciliary body)

Topical steroids-1% prednisolone acetate q 6 h

8. 각막 찰과상 Corneal Abrasions

- 증상 : 안통, 눈부심, 심한 이물감, Cilliary injection
- 진단 : Fluorescein- 정상은 형광 푸른색, abrasion은 노란색
- 치료
  - Cycloplegic drop : pupil을 확장시키고, cilliary body spasm(심부 통증을 유발)을 완화시킨다. 1% cyclopentolate 또는 5% homatropine
  - contact-lens 착용과 관계없는 abrasion : Erythromycin ophthalmic ointment와 eye patch, 또는 eye patch없이 Erythromycin ophthalmic ointment qid.
  - contact-lens 착용과 관계된 abrasion : tobramycin ophthalmic oint qid. No patch
  - 감염성 또는 염증성 abrasion : Erythromycin ophthalmic oint qid. No patch
  - topical anesthetic(AlcaineR) : 반복해서 사용시에는 각막의 epithelial breakdown, ulceration, potential blindness를 유발할 수 있다.
  - 경구용 진통제
  - 안과 방문 치료 : 1일 이내

9. 각막궤양 Corneal Ulcer

각막의 여러 층을 침범하는 심각한 감염으로 epithelial defect가 staining되고, 궤양부위에 white, hazy infiltrate가 있다.

- 치료
  - Ocuflox, one drop every hour
  - No patching
  - Topical cycloplegics(1% cyclopentolate or 0.25% scopolamine tid)
  - 안과에 24시간 내에 재방문 시킨다.

IV 눈의 외상

1. 결막하 출혈 Subconjunctival Hemorrhage

결막하 혈관의 파열이 원인으로, 기침이나 Valsalva's maneuver, 직접 가격 등이 원인이 된다. 눈이 빨개져서 응급실에 내원하지만, 보통 benign하고 자연적으로 회복된다. 시력은 정상, 통증은 없고, smooth하며, 밝은 적색으로 bulbar conjunctiva에만 있으며, limbus를 가로 지르지는 않는다.

안구 운동시 통증을 호소하고, 시력이 감소되고, 환상의 융기, 두꺼운 출혈(어두운 색을 띤다)의 경우는 아래의 공막손상(scleral injury)이나 안구 자체의 손상으로 인한 출혈의 가능성이 있으므로 즉시 안과에 의뢰를 해야 한다.

2. 결막의 이물

먼저 topical anesthetics를 drop한 후에, 깨끗한 면봉에 식염수로 적셔서 제거한다. superior tarsal plate가 있는 부위가 이물이 잘 끼는 부위로, 안검을 eversion 시켜서 확인을 해야 한다. Topical antibiotics를 사용한다.

3. 각막의 이물

- 제거법: 경험자가 필요하다.
- 이물이 박힌 위치를 slit lamp를 통해서 확인을 한다.
- 먼저 topical anesthetics(fluroscein dye가 포함된 것)를 점안하고, slit lamp하

에 26 G 주사 바늘을 bevel이 위로 향하도록 약간 구부린 후에 조심스럽게 이물을 제거한다. 제거 후에는 cornea 손상의 깊이를 재확인 한다.

- 이물을 제거한 후에 작은 corneal abrasion이 생기게 되는데 이는 다른 corneal abrasion과 같은 방법으로 치료한다.
- 철조각이 박혀서, 철조각을 제거한 후에 남는 rust ring은 spud나 burr를 이용해 제거할 수 있으나, 보통 18~36시간이 지나면 soft해져서 제거가 용이하다. 제거가 잘 안되면, 그대로 두고 안과에 24시간 내에 재방문 시킨다

4. 외상성 Miosis/Mydriasis

Iris와 ciliary body가 외상에 의해, 수축되거나 확장 또는 경련을 일으킨 것이나, 먼저 두개 내 손상을 의심하고, 이를 확인하는 것이 중요하다. 일반적으로 치료는 필요 없다.

5. 홍채조임근 파열 Iris Sphincter Ruptures

파열이 된 경우 작고 삼각형의 동공 변연의 defect를 만드는 데, 이는 동공의 영구적인 notch를 남긴다. No treatment is available for this injury

6. 홍채해리증 Iridodialysis

심하고, 영구적인 홍채의 손상으로 보통 전방출혈과 관계가 있다.
홍채의 바닥이 ciliary body로부터 분리되어 scleral spur를 만든 것으로, limbus에 accessory pupil 이 생긴다.
Hyphema는 치료할 수 있지만, iridodialysis 자체는 치료가 필요 없다.

7. 전방 출혈 Hyphema

전방(anterior chamber)에 출혈이 생긴 것으로, iris stromal vessel의 파열이 원인

- 치료
  - Sit upright, 5일 동안 침상 안정
  - IOP 측정(acute glaucoma)
  - Topical atropine drops (1% atropine, 1 gtt bid), topical steroids (prednisolone 1 gtt, qid), Fox metallic eye shield

- 합병증
  - Acute glaucoma (32%)
  - Chronic late glaucoma (7%), Optic atrophy (7~10%)
  - 재출혈(rebleeding) (50%) – 처음의 출혈보다 더 심하다. 시력의 저하, 2차성 녹내장, corneal blood staining을 일으킨다.
    안과 의뢰를 하고, close follow-up이 필요하다.

8. 안구 파열, 천공 Orbital Rupture, Perforation

1) 안구 파열의 치료

- 시력을 포함한 검사를 시행한다.
- 식염수나 다른 약제를 점안하지 말고, 안구를 만지거나 누르면 안 된다.
- 수술 준비를 위한 NPO시행
- 항생제 정맥 주사(G(-)와 G(+) 모두, Vancomycin 이 G(+)의 선택 약제)
- 안구 금속 보호대(metalic shield) 착용
- 파상풍 예방
- 진정 및 진통제 투여
- 방사선 사진(simple, CT, MRI)
- 안과 의뢰 : 전신 마취하에 repair, 안구 내 이물 제거 시행

2) 각결막 천공의 확인

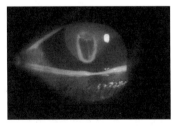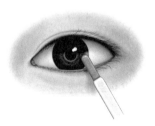

Fluorescein 염색액을 천공이 의심되는 부위에 바른 후 slit lamp로 방수(aqueous humor)의 누출(leak)을 확인하는 것으로 누출이 되면 염색액은 방수와 희석되어 녹색 흐름으로 보인다(정상은 어두운 오렌지빛). Slit light는 white나 blue를 사용한다. F -dye 가 흐르는 것을 맨눈으로도 볼 수 있다.

그림 13-1. 자이델 검사(Seidel's test)

The Wills eye manual 2nd ed, J.B Lippincott Company 451p

9. 안검의 열상 Lid Lacerations

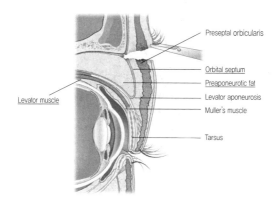

Preseptal orbicularis

Orbital septum
Preaponeurotic fat
Levator aponeurosis
Muller's muscle

Tarsus

Levator muscle

그림 13-2. Deep eyebrow laceration

안검의 해부학적 구조 및 처치

- 안검은 3 중 구조로서, 얇은 피부, orbicularis oculi muscle, tarsus로 이루어져 있다. Orbital rim에 안검이 laceration을 입어서 내원하는 경우가 많은데, 여기서 주의할 점은 orbital septum의 손상 여부를 확인하는 것이다. 그림과 같이 orbital septum의 바로 뒤로 preapponeurotic fat이 있어, septum이 손상이 되면 노란색의 fat이 드러나게 된다. 이 경우는 orbital cellulitis의 위험이 높아지므로, 안과에 의뢰하도록 한다. 또한 사람끼리 부딪혀서, 상대방의 앞니에 찔려서 다친 경우는 물린 것과 마찬가지로 delayed suture해야 한다.
- Tarsus가 잘린 경우 4층으로 봉합해야 한다. 또한 levator apponeurosis의 손상이 있을 경우 ptosis의 합병증이 발생할 수 있으므로 반드시 연결을 해주고, 설명을 해야 한다.
- 항상 눈의 손상 위험이 있으므로, 이를 염두에 둔다.
- 봉합 시에는 lid notch가 생기지 않도록 주의한다.
- 내측 안검 열상의 경우는 nasolacrimal system 의 손상 위험이 동반되므로, canaliculus와 punctum을 확인해야 한다. 안과에 의뢰하거나, irrigating fluorescein-stained saline을 punctum을 통해서 22 또는 25-gauge blunt-tip cannula를 사용해 irrigation하여 열상의 부위로 fluorescein-saline이 흘러나오는 지를 관찰하면 된다. 또한 외측 안검 열상시는 canthal ligament의 손

상 여부는 확인해야 한다.

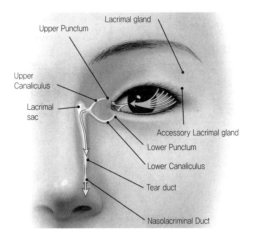

10. 결막의 열상

주의할 점은 눈 안의 손상이 없다고 확인이 되기 전까지는 절대 irrigation을 하면
안 된다.
- 1 cm 미만：not repaired
- 1 cm 이상：repaired by ophthalmologist

11. 눈 안의 이물

진단 및 위치의 확인 방법
- Direct visualization(slit lamp, ophthalmoscopy)
- Water's view and lateral skull x-rays
- CT scan
- Ultrasound
- MRI(avoid if foreign body is magnetic)
  바로 안과에 의뢰를 한다.

12. 화학물질 화상 Chemical Burns

- Alkali 화상(예 lye, fresh lime, ammonia, 시멘트)은 세포막을 녹이면서 각막을 빨리 통과하여 실명까지도 가능하다. 이는 alkali의 pH와 irrigation까지의 시간에 좌우가 되므로 시력 측정보다도 먼저 irrigation을 시행해야 한다.
- 안구 세척은 안구 세척 렌즈를 사용하는 것을 권장한다.(Morgan lens 또는 I-lens) 보호자나 의료진에 의한 샤워처럼 하는 세척은 효과도 떨어지고, 둘다 매우 힘들다.
- Acid 화상(예, battery acid, glacial acetic acid)은 조직 단백을 녹이면서 침착물을 형성해서 산이 깊이 침투하는 것을 막아준다. 그러므로 손상은 화상부위에 국한되는 경우가 대부분이다(예외:hydrofluoric acid, 중금속을 포함한 산-각막과 전방까지 통과한다).
- 치료
  - 즉시 lavage:최소 1~2 L. 국소 마취제를 20분 마다 떨어뜨려주면서 irrigation 한다.
  - 목표가 되는 pH는 7.4~7.6이다
  - 다른 부위의 burn여부를 확인한다(흡인되거나 기도 폐쇄의 증상 등).
  - 1% cyclopentolate 또는 5% homatropine으로 동공을 확장 시킨다.
  - IOP(alkali burn에서 중요하다)측정, 만약 22 mmHg 이상이면 바로 안과 의뢰한다.
  - Antibiotic ointment 투여(reepithelialization이 될 때까지)-Bacitracin/polymyxin ointment이 choice
  - 진통제 투여
  - 하루 내에 안과 재방문치료. 만약 화상이 심하거나, 정도를 판단하기 힘들면, 안과에 바로 의뢰를 하고, 집중 치료가 요구된다(scar를 줄이고, perforation을 예방하기 위해). Topical steroids와 citrate drop을 사용하고, 경구용 ascorbate를 투여할 수 있다.

13. 자외선 각막염 Ultraviolet Keratitis; UV Keratitis

- 증상:안통, 심한 눈물, photophobia, 이물감 - 이는 전형적으로 용접 불빛을 보거나 햇빛에 심하게 노출이 되고 6~12시간이 지난 후에 발생한다.
- 치료
  - Cycloplegic agent 투여:1% cyclopentolate 또는 0.25% scopolamine tid
  - Erythromycin ophthalmic ointment 를 바로 투여하고, 하루 4회 반복한다.

- Pressure patch를 하면 진통에 도움이 된다(첫 24시간 동안)
- 심한 통증 : 경구용 narcotic analgesia
- 안과에 48시간 내에 재방문시킨다.
- 보통 self-limited하고, 완전히 회복되는 것이 일반적이다.

V Mydriatics/Cycloplegics

Drug Trade Name	Duration	Effect1	Indication	Comments
Atropine sulfate 0.25~2.0%	2 weeks	M, C	Dilation Uveaitis	Anticholinergic, narrow glaucoma에는 금기
Cyclopentolate HCl Cyclogel 0.25~2%	24 hours	M, C	Dilation e.g. Exam	Atropine과 같다
Homatropine 25%	10~48 hours	M, C	Dilation	Atropine과 같다.
Phenylephrine HCl Neosynephrine 2.5~10%	2~3 hours	M	Dilation, no Cycloplegia	주의 : cardiac disease, Glaucoma, hypertension
Scopolamine HBr Hyoscine 0.25%	2~7 days	M, C	Strong Cycloplegia	어지럼증, disorientation
Tropicamide Mydriacil 0.5~1%	6 hours	M, C	Dilation, cycloplegia	Atropine과 같지만, 약한 cycloplegia

[1] M – mydriatic (pupillodiation), C – cycloplegia,
보통 1 drop을 qd-tid로 사용하며, 이보다 많은 양은 acute angle glaucoma 등에 사용한다.

VI 항생제

Drug (Trade name)	Preparation[2]	Use[3]	Dose
Ciprofloxacin (Ciloxan)	0.3% solution	G+, G–, ulcers	Conjunctivitis4 : 1~2 drops q2 h×2d, then q4 h×5d
Erythromycin (Ilotycin)	0.5% ointment	G+, Chlamydia	Apply q4 h until clear×2d 2 drops q 24 h×10d
Gentamicin sulfate	0.3% solution	G+ and G–	apply q 34×7~10d
Garamycin (Genoptic)	0.3% ointment		

Drug (Trade name)	Preparation[2]	Use[3]	Dose
Neosporin	Oint or solution	G+ and G−	1~2 drops q4 h×7~10 days
Norfloxacin (Chibroxin)	0.3% solution	G+ and G−	1~2 drops qid×7d
Ofloxacin (Ocuflox)	0.3% solution	G+, G−and Ulcers	conjunctivitis : 2 drops q 2~4 h× 2d, +qid×5d ulcer : 2q 30 min ×2d, q2 h×5d, 2 qid×3d
Polysporin	Ophth. Ointment	G+ and G−	Apply qid×7~10d
Polytrim5	Ophth. Solution	G+ mostly	1 drop q 3 h×7~10q
Sulfacetamide Na+	10~30% solution	G+, G−, no	2 drops q 2~3 h×7~10d
Bleph 10/Sulamyd	10% ointment	Pseudomonas	apply oint. Q3~4 h×7~10d
Tobramycin (Tobrex)	0.3% sol'n/oint	G+, and G−	see gentamicin above
Trifluridin (Viroptic)	0.1% solution	Herpes keratitis	1 drop q2 h (max 9 gtt/d), until epithelialization, then q4 h×7d

[1] conjunctivitis/blepharitis 외의 염증은 바로 Ophthalmology evaluation이 필요하다.
[2] 대부분의 약은 2.5, 5, 10 ml 병으로 되어있고, ointment는 3.5 g tube
[3] G+gram positive, G−gram negatives.
[4] Ulcer 치료 : 첫날 − 2drops affected eye q 15 min×6 h. 이후 2 drops q 30 min
　　　　　　 둘째날 − 2 drops q h, 셋째날~14일째 : 2 drops q 4 h
[5] PxyB, trimethoprim.

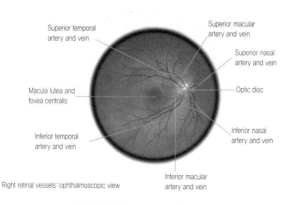

Superior temporal artery and vein

Superior macular artery and vein

Superior nasal artery and vein

Macula lutea and fovea centralis

Optic disc

Inferior temporal artery and vein

Inferior nasal artery and vein

Right retinal vessels : ophthalmoscopic view

Inferior macular artery and vein

그림 13-4. Ophthalmoscopic examination

- Optic disc : sharp margin
- Central retinal artery occlusion : pale fundus with cherry red spot at macula. Arteriole : narrow, blood flow : slow
- Retinal vein occlusion : venous dilation, diffuse large hemorrhage in the whole retina
- Retinal detachment : 말초에 병변이 있을 경우 종종 관찰하기 힘들다. 파도치는 모양
- Macula : 황금색

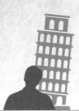

치아

General Dental Emergency

치아 이름을 브리핑할 때 생각보다 말이 길고 어려우며, 이를 꺼리는 경우가 많다. 예를 들어 [오른쪽 상악 제1 대구치] 통증이라고 하면 이름만으로도 말하기 힘들다. 그렇다고 universal tooth numbering system은 1번에서 32이번을 시계방향으로 돌리기 때문에 숫자를 세는 것도 힘들다.

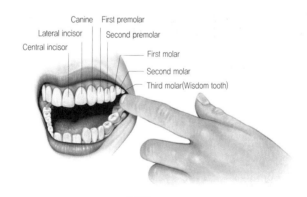

그림 14-1. 치아의 이름

이러한 이유로 modified Triadan system 방법이 자주 사용된다. 즉, 치아를 아래 그림과 같이 4구획으로 나누고, 앞에서부터 뒤로 순서를 세서 번호를 부여한다. 예를 들어 오른쪽 상악 제1 대구치는 1구획의 6번째 치아이다. 이를 16번 치아라고 부르면 쉽다. 하악골 좌측의 첫번째 incisor 는 4번째 구획의 첫번째 치아이므로 41번이 된다. 이 방법은 치과영역에서 공통으로 사용되기 때문에 알아두면 소통에 매우 편리하다.

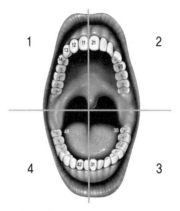

그림 14-2. 변형 트리아단 시스템 modified Triadan system 사용

I 치통

1. 치아 우식증과 치수 pulp 병변

치수염(pulpitis) : 흔한 치통의 원인. 쑤시거나 둔하고 박동성으로 국소적인 통증 및 압통 부위가 있다. 초기에는 찬 자극에 상당히 아파하나, 비가역적 치수염(irreversible pulpitis)의 경우 얼음을 물고 있으면 통증이 감소하는 경우가 있다. 진통제 투여하고, 치과 의뢰한다.

2. 치근주위 병변 Periradicular Pathology

급성 치근단 농양(Acute Periapical Abscess) : Pulp가 괴사되어 농양을 형성한 경우를 말한다. 설압자로 침범된 치아를 치면 심한 찌르는 듯한 통증을 호소한다(참고; 설압자 타진에 의한 압통은 periodontal ligament의 염증을 의미한다). 진통제(NSAIDs, acetaminophen−codeine Combinations 등), 심할 경우 parenteral narcotics를 사용한다. 통증이 사라지지 않을 경우 국소마취를 시행하고, 치과로 의뢰하여 외과적인 처치(Incision and drainage, 근관치료)를 하도록 한다. 배농 처치가 즉각적으로 필요치 않은 경우 항생제(항생제편 참고)를 사용하고 warm pack을 자주 해 주도록 교육한다(ice pack이 아니다).

3. 치주 병변 Periodontal Pathology

치주 농양(Periodontal abscess) : plaque와 debris 가 Pocket (between tooth and gingiva)에 끼어서 잇몸의 부종과 염증을 만든 것 warm saline irrigation 과 항생제를 사용한다. 농양이 큰 경우 Incision and drainage가 필요하다.

4. 발치후 병변

발치후 치통(Postextraction pain; periosteiits) : 치아를 빼고 1일(24시간) 내의 통증으로 발치와(socket)를 warm saline irrigation하고 진통제를 처방한다(진통제에 잘 반응한다)

발치후 치조골염(postextraction alveolar osteitis; dry socket) : 치아를 빼고 2~3일 후에 심한 통증과 악취를 동반한 경우로, 이는 국소적 골수염(osteomyelitis)이 발생한 것이다. socket warm saline irrigation 과 eugenol −gauze packing 을 하고 항생제 처방 후 치과로 12~24시간 내에 F/U 시킨다.

* **루드비히 구협염(Ludwig's angina)** : 양측성 하악하 공간(submandibular space)의 봉와직염으로 임상적으로 hyoid bone 상부의 단단한 경결부(brawny induration)과 부종으로 인한 혀의 거상(elevation)을 보인다. 병의 경과가 급속히 진행하여 구강저에 침범시 혀가 후방으로 밀리고 후두개를 침범시 기도 확보가 어려워 수술적 기도 확보(cricothyroidotomy)를 해야 하는 경우도 있다. 먼저 기도 확보를 한 후에 항생제(고용량의 페니실린, metronidazole, aminoglycoside)를 사용하고, 즉시 구강악안면외과에 의뢰하여 절개 및 배농을 시행한다.

※ 참고 : 약물 무반응 치통(Toothache)의 처치 : 가장 흔한 통증의 원인은 급성 치수염(Acute pulpitis)으로 밤에 응급실을 찾는 것이 대부분이다. 진통제의 근주 및 정주로 진통이 안 되는 경우는
  1. 상악 치아 및 하악 전치(incisor~canine) : 치근단부위 침윤마취(통증이 있는 치아; gum을 통해 골막에 직접 마취 주사)
  2. 하악 구치(premolar~molar) : inferior alveolar N의 신경차단마취(nerve block)을 시행해 보는 것도 좋은 방법이다. Bupivacaine(pucaine)이 마취기간이 길어서 적절하다.

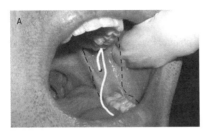
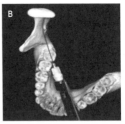

그림 14-3. Inferior alveolar nerve block. A와 같이 molar tooth 를 양쪽으로 내려오는 점막 사이 공간의 중간 부위에 25 게이지 바늘로 그림 B 와 같은 방향으로 진입한다. 뼈에 닿으면 뒤로 1~2 mm 정도 뺀 다음 1.5~2 cc 정도 주입하면 된다.

3. periodontal ligament injection: 아래 그림과 같이 45번 tooth의 내측/외측에 각각 periodontal ligament를 따라 마취액이 흘러들어가게 하는 방법. 30 게이지 needle을 사용(권장, 그러나 응급실내 26 게이지도 사용 가능함) 가급적 찔림이 적게 gum과 tooth 사이로 바늘의 bevel이 치아와 붙어서 저항이 걸릴 때까지 들어가서 보통 2~5 mm 이내 정도 부드럽게 들어가서 마취액을 0.2 cc 이내를 압력을 가해서 주입한다. 주입된 마취액은 periodontal lig. 를 따라 흘러 내려가면서 마취가 되며, 리도카인의 겨우 30~45분 정도 유지가 된다. Bupivacaine HCL을 사용한다면 이보다 훨씬 장시간의 진통효과가 있을 것으로 생각된다. 주의) 저항을 이기면서 주입시 환자가 짧은 통증을 느끼며, 만약 아파한다면 supra-periosteal injection으로 전처치를 할 필요가 있다.

4. 직접적인 치아에 injection 외 방법: splenius capitis muscle에 신경조절주사요법을 시행하면 "욱신욱신"한 통증을 제거할 수 있다. 주사 방법은 1장 통증치료편 참고

Molar tooth의 경우 바늘 진입 각이 안 나오므로 그림과 같이 바늘을 90도로 꺾어서 마찬가지로 바늘의 bevel 을 치아 방향으로 맞춰서 삽입하면 된다.

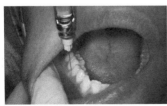
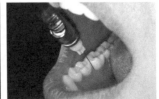

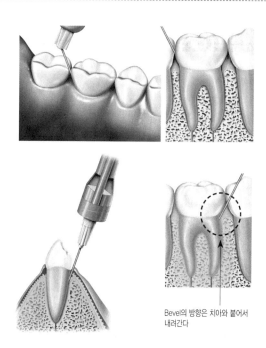

Bevel의 방향은 치아와 붙어서
내려간다

치아를 중심으로 침윤마취를 하는 방법은 아래 그림을 참고 하면 된다.
잇몸이 얇고 빡빡하므로 주입되는 용액의 양은 많지 않다.

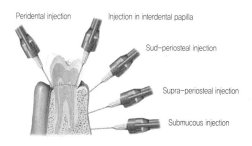

Peridental injection
Injection in interdental papilla
Sud-periosteal injection
Supra-periosteal injection
Submucous injection

그림 14-4. 치아의 침윤 마취의 종류와 이름

II 치과 외상 Dental Trauma

1. 치아 파절

1) 치수(pulp)에 대하여 골절의 침범도
2) 환자의 나이에 근거해서 치료의 방침을 정한다.

Ellis 분류와 치료

Class I: 법랑질 부분(enamel portion)만 노출 – 분필색깔(chalky), 응급 치료는 필요없고, 날카로운 단면이 자극이 되므로 시간을 두고 치과에 방문할 것을 설명한다.

Class II: Enamel portion과 dentin의 노출로 열과 찬 것 또는 공기에도 민감해진다; 상아빛–노란색(ivory–yellow color)

12 세 미만의 청소년: 치수(pulp)의 신경 혈관 손상의 위험이 있다. 가능한 빨리 소독하고 치과로 의뢰해야 치수의 생활력을 최대한 유지할 수 있다. 또한 치수는 열자극에도 민감하므로 뜨겁거나 찬 음식을 피하도록 한다.

Class III: Enamel과 dentin의 파절과 pulp의 노출

12 세 이하에서는 True dental emergency로 치수 농양의 위험이 높다. Wet gauze packing, foil coverage한다. 응급실에 Ca–hydroxide paste와 임시충전재(Caviton 혹은 ZOE 등)가 있으면 덮어주고 치과로 의뢰한다.

Alveolar bone fracture: 미용적인 문제, 치아의 고정에 대한 문제 등 심각한 morbidity를 유발한다. 치과로 바로 의뢰하도록 한다. 의심이 되는 부위의 치아를 핀셋으로 흔들어서 인접치가 같이 흔들리면 골절의 가능성이 높다.

* **Root fracture**: 영구치 손상의 5% 이하이나 임상적으로 불분명해 주의를 요한다. 치과에 의뢰한다(치료는 발치, root의 1/3 이하만 침범되었을 경우 근관 치료 후 치아를 수복할 수도 있다)

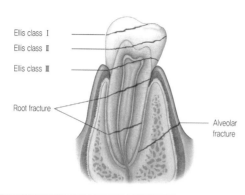

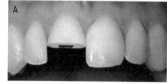 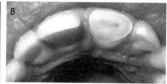

그림 14-5. 치아 골절의 분류와 Ellis III(A), Ellis II(B)

2. 치아의 아탈구 Subluxation of Tooth

약간 흔들리는 치아(1 mm 미만)의 경우는 수일간의 부드러운 식사로 회복된다.
많이 흔들리는 치아는 가능한 빨리 고정하고 10일~2주간 유지한다.
치아는 arch bar, wire ligation 등을 사용해서 고정한다(치과에서 시행)

3. 치아 탈락 Avulsion of Tooth

- 치아의 안전한 이송 : 현장에서 다시 정복>입안에 넣고(소아의 경우 보호자의 입) >
  흰 우유에 넣고 > 깨끗한 물수건에 싸서
- 유치의 경우 절대 정복하지 않아야 한다. 6~12세의 경우 유치와 영구치가 섞여있
  는 혼합 치열기이므로 구분해서 정복여부를 결정해야 한다(그러나 치과 진료가 바
  로 가능할 경우, 우선 관계없이 정복 후 바로 치과진료실로 보낸다).
- Golden time : 30분(tooth 이송 박스 내에서는 12~24시간)
- Replantation의 chance는 분당 1%씩 감소하며, 이는 남아있는 periodontal

ligament fiber의 양에 의존한다. 그러므로 치아의 표면을 압력을 넣어 닦거나, 문지르면 절대 안 된다. 식염수로 살짝 닦고, Betadine solution에 적셔서 socket 내에 넣어주면 된다. 그리고 바로 치과에 의뢰해서 고정하도록 한다.

4. 하악 골절 Mandibular Fracture

- 골절 빈도：Condyle process (36%), Body (21%), Angle(20%), Symphisis (14%), Coronoid process(3%), Ramus(3%)
- 하악의 통증, 압통 및 malocclusion, laceration of mucosa, tongue blade test 에서 설압자를 분지를 수 없다(이학적 검사 및 사진상 진단이 힘들거나 애매할 경 우 도움이 된다).
- 설압자 검사Tongue blade test – 나무 재질
  - 진단에 유용한 검사로 외관상 보기에 분명한 골절이라면 필요 없겠으나, instability 가 없는 단순 통증의 경우 X-ray 촬영 전에 간단히 시행해 볼 수 있다.
  - 방법：환자의 입을 벌린 상태에서 설압자의 끝이 첫째 어금니 부근에 위치시킨 후 강하게 물어 고정되도록 한다. 검사자는 설압자의 반대쪽 끝을 잡고 비튼다.
  - 판정：정상의 경우는 설압자가 부러진다(뽀개진다). 하악 골절의 경우 환자는 반 사적으로 입을 벌리거나, 설압자를 비트는 것에 따라서 입이 벌어진다.
  - 한 조사에 의하면 95% 이상의 민감도와 65%의 특이도를 보인다.

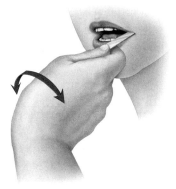

J Emerg Med 12:297, 1995

그림 14-6. Tongue blade test

- 진단 : Dental panoramic view, (mandible series는 골절을 진단하는 데 도움이 별로 안되며, 빠진 치아를 찾을 경우에 시행한다. 여기서도 없으면, 흉부 및 복부 단순 촬영을 한다).
- 치료 : 모든 환자에서 입원 및 occlusion fixation이 필요하다.

5. 개방성 상악, 하악 골절의 응급실내 고정

상악 혹은 하악의 골절을 동반한 이틀뼈[alveolar bone] 골절은 출혈로 인한 기도 유지의 어려움, 지혈의 어려움, 기도 삽관이 필요한 경우 응급 윤상갑상연골 절개술의 적응증이 되기도 함. 이로 인한 저혈량성 쇼크, 혈액의 폐 내로의 흡인으로 인한 폐렴, 급성호흡곤란증후군의 원인이 되기도 한다. 하지만 많은 응급의학과 의사들이 시간의 급박함에 비해 치과적인 영역이란 생각에 이틀뼈 골절은 반드시 치과의사에 의해 처치를 해야 한다는 고정관념을 가지고 있어 응급실내에서의 응급 처치에 대해 미흡하지 않나 생각이 된다. 단지 치과적인 영역으로서 치아 교합을 맞추고 이후 수술 전까지의 고정으로 접근하는 것이 아니라, 실재로 이틀뼈 골절로 인한 대량 출혈로 인해 발생할 수 있는 합병증을 최소화하는 술기는 필요하다.

- **고정방법**
  ① 진찰을 통해 상악, 하악 및 이틀뼈 골절 분절을 확인하여 고정부위를 결정한다.
  ② 환자를 조명 시설이 되어있는 곳에 앙와위로 눕힌다. 환자가 불안정하여 눕지 못하는 경우는 좌위로 시행한다. 과다출혈로 인해 기도확보가 우선시되는 경우는 기관삽관 혹은 윤상갑상연골절개술을 우선 시행한다.
  ③ 간단히 설명 후에 one piece expander를 끼워 손상부위를 효과적으로 노출시킨다.
  ④ 이틀뼈 골절부위에서 양옆의 치아를 포함하여 철사(0.15 mm)나 나일론(1~0), Vicryl(1~0) 봉합사를 잇몸틈새로 넣는다.
  ⑤ 철사를 삽입한 경우는 혀에 찔리지 않도록 하며 꼬아서 골절부위를 고정시킨다. 나일론 봉합사를 이용한 경우는 단단히 매듭을 묶는다(그림 14-7). 골절부위가 적절하게 고정되지 않으면 추가로 철사나 나일론봉합사를 이용한 고정을 한다.
  ⑥ 철사의 경우는 적당히 절단한 다음 그림과 같이 치아 사이에 꽂아 넣는다. 나일론의 경우는 적당한 길이로 절단한다.

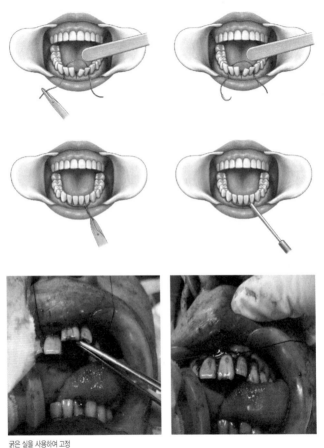

굵은 실을 사용하여 고정

그림 14-7. Emergent fixation methods of a mandible fracture

III 구강내 열상

1. 혀의 열상 tongue laceration

1 cm 이하이고 깊이가 얕으면(superficial) suture할 필요 없다.

1 cm 이상 또는 깊은 열상 : 4.0-black silk 또는 4.0-chromic으로 봉합, 뒤집어서 혀의 앞 뒤를 전부 확인해야 한다. ventral side의 측면이나 끝의 열상인 경우는 bifid tongue(뱀혀;cosmetic problem)의 위험이 있으므로 이에 대해서 충분히 설명한 후에 동의를 받고(informed consent) 봉합을 한다.

3~4일의 soft diet, 1주일 뒤에 stitch out 하도록 한다.

2. 연구개 열상 Palate laceration

세심한 이학적 검사로 천공 여부를 확인해야 한다.

Gapping edge는 5.0-chromic으로 봉합을 하며, drain을 넣을 시는 loose하게 한다. Palate의 궤양 및 천공이 합병증으로 이를 설명해야 한다. 그러나 대부분의 경우 잘 붙는다.

3. 기타 열상

1.5 cm 이상의 상처 : 2차성 감염 후에 궤양 형성의 위험이 높으므로 4.0-chromic, 4.0-black silk로 봉합하고, 7~10일 뒤에 stitch out 한다.

잇몸(Gum)의 열상 : 조직이 작고 얇아서 바로 봉합하기 어렵다. Avulsion의 경우 치아에 anchoring하는 방법을 사용하여 결합시키면 잘 붙는다.

IV 치과적 출혈

1. 자발성 출혈

비교적 흔하다. 병력 청취(혈액 응고 인자 부족, 백혈병, 말기 간질환, 최근의 경구용 항응고제의 사용)등을 면밀히 확인하고, 필요시 이에 대한 혈액응고검사를 한다. 결과에 따라서 교정하고 일차적으로는 압박하여 지혈을 시도한다.

2. 수술후의 출혈

응고된 혈액(blood clot)이 떨어지면서 출혈이 발생할 수 있다. 발치된 부분을 2×2 gauze(epinephrine)를 20분 이상 물고 있거나 일회용 차 봉지(tea bag)을 물고 있는 것도 도움이 된다(차에는 천연 지혈 성분인 tannic acid가 포함되어 있다). 발치된 부분을 직접 압박할 수 없을 경우에 Gel-foam, Avitene, Instat을 출혈 부위에 봉합하여 지혈을 시도하며, 이도 실패를 하면 epinephrine-lidocaine 용액을 직접 주사해 본다. 지속적으로 출혈 시에는 치과에 의뢰를 하고, 퇴원 시에는 발치를 한 치과의에게 재방문하도록 해야 한다.

V 구내 연조직 질환

1. 구강 칸디다증

가장 흔하다. 고령, 의치 등 보철물, 점막 질환, 감염, 항생제, 면역 결핍 등에서 흔하다. 임상적으로 3가지 형태로서 위막성(이를 떼어내면 홍반성 점막이 노출된다), 위축성 또는 홍반성, 하얀 palque로 나타난다. 치료는 nystatin 현탁액 500,000 단위 qid 국소 도포 또는 fluconazole 200 mg bid PO 한다.

2. 아프타성 구내염

구순과 협점막 등의 non-squamous 상피에 빈발. 2~3 mm의 동통성, 다발성의 섬유농성 궤양을 형성한다. 포진상 아프타(herpetiforme aphthae)는 1,000여개의 1~2 mm의 다발성 궤양이다. 치료는 betamethasone 이나 0.01% dexamethasone 구강용액, fluocinonide 0.05% 겔 등 국소 스테로이드를 사용하고 다음날부터 회복을 보인다.

3. 단순포진

제 1형 herpes. 치은 및 점막 표면에 급성 동통성 궤양. 치료는 대증적 요법 및 전구기에 acyclovir 400 mg tid(5일간).

4. 포진성 구협염

Coxsackie virus A군 1~6형, 8, 10, 22. 여름 및 가을에 고열 및 인두통, 두통 권태감이 급작스럽게 발생 후 24~48시간 내에 1~2 mm의 수포 및 곧 터져서 궤양을 형성. 연구개, 구개수, 후인두, tonsillar pilar를 침범한다(협점막, 혀, 치은은 정상-herpes 구내염과의 차이). 10일 정도 지속 후에 회복된다.

5. 수족구병 Hand foot mouth disease

Coxsackie A16. 혀, 치은, 연구개, 협점막에 다수의 소수포의 형성을 특징으로 한다. 손가락이나 발가락의 외측면 및 배면이 동시에 침범. 8일 정도에 자연 치유. 대증적 치료한다.

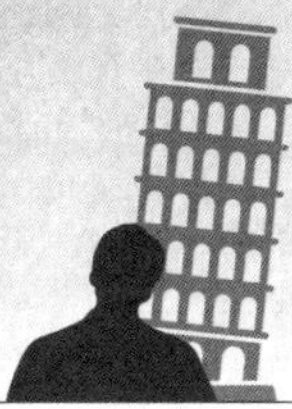

I 골절 탈구와 연관된 신경, 혈관 손상

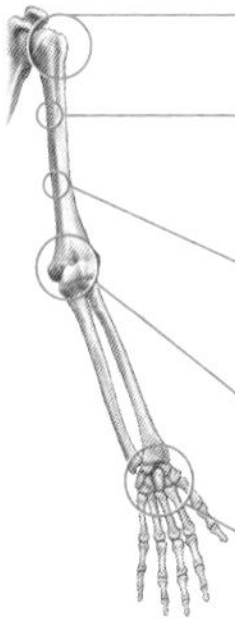

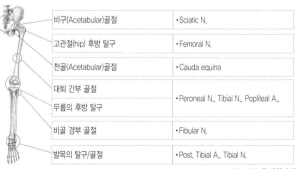

견관절 탈구	• Axillary A.
상완 외과적 경부 (surgical neck of humerus) 골절	• Axillary N.
상완 중간(humerus)부위 골절	• Radial N.
상완 상과(supracondylar) 골절	• Median N., Radial N., Radial A.
Colles 골절	• Median N.

그림 15-1. 팔 부위 골절과 주요 신경 손상

비구(Acetabular)골절	• Sciatic N.
고관절(hip) 후방 탈구	• Femoral N.
천골(Acetabular)골절	• Cauda equina
대퇴 간부 골절	• Peroneal N., Tibial N., Popliteal A.,
무릎의 후방 탈구	
비골 경부 골절	• Fibular N.
발목의 탈구/골절	• Post, Tibial A., Tibial N.

Tin. 5th 등 변형 요약 인용

그림 15-2. 다리 부위 골절과 주요 신경 손상

■ 관절내 손상Intraarticular injury과 관절주위 손상periarticular injury의 구분

	Intraarticular	Periarticular
운동제한	모든 방향	특정 방향
통증	능동적, 수동적 운동 시 모두	능동적 운동 시
관절의 삼출Joint effusion	있다	없다
가장 심한 통증	limits of motion에서 유발	저항에 이기는 운동시 유발
관절 당김Distraction of joint시 통증	있다	없다

Emergency orthopedics(the extremities) 5th edition, 2007

II 개방성 골절 Open Fracture

1. Gustilo and Anderson의 개방성 골절의 분류와 치료

- Type I : 개방성 상처 < 1 cm, 최소의 연부조직 손상
- Type II : 개방성 상처 > 1 cm, 중등도의 연부조직 손상
- Type III : 개방성 상처 > 10 cm, 심각한 연부조직 손상, 이물 오염
  - IIIa : 심각한 연부조직 손상이나 골절부위를 피부로 덮을 수는 있다.
  - IIIb : 골막의 분리와 피부 결손 부위를 피부로 덮을 수 없어 재건술이 필요
  - IIIc : IIIb + 동맥 손상으로 재건술이 필요

2. 응급실내 치료

- 전반적인 환자 상태의 평가, 골절 부위, 연부 조직의 손상, 신경혈관의 상태를 파악
- 철저한 irrigation(가능하다면 high pressure irrigation, 50 cc 주사기 + 19 G 바늘의 허브 연결), debridement, 이물질 제거
- 항생제 cephalosporin and aminoglycoside 사용, 파상풍 예방
- 골절부위의 부목 고정 : 이후 wire 또는 cast splint

3. 골절의 치료

- Type I : 폐쇄성 골절과 같이 정복 및 고정술을 시행
- Type II and IIIa : 견인traction, 외부교정external fixation, 골강내 철사 고정unreamed intramedullary nailing

- Type IIIb-IIIc : 외부교정^{external fixation}

4. 개방성 상처의 치료

- Type I, II : 수상 후 12시간 내에 봉합하고 중력을 이용한 자연배액^{gravity drain}을 해 둔다.
- Type III : 철저한 세척^{irrigation} 등의 초기 처치를 하고, 24~72시간 내에 다시 좌멸 조직 제거^{debridement}를 한다. 5~7일에 지연 봉합과 중력을 이용한 자연배액^{gravity drain} 을 한다.

III 구획 증후군 Compartment Syndrome

정형외과 영역의 가장 응급 질환 중의 하나이다. 증상이 나타날 시에는 6~8시간 내 에 압력을 제거^{decompression}해 주어야 한다.

- 병태 생리 : ↓in compartment size(예 : 좌멸) or ↑in contents(예 : 부종, 출혈)

증상(5Ps)	Compartment Pressures (CP)	
• 통증 ^{Pain}—특히 passive motion시 • 이상 감각 ^{Paresthesia}—진동 감각을 잃는 것이 초기 징후 • 창백 ^{Pallor} 또는 무맥박 ^{Pulseless} • 마비 ^{Paralysis}	Normal Abnormal Compartment syndrome	< 10 mmHg 10~30 mmHg 30 mmHg or MAP−CP < 30~40 mmHg

1. 각 구획에 따른 임상 양상

구획	감각 소실 Loss	마비 위치	Passive motion	통증의 위치
Interosseous Forearm	None	Finger adduction & abduction	Finger abduction & Adduction	Dorsally between metacarpals
Volar Forearm	Volar fingers	Wrist and finger flexion	Wrist and finger Extension	Volar forearm
Lateral Forearm	Radial nerve	Wrist and finger flexion	Wrist and finger Extension	Lateral forearm

구획	감각 소실 Loss	마비 위치	Passive motion	통증의 위치
Dorsal Forearm	None	Wrist and finger extension	Wrist and finger Extension	Dorsal forearm
Lateral Leg	Top of foot	Foot eversion	Inversion of foot	Lateral lower leg
★Anterior Leg	1st web space	Toe extension	Toe flexion	Lateral~anterior tibia
Superficial Posterior Leg	Lateral foot	Plantar flexion of foot	Dorsiflexion of foot	Calf
Deep Posterior Leg	Sole of foot	Toe flexion	Toe extension	Deep calf, medial malleolus, Achilles

Emerg Med Reports 1993; 14; 227

2. 구획 증후군의 진단(구획압의 측정)

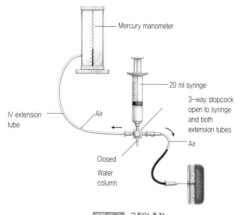

그림 15-3. 구획압 측정

기구는 18 G needle(또는 spinal needle), 2 plastic extension tube, 20 cc syringe, 3-way stopcock, normal saline, 수은 혈압계. 그림과 같이 20 ml syringe 를 중심으로 혈압계 쪽에 Extension tube와 근육 쪽에 18 G needle을 연결한 water column을 만든 tube를 만든다. Needle을 근육에 적당한 깊이로 삽입 후 Syringe의 피스톤을 천천히 누르면, 압력이 양방향으로 전해진다. 그러면서 양방향 의 압력은 같아지고, 이는 혈압계의 눈금으로 표시될 것이다(혈압계의 압력과 같다).

Needle 끝의 압(근육 내압)이 양방향 IV 관의 압력보다 높으면 water column은 움직이지 않을 것이다. 더 압력을 가해서 water column이 근육 쪽으로 밀리면(움직이면) syringe 압력이 근육압보다 높다고 할 수 있다. 즉, water column이 움직이기 직전의 혈압계의 압력이 근육 내압(구획압)이다.

• **외상성 근융해증** rhabdomyolysis**의 2차 곡선 현상** second wave phenomenon
혈장 CK는 외상 24시간에 최고조가 되었다가
점차 감소하게 된다. 이의 반감기는 약 48시간이다. 이후 2차로 증가하는 것은 구획증후군과 같은 상황에서 괴사가 진행이 되기 때문이다.

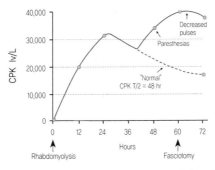

Cardivasc Rev Rep 5:1031,1984

그림 15-4. Creatine Kinase – Second wave phenomenon in rhabdomyolysis

IV 연부조직 감염의 임상적 특징

	봉와직염 cellulitis	**괴사성 근막염** necrotizing fasciitis	**근괴사증** myonecrosis
깊이	피부, 피하조직	피부, 피하조직, 근막	근막, 근육
원인	외상, 표피 감염	외상, 수술, 당뇨, 심부 연부조직 감염	외상, 수술, 오염된 상처
피부	홍반 erythema, 림프선 streaking, 부종	홍반, 수포 bleb, 대수포 bullae, 괴저 반점 gangrene patch, 심한 부종	매우 심하게 붓고, 창백; 출혈성 대수포, 괴사~괴저 소견

	봉와직염 cellulitis	괴사성 근막염 necrotizing fasciitis	근괴사증 myonecrosis
공기	없음	다양하다	보통 있다
통증	경도	중등도	심하다
전신 독성	경도	중등도~중증도	중증도
세균	피부 상재균	혐기/호기성 균	Clostridia, 혐기, 호기성 균
치료	국소 절개	광범위 좌멸괴사조직 제거 debridement	광범위 절제술 excision
사망률	낮다	20~50%	>25%

– 괴사성 근막염과 근괴사증은 발병 수 시간 이내로 전신성 감염으로 파급되어 쇼크에 빠지며 항생제에 반응하지 않는다. 신체검사 후 의심되면 곧바로 외과적 절제술을 해야 하며 한두 시간의 지연이 사망할 수 있음을 명심해야 한다.

V 골절 진단을 위한 CT 시행

미발견 골절에 의한 민원은 빈번하며, 빠른 진단의 필요성은 증가하고 있다. 대부분 일반 사진에서 골절이 안보이면 고정하고 OPD 방문시키나, 위와 같은 이유로 가능하다면 응급실 내에서 확진을 내리려고, 추가 FU 횟수를 줄여주는 것이 더 효과적이다.

CT는 특히 관절의 손상에서 매우 효과적으로 진단할 수 있으며, 이의 판독 또한 매우 쉽다. 부종과 운동범위제한 limitation of Range of Motion 이 있는 경우 CT 처방의 역치 threshold 를 낮춰서 권하는 것을 권장한다.

필수적으로 CT를 권장하는 부위는 관절 부위로써 손목(scaphoid), 팔목(radial head joint space), 어깨관절, 엉덩관절(acetabulum), 무릎(tibia plateau), 발목, 발이다. 촬영 후에 어떻게 판독하나를 크게 고민하지 않아도 된다. 골절선을 보는 것은 매우 쉽다.

VI 손 Hand

1. 손의 신경 지배

- 정확한 감각 검사는 two point discrimination을 통해 해야 한다.
- 정상 손끝: < 6 mm(보통 < 2 mm). 반드시 건측과 비교를 해야 한다.

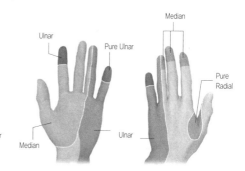

pure median, pure radial, pure ulnar 를 잘알고 있어야 한다.

그림 15-5. Hand의 감각 신경지배도

신경	신경 손상시 운동 검사
Median	1) 엄지의 DIPJ를 저항에 대항해서 구부리기 2) 새끼 손가락 끝을 구부려서 엄지의 끝과 붙여서 반지 모양을 만들기 3) Thenar eminence를 누르면서 abductor pollicis의 기능을 평가 (palm을 위를 향하게 하고, 엄지를 수직으로 위로 들기)
Ulnar	1) 저항에 대항해서 손가락사이를 벌리기 2) 엄지와 둘째 손가락사이에 종이를 잡기, 손가락을 펴고 모은 상태에서 새끼 손가락만 abduction시키기(hypothenar muscle 기능) 3) 엄지의 adduction시키기(adductior pollicis 기능)
Radial	손가락과 손목을 저항에 대항해서 extension

2. 손가락의 건^{Tendon}

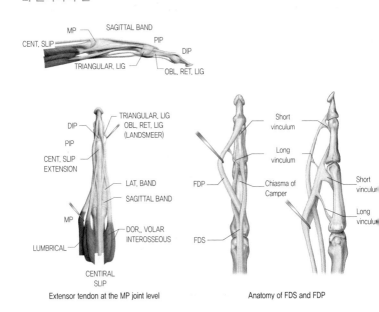

Extensor tendon at the MP joint level

Anatomy of FDS and FDP

그림 15-6. 손가락의 건

(주의) FDP tendon은 proximal phalanx 에서 FDS를 통과하여 피부쪽으로 나오게 된다. 즉 FDP는 proximal Phalanx 부터 좀더 superficial 하게 존재하여 knife injury에 흔히 손상되게 된다.

3. 손과 손목의 신장건 Extensor tendon

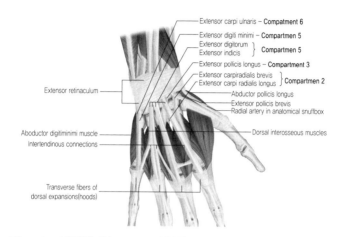

Extensor carpi ulnaris – **Compartment 6**
Extensor digiti minimi – **Compartment 5**
Extensor digitorum } **Compartment 5**
Extensor indicis
Extensor pollicis longus – **Compartment 3**
Extensor carpiradialis brevis } **Compartment 2**
Extensor carpi radialis longus
Abductor pollicis longus
Extensor pollicis brevis
Radial artery in anatomical snuffbox
Extensor retinaculum
Dorsal interosseous muscles
Aboductor digitiminimi muscle
Intertendinous connections
Transverse fibers of dorsal expansions(hoods)

구획 compartment 1–6을 나타내고 있다. Metacarpal area의 건 손상은 응급실 내에서 쉽게 repair가 가능한 것으로 이름 및 건의 진행 방향을 잘 알고 있어야 한다. 또한 intertendinous connection은 extensor를 보조하는 것으로, 인대의 proximal part가 끊겨도 기능은 정상으로 나타나므로 반드시 건축과 power를 비교해보고, 의심스러우면 반드시 exploration 한다.

그림 15-7. Extensor tendon

4. 손가락의 Pulley system

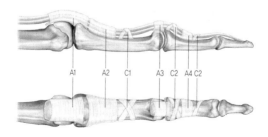

A1　A2　C1　A3　C2　A4 C2

손가락의 많은 flexor sheath, Pulley system을 보여주고 있다. 이 sheath 는 tendon의 미끄러짐 운동을 이해하는 데 도움이 된다. annulus (A2)와 fourth (A4)는 적당한 각을 유지하고 flexor tendons 또는 tendon graft의 "bow– stringing" 을 막는데 필수적이다.

그림 15-8. Pulley system

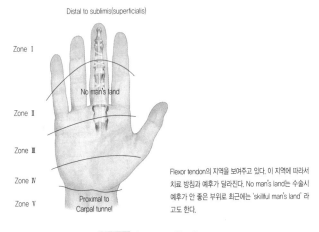

Flexor tendon의 지역을 보여주고 있다. 이 지역에 따라서 치료 방침과 예후가 달라진다. No man's land는 수술시 예후가 안 좋은 부위로 최근에는 'skillful man's land' 라 고도 한다.

그림 15-9. Flexor zone of hand

5. Hand exploration시 절개선의 방향

Tendon, artery, nerve injury 를 찾기 위해 절개를 하는 것은 종종 필요하다. 원칙은 운동축(보통 종축)과 수평이 되면 안되며, 그림과 같이 순환의 유지를 위해서 절개선은 60 도 이상으로 해야 한다. 보통 tendon은 proximal로 당겨지므로 proximal 부분을 보기 위해서 위쪽으로 절개하는 것이 더 유용하다. 또한 관절부위는 보통 중요 구조물이 지나며, 이의 절개는 관절을 비스듬히 지나도록 해야 한다. 다른 부위와 달리 관절의 절개는 치료 후 비교적 큰 흉터를 남김으로 환자에게 이에 대한 설명이 필요하다. 무엇보다 tendon, vessel의 해부학적 지식이 필수적이다.

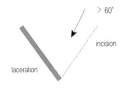

그림 15-10. Laceration line to incision line> 60°

6. 손가락의 동정맥 및 신경의 단면도

– 손가락 열상 ^{finger laceration}으로 인한 neurovascular injury 위험

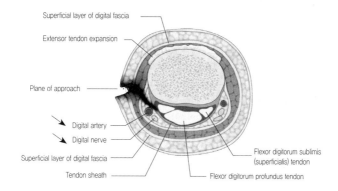

Superficial layer of digital fascia

Extensor tendon expansion

Plane of approach

Digital artery

Digital nerve

Superficial layer of digital fascia

Tendon sheath

Flexor digitorum sublimis (superficialis) tendon

Flexor digitorum profundus tendon

열상을 과소평가 해서는 안 된다. 그림과 같이 digital artery 및 nerve는 피부와 아주 가까이 위치하고 있다. 그러므로, 손가락 끝의 감각의 손상(저하)은 신경뿐만 아니라, 연접하는 동맥의 손상 위험이 높다. 즉, finger의 flexor part의 손상은 얕더라도 항상 심각한 neurovascular injury를 생각해야 한다.

손끝의 감각 검사는 반드시 날카로운 것으로 확인해야 한다. 앞서 말한 바와 같이 two point discrimination(정상 2~6 mm 이하)이 가장 정확하다. Touch나 pressure로 확인하는 것은 정확하지 않다.

그림 15-11. 손가락의 단면

7. 건 절단(파열)의 Repair Technique

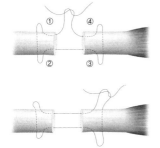

그림과 같이 suture 전에 22 G needle로 양쪽을 고정시켜서 건을 incision line 밖으로 빼서 시야를 확보한 후에 비흡수사(일반적으로 nylon 4–0)로 suture 한다. 그림에는 안 나와 있지만, 끊어진 margin을 따라서 다시 흡수사 5–0으로 epitenium 을 tendon 한바퀴를 continuous suture한다.

이는 repair후에 주위 조직과 adhesion 을 막기 위함이다.

그림 15-12. Modified Kessler's technique

8. 손과 손가락의 건 손상 및 골절(아래 그림 참고)

1) Mallet finger(그림 B) – distal phalanx의 avulsion fracture. disruption of extensor tendon. bony mallet과 tendon mallet으로 구분, 치료:Dorsal extension splint

2) Boutonniere deformity(그림 D) – PIP의 dorsum의 손상으로 그림과 같은 모양

3) Swan neck deformity(그림 C) – terminal extensor의 완전 파열, mallet finger의 chronic phase에서 발생(PIP의 과신전과 DIP의 굴절)

4) Gamekeeper's thumb-injury to the thumb ulnar collateral ligament 치료:Thumb spica

5) 그 외 Claw deformity

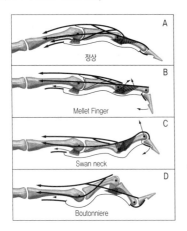

examination of the Hand and Upper Limb,
Raoul Tubiana 1984. W.B Saunders
P.62~63

그림 15-13. Injury of finger tendon

9. Distal Phalanx Fracture

- Distal phalanx fracture, extraarticular, nondisplaced fracture
  – 응급실에서 치료할 수 있는 비교적 안전한 골절이다.
  – simple volar or hairpin splint, 3~4주
  – comminuted fracture : 수개월간 통증 지속
  – Transverse fracture with significant angulation or displacement : reduction 및 volar splint, 실패시 Kirschner wire 필요할 수 있다.

- nailbed laceration 동반시- open fracture 로 고려되나, nailbed injury 손상 가이드라인에 따라 응급실에서 치료 할 수 있다. nail bed와 roof matrix 의 유착을 방지하기 위한 material(ex: 제거되었던 손톱)을 eponychial fold 에 10일간 삽입하며, 7~10일간 항생제를 처방한다.

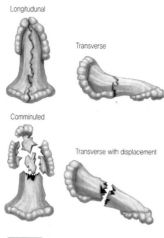

Longitudunal

Transverse

Comminuted

Transverse with displacement

그림 15-14. Distal Phalax Fracture, extraarticular

- Distal phalanx fracture, intraarticular, dorsal surface
  - Displaced and < 25% of articular surface: dorsal splint - chronic flexion deformity를 예방하기 위하여, DIP 는 신전시키고 (PIP는 굴전가능) 6~8주 유지해야 한다.
  - Displaced and > 25% of articular surface: dorsal splint immobilization 후 정형외과 의뢰

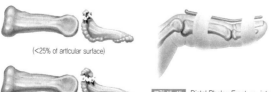

(<25% of articular surface)

(>25% of articular surface)

그림 15-15. Distal Phalax Fracture, intraarticular, dorsal surface(좌), Dorsal splint(우)

- Distal phalanx fracture, intraarticular, volar surface
  - 손바닥의 통증과 동반된 distal phalanx 의 volar surface 의 압통은 flexor profundus 파열로 의심해야 한다.
  - 조기 수술적 치료가 필요함
  - volar finger splint 및 정형외과 의뢰

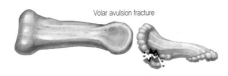

Volar avulsion fracture

그림 15-16. Distal Phalanx Fracture, intraarticular, volar surface

10. Middle Phalanx Fracture

- Middle phalanx fracture, extraarticular, Nondisplaced fracture
  - dynamic immobilization, gutter splint, 10~14일간
- Middle phalanx fracture, extraarticular, Displaced or Angulated fracture
  - 불안정하며, reduction 에 실패하는 경우가 많아, gutter splint 시행 후 정형외과 의뢰
  - 응급 의뢰가 불가능 할 경우, 응급실에서 longitudinal traction 시행하면서 distal fragment를 flexion 시키는 조작으로 reduction을 시도해 볼 수 있다. 성공 시 4~6주간 gutter splint 시행
- Middle phalanx fracture, extraarticular, Spiral fracture
  - gutter splint 시행 후 응급으로 정형외과 의뢰

Nondisplaced transverse

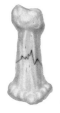 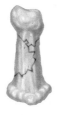

그림 15-17. Middle phalanx fracture, extraarticular, Nondisplaced

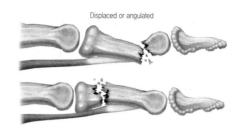

Displaced or angulated

그림 15-18. Middle phalanx fracture, extraarticular, Displaced or Angulated

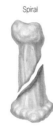

Spiral

그림 15-19. Middle phalanx fracture, extraarticular, Spiral

- Middle phalanx fracture, intraarticular
  - 치료를 잘 받는다 하더라도, 관절염, 만성통증 등 합병증 발생 가능성 있음
  - Nondisplaced condylar fracture : dynamic splinting with early motion exercise
  - Displaced condylar fracture : 수술적 치료 – gutter splint 시행 및 정형외과 의뢰
  - Comminuted basilar fracture : gutter splint 및 정형외과 의뢰하여 traction splinting 시행

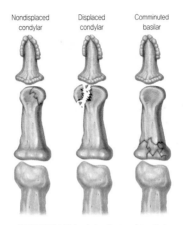

그림 15-20. Middle phalanx fracture, intraarticular

- Middle phalanx fracture, intraarticular, avulsion
  - Extensor tendon avulsion fracture : 수술적 치료 및 응급 정형외과 의뢰
  - Volar plate avulsion fracture (Wilson's fracture) : 수술적/보존적 치료 여부에 논란이 있어 조기 정형외과 의뢰, PIP 45~50° flexion 유지
  - Collateral ligament avulsion fracture : 수술적 치료 및 조기 정형외과 의뢰

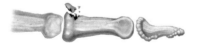

Avulsion fracture extension surface

그림 15-21. Middle phalanx fracture, intraarticular, extensor tendon avulsion

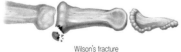

Wilson's fracture

그림 15-22. Middle phalanx fracture, intraarticular, volar plate avulsion

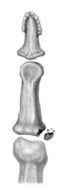

Collateral ligament avulsion fracture

그림 15-23. Middle phalanx fracture, intraarticular, Collateral ligament avulsion

- Finger splinting
  - Dorsal and volar finger splint : MCP joint 50°, IP joint 15°~20° flexion
  - Dynamic finger splinting : 두 손가락 사이에 적절한 padding을 넣어야 함, MCP joint 의 관절운동이 가능하게 하며, IP joint 가 약간 움직일 수 있게 함, IP joint 의 collateral ligament sprain 등에서 사용됨. 모든 손가락에서 사용할 수 있으며, 환자가 매우 편안해 한다.

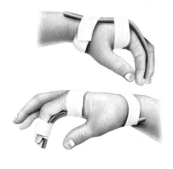

그림 15-24. Dorsal and volar finger splint

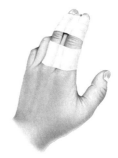

그림 15-25. Dynamic finger splinting

11. Proximal phalanx Fracture

- Proximal phalanx fracture, extraarticular
  - Nondisplaced fracture : gutter splint 시행 10~14일 후 재평가
  - Displaced or Angulated fracture : wrist or metacarpal block 시행 후, MCP 90° 시킨 상태로 traction 시행, PIP 가 90° flexion 되도록 traction 지속 한다. gutter splint 시행 후 정형외과 follow up 시행 (traction 끝났을 때 다시 reduction 상태에서 되돌아 오면서 PIP가 extension 되면, 수술적 교정 이 필요함)
  - Sprial fracture : 대부분 수술적 치료가 필요함, gutter splint 시행 및 정형 외과 의뢰
  - 치료시 주의 사항 : 절대 손가락을 완전히 편 상태에서 immobilization 시키면 안됨, distal palmar crease를 넘어가는 cast를 시행해서는 안됨, Radial or ulnar gutter splint 시행해야 함, rotational deformity 여부가 중요하며, 반 드시 교정해야 함.

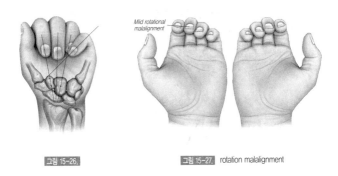

Mild rotational malalignment

그림 15-26.   그림 15-27. rotation malalignment

- Proximal phalanx fracture, intraarticular
  - Nondisplaced fracture : 관절면의 20% 이내 포함 시 보존적 치료 가능하며, dynamic splinting 및 조기 정형외과 의뢰를 통한 active motion exercise
  - Displaced, Comminuted, 관절면 20% 이상 포함하는 fracture : 수술적 치 료(OR/IF), gutter splint 시행 및 정형외과 의뢰

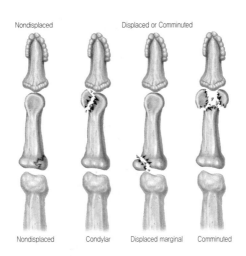

Nondisplaced

Displaced or Comminuted

Nondisplaced   Condylar   Displaced marginal   Comminuted

그림 15-28. Proximal phalanx fracture, intraarticular

12. Thumb Metacarpal Fracture

- First metacarpal fracture, extraarticular
  - 30° 이내의 angulation : thumb spica splint 시행, 이후 thumb spica cast 후 4주간 유지
  - 30° 이상의 angulation : reduction 이 필요하며, oblique fracture, epiphyseal plate injury 는 정형외과 의뢰
- Bennet fracture-dislocation
  - thumb spica 후 응급 정형외과 의뢰
  - thumb은 abduction 시켜야 하며, MCP joint 는 hyperextention 시켜서는 안됨
  - 대부분의 경우 reduction이 잘 되지 않으며 wiring과 같은 수술적 치료 필요함.
- Rolando fracture
  - thumb spica 이후 정형외과 의뢰
  - 예후가 나쁘며, OR/IF 또는 OR/EF 와 같은 수술적 치료 필요함.
- Thumb sesamoid fracture

- hyperextension instability 없는 경우 : MCP 30° flexion 상태로 thumb spica 2~3주 시행
- MCP joint hyperextension 되어 있을 시 : 수술적 치료 위해 정형외과 의뢰

EXTRA–ARTICULAR BASE AND SHAFT FRACTURES

Transverse base fracture

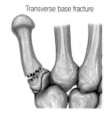

Transverse shaft fracture

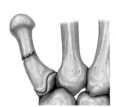

Epiphyseal plate fracture (in children)

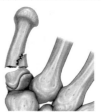

그림 15-29. First metacarpal fracture, extraarticula

Bennett fracture–dislocation

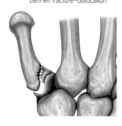

Rolando fracture

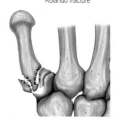

그림 15-30. Bennet fracture–dislocation

그림 15-31. Rolando fracture

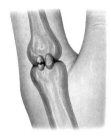

그림 15-32. Thumb sesamoid fracture

13. Metacarpal Fracture

- Metacarpal head fracture (2~5번)
  - soft bulky dressing으로 immobilization
  - metacarpal head fracture 는 손의 기능저하를 유발하는 합병증과 연관이 있으며, 모든 환자는 정형외과 의뢰
- Metacarpal neck fracture (2~3번)
  - Nondisplaced, nonangulated fracture : radial gutter splint (distal elbow~PIP joint 바로 직전)
  - wrist : 20° extension, MCP 50~60° flexion
    delayed displacement 발생 가능성이 있으며, displacement 발생 후 1주일 경과시 교정이 어려우므로 close follow-up 필요함
  - Displaced or Angulated >10° : radial gutter splint 시행 및 정형외과 의뢰, 정확한 reduction 이 필수적이며, 수술적 치료로만 가능함
- Metacarpal neck fracture (4~5번)
  - Nondisplaced, nonangulated fracture : palmar crease 까지 volar splint 시행, dorsal splint (PIP 직전까지), wrist: 15°~30° extension, MCP: 90° flexion
  - Angulated fracture : 5번 >30°, 4번 >20° 일시 reduction 시행, wrist block 및 10~15분간 finger trap 시행하여 골절편을 분리시킨 후, 90-to-90 method 로 reduction 시행

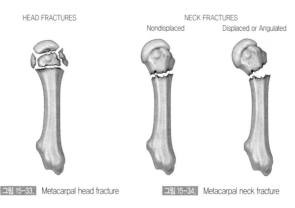

HEAD FRACTURES

NECK FRACTURES

Nondisplaced

Displaced or Angulated

그림 15-33. Metacarpal head fracture

그림 15-34. Metacarpal neck fracture

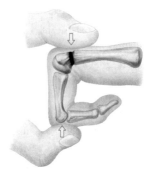

그림 15-35. The 90-to-90 method

- Metacarpal shaft fracture (2~5번)
  - Nondisplaced transverse fracture : gutter splint (proximal forearm ~fingertip), wrist 30° extension, MCP 90° flexion, PIP/DIP extension, 조기 정형외과 의뢰
  - Displaced or Angulated fracture : 정형외과 의뢰가 불가능할 경우, 다음 방법으로 reduction 시행, wrist block 후, traction 시행하면서 dorsal angulated fragment를 volar 측으로 누름. 이후 dorsal and volar splint 시행 (metacarpal shaft 모두 포함하고, MCP joint 는 포함하지 않음. wrist 30° extension)
  - Oblique or Spiral fracture : bulky compressive dressing 으로 immobi-

lization 및 정형외과 의뢰 (reduction과 pinning 위해)
- Comminuted fracture : bulky compressive dressing 으로 immobilization 및 조기 정형외과 의뢰
- Metacarpal base fracture (2~5번)
  - 4,5번 metacarpal base fracture 는 ulnar nerve 의 motor branch 손상을 유발할 수 있으며, intrinsic hand muscle 마비를 유발하나, (hypothenar muscle 기능은 보존) 통증 및 부종으로 인해 발견하지 못할 수 있다.
  - bulky compressive dressing 또는 volar splint 시행 및 정형외과 의뢰

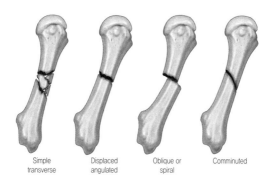

Simple
transverse

Displaced
angulated

Oblique or
spiral

Comminuted

그림 15-36. Metacarpal shaft fracture

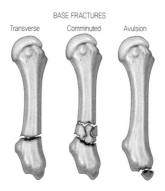

BASE FRACTURES

Transverse

Comminuted

Avulsion

그림 15-37. Metacarpal base fracture

VII 손목

1. 손목을 통과하는 중요 구조물

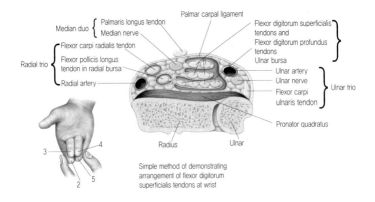

그림 15-38. Anatomy of wrist level and position of FDP tendon

손목 손상은 자주 접할 수 있는 것으로, 주로 칼과 같은 날카로운 도구에 의한 열상이다. 위치에 따른 연관 손상의 가능성을 염두에 두고 있어야 한다. 예를 들면, 자해로 발생한 tendon의 손상은 그 자체로 심각하지 않지만, 연접해서 지나가는 median nerve의 손상이 동반^{median duo}할 수 있으므로 확인해야 한다. Radial trio와 Ulnar trio도 마찬가지다.

2. 손목과 손목 관절의 골절: CT 촬영을 권한다.

손목 골의 손상의 발생은 scaphoid fractures (60~70%, 가장 흔하다); dislocations, subluxations and collapse deformities (10%); dorsal chip fractures (10%); lunate fractures (3%); and all other fractures 순이다.

다음 그림과 같이 carpal bones은 three arcs(1, 2, 3)를 형성하는데 3 arcs는 평행해야 하며, bone사이 거리도 일정해야 한다. 벌어져 있거나 arcs가 평행하지 않으면 carpal bone의 탈구를 의심해야 한다.

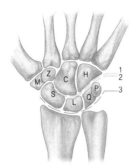

S = scaphoid, L = lunate, Q = triquetral,
P = pisiform, M = trapezium,
Z = trapezoid, C = capitate,
H = harmate

Am J Roentgenol 133 : 503, 1979

그림 15-39. Carpal bone

- 주상골 골절 Scaphoid Fracture

 - 진단 : 임상적으로 이학적 검사 상 "Well-localized tenderness in the ana-
   tomic snuffbox (diagnostic)"로서 X-ray에 관계없이 골절로 진단해야 한다.
   엄지의 axial compression이나 손의 supinate, pronate시 통증 시에도 의심
   할 만하다. 이런 검사에서 양성이면 골절에 준해서 치료한다. Radiologic di-
   agnosis는 초기 방사선에서 10~15%에서 골절선이 안보일 수 있다. Oblique

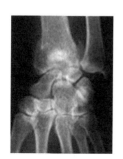

FRACTURE THROUGH THE WAIST
(MIDDLE THIRD)

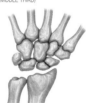

FRACTURE THROUGH THE PROXIMAL THIRD

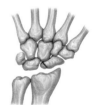

FRACTURE THROUGH THE DISTAL THIRD

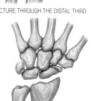

FRACTURE THROUGH THE TUBERCLE

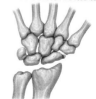

그림 15-40. Scaphoid bone fracture

and scaphoid views를 찍어 볼 수 있다(scaphoid에 정상적으로 보이는 thin line의 distortion 또는 obliteration이 보일 수 있다. 수상 후 국소 출혈이나 부종으로 수시간 내에 obliteration 시킨다). 의심되면 CT를 시행한다.

초기에 scaphoid bone 골절을 발견하지 못하고 수술 중 발견된 증례이다. 이와 같이 distal radius fracture(Colles' 골절 등)의 경우 반드시 scaphoid bone의 골절 가능성을 염두해 두어야 한다.

- Nondisplaced scaphoid fracture : long-arm thumb spica splint, thumb IP joint ~ proximal to elbow, elbow 90° flexion, 5~7일 후 수부 정형외과 의뢰, 15%에서 non-union 발생
- Displaced scaphoid fracture : 50% 에서 non-union 발생, OR/IF 수술 위해 수부정형외과 의뢰, 1 mm 이상의 displace 또는 15° 이상 angulation은 절대적인 수술 적응증임
- Proximal, oblique and displaced fractures는 무혈성 괴사의 위험이 높으며, 초기에 오진에 의한 부적절한 치료는 delayed union, malunion or avascular necrosis를 유발하므로 주의를 요한다.
- Scapholunate Dissociation : 손목의 forceful hyperextension에 의해 발생한다. X-ray diagnosis 가 중요하다. 통증은 특히 손목의 dorsiflexion시 심해지고, radial 또는 ulnar deviation 시 clicking 또는 snapping을 느낄 수 있다. Lister's tubercle에 국소 압통을 보인다.

- Triquetrum Fracture
  - Displaced scaphoid fracture : 50%에서 non-union 발생, OR/IF 수술위해 수부정형외과 의뢰, 1 mm 이상의 displace 또는 15° 이상 angulation은 절대적인 수술 적응증임
  - Transverse triqeutrum fracture : wrist 는 neurtral position을 취하고 thumb 은 grasp 또는 opposition 상태로 immobilization, definite management 는 4~6주간 casting이며, 정형외과 f/u 시행

- Lunate fracture
  - Kienböck's disease 발생 가능 : lunate의 osteonecrosis, avascular necrosis, lunatomalacia
  - MCP joint flexion 상태에서 long-arm thumb spica 시행 (scapoid fracture 참고)

- Definite management : nondisplaced fracture 는 6~8주간 cast, displaced (1 mm 이상) 또는 unstable 시 수술적 치료

- Lunate dislocation
  - radius-lunate-capitate 의 중심이 일직선상에 위치해야 정상임
  - wrist neutral position 상태로 volar splint 시행 후 reduction 위해 응급 정형외과 의뢰

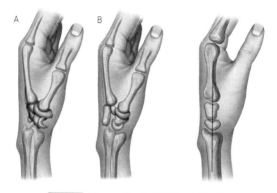

그림 15-41. (A) Lunate dislocation (B) Wrist neutral position

DORSAL CHIP FRACTURE

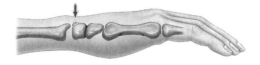

그림 15-42. Dorsal chip fracture of triquetrum

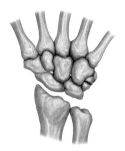

그림 15-43. Transvers triquetrum fracture

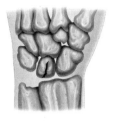

그림 15-44. Lunate fracture

- Capitate fracture
  - 단독으로 발생하는 경우는 드물며, scaphoid fracture 등을 동반하는 경우가 많다.
  - solated nondisplaced capitate fracture는 short-arm thumb spica splint, wrist는 slight dorsiflexion, thumb는 IP joint까지 wine glass position으로 고정시킨다. 최종적으로 8주간 cast로 치료한다.
  - Displaced capitate fracture : 수술적 치료 (OR/IF)

- Hamate fracture
  - Nondisplaced hamate fracture : ulnar gutter splint 후 short-arm cast 6~8주간 유지
  - Displaced hamate fracture : 수술적 치료
  - Hook of hamate fracture : ulnar nerve injury 동반되거나 non-union 되는 경우가 많아 수술적 치료

- Trapezium fracture
  - Nondisplaced trapezium fracture : short-arm thumb spica splint 후 cast 시행
  - Displaced trapezium fracture (1 mm 이상) : 수술적 치료

- Pisiform fracture
  - 가능한 동반 손상 : ulnar nerve moter branch injury

- 예후는 좋으며 short arm splint : 30° flexion, ulnar deviation하고 이후 6
  주간 short arm cast

- Trapezoid fracture
  - 매우 드물며, 단독으로 골절되는 경우도 드물다. Thumb spica splint를 시행
    하고 이후 정도에 따라 cast 또는 수술

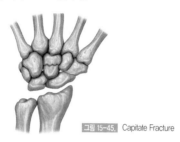

그림 15-45. Capitate Fracture

DISTAL ARTICULAR SURFACE FRACTURE   PROXIMAL POLE ARTICULAR SURFACE FRACTURE

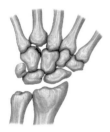 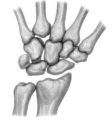

그림 15-46. Hamate Fracture

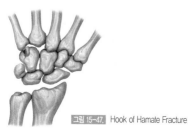

그림 15-47. Hook of Hamate Fracture

VERTICAL FRACTURE   COMMINUTED FRACTURE   AVULSION FRACTURE

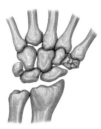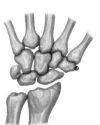

그림 15-48. TrapeziumFracture

AVULSION FRACTURE   TRANSVERS BODY FRACTURE   COMMINUTED FRACTURE

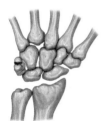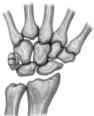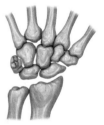

그림 15-49. Pisiform Fracture

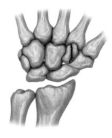

그림 15-50. Trapezoid Fracture

- Colles' fracture
  - 50세 이상의 여자에 호발한다.
  - Articular surface를 침범하는 경우는 드물지만, 일반적으로 distal end of the radius 2 cm 부근에서 발생하는 경우가 많다. ulnar styloid 골절은 60% 에서 동반되며, 최근 이는 TFCC (triangular fibrocartilagenous complex; 손목의 안정성에 중요 구조물) 손상으로 수술을 하기도 한다. 변위가 없는 골절은 manipulation 하지 않고, cast를 시행한다. Frykman 분류를 사용하지만 관절내/외 골절로 분류하는 것이 치료의 방향을 결정하는데 더 간단하고, 도움이 된다.
  - 변위성 골절의 치료 : Closed reduction은 finger trap for distraction(최근 권장)을 사용하거나, 도수 정복(골절된 부위를 손과 전완부에 traction, 골절부위 dorsal area를 눌러서 정복 후 수근 관절을 전방 굴곡, ulnar deviation, 중립 회전 상태로 3~6주간 고정한다. 부작용으로서 carpal tunnel syndrome, flexor malfunction, 강직 등이 발생할 수 있다). 진통과 의식 진정은 etomidate, propofol, midazolam with fentanyl, 국소 마취(infiltrating, regional nerve block)을 이용한다.

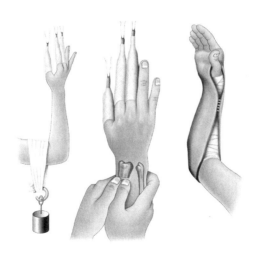

그림 15-51. Closed Colle's Fracture의 Closed reduction

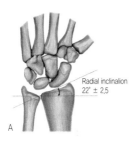

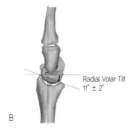

정복 후에 그림과 같은 각을 측정해서
기능적 손상이 있을 가능성을 찾아야 한다
(기능적 손상은 해부학적 정복의 정도와
일치한다)
Radial inclination 22~23°,
radial volar tilt 119°,
그 외에 그림에는 없지만,
radial length 11~12 mm,
ulnar variance 0 mm 이어야 한다

그림 15-52. Colle's Fracture의 정복 정도

정복 후에 그림과 같은 각을 측정해서 기능적 손상이 있을 가능성을 찾아야 한다
(기능적 손상은 해부학적 정복의 정도와 일치한다) Radial inclination 22~23°,
radial volar tilt 119°, 그 외에 그림에는 없지만, radial length 11~12 mm,
ulnar variance 0 mm이어야 한다.

- 수술적인 치료 : 도수 정복에 실패, 정복의 유지가 불가능한 경우(oblique frac-
  ture), 골편이 2 mm 이상 전위된 관절내 골절. 그 외 ulnar styloid fracture
  가 2 mm 이상 displace 된 경우, unstable fracture (20도 이상 angulation,
  intra-articular, 심한 comminution, 1 cm 이상 shortening)
- 합병증 : 30%로 상당히 높다. median nerve 기능장애(가장 많다 - 빠른 정복
  이 필요), 부정 유합, 불유합, 관절염, 수지 강직, 건유착, extensor pollicis
  tendon 파열, 작열통, ischemic contracture 등.
- 주의점 : arm sling을 주지 않고, 팔을 들고 사용하도록 교육한다. 보통 환자들
  의 나이가 40~60대 사이로써 arm sling은 어깨 관절을 고정하는 효과를 보
  여서 어깨관절의 구축, 운동범위 감소, frozen shoulder 등의 매우 불편한 합
  병증을 유발시킬 수 있다.

– Follow up 치료 : 3~7일 내에 다시 방사선 촬영(30%에서 재전위가 발생)

• Smith fracture
– 응급 정형외과 의뢰가 불가할 경우, finger trap 및 4~5 kg 추로 골편을 당겨
분리시키고, 시술자의 엄지손가락으로 distal fragment를 dorsal 방향으로 밀
어 reduction 한다. reduction 후 sugar tong splint 시행한다.

• Barton fracture
원위 radius의 관절면을 포함하여 골절되어 Carpal bone이 전위된 것으로 배쪽면
(Volar surface)으로 전위된 경우가 더 흔하다(subluxationolar Barton).
– Nondisplaced Barton's fracture : forearm은 neutral position 으로 sugar-
tong splint 시행한다
– Displaced Barton's fracture : procedural sedation 후 reduction 시행하며
stable 할 경우 neutral position 후 sugar-tong splint 시행하나, unstable 하
거나 reduction 되지 않을 경우 수술적 치료(OR/IF)

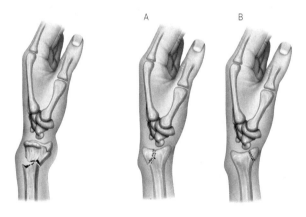

그림 15-53. Smith fracture
그림 15-54. Dorsal and volar rim fracture(Barton's fracture)

• 운전사 골절(The Hutchinson 또는 chauffeur's fracture)
Distal radial styloid의 요골 관절내 골절로 직접 가격 또는 scaphoid를 통과해 전

이된 힘 때문에 발생한다. 비록 isolated fracture로 보일지라도 scaphoid와 scaph-olunate ligament의 손상이 발생할 수 있다. 골절이 불안정하므로 일시적으로 sugar tong splint 후에 OS follow up 시키면 되지만, 일반적으로 수술(percuta-neous fixation)이 필요하다.

손목 골절을 그림으로 보여주고 있다. 기본적인 요골 원위부 관절내 골절은 그림 C, D, E, F로 수술적 치료가 필요한 경우가 대부분이다.

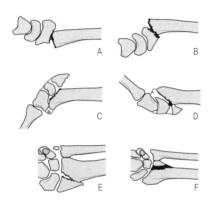

A : Colles 골절, B : Smith 골절, C : 후방 : Barton 골절, D : 전방 Barton 골절, E : 운전사 골절(Chauf-feur's fracture), F : 월상골 부하 골절(Lunate load fracture 혹은 die punch fracture)

정형외과학, 제 5판 대한 정형외과학회 p639, 골절학, 서울대학교 정형외과 교실, p 226 일조각

그림 15-55. 원위 요골 골절의 여러 형태

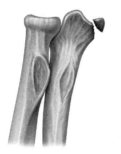

그림 15-56. Radial Styloid fracture (Hutchinson's fracture, Chauffeur's fracture)

VIII 전완부 골절 Fracture of Radius and Ulna

전완부의 골절은 골절 부위에 따라서 회전 변형의 방향이 다르다. 그러므로 splint-ing 시에 전위되지 않도록, 골절 부위에 따라서 다르게 고정(splint)해야 한다.

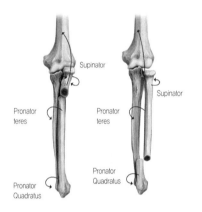

Supinator

Pronator teres

Pronator teres

Supinator

Pronator Quadratus

Pronator Quadratus

- 좌측 그림 : 전완부 상부 골절 biceps brachii와 su-pinator muscle이 강력한 supination 에 관여한다. 그러므로 중립 고정시 supination 전위가 되므로 주 관절을 supination splinting 한다.
- 우측그림 : 전완부 하부 골절 pronator quadratus의 힘을 받아서 pronation 된 변형을 유발하므로, pro-nation splinting 을 한다.
- 중간부위가 골절된 경우는 중립 자세로 splint 한다.

정형외과학, 제 4판, 대한 정형외과학회
524~525

그림 15-57. 전완부 골절의 변위

1. Fracture of ulnar alone

- Night stick fracture라고도 한다. 중앙이나 원위 1/3에서 분쇄상이 길게 걸쳐 있거나 분절 골절인 경우 골수정을 이용한 내고정을 시행하고 이 외의 경우 cast로 3개월 고정한다.
- Nondisplaced, minimally displaced (5 mm 이하)
  - long-arm splint (elbow : 90°, forearm : neutral) 이후 정형외과 f/u
  - 최종적 치료 : distal 2/3 fracture는 보존적 치료, proximal 1/3 fracture는 수술적 치료 (OR/IF)가 선호된다.
- Displaced fracture (5 mm 이상)
  - long-arm splint 시행 후 정형외과 의뢰한다. 수술적 치료(OR/IF)가 선호 되며, 고령에서의 저에너지 손상의 경우 보존적치료를 하기도 한다.
- Monteggia's fracture
  - Ulna의 proximal 골절과 radius head 의 탈구(주로 전방 탈구)가 동반된 것

으로 hyperpronation과 hyperextension, 또는 direct blow로 발생한다.

- Radius head의 dislocation을 발견 못하는 경우가 있으니 반드시 상하 사진을 촬영해서 확인해야 한다. 판독시 정상 주관절에서는 radius의 neck과 head를 연결한 선이 humerus의 capitellum의 중심을 통과한다. 이 선이 안 맞으면 탈 구라고 진단할 수 있다.
- 치료 : Long-arm splint 후 응급 정형외과에 의뢰한다. 소아의 경우 대부분 전완부를 외회전하여 정복 후 척골의 정렬을 맞추고, 주관절을 90도 이상 굴곡 하여 6~8 주간 고정하며 대부분 비수술적으로 치료하나 성인은 대부분 수술적 치료를 한다.

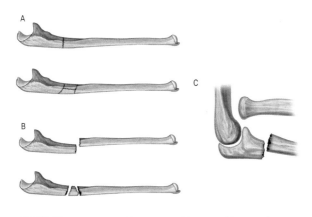

그림 15-58. Ulna shaft fracture. (A) nondisplaced, (B) displaced, (C) Monteggia's fracture

2. Fracture of radius alone

- Radius proximal 2/3는 근육에 의해 잘 싸여 있어서 ulnar에도 동반골절로 나 타나므로 성인보다 소아가 흔하다. 전위성 골절의 경우 Proximal 1/5 부위의 골절 (수술해도 근위 골편이 작아서 회전을 조절하기 힘들어 보존적 치료)을 제외하고는 수술적 정복을 한다.

* Radial shaft 단독 골절은 흔치 않으며, 반드시 distal radioulnar joint 손상의 동반을 의심해야 한다.

- Radial shaft fracture(proximal 1/3)
  - Nondisplaced : anterior-posterior splint를 착용하고 elbow 90° flexion, forearm은 supination조기 하고 조기에 정형외과 의뢰
  - Displaced : long-arm posterior splint 시행(elbow : 90° flexion, forearm : supination) 후 응급 정형외과 의뢰하여 수술적 치료(OR/IF)
  * proximal 1/5 이내 골절 시, internal fixation이 어려워 보존적 치료를 하기도 한다.
- Radial shaft fracture(midshaft)
  - anterior-posterior splint(elbow : 90° flexion, forearm : moderate supination) 시행
  - displaced fracture 는 splint 후 응급 정형외과 의뢰 및 수술적 치료(OR/IF)
- Radial shaft fracture(distal 1/3)
  - Nondisplaced : distal radioulnar joint subluxation 이 동반될 수 있으므로 주의한다. anterior-posterior splint(elbow : 90° flexion, forearm : pronation)
  - Displaced : 수술적 치료(OR/IF) 위해 응급 정형외과 의뢰
- Galeazzi fracture
  - Radius distal 부위의 골절과 distal radio-ulnar joint의 탈구가 동반된 골절이다. 역 Monteggia 골절, Piedmont 골절 또는 반드시 수술이 필요하다는 의미에서 '필요 골절'(fracture of the necessity)이라고 불린다.
  - radioulnar joint의 압통이 있거나, ulnar head가 불거져 나왔으면 의심해야 한다. 합병증 발생이 많고 수술적 치료가 필요하며, 10주 이내에 올바로 치료되지 않으면 이후 supination, pronation의 제한, 만성 통증, 근력 약화 등이 발생한다.
  - 기전 : 손목의 후외면에 직접적인 타격 또는 극도의 회내전 위치로 손을 뻗힌 상태에서 땅을 짚고 넘어질 때 발생한다.
  - 치료 : 소아는 도수 정복과 석고 고정로 치료하며 성인은 전완부의 회전 장애와 distal radioulnar joint의 degenerative change를 막기위해 수술이 필요하다.

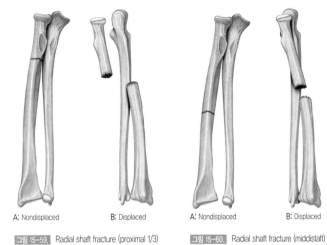

A: Nondisplaced   B: Displaced

그림 15-59. Radial shaft fracture (proximal 1/3)

A: Nondisplaced   B: Displaced

그림 15-60. Radial shaft fracture (middistaft)

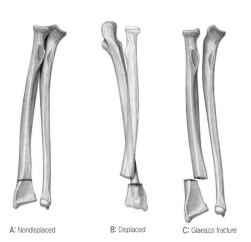

A: Nondisplaced   B: Displaced   C: Glaeazzi fracture

그림 15-61. Radial shaft fracture (distal 1/3)

3. Fracture of both forearm

- 방사선 촬영은 반드시 상하 관절을 같이(손목 및 팔목) 시행해서 동반 탈구나 골절을 확인해야 한다. 소아의 경우 torus 골절이나 greenstick 골절이 호발하며, 불안전하지만 비수술적 치료(수술시 인접 골단판에 성장을 촉진하여 길이 불균형을 초래)가 대부분이다. 성인의 경우 대부분 전이성 골절로 수술을 필요로 한다(예외:radius proximal 1/5, ulnar distal 1/3, 전신 상태가 수술에 부적합).
- Nondisplaced – 대부분 displace 되므로 드물며, anterior-posterior splint (elbow: 90°, forearm : neutral) 이후 long-arm cast 시행한다. delayed displacement 가 흔하므로 조기에 정형외과 의뢰한다.
- Displaced – 성인의 경우 응급 정형외과 의뢰가 필요하며, 24~48시간 이내에 수술적 교정이 되어야 한다. 소아의 경우 응급실에서 reduction을 시행해 볼 수 있으며, closed reduction 으로 치료. 성장판이 열려 있다면 뼈가 remodel 되어 수술적 치료 없이도 85%에서 정상기능을 회복한다.
- Greenstick fracture – long-arm splint 시행 후 이후 4~6주간 long-arm cast하며 angulation이 15° 이상이면 정형외과 의뢰

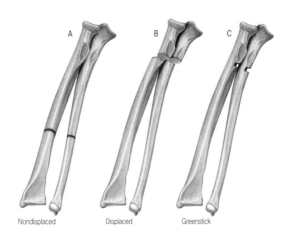

그림 15-62. Combined radius and ulna fracture

IX 팔굽관절 Elbow의 골절 및 탈구

1. Subluxation of Radial head (Pulled elbow, Nursemaid's elbow)

1~4세 때 흔하고 7세 이상에서는 보기 힘들다. 5세 정도가 되면 radial head는 radial neck과 비슷하게, 7세가 되면 더 커져서 잘 발생하지 않는다.

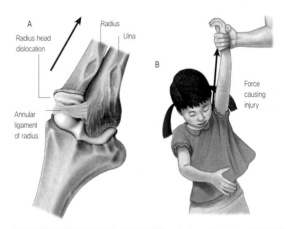

부모가 아이의 팔을 위로 갑자기 잡아 끄는 기전으로 인해 (B), annular ligament가 radial head 위로 당겨지면서 radius와 capitellum 사이에 끼어 발생하게 됨 (A)

그림 15-63. Pulled elbow의 기전

- 기전 : 팔목을 펴고, 전완이 내회전된 상태에서 갑자기 당길 때 발생. Radial head를 감고 있는 annular ligament가 빠지면서 radial head와 capitellum 사이로 낀다.
- 증상 : 환아는 팔을 잘 사용하지 않는 것 외에 편안해 보인다. 팔은 flexion, pronation의 자세를 유지하려 하고 움직이면 아파한다. neurovascular symptom은 없다.
- 치료 : 가장 중요한 것은 골절을 일으킬 만한 외상이 있는지 없는지를 구분하는 것이다. 외상의 병력이 없고, 부종 등의 골절 소견이 없으면 사진은 필요 없다. 도수정복을 시행 후에도 정복이 잘 된지 안 된지 혼돈이 되는 경우가 있다. 지속적으로 운동

의 장애와 통증을 호소하는 경우에는 사진을 찍어서 골절 및 소아골절의 유무를 확인해야 한다. 없으면 arm sling이나 splint 하고 follow up 시킨다.

- 정복 방법 : 아래 그림의 순서대로 한다(여러가지 방법이 있다). 또한 반복 시행할 수 있다.
- Follow up : 처음 탈구인 경우 immobilization 등은 필요 없다. 재발성인 경우가 23.7%로 Teach 등은 보고하고 있다.

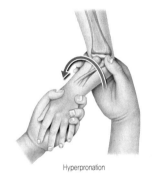

Hyperpronation

한손으로 팔꿈치를 잡은채 엄지손가락으로 radial head를 누르면서 다른 손으로 환아의 손을 잡고 돌려 hyperpronation 시킴. 성공적으로 정복(reduction)이 이루어지면, "딸깍"하는 느낌이 나게 됨.

그림 15-64. Hyperpronation technique

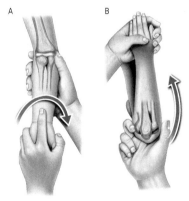

A   B

Supination   Flexion

한손으로는 팔꿈치를 잡고 radial head를 누르고, 환아의 손을 완전히 supination 시킨 후, 팔꿈치를 완전히 flexion 시켜 손이 어깨까지 닿도록 함. 성공적으로 정복^{reduction}이 이루어지면, "딸깍"하는 느낌이 나게 됨.

그림 15-65. Supination/flexion technique

2. 팔굽 관절의 탈구 Elbow dislocation

Radio-ulna는 약간 외측으로 위치할 수 있으며 radial head나 coronoid process 의 골절이 동반되는 경우 정복 후 불안정하여 수술적 고정이 필요할 수 있다.

- 분류 : Radius/ulna가 distal humerus에 대해서 어느 위치로 탈구되었는지에 따라서 전/후/내/외로 구분한다. 후방탈구가 가장 흔하며, 내측/외측 탈구는 가장 드물지만 예후가 후방 탈구에 비해 나쁘다.
- Posterior dislocation of elbow
  - ulnar nerve 손상이 자주 동반. median nerve entrapment 도 발생하며, 탈구가 심할 경우 brachial artery 손상도 가능하다. coronoid fracture 동반이 흔하나, 골편이 작으면 치료에 영향을 주지 않는다. 골편이 클 경우에는 수술적 치료가 필요할 수 있다.
  - "Terrible triad" : coronoid, radial head fracture가 동반된 경우. 우선 reduction 시행 후, 수술적 치료
  - 응급실에서 reduction 시행
  ① 보조자가 humerus를 잡고 counter-traction
  ② 시술자는 elbow 30 flexion, supination 상태로 traction
  ③ 다른 한 손으로 proximal forearm을 아래로 누르면서 olecranon 뒤쪽을 누르고 부드럽게 flexion 시킴
  ④ long-arm posterior splint(elbow : 90°) 시행 후 정형외과 f/u. 5~10일간 immobilization 이후 운동요법 시작
- Anterior dislocation of elbow
  - 후방탈구에 비해 드물지만, 동반 손상이 많다. 팔이 약간 짧아지고, elbow는 extension, supination 된 형태로 응급실을 내원한다.
  - 개방성 손상, 혈관손상, triceps 손상이 흔하다.
  - reduction은 humerus를 잡고 wrist를 당기면서 forearm을 아래로 누르며 시행하고, 응급 정형외과 의뢰가 필요하다.

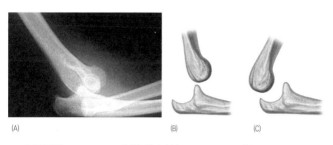

그림 15-66. Elbow dislocation. (A) 방사선 소견 (B) posterior dislocation (C) Anterior dislocation

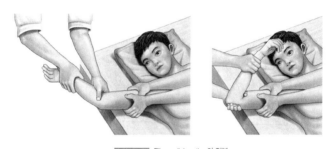

그림 15-67. Elbow dislocation의 정복

X 상완 원위부 골절 Fracture of Distal Humerus

1. 과상 골절 Supracondylar fracture

소아에서 흔하다. 대부분 골절선이 후방 전위되는 신전형 골절로, neurovascular injury가 동반되는 경우가 많으므로 치료 시작 전에 radial artery, radial, ulnar, median nerve, venous return여부 등을 주의 깊게 확인해야 한다. 발견되면, 관혈적 정복술 및 내고정술을 시행하기도 한다. ED 내 도수 정복의 적응증은 합병증 발생의 위험이 큰 경우로서 전위된 골절이 vascular compromise를 시켜서 이하부위의 viability를 위협할 경우이다. 비전위 골절의 경우 도수 정복 후 석고 고정이나 보조기

착용, 전위 골절인 경우 불안정하므로 견고한 내고정 후 조기 관절 운동을 시킨다.

- Greenstick variety — 25%, posterior fat pad의 Subtle changes나 비정상적
  인 anterior humeral line 만이 방사선학적 단서(clue)이므로 주의 깊게 봐야 한
  다. 또한 골절선이 transverse 하면 AP에서는 안 보인다.
- 진단 : displacement가 매우 적은 경우가 25% 정도로 진단이 어려우며, 다음 소
  견이 미세한 골절의 진단에 도움이 될 수 있다. CT를 권장한다.
  - anterior humeral line : lateral view에서 humerus anterior surface를 따
    라서 내려 그은 선이 capitellum을 셋으로 나누었을 때 중간 1/3을 지나야 한
    다. extension type fracture에서는 이 선이 앞쪽 1/3을 지나거나 capitellum
    밖으로 나가게 된다.
  - Carrying angle : AP view에서 humerus의 중심선과 ulna의 중심선이 정상
    에서는 0~12°이며, 12° 이상일 경우 골절의 가능성이 있다.

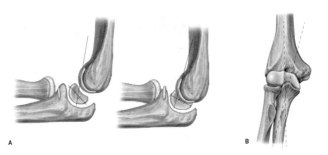

그림 15-68. Diagnosis of Supracondylar fracture (A) Anterior humeral line. (B) Carrying angle.

- Fat pad sign
  ① Anterior fat pad sign(우측 화살표)
  - 정상일 때는 아주 얇은 선으로 보임.
  - 골절 시 두드러져 보임
  ② Posterior fat pad sign(좌측 화살표)
  - occult elbow fracture를 매우 강하게 의미
  - 정상일 때는 나타나지 않음
  ③ coronoid fossa, olecranon fossa 위의 fat pad이며, 골절 시 joint capsule
    에 혈액이 차면서 밀어올려져 검은 음영으로 나타나게 된다.

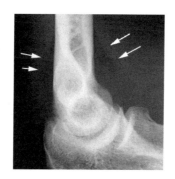

그림 15-69. Fat pad sign

- 합병증 : 25~60%에서 carrying angle의 소실(cubitus varus deformity). Bau-mann's angle을 측정하여 정복 후에 최종 carrying angle을 예상할 수 있다. Nerve injuries는 환자의 7%에서 발생하고 발생 순서대로 The radial (45%), median (32%), ulnar (23%) nerve이다.

- Supracondylar fracture of humerus, extension type
  - 소아에서 호발하며 95%가 extension type, CT를 권장한다.
  - posterior long arm splint (axilla~metacarpal head 직전까지) : elbow는 편안한 정도로 flexion 시킴(약 20~30° 정도 flexion full extension은 neu-rovascular bundle의 손상을 유발할 수 있으므로 금기) – Curr Rev Mus-culoskelet Med. 2008 Dec; 1(3–4): 190-196.
  - Volkmann's ischemia는 최근에는 드물며, elbow를 90° 이상 flexion시키는 것을 피하고 elevation 시키는 것으로 동맥혈류의 차단을 줄일 수 있다.

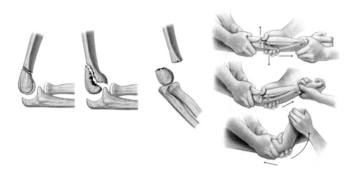

Gartland type I
(nondisplaced) : 소아
는 4주간의 cast (90°
flexion)으로 치료 가능

Gartland type II
(displaced with angu-
lation, intact posterior
cortex) : 응급 정형외
과 의뢰하여 reduction,
이후 cast 또는 수술적
치료

Gartland type III
(completely displaced) :
응급 정형외과 의뢰 및 수
술적 치료. 심한 vascular
compromise가 있으나 응
급 정형외과 의뢰가 불가
할 경우 reduction을 한
번만 시도해 볼 수 있다.
(여러 번 시도할 경우 혈
관, 신경 손상 유발 가능).

① forearm neutral 상태로 손목을 잡고 장축의 방
향으로 당긴다.
② 당기는 동안 lateral 또는 medial displacement를
교정한다.
③ 엄지손가락은 humerus를 누르고 다른 손가락으
로 olecranon 뒤쪽을 받치면서 천천히 flexion 시
킨다.

그림 15-70. Supracondylar fracture of humerus, extension type의 치료

- Supracondylar fracture of humerus, flexion type
  – Ulnar nerve injury 발생할 수 있으며, median/radial nerve 손상은 드물다.
  – Type I (nondisplaced) : extension type과 유사하게 치료. 편안한 정도로
    flexion 시킨 상태에서 splint 시행
  – Type II (displaced with angulation, intact anterior cortex), Type III
    (completely displaced) : 응급 정형외과 의뢰하며 elbow는 extension 상태
    로 고정시킴

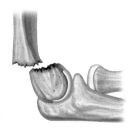

그림 15-71. Supracondylar fracture of humerus, flexion type

- Transcondylar fracture
  - supracondylar fracture 비슷하여 extension type/flexion type이 있으며 치료도 동일하다. 차이점은 고령에 호발하고, joint capsule 내의 골절인 점이 있다.
  - long-arm posterior splint 시행하되, elbow를 굽히거나 펴는 조작을 하지 않는다(혈관 손상을 유발할 수 있음).
  - 응급 정형외과 의뢰

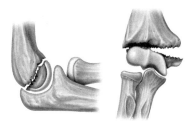

그림 15-72. Transcondylar fracture

2. 외과 골절Lateral condyle fracture

- 성인에서 비교적 드물다. 골절선이 radial trochlear ridge의 내측, 즉 관절면의 중심 부근에서 supracondyle ridge로 향하는 제 2형의 경우는 내측 측부 인대 및 관절 낭 손상이 잘 동반되고 불안정하여 일종의 골절-탈구로 인식된다. lateral trochlear ridge가 골절된 조각 내에 포함되어 있을 경우, unstable 할 가능성이

훨씬 높다. CT를 권장한다.
- Lateral condylar fracture, Lateral trochlear ridge not included
    - Nondisplaced : long arm posterior splint (elbow : flexion, forearm : supination, wrist : extension) 이후 long-arm cast
    - Displaced : 응급 정형외과 의뢰 및 수술적 치료(OR/IF)
- Lateral condylar fracture, Lateral trochlear ridge included
    - Nondisplaced : long arm posterior splint (elbow : flexion, forearm : supination, wrist : extension) 2~3일 이내에 반드시 X-ray f/u, 이후 long-arm cast
    - Displaced : 응급 정형외과 의뢰 및 수술적 치료(OR/IF)

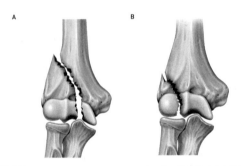

그림 15-73. Lateral condylar fracture, Lateral trochlear ridge (A) not included (B) included

- Lateral epicondyle fracture : 매우 드물며, 대부분 nondisplaced로, lateral condylar fracture와 치료방법이 비슷하다.

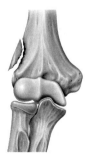

그림 15-74. Lateral epicondyle fracture

3. 내상과 골절 Medial condyle fracture

- 소아나 청소년기에 주관절의 후방탈구와 동반되어 잘 생긴다. 전위된 medial con-
dyle은 주로 flexor muscle에 의해 전방 및 원위부로 전위가 일어난다. 반드시 반
대쪽 정상부위도 촬영하여 비교해야 한다. ulnar nerve 자극 증상의 여부를 확인
해야 한다. 전위가 적은 골절은 전완부를 pronation시킨 상태에서 고정한다. ulnar
nerve 손상과 valgus laxity, 골편의 관절강내 삽입 시 수술적 치료가 필요하다.
- Medial condylar fracture, Lateral trochlear ridge not included
  - Nondisplaced : long arm posterior splint (elbow : flexion, forearm :
    pronation, wrist : flexion) 이후 정형외과 f/u, long-arm cast
  - Displaced : 응급 정형외과 의뢰 및 수술적 치료
- Medial condylar fracture, Lateral trochlear ridge included
  - Nondisplaced : long arm posterior splint (elbow : 90° 이상 flexion,
    forearm : pronation, wrist : flexion), 2~3일 이내에 반드시 X-ray f/u, 이
    후 long-arm cast
  - Displaced : 응급 정형외과 의뢰 및 수술적 치료

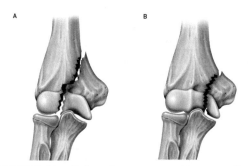

그림 15-75. Medial condylar fracture, Lateral trochlear ridge (A) not included (B) included

- Medial epicondyle fracture
  - 소아에서 호발하며, medial epicondyle ossification center는 5~7세에서 나
    타나기 시작, 20세경에 humerus와 융합되며, 반대편 사진과의 비교가 필요하
    다. 치료 전에 ulnar nerve 기능을 확인해야 함
  - Minimally displaced fracture (< 4 mm) : long-arm posterior splint
    (elbow : flexion, forearm : pronation, wrist : flexion) 시행하여 치료

– Displaced fracture : controversial, Fragment가 joint 내에 위치한 경우
  open reduction

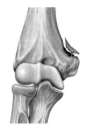

그림 15-76. Medial epicondyle fracture

4. 과간 골절 Intercondylar fracture

상완골 원위단부 골절 중, 가장 복잡하고 치료하기가 까다로운 골절이다. 주위 연부
조직의 손상을 동반하는 경우가 많고, 때로 개방성 골절을 일으키기도 한다. X-ray
에 따라서 4가지로 분류한다(Riseborough & Radin). 치료가 어려우며, 응급으로
정형외과 의뢰한다. supracondylar fracture와 마찬가지로 elbow를 조작할 경우
혈관, 신경 손상이 유발될 수 있으므로 주의한다. 수술적 치료(OR/IF)가 필요하나,
nondisplaced fracture의 경우 long-arm posterior splint (forearm : neutral)
이후 보존적 치료를 하기도 한다. CT를 권장한다.

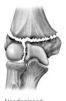
Nondisplaced

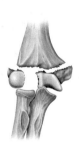
displaced

Rotaed

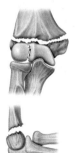

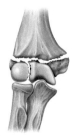
Comminuted

그림 15-77. Intercondylar fracture

5. 관절면의 골절 ^{Fracture of articular surface}

Trochlear 골절과 소두^{humerus capitellum}의 골절로 후자의 경우가 대부분이다.
소두 골절과 humerus lateral condyle fracture의 구분이 중요하다. Lateral
condyle fracture는 심한 불안정성이 있다. 소두 골절은 안정성은 유지가 되고, 관
절 운동에 따른 pain, 주관절의 신전 및 굴곡 제한은 볼수 있으나, pronation,
supination은 제한이 없는 것이 특징적이다. X-ray상 소두 골절과 요골두 골절을
감별하기 힘들다. 소두 골절의 경우 골편은 주로 주관절의 전방(상방) 전위된다. 대부
분 수술인 치료가 필요하다. CT를 권장한다.

- Trochlea fracture : 매우 드물며 응급 정형외과 의뢰
- Capitellum fracture : radial head fracture 동반이 흔하고 posterior splint
  시행 후 이후 수술적 치료를 하나, fragment가 큰 경우에는 수술적 reduction을
  위해 응급 정형외과 의뢰가 필요할 수 있다.

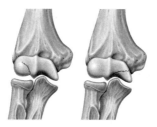

그림 15-78. Fracture of Trochlea, Capitellum of Humerus

6. 주두의 골절 ^{Fracture of olecranon}

- Direct force에 의한 경우와 triceps brachii에 의한 avulsion의 경우가 있다.
- 방사선학적으로 3가지로 분류하며, 보존적 치료는 2 mm 이하의 전위, 주관절을
  90도 이상 굴곡하였을 때 더 이상 분리가 없는 경우, 환자가 중력에 의해 능동적으
  로 주관절을 신전할 수 있는 경우로 주관절을 45~90도 굴곡 상태에서 고정한다.
  이외에는 수술적인 치료가 필요하다. CT를 권장한다.

* Ulnar nerve injury가 흔하며, 반드시 확인해야 함

- Nondisplaced : 골편이 2 mm 이하로 분리되어 있거나, 관절 형태가 보존된 것

- long-arm splint (elbow : 50~90° flexion, foream : neutral) 이후 cast
  치료
- Displaced : intraarticular fracture로 long-arm splint (elbow : 50~90°
  flexion) 시행 후 수술적 치료 위해 응급으로 정형외과 의뢰

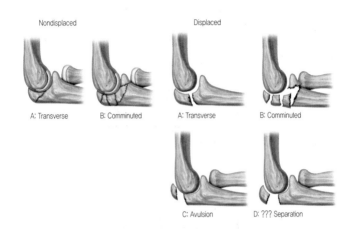

그림 15-79. Olecranon fracture (A) nondisplaced, (B) displaced.

7. 요골 두 및 경부 골절 Fracture of head and neck of radius

- 간접 손상에 의한 경우가 더 많다. 임상적으로 의심은 되나 X-ray상 골절이 안보일
  경우 oblique view를 촬영하고 다시 1주일 뒤에 재촬영을 해서 진단을 해야 한다. 고
  정 후에 follow up시킨다. X-ray상 보이는 경우, 요골 두 및 경부 골절 중 전위가 적
  은 경우 고정 등 보존적 치료를 하고, 전위된 경우 refer한다. CT를 권장한다.
  - 수술적 치료 : 심한 comminuted fracture, radial head articular surface의
    1/3 이상을 점유한 골절(특히 radio-ulnar joint에 발생한), 골절부의 각형성
    이 커서 관절 운동 장애가 예상되는 경우, 관절 내 골절편이 있는 경우
- * Wrist pain이 동반되어 있는지 반드시 확인해야 하며, 이는 distal radioulnar
  joint와 radioulnar interosseous membrane의 손상을 의미한다(Essex-
  Lopresti fracture-dislocation).

- Epiphyseal radial head fractur (소아)
  - angulation <15° : long-arm posterior splint 2주간 시행. 이후 운동 및 sling
  - angulation > 15° : 정형외과 의뢰(마취 후 reduction 필요)

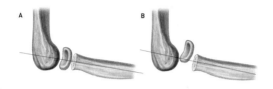

  - angulation > 60° : 수술적 치료 위해 정형외과 의뢰
* Radius의 중심선이 capitellum의 중심선을 통과해야 하며(그림 A), 소아에서 그림 B와 같은 양상은 radial neck fracture를 의미한다.

- Radial head marginal(Intraarticular) fracture
  - Nondisplaced (displace or depression < 2 mm) : long-arm posterior splint (3~4일만 시행) 또는 sling을 시행하고 이후 조기 운동요법
  - Displaced (displace or depression > 2 mm) : long-arm posterior splint (elbow : 90°, forearm : neutral) 시행하고 조기 정형외과 의뢰. hematoma aspiration, 관절면을 1/3 이상 포함할 경우 수술하며, 1/3 이하일 경우 reduction 및 조기운동요법을 시행함.
- Radial neck fracture
  - Nondisplaced and angulation < 30° : long-arm posterior splint 이후 조기 정형외과 의뢰(최종적 치료방법은 논란이 있음)
  - Displaced or angulation > 30° : long-arm posterior splint 이후 수술적 치료 위해 정형외과 의뢰
- Radial head comminuted fracture : CT를 권장한다.
  - Nondisplaced : long-arm posterior splint로 보존적 치료 이후 조기 운동 요법
  - Displaced : long-arm posterior splint, hematoma aspiration 이후 수술 적 치료(골편을 절제하거나 인공 골두 삽입)

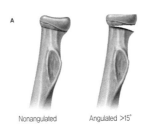

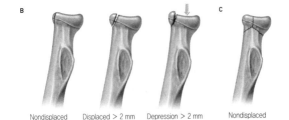

그림 15-80. Radiacl head fracture (A) Epiphyseal, (B) marginal(intraarticular), (C) Comminuted.

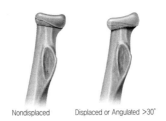

그림 15-81. Radial neck fracture

8. 노골 구상돌기 골절 Fracture of Coronoid process of Ulna

- Nondisplaced fracture – long-arm posterior splint (elbow : 90° 이상, forearm : supination) 시행하고 최종적인 치료는 논란이 있으므로 조기에 정형

외과 의뢰

• Displaced fracture – 응급 정형외과 의뢰, ulnohumeral joint가 unstable 할 경우 수술하나, 골편이 작을 경우 nondisplaced fracture와 동일하게 치료하기도 한다.

– Posterior Dislocation : Elbow dislocation 참고

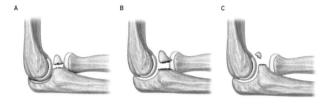

그림15-82. Fracture of coronoid process of ulna. (A) nondisplaced (B) Displaced (C) Posterior Dislocation

9. Little Leaguer's elbow

청소년기의 야구선수는 반복된 투구동작으로 인해 1. avulsion of medial epicondyle, 2. compression fracture of subchondral bone of radial head, 3. compression fracture of subchondral bone of lateral condyle이 발생할 수 있다. 외상의 과거력이 없이 팔꿈치의 통증을 호소하는 경우 의심해봐야 하며, 진단시에는 통증을 유발하는 동작을 피하고 휴식을 취해야 한다.

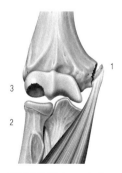

그림 15-83. Little Leaguer's elbow

XI 상완골 간부 골절 Fracture of the Shaft of Humerus

활동력이 강한 청장년에서 호발한다. 노년층에서 발생시 전이성 골 종양의 호발 부위이므로 병적 골절pathologic fracture를 유념해야 한다. 골절의 부위에 따라서 각 근육의 traction(pectoralis major, spraspinatus, deltoid, triceps/ biceps)으로 인해아래 그림과 같이 변위가 달라진다.

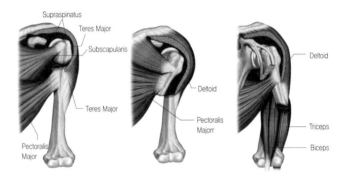

상완골 간부에 작용하는 근육의 위치에 따라 골절 변위가 달라진다.
A : Rotator cuff 하방에 골절선이 있는 경우
B : Pectoralis major 하방에 골절선이 있는 경우
C : Deltoid major 하방에 골절선이 있는 경우

그 15-84. 상완부 간부 골절의 변위

1. 상완 중간부 골절 Midshaft humerus fractures

Complete neurovascular examination이 적응이 되고, 특히 radial nerve function(15% to 20% of humerus fractures)의 평가가 중요하다.

- 치료 : Immobilization. Splint하고, 환자는 중력에 의지해서 upright 자세로, 신경학적인 검사는 어떤 splint 또는 조작을 한 후에는 반드시 반복해서 해야 한다. Undisplaced fractures는 "sugar-tong" (medial-lateral) splint to the sling and swathe로 치료한다. 이후 의뢰.

- Humeral shaft fracture, nondisplaced
  - coaptation splint 후 조기 정형외과 의뢰한다. 회복기간은 10~12주이며, 골절부위가 팔꿈치나 어깨에 가까우면 회복기간도 길어지고 예후도 나쁘다.
- Humeral shaft fracture, displaced or angulated
  - coaptation splint 시행 후 조기 정형외과 의뢰
  - 응급 정형외과 의뢰가 필요한 경우 : radial nerve injury, brachial artery injury, 심한 displacement, comminuted fracture, open fracture, forearm fracture 동반

* radial nerve injury : 이전에는 수술(exploration)하였으나, 대부분이 neuropraxia 이고 자발적 회복이 많으며 수술이 지연되어도 예후에 차이가 없어 수술적 치료는 감소 추세임. 단, 골절의 교정 이후 발생한 radial nerve palsy는 entrapment 가능성이 높아 수술이 필요함.

- 최종적 치료 : 대부분 보존적 치료(coatation splint 또는 functional bracing)
- 수술적 치료의 적응증 : 치료 후에도 angulation 15° 이상 지속, brachial artery injury, bed ridden (dependency traction이 안됨), 조기 운동요법이 필요한 동반 골절, brachial plexus 손상 동반, bilateral, segmental, pathologic fracture, open fracture

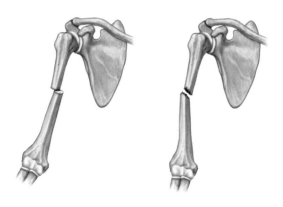

그림 15-85. Humeral shaft fracture, displaced or angulated

- Holstein - Lewis Syndrome

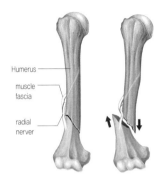

Humerus lower 3rd- shaft 나선상 골절 시 radial nerve 가 골절편 사이에 끼어서 손상을 받는다.
가능하면 manipulation 하지 말고, 그대로 splint하고 refer 한다.
Manipulation 전에 발생한 경우 일반적으로 생리적 신경 차단(neuropraxia)나 축색 절단(axonotmesis)에 의한 것 으로 대개 3개월 이내에 자연회복 된다고 한다.

정형외과학, 제4판, 대한 정형외과학회 516p

그림 15-86. Holstein - Lewis Syndrome

2. 상완 근위부 골절 Proximal humerus fractures

- Proximal humerus fracture의 Neer classification 이해

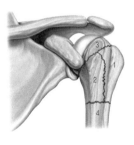

- proximal humerus를 1. greater tuberosity, 2. lesser tuberosity, 3. anatomical neck, 4. surgical neck으로 나눔
- 이 part 중에, 골절로 인해 displacement 된 조각의 개 수에 따라 1-part fracture 부터 4-part fracture로 분류 한다.
★ 1 cm 이상 displace 되었거나 45° 이상 angulation 될 경우에만 displacement로 정의한다. 즉, 4조각 모두 골 절선이 관찰되어도, displacement가 없으면 4-part로 분류하지 않는다.

★ humeral head와 shaft의 정상각도는 135°

135°
Normal angle

- Proximal humerus fracture, minimally displaced
  - sling immobilization (swathe를 함께 시행하기도 함)
  - 이후 1주 이내로 조기 운동치료를 시작(초기에는 passive exercise에서 점차 active, resistive exercise로 발전시킴). 회복기간은 4~6주
  * Reduction이 완전하지 않더라도, 조기 운동치료가 도움이 된다.
  * 골절이 있으나, 주변 구조물이 골편을 지지해주고 있는 상태임.
  * proximal humerus fracture의 80%

- 상완골 근위부 골절 Proximal humerus fractures(2~4 part fracture)
  - sling immobilization 후 응급 정형외과 의뢰
  - 상완이 abduction 되어 있는 surgical neck fracture 의심환자는 그 상태로 immobilization 시킨다(adduction 시 영구적인 신경, 혈관 손상 유발 가능).
  - Greater tuberosity 골절과 anterior shoulder dislocation이 동반되었을 경우, reduction을 하면 greater tuberosity의 displacedment가 교정되는 경우가 많으며, 이때는 nondisplaced fracture처럼 치료하면 된다.

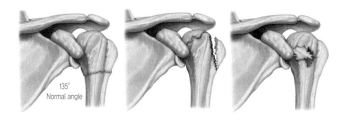

그림 15-87. Proximal humerus fracture, minimally displaced.

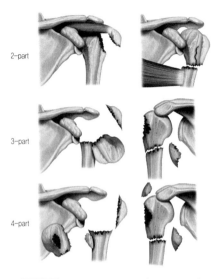

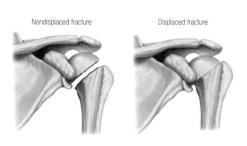

그림 15-88. Proximal humerus fractures(2~4 part fracture).

- Anatomic neck fracture & Proximal humeral epiphyseal fracture(소아)
  - 성인에서는 드물며, 11~17세에서 호발하며 6세 이하에서는 보통 Salter I으로 발생하여 sling and swathe로 치료한다. 6세 이상에서는 보통 Salter II로 발생
  - 20° 이상 angulation은 정형외과 의뢰하여 reduction, 완전히 reduction 되지 않더라도 성장하며 remodeling 되어 교정될 수 있으며, 회복기간은 3~5주

Nondisplaced fracture　　　　Displaced fracture

그림 15-89. Anatomic neck fracture

- • Impression fracture
- – articular surface의 compression fracture
- – articular surface의 20% 이하 : stable 하며, external rotation 상태로 sling immobilization
- – articular surface의 20% 이상 : 수술적 치료

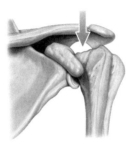

그림 15-90. Impression fracture

* Hill–Sachs deformity : anterior shoulder dislocation과 lateral side의 impression fracture 동반

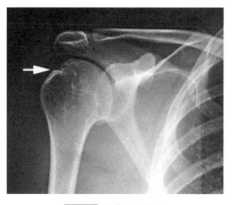

그림 15-91. Hill–Sachs deformity

- Comminuted articular surface fracture
  - sling immobilization 이후 수술적 치료

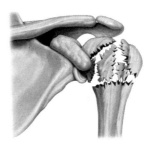

그림 15-92. Comminuted articular surface fracture

XII 쇄골 및 견관절 Clavicle and Shoulder Complex

그림에 표시된 부분은 견관절 부위의 손상이 흔히 일어나는 부위지만 놓치기 쉽다. 마주보는 화살표는 humeral head와 glenoid의 rim인데 정상적으로 6 mm 이하여야 하고, AC joint space는 3~5 mm이내이다. 쇄골과 acromion은 그림과 같이 한 선으로 alignment가 맞아야 한다. 또한 양끝 화살표 부위는 쇄골과 coracoid process의 간격을 나타낸 것인데, 11 mm 이하여야 한다.

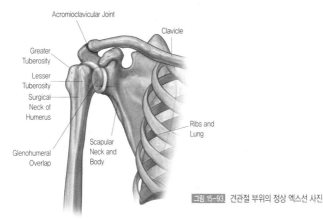

그림 15-93. 견관절 부위의 정상 엑스선 사진

1. 쇄골 골절 Clavicle fracture

- 분류 – 3가지
  - 근위 1/3(proximal third)
  - 중간 1/3(middle third) 골절이 80%를 차지한다. 이 부위는 선천적으로 tu-bular한 부분과 flat한 부분의 junction이다.
  - 원위 1/3(third)(15%) 이 부위의 골절은 다시 3가지 subtype으로 나뉜다(Neer and Rockwood).
  ① Type I : 비전위성 골절로 coracoclavicular ligaments는 intact하다.
  ② Type II : coracoclavicular ligaments가 근위로부터 전이성 및 분리되어 있다. – 의심이 되면 Sternoclavicular joint views (proximal third of the clavicle) 및 Stress views of the acromioclavicular joint를 시행한다.
  ③ Type III : 관절면을 침범한 것으로 종종 간과된다.

- 치료
  - Medical–third clavicle fracture (성인) : 보통 강한 외부 충격에 의해 발생하므로, 흉부 손상의 동반을 반드시 고려, sling을 시행하며, displaced fracture는 정형외과에 의뢰하여 reduction 한다.
  - Midclavicular fractures, nondisplaced : supportive 나 reductive(figure of 8 bandage)
  - Midclavicular fractures, displaced : Cervical nerve 4~8번에 대한 신경학적 검사, subclavian vessel 손상figure of 가능성 검사, figure of 8 bandage로 reduction하고 정형외과 의뢰하며 대부분 보존적으로 치료 시행. Open fracture, 신경,혈관 손상, clavicle shortening > 2 cm 시는 수술적 치료의 적응이 됨
  - Distal–third clavicle fracture, Nondisplaced (성인) : 진통제 처방. 조기 운동요법
  - Distal–third clavicle fracture, displaced (성인) – 모두 coracoclavicular ligament rupture 동반 sling immobilization 후 수술적 치료 위해 정형외과 의뢰
  - Articular surface involvement시 진통제 처방. 조기 운동요법
  - Compound fractures, type II distal fractures, 그리고 fractures associated with neurovascular injuries or interposition of soft tissues 등은 Follow Up을 좀더 urgent 하게 시킨다. Type II distal fractures는 nonunion

발생이 높아서 보통 수술적 치료를 필요로 한다.
- 소아 : figure-of-eight splint, 빠르게 회복되며 (3~5주) remodeling 되어
  정상기능으로 회복됨

• 합병증
  - Inner-third : posterior sternoclavicular dislocations.
  - Middle-third : injuries to the neurovascular bundle and the pleural
    dome.
  - Distal-third : predisposition to osteoarthritis of the acromioclavicular
    joint. 가해진 힘에 따라서 rib fracture 나 internal injury를 유발할 수 있다.

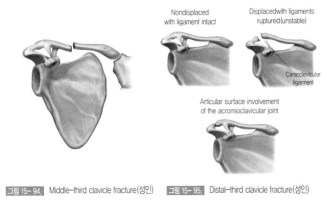

그림 15-94. Middle-third clavicle fracture(성인)   **그림 15-95.** Distal-third clavicle fracture(성인)

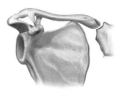

Fracture of the medial third of the clavicle
involving the sternoclavicular joint

그림 15-96. Medical-third clavicle fracture(성인)

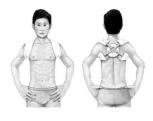

그림 15-97. Figure-of-eight splint

방사선학적 소견 : 정상 coracoclavicular distance : 1.1~1.3 cm, 정상측과 5 mm 이상 차이를 보이면 진단적이다.

1. 합병증

Fractures of the clavicle and coracoid process
AC Joint의 Osteoarthritis는 만성 합병증

2. 분류 및 치료

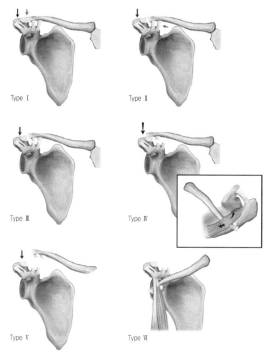

Type I

Type II

Type III

Type IV

Type V

Type VI

그림 15-98. AC-CC Joint Injury 분류

3. Treatment

Type I − Rest, Ice, analgesics

Type II − Type I + Arm sling

Type III − Operation or arm sling (by age, occupation, activity)

Type IV~VI − operation

XIV 견관절 손상 Shoulder Joint Injury

1. 견관절 탈구 Glenohumeral Dislocations

* Anterior dislocation이 전체의 95~97%를 차지하고, Posterior dislocation이 나머지를 그리고, inferior and superior dislocation은 극도로 드물다.
* 응급실 내에서 쉽게 정복이 가능하지만, 최근 정복 방법의 트렌드와 안전성을 고려해야 한다. 어떠한 정복방법이든 환자가 너무 아프면 시도할 수 없다. 그러므로 안전한 진정요법(etomidate 나 propofol 등 깊은 진정 유도제)을 사용한다. benzodiazepine, 마약성 진통제를 단독 투여 후 정복하려는 시도는 반드시 지양되야 한다.
* 정복 시도에 안되는 경우는 soft tissue interposition in joint, biceps m. long head interposition, fracture 등이며, 입원 및 수술적 정복이 필요하다.
* 고정 기간은 젊은이 2~3주, 노인 1주 정도를 고정하며, 이는 나이에 따른 재발 빈도와 어깨 관절 고정에 따른 합병증을 감소시키기 위해서이다.

2. 전방탈구 Anterior Dislocations

* 분류

  Subcoracoid, subglenoid, subclavicular, 또는 intrathoracic position − The subcoracoid는 가장 흔한 type. Head는 anteriorly로 전위되고, coracoid process에 하방 진위. 그 다음으로 subglenoid dislocation − Head는 glenoid fossa에 anterior 및 inferior displacement 된다. subcoracoid와 subglenoid types이 전방 탈구의 99%를 차지한다. Subclavicular와 and intrathoracic dislocations은 드물다.

- 임상적 소견 및 이학적 검사

환자는 심한 통증과 slight abduction 및 external rotation된 상완을 보인다. acromion process의 lateral edge가 prominent 해 보이고, 견관절은 squared-off appearance하게 보인다. Brachial plexus, axillary nerve (2.8% and 4%), radial nerve, 또는 axillary artery의 손상을 찾기 위해 주의 깊게 검사해야 한다. 액와 신경의 손상 시 견관절의 lateral aspect의 감각과 teres minor, deltoid muscle의 기능 이상이 관찰된다.

The axillary nerve의 평가는 견관절의 lateral aspect의 감각과, teres minor, deltoid muscles의 운동을 확인해 보면 된다.

- 방사선 사진

도수 정복 전에 연관된 골절의 악화를 막기위해 촬영해야 한다. 모든 례에서 골절은 50% 정도가 동반된다고 한다. 가장 흔한 골절은 humeral head의 postero-lateral aspect의 압박 골절이다(Hill–Sachs deformity 11~50% of all anterior dislocation). 이의 방사선학적 평가는 internal rotation view of the glenohumeral joint로 한다.

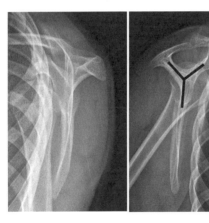

Anterior dislocation: 갈비뼈 사이에 hemeral head가 놓여있다(왼쪽). 정상은 Y자 중심에 hemeral head가 놓여 있어야 한다.

그림 15-99.

- 치료

도수 정복은 가능하면 빨리 해야 한다. 진통으로 interscalene supraclavicular 또는 suprascapular nerve block을 시행할 수 있으며, 진정은 etomidate, propofol, 또는 midazolam with fentanyl을 사용한다.

* **Stimpson Method**

　Prone position으로 눕힌 채 2.5~5 kg 추를 달아 무게에 의해 도수 정복한다 (15~20분). Scapular manipulation과 같이 시행 시 성공률이 높다.

* **External rotation method** : 응급실 내에서 가장 안전하게 사용할 수 있는 first choice 방법

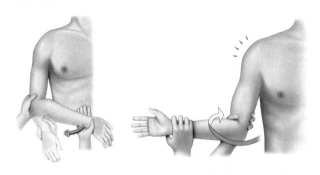

그림 15-100. External rotation method

환자는 바로 눕힌 상태에서 한쪽 손을 환자의 elbow를 잡고 다른 한 손은 환자의 손목을 잡은 상태로 한다. 초기 자세는 arm sling을 한 자세와 유사하다. 그 다음 elbow를 잡은 부분을 환자의 가슴에 고정한 상태에서 손목을 잡은 손을 밖으로 돌린다 (external rotation of humerus). Humerus를 외회전시키는 것은 매우 짧으나 환자는 아파하여, 환자가 거의 느끼지 못할 정도로 매우 천천히 시행해야 하며 보통 5분 정도(매우 긴시간이다)에 걸쳐서 한다. 중요한 것은 환자가 통증을 느끼면 실패할 가능성이 높다. 아파하면 멈추었다가 충분히 쉬게 해준 후 다시 천천히 환자도 모를 정도로 천천히 시행하는 것이 성공 방법이다. 시행자도 의자를 놓고 앉아서 천천히 하는 것이 좋다.

・ **Milch technique**

external rotation과 abduction, traction을 합친 방법이다. 앞서와 같이 external rotation을 5분에 걸쳐서 천천히 해야 하는데 매우 길게 느껴져서 못하는 경우가 많다. 그러므로 가장 좋은 방법은 매우 천천히 rotation을 시키면서 환자가 아파하면 아프지 않을 때까지 다시 반대로 돌렸다가 쉰다. 그리고 다시 천천히 진행을 하면 된

다. 보통 external rotation에서 정복되는 경우가 많으며 그래도 안되면 traction, push 를 진행한다. traction의 정도는 "머리 위의 사과를 따듯이" 까지 올라가야 한다.

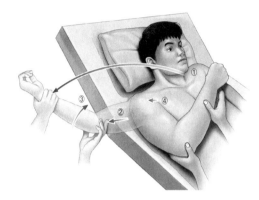

① Abduction ② Traction ③ External rotation ④ Push

그림 15-101. Milch method

견갑골의 상부를 한 손으로 고정하고 나머지 한 손으로 아래쪽 모서리를 내측으로 밀어 올린다. 보조자가 있다면 침대 밑으로 늘어뜨린 팔을 아래로 traction과 동시에 external rotation(이는 superior glenohumeral ligament 이완시킨다)하면 더욱 쉽게 정복할 수 있다. 경험자에서 90% 이상의 성공률을 보이는 매우 유용한 방법이다.

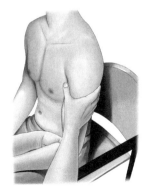

환자 등을 똑바로 하여 앉히고, 빠진 어깨의 팔목을 90도로 굴곡시킨다. 굴곡시킨 팔에 시술자의 팔을 올려서 밑으로 편안하게 내려가도록 한다. Trapezius → deltoid → biceps brachii m을 순서대로 마사지를 한다. 특히 biceps brachii m을 집중적으로 하며, 이때 시술자의 손가락은 엄지는 앞쪽, 나머지 손가락 4개는 팔의 뒤쪽을 잡고 마사지를 한다. 환자가 너무 아파하면 실패할 가능성이 높다.

그림 15-102. Cunningham Technique for shoulder dislocation

* Scapular manipulation method

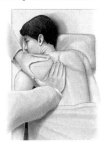

그림 15-103. Scapular manipulation

도수 정복 전 후 Sensory (deltoid area), Motor (wrist dorsiflexion), circulation (radial pulse)를 확인한다.

도수정복 후 velpeau bandage apply 후 1주 이내 F/U 한다.

• 합병증

재탈구(recurrent dislocation; 79~100%) : Recurrent D/L (79~100%): 30세 이전 첫 탈구가 발생한 경우 매우 흔함. 재탈구 빈도를 낮추는 방법은 팔을 external rotation 하여 고정하는 것이다. 상용화된 제품을 사용하는 것이 탄력밴드를 이용하여 제작하는 것보다 환자의 compliance 가 더 좋다.

회전근계 손상(rotator cuff injury) : 10~15%

액와신경 손상(axillary n. injury): 5~12%, 대부분 자연적으로 호전되며, 정복전 이미 손상이 되어 있어도 정복을 시행해야 한다.

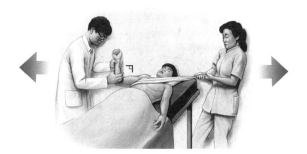

그림 15-104. Modified Hippocrates method

(참고) Modified Hippocrates method

: 응급실에서 가장 많이 사용되는 방법인 듯 하다. 진정을 강력하게 시키면 어렵지 않으나 정복 시 부작용이 발생할 가능성이 높아 권장되지 않는다. 앞으로는 위에서 소개한 다른 방법으로 시행하길 권장한다.

3. 후방탈구 Posterior Dislocations

- 치료
  - 정형외과 의뢰를 하도록 권고하고 있다
  - 도수 정복은 정맥 진정제 및 진통제를 사용한 후에 한다
  - technique of reduction은 humerus와 일직선이 되어 posteriorly displaced head 에 압력을 주면서, 천천히 external rotation하면서 traction 한다. 실패 하면 전신 마취 하에 도수 정복을 한다.
- 합병증
  - Neurovascular injury는 드물다. neurovascular bundle이 앞 쪽에 위치를 하고 있기 때문이다. Glenoid rim, greater tuberosity, lesser tuberosity와 humeral head의 골절이 주된 합병증으로 재발성 탈구의 경우 환자의 30%에 서 발생한다.

4. 견관절통

- **견관절통의 종류**

견봉하 증후군(subacromial syndrome) : 견봉과 상완골 사이의 공간으로 삼각근하 점 액낭, 견봉하 점액낭, 회전근개(rotator cuff), 상완 이두건(biceps brachii tendon) 등이 있으며, 여기에 염증, 유착 및 파열이 있는 경우 나타나는 여러 가지 임상증상의 총칭

질환	특징
극상근 건염 supraspinatus tendonitis	25세~40세, 극심한 통증, 견관절 과용, 회전 및 외전 운동의 현저한 저하, 시상면 sagittal plane 으로의 운동은 정상, 급성 염증 시 석회화 동반 (acute calcareous tendonitis)
점액낭염 bursitis	극상근 건염으로 동반되는 경우가 많다. 견봉하 및 삼각근하 점액낭염 오구돌기하 점액낭염 subcoracoid bursitis 견갑하 점액낭염 subscapular bursitis
충돌증후군 impingement syndrome	Rotator cuff 중 특히 극상근의 상완골 대결절 부착부위의 퇴행성 변화. 대결절 great tubercle 과 견봉의 전방에 압통, 외전 시 동통, 야간통. 통증: 90도 굴곡한 상태에서 상완을 내회전시킬 때 통증이 유발(충돌징후: impingement sign). 사진상 견봉주위 경화 및 결절 주위의 경화와 낭 포성 병변

질환	특징
극상건 파열 rupture of supraspinatus tendon	상완골 대 결절의 부착부분에서 파열. 견관절 전방 탈구, 무거운 물건을 갑자기 들어올리는 병력. 능동적 외전이 불가. 외전을 시도할 때 특징적인 움츠림shrugging. 수동적으로 일단 상지를 90도 이상 외전시켜주면 삼각근이 작용하여, 외전을 유지할 수 있다(외전 모순; abduction paradox). 또한 외전의 각도를 줄일 때 갑자기 팔이 떨어지는 징후drop arm sign 90% 가 수술없이 치유. 수술은 4~6 주간 arm sling 후에도 외전 운동력이 떨어지면 시행
상완이두건막염 tenosynovitis of Biceps	상완 이두건의 파열에 선행, 중년이상 여성에서 호발. Speed test, Yergason's test
상완이두근 파열 rupture of Biceps	견관절의 퇴행성 관절염에 병발한 골극osteophyte에 의해 건이 마찰되어 발생. 무거운 물건을 들어올릴 경우, 파열시 예리한 통증과 탄발음 발생. 이두근이 튀어나오도록 elbow flexion 시 이두근이 현저하게 볼록 튀어나옴
유착성 관절낭염 adhesive capsulis	아래

* 유착성 관절낭염adhesive capsulitis, frozen shoulder

독립된 진단이 아니라, 견관절의 능동적, 수동적인 운동 범위의 제한이 있으나, 확인된 다른 원인이 없을 경우로 정의된다. 견관절 주위염periarthritis of shoulder라고도 한다. 오십肩견이란 말로 자주 불린다.

- 진단기준
  1) 견관절의 수동 외전(abduction) 100도 이하(정상의 60%)
  2) 외회전(external rotation) 50도 이하(정상의 55%)
  3) 내회전(internal rotation) 70도 이하(정상의 75%)
  4) 굴곡(flexion) 140도 이하(정상의 80%)
- 원인 : 퇴행성 병변으로 생각되며, 활액막 자체는 염증성 병변이 없이, 주위 관절낭의 이상을 보인다.
  1) 장기간의 고정(prolonged immobilization)
  2) 당뇨- 5배 이상 증가, 양측성일 경우 반드시 고려해야 한다.
  3) 중년 나이(남자 55세, 여자 52세)
  4) 견관절의 외상, 수술

- 임상적 경과
  1) 동통기(painful phase; 수주~수개월)- 외전, 외회전, 신전 시 악화되고, 심하면 환측으로 누워 잠자는 것도 힘들 정도로 야간에 통증이 심하다.
  2) 동결기(stiffening phase; 4개월~12개월)- 동통 감소 목적으로 움직임을 제

한, 일상 생활에 제약, 견관절의 둔통

3) 해리기(thawing phase; 수주~수개월)- 운동 범위가 증가, 동통이 감소

- 배제 질환

  견관절염, 골절, 탈구, 퇴행성 경추 질환, 신경 근육성 병변, 전이통, 견관절 충돌
  증후군(impingement syndrome), 극상근 건염(supraspinatus tendonitis), 석
  회화 건염, 상완 이두근 장두건염(biceps tendonitis)

- 치료 : 환자에게 완전히 회복될 수 있음을 확신시키는 것이 중요

  1) 압통 부위에 국소 진통제 및 스테로이드 제제 국소 주사

  2) 운동 요법 : 진자 운동(pendulum exercise), 손가락으로 벽을 잡고 올라가는
     운동(finger tip wall climbing exercise)

  3) 수술

  정형외과학 제 5판, 대한정형외과학, p.374~375

- **회전근개(Rotator cuff)와 주위 근육**

  Rotator cuff : 견갑하근(subscapularis), 극상근(supraspinatus), 극하근
  (infraspinatus), 소원근(teres minor)

  그외 삼각근(deltoid muscle), 대원근(teres major)

- **견관절의 운동과 관여 근육**

굴곡	삼각근의 전방 섬유와 오훼완근 coracobrachialis
신전	광배근 latissimus dorsi와 대원근
외전	삼각근과 극상근
수평외전(horizontal abduction)	삼각근의 후방 섬유
수평내전(horizontal adduction)	대흉근
외회전	극하근과 소원근
내회전	견갑하근

– 견관절의 해부학적 구조와 각 근육의 기능을 숙지하는 것이 선행되어야 한다.

- **부위별 이학적 검사**

질환	검사
Rotator cuff injury	Drop arm test supraspinatus strength test
Impingement syndrome	방법 1, 방법 2
Bicipital tendinitis (long head biceps)	Yergason test Speed's test
Shoulder subluxation	Apprehension test

＊ 각각의 이학적 검사

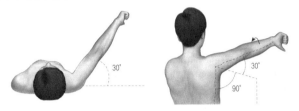

극상근 손상^{supraspinatus rupture}. 그림과 같이 팔을 90° abduction 및 30° forward flexion하고 엄지를 내회전해서 엄지 끝을 바닥을 보게 하는 것으로 양성은 근력 약화나 팔이 아래로 떨어지는 경우이다. 자세가 '캔을 비우는 empty can' 형상이다.

그림 15-105. Supraspinatus strength test

■ Drop arm test and Neer's test

Drop arm test는 환자의 팔을 들어서 수동적으로 90도 외전 시킨 후에 같은 방향으로 천천히 내리라고 한다. 환자가 통증을 호소하거나, 천천히 내리지 못하고 팔을 떨어뜨리면 의심할 만하다. 만약 이 검사와 supraspinatus strength test 모두 양성시 10 ml of 1% xylocaine을 견봉의 앞쪽 아래쪽에 주사 후에 통증이 사라졌으나, 여전히 외전을 못하면, complete rotator cuff tear을 진단할 수 있다.(Neer's test). 외전 약화weakness of abduction을 증명하는 것은 rotator cuff tear의 단서(clue)로서, 이의 감별 진단으로는 subacromial bursitis, tendinitis of the long head of the biceps tendon/ rotator cuff muscles, 아탈구, 탈구, 골절 등이 있다.

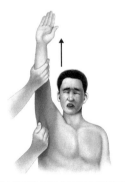
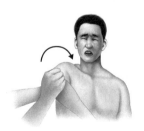

방법 1 : 주관절을 신전한 상태에서 견관절을 굴곡

방법 2 : 견관절을 90도 굴곡한 상태에서 내 회전시킬 때 통증 발생

그림 15-106. [방법 1]과 [방법 2]

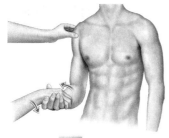

bicipital tendinitis

biceps tendinitis의 경우 저항에 대항해서 supination을 시키면 bicipital groove에 통증을 유발시킨다(팔은 내전, 팔꿈치는 굴곡 상태).

그림 15-107. Yergason's test

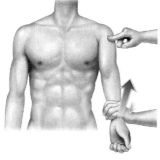

bicipital tendinitis

저항을 이기고 진완을 forward flexion 시키면 통증을 유발시킨다(팔은 외전, 팔꿈치는 신전, 손목은 회외전 상태).

그림 15-108. Speed's test

• 팔신경얼기 손상 Brachial Plexus Injuries

원인 : 외상, 감염, 혈종, 혈관 폐쇄, 암.

감각 소실 : 일반적으로 불완전/비지속성

손상	침범된 근육	반사 소실
Upper trunk Erb–Duchenne syndrome	Supra–infraspinatus(shoulder rotation), biceps(elbow flexion), deltoid(arm abduction), pronator teres, brachioradialis (elbow flexion)	Biceps
Middle trunk	Latissimus dorsi, triceps(elbow extension), extensor digitorum comm(finger extension), ext. carpi radialis(wrist extension)	Triceps
Low trunk Klumpke syndrome	Ulnar nerve muscles(finger flex/abduction), FDP(2nd, 3rd fingers), extensor pollicus longus/brevis(thumb extension/ abduction)	Finger flexion
Lateral	Biceps, pronator teres, flexor carpi radialis	Biceps
Posterior	Latissimus dorsi, radial nerve hand (finger extension), deltoid (shoulder abduction)	Triceps
Medial	All ulnar innervated muscles (wrist finger flexion), median innervated intrinsic hand muscles	Finger flexion

- Scapular body / spine fracture
  - 보통 강한 blunt trauma에 의해 발생하므로, 반드시 동반된 흉부손상을 고려 해야 한다.
  - sling (or with swath) immobilization 시행이후 조기에 passive shoulder exercise를 시작하며, 2~4주간 sling으로 치료
- Acromion fracture
  - displacement 없을 경우 sling immobilization 이후 조기 운동요법 시행
  - displaced fracture 는 수술적치료를 하는 경우가 많으며, clavicle과 동반골 절시에도 수술적 치료를 한다. 또한 superior shoulder dislocation에 동반된 acromion fracture는 rotator cuff tear를 동반하여 수술해야 한다.

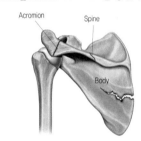

그림 15-109. Sacpular Body/Spine/Acromion fracture

- Scapular neck fracture
  - nondisplaced : sling immobilization 후 48시간 후 조기 운동요법
  - displaced : 응급 정형외과 의뢰, skeletal traction이 선호됨, clavicle fracture 동반 시 수술적 치료(internal fixation)

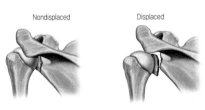

그림 15-110. Scapular neck fracture

- Glenoid fracture, rim
  - fragment가 작을 경우, sling immobilization 시행 이후 조기 운동요법으로 치료
  - fragment가 크거나, displacement 심하거나, triceps 기능이상이 동반된 경우 수술적 치료
  - shoulder dislocation에 동반된 fracture는 shoulder reduction 시 함께 reduction 된다.
- Glenoid fracture, comminuted
  - sling immobilization 후 조기 정형외과 의뢰
- Coracoid process fracture
  - brachial plexus injury 동반 가능
  - coracoclavicular ligament 손상이 없을 경우, sling 이후 조기 운동치료로 충분함
  - coracoclavicular ligament 손상이 동반된 심한 displacement 시에는 수술적 치료(OR/IF)

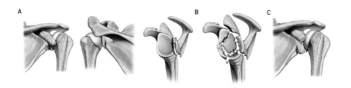

그림 15-111. Scapular fracture (A) Glenoid rim (B) Gleroid, comminuted (C) Coracoid process

XVI 비외상성 경부 통증 Nontraumatic Neck Pain

경부 통증의 감별은 먼저 증상의 국소화 localization을 하는 것이 중요하다. 즉, 경추골, 인대, 근육, 척수 spinal cord, 척수근 spinal root, 그외 경부 조직 중의 어느 부분인지를 찾는 것이다.

진통은 보통 진통제에 약간의 반응, 넥칼라 적용 등이 있으며, 방법을 배웠다면 TPI, 신경조절주사요법 NEPI Nerve Entrapment Point Injection 등으로 어렵지 않게 치료할 수 있다.

1. 감별 질환

- 염좌 sprain : 가장 흔하며, 통증으로 인한 ROM 감소가 특징이다.
- 수핵 탈출증 disk herniation, HCD : 직접 후면 파열의 경우 점진적 myelopathy, 흔한 후측면 팽륜인 경우 radiculopathy를 유발, 40대, C6(C5-6)은 보통 우측, C7은 좌측으로 발생. 경부통, 상지로의 전이통, 두통, 감각이상, 심하면 근육 위축, DTR 감소 등의 증상
- 척추강직증, 협착증 spondylosis, stenosis : 진행성, 퇴행성 질환, 경부의 유연성 소실, 경부통, 후두골 통증, 진행성 myelopathy, 경추의 osteoarthritis, 사진상 osteophyte, 디스크 space 협착, facet 이상, osteophytic spur가 후면-myeolopathy, 측면-HCD 증상, 전면- 식도 증상(연하곤란)
- 암 cancer : 암의 병력이 없어도 만성 경부통은 전이성 암의 가능성을 고려. 야간 통증, 폐암, 유방암, 전립선암, 림프종, 다발성 골수암
- 근막성 통증 증후군 myofacial pain syndrome : 만성 경부통, radiculopathy와 구별이 어렵다. 정신적, 개인적 차이가 많다. 경부 통증외에 견갑통, 어깨 통증, dermatome과 무관한 전이통. Trigger point 존재.
- 경막외 농양 epidural abscess, 골수염, 측두 동맥염 temporal arteritis

2. 척수증 myelopathy

가장 흔한 증상은 손의 근력 약화, 부자연스러운 손놀림clumsiness과 감각 이상, 하지의 근력 약화로 인한 보행이며 수개월에 걸쳐 서서히 진행된다. 신경근증radiculopathy과는 달리 통증은 흔하지 않다. 젓가락질하기가 힘들고, 잘 떨어뜨리며 단추 채우기가 힘들다고 한다. 척수증 손myelopathy hand이 중요한 증상으로 제 4, 5 척측 수지가 내전 및 신전이 안 되고 주먹을 쥐었다 폈다하는 동작을 빨리 못하는 특징이 있다. Grip and Release test는 정상에서는 10초에 20회 이상이나 그이하일 때는 느린 손놀림으로 의심할 수 있다. C5, C6 척수 압박인 경우 Hoffman reflex, Wartenberg reflex가 나타날 수 있다.

척추외과학, p.154 최신의학사

3. 경부통증의 감별

관절, 인대, 근육의 통증	경부 신경근(척수)의 통증
통증과 빡빡함[stiffness]	날카롭고, 심하며 종종 타는 듯한 통증을 호소
통증은 깊고, 무직하며, 간헐적[episodic]이다.	통증은 trapezius나 견갑골 주위 또는 팔로 전이 된다.
관절, 인대, 근육의 통증	경부 신경근(척수)의 통증
과도하거나 생소한 운동을 했거나 어중간한 자세를 유지	신경 분포 부위의 무감각[numbness], 근력 약화가 동반
특별한 손상의 병력이 없다.	상부 신경근의 침범시 두통이 유발될 수 있다.
국소적이고, 비대칭적이다.	증상은 경부의 과신전에 의해 더 심해질 수 있다.
상부 경추는 머리로, 하부 경추는 팔로 전이된다.	
움직임에 심해지고, 휴식에 좋아진다.	

XVII 비외상성 배부통증 Nontraumatic Back Pain

1. 병력 및 이학적 검사시 적색 신호[red flags]

- 병력
  - 통증이 6주 이상
  - 18세 이하나 50세 이상에서 처음 발생
  - 노인에서 경한 외상, 젊은이에서 중증 외상
  - 신경학적 이상 시 나타나는 불편감(이상 감각, 무감각, 근력의 약화)
  - 대변 및 요실금
  - 통증이 밤에 심할 경우
  - 지속되는 통증(약물에 조절이 안 되는)
  - 열, 오한, 야간 발한(night sweat)
  - 정맥 주사 남용자, 암의 병력

- 이학적 검사
  - 발열, 국소적인 척추의 압통, 신경학적 이상, 하지 직거상 검사(SLR)의 이상

Emerg Med Clin North America, Orthopedic Emergency, Part I Nov. 882p 1999

2. 질환

- Acute lunbosacral strain(back sprain) : 대부분의 back pain, exclusion diagnosis이므로 주의해야 한다. 주로 척추를 중심으로 한쪽으로 치우친 척추주위 근육에 압통이 있으며, T12 syndrome, Maigne syndrome 등으로 알려져 있다. 방법을 배웠다면 TPI, 신경조절주사요법 NEPI^{Nerve Entrapment Point Injection} 등으로 어렵지 않게 치료할 수 있다.

요추염좌의 흔한 형태 : thoracolumbar(TL) junction syndrome, T12 syndrome Back pain, 요추 운동 범위의 심각한 장애, 걷기 힘듦 등의 증상을 보이며, LBP의 반 이상을 차지한다. 그러므로, 요추 통증을 호소하는 경우 먼저 운동력, 감각이상, 기타 신경 장애를 평가한 후 환자를 엎드리게 한 후에 TL junction 의 척추 옆 근육을 압박해 보면 압통을 심하게 호소하는 경우가 많다. 이는 T12 척수 신경의 바깥가지인 superior cluneal nerve가 아래 그림처럼 나와 주행하며, 그 주행 중에 있는 척추 주위 근육인 multifidus m, longisimus m, gluteal m에 포획entrapment 되어 증상을 유발한다. 아랫 그림의 1번 주행로인데 보통 한 포인트에 [2% lidocaine 1 cc + normal saline 3 cc] 혼합하여 4 cc 로 만들어 압통 부위에 주사를 하여 통증을 신속하게 경감시킬 수 있다.

Maigne R. − Low back pain of thoracolumbar origin. Arch. Phys. Med. Rehabil. 1980, 61, 389−395

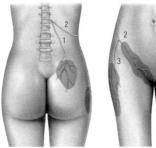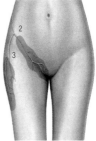

그림 15-112. Maigne's syndrome referral

- Sciatica and herniated intervertebral disc : 반복되는 배부 통증. 95%가 L4-L5, L5-S1에서 발생. 무릎아래로 전이 통증이 심해지면서 배부 통증은 감소된다.

SLR 양성

- Cauda equina syndromes과 spinal cord compression : 진정한 외과적 응급이다. 환자는 심한 객관적인 증상에도 불구하고, 조용하다. epidural compression (tumor 등)이 발생하면 sciatica, weakness, sensory change, gait disturbance를 호소하며, back pain은 거의 없거나 경하다. cauda Equina syndrome은 엉덩이와 항문주위의 감각 감소(saddle distribution), urinary retention, resultant overflow incontinence를 보인다. dexamethasone 10 mg(권장 용량 다양)을 IV 하고, MRI를 시행한다.
- Spinal stenosis : 통증은 걸으면 심해지고, 쉬면 좋아진다(neurologic claudication)
- Sacroiliac joint disease : inguinal, anterolateral thigh로 전이되는 통증과 lower abdominal pain을 가짐. 종종 appendicitis 또는 ovarian cyst로 오인되기도 한다. 밤에 심해지고, 양쪽을 번갈아가면서 통증이 발생하기도 하며, 오래 서 있거나 앉아있을 시(long car trip)심해진다. 관절의 강직이나 약화는 아침에 심해진다(Sacroiliitis). 젊은 남자(Rheumatoid spondylitis), Radiculopathy.
- Spondylolisthesis : 방사선 사진 상 '개목걸이' 모양

XVIII 관절염 Arthritis

1. 관절통의 흔한 원인

■ 침범된 관절 수에 따른 관절염의 원인

Monoarthritis (한 관절)	Trauma, Tumor Infection(septic arthritis) Gout, Pseudogout	Avascular necrosis Osteoarthritis(급성)
Oligoarthritis (2~3 관절)	Lyme disease Rheumatic fever Reiter's syndrome	Gonococcal arthritis Ankylosing spondylitis Polyarticular gout
Polyarthritis (3 관절 이상)	Rheumatoid arthritis Lupus	Viral (Rubella, hepatitis) Osteoarthritis(acute)
Periarticular	Bursitis, Tendinitis, Cellulitis	

■ 이동성 관절염^{Migratory arthritis}의 원인

Gonococcal arthritis	Systemic lupus erythematous
Viral arthritis	Drug hypersensitivity
Rheumatic fever	특히 cefaclor
Lyme disease	Septicemia
Subacute bacterial endocarditis	Staphylococcus
Pulmonary infection	Streptococcus
Mycoplasma	Meningococcus
Histoplasmosis	Neisseria gonorrhea
Coccidiomycosis	Henoch−Schonlein purpura

2. Rheumatic disease의 위치와 형태

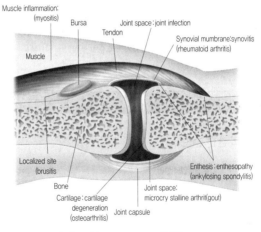

그림 15−113. Rheumatic disease의 위치

3. 관절염의 방사선 소견

급성 관절염(gout, pseudogout, septic arthritis)	연부조직 부종, 골 소실 등의 소견은 없다.
후기 패혈성 관절염(최소 8~10일 소요)	연골하 골 파괴, 골막의 새로운 골 형성 joint space의 소실, 골다공증
후기 가성 통풍(무릎, 고관절, radiocarpal midcarpal, all MP)	연골을 따라 선상 석회화 비대칭적 joint space 협착 반응성 경화, osteophyte 형성 연골하 낭포 형성, 골다공증은 없다
퇴행성 관절염(AC joint, 1st carpometacarpal, 1st MTP, DIP, knee, hip, cervical spine, lumbosacral spine)	비대칭성 joint space 협착 juxtaarticular bone의 경화 뼈 돌출부$^{bone\ spur}$ 및 낭종-중증 연골 퇴행 부위에
결핵성 관절염(knee, hip, shoulder)	연부조직 부종 심한 탈염$^{marked\ demineralization}$ 골 희박화$^{bone\ rarefaction}$ 반응성 경화증-미미하다, 후기- 골 파괴 소견 joint space는 보존된다
후기 류마티스 관절염(wrist, MP, PIP, MTP, 1st IP, foot, atlantoaxial, glenohumeral)	대칭성 joint space 협착, 관절주위 뼈의 골다공증 관절 경계 미란$^{marginal\ erosion}$ (통풍처럼 넘지는 않는다). 반응성 골 형성-미미하다

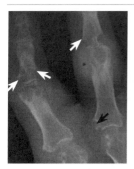

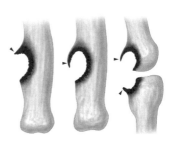

그림 15-114. Gout erosive lesion

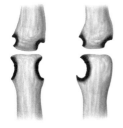

통풍과 RA의 방사선 사진상 감별점. RA(좌측)는 대칭적으로 관절의 손실이 있고, 변연부 미란(Marginal erosion), 관절 간격의 좁아짐이 보이나, 통풍은 관절간격은 보존되고, 비대칭성 미란, 위로 걸린 듯한 끝(overhanging edge)의 소견을 보인다.

그림 15-115. 통풍과 RA의 방사선 사진상 감별

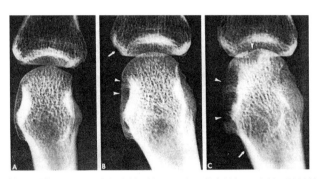

(A) 정상 소견 (B) Metacarpal head에 작고, 방사선 투과성 부분, 부분적으로 연속이 사라지고, Gap이 생기고, 얇아진다. (C) 분명한 골 결손을 볼 수 있다. 경도의 골막 증식 소견

그림 15-116. RA의 MCP joint 변화

4. 관절내 주사 intraarticular injection

• 적응증：osteoarthritis, tenosynovitis, gouty arthritis, bursitis, epicondylitis, rheumatoid arthritis

■ 관절내 주사용 부신피질호르몬제제

일반명	상품명	Strength (mg/mL)	Relative Potency	Dose Range	반감기 (h)
Hydrocortisone acetate	Cortef Solu-Cortef	25	1	125~100	8~12
Triamcinolon acetonide	Kenalog-10	10	2.5	4.0~40	18~36
Triamcinolon acetonide	Kenalog-40	40	10.0		
Triamcinolone hexacetonide	Aristospan	20	8	4.0~25	18~36
Dexamethasone acetate	Decadron, Hexadrol, Dexone	4, 8	20~30	0.8~4.0	36~54
Betamethasone sodium phosphate	Celestone	6	20~30	1.5~6.0	36~54
Methylprednisolone acetate	Medrol, Depo-Medrol,Solumedrol	20, 40, 80	5, 10, 20	4.0~30	18~36

Emergency orthopedics(the extremities) 5th edition, 2007

* 사용량은 joint size에 따라 다르다, S：short, L：long, I：intermediate
큰관절-어깨, 무릎 관절, 고관절；중간 관절- 팔굼, 발목；작은 관절-견봉쇄골 $^{AC\ joint}$, 흉골쇄골 $^{SC\ joint}$ 급성 통증 해소를 위해 lidocaine 이나 bupivacaine을 0.5~1 ml 정도 혼합해서 사용한다.

pain procedure in clinical practice, 2nd ed, Hanley & Belfus

5. 통풍^{Gout}과 가통풍^{Pseudogout}

• 정의

요산^{monosodium uric acid; MSU}에 의한 가통풍은 칼슘^{calcium pyrophosphate}이 관절, 피하조직^{tophi}, 그리고 신장에 결정^{crystal}이 침착된 대사성, 염증성 질환으로 monoarticular arthritis의 가장 흔한 원인이다. 이 두 질환은 임상적으로 유사하여 구분하기가 아주 힘들다. 통풍은 전형적으로 밤에 발생하는 갑작스런 통증성 단일 관절염^{monoarticular arthritis}으로 발현하여 만성 관절염으로 진행하며 증상없는^{symptom-free}시기를 갖는다. 급성 시기인 경우 환자의 40%에서 요산은 정상을 보일 수 있어 진단에 주의를 요한다.

J Rheumatol 1997;24:2265~2266

• 침범되는 조직

Metatasophalangeal joint(MTPJ; 미세외상^{microtrauma}이 흔하고, 상대적으로 다른 부위보다 차가워 가장 흔히 발생), tarsal joint, ankle, knee joint 등이며, 노인인 경우 finger joint에도 침범한다.

• 이학적 소견

단관절을 침범하는 것이 일반적. Hot, erythematous, tender, 그리고 비대칭성 부종. 염증이 심하면 관절위 피부박리^{desquamation}도 보인다. 염증성 synovial effusion, Carpal tunnel syndrome, Kidney stones, 아주 드물게 Migratory polyarthritis

■ 통풍과 가통풍의 감별 및 고려점

	통풍	가통풍
성별	남자:여자= 9:1	남자:여자= 1.5:1
부위	MTP joint(podagra)>ankle>wrist>knee	Knee>wrist>shoulder
발병양상	급성, 빠른 진행(수시간)	점진적(수일)
관절 외 증상	관절 외 MSU의 침착(tophi); Achilles tendon, ear helix, olecranon bursa, prepatellar bursa	다른 대사성 이상과 동반되는 경우가 많다- magnesium, calcium, iron levels; thyroid function test 시행
방사선 소견 (급성기시)	정상	degenerative joint changes, soft tissues, tendons, bursae 등에 calcification
Arthrosentesis- crystal 모양	Needle shape	Rhomboidal shape

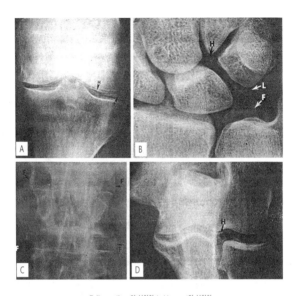

F：fibrocartilage의 석회화, L：Ligament의 석회화

그림 15-117. Chondrocalcinosis

- **응급실 내 치료**

통증 조절

  A. NSAIDS(indomethacin> ibuprofen, naproxen)가 일차 선택

    cf) Indomethacin- 1일：50 mg PO tid, 2일~5일：25~50 mg tid, 2주까지
    25 mg tid

  B. Narcotics

  C. Steroid : PO 또는 intraarticular injection. Prednisone 50 mg qd(1 주간,
    tapering은 필요 없다), triamcinolone 2.5~40 mg intraarticular injection

    • Hypouricemic(uricosuric) therapy : colchicines(probenecid)는 응급
    실에서 처방하지 않는다.

6. 류마티스 관절염 Rheumatoid arthritis

만성 질환이지만, 20%는 급성 증상을 호소하여 다발성 관절염을 일으키는 질환과 감별을 요한다. 40~60대 여자가 많다.

• **증상**

수주에서 수개월에 걸친 전구기 때 보이는 피로, 약해짐, 골격근의 통증.

손의 대칭성 부종(MP, PIP joint), 손목, 팔목의 부종. 엄지와 새끼 발가락의 MTP joint의 부종.(* DIP joint는 침범하지 않는 특징이 있어 osteoarthritis, reactive arthritis, psoriatic arthritis와 감별이 된다)

무릎 관절- 부종과 삼출effusion

• **관절외 증상**

피하 결절, 피부의 혈관염, 폐 섬유증, 다발성 단신경염mononeuritis multiplex, Sjëgren 증후군, Felty 증후군, 장기적으로 경추 C1-C2 횡인대transverse lig.의 퇴화 등이 발생

• **진단**

임상적인 진단이 중요. Rheumatoid factor(80%), 그외 ESR, CRP.

방사선 소견 : 연부 조직의 부종, 관절근접부 골다공증juxtaarticular osteoporosis, 관절 내 강의 협소joint space narrowing

• **치료**

Salicylate, steroid, gold, penicillamine, azathioprine 등으로 관절의 염증을 최소화하는 것이 중요. 의심이 되면 반드시 외래 방문 치료를 권한다.

■ **관절통 환자에 대한 주의점**

• New-onset acute monoarthritis인 경우 임상적으로 구분하는 것은 힘들며, septic arthritis, gout, psedo-gout는 매우 비슷하게 발병한다. 또한 cellulitis나 septic arthritis와 같이 엄지 발가락, 발, 발목 관절로 병변의 진행이 되므로 주의를 요한다.

• 발열, 오한, 병감malaise는 cellulitis 나 septic arthritis에 더 흔한 증상이나, 통풍 또한 있으므로 arthrocentesis를 통한 확진이 필요하다.

• Arthrocentesis 후에 Gram stain, culture와 sensitivity, 그리고 결정의 microscopic analysis 검사를 의뢰한다. 이 검사 없이 임상적으로만 통풍과 septic arthritis를 구분하지는 못한다.

• 통풍이나 가통풍의 과거력을 가지고 있다고 해서 급성 septic arthritis의 가능성(위험인자; 최근의 puncture, sting, bite, gonorrhea, 전신성 감염의 징후 등이 있을 때)을 배제할 수 없다. Septic arthritis는 즉시 진단 및 치료를 해야 하며 비가역적 관절의 손상은 4~6시간 안에 완전손상은 24~48시간 안에 발생하기 때문이다.

XIX 건염 Tendinitis, 활액낭염 Bursitis의 흔한 위치 및 진단

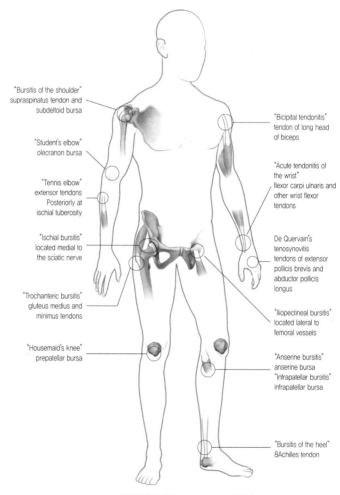

"Bursitis of the shoulder"
supraspinatus tendon and
subdeltoid bursa

"Student's elbow"
olecranon bursa

"Tennis elbow"
extensor tendons
Posteriorly at
ischial tuberosity

"Ischial bursitis"
located medial to
the sciatic nerve

"Trochanteric bursitis"
gluteus medius and
minimus tendons

"Housemaid's knee"
prepatellar bursa

"Bicipital tendonitis"
tendon of long head
of biceps

"Acute tendonitis of
the wrist"
flexor carpi ulnaris and
other wrist flexor
tendons

De Quervain's
tenosynovitis
tendons of extensor
pollicis brevis and
abductor pollicis
longus

"Iliopectineal bursitis"
located lateral to
femoral vessels

"Anserine bursitis"
anserine bursa
"Infrapatellar bursitis"
infrapatellar bursa

"Bursitis of the heel"
8Achilles tendon

그림 15-118. 흔한 Tendinitis, bursitis의 위치

Office practice of medicine, 2nd ed, Philadelphia, 1987, WB Saunders

• **치료의 고려점**

1. 휴식^{immobilization}과 얼음 마사지, 압박 ^{compression}, 거상 ^{elevation}, 항염증제 투여 등 보존적인 치료

2. Olecranon bursitis와 prepatellar bursitis는 S. aureus 등의 감염의 위험 때문에 needle aspiration, 항생제 투여를 병행한다.

3. 어깨 관절의 경우 adhesive capsulitis가 발생할 수 있어 수일 이상의 immobilization은 금한다.

4. 스테로이드 injection은 major tendon인 Achilles, patellar 엔 투여하지 않는다(건파열의 위험).

5. 신경조절주사요법^{Nerve Entrapment Point Injection} : 0.5% 리도카인 용액 2~4 cc를 주사한다. Point는 증상에 따라 다르다. 즉각적인 효과를 기대할 수 있다.

XX 골반골 손상 Pelvis Injury

1. 골반골 골절 Pelvic fracture

• 개방성 골반골 골절 : mortality rate up to 50%

• Pubic ramus의 골절 : open wounds in the perineum, vagina, or pelvic organs

• 합병증 : 출혈(6 L까지), 요로손상, 신경근손상 ^{Sacral nerve, cauda equina}, 횡경막손상(8~10%)

※ Diagnostic peritoneal lavage(DPL) – intraabdominal hemorrhage를 R/O 하기 위해. 배꼽의 상방에서 시행한다.

**골반골 골절과 동반된 출혈

출혈량은 사망에 이를 수 있으며, 정형외과적 치료보다도 출혈성 쇼크를 치료해야 하는 중환자의학이다. 출혈은 크게 골절부위면, 정맥, 동맥에서 되며, 동맥은 angio-graphy(superior and inferior gluteal a-SI joint, 골반의 뒷면 손상/ obturator a- 골반의 앞쪽 손상)를 통한 지혈을 응급으로 시행하고, 골절면과 정맥 출혈은 외고정 또는 압박(골반 밴드 고정)을 통해서 시행한다. 그러므로 angiography로 동맥을 지혈했다고 하더라도 angio-hemostasis 후에 골반고정밴드를 계속 유지해야 한다.

• Low Energy fracture

- 노인에서 낙상(ground level에서 낙상도 가능하다).
- 청소년기 avulsion fracture(incomplete bone growth) – 골반의 ring 구조
  는 유지가 되어 있다.
- Energy fracture
  - High speed motor vehicle crash, high level fall. 골반 ring의 두 군데 이
    상 골절되어 안정성을 잃고, 내부 장기의 심각한 손상을 유발
- Young System(손상 기전에 의한 분류)
  - 골반 Ring 구조가 끊어지는 것 외에, Sacurm과 L5 transverse process의 골
    절이 동반되는 경우가 많으므로, 반드시 확인해야 한다.

2. 대량 출혈을 동반한 골반골 골절

- Pelvic fracture의 안정화: 골반 밴드 착용, 적응증 – 골반의 볼륨이 증가된 Young's
  classification에서 open book type인 아래 그림 A가 적응이 된다.
- Pelvic arteriography: 10~15% of source of blood loss–minor arterial
  injury(gluteal or pudendal artery). 골반밴드를 풀고 시행하고, 끝나면 다시 감아
  줘야 한다. 동맥 손상은 동맥내 지혈로 하고, 골절 및 정맥 출혈은 밴드가 담당한다.
- 수술 – 예후가 매우 불량하다.

3. 골반골 골절의 기전에 따른 분류 Young's classification

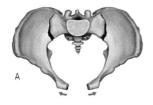

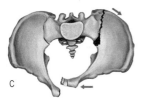

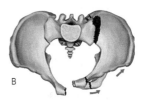

**Pelvis Inlet view 손상기전에 따른 골절의
형태와 연관 손상**
A. Anterior Posterior compression
대량 출혈(53%), 방광 파열(14%), 요도 손상(36%)
B. Lateral compression
대량 출혈(60%), 방광 파열(20%), 요도 손상(20%)
C. Vertical Shear fracture
대량 출혈(75%), 방광 파열(15%), 요도 손상(25%)

*변형인용. Systemic Radiologic
Diagnosis, Baltimore 1987*

그림 15-119. Young's Classification

4. 정상 Acetabulum의 방사선학적 소견

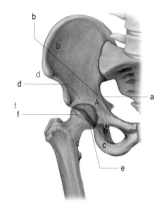

<Schematic drawing of radiologic Anatomy of acetabulum in AP projection>
Acetabular fracture를 판단하는데 도움이 된다.

a. Arcuate(iliopubic line), b. Ilioischial line.

c. Radiographic U or tear drop caused by super imposition of parasagittal surface of ilium onto anteroinferior portion of acetabulum.

d. Acetabular roof.

e. Anterior lip of acetabulum.

f. Posterior lip of acetabulum

그림 15-120. 정상 acetabulum의 방사선 사진

5. Acetabular fracture의 분류 (Letournel)

5가지의 단순 골절과 5가지의 연관 골절로 나뉨

* **단순(Simple) 골절**

– Posterior wall 골절 : 대퇴 골두의 후방 탈구시 발생. acetabulum의 posterior rim을 다양하게 침범할 수 있으며, Sciatic nerve 손상이 흔히 동반되며, 심할 경우 posterior column 골절로 오인될 수 있다.

– Posterior column 골절 : Pelvis 의 AP view에서 Ilioischial line의 단절을 의미한다. obturator foramen을 침범한다

– Anterior wall 골절 : acetabulum의 앞쪽 rim을 침범한 경우로서 드물다.

– Anterior Column 골절 : iliopectineal line의 단절

– Transverse 골절 : 골반을 위-아래로 단절시키는 골절로서 부위는 어느 부위에서나 발생할 수 있다. obturator foramen은 침범하지 않는다.

* **연관(Associated) 골절**

– Posterior and posterior column 골절

– T-shaped 골절 : acetabulum을 위아래로 그리고 acetabulum의 지붕 부위로 수평을 골절이 되어 만나서 T 모양을 만든 골절

- Both column 골절
- Transverse with posterior-wall 골절

6. 고관절 전방탈구 Anterior hip dislocation

후방탈구의 정복법 Allis technique

전체 고관절 탈구의 85~90%를 차지하며 후방 또는 후상방의 acetabular 골절, sciatic nerve 손상(10%)이 동반되기 쉽다. 정복의 성공은 무엇보다도 진정 정도를 깊은 진정으로 유도하는 것이 중요하다. 진정만 충분히 이뤄진다면 어렵지 않게 정복할 수 있다. 정복이 잘 안될 시에는 단시간 기관내삽관 또는 LMA, combitube 등을 삽관하고 succinylcholine을 투여하여 근이완을 시킨 후 시도해 볼 수 있으며, 골편의 관절강내 끼임, 대퇴골두가 관절낭을 관통(button holed)의 경우 수술적 정복이 필요하다. 정복 후 피부 또는 골 견인을 2주간 시행한다. 정복이 수상 후 24시간 이상 지연되면 무혈성 괴사, 외상 후 관절염의 합병증 발생률이 높다.

* 캡틴모건 방법 Captain Morgan Method : 이 방법은 그림과 같이 시술자의 허벅지 중간에 탈구된 종아리 중간을 올려놓고 그림과 같이 잡은 후에 시술자가 일어나면서 정복시키는 방법이다. 간혹 보조자가 환자의 골반을 잡아 줘야할 필요도 있다. 가장 쉽고 안전한 방법이다. 판매되고 있는 럼 rum 술의 그림과 비슷하다고 하여 이름이 붙여졌다.

Hendey GW, Aila A. The Captain Morgan technique for the reduction of the dislocated hip Ann Emerg Med 58(6):536-40, 2011

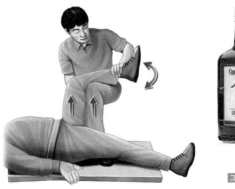
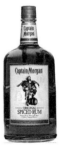

그림 15-121.

앨리스 방법 Allis technique : 가장 오랫동안 흔히 사용된 방법이다. 시술자가 침상위로 올라가야 하고, 정복에 상당한 힘을 가하게 되어 점차 위의 캡틴 모건 방법으로 바뀌는 추세에 있다.

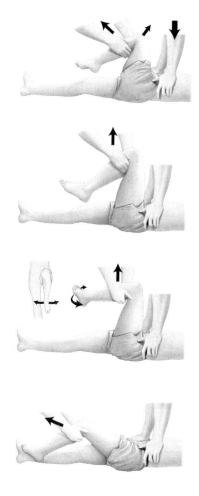

그림 15-122. Allis technique

XXI 대퇴골 손상 Femur Injury

1. 대퇴 골두 골절 Femoral head fractures

일반적으로 hip dislocation과 연관되어 발생한다. 이 골절은 종종 아주 미세해서 오진할 수 있으므로 주의해야 한다. 골절에 동반된 합병증에는 Post-traumatic arthritis(30~60%), avascular necrosis(10~20%), myositis ossificans(1~2%) 등이 있다.

2. 대퇴 경부 골절 Femoral neck fractures

골다공증을 가진 노인에 호발한다.
Stress fracture는 initial에 안 보일 수 있으므로 10~14일 후에 반복하거나 증상을 가진 경우는 MRI나 bone scan을 바로 시행한다.

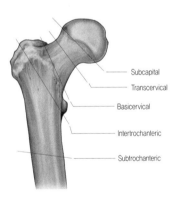

Subcapital
Transcervical
Basicervical
Intertrochanteric
Subtrochanteric

그림 15-123. Femoral neck fracuture의 위치와 명칭

- **Trochanteric fractures**

Greater trochanteric fracture는 보통 gluteus medius에 의한 avulsion으로 성인에서 흔하며, lesser trochanteric fracture는 Iliopsoas의 avulsion에 의해서 발생하며, 이는 주로 소아나 운동 선수에서 흔하다.
만약 AP film에서 2 cm 이상의 전위가 발견되면, screw fixation이 필요하다.

• **Intertrochanteric fractures**

치명적인 다른 손상이 있는지 먼저 확인해야 한다. 수술 후에 thromboembolism의 위험이 있어서 조기 ambulation을 권한다. 무혈성 괴사와 Nonunion은 드물다.

• **Subtrochanteric fractures**

Lesser trochanter로부터 5 cm 아래의 골절의 경우를 subtrochanteric fracture 라고 한다. 환자를 안정화 및 2차 평가까지 진행하고, 정형외과에 의뢰한다.

3. 대퇴간부골절 Femur shaft fractures

대퇴 골두, pelvic girdle을 포함한 손상 측의 전반적인 neurovascular 검사가 필요하다. 개방성 골절은 broad-spectrum antibiotics, debridement, copious irrigation이 필요하다.
일반적으로 수술방에서 시행한다.

4. Pearls and pitfalls of the hip and thigh injuries

• 노인에서는 minor fall의 손상이라도 사진상 골절선이 안 보여도 nondisplaced femoral neck fracture를 의심해야 한다. displacement of the femoral neck 이 되면 Morbidity는 더 증가된다.

• MRI나 bone scan은 choice for occult femoral neck fractures. MRI는 내원 시 바로 시행시에 더 민감한 검사로서 유용하다.

• 외상성 hip dislocation은 연관 손상이 있을 수 있으므로 주의하고, 동측의 hip dislocation은 동측의 femur fracture의 위험이 있으므로 검사를 시행한다.

• Central hip dislocation은 acetabulum(벌집 모양의 bone)으로 심각한 blood loss가 일어날 수 있다.

• 탈구는 응급실에서 conscious sedation하에 신속하게 정복해야 한다(탈구 후 6시간 이내). 지연될 경우 Avascular necrosis 등의 Morbidity가 증가한다. 만약 정복이 안되면 조직이나 bone이 interposition 되어 있을 수 있음으로 multiple attempt는 피한다.

• 수술 후에 새로 발생한 호흡곤란은 pulmonary embolism을 의심해라

• Minimal trauma에 의한 femoral fracture은 pathologic fracture를 의심해라

• Isolated femur fracture로 hemodynamic compromise의 발생은 거의 없다.

• 의식이 혼탁한 환자에서는 compartment pressure 측정에 더 적극적이어야 한다.

5. 대퇴 골두 무혈성 괴사 Avascular necrosis of femoral head; AVN

30~50대에 남자에서 호발하고, 약 60%에서 양측성

• 위험 요소 : 과다한 음주, 고관절 부위의 외상, 스테로이드 투여, 잠수병, 방사선 조사, Gaucher 병, 통풍, 정맥 혈전증, 전신성 홍반성 낭창(SLE), 장기 이식, 만성 신질환, 흡연

• 임상 소견 : 특징적 소견은 없다. 활동에 의해 악화되는 서혜부 동통, 때로 둔부, 대퇴부 혹은 슬관절부의 통증 및 파행(claudication). Patrick 검사 양성, 관절 운동의 제한(특히 외전, 내회전)

• 단순 방사선– 초기 전체적으로 골두의 음영이 감소하고, 진행이 되면 괴사부위의 외연을 따라 골 음영이 증가, 이어서 괴사부위 내의 골 음영도 불규칙하게 증가. 골두의 변형 소견으로 비교적 초기에 연골하 골절 소견(crescent 징후), 괴사부위 함몰 및 납작해짐.

• Tc-99 m 골주사 : 단순 방사선 사진보다 조기에 이상. 증가 속의 감소 병변(cold in hot lesion)

• MRI : 가장 좋은 검사

• 치료 : 수술적 방법 외에 적절한 치료 방법이 없다. 조기 발견이 가장 중요하다.

6. 지방색전 증후군 Fat embolism syndrome

• 정의 : long bone의 multiple tramumatic fracture후에 dyspnea, petechiae, mental confusion발생

• 주로 72시간 내에 발생

• Neutral fat이 vascular system으로 유입 → vascular permeability 증가 → lung의 Rt-to-Lt shunt

• 진단 : 다른 원인을 배제한 후 임상적으로 한다.
  → clinical & radiographic findings

• 치료 : supportive, O_2 + mechanical ventilation, corticosteroid – controversial high-risk patient에서 steroid prophylaxis 하기도 한다.

• 지방색전 증후군(Fat embolism syndrome) 진단기준

: 1 major + 3 minor 또는 2 major + 2 minor 시 가능하다.

Major Criteria	Respiratory insufficiency
	Altered mental status
	Petechial rash
Minor Criteria	Fever
	Tachycardia
	Retinal changes
	Jaundice
	Renal insufficiency
	Anemia
	Thrombocytopenia
	elevated ESR

Emergency orthopedics(the extremities) 5th edition, 2007

XXII 슬관절 손상 Knee Joint Injury

1. 무릎관절 골절의 Ottawa 기준

• 나이 55 세 이상
• 손상 후 바로 또는 응급실에서 네 걸음 이상의 보행이 불가
• 슬개골 압통
• 무릎을 90도 이하로 굴곡 불가
• 비골두 압통

상기한 소견이 없으면 임상적으로 중요한 골절은 없다.

Ann Emerg Med 1995 : 405

2. 슬관절 손상의 진단적 술기(Diagnostic Maneuvers in Knee injuries)

손상 구조물	검사	방법
Anterior cruciate	Anterior – drawer	무릎을 직각으로 구부린 후 tibia를 앞으로 당긴다.
		Positive test = excess anterior movement of the tibia
		(특히 반대쪽과 비교해서)
	Lachman	무릎을 20도 구부린 후 tibia를 앞으로 당긴다.
		Positive test = excess anterior movement of the tibia.
	Pivot – shift	무릎을 펴고, tibia를 내회전시키고, 무릎에 valigus stress를 주면서, 무릎을 20~30도 구부린다.

손상 구조물	검사	방법
Posterior cruciate	Posterior – drawer	무릎을 직각으로 구부린 후, tibia를 뒤로 민다. Positive test = excess movement compared to other side.
Collaterral ligaments	Varus – valgus	무릎을 10~15도 구부린 상태에서 varus/valgus stress를 준다. Positive test = excess movement compared to other side.
Meniscus	Apley McMurray	Prone자세로, 무릎을 90도 구부린 후, 발굽에 압력을 가하면서, 발을 회전시킨다. Positive test = knee pain 무릎을 과굴전(hyperflexion)시킨 상태에서 무릎 관절을 잡은 상태에서 다른 팔로는 발을 회전시킨다. Positive test = click, pain or grinding.

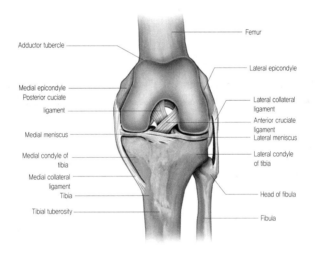

Adductor tubercle

Medial epicondyle
Posterior cuciate
ligament

Medial meniscus

Medial condyle of tibia

Medial collateral ligament
Tibia

Tibial tuberosity

Femur

Lateral epicondyle

Lateral collateral ligament
Anterior cruciate ligament
Lateral meniscus

Lateral condyle of tibia

Head of fibula

Fibula

그림 15-124. 정상 knee의 해부

3. 슬내장 Internal Derangement of Knee; IDK

외상 후 슬관절의 운동통, 관절액 증가, 운동장애가 나타난 손상의 총칭
원인 : 반월상 연골, 측부 인대 collateral ligament, 십자인대 cruciate, 경골극 tibial spine 의 손상
과 손상/퇴행성 변화 등을 포함한다.

4. 반월상 연골 손상 Meniscal inury

경골[tibia]의 관절면에 위치한 초생달 모양의 구조물로 femur condyle의 gliding surface
를 형성한다. Knee의 flexion 때 뒤로, extension 때 앞으로 이동하며, lateral meniscus
의 이동 범위가 더 크다(운동성 제한 때문에 medial meniscus의 손상이 더 많다).

- **손상기전**

무릎의 flexion 상태에서 체중과 비트는[twisting] 손상(회전-압박; 내회전-내측 me-
niscus 후면, 외회전-외측 meniscus 후면)- 가장 흔하다.

- **임상 양상**
  - 관절 선을 따라서 국소 통증, 압통(뒤쪽이 흔하다)
  - 관절 내 삼출액, 관절혈종 : 12~24시간 정도 지나서(cruciate 손상 시는 바로
    발생)
  - 불안정 무릎 관절[giving way, buckling](갑자기 무릎에 힘이 빠지면서 넘어지려한다) :
    만성 ACL 손상(meniscus손상 시 52%가 동반된다)과 연관된 증상.
  - 무릎 잠김 locking : 양동이 손잡이 형태[bucket handle]의 찢어짐 tearing으로 30도 flex-
    ion정도에서 고정되는 것으로 무릎을 펼 수가 없다. 수상 후 바로 발생.
  - 가성 잠김 pseudolocking : 수상 후 수일이 지나서 통증, 근육 연축, 관절 내 삼출액,
    출혈 등으로 운동각이 감소된 것

- **이학적 검사**

  관절선 압통, McMurray's test 양성

- **방사선 검사**

  단순 사진 (골절, 탈구, joint space narrowing/widening), MRI

- **치료**

  잠김이 없고, flexion/extension이 가능하면 보존적 치료 진통제, 고정, 무릎 체
  중 이동 금지, 정형외과 방문 치료. 그외 입원 치료.

5. 측부인대 손상 Collateral ligament injury

1) 내측부 인대 Medial collateral ligament; MCL 손상

3가지 구조물 MCL, ACL, Medial Meninscus의 동반 손상이 흔하다. 이를 중대한 3주징 grave triad라고 한다.

2) 외측부 인대 Lateral collateral ligament; LCL 손상

해부학적으로 강하고, 기전의 빈도가 적어 드물다. 손상 시 비골 peroneal 신경손상을 동반한다.

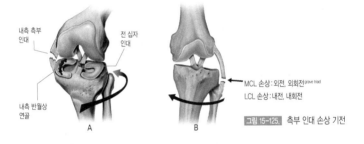

내측 측부 인대

전 십자 인대

내측 반월상 연골

A

B

MCL 손상 : 외전, 외회전 grave triad
LCL 손상 : 내전, 내회전

그림 15-125. 측부 인대 손상 기전

6. 십자인대 손상 Cruciate ligament injury

- 전십자인대 Anterior Cruciate Lig. 손상 : 중대한 3주징 Grave triad의 하나로 주로 연관 손상으로 발생한다
- 후십자인대 Posterior Cruciate Lig. 손상 : 슬관절의 과신전이나 tibia의 후방 전위 post. Displacement때 손상, Dash board 손상 시 호발

정형외과학 제 4판, 423~430p

7. 슬관절 주위 골절의 명명 및 Plateua 골절

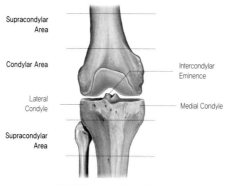

그림 15-126. 슬관절 부위 골절의 명명법

슬관절 주위의 골절은 그림과 같이 femur의 distal, patella, proximal tibia, proximal fibular로 나누고, 각각을 condyle, tibial spine, tibial tuberosity, fibular head (Gerdy's tubercle fracture), tibial Plateaus로 아분류한다.

골절된 부위를 그림의 위치에 따라서 명명하면 된다.

여기서 Tibial plateaus의 골절은 오진하기 쉬운 것으로, 노인들에서 axial loading 과 valgus/varus stress가 가해졌을 경우에 발생한다.

– 전십자인대와 내측인대의 손상 : lateral plateau fracture

– 후십자인대/외측인대손상 : medial plateau fracture.

Arthrocentesis를 시행하면, lipo-hemarthrosis 소견으로 지방 방울이 위에 떠서 진단에 도움이 된다.

8. 슬개골 골절 Patella fracture

형태에 따라서 위와 같이 분류하며, 기전에 따라서 직접 가격에 의한 경우와 과도한 견인력에 의한 avulsion 골절로 나눌 수 있다.

증상의 가장 중요한 것은 active extension이 가능한 가이다. 즉 가능하면, pa-tella의 retinaculum이 건재하므로 골절편의 분리가 적어서 수술의 필요성이 적다.

• 수술 : 4 mm 이상 분리, 관절면의 전위, 분쇄 골절, osteochondral fracture가 관절 내 전위, 변연부나 종골절로 전위가 있는 경우, 개방성 골절 등이다.

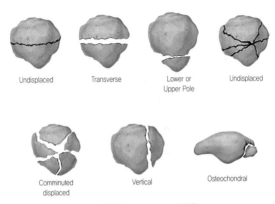

| Undisplaced | Transverse | Lower or Upper Pole | Undisplaced |

| Comminuted displaced | Vertical | Osteochondral |

그림 15-127. Patellar fracture의 유형

XXIII 경골Tibia 및 비골Fibular 골절

흔한 골절 중의 하나이다.

Tibia는 피부의 바로 아래에 위치하고, 특히 내측 부위는 연부조직 및 골막이 두껍지 않아서 손상 시 open fracture가 되기 쉽다. 이로 인해서 골수염 및 mal/non union 의 빈도가 높으므로 copious irrigation 및 조기 수술, 고정이 필요하다.

또한 경골 주위는 구획 증후군의 호발 부위이므로, 주의를 요한다(구획증후군 참고). Fibular neck 골절 시는 fibular nerve의 손상이 있을 수 있으므로 toe/ ankle dorsiflexion을 검사해야 한다. 방사선 사진으로 진단하고, 도수 정복을 시행한다. 최근에는 도수 정복 시 초음파를 이용(7.5 MHz straight probe)할 수 있다.

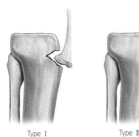
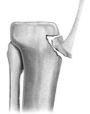
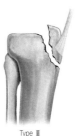

Type Ⅰ   Type Ⅱ   Type Ⅲ

단독 골절은 매우 드물고, 경골 근위 과하 골절과 같이 발생하는 것이 많다.

주로 청소년에 호발한다. 신전 장애가 초래되지만, patella의 retinaculum이 정상이면, 부분적 신전이 가능하다.

Ogden's classification of tibial tuberosity fracture : Leg를 straight하게 고정 한다[splinting].

type I인 경우 미세해서 응급실 내에서 오진의 가능성이 있으므로 주의해야 한다.

그림 15-128. Tibial tuberosity 골절

XXIV 관절 천자 Arthrocentesis in Knee Joint

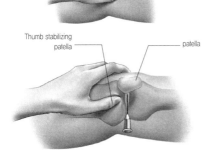

Thumb stabilizing
patella

patella

슬관절의 천자는 내측과 외측 모두 시행이 가능하다.

그림과 같이 무릎을 펴고, patella의 중간을 잡은 다음에 patellar edge의 1 cm 하방으로 찌르면 된다.

그림 15-129. Knee joint의 arthrocentesis

■ Synovial Fluid의 분석

	정상	비염증성	염증성	Septic
투명도	투명	투명	탁함	탁함
색깔	깨끗	노란색	노란색	노란색
WBC/uL	<200	<200~2000	200~50,0000	>50,000
PMNs(%)	<25	<25	>50%	>50%
배양 검사	음성	음성	음성	50% 이상 양성
Crystals	없음	없음	다발성 또는 없음	없음
연관된 질환		Osteoarthritis, rauma, Rheumatic fever	Gout, Pseudogout, pondyloarthopathy, RA, SLE, Lyme dz	Nongonococcal or gonococcal septic arthritis

XXV 발목 관절 및 발

보통의 경우 모든 발목 환자는 방사선 검사를 시행하는 것이 일반적이나, 아래의 Ottawa ankle rule을 적용해보면 사진 상 이상을 미리 예견할 수 있다. Ottawa rule의 정확도는 거의 100%로서 사진이 불가능할 경우에도 퇴원여부를 결정할 때 사용할 수 있다. 또한 발목의 방사선 사진의 판독은 복잡한 관절 구조로 인해 이학적 검사의 중요성이 더 높다고 하겠다.

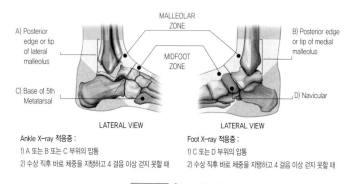

그림 15-130. Ottawa ankle rule

1. 발목 염좌 Ankle sprain

외측 인대 Lateral ligament 의 염좌는 흔히 볼 수 있어 익숙하지만, 이에 대한 해부학적인 지식은 필수적이다. 내측 인대^{medial ligament; deltoid lig.}만의 tearing은 아주 드물고, 이는 내과^{medial malleoli}의 골절(!)을 동반하는 것이 일반적이다. 부종, 국소 압통, ROM 장애 (걷지 못함)가 있는 경우 CT를 고려한다.

- 해부학(외측 인대)

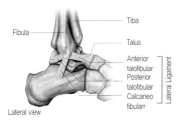

Fibula	Tiba
	Talus
	Anterior talofibular
	Posterior talofibular
	Calcaneo fibularr

Lateral Ligament

Ankle의 lateral side의 ligament
Anterior Talofibular lig.(ATFL)
Posterior Talofibular lig.(PTFL)
CalcaneoFibular lig.(CFL)

Lateral view

그림 15-131. 발목 관절의 해부학

발목 염좌의 분류는 인대 찢김^{ligament tearing}의 정도에 따라서 Grade I, II, III로 분류를 하지만, 이는 응급실에서 적용하는 것이 복잡해서 간단히 안정성/불안정성으로 나눈다.

- 안정성 염좌 : stress testing에서 정상
- 불안정성 염좌 : stress testing에서 비정상 또는 심한 부종으로 판정하기 힘들 경우
- **이학적 검사 방법**

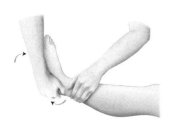

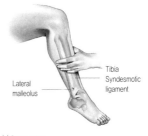

(A) Anterior drawer test
ATFL의 integrity 검사. 건측과 비교시 2 mm의 차이를 보이거나, ankle의 앞면에 피부 오목 주름(skin dimpling)이 보이면 양성으로 판정을 한다.

(B) Squeeze test
인대결합^{syndesmotic ligament}의 integrity를 보기 위한 검사. 그림과 같이 tibia의 중간부위를 잡고, tibia와 fibular를 압착^{squeeze} 해서, 발목의 통증을 호소하면 양성.

* Talar tilt test : ATFL의 integrity를 확인하는 것이나 사용이 제한된다.

Tibia
Syndesmotic ligament
Lateral malleolus

그림 15-132. Anterior drawer test와 squeeze test

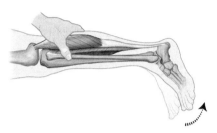

Achilles tendon의 integrity를 확인하기 위한 방법이다. 복와위prone position으로 눕힌 후에 midcalf를 squeeze해서 foot의 plantar flexion 이 안되면 tearing을 의심할 수 있다. 초음파로 인대 파열을 직접 볼 수도 있다.

그림 15-133. Thompson test

• 방사선 진단

발목의 손상 시 골절뿐만이 아니라 인대 손상의 유무를 판단하기 위해 반드시 전후, 측면, mortise view를 한 번에 시행한다.

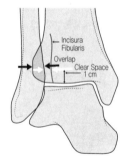

– 그림에서 처럼 발목 joint space에서 1 cm 상방에서 거리를 측정한다.

개방 화살표 사이(⇔ ⇔) 공간(경비골 비겹침 공간; tibiofibular clear space) : 6 mm 이하

검은 화살표 사이(➡ ⬅) 공간 (경비골 겹침 부분; tibiofibular overlap) :
6 mm 이상 또는 fibular의 42% 이상(mortise view 에서는 1 mm 이상)

그림 15-134. Ankle AP view의 판독

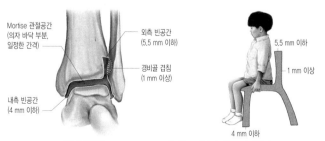

그림 15-135. Ankle Mortise view의 판독 – 인대 손상을 보기 위한 사진

- **발목 염좌**ankle sprain**의 감별 진단**

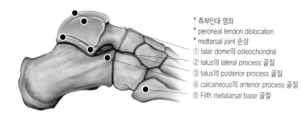

* 측부인대 염좌
* peroneal tendon dislocation
* midtarsal joint 손상
① talar dome의 osteochondral
② talus의 lateral process 골절
③ talus의 posterior process 골절
④ calcaneous의 anterior process 골절
⑤ Fifth metatarsal base 골절

그림 15-136. 발목 염좌의 감별

- **발목 염좌의 치료**

Rest, Ice massage, Compression, Elevation (RICE therapy)를 24~72시간 동안 시행하고, 7일 내로 재검한다. 부목 고정 여부는 불안정성 염좌의 경우 반드시 하고, 그 외의 경우는 임상적으로 결정한다. 이 후 MRI 촬영 등의 확진을 위한 검사, 수술 등의 치료가 필요할 수 있음을 설명한다.

합병증 : 관절 불안정, 만성 통증, 뻣뻣함 stiffness, 재발성 부종 등

■ **외반 및 내반 발목 염좌로 인한 인대손상의 순서**

Inversion Stress	Eversion Stress
Anterior Talofibular ligament(ATFL) ↓ Calcaneofibular ligament(CFL) ↓ Posterior Talofibular ligament(PTFL)	Medial Malleolus avulsion (deltoid ligament rupture) ↓ Anterior-Inferior Tibiofibular ligament ↓ Interosseous(Syndesmotic) ligament

Emergency orthopedics(the extremities) 5th edition, 2007

■ **발목 염좌의 분류**

Grade	Signs and Symptoms
First Degree: Ligament injury without tear	기능적 이상이 거의 없다(환자는 걸을 때 약간의 통증만 호소) - 약간의 부종 - 손상된 인대 부위에 경승의 압통 - Stress test에서 비정상적 이상 또는 통증이 없다
Second Degree: incomㅈplete tear of a ligament	중등도의 기능적 이상(환자는 걸을 때 또는 체중을 실을 때 통증을 느낌) - 중등도의 부종, 멍, 압통 - 정상 운동범위 내에서 통증 - 약간의 불안정성과 stress test 에 중등도~심한 통증 호소

Grade	Signs and Symptoms
Third Degree: complete tear of a ligament	심각한 기능적 손상(환자는 걷거나 체중을 실을 수 없다) – 손상 후 2시간 이내에 발생된 달걀 모양의 부종 – 완전 파열의 경우 통증이 없을 수 있다 – Stress test에서 양성

2. 발목 골절 Ankle Joint fracture

발목의 골절은 외과 lateral malleoli 골절을 기본으로 접근하며, 분류 또한 이에 따른다. 관절 공간에서 거골 talus이 1 mm 만 전위되어도, 체중 부하에 이용되는 관절면이 20~40% 감소, 5 mm 전이의 경우 80%가 감소하여, 정상 범위에 가깝게 정복하는 것은 매우 중요하다.

• 외과 골절 Fracture of lateral malleolus

전 성인 골절의 15% 정도로 50세 이하 골절 중 가장 많다. 발목과 발의 손상은 종종 아주 미세하여 방사선 진단이 애매하며, 특히 교통 사고와 같이 다발성 손상의 경우 무시될 수 있어 주의를 요한다.

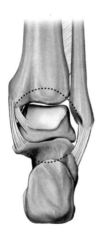

환상 구조. Talus를 중심으로 tibial plafond, medial malleolus, deltoid ligament, calcaneous, lateral collateral ligament, lateral malleolus, syndesmotic ligament가 둘러싸고 있다. 이 환상 구조는 발목의 안정성을 결정하게 된다.

그림 15-137. 단일 기능 단위 single functional unit

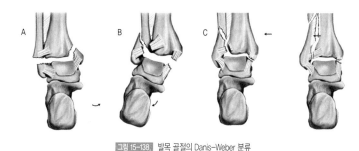

그림 15-138. 발목 골절의 Danis-Weber 분류

- 발목 골절의 lauge-Hansen 분류

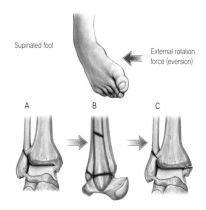

Supination(Inversion+Adduction)된 발에 external rotation (eversion) force가 가해지면, distal fibula 가 사선으로 골절됨(A). 이후 더 외력이 가해지면, posterior-inferior tibiofibular ligament 에 의해 posterior malleolus 의 avulsion fracture 가 발생함(B). 더 강한 외력이 작용하면, medial malleolus 까지 골절되어(C), 결국 trimalleolar fracture 를 유발함.

그림 15-139. Supination - eversion

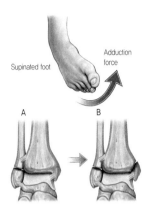

Supination(Inversion+Adduction)된 발에 ad-
duction force가 가해지면, distal fibula 가 수
평으로 골절됨(A). 이후 더 외력이 가해지면,
medial malleolus 까지 골절되어(B), 결국 bi-
malleolar fracture 를 유발함.

그림 15-140. Supination-adduction

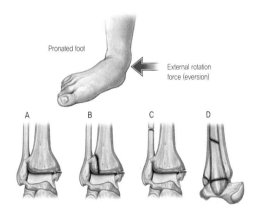

Pronation (eversion+abduction) 된 발에 external rotation (eversion) force가 작용하면, 우선 medial malleolus 만 골절됨(A). 이후
외력이 증가함에 따라, anterior tibiofibular ligament에 의한 tibia의 avulsion fracture가 발생하며(B), 더 강한 외력이 작용하면 proxi-
mal fibular의 골절(fibular neck 정도의 근위부에서까지 가능. C), posterior malleolus fracture까지 발생함(D).

그림 15-141. Pronation-eversion

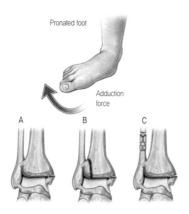

Pronation (eversion+abduction) 된 발에 abduction force가 작용하면, 우선 medial malleolus 만 골절되나(A), 이후 외력이 증가함에 따라, anterior tibiofibular ligament에 의한 tibia의 avulsion fracture가 발생하며(B), 더 강한 외력이 작용하면 proximal fibular의 trasverse fracture나 comminuted fracture가 발생하게 됨(C).

그림 15-142, Pronation-abduction

Danis-Weber 분류	Lauge-Hansen 분류와의 연관성
A : 비골 골절이 경골 하단부 아래에 위치	회외-내전 골절
B : 비골 골절이 인대 결합과 같은 위치에서 사선으로 골절	회외-외회전 골절
C : 인대 결합보다 상방에 발생 (C 우측 그림 : 보다 심한 형태로 인대결합 (syndesmotic lig)의 손상을 동반한 경우)	회내-외회전 혹은 회내-외전 골절

* Lauge-Hansen 분류의 첫 단어는 손상 시 발의 위치, 두 번째 단어는 족근 관절에 미치는 변형력, 즉 가해진 힘의 방향을 가리킨다. 즉 Danis-Weber A의 경우 족근 관절이 회외전 상태에서 내전의 힘을 받으면서 골절된 것이다.

* B와 같이 골절 없이 인대만 손상된 경우 압통과 전이, 방사선 사진상 관절 공간의 확장으로 진단이 가능하다.

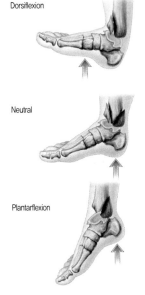

Dorsiflexion

Neutral

Plantarflexion

Distal tibia의 intraarticular fracture는 plafont fractures라 불리며, 이는 rotational force에 의해서도 발생할 수 있으나 axial load에 의해 더 흔하게 발생하며, 이를 pilon fracture라 한다. 이 때 수상시의 자세에 따라 골절의 패턴이 결정된다

그림 15-143. Axial compression

- 내과 골절 Medial malleoli fracture

외전 또는 외회전 시 삼각 인대^{deltoid lig}의 긴장으로 내과 의 찢김^{avulsion} 골절 또는 삼각 인대의 찢김이 되며, 단독 골절보다 측부 또는 후과^{posterior malleoli}골절이 동반되는 경우가 많다.

* 손상 특성상 전 비골^{entire fibular}의 골절과 비골 건 탈구^{fibular tendon dislocation}여부를 검사해야 한다.

- 비골 건 탈구 Fibular tendon dislocation
  - 내과 골절이나 같은 기전의 손상 시 발생한다.
  - 증상과 이학적 검사
    갑작스런 동통, 후-측부 발목의 찰칵 잠기는^{snapping} 느낌, 외전^{eversion} 시 근력 약화, 탈구된 건은 외과의 하부^{inferior tip}에서 만질 수 있다.
    발의 회전 ^{circular rolling movement} 시 찰칵하는 느낌이나 건의 전방 전위
  - 진단
    증상과 이학적 검사 소견과 발을 굴전^{dorsiflexion} 상태에서 외전 못 시키거나, 분명

한 탈구나 아탈구를 볼 수 있을 때 진단할 수 있으며, CT나 MRI로 확진한다. 15~50%에서 원위부 비골 골절이 동반된다.

- 치료 및 합병증

정형외과 의뢰, 발의 약간의 발바닥 굴전^{plantar flexion} 상태로 캐스트 고정(6주) 또는 수술, 자연 회복은 기대하기 힘들고, 만성 발목 불안정성과 통증.

3. 족부 골절–발꿈치뼈, 거골 골절 Calcaneous and Talus fracture

• 발꿈치 뼈 골절 Calcaneous fracture

족근골 골절은 발꿈치 뼈^{calcaneous}가 가장 많고 그 다음 거골^{talus} 골절이다. 꼬이는^{twisting} 힘에 의해 발생하며, 추락의 경우 관절내 골절로서, 척추 골절이 10~15%에서 동반된다.

방사선 촬영 : ankle AP/Lat/axial view. Broden view(하지를 45도 내회전하여 연속적으로 각도를 주어 돌아가면서 촬영하는 것으로, 거골(talus) 하 관절의 후방을 자세히 관찰할 수 있다)를 시행한다.

방사선 사진 진단 : 정상측을 찍어서 비교하는 것이 가장 중요하다. 부종, 국소 압통, ROM 장애(걷지 못함)가 있는 경우 CT를 고려한다.

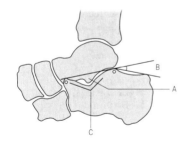

A : talus의 lateral spine.
B : Boehler's angle.
정상 25~40도, 20도 이하면
발꿈치뼈 압박 골절(calcaneal compression fracture)이 있음을 의심할 수 있다.
C : 십자각

그림 15-144. Boehler's angle

발꿈치 뼈 골절 외에 거골^{talus}, 족근 주상골^{navicular} 등의 골절은 사진판독상 오진의 위험이 있다. 그러므로 면밀히 판독해야 하고, 필요하면 지체없이 CT 등의 검사(특히 관절내 골절)를 시행하는 것이 좋다.

• 골 골절 Talus fracture

거골은 체중을 지지하고, 분배하는 기능이 크다는 점과 표면의 60%가 관절면으로 둘러싸여, 혈액 공급이 취약하여 여러가지 합병증(지연 및 불유합, 불량 유합, 무혈성 괴사, 외상후 관절염, 피부 괴사, 감염)의 발생률이 높으며, 거골 경부는 좁고, 인대 부착부를 제공하고, 혈관공 foramen이 있어 이 부위가 골절이 가장 많이 발생한다.

방사선 촬영 : 전후면, 측방 및 사선 방향. 보통 단순 사진으로 진단이 가능.

4. 족근−중족 관절의 손상 Tarsometatarsal(Lisfranc's) joint injury

이 관절의 내적 안정성 intrinsic stability은 골 구조와 인대에 의해서 결정이 되는데, 두번째 중족골 second metatarsal을 중심 key stone으로 3개의 설상골 cuneiform과 중족골간 인대 intermetatarsal lig에 의해 꼭 맞는 관절 형성 snug articulation하게 된다. 제 1 중족골은 가장 중요한 체중 부하를 하고 있으며, 그 만큼 강하다. 그러나 일단 손상을 받으면 적극적으로 치료를 해야 한다.

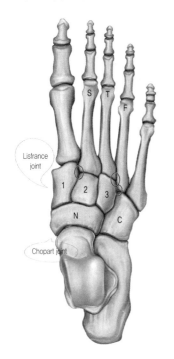

측면 사진 oblique radiographic view에서 그림과 같이 동그라미 쳐진 부분은 끝 margin이 맞아야 한다.

S = second metatarsal, T = third metatarsal,
F = forth metatarsal,
1 = first(medial)cuneiform,
2 = second(intermediate)cuneiform,
3 = third(lateral) cuneiform,
C = cuboid, N = navicular

다른 부분과 달리 제 1 중족골과 제 2 중족골 first− second metatasal bone 사이에 인대 intermetatarsal lig가 없어 이 부분이 가장 약하여(벌어지기 쉽다), 찢김 avulsion, 탈구 dislocation가 발생하기 쉽지만 진단이 어렵다.

Ann Emerg. Med 26:229,1995

그림 15−145. 정상 발의 골 배열

제 5 종족골 기저부의 골절을 통상 Jones 골절이라고 한다.

5. 족지의 골절 및 탈구

대부분 직접 외력에 의해 일어나며, 도수 정복 및 외고정으로 잘 치유된다.
골절이 관절을 침범하거나, 정복이 어려울 경우 관혈적 정복 및 내고정을 실시할 수
있다.
중족골−지골간 관절 탈구는 대부분 족지의 과신전으로 일어나며, 족배측 전위가 대
부분으로 보통 도수 정복으로 좋은 결과를 얻을 수 있다.
2~5번째 발가락의 nondisplaced phalanx fracture는 dynamic splinting 및 바
닥이 딱딱하고 앞이 개방된 신발을 신는 것으로 치료할 수 있다. 골절된 발가락과 이
웃된 발가락 사이에 cotton pad를 대고 tape 를 감으며, 필요할 경우 nail까지 연장
해서 감을 수 있다. 이는 수일마다 한번씩 교체해야 하며, 2~3주간 유지한다.

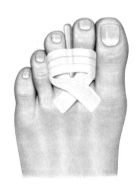

그림 15-146. Dynamic splinting(buddy taping)

6. 조갑 감입 Ingrowing nail

주로 엄지 발톱에 발생, 조갑이 측면의 조갑추벽으로 과도하게 자라남으로써 이물로
작용하여, 동통, 염증을 야기시키며, 과다한 육아 조직의 증식을 보이기도 한다. 너무
꼭 끼는 신을 신거나, 측면의 조갑을 너무 바짝 깎을 때 생길 수 있다.
• 치료 : 감입된 조각판을 종으로 절제하고, 조갑 기질matrix을 같이 절제하거나, 전기
소작한다. 경한 경우 병변 원위단만을 사선 절제를 해서 배농시키거나, 솜 꾸러미

cotton pad를 넣어준다. 재발이 많다. 기질 제거 시 출혈이 많을 수 있어, 압박 드레싱이 필요할 수 있다.

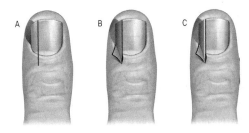

수지 신경 차단술digital nerve block 후에 병변 측 조갑의 일부(보통 1/3 정도)를 종으로 잘라내고, 조갑 기질을 제거한다.

그림 15-147. Ingrowing nail의 procedure

XXVI 소아골절

특징 : 골단판의 손상이 있어 길이의 차이 및 각변형 등 성장 장애, bone remodeling, 골과성장overgrowth, 골 유합이 빠르다. Green stick fracture, 굴곡형 골절 등 불완전 골절의 발생이 높다.

1. 골단판 손상의 분류

- 제 I형 : 단순 사진상 진단할 수 없다. 진찰 소견과 스트레스 view(valgus, varus stress처럼)를 찍어서 확인한다. 사진상 Joint effusion이 보일 수 있고, 골 성장은 정상.
- 제 II형이 가장 흔하다. 방사선상 삼각형의 골간단 골절편을 Thurston- Holland 소견이라고 한다. 도수 정복이 어려워 수술의 적응이 된다.
- 제 III형 : 관절 내 골절. 수술을 하는 경우가 많다.

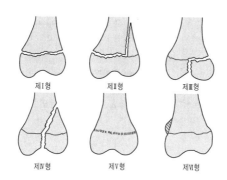

그림 15-148. Salter-Harris의 골단판 골절의 분류

- 제 IV형 : 골단 및 골간단 골절. 대부분 수술. 상완골 외과에 호발한다.
- 제 V형 : 골단판의 좌멸(crushing of epiphyseal plate). 수상당 시 진단하기가 어렵다. 단지 염좌로 오진하기 쉽다. 예후가 불량하여, 1년 이상 추적관찰이 필요하다.
- 제 VI형 : 연골막 환 손상. 연골막 환 : groove of Ranvir와 metaphysis의 periosteum이 부착된 circular fibrous band로서 골단판의 횡적 성장을 담당. 점진적 각변형의 위험이 있다.

2. 팔굽 관절 Elbow joint 부위의 골절

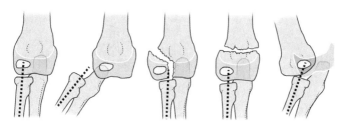

그림과 같이 여러 유형의 골절이 illustration 되어있다.
(좌측부터 정상 elbow joint, elbow dislocation, displaced fracture of the lateral condyle, supracondylar fracture, separation of the entire distal humeral epiphysis)

그림 15-149. 정상 prehumeral line과 supracondylar fracture시 line

소아에서의 X-ray는 불완전한 ossification으로 reading하기가 힘들다. 그림 15-149
과 같이 radius의 neck의 중심을 통과하는 line은 항상 humerus의 capitellum을
통과해야 한다.

Anterior humeral line : 좌측 - 정상 anterior humeral line; 그림 15-150와 같
이 humerus의 전면을 연결한 선은 capitellum의 중간 1/3안을 통과해야 한다. 우측
그림 : 앞쪽 1/3에 선이 있다. 이는 supracondylar fracture인 경우다.

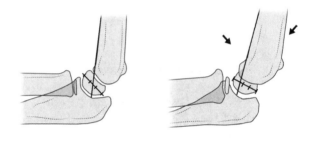

그림 15-150. 정상 prehumeral line과 supracondylar fracture 시 line

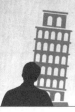

여성 분만

Obstetrics and Gynecology

Ⅰ 비임산부에서 골반통의 감별 진단

질환	병력	이학적 검사	진단적 검사
Ovarian cyst (파열, 염전, 감염)	갑작스런 편측의 골반통. 움직임이나 외상이 선행될 수 있다	압통, 파열시 복막 증상	Pregnancy Test(PT), Hb/Hct, urinalysis(UA), ultrasonography(USG)
부속기 염전 (Adnexal torsion)	부속기 낭포나 종양의 병력, 갑작스런 편측 골판통. 움직임이나 외상이 선행될 수 있다	압통, 파열시 복막 증상	PT, Hb/Hct, UA, USG with Doppler flow
골반염(PID)	하복부, 골반통 보통 양측성. 질출혈, 질분비물, 비뇨기계 증상, 발열	발열, 압통, 자궁경부 이동 압통(motion tenderness), 점액농 양성(mucopurulent) 질분비물	
자궁내막증 (Endometriosis)	생리통(dysmenorrhea), 만성 골반통, 30~40대	압통(+,-), 난소의 압통/ 확대	PT, Hb/Hct(월경과다), UA, USG
자궁 선근증 (Adenomyosis)	생리통, 월경과다, 30~40대	대칭적으로 확대된 자궁, 섬유화된 종괴 (fibroid like mass)	PT, USG
평활근종 (Leiomyoma)	골반통, 골반 종괴	압통, 종괴	PT, USG
자궁관난소 농양 (Tubo-Ovarian Abscess; TOA)	발열, 편측 복부 골반통, 질 출혈, 분비물	발열, 압통, 자궁 경부 이동 압통	PT, WBD(제한적), 자궁 경부 배양검사- gonorrhea, Chlamydia, 습시 표본, USG
충수돌기염	배꼽 주위 통증에서 RLQ로 이동, 발열, 식욕부진, 오심, 구토	RLQ 압통, 반사 압통, 발열, Rovsing 징후, Psoas 징후, Obturator 징후	PT, CT, USG
게실염	LLQ 복통, 변비의 병력, 오심, 구토, 발열	LLQ 압통, 반사 압통; 복막염, 패혈증(파열)	CT (IV, PO contrast), 단순 복부 촬영, 흉부 촬영- 파열

질환	병력	이학적 검사	진단적 검사
감돈 탈장 (Incarcerated hernia)	복통, 골반통, 서혜부통, 종괴, 복부 팽만, 구토-장폐쇄	복부 팽만, 종괴	방사선 검사- 폐쇄 여부, USG- 종괴 구분

II 임신 중 산모의 생리적 변화

System	Conditions	Changes
호흡기계	Tidal volume	40% 증가, 과호흡(태아에게 충분한 산소를 공급하기위해). 외상 시 tension pneumothorax의 위험이 높다.
	Residual volume	25% 감소(횡격막의 상향 편위)
	Respiratory rate	약간 증가 → $PaCO_2$ 30 mmHg, 만약 $PaCO_2$ 40 mmHg(정상)이면, 환기 장애나 이로 인한 fetal distress의 위험을 고려해야 한다.
순환기계	Cardiac output	임신 2기부터 20~25% 증가
	Plasma volume	40~50% 증가(임신 2기부터)
	Blood pressure	임신 2기에 5~15 mmHg 정도 감소했다가, 3기에 정상이 된다.
	Heart rate	임신 3기에 15~20/min 정도 증가
	CVP	Left decubitus position시에는 자궁에 의한 IVC압박이 풀리므로 venous return이 증가된다.
	EKG	LAD(15o) Flat or inverted T wave in III, aVF Increased supraventricular ectopic beat
대사 및 혈액	Lab	생리적 빈혈(임신 3기에 정상 Hct : 31~35%) WBC 증가(20,000까지), ESR 증가(보통 78 mm/hr)- 감염시 구분이 안 된다. Fibrinogen, coagulation factor 7, 8, 9, 10 증가, 이로 인한 venous thrombosis의 위험이 높다. Albumin의 감소(2, 2~2.8 g/dl) : 그러나 정상 serum osmolarity GFR의 증가, 생리적 수신증, UTI의 위험성 증가
신장계		Hydroureters(특히 우측 요관) 근긴장의 감소로 장운동의 감소
소화기계		Lower esophageal sphincter tone의 감소 Bile stasis

III 임신의 확인

응급실에 내원한 모든 가임기 여성은 주증상에 관계없이 임신의 가능성에 대해서 고려를 해야 한다.(한 연구에 의하면, 환자가 임신 가능성을 부인하고, 현재 정상적인 월경을 하고 있다고 말했으나 검사 상 임신으로 밝혀진 경우가 7%였다)

- 초기 임신의 증상 및 징후 : 월경의 멈춤, 오심, 구토, 피곤함, urinary frequency, 유방의 압통과 저림(tingling)
- Urine hCG : 소변을 통한 정성(qualitative) 검사는 10~20 mIU/mL 정도만 되어도 확인 할 수 있을 정도로 예민하다(가음성률 1% 이하). 이는 수정 후 1 주 정도면 된다(검사 상 음성으로 나왔어도 초기 임신의 가능성이 있는 경우(수정된 지 1 주일 미만)는 약제의 사용이나 방사선 촬영은 반드시 환자의 동의하에 시행해야 한다).

■ 혈장 β-hCG : 시간에 따른 정상 증가

시간	mIU/ml
< 1 week	< 5~50
1~2 weeks	40~300
2~3 weeks	100~1,000
3~4 weeks	500~6,000
1~2 months	5, 000~200,000
2~3 months	10,000~100,000
2nd trimester	3,000~50,000
3rd trimester	1,000~50,000

참고) β-hCG가 음성으로 나오기까지의 median time : 자연 유산인 경우 16일, 인공 유산인 경우 30일이 걸린다.

- 초음파 :
- Decidual reaction
- 질식 초음파로 4~5 주에 Gestational sac이 보임(β-hCG >1,000~1,400) 또는 복부 초음파로 임신 6 주에 보임(β-hCG > 6,500)
- Yolk sac : 5~6 주 경에 보임(β-hCG > 7,200)
- Fetal pole과 태아 심박동은 5 주~7 주에 보임(β-hCG > 10,800~17,200)

IV 응급피임

피임약의 투여는 5일 이내여야 함. 비만한 여성이 정상여성에 비하여 임신 가능성이 3.6 배 높다고 알려짐. levonorgestrel 은 실패율이 Ella 보다 높다.
그러나 전체적으로 실패는 임신가능성 시기에 가까웠는가가 결정한다고 함.

■ Emergency Contraception

Drug	Dose	Comments
Levonorgestrel (Plan B)	1.5 milligrams once or 0.75 milligrams at 1 and 12 h	Prescribe antiemetics; less nausea than combined estrogen–progestin
Combined estrogen–progestin	100 micrograms ethinyl estradiol plus 0.50 milligrams levonorgestrel, at 1 and 12 h	Prescribe antiemetics
Ulipristal acetate (Ella/Fibristal)	30 milligrams PO in a single dose	Prescribe antiemetics

V 임신 1기의 질환

1. 자궁외 임신 Ectopic Pregnancy

여성에서 비외상성 저혈량성 쇼크라면 가장 먼저 의심해야 한다.

- Classic triad : 갑작스런 하복부 통증, 질출혈 spotting, 임신 반응 양성
- 다른 증상인 경우가 많다 : 급성 복통과 치명적인 저혈량성 쇼크(ED 초음파로 우연히 아는 경우가 있다)

■ 초음파소견

소견	자궁외 임신의 위험도
적은 양의 pelvic fluid collection	52%
Echogenic adnexal mass	70%
중등도/다량의 fluid collection	86%
Mass 소견과 echogenic fluid가 동시에 존재	97%

2. 임신 주수와 자궁의 크기

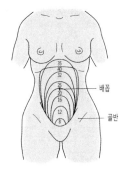

*Emerg Med: a comprehesive
review, Rockville, Md, 1979,
Aspen Publishers*

그림 16-1. 임신 주수와 자궁의 크기

3. 임신성 오심, 구토 Nausea and vomiting of Pregnancy; NVP와 Hyperemesis Gravidarum(HG)

- NVP : 매우 흔해서, 전임신의 75%가 증상을 보임.
- 증상 : 구토는 주로 아침에 발생. 전형적으로 임신 4~7 주에 시작, 10~16 주에 최고 심하고, 20 주경에 사라진다. 만약 구토가 12 주후에 발생하고, 20 주까지도 지속이 되면 다른 원인을 찾아야 한다.
- 이학적 검사 : 정상 복부
- 검사 : 임신 반응 검사, 혈장 전해질, 소변 케톤
- HG : 드물어서 전임신의 1% 미만이다. NVP의 아주 심한 형태, 다태아 임신(multiple pregnancy)시 발생이 흔하다
- 진단 : 정해진 것은 없으나, 5%의 체중 감소, 소변의 케톤 양성, 전해질 이상
- 이학적 검사 : 탈수의 징후, 정상 복부
- 검사 : 임신 반응 검사, 혈장 전해질, 소변 케톤, 초음파(molar pregnancy, multiple pregnancy)
- 예후 : 대부분의 연구에서 태아의 예후는 차이가 없으나, 태아 성장 지연, 저체중아 등이 보고가 된다. 입원을 요한다.
- 감별 진단 : 자궁외 임신(복통, 오심, 구토, 설사), 장염, 췌장염, 간염, 위궤양, 임신성 지방간

- 치료 : hydration(5% Ringer's Lactate 등), 진토제(metoclopropamide(?), doxylamine with pyridoxine, diphenhydramine(?)), 오심/ 구토가 사라지고, 탈수 및 전해질이 교정이 되고, Ketouria(–), 물을 먹을 수 있을 때 퇴원

4. 임신 1기의 질출혈의 원인

유산 : 대부분을 차지.
발생률 : incomplete abortion > Threatened > Complete > septic, missed
자궁외 임신
Gestational trophoblastic disease
착상 출혈(Implantation bleeding)
자궁경부의 ectropion cervicitis
감염

5. 임신 예방 약물 처방

Ethinyl estradiol/Levonorgestrel(Ovral, Preven Kit) : 2정을 한번에, 12시간 간격을 두고 한번 더 복용(하루 2회, 4정) 또는 Ethinyl estradiol/Levonorgestrel(Lo/Ovral, Levlen, Tri-Levlen, Tri-Phasil, Nordette) : 4정을 한번에, 12시간 간격을 두고 한번 더 복용(하루 2회, 8정)

초기 임신 반응 검사 시행
위의 약물은 24시간 내 복용해야 하고, 72시간을 넘으면 안된다.
만약 72시간이 지나고 7일 이내라면 IUD(intrauterine device)를 삽입한다.
부작용 : 오심, 구토, 유방 압통, 생리량/기간 증가. 오심 구토시 진토제 사용. 1~2주 후 임신반응 검사 재시행

6. 인공 유산의 합병증

Retained pregnancy tissue(incomplete abortion) with/without septic condition, failed abortion(continued intact gestation), hematometra, uterine perforation, ectopic pregnancy, early stages of septic incomplete abortion

VI 임신 2~3기의 질환

1. 태반 조기 박리 Placenta abruption

위험 요인	치료
고혈압, 산모 나이 35 세 이상 흡연자, cocaine use, trauma 임신 3 기 출혈의 30%를 차지한다.	전치 태반의 가능성이 배제되기 전까지는 digital pelvic examination을 하지 말아야 한다. 초음파상 25%의 낮은 sensitivity 산소 투여, IV NS
임상 양상	blood type & crossmatch, PT/PTT, CBC fibrinogen, platelets, fibrin degradation products, Blood, FFP, platelets
Vaginal bleeding (dark) 78% Abdominal pain 66% Uterine contractions 17% Fetal death 15% Maternal DIC －	즉시 분만하도록 한다.

2. 전치태반; Placenta Previa(임신 3기 출혈의 20%)

정의	치료
Cervical os에 태반이 놓여 있는 것	If pre-term, tocolysis with
임상 양상/진단	(1) terbutaline 0.25~5 mg SC q 2 h, or (2) terbutaline 2.5~5 mg PO q2~4 h or
갑작스런 대량의 질 출혈. 복통은 없다	(3) ritodrine 10 mg PO q 3~4 h or

3. Postpartum Hemorrhage

1) 정의
분만 후 24시간 내에 500 cc 이상의 출혈을 한 경우

2) 가장 흔한 원인
자궁 무력증, 자궁경부/자궁 열상

3) 치료
- 대량 출혈에 대비를 해야 한다. IV NS(large bore catheter), blood transfusion, 산소, fundal massage
- Oxytocin (Pitocin®) 10 U IM 또는 10~40 U을 1 L NS에 mix하여 시간당 100~200 ml의 속도로 주입한다(태반의 분만이 끝난 후에 사용해야 한다) － 혈압이 떨어질 수 있다. 또는 methylergonovine tartrate (Methergine®) 0.2 mg IM(after placenta delivery) 혈압의 상승 또는 감소, 경련, 두통의 부작용이 있다.

- 15-methyl PGF2 (Carboprost®) 0.25 mg IM(15~90 min마다 총 2 mg까지 사용), pulse oximeter로 감시하고, ↑BP, cardiac, hepatic, renal, lung disease, epilepsy, ↓Hb 또는 당뇨시에는 피한다.
- 중증 출혈 시에는 수술을 고려한다.
- 치료에 반응이 없을 시 다음과 같은 출혈의 원인을 고려해 두어야 한다.
  Cervical or uterine laceration, uterine rupture or abnormal placental attachment

VII 임신과 관련된 심혈관계 질환

1. 분만전후심장근육병증 Peripartum cardiomyopathy, PPCM; CHF, Pulmonary Edema, Stress induced cardiomyopathy

출산 후에 CHF와 pulmonary edema가 발생할 수 있다. 이는 새로 발생한 심부전과 감별을 해야 한다. 즉, 심판막 질환, volume overload 등에 의한 심부전 등을 감별해야 한다. 진단 기준은 ① 임신 마지막 달에 발생(출산전 5 개월 이내까지) ② 다른 심부전의 원인이 될 만한 것이 없을 때 ③ 임신 중에 심부전의 증거가 없었을 때 ④ left ventricular systolic dysfunction의 심초음파 소견.

- 치료 : 일반적인 CHF와 차이가 거의 없으나, 분만을 하지 않은 경우 afterload reduction은 hydralazine, 출산 후에는 ACE inhibitor를 사용한다.

2. Pregnancy Induced Hypertension(PIH)

1) 임신성 고혈압의 분류

Hypertension	BP > 140/90 mmHg(최소 6시간의 간격을 두고 두 번 측정)
Transient hypertension	BP > 140/90 mmHg; preeclampsia나 eclampsia의 증상/징후가 없는 경우
Preeclampsia	임신 20 주 이상. BP > 140/90, 수축기 혈압의 증가 > 20 mmHg 또는 이완기 혈압의 증가 > 10 mmHg, 단백뇨(300 mg/24 h 또는 1 mg/mL) 전신적 또는 다리의 부종, 또는 1 주당 최소 5 lb 체중 증가 (주당 2 lb이상이거나 월 6 lb이상이면 의심할 수 있다.)

Hypertension	BP > 140/90 mmHg(최소 6시간의 간격을 두고 두 번 측정)
Severe pre-eclampsia	BP ≥ 160/110 mmHg Proteinuria ≥ 2+, Cr > 1.2 mg/dl-new onset oliguria (urine output ≤ 500 ml/24 h) AST/ALT 상승 Platelets < 100,000 cells/uL 두통, 시각의 변화, 복통, pulmonary edema, hyperreflexia
HELLP syndrome	Hemolytic anemia, Elevated Liver function tests, Low Platelets pre-eclampsia의 variant 로서 상복부 통증과 구토의 증상을 보인다. Hypertension/proteinuria는 minimal 하다.
Eclampsia	Preeclampsia의 증상과 전신적 경련(generalized seizure) 임신 3기나 출산 후 3~7일 이내에 발생. 임신성 고혈압에 의한 가장 흔한 사망의 원인이다.

2) 혈액학적 검사 : Preeclampsia/HELLP Syndrome

검사	HELLP Syndrome의 소견
CBC and peripheral smear	Schistocytes
Platelet count	<100,000 (그러나 <150,000/mm3 면 의심할 수 있다)
Liver function tests(AST, ALT)	증가하지만 viral hepatitis시 보다 낮다(<500 IU/L)
Renal function tests	정상 또는 BUN/Cr 의 증가
Coagulation profile	비정상

3) Pre-eclampsia/Eclampsia의 치료

증상을 보이거나, 지속적으로 혈압이 140/80 mmHg 이상이면 입원이 필요하다. Severe preeclampsia의 경우는 eclampsia와 같이 치료를 시작한다. 즉 antihypertensive drug, magnesium, delivery of fetus 등이다.

(1) 경련의 예방

- 4~6 g MgSO4 IV in 100 ml NS (15분 동안) loading.
- 유지 요법 : 20 g MgSO4 500 ml NS IV(50 ml/h (2 g/h))분만시에도 계속적으로 투여하며, 분만 후 12시간까지 사용한다.
- 부작용 : 홍조, 두통, blurring, 어지러움증, ↓reflexes, 호흡 및 심정지. patellar reflexes를 규칙적으로 검사하고, 호흡 감시 및 소변량을 시간당 최소 25 ml이상으로 유지한다.
- MgSO4 과다 투여시 해독제 : Calcium gluconate (10%) 10~20 ml slow IV push.
- MgSO4의 금기 : myasthenia gravis, maternal cardiovascular disease, renal impairment, use of nifedipine, β-agonists, and steroids-MgSO4를 사용할 경우 pulmonary edema/cardiac depression을 유발할 수 있다.

(2) 경련의 치료

Barbiturates와 benzodiazepines이 사용된다(두 약제 모두 태아 진정의 부작용이
있다)

(3) 항고혈압제

- 적응증 : 이완기 혈압 ≥ 105 mmHg
- 목표 : 이완기 혈압을 90~95 mmHg까지 낮춘다(만약 환자의 원래 이완기 혈압이
  75 mmHg이하이면 더 낮춘다)
- Hydralazine(first line drug) – 5 mg IV over 1~2 min. Repeat 5~10 mg
  IV q 20~30 min prn. 만약 총량(20 mg)을 사용해도 효과가 없으면 다음 약제
  를 사용한다.
- Labetalol – 10~20 mg IV. 혈압이 떨어지지 않으면 두 배로 올려서 총 300 mg
  까지 사용한다. 유지 : 600 mg labetalol + 5% DW 500 ml 20 ml/hr로
- Diazoxide – 30 mg IV(5~15 min 마다 prn; 최대 용량 150 mg)
- Nitroprusside : 0.25 μg/kg/min infusion. 혈압을 지켜보면서 5분마다 0.25μg
  씩 올린다.
- ACE inhibitor : 태아에 부작용이 있으므로 분만 후에 사용해야 한다.

VIII 임신관련 복통의 감별진단

산통(labor)	태반 박리(placental abruption)
자궁파열(uterine rupture), 자궁피열(dehiscence)	중증 전자간증(severe preeclampsia), HELLP 증후군
급성 지방간(acute fatty liver)	자궁감돈(incarcerated uterus)
불완전 유산(incomplete abortion)	자궁외 임신(ectopic pregnancy)

IX 임신중 요로계 감염

무증상 세균뇨(bacteriuria) : 2~10%, 두 질환의 발생빈도는 비임신시와 비슷

1. 급성 방광염

치료 실패율이 높아, 1회 요법보다 3일 요법을 사용. nitrofurantoin(내성균이 적어 선택약제, 임신 말기 사용 금지), amoxacillin, cephalosporin

2. 급성 신우신염

조기 진통, 세균혈증(10~15%), 패혈성 쇼크(2~8%) 유발의 위험이 높아 입원 후 2세 대, 3세대 cephalosporin을 체온이 정상화되고 48시간 이후까지, CV tenderness 가 사라질 때까지 사용한다. 퇴원 후 10일 더 항생제 치료를 한다.

X Rh 동종면역 Rh Isoimmunization

Kleihauer Betke test로 산모의 혈액으로 태아의 혈액 유입량을 계산할 수 있다.
fetomaternal hemorrhage [ml] = (fetal cells/maternal cells)×maternal blood volume [L]

- RhIG (Rh immune globulin/RhoGAM) − 1 vial IM한다 (태아 혈액 15 cc까지 는 1 vial IM하고, 그 이상이면 더 많은 용량이 필요하다. 1 RHIG = 약 300 μg); Kleihauer betke test를 참고
- RhIG (MICRhoGAM, MiniGamulin Rh, HyqRho-D Mini Dose) − 사용하는 총량의 1/6만으로 태아 혈액 2.5 cc를 중화할 수 있다. 임신 후나 자궁외 임신(12 주 미만)에 적응이 된다.

■ RhIG therapy 의 적응증

Rh negative 산모와 다음의 경우	
Rh positive 태아를 분만	Threatened abortion (controversial)
유산 또는 자궁외 임신	amniocentesis, chorionic villi, umbilical
외상을 당한 후(minor trauma라도 투여)	blood sampling을 한 경우(At 28 weeks)
Rh positive blood 수혈을 한 경우	

XI 비기능성 자궁 출혈 Dysfunctional Uterine Bleeding: DUB

투여된 steroids (피임약)과 anovulatory cycles이 가장 흔한 원인이다. 검사 중에는 임신여부와 치료 가능한 질환(감염, 외상, 출혈성 질환, 내분비 질환, 종양, 낭종)인 지를 구분해야 한다. DUB 환자는 보통 오랜 시간 동안 월경을 안 하다가 중등도의 출혈을 자주 보이거나 한 번에 무통성 대량 출혈을 할 수 있다.

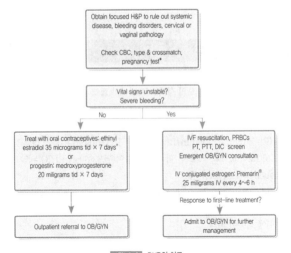

그림 16-2. DUB의 치료

DIC = disseminated intravascular coagulation; = IV fluid; OB/GYN = obstetrician/gynecologist; PRBCs = packed red blood cells; PT = prothrombin time; PTT = partial thromboplastin time.

질출혈 환자를 모두 산부인과 진료를 응급으로 볼 필요성은 없다.

1. 분류, 진단 및 치료

분류	Hemoglobin	치료
경증	>11 g/dl	(1) 철 공급, 부인과 follow up
중등도 :고용량 호르몬 치료는 오심과 구토를 유발 하기도 한다	9~11 g/dl 저혈량의 징후가 없다	(1) 4 BCP2 pills (estrogen/progestin) PO qd(출혈이 멈출 때까지), 이후 에 1 주일에 걸쳐서 용량을 1일 1 PO까지 줄인다. (2) Medroxyprogesterone (Provera) 30~40 mg PO qd(1주), 이후 줄여 서 10 mg qd 로 3~4 주 지속한다. 1 주가 지날 때까지 출혈이 멈추지 않으면 40~50 mg PO qd로 증량 후에 감량한다. 이는 피임의 효과는 없다. (3) Nonsteroids (예, ibuproten 400 mg, 600 mg, 또는 800 mg PO tid) 는 prostaglandin E2를 낮추고 출혈을 감소시킨다. (4) 철 공급과 부인과 follow-up
중증	< 9 g/dl 또는 저혈량증의 증상, 징후가 나 타날 시(저혈압 또는 빈맥)	(1) 수액치료, 수혈, dilation & curettage(필요시) (2) Premarin 25 mg IV 또는 PO q 4~6 h(출혈이 멈출 때까지, 최대 4 dose), 동시에 Enovid 5 mg PO q 6 h(1일동안), 이후에 Enovid 5 mg PO qd for 21 day, 다시 1주일간 약을 끊었다가 다시 저용량의 BCP2를 다음 3 주기동안 사용한다.

2. 폐경후 질출혈의 감별진단

에스트로겐 제제 복용(30%), 위축성 자궁내막염(30%), 자궁내막암(15%), 자궁내막
또는 자궁경부 용종(10%), 자궁내막 과증식증(5%), 기타(10%; 자궁 경부암, 자궁 육
종, urethral caruncle, 외상)

XII 급성 골반염 Acute Pelvic Inflammatory Disease, PID

진단; 다음의 Major 기준은 모두 있어야 하고, minor 기준은 1개 이상 있어야 한다.
해부학적으로 acute salpingitis 이다.

Major 기준	하복부 통증과 압통
	자궁과 자궁 경부의 motion tenderness
	부속기 압통(Adnexal tenderness)

Minor 기준	체온 > 38℃ (100.4℉)
	WBC count > 10,000/mm3 또는 ESR의 증가
	비정상적 자궁 경부 또는 질 분비물
	검사실 검사 상 양성(Chlamydia trachomatis, N. gonorrhea)

Obstet Gynecol 1983; 61; 113.

■ **입원의 적응증**

- 진단이 불명확할 때
- 심한 복막염
- 임신
- 경구용 항생제 치료가 불가능할 경우
- Abscess가 의심될 때

- 외래 치료가 실패할 경우
- 3일 내 F/U이 불가능할 경우
- 청소년, 불임의 위험이 높은 경우
- IUD를 가진 경우
- HIV

1. 외래 항생제 치료

- Ceftriaxone 250 mg IM (또는 cefoxitin 2 g IM + probenecid 1 g PO) + doxycycline 100 mg PO bid×14 days
- 또는 ofloxacin 400 mg PO bid×14 days + metronidazole 500 mg PO bid×14 days

2. 입원 항생제 치료

- Cefotetan 2 g IV q 12 hr(또는 cefoxitin 2 g IV q 6 hr) + doxycycline 100 mg IV/PO q 12 hr
- 또는 clindamycin 900 mg IV q 8 hr + gentamicin loading dose IV/IM(2 mg/kg) 이후 1.5 mg/kg q 8 hr

XIII 임신과 약물

1. 임신시 안전한 약제

약제	선택 약제와 대체 약제
Analgesics	Tylenol (A), tramadol(C) anaprox(B), ibuprofen(B), Iodine(C), ketololac(C)
Opioids	Morphine(C) , demerol(C), codeine(C)
Opioid antagonist	Naloxone (B)
Allergic Rhinitis	Topical : glucocorticoids, cromolyn, decongestants, oxymetazoline, naphazoline, phenylephrine
Anti – arrhythmics	Adenosine(verapamil보다 우선), Lidocaine(for VT), Electric cardioversion(safe)
Antipsychotics	Fluoxetine, TCA, Lithium(1기에 금기)
Antibiotics	Penicillin, cephalosporin, clindamycin, clotrimazole, nitrofurantoin (3기 사용 금지), nystatin,
Constipation	Docusate Na+, calcium, glycerin, sorbitol, lactulose, mineral oil, MgOH
Cough	Diphenhydramine, codeine, dextromethorphan
Decongestant	Pseudoephedrine
Diabetes	Insulin
Headache	Acetaminophen, codeine, β–blockers (for prophylaxis)
Elevated BP	Labetolol, methyldopa, β–blockers, prazosin, hydralazine
Nausea/ Vomiting	Diciectin (doxylamine + pyridoxine), chlorpromazine, metoclopramide, diphenhydramine(1기에 금기), dimenhydrinate, meclizine, cyclizine
Peptic ulcer	Antacids(1기에 금기), MgOH–, AlOH–, CaCO3, ranitidine, sucralfate
Pruritis	Topical : moisturizing creams or lotions, aluminium acelate, zinc oxide, calamine lotion, glucocorticoids Systemic : hydroxyzine, diphenydramine, glucocorticoids, astemizole
DVT or PE1	Heparin, antifibrinolytic drugs, streptokinase
Antibiotics	Most cephalosporin safe, anti–herpes; famvir(B), macrolide; azithromycin(B), clarithromycin(C), erythroycin(B, not estolate), metronidazole(1기에 금기), nitrofurantoin(3기에 금기)

대부분의 약제는 FDA C이며 안전하지만, 반드시 환자 설명 후 동의 하에 사용하는 것이 필수적이다.

Class A : Remote possibility fetal harm, human studies show no fetal risk in 1st trimester.

Class B : Presumed safety based on animal studies.

Class C : Teratogenic in animals, no human studies.

Class D : Evidence of human risk

Class X : fetal risk based on the human study, contraindication

변형 인용 New Engl J med 1998 : 338 : 1128

2. 임신 시 금기 약제와 이의 부작용

약물	효과
ACE inhibitors	신부전, 양수과소증(oligohydramnios)
Aminoglycoside	이독성
Androgenic steroids	여자 태아의 남성화
항생제	
Erythromycin estolate Fluoroquinolone	산모 간독성 태아 연골 장애

Kanamycin
    Metronidazole
    Streptomycin
    Sulfonamide
    Tetracycline
    trimethoprim
	태아 8번 뇌신경 손상
	태아 안면 중앙선 결손(임신 1기)
	태아 8번 뇌신경 손상
	태아 용혈증, 신생아 핵황달(kernicterus) (임신 말기)
	태아 치아/ 골의 이상
	Folate 길항제(임신 1기)

Anticonvulsant	태아 이형증(dysmorphism), 기형
Antithyroid agent	태아 goiter
Aspirin Cytotoxic agent, i.e., Methotrexate	출혈, 분만 전, 후 다발성 기형
Hypoglycemics(Oral)	Fetal hypoglycemia
Isotretinoin	수두증, 청력 손실, 기형
Lithium	선천성 심장병(Ebstein anomaly)
NSAIDs(32주후부터 장기복용시)	양수과소증, fetal ductus arteriosus의 형성
Steroid	Prednisone 임신 1기에 oral cleft 유발, 흡입 steroid(천식) 사용
Thalidomide	단지증(phocomelia)
Warfarin	배아 병(embriopathy)- 코의 미발달, 안 위축

■ 수유와 약물

금기 약제	
Amphetamine Aspirin Bromocriptine Cytotoxic agents	Ergotamine Lithium Radiopharmaceuticals

증거는 없으나 잠재적 위험이 있는 약제	
Metronidazole Psychotropic drugs Antianxiety drugs	Antidepressants Antipsychotics

수유 공급에 영향이 있는 약물	
Decongenstants Diuretics Combination oral contraceptives	

수유에 안전한 약물	
Analgesics	Antihypertensives
Antiasthmatics	Antithyroid agents
Antibiotics (most)	Corticosteroids
Anticoagulants	Digoxin
Anticonvulsants	Narcotics
Antiemetics	Oral contraceptives
Antihistamines	Sedatives

American Academy of Pediatrics Policy statement, Pediatrics 108:776, 2001

XIV 임신과 방사선 노출

1. 임신 주수 Gestational age 와 방사선에 의한 부작용

2 주 미만(배아 착상, embryo resorption 단계)	
2 주~8 주(기관 형성 단계, 7주~8주 사이 fetus로 발전)	기형 유발 : gross malformation, 성장 장애, 신경병, 소두증
8 주~15 주(성장 단계, 신경 발달)	신경계 장애, 정신지체, 소두, IQ 저하, 성장 장애와 성인이 된 후 불임
15 주 이상	드물지만 성장장애와 불임

최근의 보고에 의하면 10 rad 가 기형유발의 역치(threshold)로서, 8주~15주가 가장 위험한 기간이다. 또한 반복된 촬영에 의한 축적도 위험할 수 있다.

American College of OB GYN/ guidelines for diagnostic imaging during pregnancy, committee opinion no. 158, Washington DC : ACOG, 1995

2. 임신과 방사선 조사량(노출량)

	방사선 검사	노출량(rad)
Low-dose group	Head	< 0.001
	Cervical spine	< 0.001
	Thoracic spine	< 0.001
	Chest	< 0.001
	Extremity	< 0.001
High dose group	Lumbar spine	0.204~1.260
	Pelvis	0.190~0.357
	Hip	0.124~0.450
	Intravenous pyelogram	0.503~0.880
	Urethrocystogram	1.5
	KUB	0.200~0.503

방사선 검사		노출량(rad)
Angiography	Cerebral	< 0.1
	Cardiac catheterization	< 0.5
	Aortography	< 0.1
CT	Head (1 cm slices)	< 0.05
	Chest (1 cm slices)	< 1.0
	Upper abdomen(1 cm slices > 2.5 cm from Uterus)	< 3.0
	Lower abdomen(1 cm slices over the Uterus/fetus)	3.0~9.0
	VQ scan(Xe 133, Tc 99 m)	0.5
	Other scan(Xe 133, Tc 99 m)	0.03~0.06

J Trauma 29:1628, 1989

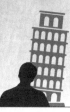

17

비뇨기

Urologic Emergency

I 급성음낭통 Acute Scrotum

	Testicular torsion	Torsion of appendage	Acute epididymitis
호발 연령	Neonate, puberty	Prepuberty	< 2 yr, postpuberty
통증 시작 Onset sudden Onset gradual Onset during sleep 통증의 기간 (병원 내원 전 까지)	Most Sometimes Sometimes Most < 12 hrs	Common Sometimes Uncommon Most > 12 hrs	Less common Common Rare Most > 24 hrs
같은 통증의 병력 (>2주 전)	Common	Rare	If prior epididymitis
식욕부진/오심/구토	Common	Uncommon	Uncommon
Fever	Unusual	Unusual	Common
외상의 병력, 최근의 운동	Sometimes	Rare	Rare
Dysuria, discharge, 최근 도뇨관 삽입	Rare	Rare	Common
UTI, 비정상 GU 병력	Rare	Rare	At risk
이학적 검사			
진단적인 또는 강력히 의심할 수 있는 소견	비정상적인 고환의 상승, 비정상적인 axis, epididymis의 비정상적 위치, 반대편 고환의 비정 상적인 하강 (28%)	Palpable nodule "blue-dot" sign (26% at least one)	없다
Cremasteric reflex	거의 없음(> 99%)	대부분 있다	대부분 있다
압통	To testicle then diffuse	To appendage then diffuse	To epididymis then diffuse

Scrotal erythema /edema	Common (12시간이 지난 후)	Common (12시간이 지난 후)	Common (12시간이 지난 후, 그러나 조기 epididymal swelling이 있을 수 있다)
Lab Pyuria Positive smear/culture Leukocytosis	Unusual(0~30%) Often positive Common(30~50%)	Unusual Negative Uncommon	Common(20~95%) Negative Common
Perfusion Studies Color Doppler Radionuclide	Decreased flow Decreased flow	Normal/↑flow Normal/↑flow	Normal/↑flow Normal/↑flow

JAMA 249 : 2522, 1983

1. 고환염전 Testicular torsion과 부고환염 Epididymitis의 초음파 감별

부고환염

- Ultrasound
  Enlarged, thickened epididymis
  Hypoechoic due to edema and/or hemorrhage
  Testis relatively normal
- Color Doppler
  Enlarged epididymis with hyperemia
  Increased flow within arteries of testis

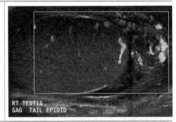

고환염전

- Ultrasound
  Enlarged testicle & epididymis, hypoechoic or heterogeous echotexture of testicle
  Very recent torsion - may be normal
  Delayed diagnosis - intratesticular necrosis, hemorrhage
  "Spiral" twist of spermatic cord - "Whirlpool sign"

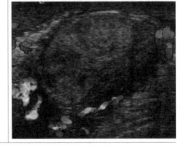

- Color Doppler
Absent or decreased blood flow to testicle
(sensitivity 80~90%, specificity 100%,
accuracy 97%)

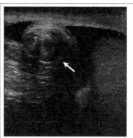

Whirlpool sign

2. 고환염전Testicular torsion의 치료

- 40세 이하의 남자에서 통증성 고환을 주소로 내원할 시에는, 확진이 되기 전까지는 torsion 을 의심해야 한다.
- Urologist에 빨리 의뢰하도록 하고, 조기 외과적인 detorsion이 testicle saving에 중요하다.
- 임상적으로 가능성이 적더라도, urologist에 의뢰를 한 후에 진단적인 검사를 시행한다.
- Manual detorsion로 blood flow를 restore할 수 있다. 손으로 염전을 푸는 방법은 고환의 전면이 같은 쪽의 thigh쪽으로 돌아가도록 돌린다(책을 펴는 동작과 같다). 고환이 염전이 되려면, 최소 360도 이상 돌아야 한다.
- 염전이 풀리면, 환자는 통증이 상당히 사라지고, 고환은 음낭 안의 정상 위치에 놓이게 된다.

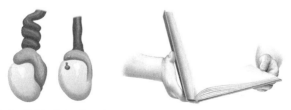

Torsion of Testicle   Torsion of Appendix

그림 17-1. 환자 우측 고환의 torsion과 reduction 방법open book direction

II 혈뇨 Hematuria

1. 혈뇨의 검사

병력 및 신체검사로 혈뇨의 원인 부위를 알아내기 힘들 경우(예, 요로 결석, 감염, 신부전 등)

> RBC 형태
> 침전물의 형태
> 단백뇨 유무를 평가

- 내과적 또는 신장의 이상 : dysmorphic RBCs, RBC cast, proteinuria ≥2+; renal function test, 초음파, 생검(biopsy), 내과 의뢰
- 비뇨기과 질환 : 정상 RBC, no cast, Proteinuria≤2+; 초음파, IVP, CT, cystoscopy, 비뇨기과 의뢰

2. 혈뇨의 원인부위

Total stream	Initial stream	Terminal stream
Above neck bladder	Anterior urethra	Posterior urethra
Bladder(stone?)	Urethritis	Bladder neck
Ureter(tumor?)	Urethral stricture	Bladder trigone
Kidney(nephritis?)	Meatal stenosis	

3. 혈뇨의 일반적 원인

- 감염
- 결석 : 보통 20 세 이상
- 종양 : 전형적으로 40 세 이상(Wilms' 종양 제외)
- 전립선 비대증 BPH : 남자 40 세 ↑
- 사구체염 : 청소년, 소아
- Schistosomiasis

III 요로 결석증 Urologic Stone Disease

진단적 검사	
요검사 • 15% false negative, dipstick+ : hemoglobin also myoglobin **CT** • Sensitivity(95~97%), specificity(96~98%) • CT는 신장기능, 폐쇄의 정도를 평가하지 못하므로 생리적인 정보를 제공하지 못한다. **IVP** • Sensitivity(64~90%), specificity(94~100%) • Obstruction Sign 　1) 신장의 조영이 지연될 경우 　2) 전 요관이 안보일 경우 • 장점 : 신기능과 해부학적 정보를 제공 • 단점 : 1) contrast nephrotoxicity 　　　 2) 시간이 오래 걸린다	**USG** • 결석의 진단 : sensitivity(63~85%), specificity(79~100%) • 수신증의 진단 : sensitivity(98%), specificity(78%) **KUB** • Sensitivity(29~58%), specificity(69~74%) • 경과 관찰에도 유용하다 • Calcium phosphate, calcium oxalate stone : bone density • Maguesium-ammonium-phosphate stone : less radio dense • Uric acid stone : radiolucent

※ Hematuria를 요로 결석의 확진으로 생각을 하거나, 또는 ED 초음파로 수신증이 발견이 되어 이를 결석에 의한 것으로 쉽게 생각하여, Surgical abdomen을 놓치는 경우가 있다. 그러므로 요검사, 수신증외에 KUB나 IVP로 확진이 되지 않는 한, 감별 진단의 경우를 염두해 두어야 한다(Appendicitis의 경우에도 Hematuria가 나올 수 있다).

• 완전 폐쇄는 드물지만, 2주 이상 지속이 되면 비가역적 신부전으로 발전한다.

• 단순 사진 상 감별해야 할 것들(결석은 불규칙적인 모양을 띤다.)
  – 골반내 정맥결석 phlebolith : 구형, 반투명이나 속이 빈듯한 중간부분
  – 석회화된 장간막 림프절 : 자세에 따라 다른 density 를 보인다. 구분이 어렵다.
  – 그외 장관내 음식 중 석회 성분, 주위 구조물 등

• 치료는 ESWL(보통 1회로 안되면, 5회 정도까지도 시행한다), 내시경적 제거(요로를 통해 내시경을 삽입하고, 직접 잡아 꺼내거나, 레이져로 깨서 제거한다), 자연배출 유도 등이 있다.

• 크기가 6 mm 이상, 소변에서 WBC, 발열 등 infected large stone의 경우 ESWL로 바로 하거나 또는 (더 선호된다) 내시경적 제거를 시행해야 한다.

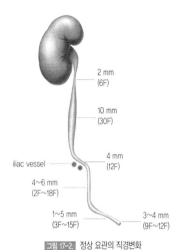

그림 17-2. 정상 요관의 직경변화

대부분의 결석은 하부 1/3 부분에 위치하게 된다.

1. 감별 진단

Neoplasms	Calcifications overlying the renal shadow in KUB, USG, CT
Intestinal ischemia	이학적 검사상 특이 소견이 없이 severe abdominal pain (특히, 노인, AF, CHF, Liver disease, low flow vascular state(aortic dissection의 bowel manifestation, embolism)등이 위험 요인)
Ruptured ectopic pregnancy	무월경의 병력, tenderness on pelvic examination, positive hCG test
Aortic dissection or ruptured AAA	국소적 복부 압통, 복부 팽만, 맥박의 비대칭성, 혈역학적으로 불안정
Pyelonephritis	아급성, 통증이 덜 심하다, 발열, 세균뇨, 농뇨
Papillary necrosis	Sickle cell disease, DM, analgesics abuser, infection, hematuria, pyuria
Renal infarction	AF/SBE 의 병력, hematuria, proteinuria,
Acute appendicitis	전형적인 증상(migration of pain), 심한 국소 압통, hematuria가 있을 수 있어 주의를 요한다.

2. 절대 입원 적응증

- Infection with concurrent obstruction
- Uncontrolled pain
- Intractable nausea and vomiting
- Urinary extravasation
- Hypercalcemic crisis

3. 상대적인 입원 적응증

- Solitary kidney
- High grade obstruction
- Intrinsic renal disease
- Size of obstructing stone(6 mm 이상) : 자연 배출 확률이 10% 미만
- Duration of symptoms
- Social situation

4. 결석의 자연 배출률

크기	배출률
< 4 mm	90%
4~6 mm	50%
> 6 mm	10%
위치(첫 진단시)	
근위부	20%
중간부	50%
원위부	70%

IV 요로계 감염증 Urinary Tract Infection; UTI

1. 소변 배양 검사Urine Culture의 적응증

1. 소아
2. 성인 남성
3. 면역 억제자
4. 치료 실패(최근 적정한 항생제 치료 종료 후에도 지속적인 증상)
5. 치료 시작 후 4~6일 이상 증상을 보이는 경우
6. 세균혈증bacteriuria의 위험이 높은 노인 환자
7. 신우신염, 세균혈증을 암시하는 심한 증상이나 징후를 보일 경우
8. 임산부
9. 만성 또는 재발성 신장 감염의 과거력
10. 해부학적 이상
11. 요로 폐쇄가 동반이 된 경우(요로 결석, 전립선 비대증)
12. 당뇨, 암, 기타 만성 질환이 동반된 경우
13. 알코올 중독자, 약물 남용자
14. 최근 입원했던 환자
15. 항생제를 복용하고 있는 환자
16. 최근 기구를 사용한 치료를 받은 환자 – cystoscopy, 도뇨관 등

2. 남성에서의 UTI

발생빈도는 여성의 1/10, 병원균은 E.coli가 80%로 여성, 소아와 비슷하다. 해부학적인 이유로 남성의 UTI는 흔하지 않으나, 원인이 된 다른 이상predisposing factor [만성 전립선염, 전립선 비대(폐쇄를 동반), 요도 기구 사용catheterization, 요로 결석ureteral stone, 요로 협착ureteral stricture]을 찾아야 한다. 즉, 초음파, IVP, CT 등의 검사 여부를 더 일찍 고려해야 한다.

- **급성 전립선염** Acute prostatitis
  - 원인 : 세균성– E. coli(80%), 그 외 Klebsiella, Enterobacter, Proteus, Pseu-domonas, Tuberculosis(신장 결핵 환자) 등
  - 증상 : 급성 발열, 오한, 하배부 통증low back pain, 회음부 통증, 배뇨통(방광 출구 협착의 정도에 따라 빈뇨, 급작뇨, 통증의 정도도 다양), 관절통, 근육통, 전신적 병감malaise
  - 이학적 검사 : 단단하고, 열감을 보이는 전립선(수지 직장 검사)

주의) 급성 전립선염시 수지 직장 검사를 통해 전립선을 마사지하면 안 된다. 이는 세균혈증^bacteremia를 악화시킬 수 있기 때문이다.

- 치료 : 발열, 오한 및 뇨 정체가 심하면 입원시켜 항생제 정주 요법을 시행한다.

  경구 : trimethoprim- sulfamethoxazole DS bid X 30일 또는

  ciprofloxacin 500 mg bid X 30일 또는

  norfloxacin 400 mg bid X 30일, 또는 ofloxacin 400 mg bid X 30일

  비경구 : Gentamicin 3~5 mg/kg/day 또는 tobramycin 3 mg/kg/d

- 환자가 뇨저류로 인해 통증이 심하면, foley catheter를 사용하는 것은 피해야 하고, suprapubic needle aspiration을 시행한다. 비뇨기과 의뢰한다.

• 만성 전립선염 Chronic Prostatitis

남성에서 반복되는 UTI의 가장 흔한 원인으로, 급성 전립선염과 같은 발열, 오한 등은 심하지 않고, 골반 통증과 불쾌감(>3개월), 배뇨 시 자극증(빈뇨, 급작뇨, 배뇨통), 성기능 장애(발기부전, 성욕감소)을 호소한다. 과거 급성 전립선염을 앓은 경험이 없는 경우가 많다.

- 이학적 검사 : 특별한 소견이 없다. (직장 수지 검사상 전립선의 상태 포함)

  같은 세균에 의한 반복적 UTI가 만성 전립선염의 특징(hallmark)이다.

- 진단 : 동일균에 의한 재발성 요로감염 과거력. 전립선 마사지를 통한 전립선 분비액 또는 마사지 후 소변에서 중간뇨보다 10배 이상의 세균이 검출될 때 진단.

- 치료 : Fluoroquinolone 제제가 choice. trimethoprim- sulfamethoxazole DS bid X 4~16 weeks(기간은 불분명)

  ciprofloxacin 500 mg bid X 4주 또는 levofloxacin 500 mg qd X 4주

  norfloxacin 400 mg bid X 30일, 또는

  ofloxacin 400 mg bid X 6 weeks

3. 급성 뇨 저류 Acute Urinary Retention

갑작스럽게 소변을 못보는 상태를 의미하며, 150 ml 이상 소변이 방광에 차 있을 시 복부 검사로 만질 수 있다. 노인 환자(70~80 s)에서 약 10~33%를 차지할 정도로 흔한 질환이며, 보통 전립선비대에 의한 협착이 원인이 되나, 전립선 비대 외에도 전립선 이상 즉, 암, 전립선염(중증 협착), 방광 경부 협착^bladder neck contracture, 전립선 경색^prostatic infarction 등의 다양한 원인을 고려해야 한다.

젊은 환자에서의 뇨저류는 신경학적 질환(multiple sclerosis, tabes dorsalis, diabetes, syringomyelia, spinal cord syndrome, herpes zoster)의 초기 증상일 수 있으므로 주의해야 한다.

* 급성 뇨 저류를 유발하는 약물

Antihistamine	
Anticholinergic agents	atropine, cogentin, phenothiazine, ipratropium bromide, monoamine oxidase
Antispasmodic agents	
Tricyclic antidepressants(TCA)	
α–adrenergic stimulator	"cold" tablet, ephedrine derivatives, amphetamine, terbutaline, isoproterenol
Narcotics	morphine, meperidine
Musculotropic relaxant(of detrusor)	
Nifedipine, hyoscyamine(cystospaz), diazepam, Indomethacin(NSAIDs), Flavoxate	

- 치료 : 천천히 배출시켜야 한다. 빠른 배출은 혈뇨(방광 점막 부종), 저혈압 vesicovascular reflex, 폐쇄후 이뇨 postobstructive diuresis (osmotic, 네프론 기능 이상, 홀몬의 불균형)의 합병증이 발생할 수 있다고 하나, 빠르고 완전히 배출시키도록 하는 의견도 있다(Nyman).
foley cathterization- lidocaine jelly와 가는 내경의 관을 사용.
Cystostomy : symphysis pubis 상방 2 손가락 넓이 위에 시행.
경험이 없다면, 급성 증상 해결을 위해 needle aspiration(CVP catheter 이용)만을 시행할 수 있다. 우선 초음파로 확인하는 것이 도움이 된다.

V 성매개질환 Sexually Transmitted Disease: STD

1. STD without Genital Ulcer

Urethritis, cervicitis, discharge가 주 증상

클라미디아：Chlamydia trachomatis. 임질과 동시감염이 흔하며, 무증상이 일반인에서 3~5%, STD clinic 방문자의 15~20%로 흔하다.
- 증상：남성-무증상, 요도염, 부고환염, 직장염proctitis, Reiter's syndrome(요도염, 결막염, 발진); 여성-경도나 무증상의 자궁경부염이 흔하고, 질분비물, 배뇨통.
- 진단：배양 검사(진단률이 낮다), ELISA, DNA probe ＝
  임질gonorrhea：C. trachomatis와 동시 감염이 된다. 배뇨통, 농성 분비물이 흔하고, 전립선염이나 부고환염이 발생할 수 있다. 미만성 임질 감염disseminated goncoccal infection은 피부의 점상 출혈petechia, 말단 부위의 붉은 반점상 부위 위에 농포를 형성한 병변, 비대칭성 관절통, 건활액막염, 세균성 관절염, 발열 등 증상을 보인다.
  트리코모나스：trichomonas vaginalis(flagellated protozoa). HIV나 HSV 감염자에 많다. Vulvar irritation, 악취, 황색-녹색의 분비물, 하복부통 등의 증상.

2. STD with genital ulcer

질환	궤양의 양상	잠복기	통증	서혜부 림프절
Syphilis	Indurated, nonclean base, heals on own	≥2 Weeks	No	Firm, rubbery, tender nodes(painless ulcer)
Herpes simplex	Multiple, small grouped vesicles or ulcers with scalloped borders	2~7 days	Yes	Tender, bilateral lymph nodes
Chancroid	Irregular purulent, undermined edges, no induration, multiple	2~12 days	Yes	Very painful, fluctuant, craters may form, unilocular
Lympho-granuloma venereum	Usually not observed, small and shallow, often heal spontaneously	5~21 days	No	Matted clusters of nodes, unilateral or bilateral, multiloculated

3. 항생제 치료

원인	일차 선택	대체 약물
Chlamydia	Azithromycin 1 g PO(1회) 또는 Doxycycline 100 mg PO bid(1주)	Erythromycin 500 mg PO qid(1주) 또는 Ofloxacin 300 mg PO bid(1주) 또는 Levofloxacin 500 mg PO qd(1주)
Gonorrhea	Cefixime 400 mg PO(1회) 또는 Ceftriaxone 125 mg IM(1회) 또는 Ciprofloxacin 500 mg PO(1회) 또는 Ofloxacin 400 mg PO(1회) 또는 levofloxacin 250 mg PO(1회)	Spectinomycin 2 g IM(1회) 또는 Norfloxacin 800 mg PO(1회) 또는 Gatifloxacin 400 mg PO(1회)
Trichomonas	Metronidazole 2 g PO(1회)	Metronidazole 500 mg PO bid(1주)
세균성 질염	Metronidazole 500 mg PO bid(1주) 또는 Metronidazole vaginal gel 0.75% qd(5일)	clindamycin 2% cream 질내(7일)
원인	일차 선택	대체 약물
매독(1차, 2차, 조기 3차)	Bezathine penicillin G 2.4 million units IM(1회)	Doxycycline 100 mg PO bid(2주)
HSV(초감염)	Acyclovir 400 mg PO tid(7~10일) 또는 Famciclovir 250 mg PO tid(7~10일) 또는 Valacyclovir 1 g PO bid(7~10일)	Acyclovir 200 mg PO 5 times a day(7~10일)
HSV(재발)	Acyclovir 400 mg PO tid(5일) 또는 Famciclovir 125 mg PO bid(5일) 또는 Valacyclovir 500 mg PO bid(5일)	Acyclovir 800 mg PO bid(5일) Valacyclovir 1 g PO qd(5일)
Chancroid (H. ducreyi)	Azithromycin 1 g PO(1회) 또는 Ceftriaxone 250 mg IM(1회) 또는 Ciprofloxacin 500 mg PO bid(3일)	Erythromycin base 500 mg PO qid(7일)
Lymphogranuloma venereum(specific C. trachomatis)	Doxycycline 100 mg PO bid(3주)	Erythromycin base 500 mg PO qid(3주)
Donovanosis (Granuloma inguinale)	Doxycycline 100 mg PO bid(3주) 또는 TMP-SMX DS PO bid(3주)	Ciprofloxacin 750 mg PO bid(3주) 또는 Azithromycin 1 g PO(1주에 한번 3주간 3회) 또는 Erythromycin base 500 mg PO qid(3주)

VI 음경의 질환 Disorder of the Penis

1. 감돈포경 Paraphimosis

- Glans위로 피부가 뒤로 겹쳐진 후에 되돌아오지 못하는 경우, 피부는 skin ring 을 만들고, 이로 인해 정맥 충혈이 발생하여 부종과 glans의 enlargement를 유 발하는 것.
- 치료
  - 부종과 통증을 조절– cooling, systemic analgesics, dorsal penile nerve block
  - 5분간 glans를 꽉 짜서 tissue edema를 줄인다. 그 후에 포피를 앞으로 끌어 서 되돌린다.
  - 둘째와 셋째 손가락으로 포피를 잡고, 엄지 손가락으로 부운 glans를 뒤로 밀 어서 skin ring을 앞으로 당기도록 한다.
  - 염증이 가라앉은 후에 circumcision을 시행하도록 한다.
  - 응급실에서 퇴원 기준은 자연 voiding이 가능할 때이며, 외래 방문 치료하도록 한다.

2. 귀두꺼풀염(귀두포피염) Balanoposthitis

- Inflammation of the glans penis : balanitis
- Inflammatory process involving the foreskin : balanoposthitis
- 치료
  - Local hygiene measure–sits baths and gentle cleaning
  - 0.5% hydrocortisone cream
  - Antimicrobial topical ointment(neomycin이 포함이 안된 것)
  - Augmentin 또는 1st generation cephalosporin; 5~7 days

VII 음낭의 질환

1. 음낭 수종 Hydrocele

- 태아기에 고환이 일부의 복막과 함께 하강 후, 정상적으로 통로가 막히고, 고환 주위에만 남게 되는 데, 고환 주위 초막 사이에 장액이 고여 있는 것
- 대개 1 세가 되면 장액이 흡수되어 정상이 되나, 일부 교통로가 계속 개방되어 남은 경우로 아침에 가장 작고, 활동하면서 점차 커진다.
- 펜라이트로 비춰서 내용물이 액체라는 것을 확인(transillumination test), 고형성 종양과 감별할 수 있다.
- 교통로가 크면 탈장도 가능하고, 이 경우 초음파를 이용해 감별할 수 있다. 1 세까지 수술을 연기하지만, 크기가 크고 수종내 압력이 높아보이면 조기 수술 한다.

2. 정계 정맥류 Varicocele

고환 상부의 만상 정맥총이 확장되어 있는 상태로, 대부분 왼쪽에 발생. 기립 자세, 복압을 가하는 경우 더욱 뚜렷해짐.불임의 원인이 되어, 증상이 심하거나 반대쪽 고환에 비해 크기가 작은 경우 수술

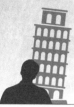

I 상위 운동 신경원 Upper Motor Neuron 의 국소적 진단

- 원리 : 근육의 긴장성은 증가되고, 이는 spasticity와 hyperreflexia의 원인이 된다.

부위	증상	검사상 이상
Cortex	• 사지와 얼굴의 마비 정도가 다르다 • 감각 이상의 증상 • 언어, 시력, 집중력의 장애	• 마비 정도의 차이가 보인다 Fractionated weakness 예) 얼굴과 다리가 팔에 비해서 약하다 • Aphasia, hemianopsia, hemineglect • Cortical and primary sensory loss
Corona radiata	• 사지와 얼굴의 마비 정도가 다르다	• Fractionated weakness • Primary sensory loss
Internal capsule	• 감각의 이상없이 마비만 있다	• 안면, 팔, 다리가 동등하고 심하게 마비가 된다
Brain stem	• 편측성 또는 양측성 마비 • Diplopia, vertigo, dysarthria, dysphagia	• Dense hemiparesis • Ocular or oropharyngeal weakness
Spinal cord	• Difficulty with gait • Urinary incontinence	• 얼굴은 침범하지 않는다 • Spastic quadriparesis(cervical) or paraparesis(thoracic) • Sensory level을 갖는다

Ⅱ 하위 운동 신경원 Lower Motor Neuron 의 국소적 진단

• 원리 : 근긴장이 감소되어, flaccidity와 hyporeflexia의 원인이 된다.

부위	증상	검사상 이상
Anterior horn	• Progressive flaccid	• Wasting, weakness, fasciculation weakness • 감각 이상이 없다
Root/plexus	• 편측 사지의 마비 • Neck, back 또는 limb 동통	• Radicular/plexus 분포에 따른 마비 감각 이상 • Electomyogram(EMG) shows denervation in affected muscles
Nerve	• 국소적 근력 약화 • Distal weakness	• 국소 또는 distal muscle의 (mononeuritis) 근력 약화 • 침범된 부분의 위축(polyneuropathy) • Fasciculation • Hyporeflexia • Slowing or low amplitude in conduction studies; denervation on EMG
Neuromuscular junction	• 근력의 변동 Fluctuating weakness	• Positivie edrophonium test • EMG상에 반복적인 자극으로 반응이 감소함
Muscle	• 근위 근육의 약화 Proximal weakness • 계단을 오르거나, 빗질하는데 힘들어 한다 • 근육통	• Proximal weakness • Normal nerve conduction • Polyphasic, low-amplitude motor units on EMG

Ⅲ 뇌간 Brain Stem 내 병변의 국소 진단

• 원리 : 각각의 cranial nerve 침범에 따라서 localization을 정할 수 있다 (아래 그림 참고)

부위	증상 및 검사상 이상
Midbrain	• Vertical gaze 이상 • CN 3 palsy (contralateral abduction nystagmus가 동시에 발생시 동측의 internuclear ophthalmoplegia[INO]임을 시사) • CN 4 palsy • 반대쪽의 운동 장애(hemiparesis일 경우 Weber's syndrome; ataxia일 경우 Claude's syndrome; tremor 또는 chorea일 경우 Benedikt's syndrme) • 의식장애, 지각 또는 행동의 장애 peduncular hallucinosis

부위	증상 및 검사상 이상
Pons	• Dysarthria와 dysphagia • 반대쪽의 hemiparesis 또는 hemisensory loss • 동측 안면 지각의 소실(CN 5) • Ipsilateral gaze palsy (paramedian pontine reticular formation [PPRF]) 또는 one-and-a-half syndrome(PPRF and median longitudinal fasciculus[MLF]) • Locked-in syndrome(bilateral basis pontis; ocular bobbing과 관계) • Horizontal nystagmus(often brachium pontis) • Ataxia
Pontomedullary junction	• Vertigo(CN8) • Dysarthria • Horizontal 또는 vertical nystagmus • Contralateral hemisensory loss와 hemiparesis
Lateral medulla (Wallenberg syndrome)	• 동측의 Horner's syndrome • 동측의 limb ataxia • 동측 안면/ 반대측 body numbness • Gait ataxia • Vertigo, dizziness(CN8) • Dysphagia(CN 9, CN10, and CN12 palsies)
Medial medulla (rare)	• Hemiplegia • Contralateral posterior column sensory loss • Ipsilateral tongue weakness(CN 12 palsy)

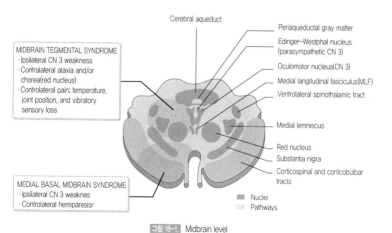

MIDBRAIN TEGMENTAL SYNDROME
· Ipsilateral CN 3 weakness
· Contralateral ataxia and/or chorea(red nucleus)
· Controlateral pain; temperature, joint position, and vibratory sensory loss

MEDIAL BASAL MIDBRAIN SYNDROME
· Ipsilateral CN 3 weaknes
· Controlateral hemiparesisr

Cerebral aqueduct
Periaqueductal gray matter
Edinger-Westphal nucleus (parasympathetic CN 3)
Oculomotor nucleus(CN 3)
Medial langitudinal fasciculus(MLF)
Ventrolateral spinothalamic tract
Medial lemniscus
Red nucleus
Substantia nigra
Corticospinal and corticobulbar tracts

▨ Nuclei
▨ Pathways

그림 18-1. Midbrain level

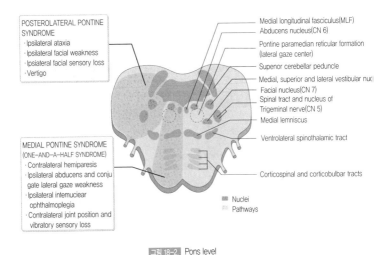

POSTEROLATERAL PONTINE
SYNDROME
· Ipsilateral ataxia
· Ipsilateral facial weakness
· Ipsilateral facial sensory loss
· Vertigo

MEDIAL PONTINE SYNDROME
(ONE-AND-A-HALF SYNDROME)
· Contralateral hemiparesis
· Ipsilateral abducens and conju
gate lateral gaze weakness
· Ipsilateral internuclear
ophthalmoplegia
· Contralateral joint position and
vibratory sensory loss

Medial longitudinal fasciculus(MLF)
Abducens nucleus(CN 6)
Pontine paramedian reticular formation
(lateral gaze center)
Superior cerebellar peduncle
Medial, superior and lateral vestibular nuc
Facial nucleus(CN 7)
Spinal tract and nucleus of
Trigeminal nerve(CN 5)
Medial lemniscus
Ventrolateral spinothalamic tract

Corticospinal and corticobulbar tracts

▨ Nuclei
▨ Pathways

그림 18-2. Pons level

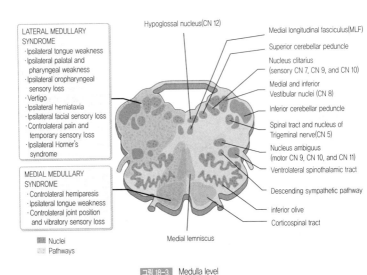

LATERAL MEDULLARY
SYNDROME
· Ipsilateral tongue weakness
· Ipsilateral palatal and
pharyngeal weakness
· Ipsilateral oropharyngeal
sensory loss
· Vertigo
· Ipsilateral hemiataxia
· Ipsilateral facial sensory loss
· Controlateral pain and
temporary sensory loss
· Ipsilateral Horner's
syndrome

MEDIAL MEDULLARY
SYNDROME
· Controlateral hemiparesis
· Ipsilateral tongue weakness
· Controlateral joint position
and vibratory sensory loss

Hypoglossal nucleus(CN 12)

Medial longitudinal fasciculus(MLF)
Superior cerebellar peduncle
Nucleus clitarius
(sensory CN 7, CN 9, and CN 10)
Medial and inferior
Vestibular nuclei (CN 8)
Inferior cerebellar peduncle
Spinal tract and nucleus of
Trigeminal nerve(CN 5)
Nucleus ambiguus
(motor CN 9, CN 10, and CN 11)
Ventrolateral spinothalamic tract
Descending sympathetic pathway
inferior olive
Corticospinal tract

Medial lemniscus

▨ Nuclei
▨ Pathways

그림 18-3. Medulla level

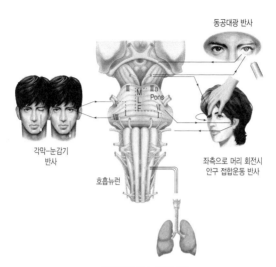

동공대광 반사

Ⅲ a
M
L Pons
F
Ⅵ
Ⅷ

각막-눈감기
반사

좌측으로 머리 회전시
안구 접합운동 반사

호흡뉴런

그림 18-4. 혼수 상태의 검사

그 외 Caloric test(COWS; cold opposite warm same Direction of Nystagmus)

■ Motor grading system

0	no active contraction
1	trace visible or palpable contraction
2	movement with gravity eliminated
3	movement against gravity
4	movement against gravity plus resistance
5	normal power

IV 척수 Spinal Cord내 병변의 국소적 진단

• 원리 : 침범된 tract을 조합해 봄으로써 localization할 수 있다.

1. 운동 검사

Motor level	Motor function	Motor level	Motor function
C1–2	neck flexion	T7–L1	abdominal muscles
C3	side neck flexion	T12	cremasteric reflex
C4	spontaneous breathing	L1/L2	hip flexion, psoas
C5	shoulder abduction/deltoid	L2/3/4	hip adduction, quadriceps
C6	elbow flexion biceps	L4	foot dorsiflexion
C7	elbow extension, triceps, wrist flexion	L5	foot inversion
	thumb ext, ulnar deviation	S1	great toe dorsiflexion
C8	finger flexion	S2–S4	foot plantar flexion
C8/T1	intercostal and abdominal		foot eversion
T1–T12	muscles		rectal tone

2. 감각 검사

Level of lesion	Resulting level of loss of Sensation
C2	Occiput
C3	Thyroid cartilage
C4	Suprasternal notch
C5	Below clavicle
C6	Thumb
Level of lesion	**Resulting level of loss of Sensation**
C7	Index finger
C8	Small finger
T4	Nipple line
T10	Umbilicus
L1	Femoral pulse
L2–3	Medial thigh
L4	Knee
L5	Lateral calf
S1	Lateral foot
S2–S4	Perianal region

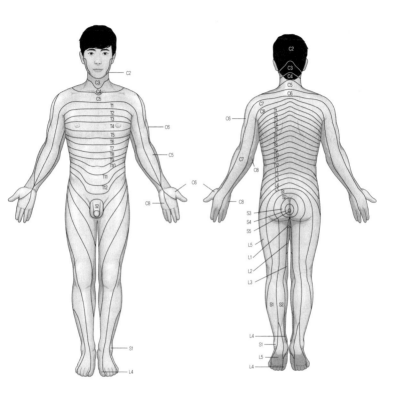

그림 18-5. Sensory dermatome

3. 건반사 검사(L5는 없다)

침범된 신경	Resulting loss of reflex
C6	Biceps
C7	Triceps
L4	Patellar
S1	Achilles tendon

V 척수 손상 증후군

Complete Cord Injury	Central Cord Syndrome

• Flaccid below injury level
• Warm skin, ↓BP, ↓HR
• 감각 기능은 일부 남아있을 수 있다
• ↓Sympathetics ±priapism
• DTR의 소실
• 24시간이상 지속되면, 영구히 장애로 남는다
	• Hyperextension injury
	• 상지가 하지보다 마비의 정도가 심하다
	  또한 팔보다 손의 근력이 약하다
	• 하지는 정상이거나, 약간 떨어진다
	• 다양한 정도의 방광/감각의 기능장애
	• 예후는 일반적으로 양호하며, 대부분의 경우에서
	  수술은 필요치 않다

Anterior Cord Syndrome	Brown – Sequard Syndrome

• Anterior cord 또는 spinal artery에 Flexion
  또는 vertical compression
• Complete motor paralysis
• Hyperalgesia with preserved touch
  and proprioception (position sense)
• 통증과 온도 감각의 소실
• 대부분의 손상은 수술을 필요로 한다
	• Hemisection of cord
	• 동측의 마비
	• 동측의 proprioception 소실
	• 반대측의 pain/temperature 소실

Foramen magnum	Posterior Cord Syndrome
• 경련성 사지마비 • 경부 통증 및 강직 • C2–C4와 상부안면의 numbness • 동측 Horner's syndrome • 동측 혀와 trapezius muscle 마비 • 종양(meningioma, chordoma) • Atlantoaxial subluxation	• 목과 손의 동통과 저린감 • 1/3에서 상지의 마비를 갖는다 • 척수 손상의 경한 형태

	Conus medullaris
	• Lower sacral saddle sensory loss (S2–S5) • Sphincter dysfunction; impotence • 쑤시는 듯한 back/ rectal pain • L5 and S1 motor deficits(ankle과 foot weakness) • Intrinsic tumor • Extrinsic cord compression

Cauda equina Syndrome	
• Sphincter dysfunction • 근력 약화를 동반한 부분 마비(multiple root distribution) • Sensory loss in multiple bilateral dermatomes • Extrinsic tumor • Arachnoiditis	• Carcinomatous meningitis • Spinal stenosis

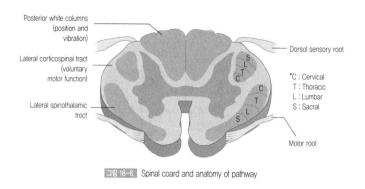

그림 18-6. Spinal coard and anatomy of pathway

- Motor tract (voluntary) : Ant→post : CTLS respectively
- Sensory tract (Pain,temp) : Ant→post : SLTC respectively

VI Stroke

뇌경색(85%)은 (1) thrombotic (2) embolic (3) hypoperfusion.
뇌출혈(15%)은 (1) intracerebral (2) subarachnoid hemorrhage로 구분된다.

1. 뇌 자기공명영상MRI /CT 판독

두부 자기공명영상 brain MRI은 과거와 달리 non-enhance T2WI/ diffusion scan의
경우 CT와 촬영 시간이 비슷하여, 급성 뇌경색이 의심이 되는 경우 바로 시행하는 일
이 빈번해졌다. 또한 권역 또는 대학병원 응급의료센터 등 많은 환자들이 전원이 되
는 경우 같이 보내져 온 MRI를 판독해야 하는 어려움이 있어 간단히 MRI 판독에 대
해서 언급한다.

Brain MRI 는 해부학적인 상태와 아주 가깝고, 종양의 진단에 좋으며, CT의 단점인
뇌간 brain stem과 소뇌, 뇌경색cerebral infarction, Meningeal inflammation(meningitis)
과 뇌실질의 inflammation(encephalitis, abcess)을 잘 나타낸다.

brain MRI 의 단점은 뇌출혈 brain hemorrhage에 약하며, 출혈이 의심이 되면 일반적으로

MRI를 시행했다고 하여도 CT를 추가적으로 시행한다.

이런 단점을 극복하기 위해 routine(T1+T2+enhance+FLAIR)를 동시에 시행한다.

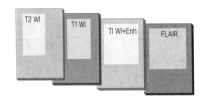

그림 18-7. MRI 촬영 (이거 필요할까요?)

FLAIR : fluid Attenuated inversion recovery, Enh : Enhance

■ 뇌출혈시 MRI 에 나타나는 signal

	T1WI	T2WI	외우기
0~1일	↓	↑	로우하이
1~3일	↓	↓	로우로우
3~7일	↑	↓↓	하이로우
~30일	↑	↑	하이하이

■ 각 signal Image의 특징

T1WI

High signal = lipid, protein, 3~7일 이내의 출혈

Low signal = water, infarction, edema, demyelination

Signal void = blood flow, 오래된 출혈hemosiderin

Calcification은 low, iso, high signal 모두 가능

T2WI

High signal = edema(sensitivity 는 높지만 specificity 는 낮다)

Low signal = Fe↑인 경우, 정상 뇌조직(globus pallidus, Substantia nigra, Red nucleus, 혈관),

1~7일째 출혈(deoxy-Hemoglobin, Met-Hemoglobin↑), calcification

변형인용: 신경외과학, 신경외과학회, 1996 P 117~120; Henry J.H, stroke, Churchil-livingstone 3rd
New-York 1998,123~37

• 뇌경색brain Infarction의 시기에 따른 조직학적, 방사선학적 변화

- 조직학적인 변화

   a. Cytotoxic edema : 3시간 후부터 시작

   b. Vasogenic edema : 6시간 후부터 시작 → 5일째 최고 → 2주 후 소실

c. 모세혈관의 성장 및 collateral로 인한 과잉 관류 perfusion은 5일째 시작하며, 죽은 세포들을 탐식하면 공동 cavitation이 형성된다.

- Hyperacute-acute stage : 수시간 ~24시간   Acute - subacute stage : 24 hr~3주
- Chronic stage : 4주~3개월   Latent sequelae

– CT

3시간째부터 보이기 시작, 12시간째는 50%, 24시간이 지나면 대부분 나타남

a. Loss of gray-white differentiation

b. Early sulcal effacement

c. Hyperdense artery sign(=signet ring sign)

d. Obscuration of lentiform nucleus or loss of definition of the internal capsule. Cytotoxic & vasogenic edema가 최고에 달하는 3~5일째부터 mass effect가 증가하다가 1주후부터는 감소하기 시작, 3주째는 소실, CT enhance : tumor나 abcess의 감별을 쉽게 해 준다.

– MRI

a. **T1WI** : cytotoxic edema 를 나타냄, 2시간째부터는 low signal로 보이기 시작, 24시간째는 66%에서 보이고, vasogenic edema가 진행되면서 signal 이 감소함

b. **T2WI** : vasogenic edema 를 나타냄, 4시간째부터 high signal로 보이기 시작, 24시간째 100%에서 보이고(이때 T1WI 의 signal 은 감소하기 시작), 4일째에 최대 signal을 보이며, 부종(edema)이 감소하면 signal 도 감소

c. **Enhance** : Meningeal enhance 는 1~3일 후에 보임(venous engorgement 때문임), parenchymal enchance : 2일 후에 보임. 1주 후엔 100% 보임 −수개월간 지속시 capillary ingrowth를 의미함(enhance가 3일 이내에 나타나면 reversible neurologic deficit, 7일 이내에 나타나면 fixed neurologic deficit을 의미한다)

d. **Diffusion** : ECF 의 수분의 Brownian motion 감시. 수분이후부터 cytotoxic edema 에 의해 신호가 보임(가장 빨리 경색소견을 볼 수 있음). 수시간후부터는 vasogenic edema에 비례하여 high signal로 보임−edema 감소하면 signal 감소하여 CSF 와 동일 강도

e. **Perfusion** : bolus IV contrast 하면서 촬영. diffusion에서보다 병변이 크게 나타나며, perfusion/diffusion mismatch 가 ischemic penumbrae 라고 할 수 있다.

Ann Emerg Med 37:2 Feb 2001
stroke, cranial MRI & CT, S. Howard Lee 4th ed, 1999, Mcgraw hill

2. 개략적인 stroke의 증상 : 국소적 진단편 참고

■ 뇌경색의 혈관에 따른 소견

증후군	동맥	일반적 소견
Anterior Circulation	Intenal carotid, middle cerebral, anterior cerebral	Left : Aphasia, right limb/face weakness Right : Left visual neglect, denial of deficit, left limb/face weakness, poor visuospatial function
Posterior Circulation	Posterior cerebral	Left : Right hemianopsia, large lesions may include inability to read(write, spell is OK) Right : Left hemianopsia
Brainstem-cerebellum	Vertebral, basilar	Vertigo, cranial nerve findings especially extraocular movement palsy, quadriparesis, ataxia, nystagmus, crossed signs (ipsilateral cranial nerve palsy and contralateral limb weakness or sensory loss), coma
Lacunar motor stroke	Penetrating artery in pons or internal capsule	Pure hemiparesis
Lacunar sensory stroke	Penetrating artery in thalamus or posterior limb of internal capsule	Pure hemisensory symptoms

■ 고혈압성 뇌출혈의 흔한 징후

부위	운동/감각	동공	안구 움직임	기타
Putamen or internal capsule (40%)	Contralateral hemiparesis and sensory loss	Normal	Conjugate gaze paresis to opposite side ("eyes look toward lesion")	Aphasia(left), neglect(right)
Caudate (8%)	Transient contralateral hemiparesis	Ipsilateral Horner's*	Conjugate gaze paresis to opposite side*	Agitation, poor memory
Lobar (15%)	May include hemiparesis, aphasia	Normal	Conjugate gaze paresis to opposite sign	May include confusion, aphasia(left) hemianopsia, neglect(right)
Thalamus (20%)	Contralateral sensory>motor loss	Small, poorly reactive, uni- or bilateral	Upgaze paralysis(eyes down and in), ipsilateral conjugate gaze paresis*	Somnolence, aphasia(left), or neglect(right)
Pons (8%)	Quadri-paresis	Small, reactive	Absent horizontal gaze, ocular bobbing	Coma
Cerebellum (8%)	Ipsilateral ataxia, no paralysis	Ipsilateral pupil smaller*	Prominent nystagmus	Vomiting postural instability

*Variable finding #Typical findings for large or bilateral lesions

■ 흔하지 않은 뇌경색의 원인

질환	병력 또는 신체검사 소견	검사
Carotid or vertebral artery dissection	Neck injury or pain(but no Hx of jinjury 50%), Horner's syndrome ipsilateral to dissection, contralateral to stroke	CT angiography, MRI(including T1 axial images of neck), MR angio, contrast angio
Aortic dissection	Chest or back pain	TEE, MRI, Chest CT
Paradoxical emboli	Co-existing DVT or PE, ASD or VSD findings	Echo with bubble contrast
Cardiac source emboli	A-fib, LV dysfunction, recent MI, rheumatic heart disease	Echo(preferably TEE)
Antiphospholipid antibody syndrome	Raynaud's, recurrent spontaneous abortion, prior thromboembolism	Anticardiolipin antibody, meningeal biopsy
Thrombotic thrombo-cytopenic purpura	Thrombocytopenia, azotemia, purpura, fever	Blood smear, renal or skin biopsy
Endocarditis(bacterial or marantic)	Fever, IVDU, end-stage cancer, heart murmur	Blood cultures, echo
Cholesterol emboli	Recent angiography, livedo, ischemic digital lesions	Retinal exam, eosino-philia/uria, ↓complement
Venous sinus thrombosis	Postpartum, Oral contraceptives, hypercoagulability	MR venogram, meningeal biopsy
CNS vasculitis	SLE, Behcet's, recent ophthalmic zoster	Angiography, brain or meningeal biopsy
Drug-induced vasospasm	Drug abuse(cocaine, amphetamines)	Tox screen, angiography

3. Stroke의 치료

- 호흡, 기도 폐쇄(구토 등의 이물)을 확인하고, hypoglycemia, hypoxia 등을 감별한다.
- Hypoxemia가 있는 환자에게 산소 공급을 시행한다. 저산소증이 없는 뇌경색 환자에게 산소 공급은 권장하지 않는다.
- V/S check, ECG, CT scan, electrolytes, glucose, CBC, PT/PTT, lipid panel 등
- IV access(N/S)
- 고혈압의 조절 : 아래 표 참고
- 혈전용해제의 적응증이 되는지를 확인한다.

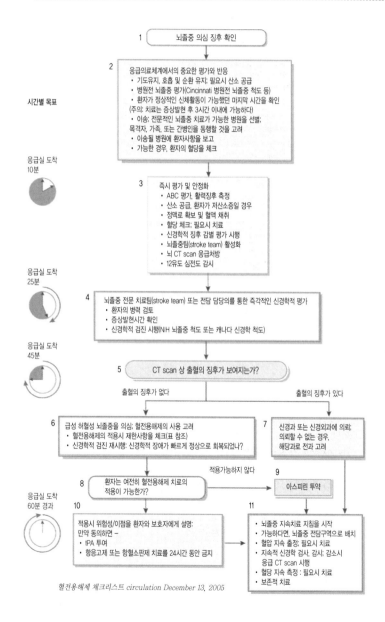

시간별 목표

응급실 도착
10분

응급실 도착
25분

응급실 도착
45분

응급실 도착
60분 경과

1 뇌졸중 의심 징후 확인

2 응급의료체계에서의 중요한 평가와 반응
- 기도유지, 호흡 및 순환 유지; 필요시 산소 공급
- 병원전 뇌졸중 평가(Cincinnati 병원전 뇌졸중 척도 등)
- 환자가 정상적인 신체활동이 가능했던 마지막 시간을 확인
  (주의: 치료는 증상발현 후 3시간 이내에 가능하다)
- 이송: 전문적인 뇌졸중 치료가 가능한 병원을 선별;
  목격자, 가족, 또는 간병인을 동행할 것을 고려
- 이송될 병원에 환자사항을 보고
- 가능한 경우, 환자의 혈당을 체크

3 즉시 평가 및 안정화
- ABC 평가, 활력징후 측정
- 산소 공급, 환자가 저산소증일 경우
- 정맥로 확보 및 혈액 채취
- 혈당 체크; 필요시 치료
- 신경학적 징후 감별 평가 시행
- 뇌졸중팀(stroke team) 활성화
- 뇌 CT scan 응급처방
- 12유도 심전도 감시

4 뇌졸중 전문 치료팀(stroke team) 또는 전담 담당의를 통한 즉각적인 신경학적 평가
- 환자의 병력 검토
- 증상발현시간 확인
- 신경학적 검진 시행(NIH 뇌졸중 척도 또는 캐나다 신경학 척도)

5 CT scan 상 출혈의 징후가 보여지는가?

출혈의 징후가 없다

출혈의 징후가 있다

6 급성 허혈성 뇌졸중을 의심; 혈전용해제의 사용 고려
- 혈전용해제의 적용시 제한사항을 체크(표 참조)
- 신경학적 검진 재시행: 신경학적 장애가 빠르게 정상으로 회복되었나?

7 신경과 또는 신경외과에 의뢰;
의뢰할 수 없는 경우,
해당과로 전과 고려

8 환자는 여전히 혈전용해 치료의 적용이 가능한가?

적용가능하지 않다

9 아스피린 투약

10 적용시 위험성/이점을 환자와 보호자에게 설명:
만약 동의하면 –
- IPA 투여
- 항응고제 또는 항혈소판제 치료를 24시간 동안 금지

11
- 뇌졸중 지속치료 지침을 시작
- 가능하다면, 뇌졸중 전담구역으로 배치
- 혈압 지속 측정; 필요시 치료
- 지속적 신경학 검사, 감시; 감소시
  응급 CT scan 시행
- 혈당 지속 측정; 필요시 치료
- 보존적 치료

혈전용해제 체크리스트 circulation December 13, 2005

급성뇌경색의 tPA 적응증 (2013, 한국뇌졸중진료지침)

1. 신경학적 장애가 동반되고 경미하지 않은 허혈성 뇌졸중
2. 신경학적 장애가 자발적으로 신속히 호전되지 않아야 함
3. 신경학적 장애가 심한 환자는 치료 시 주의해야 함
4. 거미막하 출혈(subarachnoid hemorrhage)으로 인한 증상이 아니어야 함
5. 최근 3개월 이내에 두부 외상 (head trauma) 및 뇌졸중이 없어야 함
6. 최근 3개월 이내에 심근 경색이 없어야 함
7. 최근 21일 이내에 소화기 및 비뇨기계 출혈이 없어야 함
8. 최근 14일 이내에 주요 수술(major surgery)을 시행하지 않았어야 함
9. 최근 7일 이내 압박불가능한 동맥 천자(arterial puncture)를 시행하지 않았어야 함
10. 두개내 출혈(intracranial hemorrhage)의 과거력이 없어야 함
11. 혈압은 수축기 혈압185 mmHg 및 확장기 혈압110 mmHg 이내로 조절되어야 함
12. 신체 검진 당시, 출혈및외상(골절 포함)이 발견되지 않아야 함
13. 경구 항응고제를 복용하고 있다면 INR 1.7 이하여야 함
14. 과거 48시간 이내 헤파린을 투여받았다면, aPTT가 정상범위 이내로 조절되어야 함
15. 혈소판 수치는 100,000 mm³ 이상이어야 함
16. 혈당 수치는 50 mg/dL (2.7 mmol/L) 이상이어야 함
17. 경련(seizure) 후 발생한 신경학적 장애가 아니어야 함
18. CT에서 저음영병변이 뇌반구의 1/3 이상인 다엽경색(multilobar infarction)이 아니어야 함
19. 환자 또는 보호자가 치료에 따르는 위험과 이득에 대해 이해하고 있어야 함

정맥내 tPA 투여 방법

1. 몸무게 kg당 총 0.9 mg을 계산하여 용량의 10%는 1분동안 bolus로 주고 나머지를 60분간 주입한다. (최대 용량 90 mg을 넘지 않는다)
2. 환자는 Monitoring을 위해 intensive care unit 또는 stroke unit에 입원한다.
3. 혈전용해제 투여 중에는 신경학적 검진을 매 15분 간격으로, 다음 6시간 동안은 매 30분 간격으로, 다음 16시간 동안은 매 시간 시행한다.
4. 환자가 심한 두통을 호소하거나 갑작스러운 혈압 상승, 오심, 구토 등의 증상이 발생했을 경우, rt-PA의 투여를 중단하고 응급 CT를 시행한다.
5. 혈압은 혈전용해제 투여 중 또는 투여 후 첫 2시간 동안은 매 15분 간격으로, 다음 6시간 동안은 매 30분 간격으로, 다음 16시간 동안은 매 1시간 간격으로 측정한다.
6. 혈압조절
   1) 수축기 혈압이180 mmHg 이상 또는 확장기 혈압이 105 mmHg 이상인 경우
      - Labetalol 10 mg 정맥 투여한다. (1~2분 동안) 조절이 안되면 10~20분 간격으로 반복 투여할 수 있다. (최대 300 mg 까지 투여 가능)
      - 또는 labetalol 10 mg 정맥투여 뒤 분당 2~8 mg 주입한다.
   2) 수축기 혈압이230 mmHg 이상 또는 확장기 혈압이 140 mmHg 이상인 경우
      - Labetalol 10 mg 정맥 투여한다. (1~2분 동안) 조절이 안되면 10~20분 간격으로 반복 투여할 수 있다. (최대 300 mg 까지 투여 가능)
      - 또는 labetalol 10 mg 정맥투여 뒤 분당 2~8 mg 주입한다.
      - 또는 nicardipine 시간 당 5 mg 정맥투여한다. 5분마다 시간당 2.5 mg 증량 (최대 시간당 15 mg 투여 가능)

** 개정 국내 권고 사항 (2013, 한국뇌졸중진료지침)

1. 허혈성 뇌졸중 환자에서 증상발생(최종적으로정상이었던시간기준) 3시간 이내에 투여가 가능한경우, IV tPA 치료를 한다. 단, 영상검사에서 뇌출혈이 배제되어야 한다.

2. 위의 치료는 81세 이상의 환자에서도 적용가능하다.

3. 허혈성 뇌졸중 환자에서 증상발생(최종적으로정상이었던시간기준) <u>3~4.5시간</u> 사이에 투여가 가능한경우 IV tPA 투여를 할수 있다.

* <u>단, 80세이상, 심한 신경학적장애(NIHSS점수25점초과), 과거 뇌졸중과 당뇨병의 병력이 함께 있는 환자, 경구 항응고제를 복용하고 있는 환자에서는 3~4,5시간 투여할 근거가 부족하다.</u>

4. IV tPA 치료는 치료하지 않은 군에 비하여 유의하게 높은 뇌출혈의 위험이 있으므로 그 위험성에 대하여 숙지하고 있어야한다.

5. IV 스트렙토키나아제(streptokinase)는 출혈의 위험이 유의하게 높으므로 사용하지 말아야 한다.

6. 허혈성 뇌졸중에서 tPA 이외의 정맥내 혈전용해제(urokinase, tenecteplase, desmoteplase)의 효과는 아직 입증되지 않았다.

7. IV tPA 치료는 조기에 투여될수록 환자의 예후가 좋아지므로, 적응증과 금기증을 확인한 후 가능한 신속히 시작하도록 한다.

• 일반 처치
  – 혈압 조절
  – Aspirin, Heparin, Coumadin, Antiplatelet, Antithrombotic agent를 24시간 동안 투여해서는 안 된다.
  – Central venous line 또는 arterial punctures 는 가급적 피한다.
    Foley catheter는 30분이 지나서, NG tube 24시간이 지나서 삽입하도록 한다.
  – 가장 위험한 합병증은 뇌출혈로서 연구결과에 따라서 4.6~5.4% 정도를 보고되고 있다.
  – 그 외 합병증으로서는 전신적 출혈(낮다; 0.4%), orolingual angioedema (1.5%), 저혈압 등이 있다.

■ **급성 뇌경색에서의 고혈압의 조절**

혈압, mmHg	치료
A. 혈전용해제 요법이 적용이 안되는 경우	
Systolic ≤ 220 or diastolic ≤ 120	Observe unless other end-organ involvement (eg. aortic dissection, acute myocardial infarction, pulmonary edema, hypertensive encephalopathy) Treat other symptoms of stroke (eg, headache, pain, agitation, nausea, vomiting) Treat other acute complications of stroke, including hypoxia, increased intracranial pressure, seizures, or hypoglycemia

Systolic > 220 or diastolic 121 to 140	Labetalol 10 to 20 mg IV for 1 to 2 min May repeat or double every 10 min (max dose 300 mg) OR Nicardipine 5 mg/h IV infusion as initial dose; titrate to desired effect by increasing 2.5 mg/h every 5 min to max of 15 mg/h Aim for a 10% to 15% reduction in blood pressure
Diastolic > 140	Nitroprusside 0.5 μg/kg per minute Iv infusion as initial dose with continuous blood pressure monitoring Aim for a 10% to 15% reduction in blood pressure
B. 혈전용해제 요법이 필요한 경우	
Systolic > 185 or diastolic > 110	Labetalol 10 to 20 mg IV for 1 to 2 min May repeat 1 time or nitroprusside IV
During-after treatment	
1. Monitor blood pressure	Check blood pressure every 15 min for 2 h, then every 30 min for 6 h, and finally every hour for 16 h
2. Diastolic > 140	Sodium nitroprusside 0.5 μg/kg per minute Iv infusion as initial dose and titrate to disired blood pressure
3. Systolic > 230 or diastolic 121 to 140	Labetalol 10 mg Iv for 1 to 2 min May repeat or double labetalol every 10 min to maximum dose of 300 mg, or give initial labetalol dose, then start labetalol drip at 2 to 8 mg/min OR Nicardipine 5 mg/h Iv infusion as initial dose and titrate to desired effect by increasing 2.5 mg/h every 5 min to maximum of 15 mg/h; if blood pressure is not controlled by latetalol, consider sodium nitroprusside
4. Systolic 180 to 230 or diastolic 105 to 120	Labetalol 10 mg IV for 1 to 2 min May repeat or double labetalol every 10 to 20 min to maximum dose of 300 mg, or give initial labetalol dose, then start labetalol drip at 2 to 8 mg/min

- tPA 사용 후에 발생한 뇌출혈의 치료
  - 신경학적 기능을 평가 시 악화의 소견：두통, 급성 고혈압, 오심, 구토
  - 바로 tPA를 끊는다.
  - 응급 brainCT 시행
  - Blood sample 시행：PT, PTT, PLT count, Fibrinogen level
  - Cryoprecipitate와 fibrinogen(6~8 unit)을 준비
  - CT상 출혈시, laboratory result를 평가하고, fibrinogen을 투여한다.
  - NS, Hematology consult
  - CT를 시간 경과 후 다시 시행한다.
  - 치료에 대한 consensus를 형성한다.

Annals Emerg Med, 37:2 Feb 2001, Acute ischemic stroke

VII 두통 Headache

두통의 병력 청취에서 가장 중요한 것은 "급성" 여부를 확인하는 것이며, 급성은 멀쩡하다가 갑자기 발생, 발생 시각을 정확히 말함, 발생 당시 상황을 정확히 말함, 누군가 옆에 있어 이를 말함 등이며, 급성 두통은 CT는 물론 SAH 등의 출혈성 질환을 감별하기 위하여 지속 검사가 필요하다.

1. 두통환자의 중요한 병력과 이학적 검사

병력	
두통의 발생	갑작스런 발생(망치로 맞은 듯이) vs 점진적인 발생, 급성, 아급성, 만성, 재발성인지의 여부
전구 증상aura	Scintillating scotoma, constitutional Symptoms
동반 증상	오심, 마비, 감각이상, Photophobia, phonophobia
악화/호전 요소	운동, 생리, 진통제
두통의 위치	Frontal vs occipital, unilateral vs Bilateral(diffuse) 전과 같은 위치인지 다른 위치인지
두통의 양상	욱신욱신throbbing Vs 찌르듯, 갈라지듯이, 둔한, 누르듯이
이학적 검사	
활력 징후	체온, 맥박수, 혈압
안저 검사	안저 부종, 망막정맥의 맥박, 망막 출혈, subhyaloid Hemorrhages(SAH)
경부 검사	경부 강직, 갑상선비대, 경동맥, 척추 동맥의 잡음
심장	AF, 심잡음
신경학적 검사	의식 상태, 뇌신경 검사 운동, 감각, 반사, Babinski and Hoffman reflexes, 소뇌기능 검사, gait

* 두통의 대부분이 뇌조직 외의 두피, 두피 신경(occipital n. auricular n.) 이상인 경우다. 신주요법으로 대부분 극적인 호전을 볼 수 있다.

2. Headache disorder의 분류 및 양상

	Migraine	Tension type H/A	Cluster H/A	Mass lesion	SAH	CN V H/A	TA
발병 연령	10~30	20~50	20~40	Any	Adult	50~70	>55
두통 위치	두개의 반쪽, shifting 되기도 함	양측 눈 주위, 안구 뒤	두개 반쪽	Any 후두골 division	전반적,	2nd~3nd >1st 부위	측두골

	Migraine	Tension type H/A	Cluster H/A	Mass lesion	SAH	CN V H/A	TA
동통 기간	4~72시간	30분~7일	15~180분	다양	다양	수초 정도	간헐적이 다가 지속됨
빈도	다양	다양	1~8/일, 밤에	간헐적, 밤에 주로	갑작스레 발생, 지속적	발작적	지속적, 밤에 더 심해짐
강도	중등도~중증	둔통	격심	중등도	격심	격심	다양
두통의 성격	욱신욱신	띠를 감은 듯이	찌르듯이, 갈 듯이	둔통, 욱신욱신	터지듯이	전기 자극 처럼	다양
연관 증상	오심, 구토, photo/ phonophobia, scotomata, 드물게 뇌신경 증상	오심, 구토 는 없음	편측의 결막 충혈, 누루, 비 충혈, 콧물, 안면 부종	구토, nuchal rigidity, 신경학적 이상	오심, 구토, nuchal rigidity, 실신, 신경학 적 이상	안면 동통 편측 안면근의 경련	두피의 압통, 측두골 동맥 의 압통, 다 발성 관절통, jaw claudication

CN V : trigeminal neuralgia, TA : temporal arteritis, H/A : headache

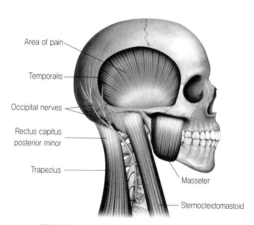

그림 18-8. Occipital nerve neuritis, auricular nerve neuritis

- 두통은 심하고 지속적인 스트레스 상황에서 서서히 간혹 acute headache의 형태로 나타날 수 있다. 뒷머리, 측두골의 통증, 오심은 흔하나 구토는 드물다. Contrast enhanced CT로 SAH, vertebral a. dissection 등을 미리 R/O 해야 한다.
- 통증 특징: occipital area의 머리카락을 살살 쓸어주면 매우 심하게 아파지만 아파하는 부위를 눌러주면 반대로 시원하다고 말하는 경우가 많다

- 신주요법으로 splenius capitis, SCM 중단, trapezius m 등 occipital nerve가 지나는 근육의 압통을 확인한 후에 주사한다.

3. 응급 CT/MRI의 적응증(위험한 두통)

처음으로 느낀 가장 심한 두통 Worst and first headache

의식 저하/의식 혼탁

신경학적 검사에서 이상 소견

50세 이상에서 새로 발생된 두통

면역 억제된 환자에서 새로 발생된 두통

점점 심해지는(진통제에 반응이 둔한) 아급성 두통

연관된 증상 : 경부 강직, 구토 및 발열

Diagnostic testing for the evaluation of headaches. Neurol Clin 14:1~26, 1996

VIII 급성 지주막하 출혈 SAH

- Saccular, berry aneurysm이 가장 흔한 원인(그외 AVM, mycotic aneuryms, anticoagulation, vasculitis).
- 위험인자 : 가족력, preeclampsia, atherosclerosis, 고혈압
- 술, 담배, aspirin, cocaine.
- 평균 나이 : 40~60 years.(56%가 쉴 때, 25%가 행동할 때, 10%가 수면 중에 발생)

1. 임상 양상

두통	70%
경고 sentinel 두통	55%
경부통, 경부 강직	78%
의식 혼탁	53%
CN III 뇌신경 마비	9%
경련	3~25%
국소 신경이상	19%
두통(-), 신경이상(-), 경부강직(-)	11%

Cooperative Aneurysm Study Neurology 1983; 33; 981

2. Hunt-Hess의 분류(SAH)

Grade	증상 및 징후	정상 CT(사망률)
I	무증상, 경한 두통, 약한 경부 강직	15%(30%)
II	중등도-중증의 두통과 경부 강직, 뇌신경 결손만있는 경우	7%(40%)
III	기면, 혼란, 경도의 국소 신경 이상	4%(50%)
IV	혼미, 경도/중등도의 반신마비, 초기 제뇌 또는 vegetative	1%(60%)
V	Deep coma, decerebrate rigidity, moribund appearance	0%(90%)

Emerg Med Rosen and barkin 4th ed.

위치 junction, bifurcation	파열 시 징후
Internal carotid-posterior communicating artery	• Ipsilateral 3rd nerve palsy
Anterior communicating artery	• Bilateral leg weakness, numbness and Babinski reflex
Middle cerebral bifurcation	• Contralateral face or hand weakness, aphasia (left) or visual neglect (right)
Basilar bifurcation	• Bilateral vertical gaze palsies, Babinski sign, coma
Vertebral-posterior inferior communicating artery junction	• Vertigo, lateral medullary syndrome

3. 진단 및 치료

진단	치료
• CT abnormal > 95% if onset < 12 h • CT abnormal < 77% if onset >12 h • CSF > 100,000 RBC's/mm3 (평균) (적은 수의 RBC도 가능하다) • Xanthochromia (traumatic spinal tap으로는 바로 xanthochromia가 발생하지 않는다) • ECG – peaked, deep, inverted T-waves, ↑QT, 또는 large U waves	• Lower ICP – ↓systolic BP to≤160 mmHg 또는 MAP to≤110 mmHg • Nimodipine 60 mg PO q 4~6시간 (vasospasm을 예방; HH Grade I~III에 적용이 된다) • Phenytoin/Fosphenytoin prophylaxis • 조기 혈관 조영술과 수술적 치료(HH grade I~III)

※ SAH에서 재출혈이 발생할 경우 25%의 사망률을 보이며, vasospasm은 침범된 부위의 perfusion이 떨어지므로 경색으로 인한 사망과 이환의 원인이 된다. Vasospasm은 보통 2주내에 발생한다(3~21 days).

IX 급성 마비 | Acute Weakness, Upper vs. Lower motor Neuron

Upper motor neuron (UMN) lesion은 cortex (예, stroke), brain stem, spinal cord.

Lower motor neuron (LMN) lesion은 anterior horn cells, neuromuscular junction, muscle (예, muscular dystrophies)의 손상에 의해 발생한다.

1. Upper motor neuron(UMN)과 Lower motor neuron(LMN) disease의 감별

Category	UMN disease	LMN disease
Muscular deficit	Muscle groups	Individual muscles
Reflexes	Increased	Decreased/absent
Tone	Increased	Decreased
Fasciculations	Absent	Present
Atrophy	Absent/minimal	Presentt

2. 급성 근력 약화의 평가

먼저 환기에 대한 평가 및 치료가 가장 우선이 되어야 한다(FVC 15 ml/kg 이상, maximal inspiratory force 15 cmH$_2$O 이상).

Spinal Cord	Peripheral Neuropathy	Myoneural Junction	Muscle disease
하지 근육의 약화 DTR 소실 혹은 감소 sensory level이 분명 Bladder/bowel (B/B) incontinence(+)	전신 쇠약 전신 areflexia Stocking/glove 양상의 감각 소실 B/B-정상	뇌신경 침범 전신에 쇠약 Fasiculations 감각 소실(-) B/B- 정상	전신 쇠약 proximal muscle 침범 감각 소실(-) B/B-정상
Transverse myelitis, Cord tumor/bleed, Abscess, Disc herniation	Guillain Barre, Porphyria, Arsenic toxic neuropathy, Tick paralysis	Myasthenia gravis, Organophosphates, Botulism	Polymyositis, Alcohol, endocrine myopathy, Electrolyte 이상(K, Na, Ca)

3. 약함, 위약weakness의 감별

비신경근육성	신경근육성neuromuscular
Critical 　심근경색 　임박한 호흡부전 　패혈증	Rabies Botulism Tetanus
Emergent 　탈수Dehydration	Guillain-barre syndrome Electrolyte imbalance Myasthenia gravis crisis Periodic paralysis Transverse myelitis
Other 　단순 피로 　불안 　fibromyalgia 　만성 피로 증후군 　암	Lambert-Eaton syndrome Poliomyelitis ALS Multiple sclerosis Diphtheria Porphyria Seafood toxins Tick paralysis

X Bell's Palsy

제 7뇌신경의 마비. 원인은 보통 viral(예, herpes) infection 이나 Lyme disease, middle ear infection/lesion, CNS mass, vascular disease를 감별해야 한다.

■ 임상 양상 및 치료

임상 양상		치료
Weakness of forehead muscles	100%	• CNS, otic disease를 감별
Maximum deficit in 96 h	> 95%	• Prednisone 60 mg PO qd×5 days with taper to 5
Maximum deficit in 48 h ↑	50%	mg/day for next 5 days
↑Tearing	68%	• ±Administer Lacrilube to eye &
Mastoid pain	61%	patch eye shut to prevent corneal abrasion
Abnormal taste	57%	• Acyclovir 400 mg PO 5 times/day for 10 days
Hyperacusis	29%	(esp. if onset<3 days)
↓tearing	16%	• Follow up with neurologist
Numbness (±5th cranial nerve)	<50%	

1Ann Oto Rhin Laryngol 1996; 105; 371

XI Guillain-Barre Syndrome

Guillain-Barre 증후군은 감염 이후 발생하는 자가면역 말초신경염으로, 85~95%
가 수주에서 수달 간에 걸쳐서 완전회복 된다. 먼저 호흡근의 침범여부를 판단하는
것이 중요하다.

■ 임상 양상, 진단, 치료

임상 양상	진단
• 50~67%에서 최근의 바이러스 감염의 병력, 근력의 약화는 갑자기 발생하여 대칭성으로 다리부터 시작해서 상부로 이동하여 체간과 팔로 진행한다 • DTR의 감소 또는 소실 • 안면부 침범 : 25~50% • 감각 이상 : 감각 저하, 이상감각-33% • Miller-Fischer variant – 근력 약화가 안면에서 시작해서 하행하며, 안구근의 마비와 ataxia를 보인다. 복시가 주호소인 경우가 많다	• 임상적 양상이 중요하다 • CSF – protein 정상 또는 > 400 mg/L • CSF – white cell count 정상 또는 monocytosis • Nerve conductions study (slowing)
	치료
	• Ventilatory supoport1가 필요(16~28%) • Plasmapheresis and/or steroids • Embolism(heparin피하 주사)과 infection 치료

[1] 기계호흡은 expiratory forced VC가 12~15 mL/kg 이하이거나, 호흡곤란 등의 증상, 증상 악화가 빠를 경우, mild hypoxemia(PaO$_2$ < 75~80 mmHg), 그리고 노인이거나 preexisting respiratory disease를 가진 경우 임상적인 판단에 근거해서 시작한다.

XII Myasthenia Gravis; MG

• 자가 면역 질환으로 NM junction의 acetylcholine receptor에 대한 항체 때문으로, thymoma가 10~25%에서 연관이 있다.

임상적 양상	
Ptosis, diplopia, blurring (common) Dysarthria, dysphagia, jaw muscle Asymmetric weakness	오전과 오후에 증상의 차이를 보이는 fluctuation이 가장 특징적이다. 체간 또는 사지의 근력약화를 보일 수 있다. 근력약화는 활동/반복하면 심해진다. 열에 의해 더 악화되고, 차가움에 호전이 된다(cold pack이 ptosis를 호전시킨다).

Myasthenic crisis	Crisis Management
• MG의 급성 악화로 swallowing and respiratory insufficiency를 보이는 경우로 정의한다. • 유발인자–infection, antibiotics • Aminoglycosides, tetracycline, clindamycin, CNS depressants, b blockers, quinidine, procainamide, lidocaine, metabolic ($\uparrow K^+$, $\uparrow Mg_2^+$, $\downarrow K^+$, $\downarrow Ca_2^+$)	• Tensilon test : edrophonium (Tensilon) • 심장 모니터하에 1~2 mg을 IV한다. 부작용이 안 나타나면 8 mg을 IV. 　호전 = Myasthenic crisis 　악화 = Cholinergic crisis • 호흡의 평가 　Forced VC > 15 ml/kg & 　Max inspiratory force > 15 cmH$_2$O • 원인을 찾아서 치료 • 입원 • Neostigmine 1Ⓐ IM(IV)로 반응을 보기도 한다 　(tensilon이 없을 경우)
Cholinergic crisis	
• Overdose of anticholinesterase meds. • 근력약화와 SLUDGE 증상 　(salivation, lacrimation, urination, defecation, GI upset, and emesis)	

XIII 현훈과 어지러움 Vertigo and Dizziness

• 응급실에서의 현훈 및 어지럼증 환자에 대한 접근은 현훈과 단순 어지럼증, 거의 실신상태, 전신 쇠약 등의 비슷한 증상을 보이는 질환에서 현훈을 알아내는 것이 중요하다. 이후 현훈 $^{true\ vertigo}$인 경우 "중추성 현훈"의 배제가 중요하며, 기존 교과서에서의 접근은 중추성 현훈과 말초성 현훈의 차이점에 그 초점이 맞춰져 있었다. 하지만 최근의 문헌에서의 접근은 중추성 현훈의 배제를 위하여서는 반대로 "말초성 현훈"의 전형적인 양상을 정확히 이해하고, 가장 흔한 세가지 말초성 현훈 질환 (vestibular neuritis, BPPV, Meniere's disease)의 핵심적 특징들(acute severe dizziness, recurrent positional dizziness, recurrent attacks of dizziness)을 정확히 이해함으로써 진단적 접근을 용이하게 하는 것으로 바뀌고 있다.

중추성/말초성 현훈 감별의 중요한 요점

1. 말초성 현훈에서는 절대 나타나지 않는 징후가 있다.
→ [그러므로] 말초성 현훈에서 나타날 수 없는 징후가 관찰되면, 바로 중추성 현훈을 진단할 수 있다.

2. [그러나] 중추성 현훈에서는 말초성 현훈의 모든 징후가 나타날 수 있다. → [그러므로] 중추성 현훈을 퇴원시까지도 배제해서는 안되며, "증상이 지속되거나 악화되면 재내원 하여 MRI를 시행"할 것을 설명해야 한다.

3. [그럼에도 불구하고] 말초성 현훈은 특징적인 양상들을 가지고 있으며, 응급실에서 손쉽게 시행할 수 있는 신경검사에서도 특징적인 소견들을 보인다.
→ 말초성 현훈의 양상을 '정확히 이해'하여, 말초성 현훈을 "Rule-in" 함으로써, 반대로 중추성 현훈을 "Rule-out" 한다. (그러나 완전한 rule-out은 불가능함)

4. CT, MRI로 급성기 중추성 현훈을 배제할 수 있는 것은 아니다.
→ CT 는 민감도가 낮아 중추성 현훈에 대한 선별검사로 적합하지 않으며, posterior fossa (뇌간, 소뇌)의 뇌경색은 수일이 지나도 CT에서 나타나지 않을 수 있다. 증상발생 후 24시간 이내인 posterior fossa sroke에 대한 MRI의 민감도는 80% 이다.*

* CMAJ, 2011 Jun 14;183(9):E571-92

1. 급성 중증 현훈 Acute Severe Dizziness에 대한 접근

심한 현훈이 갑자기 발생하여 지속적으로 나타나는 것을 말한다. 구역, 구토가 동반되어 나타나며, 걸을 수 없는 경우가 많으며, 이전에 비슷한 증상을 경험한 적이 없다.

- 원인 질환
  - Vestibular neuritis(가장 흔함)
  - 말초 전정계Peripheral vestibular system의 혈관 폐쇄
  - 달팽이관염Labyrinthitis- 청력의 이상
  - 뇌졸중: Cerebellar stroke, lateral medullary infarct(PICA occlusion)등. Posterior fossa 의 작은 뇌경색이 vestibular neuritis와 매우 유사한 증상을 유발할 수 있다.

- "Acute severe dizziness" 에서의 중추성/말초성 현훈 감별
  - 자세한 병력청취 및 신경학적 검사 시행
  - Focal numbness, focal weakness, slurred speech 등의 신경학적 이상 여부 관찰
  - 경증의 복시(Mild double vision)는 말초전정기관의 장애로도 유발될 수 있어 감별점으로 부적합
  - 대부분의 중추성 현훈에서 신경학적 이상을 동반하나, 어지럼증만을 호소하는 경우도 있다. (전체 어지럼증 환자의 1% 미만)
  - HINTS (Head Impulse - Nystagmus - Test of Skew)
    Acute vestibular syndrome에서 stroke을 진단하기 위한 임상검사이며, 3단계의 HINTS 검사가 acute vestibular syndrome에서 초기 MRI 보다 stroke

에 대한 민감도가 높을 수 있다.

3-step bedside oculomotor examination : HINTS		
	중추성 현훈	말초성 현훈
(1 st Step) Head impulse : horizontal head thrust test (이후에 나오는 "Vestibulo-ocular reflex 와 Head thrust test" 파트 참고)		
검사법	Head thrust test : VOR(vestibulo-ocular reflex)을 확인하기 위한 검사. 두 손으로 환자의 머리를 잡고 검사자의 코를 바라보고 있게 한 후, 한쪽으로 5~10° 정도 빠르게 돌렸을 때, 시선이 함께 돌아갔다가 코를 다시 보는데 delay 가 발생하면 VOR이 비정상인 것으로 판단하며, 시선이 코에 고정되어 있으면 VOR이 정상인 것으로 판단한다	
양상	• 정상 VOR : acute vestibular syndrome에서 정상 VOR 은 중추성 현훈을 강하게 시사함.	• 비정상 VOR : 말초성 질환의 특징적인 소견이나, lateral pontine stroke 에서도 나타날 수 있으며, 말초성 현훈에 대한 약한 표지자임.
(2nd Step) Nystagmus (이후에 나오는 "Nystagmus" 파트 참고)		
검사법	Visual fixation 에 의해 나타나지 않을 수 있으므로, Frenzel glass나, 하얀 종이로 눈을 수 cm 앞에서 가리고 옆에서 관찰하는 방법을 이용하여 fixation을 없애고 관찰한다.	
양상	• 양 방향으로 나타나는 GEN : 중추성 • pure torsional nystagmus • spontaneous vertical nystagmus(주로 downbeat) • 전형적인 vestibular neuritis 양상이 아닌 nystagmus는 모두 의심해야 함	• 한 방향으로만 나타나는 horizontal nystagmus (또는 horizontal-torsional) ※ Acute vestibular syndrome을 유발하는 stroke 의 대부분에서 한 방향의 horizontalnystagmus 가 나타난다.
(3rd Step) Test of skew (이후에 나오는 "Skew Deviation" 파트 참고)		
검사법	Alternate cover testing : 좌우 눈을 번갈아 가리면서 안구가 상하로 움직이는지 관찰	
양상	• 눈가리개를 다른 눈으로 옮겼을 때 안구의 수직이동이 발생(skew deviation)	• Skew deviation 이 나타나지 않음

전형적인 vestibular neuritis 양상의 nystagmus, head thrust test 양성 (비정상 VOR), 신경학적 이상이 없을 경우 vestibular neuritis 로 거의 진단할 수 있다. 하지만 뇌졸중의 고위험군인 경우, 뇌졸중 진단을 위한 검사를 시행하는 것이 좋으며, 위험인자가 없다 하더라도 과신해서는 안 된다.

Vestibular neuritis	
원인	Viral infection, ant. vestibular artery ischema 추정. 30~40대에서 호발
임상양상	• 갑자기 발생한 심한 "빙빙도는" 어지러움이 수시간~하루이상 지속. 구역, 구토 동반 • 잘 걷지 못하는데, 급성기에는 병변쪽으로 쓰러지나 수일 후 보상기전에 의해 반대쪽으로 바뀜 • 1~2일간 가장 심하며, 수주~수개월간에 걸쳐 점차 호전된다. • 재발하는 경우는 극히 드물며, 재발 시 다른 진단을 고려해야 한다.

Nystagmus	• horizontal (horizontal-torsional) nystagmus 가 병변 반대쪽을 향해 나타남. • nystagmus 의 방향을 볼 때 더 커지고, 반대편을 볼 때는 감소하거나 소실된다. (Alexander's law) 하지만 절대 방향은 바뀌지 않는다. • 첫 수시간 동안은 자발적으로 나타나나, 시간이 경과함에 따라 한쪽을 주시할때나 visual fixation을 제거해야만 나타난다. Left vestibular neuritis 의 nystagmus
검사	• Head thrust test : VOR 소실이 관찰됨 • Head shaking test : 30도가량 고개를 앞으로 숙이고 좌우로 45도 가량 2 Hz(1초에 두 번 왕복)로 20~30회 흔든다. 멈춘 뒤 5초 이상 지속되는 nystagmus 가 관찰됨. ※ 이때, nystagmus 의 방향이 바뀌거나 vertical nystagmus 가 나타나면 중추성 질환을 의심

2. 재발성 체위성 현훈 Recurrent Positional Dizziness에 대한 접근

특정 자세에 의해 증상이 유발되는 어지럼증을 말한다.

• 원인 질환
 - Benign paroxysmal positional vertigo (BPPV)
 - 소뇌와 뇌간의 병변 : Cerebellar stroke, Chiari malformation, cerebellar tumor, multiple sclerosis, migraine vertigo, degenerative ataxia disorders

• "Recurrent positional dizziness"에서의 원인감별
 - BPPV는 응급실에서 곧바로 치료가 가능하여, 치료시 중추성 현훈을 배제할 수 있게 된다.
 - 어지러움을 유발하는 모든 질환이 특정 자세에서 증상이 악화될 수 있고, vestibular neuritis 또한 움직임에 의해 악화되고 가만히 있으면 호전되므로 BPPV로 오인되는 경우가 많다. 하지만 BPPV환자는 자세 변화에 의해 증상이 유발되고, 다시 증상이 유발되기 전까지는 휴식 시 증상이 없다는 점이 다르다.

Vertigo and Dizziness in the Emergency Department, Emerg Med Clin North Am, 2009 Feb;27(1):39

 - BPPV는 발생한 반고리관에 따라 임상양상 및 검사법, 치료법이 다르다.
 - 중추성 원인으로 의심해야 하는 경우
  • Central positional nystagmus 의 가장 흔한 양상은 유발 자세를 유지하면 계속 나타나는 pure down-beating nystagmus 이다.

- pure torsional nystagmus
- epositioning maneuver 에 반응하지 않는 nystagmus

Benign paroxysmal positional vertigo		
발생위치	Posterior canal	Horizontal canal	Anterior canal
원인	Calcium carbonate debris 가 otoconial membrane에서 떨어져나와 semicircular canal 로 들어감		
빈도	가장 흔한 형태		드물다
임상양상	• 유발 상황 : 올려다 보기, 침대에서 돌아누움, 침대로 들어가거나 나올 때 증상이 시작됨 • 1분 미만의 episode (구역 및 가벼운 어지럼증은 더 지속될 수 있음) • Episode 사이에는 환자는 정상으로 보임 • Latency : 두위변환 후 nystagmus 발생 시까지 delay가 있다. • Fatigue : 반복적인 유발 시 점차 증상 소실		
검사	• Dix-Hallpike test: 병변쪽으로 머리를 돌리고, 뒤로 눕혀 목을 45도 신전시킴(head-hanging position) → upbeat-torsional nystagmus 유발 병변 위치 • 병변측 주시시 회전, 병변반대측 주시 시 수직방향, 정면 주시 시 혼합되어 나타남	• Head roll test: 누워서 머리를 우측으로 돌리면 우측으로, 좌측으로 돌리면 좌측으로 nystagmus 가 나타남. (우측으로 돌리면 좌측으로, 좌측으로 돌리면 우측으로 나타날 수도 있음) 보통 더 심한 nystagmus 가 나타나는 쪽이 병변	• Dix-Hallpike test → down-beating nystagmus 유발 ※ Central positional vertigo 의 가장 흔한 양상이 down-beatnystagmus 이므로 주의해야 함.
치료	• Epley maneuver: Dix-Hallpike test시행 시 nystagmus가 확인되면, 그 상태에서 바로 Epley maneuver를 시행, Dix-Hallpike test를 반복하여 성공여부 확인하며, nystagmus 가 남아 있으면 재치료	• Barbecue maneuver • Forced prolonged position: 병변이 위로 가도록 옆으로 누워 수 시간 유지	• Epley maneuver

3. 재발성 현훈 ^{Recurrent Attacks of Dizziness} 에 대한 접근

* 비슷한 양상의 어지럼증이 이전에도 발생했던 경우를 말한다.
* Meniere's disease
  - 심한 현훈과 구역, 구토, 편측성 청각 이상(ear fullness, tinnitus, hearing loss)
  - 지속기간은 다양하나, 일반적으로 수 시간 지속
  - Head thrust test는 일반적으로 정상임
  - Nystagmus의 양상은 vestibular neuritis와 일치하지는 않으나, 중추성 현훈을 시사하는 양상은 동일하다.

* Transient ischemic attacks(TIA)
  - 일반적으로 Meniere's disease 보다 지속기간이 짧다(수 분간 지속).
  - Basilar artery 폐색이 임박했음을 알리는 증상일 수 있다.
  - 점차 빈도가 증가하는 양상일 경우^{crescendo pattern} 반드시 의심해야 한다.
  - 청각 이상도 동반될 수 있다.
  - CT angiography나 MR angiography를 고려해야 한다.

4. 어지럼증을 유발하는 기타 질환들

* 편두통은 acute severe attack, positional dizziness, recurrent attack을 모두 일으킬 수 있다. 검사 소견은 말초성 또는 중추성 양상을 모두 보일 수 있고, 두통이 동반되지 않을 수도 있다. 어지럼증 환자에서는 다른 원인을 우선 배제하여야 편두통의 진단이 가능하다.

* 공황장애
* 부정맥, 심근경색을 포함한 내과적 질환 또한 어지럼증을 유발할 수 있으나, nystagmus는 나타나지 않는다.

5. 안진 Nystagmus

1) nystagmus의 발생 기전

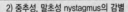

A. 정상일 때, 좌우전정기관은 각각 눈을 반대쪽으로 밀어내는 작용을 하고 있으며*, 정상상태에서는 이것이 균형을 이루고 있다.

B. 환자의 좌측 전정기관에 이상이 생기면, (예: vestibular neuritis) 균형이 깨지고 눈은 점차로 좌측(병변이 있는 쪽)으로 천천히 밀려간다. (slow phase)

C. 이는 곧 대뇌의 작용에 의해 교정되며, 교정이 발생하는 순간 눈은 다시 빠르게 원위치로 돌아온다. (fast phase) 빠른 안구 움직임의 방향이 nystagmus 의 방향이다.

따라서, vestibular neuritis 에서는 nystagmus 의 방향(fast phase 의 방향)의 반대쪽이 병변이며, 방향은 절대 바뀌지 않는다는 것을 이해할 수 있다. acute severe dizziness 에서 의 방향이 바뀌는 것은 중추성 원인을 의미 한다. (BPPV에서는 이석의 움직임에 따라 방향이 바뀌므로 해당되지 않음)

* 이해를 돕기 위해 좌우 전정기관의 기능을 간략하게 묘사하였으나, 6개의 반고리관이 각각 외안근에 작용하고 있음.

2) 중추성, 말초성 nystagmus의 감별

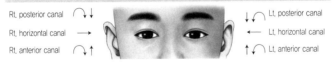

Rt. posterior canal Lt. posterior canal
Rt. horizontal canal Lt. horizontal canal
Rt. anterior canal Lt. anterior canal

각 반고리관의 활성화에 의해 유발되는 안구의 운동
예를 들면, Lt. vestibular neuritis 의 경우, 좌측 반고리관의 기능이 모두 소실되므로, 안구 운동의 백터를 모두 합 하면 horizontal-torsional nystagmus 가 발생한다는 것을 알 수 있다. Posterior canal BPPV 의 경우 유발검사시 posterior canal 이 흥분되어 upbeat torsional nystagmus 가 발생하게 된다. 하지만 말초전정기관의 질환만으로 pure vertical nystagmus 또는 pure torsional nystagmus를 유발하기 위해서는, 거의 불가능한 반고리관의 조합이 이루어져야 한다. 따라서 이러한 양상의 nystagmus 는 말초성 원인으로는 나타날 수 없으며, 중추성 현훈을 의미한 다. 하지만, 중추성 현훈은 모든 말초성 현훈 양상의 nystagmus를 유발할 수 있어, nystagmus 양상만으로 중추성 현훈을 절대 배제해서는 안된다.

3) Gaze-evoked nystagmus (GEN)

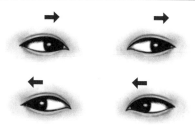

우측을 주시할 때는 우측으로, 좌측을 주시할 때는 좌측으로 유발되는 nystagmus. 중추성 현훈에서만 나타난다.

그림 18-9. Nystagmus

6. Vestibulo-Ocular Reflex 와 Head Thrust Test

1) 정상에서의 head thrust test 소견

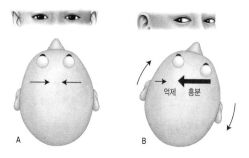

A. 환자에게 검사자의 코에 시선을 고정시키게 한다.
B. 머리를 두 손으로 잡고 환자의 한쪽으로 빠르게 5~10° 돌린다. (양쪽으로 모두 시행) 정상의 경우, 좌우 전정기관
   의 반고리관에서 각각 흥분 또는 억압을 유발하여 눈을 움직이고, 시선은 머리의 움직임에도 불구하고 검사자의
   코에 고정되어 있게 된다. 이를 VOR(vestibulo-ocular reflex)이라 한다. 단, 돌린 각도가 너무 크면 정상에서도
   시선이 고정되지 않으므로 주의해야 한다.

2) 좌측 vestibular neuritis 에서의 head thrust test 소견

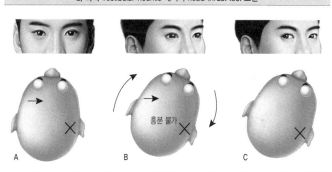

A   B   흥분 불가   C

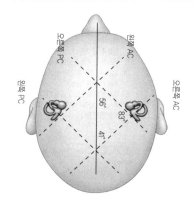

오른쪽 PC

오른쪽 AC

왼쪽 AC

왼쪽 PC

56°
83°
41°

A. 좌측 vestibular neuritis, 환자는 검사자의 코에 시선을 고정하고 있다.
B. 머리를 환자의 좌측으로 빠르게 돌린다. 좌측 전정기관의 병변으로 인해 눈을 우측으로 밀어낼 수 없는 상태. (VOR 의 소실)
C. 잠시 후 시선이 다시 검사자의 코로 고정된다. (delayed saccade)

(이런 모양으로... 점선이나 직선은 없애고, 세반고리관을 잘 그리는 것에 point를 두어야 할 듯. (안구를 위에서 내려다 본 그림을 첨가할 때, 눈동자의 방향에 유의해야 함)

그림 18-10. Vestibulo-Ocular Reflex 와 Head Thrust Test

7. 스큐 편위 Skew deviation

수직주시가 서로 방향이 다른 경우로, 뇌간의 병변에 의해 나타난다.

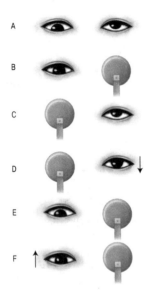

A : skew deviation 이 있는 상태의 예.
    실제로는 잘 관찰되지 않을 수 있다.
B : Alternate cover test.
    한쪽 눈을 가린다.
C : 반대쪽 눈으로 눈가리개를 옮긴다.
D : 잠시 후, 가려져 있던 눈이 시선 교정을
    위해 아래로 내려온다.
E : 다시 반대쪽으로 눈가리개를 옮긴다.
F : 잠시 후, 가려져 있던 눈이 반대로
    위로 올라간다.

그림 18-11. Skew deviation

8. 중추성 현훈의 종류

- 소뇌출혈/경색: 심한 현훈보다 환자 자신 또는 주위 환경이 side to side, front to back 으로 움직이는 듯한 disequilibrium이 더 주요하다. 걸음걸이 이상과 tandem gait
- Wallenberg syndromes : 앞부분 참고
- 척추기저동맥 기능 부전 Vertebrobasilar insufficiency : 노인에서 특별한 원인이 없이 '처음 발생한 현훈'에 우선 고려해야 할 진단. 동맥 경화를 가진 경우가 많고, 처음엔 수초 ~수분의 증상을 보일 수 있다.
  - 두통, 말더듬증 dysarthria, 운동 실조, 허약, 마비, 이중 시각double vision; 이명이나 청력 소실은 드물다. 신경학적 결손이 보통 있으나 초기에 없을 수 있다.

- Vertebral artery dissection : 외상, 고혈압 등의 병력
- Multiple sclerosis
- Neoplasm : ependymoma 등

9. Vertigo의 대증 치료

- Physical therapy e.g. Epley maneuver
- Medical therapy − antihistamine(Dramamine, meclizine), anticholinergics (atropine 0.5 mg IM, scopolamine patch), antiemetics(metocloropamide, benadryl)
- Sympathomimetics, and tranquilizer(valium…)

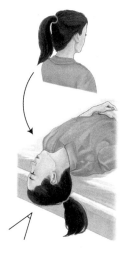 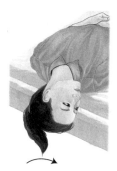

Step 1 : 앉은 자세에서 천천히 눕힌다. 테이블 밖으로 고개가 빠져서 목이 45도 신전시키도록 하고 병변위치(Nystagmus의 반대쪽 : 예, 좌측)를 아래로 돌린다

Step 2 : 고개를 1분에 걸쳐서 천천히 우측으로 돌린다.

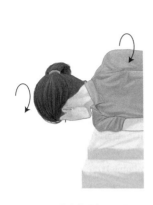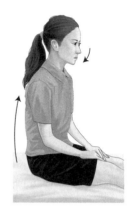

Step 3 : 몸 전체를 우측으로 돌리고, 머리는 바닥을 보도록 더 돌린다.

Step 4 : 턱을 숙인 채 천천히 일어나 앉히도록 한다.

그림 18-12. Modified Epley Maneuver

* 4단계의 Modified Epley Maneuver는 Canal 안의 관석canalith을 Utricle로 이동 시키는 방법으로 Step 1, 2에서는 환자의 자세를 잡기 위해 지시 및 보좌해야 한다.

10. 외상후 현훈

- 두부 외상후 증상 : 현훈과 걸을 때의 어지럼증
- 원인 : labyrinthine membrane의 직접 손상.
- 외상 후 바로 생긴다.
- 지속적인 현훈, 오심, 구토.
- 측두골 골절이 동반되는 경우가 있으므로, 지속적인 증상을 호소시 CT 등의 검사 가 필요하다.

　두부 외상 후 바로 발생된 현훈은 extradural 또는 intradural hematoma 를 감 별하기 위해 CT가 필요하다. 직접적인 labyrinthine trauma에 의한 현훈은 수주 간 지속하다 회복이 되며, utricular maculae로부터 otoconia를 전위시켜서 이 후 BPPV 발병의 원인이 되기도 한다.

XIV 경련과 간질

1. 경련 지속 상태 Status epilepticus

1) 정의
진찰시 경련 혹은 뇌파상 경련 소견이 5분 이상 지속되는 경우와 정상 신경학적 소견으로 돌아오는 것 없이 연속적/간헐적으로 경련을 하는 경우

2) 분류
- Convulsive Status Epilepticus(SE) : 사지의 rhythmic jerking과 관련된 경련, 일반적으로 Generalized convulsive status epilepticus(GCSE), focal motor SE는 포함되지 않음
- Non-Convulsive SE(NCSE) : EEG상 seizure activitiy가 보이나 GCSE같은 임상소견은 보이지 않은 경우로 의식저하 소견만 나타날 수 있으며(subtle status) 음성증상(anorexia, aphasia/mutism, amnesia, catatonia, coma, confusion, lethargy, starring)이나 양성증상(agitation/aggression, automatism, crying, delirium, nausea/vomiting, nystagmuse, psychosis) 등으로도 나타날 수 있음
- Refractory SE : 일반적인 경련치료에 반응하지 않는 경련 -초기 benzodiazepine 투여 후 2차 약제 투여시에도 반응이 없는 경우

3) 원인
- 구조적 병변 : Brain trauma, tumor, stroke, hemorrhage
- CNS infection : encephalitis, meningitis
- Toxin : penicillins, lidocaine, normepiridine, theophylline, flumazenil, cocaine, imipenem
- 대사성 : ↑glucose, ↓glucose, ↓sodium, ↓calcium, ↓magnesium, ↑osmolarity, hypoxia, uremia
- Idiopathic epilepsy의 악화 : 약물 level의 변화(drug interactions, noncompliance, altered absorption); 동시 발생한 감염; 알코올의 과다 복용 또는 금단.

2. New-Onset seizure의 입원 기준 (American College of Emergency Physician(ACEP) Guidelines)

- 지속적으로 의식의 장애를 보일 경우
- 중추 신경계 감염
- 새로 발생된 두개내 이상
- 내과적 질환이 경련의 유발인자가 되었을 경우(심한 저산소증, 저혈당, 저나트륨증, 부정맥, 심한 알코올 금단)
- 두개 외상
- 간질 지속상태
- 자간증

3. 응급 CT/MRI의 적응증(ACEP Recommendation)

- 새로 발생된 국소 신경학적 이상, 지속되는 의식 장애
- 최근의 두개외상
- 발열
- 항응고요법 치료 중일 경우
- HIV (+)이거나 의심이 될 경우
- 암의 과거력
- 지속되거나 심한 두통
- 경련 형태의 변화

American College of Emergency Physicians, Ann Emerg Med 28 : 114, 1996

4. 응급 뇌파검사가 필요한 경우

- 지속적이고, 설명이 안 되는 의식의 변화를 평가하기 위해(경련이 없는 경련 지속 상태임을 확인하기 위해)
- 경련이 의심이 되나 발작적으로 발생시 이를 평가하기 위해
- 간질지속상태에서 전신 마취와 paralytics를 투여 후에 관찰 중일 경우.

Emerg Med Clin North Am 12 : 1089, 1994

5. 치료

경련은 최대한 빨리 멈추도록 한다.

- 기도 유지 및 필요하면 기도 삽관
- Morbidity : hypoxia, hyperthermia, circulatory collapse, neurologic injury
- IV line을 확보 : CBC/diff, SMA+Ca, Mg, anticonvulsant levels, toxicology screen; DW50+thiamine; monitor V/S, EKG

■ 경련과 경련 지속상태 치료 약물

약물	Initial dose	Administration rates and alternative recommendation	고려점
Emergent initial therapy Initial therapy 의 first choice는 benzodiazepine 으로 급속 주입은 호흡저하와 저혈압을 일으킬 수 있으나, RCT에서 호흡 저하는 그리 심하지 않은 것으로 나타났다.			
Lorazepam	0.1 mg/kg IV, up to 4 mg/dose 5~10분마다 반복	Up to 2 mg/min (IVP)	Saline 1:1 dilution 효과의 시작이 느리나, rebound effect가 적다 저혈압, 호흡 저하
Midazolam	0.2 mg/kg IM, up to 10 mg 2.5~15 mg IV	0.15 mg/kg IV, 이후 2~10 ug/kg/min 소아 >40 kg: 10 mg IM 13~40 kg: 5 mg IM 0.5 mg/kg buccal	효과가 가장 빠르다
Diazepam	0.15 mg/kg IV up to 10 mg/dose 5분마다 반복	Up to 5 mg/min (IVP) 소아2~5세: 0.5 mg/kg (PR) 6~11세: 0.3 mg/kg(PR) 12세이상: 0.2 mg/kg(PR)	Short duration
Phenytoin	20 mg/kg IV at ≤50 mg/min Additional 5~10 mg/kg	Additional dose 10 min after loading dose	QT prolongation가능성 심전도, 혈압 감시 필요
Fosphenytoin	20 mg PE/kg IV Additional 5 mg/kg	Up to 150 mg PE/min Additional dose 10 min after loading dose	QT prolongation가능성 심전도, 혈압 감시 필요
Valproate sodium	20~40 mg/kg IV Additional 20 mg/kg	3~6 mg/kg/min Additional dose 10 min after loading infusion 소아 1.5~3 mg/kg/min	외상환자에서 주의 Hyperammonemia, pancreatitis, thrombocytopenia, hepatotoxicity
Levetiracetam	1,000~3,000 mg IV 소아: 20~60 mg/kg IV	2~5 mg/kg/min IV	PR prolongation, 저혈압 SE에서 제한된 연구

약물	Initial dose	Administration rates and alternative recommendation	고려점
Urgent treatment (2nd) 목표 : short acting benzodiazepine 투여후 시작하는 것으로 초치료 실패시 SE를 멈추는 것. 　　초치료가 성공안했더라도 치료 약물 농도를 유지하기 위해 시행			
Valproate sodium, Phenytoin/fosphenytoin, Midazolam(CI), Phenobarbital, Levetriacetam			
Refractory SE 초치료, 2nd 치료 실패 시 시행, 항경련제 지속주입을 권장하며, 이전 Valproate sodium, levetiracetam, phenytoin/fosphenytoin 등을 사용안했다면 먼저 고려함. 지속 주입시 bolus dose를 함께 투여, 투여약물로 치료 실패하면 다른 약물로 변경 투여.			
Midazolam	0.2 mg/kg, infusion rate of 2 mg/min	0.05~2 mg/kg/hr CI Breakthrough SE: 0.1~0.2 mg/kg bolus, increase CI rate by 0.05~0.1 mg/kg/hr every 3~4 h	
Propofol	20 mcg/kg/min, with 1~2 mg/kg loading dose	30~200 mcg/kg/min CI Breakthrough SE : increase CI rate by 5~10 mcg/kg/min every 5 min or 1 mg/kg boluse pluse CI titration High dose시 주의 (>80 mcg/kg/min–48 hr 이상 투여시, 소아: >65 mcg/kg/min)	기관 삽관, 인공 호흡 등의 보조가 필요 Daily caloric intacke 조절(1.1 kcal/ml)
Pentobarbital	5~15 mg/kg, additional 5~10 mg/kg Infusion rate <50 mg/min	0.5~5 mg/kg/hr CI Breakthrough SE: 5 mg/kg bolus, Increase CI rate by 0.5~1 mg/kg/hr every 12 h	기관 삽관, 인공 호흡 등의 보조가 필요
Thiopental	2~7 mg/kg, infusion rate <50 mg/min	0.5~5 mg/kg/hr CI Breakthrough SE: 1~2 mg/kg bolus, Increase CI rate by 0.5~1 mg/kg/hr every 12 h	저혈압, 호흡저하, Cardiac depression 인공호흡 필요, pentobarbital로 대사
Valproate sodium, Levetiracetam, Phenytoin/fosphenytoin, Lacosamide, Topiramate, Phenobarbital			

IVP intravenous push; PE phenytoin equivalent; PR rectal administration; CI continuous infusion; Breakthrough SE 약제에 반응하지 않는 경우

* Neurocrit Care. 2012 Aug;17(1):3-23. 수정경련제의 약물상호반응과 부작용

약물	부작용	약물간 반응
Carbamazepine	어지럼증, 졸리움, 재생불량성 빈혈, 백혈구감소증, 발진, 간독성, 기형아	Warfarin, digitalis, calcium channel blocker, tetracycline, erythromycin, oral contraceptives, theophyline

약물	부작용	약물간 반응
Phenytoin	잇몸 증식증, transaminase 증가, 안구진탕, 발진, 근육병증, 약물 lupus, 기형아, "dilantin hypersensitivity syndrome"	Corticosteroid, quinidine, theophylline, cimetidine, digoxin, ciprofloxacin, oral contraceptives, isoniazid, warfarin, disulfiram
Fosphenytoin	안구진탕, 어지럼증, 가려움증, 감각이상	–
Phenobarbital	어지럼증, 간염, 기형아, IQ 감소(소아 장기 복용)	Corticosteroid, warfarin, tetracycline, propranolol, quinidine, theophylline, oral contraceptives
Valproate	혈소판 감소증, 떨림, 오심, 간독성	Aspirin, erythromycin, isoniazid

■ 장기 항경련제의 사용(성인)

약물	적응증	용량 mg/kg/day	치료 농도 um/mL	하루 투여 횟수
Carbamazepine	Partial, GCS	15~25	8~12	3~4
Phenytoin	Partial, GCS	3~8	10~25	1~3
Phenobarbital	Partial, GCS	2~4	15~40	1
Primidone	Partial, GCS	10~20	5~15	4
Valproate	All	15~60	50~100	4
Ethosuximide	Absence	10~30	40~100	2

6. 가성 경련pseudoseizure 또는 psychogenic seizure의 전형적 양상

경련의 형태pattern이 다양하고, 초기 국소적 모양과 자극에 대한 반응의 변화
경련을 일으킨 사건을 되부름recall of the ictal event
비동기적, 때리는 듯한 사지의 운동
경련 중에도 감정이 신체적 증상으로 전환
명령에 비정상적 활동의 정지
정상 동공 반사
진성 경련과 같은 경련후 기간postictal period이 없다
경련 운동이 길다
산혈증이 없고, 혈장 prolactin 농도 정상

XV 질환에 따른 전형적인 뇌척수액 소견

Parameter(Normal)	Bacterial	Viral	Neoplastic	Fungal
OP(< 170 mmCSF)	> 300 mm	200 mm	200 mm	300 mm
WBC(<5 mononuclear)	> 1000/L	< 1000/L	< 500/L	< 500/L
PMNs %	> 80%	1~50%	1~50%	1~50%
Glucose(> 40 mg/dL)	< 40 mg/dL	> 40 mg/dL	< 40 mg/dL	< 40 mg/dL
Protein(< 50 mg/dL)	> 200 mg/dL	< 200 mg/dL	> 200 mg/dL	> 200 mg/dL
Gram stain(−)	+	−	−	−
Cytology(−)	−	−	+	+

■ 뇌영상(CT/MRI)의 시행없이 척수천자를 고려할 수 있는 경우

- 나이 <60세
- CNS 질환 병력이 없을 때
- 신경학적으로 정상(감각, 인식력)
- 국소 신경학적 결손(localized Neurological deficit)이 없을 때
- 면역 억제자가 아닐 경우
- 최근 1주간 경련이 없을 때
- 유두부종(papilledema)이 없을 때

New England J Med 345:1727:2001

XVI 결핵성 뇌수막염

- CSF 소견 : pleocytosis 100~500(주로 lymphocyte),
  protein 100~200 mg/dl (CSF가 막힐 경우 500 mg/dl 정도)
  glucose<40 mg/dl, AFB smear 10~40% positive, culture 45~90% positive.
  Chest X-ray for pulmonary lesion of TB.
- 감별 진단 : fungal infection, partially treated bacterial meningitis, listeria,
  syphilis meningitis, neoplastic meningitis, parameningeal infection
- Steroid therapy 의 적응증(conjunction with anti-TB medication) :
  IICP symptoms and sign, prominent encephalopathy, focal neurologic sign,
  presence of raised CSF protein or evidence of spinal block, CT scan
  suggestive of optochiasmatic arachnoiditis or development of visual failure.
- 예후 : 사망률-대략 10%(소아와 노인에서 높다), 합병증 25%(facial weakness,
  seizure, deafness, blindness, paresis)

Merritt's textbook of nerology 8th edition Lewis P. Rowland p70.
Principles of Neurology. Raymond D. Adams . Maurice Victor 5th edition p618

헤르페스 뇌염 Herpes Simplex Encephalitis

* 가장 흔하며 심각한 뇌염
* 국소적인 뇌염(보통 temporal lobe)과 부종, 괴사
* 보통 HSV type 1이 원인이며(neonate에선 HSV-1, 2) 환자의 2/3에서 반복된 상 기도 감염의 병력
* 적절한 치료에도 불구하고 30%의 사망률, 50%에서 후유증을 남김
* 증상
  - 급성기시 의식 상태 변화, 의식 저하, 국소적 신경학적 이상(뇌신경 마비, 반신 마비, 시야 결손, 실행불능증, 삼킴곤란증, 경련) + 발열
  - 부분 발작(~50%)과 이상 행동(~70%)이 흔하다.
  - CSF : Lymphocytic pleocytosis, ↑erythrocytes, ↑protein. ↓glucose
  - 감별진단 : Cytomegalovirus, Epstein-Barr, mumps, adenovirus, influ-enza, echovirus, progressive multifocal leukoencephalopathy (PML), lymphocytic choriomeningitis (LCM), measles (SSPE), Abscess, subdu-ral empyema, Cryptococcus, TB, rickettsiae, toxoplasmosis, meningo-coccus Tumor, vascular disease, toxic encephalopathy, subdural he-matoma, SLE, adrenal leukodystrophy

* Diagnosis
  - 뇌 생검이 확진이나 침습적이어서 제한이 됨
  - CSF PCR for HSV DNA : 98% sensitive, 94~100% specific. 증상 발생 후 24시간내 양성, 1주간 양성이 나온다. HSV meningitis 에서도 양성이 나올 수 있다.
  - 기타 CSF tests : Culture 는 insensitive (< 10%). CSF antibody titer는 비전형적 환자에서 확진이 될 수 있으나 초기에 음성율이 높다.
  - Imaging : 전형적으로 temporal lobe 병변으로 출혈, mass effect 를 보인다. 종종 편측이며 MRI가 더 정확하다(sensitive, specific).
  - EEG : 국소적 이상 > 80%

* 치료
  - Acyclovir, 10 mg/kg IV q 8 hr (신독성을 감안하여 천천히 투여)
  - 2~3주에 재발이 보고되어 있음 Duration 14 to 21 days; relapses reported.
  - 장기간 oral famciclovir 투여(3 달)를 고려

JAMA 1989;262:234~9, NEJM 2003;349:789~796

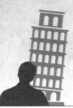

I 기능적 장애와 기질적 장애의 감별

■ 혼란 confusion상태의 기질적 organic, 기능적 functional 감별

기질적	기능적
병력	**병력**
갑작스런 발병	수주~수달에 걸친 발병
모든 나이	발병 연령 : 12~40세
의식상태 검사	의식상태 검사
의식상태 변화 fluctuation가 있다	명료
식별력 소실 disoriented	식별력 있음
집중 장애	즉시 기억 immediate memory 이상
최근 사건에 대한 기억력 저하	환각 : 대부분 청각
환각 hallucination : 시각, 촉각, 청각	망상 delusion, 착각 illusion
감각 인식 cognition의 변화	
	이학적 검사
이학적 검사	정상 생체 징후
비정상 생체 징후	안구진탕 없음
안구진탕	의식적, 목적적 움직임
국소 신경학적 이상	외상의 징후 없음
외상의 징후	

혼란 환자에 대한 접근 및 감별 진단 : 번호 순서대로 확인

1. 의식상태가 감소 : 혼수, 혼미
2. 급성 국소적 신경장애, 반신 마비, 실어증, 시야 장애 : 중풍, 종양, 출혈 등
3. 비정상적 집중, 정신 상태 이상 : 혼란, 망상
4. 이상에서 정상일 시에 사고(생각 thought) 장애, 정신병을 의심

II 섬망, 치매, 급성 기능성 정신병의 감별

임상 양상	섬망	치매	정신병
시작	급성	점진적	급성
24시간 진행	Fluctuation, 밤	stable	Stable
의식 상태	감소	명료	명료
주의 집중	전체적으로 안됨	중한 경우외에 정상	안될 수 있다
Cognition	없음	손상	선택적인 손상
Hallucination	보통 visual	없다.	보통 auditory
망상	비체계적인, 상황에 따라 변함.	없다	지속적이고, 체계적임
Orientation	손상되어있다, 최소 시간만이라도 손상	종종 손상	종종 손상
Psychomotor	증가, 감소 또는 변한다	종종 정상	다양하다
Speech	종종 incoherent, 느리거나 빠르다	고집증 perseveration 적당한 말을 찾기 힘들어 한다	정상, 또는 느리거나, 빠르다
비자발적 움직임	종종 asterixis, 또는 coarse tremor	없을 수 있다	보통 없음
질환 또는 약물 독성	하나 또는 모두 있다. 특히 Alzheimer's type	없을 수 있다	보통 없다

Lipowski Z : delirium in the elderly patient, N Engl J Med 320 : 580, 1989

III 알코올 금단 증후군 Alcohol Withdrawal Syndromes

정상 에탄올 제거 $\cong$ 20 mg/dl/h, 만성 알코올중독자에서는 이보다 더 높다. 증상은 에탄올 농도가 0이 될 때까지 지속될 수 있다.

증후군	발현 시기	% 환자#	증상
경증 또는 조기 금단증상	8 h peak 24~36 h	≤80%	• Irritability/agitation, 섬망은 없다 • 수면 장애 Sleep disturbance, 과다경계 (hypervigilance) • ↑HR, ↑BP, ↑BT, tremor
환각	8 h peak 24~72 h	25%	• Visual>auditory hallucinations • 감각은 전형적으로 정상 • 진전 섬망을 예측할 수는 없다
알코올 금단 발작	8~24 h peak 24 h	25%	• Generalized tonic-clonic seizures(partial seizures 는 다른 진단을 고려해야 한다) • 과거 병력이 있는 경우 더 흔하다

증후군	발현 시기	% 환자#	증상
진전 섬망	48~72 h (2주 후에도 발생이 가능하다)	5%	• 만성 알코올 중독자에서만 발생하며, 30세 이전에는 매우 드물다 • 내과적 질환에 의해 악화되거나 가려질 수 있다 • 섬망과 의식의 혼탁을 보인다 • Hyperadrenergic state(↑HR, ↑BP, ↑BT, tremor, sweating) • Mortality 1~5%(과거 20%) • 합병증 : 부정맥, 패혈증, 흡인성 폐렴, 탈수, 전해질 이상

발현 시기는 금주 후의 시기이다.
만성 알코올 중독자로서 예방적 치료를 받지 않은 환자가 입원한 비율

1. 감별진단

• 약물 금단 증후군 : barbiturate, benzodiazepine, amphetamine, narcotics
• 대사성 : hypoglycemia, ketoacidosis, thyroid storm, hepatic encephalopathy
• Infection : sepsis, meningitis
• Toxic : methanol, ethylene glycol
• Psychiatric

2. 치료

• 면밀한 감시와 필요시 ICU 입원
• 조용하고 아늑한 병실; 억제대는 가능하면 제거
• Benzodiazepines : 가장 효과적인 약물 (알코올성 또는 벤조디아제핀 금단성 섬망 외의 경우는 propofol 과 Dexmedetomidine(precede TM) 의 병용 요법이 가장 금단 증상을 감소시키고 발작과 진전 섬망의 발생을 감소시킨다.
  Longer-acting agents(chlordiazepoxide, diazepam)이 경련 예방에 더욱 효과적이며 금단 증상을 더욱 감소시킬 수 있다.

약물	심한 증상에 용량	고정 용량 용법
Chlordiazepoxide	50~100 mg PO q1 h	50 mg q 6 hr × 4doses, then 25 mg q 6 hr × 8doses
Diazepam	10~20 mg PO/IV q1 h	10 mg q 6 hr × 4doses, then 5 mg q 6 hr × 8doses
Lorazepam	2~4 mg PO/IV/IM q1 h	2 mg q 6 hr × 4doses, then 1 mg q 6 hr × 8doses
Oxazepam	30~60 mg PO q1 h	30 mg q 6 hr × 4doses, then 15 mg q 6 hr × 8doses

* 짧은 시간 동안 작용하는 Benzodiazepine은 반드시 하루에 30~50%씩, 감량해야 한다. 그러나 장시간 작용하는 Benzodiazepine은 관계없다.

- Hyperadrenergic symptom은 β-blockers (예, atenolol 25~100 mg PO qd-bid, titrated to HR)를 투여한다
- 모든 알코올 중독자는 thiamine(100 mg IV qd×3days)와 folate를 투여한다.
- Hypoglycemia, ↓Mg2+ and ↓PO4− common, especially if malnourished
- Seizures : Benzodiazepines(e.g. lorazepam 2 mg IV) significantly reduce risk of recurrence. Can also consider prophylactic phenytoin (e.g. 100 mg PO tid) if high risk of withdrawal seizures

IV 진전 섬망 Delirium Tremens; DT

임상 양상 : 전형적으로 금주 후 72~96시간 후에 발생한다.
- Autonomic instability, tremulousness, agitation, diaphoresis, nausea
- Hallucinosis : visual > auditory; schizophrenia와 달리 환자는 적절히 반응한다.
- Seizure : 전형적으로 대발작, DT 환자의 1/3에서 발생, focal seizure은 CNS lesion을 시사
- 사망률은 15%로 높다. 사망 원인 : VT, pneumonia, sepsis, electrolyte imbalance

1. 시간대별 증상

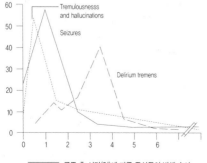

* alcohol-withdrawal convulsion은 금주 후 1일째 호발한다
delririum tremens는 금주 후 3일째 호발한다

Res Publ Assoc Res nerv Ment dis 1952;32:526~573

그림 19-1. 금주 후 시간(일)에 따른 증상들의 발생 순서

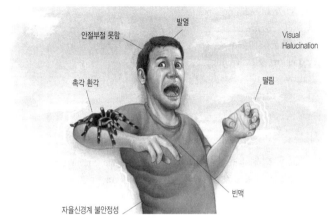

그림 19-2. Delirium tremens

2. 감별 진단

- 금단 증상^{withdrawal} : Minor alcohol (8~48시간 후에 발생), Narcotics 중독, Barbiturates 중독
- 대사성 질환 : (1) Wernicke Encephalopathy : Ataxia, Confusion, Opthalmopathy (보통 양측성, Nystagmus); (2) Electrolytes : Magnesium, sodium, phosphorus, hyperosmolar states, hypoglycemia; (3) Ingestions : drugs, antifreeze; (4) Hepatic encephalopathy; (5) Uremia; (6) Hypoxia; (7) Hypothermia
- Neurological emergencies : (1) Hypertensive encephalopathy : Fundoscopic exam essential; (2) Intracerebral hemorrhage
- Ingestions : drugs, antifreeze
- Postictal state or temporal seizures
- Endocrine : Hypoglycemia, Thyroid storm thyrotoxicosis, Uremia
- Sepsis

3. 특별한 검사

- Eyes : fundus, nystagmus

- Neck : Thyroid, meningismus
- Chvostek/Trousseau signs
- Liver disease stigmata
- Focal neurological findings
- Cognitive exam
- Evidence of trauma

4. 치료

- Restraint이 필요하거나, severe metabolic derangements, concurrent moderate-severe infection 이 있을 경우 중환자실에서 monitoring이 필요하다
- Benzodiazepines vs clonidine vs Phenobarbital
- Intractable seizures : phenytoion, paraldehyde
- Electrolytes 교정
- Antipyretics
- Thiamine & Folate

5. 기타 알콜 관련 증후군

- 베르니케 뇌병증 Wernicke's encephalopathy : thiamine 결핍, 증상 Triad of ataxia, confusion and ophthalmoplegia /nystagmus. 치료가 늦으면 비가역적일 수 있으며, Dextrose 는 증상을 악화시킬 수 있고, thiamine을 먼저 투여해야 한다.
- 코르사코프 정신병 Korsakoff's psychosis : thiamine 결핍, 심한 기억력 장애와 말짓기증confabulation을 특징으로 하는 만성적 치매chronic dementia. 다른 인지기능의 결손은 심하지 않으며, 감각은 보통 정상이다. 베르니케 뇌병증과 같이 발병할 수 있다.
- 소뇌의 변성/조화운동불능증cerebellar degeneration/ataxia
- 중추성 뇌교수초용해증central pontine myelinolysis
- 다발성신경병polyneuropathy

V 공황장애 Panic Disorder

1. 나이 : 늦은 청소년기에서 30 대 중반, 여자가 남자보다 2~3 배 많다.
2. 진단 기준

   심한 공포나 불편을 수반하는 뚜렷이 구별된 기간 동안 다음 증상 중 적어도 4 개 이상이 갑자기 생겨서 10분 내에 최고조에 이른다.

---

① 심계항진, 가슴이 심하게 두근거림, 혹은 심박동이 빨라짐
② 땀을 흘림
③ 몸의 떨림 또는 흔들거림
④ 숨이 막히는 또는 숨이 답답한 느낌
⑤ 질식감
⑥ 흉통 또는 흉부 불쾌감
⑦ 오심 또는 복부 불쾌감

⑧ 현기증, 비틀거리는 느낌, 어지러움, 또는 기절할 것 같은 느낌 비현실감(비현실적인 느낌) 또는 이인증(자신으로부터 분리된 느낌)
⑨ 통제력을 잃거나 미칠 것 같은 두려움
⑩ 죽을 것 같은 두려움
⑪ 지각이상(둔하거나 따끔거리는 느낌)
⑫ 오한 또는 열감

From American Psychiatric Association : DSM-IV, Washington, DC.

- Alprazolam(Xanax®) PO 0.75~4 mg/24 h in 3 divided, half life : 11~15 h
- Disposition : 자살 또는 타살의 생각을 가지거나, 심한 우울증을 가진 경우 정신과에 의뢰 및 입원을 고려한다. 이 외의 경우는 안전하게 퇴원이 가능하고 외래에서 치료를 한다.
- 그러므로, 우선 철저한 진찰(진지하고, 성실하며, 위엄있는 태도로서 의사와 환자관계를 정립해야 한다)과 감별 진단(갑상선기능항진, Pheochromocytoma, 심질환, 저혈당, 약물 중독 등)을 해야 한다.

VI 과호흡 증후군 Hyperventilation Syndrome

- **정의** : 분당 환기량이 대사 요구량 이상인 경우로 혈역학적, 화학적 변화를 유발하여, 특징적인 증상을 일으키는 것.

  Panic disorder의 50%가 과호흡 증후군의 증상을 보이며, 과호흡 증후군 환자의 25%가 panic disorder로 진단된다.
- **병태 생리** : 정신적 스트레스, 카페인, lactate, cholecystokinin, CO_2 등에 의해

과호흡이 유발된다. lactate 주사 시에 panic 환자의 80%가 과호흡이 유발된다고 한다. 또한 다툼(fight) 등에 낮은 threshold를 가지며 죽음, 우울함 등과 신체적 증상(Somatozation)을 보인다. 여자가 월등히 높고(남:여=1:7), 발병 연령은 15~55 세이다.

- **증상 및 검사 소견**：환자는 안절부절 못하고, 심한 공포심을 가지며 갑자기 발생한 흉통, 호흡곤란, 신경학적 증상(어지럼증, 쇠약, 감각이상) 등을 보인다.

  흉통의 특징：때로 전형적인 협심증 vasospastic angina 의 양상을 보이지만, 이와는 달리 nitroglycerine/Calcium channel blocker에 호전이 없고, 심전도상 전형적으로 prolonged QT interval, ST depression 또는 elevation, T-wave inversion 등을 보인다. 위험인자가 없는 경우가 많다.

- **전해질 대사 이상(세포내 이동에 의한다)**：hypocalcemia(carpopedal spasm, muscle twitching, positive Chvostek and Trousseau signs and prolonged QT interval), Hypokalemia(generalized weakness), hypophosphatemia (paresthesias and generalized weakness)

- **진단과 치료**：전형적인 증상과 징후에 의해서 진단을 하지만, 다른 위험한 원인에 의한 2차적인 결과인지를 감별하는 것이 더 중요하다.

  동맥혈 가스 검사：병력 및 이학적 검사상 폐의 질환이 의심이 되면 시행한다. Pulmonary embolism의 감별을 위해 PaO_2, $PaCO_2$, Aa DO_2를 계산하며, 의심이 될 시에 추가 검사를 시행한다. 그 외에 필요할 시에 심전도, 흉부 방사선 사진, toxicology screen을 시행한다.

  마스크 또는 비닐 봉지를 사용한 재호흡 rebreathing 은 사용 전에 반드시 심각한 질환을 감별해야 하고, 정신적인 스트레스를 더 유발할 수 있으므로 더 이상 추천하지 않는다. 환자를 안심시키며, 환자는 흉곽의 상부만을 사용해서 호흡을 하고, 최대한 호기를 길게 해서 과환기를 줄여주는 것이 중요하다. 호흡은 복식 호흡을 교육한다(흉벽보다는 횡격막 호흡을 유도). 가장 좋은 호흡법은 코로 숨을 쉬라고 얘기하는 것이다.

- **약물 치료**：위의 치료가 실패하면 고려를 해보지만, 약물의 투여 시 치료 시간이 길어진다. 심하면 정주나 근주한다. Xanax® : 초기 0.25~0.5 mg PO tid(평균 용량 : 하루 0.5~4 mg), Ativan® : 1~10 mg/d PO bid/tid, Paroxetine(Paxil) : 40 mg/d PO qd

- **정신과 의뢰**：Acute consultation은 보통 필요치 않으며, 외래 방문치료 시킨다.

- **감별 진단**：공황장애, 폐색전증 pulmonary embolism, 급성 호흡곤란 증후군ARDS, 급성 심근경색, 기관지 천식, 부정맥, 심근병, 만성 폐쇄성 폐질환, 흉곽 골연골염, 갑상선 기능 항진증 Graves' disease, 대사성 산증, 폐렴, 중독성 질환

VII 자살 Suicide

• 자살의 위험도 판정

■ Modified SAD PERSONS Score

Mnemonics 명명법	양상	점수
S Sex(성별)	남자	1
A Age(나이)	<19 or >45	1
D Depression or hopelessness (우울증, 희망 없음)	우울증, 집중력, 식욕, 수면, 리비도(libido)의 감소	2
P Previous attempts or psychiatric care (과거 시도력 및 정신과적 치료)	있음	1
E Excessive alcohol or drug use (과량의 술 또는 약물 복용)	만성 중독, 또는 최근의 잦은 음주	1
R Rational thinking loss (합리적인 생각이 없음)	기질성 뇌 증후군, 정신병	2
S Separated, widowed, or divorced (혼자 살거나, 사별, 또는 이혼)		1
O Organized or serious attempt (조직적이거나 시도가 위험할 경우)	치명적인 시도	2
N No social supports (사회적 보조가 없음)	가족, 친구, 직업이 없거나, 활동적인 종교적 믿음이 없음	1
S Stated future intent (미래가 분명하다고 생각)	반복 시도나 양가 감정으로 판정이 됨	2

Scoring : 우울증, 희망 없는 생각이 없고, 합리적인 생각의 진행이 안 되는 경우, 계획된 자살, 자살 수단이 중할 경우, 확정적이고 양가적인 미래에 대한 생각이 자살 시도의 원인이 된 경우는 2점으로 다른 항목은 1점으로 판정한다.

Assessment of suicide potential by nonpsychiatrists using the SAD PERSONS score, Emerg Med 6 : 100, 1988.

• 5 점 이하 : 안전하게 귀가가 가능하다.
• 6 점 이상 : 응급 정신과적 치료가 필요
• 9 점 이상 : 정신과 입원이 필요

그러나 이 scale은 개인차, 문화적인 차이 등 많은 요인에 따라서 다르게 평가되어야 한다. 그러므로 중독되어 있거나, 집에서의 보조가 없는 경우, 치명적인 방법을 사용한 경우 등 재발의 위험이 있으면 입원시키는 것이 안전하다.

VIII 우울증의 평가 요인 IN SAD CAGES

Interest (관심)
Depressed mood (우울한 기분)
Guilt (죄책감)

Sleep (수면)
Concentration (집중)
Energy (원기, 정력)

Appetite (식욕)
Activity (활동성)
Suicide (자살)

* 병력 청취 시 모두 포함되어야 한다. 질문에 포함되는 것은 크게 higher – 관심, 집중, 죄책감, 취미 basic – 식욕, 수면, 활동성 그리고 자살을 직접 질문하는 3가지로 나눌 수 있다.

IX 난동 환자 Violent Patients

1. 원인

상황적 갈등
상호간의 적대심
의사소통의 오해
의존 또는 거부에 대한 두려움
병에 대한 두려움
질환의 경과에 대한 죄책감

정신과적 질환
정신 분열증
피해망상
조증
인격장애
경계선 borderline
반사회적
망상적 우울증
외상 후 스트레스 질환
강박성 질환의 보완 미숙

기질적 질환
섬망
치매
외상
중추신경계 감염
간질
중풍, 뇌혈관 이상
저혈당증

약물
수면제 또는 진정제의 비예측성 반응
알코올(중독 또는 금단)
암페타민
코케인
항콜린성 약물
방향성 석유류(접착제, 페인트, 가솔린)
스테로이드

2. 처치 Management

- 중요한 것은 난동의 가능성이 있는 환자를 찾아 예방 또는 조기 처치를 해야 한다 (경험이 필요하다); 경비원, 응급실 의료진 등에 정보를 주고, 면밀히 관찰하도록 한다.
- 난동이 시작되었을 경우: 의료진이 흥분하거나, 힘겨루기를 하면 절대 안 된다. 이는 환자의 증상임을 명심하고, 의료진과 다른 환자들의 '안전'을 우선하며(유사시 피할 수 있

는 자리, 예, 문쪽 방향에 위치한다) 신체적 위해가 있을 정도의 난동은 이에 대한 대비가 있기 전에는 우선 방관해도 무방하다. 환자 구속^{restraint}이 필요하다면 지체 없이 해야 한다.

- 진정시키도록 대화를 시작한다. 의자나 침대에 앉히고, 일어나지 말라고 한다.
- 직접적으로 '난동에 대해서 언급하고, 치료와 연계하여 도움이 안됨을 분명히 말한다. (이 말을 하는데 어려워하는 것이 흔한 실수 중에 하나다)
- 지지적인 말^{supportive manner}, 상담자적인 말투로 접근해, 환자 자신이 난동을 부리고 있음을 스스로 인식하도록 한다.
- 지속적으로 난동을 부리면, 육체적, 약물적 구속을 시행한다. 반드시 구속의 필요성을 자세히, 구체적으로 차트에 명기해야 한다.

3. 억제 restraint

- 육체적 억제 : 의사 포함 5명의 인원이 필요하다. 사지에 한명씩, 체간 부위에 한명이 있어 우선 침대로 눕힌 후에 억제대로 사지를 묶고, 체간 부위는 침대 시트 등으로 감싸 침대에 고정한다. 물리거나, 차이지 않도록 조심한다.
- 약물적 억제 : 육체적 억제 후에도 안될 경우나, 초기부터 심할 경우 사용한다 (lorazepam 1~4 mg P.O, IM, IV; Haloperidol 5~10 mg P.O, IM, IV etomidate 0.4 mg/kg IV 또는 propofol 1 mg/kg IV – 도저히 제압이 안될 경우나 의료진이 다칠 위험이 있을 경우)

4. 난동의 원인을 찾는다

5. 난동은 사고 accident가 아니다

의료진의 자기 보호 능력 및 이에 대한 교육, 부서관 협조 체계, 병원의 안전 시스템 security(감시 카메라, 청원 경찰이나 경비원의 배치, 병원 내 소동이나 난동이 법적으로 가중처벌을 받는다는 주의 문구), 난동을 줄이는 응급실 디자인 등으로 발생 감소와 예방에 도움이 된다. 아직도 응급실 의료진에 대한 보호 체계가 미미하며, 석극적으로 병원 운영진, 정부에게 요구해야 한다.

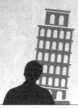

I 독성물질 Toxin과 생체징후 Vital sign

저혈압			고혈압
ACE inhibitors	Antidepressants	Nitroprusside	Amphetamines
α or β antagonists	Disulfiram	Opioids	Anticholinergics
Anticholinergics	Ethanol, Methanol	Organophosphates	Cocaine, Lead
Arsenic (acutely)	Iron, Isopropanol	Phenothiazines	MAO inhibitors
Ca2+ channel block	Mercury	Sedatives	Phencyclidine
Clonidine, cyanide	Nitrates	Theophylline	Sympathomimetics

빈맥		서맥	
Amphetamines	Ethylene glycol, iron	Antidysrrhythmics	
Anticholinergics	Organophosphates	Ca^{2+} channel blockers	
Arsenic (acutely)	Phencyclidine	Digitalis, opioids	
Antidepressants	Phenothiazines	Organophosphates	
Digitalis, Disulfuram	Theophylline		

빈호흡(Tachypnea)		서호흡(Bradypnea)	
Ethylene glycol	Salicylates	Barbiturates	Isopropanol
Methanol	Sympathomimetics	Botulism	Opioids
Nicotine	Theophylline	Clonidine	Organophosphates
Organophosphates		Ethanol	Sedatives

고체온증		저체온증
Amphetamines	Phencyclidine	Carbon monoxide
Anticholinergics	Phenothiazines	Ethanol
Arsenic(acute)	Salicylates	Hypoglycemic agents
Cocaine	Sedative–hypnotics	Opioids
Antidepressants	Theophylline	Phenothiazines
LSD	Thyroxine	Sedative–hypnotics

동공 확장(Mydriasis)		동공 수축(Miosis)	
Anticholinergics	Amphetamines	Anticholinesterase	Clonidine
Antihistamines	Cocaine	Opioids	Coma from ethanol
Antidepressants	Sympathomimetics	Nicotine	Barbiturates,
Anoxia(any cause)	Drug withdrawal	Pilocarpine	Benzodiazepines

■ Seizure를 유발하는 toxin

Antidepressants	Cocaine, Camphor	INH, Lead, Lithium	Organophosphates
β-blockers	Ethanol withdrawal	PCP, theophylline	Sympathomimetics

저혈압, 발열, 저혈당증, CNS 출혈을 유발하는 모든 물질은 발작(seizure)의 원인이 될 수 있다.

■ 중독 증후군(Toxidrome)

증후군	Toxin	임상 양상
Anti-cholinergic	천연성 : belladonna alkaloids, atropine, homatropine, amanita muscurina, 합성 : cyclopentolate, dicyclomine, tropicamide, antihistamines, tricyclics, Phenothiazines	• Peripheral antimuscarinic : dry skin, thirst, blurred vision, mydriasis, ↑ pulse, ↑ BP, red rash ↑ temperature, abdominal distention, urine retention • Central symptoms : delirium, ataxia, cardiovascular collapse, seizures
Acetyl-cholines-terase inhibition	살충제(Insecticides) : organophosphates, carbamates	• Muscarinic effects (SLUDGE) : salivation, lacrimation, urination, defecation, GI upset, emesis. Also ↓ or ↑ pulse and BP, miosis • Nicotinic effects : anxiety, ataxia, seizure, coma, ↓respirations, cardio-vascular collapse
Cholinergic	Acetylcholine, bethanechol, methacholine, pilocarpine	Muscarinic and nicotinic effects above
Extra-pyramidal	Haloperidol, phenothiazines	Parkinsonism : dysphonia, rigidity, tremor, torticollis, opisthotonos
Hemo-globinopathy	Carbon monoxide, methemoglobin	Headache, nausea, vomiting, dizziness, coma, seizures, cyanosis, cutaneous bullae, "chocolate" blood with methemoglobinemia
Metal fume fever	Iron, magnesium, mercury, nickel, zinc, cadmium, copper	Chills, fever, muscle pain, headache, fatigue, weakness

증후군	Toxin	임상 양상
Narcotics	Morphine, dextromethorphan, heroin, fentanyl, meperidine, propoxyphene, codeine, diphenoxylate	CNS depression, miosis (except meperidine), ↓ respirations, ↓BP, seizures(with propoxyphene)
Sympatho-mimetics	Aminophylline, amphetamines, cocaine, ephedrine, caffeine, methylphenidate	CNS excitation, seizures, ↑ pulse, ↑ BP (↓ BP with caffeine)
With-drawal syndrome	Alcohol, barbiturates, benzodiazepines, cocaine, narcotics, opioids	Diarrhea, mydriasis, piloerection, ↑ BP, ↑ pulse, insomnia, lacrimation, cramps, yawning, hallucinations

■ 해독제 / 치료제

Toxin	해독제 / 치료	고려되어야 할 점
Acetamino-phen	N-acetylcysteine 140 mg/Kg loading, 70 mg/kg g4 h×18회	8시간이내에 사용 시 효과가 좋다. 72시간이 지나도 효과가 있다.
β-blockers Ca^{2+}channel blockers	$CaCl_2$ (10%) 10 ml IV, or glucagon 1~2 mg IV/SC/IM high insulin-glucose = 1 unit/kg RI + 0.5 g/kg dextrose(50% DW) one lipid bolus (100 mL) and subsequent infusion (400 mL)	점적 주입 0.5~1.0 unit/kg/h로 시작, 30분까지 반응없으면 2 unit/kg/h로 상향 조정 10 unit/kg/h 까지 요구될 수 있음 혈당측정- 30분 간격, 첫 4시간, 100~250 정도 유지 K 측정-초기 1시간 간격, 이후 6시간
Cyanide	Lilly Cyanide Kit (amyl nitrate, sodium nitrite and sodium thiosulfate)	치료 중에 methemoglobinemia와 BP가 유발된다. Sodium thiocyanate는 소변으로 배설된다.
Digoxin	Digoxin Fab fragments	각론 참고
Ethylene-glycol	Formepizole (Antizol) 1st line ethanol 1 ml/kg of 100% ethanol IV in glucose solution dialysis	15 mg/kg X 1, 10 mg/kg q 12 X 4 ethanol은 alcohol dehydrogenase와 경쟁. 치료 목표 : s-ethanol 0.1 g/dl
Isoniazid	Pyridoxine up to 25 mg/kg IV	경련 시 사용
Local anesthetics-bupivacaine	Long chain fatty acid one lipid bolus (100 mL) and subsequent infusion (400 mL)	bupivacaine-induced cardiac effects
Methanol	Ethanol, dialysis (±Antizol)	Thiamine과 folate를 동시 투여
Nitrites	Methylene blue (0.2 ml/kg of 1% solution IV over 5 min)	Severe methemoglobinemia시에 교환수혈을 고려
Opiates	Naloxone 0.4~2.0 mg IV	고용량의 diphenoxylate과 propoxyphene이 필요할 수 있다.

Toxin	해독제 / 치료	고려되어야 할 점
Organo-phosphates, carbamates	Atropine 0.05 mg/kg IV pralidoxime (PAM)	고용량의 atropine이 필요할 수 있다. PAM은 mild carbamate toxicity에 사용하지 않는다.
Salicylates	Dialysis or sodium bicarbonate 1 mEq/kg IV	Goal of alkaline diuresis is serum pH of 7.50~7.55
Tricyclic anti-depressants	Sodium bicarbonate 1 mEq/kg IV	Goal is serum pH of 7.50~7.55 to after protein binding
Valproic acid	L-carnitine(levocarnitine) Naloxone 0.8~2 mg, starting from 0.04 mg	L-carnitine 100 mg/kg IV over 30 minutes (maximum dose 6 g), followed by 15 mg/kg IV given every four hours VPA levels > 450 mg/L, VPA-associated hepatotoxicity or encephalopathy Ammonia levels>127 mcg/dL hemodialysis

■ 방사선 사진에 보이는 중독 물질(CHIPES)

- Chloral hydrate and Chlorinated hydrocarbons
- Heavy metals (arsenic, Pb, mercury)
- Health food (bone meal, vitamins)
- Iodides, iron
- Potassium, psychotropics (e.g.phenothiazines, antidepressants)
- Enteric coated tabs (KCl, salicylates)
- Solvents (chloroform, CCl4)

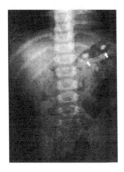

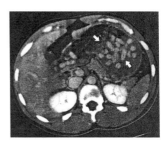

A

B

A: 철 섭취(iron ingestion) 시의 단순 복부 촬영상

B: 단순 촬영 보이지 않아서, 다시 촬영한 CT상 다량의 음독물질(Fava bean)을 확인할 수 있다. 또한 위세척의 효과도 CT를 통해 확인할 수 있다.

그림 20-1.

■ 혈액 투석 및 관류요법이 필요한 약물

Hemoperfusion	Hemodialysis	
• Phenobarbital	• Salicylates*	• Isopropyl alcohol
• Theophylline	• Ethylene glycol	• Chloral hydrate
• Phenytoin	• Methanol	• Lithium
• Possibly digoxin	• Bromide	

* Hemoperfusion에 의해서도 제거가 가능하나, 중독에 의한 전해질, pH 교정이 중요하여 hemodialysis가 더 효과적이다.

II 약물 중독의 일반적 치료

- 기도, 호흡 및 혈압의 치료(독성의 치료보다 우선 시 된다)
- 산소 투여
- IV를 삽입하고, 심장 모니터/ Pulse oximetry를 시행
- 경험적 투여 약물(의식 혼탁 시)
  - *Dextrose 50 ml of DW50(저혈당을 바로 알 수 없을 시)*
  - *Naloxone 2 mg IV(opioid 중독 의심 시)*
  - *Thiamine 100 mg IV(만성 알코올 중독, 영양 결핍 시)*
- 흡인성 폐렴 : 전체적인 발생율은 7%이며, 노인, 의식 저하, 병원전 구토, 발작, 병원에 늦게 온 경우(24시간), TCA 중독, prone position으로 발견된 경우, 농약 중독 등이 고위험자이다.
- 활성탄 흡인 : 활성탄 투여 시 15%에서 구토가 발생하며 활성탄 반복투여(MDAC)는 위험 요인이 아님. Sorbitol을 함께 투여 시 구토 발생이 높으며 비위관이 기관 내 삽입된 후 투여되면 가장 심각하다. 기관지경을 통한 제거가 필요하며 이외에 ARDS, 폐쇄성 후두염(obstructive laryngitis) 등이 유발될 수 있다.

1. 활성숯(활성탄; Activated Charcoal)

* 초기 용량 : 1 g/kg PO 또는 NG tube (cathartic sorbitol, mannitol과 섞어서)

투여 금기	Multi-dose Charcoal을 투여해야 음독1

• Caustics (acids, alkalies)
• Ileus, bowel obstruction
• Charcoal에 흡착이 안 되는 경우
  (Arsenic, bromide, K+, toxic alcohols,
  Heavy metals [iron, iodide, lithium])
	대량 음독, 농약의 대부분, 치명적 음독
	theophylline, phenobarbital, digoxin,
	dextropropoxyphene,
	nadolol, phenytoin, diazepam, tricyclic antidepressants,
	chlorpropamide, nonsteroidals, salicylates

[1]초기 1 g/kg 이후 3~4시간마다 0.25~0.5 g/kg를 24시간 정도 반복 투여하며, 총 량은 음독량(mg 또는 g)의 10배가 적당하다. (cathartics는 처음 bolus dose에만 사용하고, 이후는 사용하지 않음).

2. 설사유도제 Cathartics

Cathartics는 이론적으로 charcoal에 흡착된 toxin이 대변과 함께 제거되는 것을 돕는다. 드물지만, 사용 시 전해질의 장애가 초래될 수 있으므로 주의해야 한다. 그러나 실제로 급성 중독에서 효과는 불분명하다.

■ **Cathartic의 선택**

* Sorbitol(35~70%) 1 g/kg PO/NG
* Magnesium citrate 4 ml/kg PO/NG
* Na+ or MgSO4 250 mg/kg PO/NG
* Mannitol 1 g/kg

3. Ipecac syrup ; 구토 유도제 : 사용하지 않는다.

한국에서 판매되지 않는다. 외국에서 구한 것을 사용하는 경우가 있다. 절대적인 적응증은 없다. 반대로 ipecac (30 ml)은 charcoal의 투여를 지연시키고, 위를 완전히 비우지 못하며, 많은 부작용을 가져 요즘은 사용하지 않는다.

■ **Ipecac의 절대적 금기증**

* 부식제 음독, 석유류(hydrocarbons) 음독
* 경련을 유발 물질 음독, 의식 저하, 호흡 저하의 경우

* 구토를 통해 배출(구토유도제 투여) 보통 위 내의 음독된 총량의 절반 정도만 배출할 수 있다. 그러므로 환자가 음독 후 토했으니 치료할 필요(위세척, 활성숯)가 없다고 거부하더라도 구토의 효과를 설명함으로써 치료의 근거를 제시할 수 있다.

4. 위세척 Gastric lavage : 어떠한 경우에서도 사용하지 않는 것을 권장한다.
굵은 Levin tube를 넣어서 흡인하는 것으로 대체하고 바로 활성탄을 투여한다.

* 위세척은 새끼손가락 두께의 굵은 관을 위까지 삽입 후에 250~300 ml의 생리식
염수를 큰 주사기를 이용하여 주입하였다가 빼는 술기로써, 주입시 생리식염수는
거의 동시에 위 속에 있는 독성물질을 십이지장, 소장으로 같이 주입하는 결과를
보일 수 있다. 또한 이러한 술기로 인하여 식도 및 위의 손상, 흡인성 폐렴(가장 위
험), 시행 시 환자의 고통과 저산소증 등 상당한 부작용을 가지고 있다.
* **대체 방법:** Levin tube를 삽입하고 바로 주사기로 위내용물을 뽑아낸다. 가능한
모두 제거하기 위하여 튜브의 길이를 변경하여본다. 이후 activated charcoal +
sorbitol(mannitol) 용액을 Levin tube를 통하여 주입하고 Levin tube는 제거
한다.

5. 전장관 세척 Whole bowel irrigation

방법	적응증
• PO 또는 NG tube를 통해 Polyethylene glycol(GO – Litely) 또는 Mannitol을 시간당 1~2 L씩 투여 • 보통 1~2시간 내에 배변 시작함 • 음독한 물질이 모두 나오거나, 변이 깨끗해질 때까지 투여 • 구토 시에 진토제 투여	• Iron, Litium, zinc • 지속적으로 효과를 보이는 서방정 형태(enteric coated 캡슐)의 약물 • 마약 주머니(drug packers), 위창자돌 (Bezoar) 형성 물질
	금기증
	• 의식 저하, 호흡 저하 • Ileus, bowel obstruction, perforation

각 위장관 오염제거법의 시간에 따른 효과

– 음독 후 응급실에 1시간 이내에 오는 경우는 매우 드물다. 그러므로 아래의 그림과
같이 현실적으로 가장 효과적인 치료는 활성탄 외에 다른 대안이 없다.

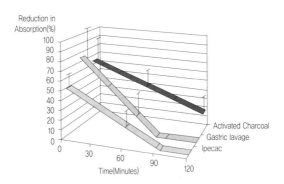

1시간 경과 시 흡수 감소 효과를 보면 활성탄 55%~40%, 위세척 25%~0%, 구토제 5~0%로 대부분의 음독 환자가 1시간 이후에 응급실에 오기 때문에 활성탄의 효과가 가장 크며 위세척과 구토유도제는 효과를 보기가 어렵다.

Ann Emerg Med 2002;39:273-286

그림 20-2. 자원자(volunteers)에서 위장관 오염제거를 통한 혈중 농도의 감소

■ 중독물질과 해독제

substance	Antidote
used for many oral toxins	Activated charcoal with sorbitol
adenosine poisoning	Theophylline
organophosphate and carbamate insecticides, nerve agents, some poison mushrooms	Atropine
theophylline	Beta blocker
calcium channel blockers, black widow spider bites	Calcium chloride
hydrofluoric acid	Calcium gluconate
Heavy Metal Poisoning	Chelators such as EDTA, dimercaprol (BAL), penicillamine, and 2,3-dimercaptosuccinic acid (DMSA, succimer)
cyanide poisoning	Cyanide antidote (hydroxocobalamin, amyl nitrite, sodium nitrite, or thiosulfate)
serotonin syndrome	Cyproheptadine
Iron poisoning	Deferoxamine mesylate
digoxin poisoning	Digoxin Immune Fab antibody (Digibind and Digifab)
Extrapyramidal reactions associated with antipsychotic	Diphenhydramine hydrochloride and benztropine mesylate

substance	Antidote
Ethylene glycol poisoning and methanol poisoning	Ethanol or fomepizole
Benzodiazepine overdose	Flumazenil
beta blocker poisoning and calcium channel blocker poisoning	Glucagon
Carbon monoxide poisoning and cyanide poisoning	100% oxygen or hyperbaric oxygen therapy (HBOT)
Reversal of dabigatran etexilate, an anticoagulant	Idarucizumab
beta blocker poisoning and calcium channel blocker poisoning	Insulin with Glucagon
methotrexate and trimethoprim	Leucovorin
treatment of conditions that cause methemoglobinemia	Methylene blue high dose vit. C(10 g qid)
Opioid overdose	Naloxone hydrochloride
Paracetamol (acetaminophen) poisoning	N–acetylcysteine
oral hypoglycemic agents	Octreotide
organophosphate insecticides, followed after atropine	Pralidoxime chloride (2–PAM)
Heparin poisoning	Protamine sulfate
Thallium poisoning	Prussian blue
anticholinergic poisoning	Physostigmine sulfate
Isoniazid poisoning, ethylene glycol	Pyridoxine
warfarin poisoning and indanedione	Phytomenadione (vitamin K) and fresh frozen plasma
Aspirin, TCAs with a wide QRS	Sodium bicarbonate
lead poisoning	Succimer, chemical name Dimercaptosuccinic acid (DMSA)
Valproic acid	Naloxone 0.8~2 mg IV L–carnitine: 100 mg/kg IV over 30 minutes (maximum dose 6 g), followed by 50 mg/kg IV (maximum dose 3 g) given every eight hours

III 독실라민 Doxylamine

우리나라에서 가장 흔한(전 음독의 25~50%) 음독 물질, 비처방 수면유도제, 반감기: 4~6 h

단일 제제(모두 25 mg) : 사라인 정, 슈나베 정, 슐라폰 정, 스메르 정, 아론 정, 아졸 정, 유니솜 정,
자메로 정, 자믹 정, 자비론 정, 잔피아 정, 잘덴 정, 태극 자미슬 정, 포린피아 정, 호수팜 정
복합제제 : 나이캄 시럽(90 mL, 41.67 mg), 브론콤 정(17.5 mg), 올시펜 정(7.5 mg)

1. 증상

어지럼증, 혼란, 경련, 구갈, 빈맥, 동공확대, 요저류, 고혈압, 오심과 구토, 상복부 통증

2. 합병증 및 치료

횡문근융해증 – 복용량과 상관 관계가 없으며, CK/LDH, Myoglobin의 상승보다는 급성 신부전(ARF)의 발생에 주의를 기울여야 한다. 또한 CK를 규칙적으로 측정하여 기울기가 떨어져갈 때는 환자 상태를 고려하여 퇴원을 고려할 수 있다.

충분한 수액 공급 (U/O 2 mL/kg/hr)
소변의 알칼리화 : $NaHCO_3$ 44-271 mEq + 1 L NS 지속 정주하여 소변 pH를
    6.5이상으로 유지하도록 한다.
20% mannitol 1 g/kg for 30 min
Mannitol은 충분한 수액 공급 후 투여하도록 하며, 핍뇨나 잠재적인 고혈압이
    있을 경우 사용하지 않는다.
Furosemide (40~200 mg)의 정주도 수액 공급 후 고려할 수 있다.
경련 : 지속 시간이 짧음. 지속시 benzodiazepine 투여.

IV 벤조디아제핀 Benzodiazepine

- GABA(억제성 신경 전달 물질), Cl에 수용체를 가져 진정, 수면, 항불안의 효과와 횡문근의 이완을 유도한다. 벤조디아제핀 중독만으로는 심각한 결과를 초래하지는 않는다.
- 임상 증상 : 진정-수면제 계통 중독처럼 비특이적이다. 의식저하, 서호흡, DTR 감소의 특징적이나 '조용한' 증상으로 찾아보고 검사해봐야 알 수 있다.
- 치료 : 다른 약제를 혼합 복용했는지를 찾는 것이 중요하다.
- 위세척, 활성탄 등의 보존적 치료, flumazenil
- Flumazenil : 응급실에서의 사용은 기관 삽관이 필요할 정도의 의식 혼탁, 의식 변화의 감별 진단을 위한 test 등이며, 반감기가 1시간 정도로 벤조디아제핀에 비해 상당히 짧아서 수분 후에 다시 잠이 든다. 즉 자주 재진정이 일어나서 의식 상태를 지속적으로 파악해야 하고, 가장 심한 부작용인 경련의 발생이 있을 수 있어 발생시 더이상의 투여를 멈추고 반대로 benzodiazepine (midazolam, 4 mg~5

mg IV)을 즉시 투여해야 한다.

성분명	상품명	반감기(시간)	용량(mg)
항불안제			
Alprazolam	Xanax	12	1~6
Chlorazepat	Tranxene	48	15~60
Chlordiazepoxide	Librium	20	15~60
Diazepam	Valium	35	15~60
Midazolam	Versed	2	경구용이 없다
Oxazepam	Serex	15	20~60
Prazepam	Centrax	15(short),100(long)	20~60
수면제			
Triazolam	Halcion	2	0.125~0.5 qhs
Flurazepam	Dalmane	2(short), 72(long)	15~30 qhs
Temazepam	Restoril	15	15~30 qhs

V 항히스타민 Antihistamine

차멀미, 가려움증, 기침, 수면제로 사용

Alkylamine	chlorpheniramine brompheniramine triprolidine	중추신경계 자극 혼함 기면(lethargy) 드뭄
Ethanolamine	doxylamine diphenhydramine bromodiphenhydramine	항콜린성 기면 증상 혼함
Ethylenediamine	pyrilamine tripelennamine antazoline	중추신경계 자극 약함 위장관 작용 혼함
Phenothiazine	promethazine trimeprazine methdilazine	항콜린성 위장관 증상 흔치 않음
Piperidine	hydroxyzine cetirizine meclizine	작용시간이 길다 기면은 드뭄
Piperidine 유도체	terfenadine astemizole loratadine	말초에 작용 위장관 증상 및 기면 드뭄

1. 임상 증상

중추신경계 억제 : 기면
항콜린성 작용 : 건조한 점막, 건조하고 홍조띤 피부, 동공확대, 위장관마비, 빈맥, 방광저류, 발열, 흥분, 섬망, 환각, 경련
심독성 : QT 간격 연장(100 ms 이상 연장 시 의심)

2. 치료 : 보존적 치료

1) 흥분(agitation)

- Benzodiazepine : 1차 선택 약제
- 항정신병 약물 : 항콜린성 효과가 있어 증상을 더 악화시킬 수 있다.
- Physostigmine : 진단적 치료적 목적으로 사용
  심전도에서 전도장애(PR과 QRS 연장) 있을 경우 금기

Physostigmine 투여의 적응증	용법
환각과 흥분이 benzodiazepine으로 조절되지 않을 경우 조절되지 않는 경련 혈역학적으로 불안정한 폭이 좁은 상심실성 부정맥의 발생 시 조절되지 않는 고열 발생	성인 : 2.0 mg IV for 2 min (효과 없을시 반복투여) 소아 : 0.02 mg/kg IV 분 당 0.5 mg의 속도로 최대 2 mg까지

2) 고열

- Benzodiazepine 투여
- 증발(evaporation)
- 근육이완제(심할 경우)

VI 삼환계 항우울제 Tricyclic Antidepressants: TCA

독성 용량은 일반적으로 $10{\sim}20$ mg/kg, 과거 비정형적 항우울제가 개발되기 전에 음독 빈도가 많았으나 최근에는 다른 약물로 대체되고 있어 드물다.

	성인 일일 용량(mg)	신경전달물질효과1	독성2
Amitriptyline	75~200	NE, 5-HT	A, H, QRS, Sz
Amoxapine	150~300	NE, DA	A, H, Sz
Clomipramine	100~250	NE, 5-HT	A, H, QRS, Sz
Doxepin	75~300	NE, 5-HT	A, H, QRS, Sz
Imipramine	75~200	NE, 5-HT	A, H, QRS, Sz
Maprotiline	75~200	NE	A, H, QRS, Sz
Nortriptyline	75~150	NE	A, H, QRS, Sz

[1] DA=dopamine 재흡수 억제제; NE=norepinephrine 재흡수 억제제; 5-HT=serotonin 재흡수 억제제

[2] A=항콜린성 효과 H=저혈압 QRS=QRS 연장 Sz=경련

임상 양상

α-adrenergic blockade(BP↓,의식 저하),
Anti-cholinergic effects(의식 혼탁, 경련, 빈맥, 동공 확대)
Anti-histaminic effect(의식 저하)
Inhibition of norepinephrine uptake(catecholamine의 증가; 흥분, 초조, 빈맥)
<u>Na channel block</u> quinidine과 유사; QRS widening)
K channel block(prolonged QT)
Indirect GABA-A antagonism(seizure)

■ TCA 중독을 예측하는 ECG 소견

QRS ≥ 100 ms
말단 40 ms의 우측편위 > 130°
유도 aVR의 R 파의 높이(> 3 mm)와 R/S ratio > 0.7
부루가다(brugada) 증후군과 비슷한 모양

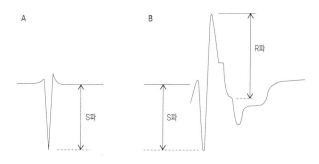

그림 20-3. TCA 중독 시 심전도 상 aVR 유도소견

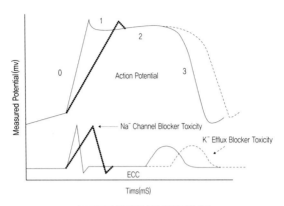

그림 20-4. 각 약물의 심장 주기에 대한 효과

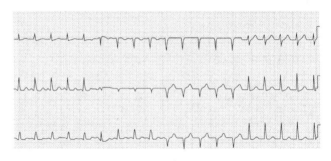

그림과 같이 Na channel blocker는 phase 0을 지연시켜 QRS complex의 widening을 유발한다.

그림 20-5. Na channel blocker에 의한 QRS complex의 widening

Na+ channel blocking drugs

Amantadine

Carbamazepine

Chloroquine

Class IA antidysrhythmics

   Disopyramide

   Quinidine

   Procainamide

Class IC antidysrhythmics

   Encainide

   Flecainide

   Propafenone

Citalopram

Cocaine

Cyclic antidepressants

   Amitriptyline

   Amoxapine

   Desipramine

   Doxepin

   Imipramine

   Nortriptyline

   Maprotiline

Diltiazem

Diphenhydramine

Hydroxychloroquine

Loxapine

Orphenadrine

Phenothiazines

   Mesoridazine

   Thioridazine

Propranolol

Propoxyphene

Quinine

Verapamil

■ 증상에 따른 TCA 중독의 치료

독성 효과	치료
전도지연 QRS > 100 ms RaVR 3 mm *Terminal 40 ms의 RAD 　>130°	– NaHCO$_3$ 1 mEq/kg IV bolus(정상 소견이 될 때까지 투여하되 pH가 7.55가 넘지 않도록) – 지속적인 NaHCO$_3$ 투여 고려(maintenance IV fluid rate의 1.5배로)(5DW 1 L에 150 mEq의 NaHCO$_3$) – 조절 호흡 (임상적으로 환기저하를 시행해야 될 경우)
부정맥 동성 빈맥 광폭 빈맥/심실성 빈맥	– 관찰 – NaHCO$_3$ 1 mEq/kg IV bolus (정상소견이 될 때까지 투여하되 pH가 7.55가 넘지 않도록) 그리고 지속적인 bicarbonate투여 고려 – 조절 호흡 (임상적으로 환기저하를 시행해야 될 경우) – 저산소증, 산증, 저혈압의 교정 – Lidocaine 1 mg/kg 천천히 bolus 정주 후 20~50 g/kg/min의 속도로 정주 – Magnesium sultate 25~50 mg/kg(최대 2.0 g) 20분 동안 정주
Torsades de pointes	– Magnesium sulfate – Overdrive 조율
저혈압	– 생리식염수 투여(30 mL/kg까지) – Trendelenburg 자세 – 저산소증, 산증 교정 – NaHCO$_3$–1 mEq/kg IV bolus (정상 소견이 될 때까지 투여하되 pH가 7.55가 넘지 않도록) 그리고 지속적인 NaHCO$_3$ 투여 고려 – Norepinephrine – 체외순환 고려
경련	– Benzodiazepines, phenytoin 금기 – 필요하다면 기관내 삽관 시행 – 저산소증, 산증 교정 – Barbiturates (benzodiazepine 실패 시) – Midazolam 이나 propofol 지속적인 투여(barbiturates 실패 시) – 전신마취/근육이완(모든 방법이 실패 시)

* 이는 컴퓨터로 계산하여 측정되는 것으로 임상에서는 사용할 수 없으며 개략적으로 RAD가 의미가 있다.

VII 비전형적 항우울제 Atypical Antidepressants

	임상 증상	치료	비고
Trazodone	중추신경계억제 : 실조증, 어지러움, 혼수, 경련 위장관 증상 : 오심, 구토 기립성 저혈압	보존적 치료	일반적으로 2 g 이하 복용 시 심각한 독성을 유발하지 않음.
Nefazodone	중추신경계억제 : 어지러움, 두통, 기면증, 시력변화 위장관 증상 : 오심, 구토	보존적 치료	
Bupropion	기면, 진전, 경련, 혼돈 구토 동성 빈맥	보존적 치료 Benzodiazepine으로 경련 조절	다른 신항우울제와는 달리 독성 대 치료 효과 비율이 낮다
Mirtazapine	진정, 혼돈, 경증의 고혈압	보존적 치료	

VIII 세로토닌 흡수 억제제 SSRI

1. 임상증상

심혈관계 : QT 연장, 부정맥, 저혈압
중추신경계 : 경련, 중추신경계억제

Citalopram	QT연장, 저혈압, 경련
Fluoxetine	심방 부정맥 또는 서맥
Fluxoxamine	방실 전도 장애, 각차단, 심실조기박동
Paroxetine	금단 증상 흔하다

치료 : 보존적 치료, 세로토닌 증후군 유발여부 확인

*세로토닌 증후군(Serotonin Syndrome)
우울증 치료 중에 발생하는 드물지만 중요한 특이약물유도성(idiosyncratic drug-induced) 합병증이다. 그러므로 대부분 정상 농도에서 발생하며, 세로토닌 전달을 증가시키는 약물의 혼용 시 발생한다. 예로 항우울제를 사용하던 환자가 meperidine을 투여받고 이 증상을 보이는 것이다.

• 경증 : 빈맥, 떨림(shivering), 발한, 산동, 떨림(tremor), 간대성근경련증, 과다반사

- 중등도 : 빈맥, 고혈압, 고열, 동공산대, 장음의 항진, 발한, 과도반사나 간대성근경
  련증(상지보다 하지에서 더 뚜렷이 나타난다)
- 중증 : 심한 고혈압, 빈맥, 쇼크, 섬망과 근육경축, 고열(이를 신속히 치료하지 않았
  을 경우 대사성 산증, 횡문근융해증, ALT, creatinine의 상승, 신부전, 파종혈관
  내응고 등이 발생할 수 있다)

■ **세로토닌 증후군의 진단 알고리듬**

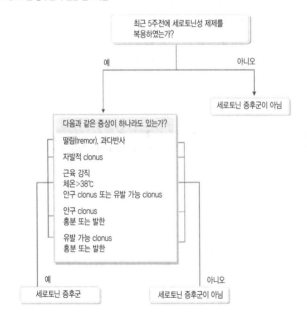

■ **세로토닌 증후군과 감별해야 할 질환**

질환	세로토닌 증후군	항콜린성 증후군	악성신경마비성 증후군	악성 고열
약물복용력	세로토닌성 제제	항콜린성 제제	도파민 길항제	흡입마취제 흡입마취제나 succinylcholine
증상발현시간	< 12시간	< 12시간	1~3일	투여 후 30분~24시간

질환	세로토닌 증후군	항콜린성 증후군	악성신경마비성 증후군	악성 고열
활력 징후	고혈압, 빈맥, 빈호흡, 고열(>41.1℃)	고혈압(경도), 빈맥, 빈호흡, 고열(<38.8 ℃)	고혈압, 빈맥, 빈호흡 고열(>41.1℃)	고혈압, 빈맥 빈호흡, 고열 (46.0 ℃ 까지도 상승) 정상
동공	산동	산동	정상	정상
점막	침흘리기	건조	침흘리기	얼룩진 모양
피부	발한	홍조, 뜨겁거나 따뜻함	창백, 발한	발한
장음	항진	감소 또는 무음	정상 또는 감소	감소
신경근육긴장	증가(주로 하지)	정상	"납파이프" 경축	"시체굳음" 경축
반사	과도반사, clonus	정상	반사가 늦음 (bradyreflexia)	반사저하
의식상태	흥분, 혼수	흥분, 섬망	혼미, 명료, 무언증, 혼수	흥분

Ⅸ 항정신성 약물 Antipsychotics

1. 항정신성 약물의 분류

저역가 약물 : 정신병의 양성 증상 조절 : 환각(hallucination), 망상(delusion), 안절부절(agitation), 지리멸렬한 사고(disordered thought)

고역가 약물 : 저역가 약제와 같으나 항콜린성 부작용이 없다.

비전형 약물 : 정신병의 음성 효과 조절 : 사회적 퇴행, 무감증(flattened affect), 비활동성, 말없음, 가성 치매

■ 항정신병약물

약물명	반감기(시간)	치명적인 혈중농도(mg/L)	중독효과*
저역가			
Chlorpromazine	7~119	1~44	A,E,H,Q
Loxapine	3~4	>3.0	E
Mesoridazine	2~9	>3.0	A,H,Q
Promethazine	9~16	>2.4	A,E
Thioridazine	26~36	0.8~13.0	A,H,Q

약물명	반감기(시간)	치명적인 혈중농도(mg/L)	중독효과*
중등도~고역가			
Trifluoperazine	7~18	0.06	E
Perphenazine	8~12	3.0	E
Haloperidol	14~41	>1.0	E,Q
비전형			
Clozapine	6~7	1.2~13.0	A,H
Olanzapine	21~54	1.2	A,E,H
Quetiapine	5~8	0.24~4.0	A,E,H,Q
Risperidone	3~20	1.8	E,H,Q
Ziprasidone	4~10	–	A,E,H,Q

* A:항콜린성 효과, H:저혈압, Q:QT 연장, E:추체외로 현상

2. 임상 양상 및 치료

급성 중독

진정, 기도 유지 반사 소실, 저혈압이 주로 나타나고 호흡 억제는 상당히 많은 음독에서 가능하다.

∘ 심전도 리듬
  ; 동성 빈맥(sinus tachycardia)이 흔함
  QRS prolongation → 다른 약물의 동시 중독과 상당량의 섭취
  Torsade des pointes(특히, thioridazine; Na, K, Ca channel 억제; 저칼륨증 저마그네슘증 동반 시)
∘ 항콜린성 망상(anticholinergic delirium); 저역가 약물 중독

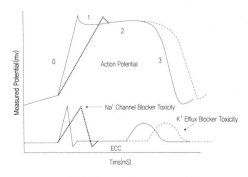

그림 20-6. Na 채널 차단제의 심전도 변화

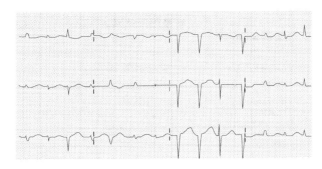

독성의 기전은 주로 phase 3의 K efflux blocker로서 위 그림과 같이 QT prolongation에 의한 malignant dysrhythmia의 발생이다. 아래 표에 K efflux를 차단하는 약물을 넣었다. 주로 항정신병 약물, diphenydramine, TCA, fluoroqinolone계 항생제, macrolide계 항생제 등이다. 아래 심전도는 QT prongation을 보여주고 있다.

그림 20-7. K channel blocker에 의한 QT prolongation

K⁺ efflux channel blocking drugs
Antihistamines
Astemizole
Diphenhydramine
Loratidine
Terlenadine
Antipsychotics
Chlorpromazine
Droperidol
Haloperidol
Mesoridazine
Pimozide
Quetiapine
Risperidone
Thioridazine
Ziprasid one
Chloroquine
Cisapride
Citalopram
Class IA antidysrhythmics
Disopyramide
Quinidine
Procainamide
Class IC antidysrhythmics
Propafenone
Class III antidysrhythmics
Amiodarone
Dofetilide
Ibutilide
Sotalol

K⁺ efflux channel blocking drugs

Cyclic antidepressants
    Amitriptyline
    Amoxapine
    Desipramine
    Doxepin
    Imipramine
    Nortriptyline
    Maprotiline
Fluoroquinolones
    Ciprofloxacin
    Gatifloxacin
    Levofloxacin
    Moxifloxacin
    Sparfloxacin
Macrolides
    Clarithromycin
    Erythromycin

■ 비전형 약물

Clozapine	항콜린성 작용(축동), 중추신경계 억제, 경련 장기 치료 : 무과립구증 발생 급성 중독 : 무과립구증을 유발하지 않음
Risperidone	기면, 추체외로 증상, 저혈압, 빈맥, 부정맥
Quetiapine	신경학적 및 혈액학적 변화 발생가능 의식변화, 심전도 변화, 저산소증 등을 감시
Ziprasidone	전형적 항정신병 약물 중독 증상, 경미한 QT 연장, 심독성은 드물다
Amisulpride	QT 연장, 저칼슘혈증
Olanzapine	기면, 혼수와 흥분, 공격적 성향을 모두 보이는 기복, 축동, CPK의 상승

■ 급성중독의 치료

일차 평가 후 기도 확보, 호흡 유지, 순환 유지 및 심장 감시

의식 상태 변화

naloxone 0.4 mg ~ 2.0 mg IV, 최대 10 mg까지 조정

D50 수액 dextrose 25 g (50 ml) – 혈당 체크가 바로 안될 시

저혈압

crystalloid 주입

Norepinephrine 4 mg을 D5W 500 mL에 혼합하여 분당 2~4 ug/min으로 시작 후, 효과가 나타날 때까지 증량– 항정신성 약물의 α–adrenergic blockade effect를 반전, dopamine의 경우 저용량 주입은 저혈압을 악화시킬 수 있다.

심실성 부정맥

심실 빈맥, 심실 세동의 경우 ACLS guideline에 따라서 치료

Sodium bicarbonate, 1~2 mEq/kg IV bolus, 만약 지속 주입이 필요하다면, D5W 1 L에 100~150 mEq를 혼합해서, 4~6시간에 걸쳐 목표 동맥 pH를 7.50로 맞추도록 한다

Lidocaine 1.0~1.4 mg/kg IV bolus, 500 ml D5W에 4 g을 혼합해서 분당 1~4 mg로 유지 지속 주입한다.

Torsade de pointes

Magnesium sulfate 2~4 g IV

Overdrive pacing

Isopreterenol 500 mL D5W에 4 mg을 혼합해서 분당 5 ug으로 주입

위장관 오염제거(decontamination)

활성탄 1~2 g/kg 경구 투여

만약 환자가 기관 삽관이 되어 있다면, orogastric lavage를 시행하고, 활성탄을 투여

발작(seizure)

benzodiazepine

lorazepam 2~4 mg IV(1분마다 2 mg을 반복)

diazepam 5~10 mg IV(5분마다 5 mg을 반복)

Phenobarbital 20 mg/kg IV(분당 최고 50 mg)

Fosphenytoin 15~18 mg/kg PE IV(분당 최고 150 mg PE)

■ Extrapyramidal syndome (EPS)

임상 양상	응급 치료
(1) 급성 근육긴장이상증(acute dystonia)- 안면부, 경부, 배부, 팔다리의 불수의적 운동성 경련 (2) 안구운동발작(oculogyric crisis)- 안구의 회선 운동 (3) 정좌불능증(가만못앉기;akathisia)- 운동성 안절부절과 주관적인 안절부절함을 느끼는 것. 　항정신성 약물의 소량 투여 시 발생하는 안절부절함(agitation)과 구분이 힘들어, 증량하는 경우가 발생할 수 있다. (4) 구강주위 떨림증(perioral tremor; rabbit syndrome) 　- 토끼가 입술과 코를 움직이는 듯한 떨림증 (5) Parkinsonism- 운동완만증(bradykinesia), 가면양 얼굴 표정, 발을 질질 끌며 걷기(shuffling gait), 휴식시 떨림(resting tremor), 근육 경직증(muscular rigidity)	Diphenhydramine 25~50 mg IV, IM, 또는 경구 투여. Benztropine 1~2 mg IM 또는 경구

지연운동이상증(Tardive dyskinesia; TD)

빠르고 불수의적인 안면부(눈 깜박임, 얼굴 찡그림, 혀의 운동), 팔다리, 체간의 운동. 만성 운동성 질환. 만성 복용자의 20%가 발생.

* 호흡운동이상증(respiratory dyskinesia)- variant TD로 안면 운동이상증, 호흡곤란, 발성 장애, 호흡성 알칼리증을 특징으로 하며, 흡인성 폐렴을 잘 유발한다. 진단이 잘 안되는 경우가 많다.

악성 신경마비성 증후군(Malignant Neuroleptic Syndrome)

EPS symptom(추체외로 효과)

약물 치료 후 첫 2주경에 발생

주요 증상 : 의식장애, 근육 경직, 자율신경계 불안정성, 고열이 발생(3일 이내)

치료 : 항정신성 약물 중단, 수액 주입, 적극적 cooling

　　　근이완과 안절부절함 있으면 benzodiazepine, 신경근육이완제(neuromuscular blockade; nondepolarizing agent) 투여

X 아세타미노펜 Acetaminophen

1. 추천 용량

성인 - 650~1,000 mg q 4~6 hrs
소아 - 10~15 mg/kg q 4~6 hrs
독성 용량 : 한번에 140 mg/kg(70 kg 성인에서 500 mg 20정 이상 복용), 24시간
            내에 7.5 g 이상

2. 임상 양상

Phase	음독 후 시간	양상
1	30분~24시간	무증상, 또는 경증의 위장관 자극 증상
2	24~72시간	비교적 무증상, 위장관 증상의 호전, 간기능검사 이상 또는 신기능 이상.
3	72~96시간	간 괴사, 황달, 및 간성 혼수, 혈액응고 장애, 신부전
4	4일~2주	증상의 회복 또는 사망

3. 검사실 소견

Acetaminophen의 약물 농도 측정 필수(중독 후 4~24시간)
측정된 약물 수치를 Rumack-Matthew 노모그램에 대입하여 그래프의 상하 위치
에 따라서 독성을 판정한다.
(음독 후 4시간 이전 또는 해독제 투여/음독 후 24시간 이후에는 이 노모그램은 의
미가 없다 20시간 동안 의미 있음)
서방형제제(Tylenol ER 650 mg)의 경우 절반의 용량(325 mg)이 지연성으로 작용
하여 적어도 2번이상 측정(4~6시간 이후)
* 간독성 : AST/ALT ≥ 1,000 IU/mL

4. 치료

1) 위장관 오염제거

Charcoal은 acetaminophen 단독 음독의 경우는 필요가 없으며, 동시에 음독한 물
질이 필요하면 투여한다.
Charcoal 투여 시 경구 N-acetylcysteine을 20% 증가하여 투여

2) Rumack–Matthew 노모그램

급성 일회 복용 시에만 적용할 수 있으며 복용후 4시간 이후에 적용해야 한다.

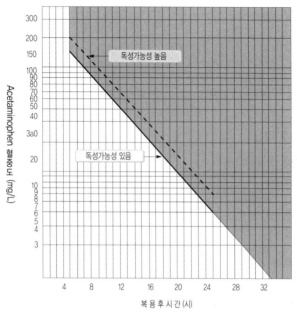

그림 20-8. Rumack–Matthew 노모그램

3) 해독제

■ NAC 치료 요법

해독제	투여경로	요법	총용량(mg/kg)	시간(h)
NAC	경구	140 mg/kg, 이후 4시간 마다 70 mg/kg 17회 투여	1,300	72
NAC (20시간 프로토콜)*	정주	– 150 mg/kg+5DW 200 mL를 15분간 정주 – 50 mg/kg +5DW 500 mL를 4시간 동안 정주 – 100 mg/kg + 5DW 1 L를 16시간 동안 정주	300	20
NAC (48시간 프로토콜)	정주	– 140 mg/kg + 5DW를 1시간 동안 정주 후 – 4시간 간격으로 70 mg/kg +5DW를 　1시간 동안 12회 정주	980	48

* 가장 많이 사용되는 프로토콜이다.

아세타미노펜으로 인한 급성 간부전에서 간이식이 권장되는 경우

> 동맥혈 pH < 7.3
> 충분한 수액공급 후에도 혈청 lactate > 3.0 mmol/L
> 혈청 creatine > 3.39 mg/dL
> INR > 6.5
> 간성 혼수 3~4등급

XI 살리실레이트 Salicylates

치료용 복용의 경우 2시간 이내 최고농도를 도달하나, 음독과 같이 과량 복용, 장막 제제(enteric-coated)와 viscous 제형인 경우, 6시간 이상에 걸쳐 최고농도에 도달 하고 반감기(정상 2~4시간) 또한 18~36시간으로 현저히 늘어난다. 이는 음독에 의 한 산혈증이 있을 경우 분포 용적 및 반감기가 더욱 증가하게 된다.

1. 독성의 등급

음독량(mg/kg)	중증도	임상 양상
<150	경도	구토, 이명, 과호흡
150~300	중등도	구토, 이명, 과호흡, 발한
>300 * 500 이상 치명적	중증	산혈증, 의식 상태 변화, 발작, 쇼크

2. 임상 양상

대사성	• 조기 : respiratory alkalosis(respiratory center 자극) • 후기 : metabolic acidosis(uncoupled oxidative phosphorylation) • Hypokalemia, ↑ or ↓ glucose, ketonuria,↑ or ↓ Na$^+$
중추신경계	• 조기 : 이명, 청력 장애, 안절부절힘, 과행동 • 후기 : 혼돈, 기면, 혼수, 발작, 뇌부종(특히, 4세 이하 소아)
위장관	• 구토, 위염, 유문부경련(pylorospasm), ↑간효소, 위천공
호흡기	• Noncardiogenic pulmonary edema(특히, chronic toxicity)

3. 진단

임상적	• 중독 증상
음독시	• 150 mg/kg 이상 시 독성을 보임
Ferric chloride	• Mix 2 drops $FeCl_3$ + 1 ml urine. Purple = salicylate ingestion
Phenstix	• Dipstick test for urine, 갈색으로 보이면 salicylate 또는 phenothiazine 음독(not toxicity)을 의미, 1 방울 20 N H_2SO_4을 첨가 시에 흰색이 되거나 색이 사라지면 phenothiazines(not salicytates)
Salicylate 농도; 혈장	• 6시간이 지나서 30 mg/dl 이상 시에 독성을 보임 • 2~3시간마다 주기적인 농도 측정(떨어질 때까지) • 동시에 동맥혈 pH를 측정해야 한다(산혈증 시에 CNS 투과성이 높아져서 같은 농도이라도 독성이 강해진다). • Done nomogram은 신뢰성이 없다.
비독성 음독	• 다음이 해당이 없을 경우 가능성이 떨어진다. (1) 150 mg/kg 이하 복용 (2) 무증상 (3) 복용 6시간 이상이 지난 후 측정한 level이 30 mg/dL 이하인 경우(enteric coating, viscous preparation 또는 만성 복용자인 경우는 제외)

4. 치료

일반적 치료	• 탈수, 전해질 이상을 교정 • 혈당이 정상이라도 CSF 내 당의 농도가 떨어질 수 있으므로 모든 수액에 sugar fluid를 혼합하도록 한다(D5W 또는 D10W)
Decontamination	• Multi-dose charcoal (charcoal : salicylate = 10:1) • Whole bowel irrigation (enteric coated 경우)
Alkalinization	• Salicylate 농도 35 mg/dL 이상이거나 임상적 중독이 의심시 농도에 관계없이 투여한다. • $NaHCO_3$ 1~2 mEq/kg IV bolus • 100 mEq $NaHCO_3$ + 1 L D5NS (20~40 mEq/L K^+, 신부전이 없을 경우) 시간당 200 ml로 주입 • 목표 : urine pH > 7.5, serum pH 7.40~7.55
혈액 투석	적응증 신부전 울혈성 심부전(상대적) 급성 폐손상 지속되는 중추신경계 장애(기면, 흥분, 혼돈, 경련, 혼수 상태) 진행되는 활력징후의 불안정 적절한 치료에도 불구하고 심한 산-염기 또는 전해질 불균형이 지속될 때 응고 장애를 동반한 간이상 Salicylate 수치 (급성) > 100 mg/dL

5. 급성 vs 만성 중독

	급성	만성
나이	젊다	많다
원인	대부분 의도적	치료 합병증 의인성(iatrogenic)
진단	전형적	약물 중독으로 진단하기 어려움
신체상태	양호	기저 질환이 동반
자살관념	전형적	없음
임상적 차이	빠른 임상적 경과	급성 폐손상 중추신경계 장애
혈중 농도	현격한 상승	약간 상승
사망률	아주 과량 복용이나 늦게 발견되지 않았다면 흔하지 않다.	약 25%

XII 베타 차단제 β-Blockers

- β_1 stimulation − ↑contraction force + rate, AV node conduction, renin secretion.
- β_2 stimulation − blood vessel, bronchi, GI, & GU smooth muscle relaxation.
- 비선택적 β−blockers : nadolol, timolol, pindolol, propranolol
- 선택적 β_1−blockers : metoprolol, atenolol, esmolol, acebutolol, Pindolol, acebutolol

■ 임상증상

CNS	• 혼수, 경련(특히 지용성인 propranolol에서 심하다)
Cardiac	• ↓ HR, AV block(1st, 2nd, 3rd), ↑ QRS, ↑ T waves + ST changes • Pindolol, practolol, sotalol 인 경우 빈맥을 유발할 수 있다. • ↓ BP이 흔하다 • Congestive heart failure가 발생할 수 있다.
Pulmonary	• Bronchospasm, respiratory arrest 등 심한 독성을 유발할 수 있다.
Metabolic	• Hypoglycemia(성인에서는 드물다)

1. 치료

1) Decontamination

Ipecac 금기(aspiration & asystole 유발)

위세척과 활성탄 투여

2) 해독제

Atropine

0.5~1 mg을 정주한다. Atropine의 투여 효과는 일시적이므로 불안정한 초기 상태를 조절하는데 좋다. 반복 투여에 의한 부작용에 주의한다.

Glucagon

5~10 mg 정주, 반복 투여가 가능하며 연속 투여할 경우 1~10 mg/hr의 속도로 투여한다(소아 : 50~150 g/kg). Glucagon의 제형에 phenol이 포함된 경우 반드시 희석하여 사용한다.

Dopamine

5~10 µg/kg/min의 속도로 투여하며 증상에 따라 투여 속도를 조절한다.

Dobutamine

5~15 µg/kg/min의 속도로 투여하며 증상에 따라 투여 속도를 조절한다.

Epinephrine

초기에 1~4 mg/hr의 속도로 점적하며 증상에 따라 조절한다.

Isoproterenol

4 mg/hr의 속도로 투여하기 시작하여, 증상에 따라 투여 속도를 조절한다(소아 : 0.1~0.5 g/kg/min). 부작용의 발생에 주의한다.

인슐린

칼슘 통로 차단제 중독에서와 동일하다.

중탄산염

1~2 mEq/kg를 정주한다.

Long chain fatty acid

one lipid bolus (100 mL) and

subsequent infusion (400 mL)

3) 체외 제거

베타 차단제 가상 분포용적이 커서 혈액투석이나 관류가 효과적이지 못하다. 단, atenolol, nadolol, acebutol, sotalol 등은 혈액투석, 혈액관류, 활성탄 반복 투여 방법을 고려해 볼 수 있다.

XIII 칼슘 차단제 Calcium Channel Blockers

고혈압 및 협심증 치료제

■ 칼슘차단제 독성 용량(1회 복용 시)

	최소용량	평균용량
Verapamil	720 mg	16 mg/kg
Diltiazem	420 mg	5.7 mg/kg
Nifedipine	50 mg	8 mg/kg

■ 임상양상

심혈관계	혈관 확장 심박수 저하 심전도 장애(Verapamil & diltiazem에서 흔함) 동성 서맥→1도 방실차단→심실고유리듬(IVR)→무수축
중추신경계	관류 저하로 인한 이차 증상 기면, 혼돈, 경련, 호흡저하
소화기계	오심, 구토, 장허혈
대사장애	인슐린 분비감소 및 저항성 증가-저혈당 조직 관류 저하-lactic acidosis

■ 치료 및 해독제

치료	적응증 및 고려점
Decontamination	• Charcoal ±(먼저 gastric lavage) : 1시간 이내에 시행 가능할 시 • ipecac은 금기(흡인 및 갑자기 mental status 악화될 수 있다) • 느리게 분비되는 약품(서방정)인 경우는 whole bowel irrigation
Calcium	• 보통 cardiac conduction defect을 호전시키지는 못한다. • 저혈압인 경우 적응증이 됨 • calcium gluconate 3 g(30 ml of 10% solution) IV over 5 min, 필요 시에 반복한다 (또는 calcium chloride 10~15 mL of 10% IV over 5 min).
Glucagon	• 적응증 : ↓HR or BP, 5 mg IV 한 후에 1~5 mg/h
Atropine	• 0.5 mg IV for symptomatic ↓HR(repeat×3)

Fluids/pressors	• ↓BP은 일차적으로 peripheral vasodilation때문이므로, 수액처치 후에
	  vasoconstrictors 사용(예, norepinephrine, neosynephrine 또는 high dose
	  dopamine)

Hyperinsulin/ euglycemia(HIE)	• 1.0 U/kg(with 50 cc of 50% DW) bolus • 1.0 U/kg/hr(with 200~300 mL/hr 10DW)
Other options	• pacemaker(calcium, glucagon, atropine에 무반응일 경우; HR <30회)
Long chain fatty acid	• one lipid bolus (100 mL) and subsequent infusion (400 mL)

XIV 디곡신 Digoxin

- 치료 약물 또는 자연독(식물 및 두꺼비 독)
- 치료 농도 : 0.5~2.0 ng/ml
  (중증 중독 시에도 치료 농도 내에 있을 수 있으므로 주의)
- 독성 용량 : 소아 1 mg(대략 0.25 mg 4정), 성인 3 mg(대략 0.25 mg 12정)

■ Digoxin 독성의 선행 또는 악화요인

노인
기존의 심질환
호흡기 질환 : 저산소증, 호흡성 알칼리증 또는 산증
신부전
갑상선 기능저하증
전해질 이상 : hyperkalemia, hypokalemia, hypercalcemia, hypomagnesemia
약물간 상호작용 : diuretics, quinidine, amiodarone, verapamil, β-adrenergic blockers,
β-adrenergic agonists, amphotericin B, corticosteroids

1. 임상 양상

■ 급성 중독

Digoxin 농도	보통 크게 증가한다(음독 후 6시간 이상 지난 후)
위장관, CNS	오심, 구토, 설사, 두통, 혼란, 혼수
심장, 대사성	AV blocks, bradyarrhythmias
	Potassium 증가(inhibition of the Na+/K+ ATP pump)

■ 만성 중독

Dogoxin 농도	정상일 수 있다
병력	감기 증상, diuretics 사용시 신부전, yellow-green의 피부색
심장, 대사성	Ventricular arrhythmias(급성 중독 시보다 더 흔하다)
	Potassium 감소나 정상, magnesium도 감소될 수 있다
위장관, CNS	급성과 동일하나 시각 이상이 흔하다
	약시, 눈부심, 암점, 시력감소, 황색시증

2. 심장 독성

상심실성 빈맥을 제외한 모든 부정맥이 생길수 있음.

초기 심전도 : 이소성 심실리듬(ectopic ventricular rhythm; 가장 흔하다 30~40%)

자동성 증가 + PR interval 증가, AV block

특징적인 심전도 : bidirectional ventricular tachycardia(드물다)

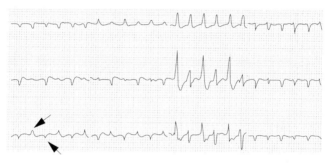

그림 20-9. Digoxin에 의한 심독성

3. 치료

1) 위장관 오염제거 : 섭취 후 2시간 이내 활성탄 투여 및 위세척

2) 체외 제거 : 효과가 적으나 해독제의 투여가 현실적으로 어려워 심각한 경우 사용한다.

3) 해독제

Digoxin 특이 항체(Digibind®)

한국희귀약품센터(02-508-7316)에서 소량을 수입 보관

한 바이알의 가격이 100만원으로 치료 용량은 중증시 20 바이알 정도가 필요하다.

4) 부정맥의 치료

Lidocaine, Phenytoin(1st choice)

$MgSO_4$ 2 g for 20 min

Procainamide, propranolol, quinidine 금기

cardioversion은 피한다(VF 유발)

5) 전해질의 교정

Hyperkalemia : hyperkalemia의 치료 중 칼슘(부정맥 유발)을 사용하지 못하는 것 외에 동일하다.

■ Digoxin 중독 시 Hypokalemia의 K의 투여

만성 digoxin 독성 환자에서 K 투여

적응증
혈장 K^+ < 4.0 mmol/L이면서 PVC 또는 VT 또는 SVT with AV Block 발생 시
혈장 K^+ < 3.0 mmol/L이면서 First degree AV block, second degree AV block with Mobitz type I), 또는 PVC 또는 VT 또는 SVT with AV Block의 발생 시

금기증
일시적 pacemaker의 사용이 불가한 경우 Mobitz type II 또는 third degree AV block

* Digibind의 적응
- Ventricular arrhythmias
- Bradyarrhythmia
- Ingestion > 0.1 mg/kg
- Digoxin level > 5 ng/ml
- K^+ > 5~5.5 mEq/L 시에 고려한다.

XV 테오필린 Theophylline

1. 임상 양상

심혈관계	빈맥, 부정맥
신경학적	안절부절, 떨림, 경련
대사성	↑Glucose, ↑catecholamines, ↓potassium
위장관계	오심, 구토

2. 치료

일반적	Seizures과 arrhythmias를 감시, 탈수, 저산소증 및 전해질 이상 교정
위세척	다른 약물을 같이 복용한 경우, 혈중 농도 30 g/mL 이상(약 15 mg/kg)일 경우 시행
Charcoal	1 g/kg q2~4 h. Repeat doses q4 h
저혈압	N/S 10~20 mL/kg 주입 α 작용제 Norepinephrine, Dopamine
부정맥	심방성 빈맥 : β-blocker 상심실성 빈맥 : Esmolol Loading – 500 μg/kg for 1 min Maintain – 50 μg/kg/min for 4 min 5분간 치료 효과 관찰후 효과 없으면 다시 부하용량 투여 후 유지 용량을 50 μg/kg/min씩 증가시키면서 계속 투여 Verapamil은 theophylline 대사를 억제하므로 적응이 안 된다
경련	Lorazepam(이후 phenobarbital), Phenytoin는 금기
혈액투석/관류	적응증 1. 혈청 농도 > 90 μg/mL 2. 경련 또는 심혈관 장애를 보이는 급성 중독 3. 만성 중독에서 혈청 수치가 > 40 μg/mL이면서 다음과 같은 경우 　　　　– 경련 　　　　– 수액에 반응하지 않는 저혈압 　　　　– 심실성 부정맥

XVI 리튬 Lithium

1. 임상 증상

	급성	만성
심혈관계	QT 간격의 연장 ST-/ T-파 이상	심근염
피부	없음	피부염, 궤양, 국소부종
신장	농축 장애	신성 요붕증, 간질성 신염, 신부전
위장관	구역, 구토, 설사	경함
혈액	백혈구증가증	재생불량성 빈혈
신경계		
경증	허약, 어지러움, 미세한 진전	동일
중등도	근연축, 이명, 기면, 과반사, 어눌한 말투, 무관심	동일
중증	혼돈, clonus, 혼수, 경련, 추체외로 증상	파킨슨병, 정신병증, 기억장애, 특발성 두개내 압상승
내분비계	없음	갑상선기능저하증
선천성	없음	갑상선기능저하증

■ 만성리튬중독의 농도에 따른 증상

> 1.5 mEq/L	> 2.5 mEq/L
구역 권태감 허약	혼돈의 증가 조화운동불능 근경련성 운동 무도무정위운동 안절부절증
> 2.0 mEq/L	**> 3.0 mEq/L**
피로감과 졸음 혼돈 어눌한 말투 안구진탕	혼수 경련 순환계 허탈

2. 치료

1) 보존적 치료

수액 치료가 매우 중요

150~300 mL/hr of 0.9% N/S (1~2 L)로 수분 보충 후 half saline 투여(고나트륨혈증 유발 가능하므로)

2) 혈액투석

- 발작
- 심한 정신상태 이상을 보이는 중독 환자
- 리튬을 신장으로 배설할 수 없는 환자(예, 신장무발생, 무뇨증 환자)
- 리튬수치가 1.0 mEq/L 이하가 될 때까지, 6~8시간 간격으로 측정

XVII 철 Iron

철분 제제의 종류에 따라 원소성 철의 함량이 다르므로 철분제제의 종류가 중요하다. 독성 용량 : 철분의 원소성 철의 %를 확인해서 계산해야 한다.

10~20 mg/kg, 중등도 독성은 20~60 mg/kg 이상

■ 원소성 철의 함량

철분제제	원소성 철 (%)
Ferrous gluconate	12
Ferrous sulfate	20
Ferric chloride	20
Ferrous chloride	28
Ferrous fumarate	33

■ 임상 영상

1단계	6시간 이내	복통, 구토, 설사(증상은 6시간 이내, 즉 음독 후 오랜 시간이 아닌 수시간 내 발생한다) 상기 증상이 없으면 심각한 철 중독은 배제
2단계	6~24시간	잠복기로 무증상
3단계	6~24시간	전신적 독성 쇼크 단계 철-유발 응고 장애 : 간기능 부전, 신부전, 심근증 중추신경계 : 기면, 과호흡, 경련, 혼수
4단계	12~24시간 (과량 복용 시 2~3일)	간 독성이 나타남(없을 수도 있음) 간기능 저하 발생 시 예후는 좋지 않다.
5단계	4주~6주	지연 합병증 철의 부식 효과 이차적 위외구(gastric outlet)의 폐쇄(드물다)

1. 검사실 소견

혈장 철 농도

4시간 후에 측정, 8~12시간마다 반복

- 300~500 $\mu g/dL$ – 위장관 독성
- 500~1000 $\mu g/dL$ – 중등도의 전신적 독성
- 1000 $\mu g/dL$이상 – 높은 사망률과 이환율

WBC > 15,000 /$\mu \ell$, 혈당 > 150 mg/dL

총 철결합능(TIBC)- 신빙성이 없다.

혈장 철 농도나 deferoxamine 농도의 증가 시 거짓으로 증가

2. 치료

무증상이며 6시간 동안 특이 소견을 보이지 않을 경우 특별한 치료는 필요치 않다.

위장관 오염 제거
활성탄 효과 없으며 위세척은 섭취 초기에만 사용

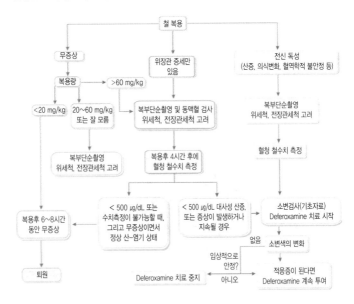

3. 해독제

Deferoxamine의 투여
– 적응증 : 대사성 산증, 반복되는 구토, 기면, 저혈압, 위장관 출혈, 쇼크 등의 증세
　가 보이거나 혈청 철분양이 500 g/dL 이상인 경우

– 투여 방법
　충분한 수액 치료 후 정맥 내 투여
　저혈압일 때 5 mg/kg/h로 시작 후
　치료 1시간 이내 15 mg/kg/h까지 증량
　최대 6시간에 6 g의 deferoxamine을 주입
　임상적인 회복, 산증의 해소, 소변색의 변화가 없을 때까지 투여
　치료 24시간 후 증상 지속 시 감소한 용량 투여 지속

XVIII 에틸렌 글리콜 Ethylene Glycol

• Ethylene glycol은 자동차 엔진의 부동액, 방부제, 락커, 세정제로서 사용

시간 경과	임상 양상
1~12시간	• 조기 : 술에 취한 듯, 말더듬(알코올의 냄새없이), ataxia • 후기 : 혼수, 경련 및 사망
12~24시간	• 심부전이 주된 양상 • 조기 : 빈맥, 고혈압, 빈호흡 • 후기 : CHF, ARDS, 순환부전 • Myositis가 발생할 수 있다
24~72시간	• Nephrotoxicity, calcium oxatate crystal의 발생으로 ureter stone, 측부통, 신부전, 저칼슘증

진단	치료

• Anion gap acidosis
• Osmolar gap (measured-calculated osmol)
  > 10 mOsm/L(전해질 장애 참고)
• Hypocalcemia (EKG – ↑QT interval)
• 소변에서 Calcium oxalate crystals
• ↑BUN/Cr
• 독성을 띠는 혈장 농도 : > 20 mg/dl
• 중증도의 독성이 anion gap/crystalluria
  없이도 발생했다는 보고가 있다.
	• 위세척(charcoal은 효과가 없다)
	• NaHCO₃ 50 mEq IV(혈장 pH를 7.40 유지)
	• Ca²⁺ gluconate 10%, 10~20 ml IV if
	  ↓ Ca²⁺, MgSO₄ 2 g IV over 15 min
	• Pyridoxine / thiamine 각각 100 mg IV
	• Fomepizole(Antizol®) – 15 mg/kg IV, +
	  10 mg/kg q 12 h × 4, then ↑to 15
	  mg/kg IV q12 h until level < 20 mg/dl.
	• 혈액 투석 (1) oliguria/anuria, (2) severe acidosis,
	  (3) level > 50 mg/dl(또는 level이 20 mg/dl 이상
	  에서 fomepizole을 사용하지 않은 경우)

■ Ethylene glycol 중독에서 ethanol 또는 fomepizole 치료의 적응증

다음중 한가지라도 존재할 경우
• 혈중 ethylene glycol 수치가 20 mg/dL 이상일 경우
• Ethylene glycol의 대량 섭취의 병력이 있으면서 삼투압차가 10 mOsm/L 이상일 경우
• Ethylene glycol 중독의 병력이나 임상적으로 의심되고 다음중 적어도 2가지 사항이 존재할 때
    – 동맥혈 pH < 7.3
    – 혈청 bicarbonate < 20 mEq/L
    – 삼투압차 >10 mOsm/L
    – 소변에서 oxalate crystal이 존재할 때

■ Ethanol의 용량과 투여 방법

	43% 경구용 ethanol	10% 정주용 ethanol
부하용량	1.8 mL/kg	7.6 mL/kg
일반적 유지용량(비음주자)	0.2 mL/kg/h	0.83 mL/kg/h
일반적 유지용량(ethanol 남용자)	0.46 mL/kg/h	1.96 mL/kg/h
투석시 유지용량(비음주자)	0.5 mL/kg/h	2.13 mL/kg/h
투석시 유지용량(ethanol 남용자)	0.77 mL/kg/h	3.26 mL/kg/h

초기 부하 용량 : 1시간 동안 20% 정도로 희석하여 비위관을 통하여 투여
혈중 ethylene glycol 수치가 20 mg/dL 이하이고 동맥혈 pH가 정상이 될 때까지 투여

• **Fomepizole 투여 용량(현재 우리나라에 없음)**
초기 부하 용량 : 15 mg/kg(최대 1 g)+100 mL 5% DW for 30 min
유지 용량 : 10 mL/kg q 12 hrs(2일 동안)→15 mg/kg q 12 hrs(methanol 농도
가 20 mg/dL 이하가 될 때까지) 증량
혈액투석 시행할 경우 : fomepizole이 함께 제거되므로 4시간 마다 투여

• **혈액 투석의 적응증**
증가된 음이온차의 대사성 산증(pH < 7.25 또는 7.30)
통상적인 치료에도 반응없는 전해질 장애
혈중 ethylene glycol 수치가 > 50 mg/dL일 때(상대적 적응증)

XIX 메탄올 Methanol

메탄올 제품 : 나무 알코올, 용제, 페인트 제거제, 도료, 자동차 wind shield 세척액,
부동액
• 독성은 formaldehyde/formic acid(메탄올의 대사물질) 때문이다.
• 안과적 증상은 시야 흐림에서 실명까지 다양하나 대부분 정상시력을 회복한다고 한다.
• 원액 40% 15 cc를 마시고 사망한 예도 보고됨

	임상 양상
0~12시간	술에 취한 듯하고, 잠을 자려한다.
12~36시간	구토, 과호흡 복통, 췌장염 시야 흐림, 시력 소실, 동공 산대, papilledema CNS 억제

진단적 검사
• Osmolar gap은 anion gap acidosis보다 빨리 발생 • Anion gap and lactic acidosis • Hemoconcentration, hyperglycemia • 독성 level > 20 mg/dl • CNS 증후 : 20 mg/dl 이상 시 • 시력이상 : 50 mg/dl 이상 시

Osmolar gap은 중증 독성 시 정상일 수 있다.

치료

- Charcoal은 효과 없음
- $NaHCO_3$ 50 mEq IV(심한 산증일 경우)
- Folate 50 mg IV for 30~60 min(q 4 h)
- Ethanol, Fomepizole

■ Methanol 중독환자에서 ethanol 또는 fomepizole 치료의 적응증

다음중 한가지 사항이라도 존재할 때
- 혈중 methanol > 20 mg/dL
- 최근 섭취한 증거가 있으며, 삼투압차가 > 10 mOsm/kg H_2O일 때
- 섭취한 사실이 의심되며 다음중 적어도 2가지가 존재할 때
  - 동맥혈 pH < 7.3
  - 혈중 bicarbonate < 20 mmol/L
  - 삼투압차 > 10 mOsm/kg H2O

■ Ethanol의 용량과 투여 방법

	43% 경구용 ethanol	10% 정주용 ethanol
부하용량	1.8 mL/kg	7.6 mL/kg
일반적 유지용량(비음주자)	0.2 mL/kg/h	0.83 mL/kg/h

	43% 경구용 ethanol	10% 정주용 ethanol
일반적 유지용량(ethanol 남용자)	0.46 mL/kg/h	1.96 mL/kg/h
투석시 유지용량(비음주자)	0.5 mL/kg/h	2.13 mL/kg/h
투석시 유지용량(ethanol 남용자)	0.77 mL/kg/h	3.26 mL/kg/h

초기 부하 용량은 1시간 동안 20% 정도로 희석하여 비위관을 통하여 투여

Ethanlol 치료는 혈중 methanol 수치가 20 mg/dL 이하이면서 정상 동맥혈 pH이 될 때까지 투여

Fomepizole(현재 우리나라에 없다) 투여 용량

– 초기 부하 용량 : 15 mg/kg(최대 1 g)+100 mL 5% DW for 30 min

– 유지 용량 : 10 mL/kg q 12 hrs(2일 동안)→15 mg/kg q 12 hrs(methanol 농도
가 20 mg/dL 이하가 될 때까지) 증량

– 혈액투석 시행할 경우 : fomepizole이 함께 제거되므로 4시간 마다 투여

■ **Methanol 중독환자에서 혈액투석의 적응증**

- 다음의 경우 중 한가지만 있어도 혈액투석을 시행한다

  치료에 반응없는 심한 대사성 산증(pH < 7.25~7.30)

  시력의 이상

  집중적인 지지치료에도 불구하고 생체징후가 불안정할 때

  신부전

  통상적인 치료에도 불구하고 전해질 이상이 지속될 때

  혈중 methanol 치가 50 mg/dL 이상일 때(상대적 적응증)

XX 석유류 중독 Hydrocarbon

대부분의 aliphatic hydrocarbon(가솔린, kerosene, lamp 기름, 디젤, 메탄, 부
탄, 프로판 등)은 소화기계에서 흡수가 거의 안 되어 특별한 문제없이 제거된다. 그러
므로 특별한 처치가 필요 없이 관찰만이 요구된다. 그러나 잘못 알고 비적응인 위세
척하여 제거하려는 노력을 하는데 이때 발생한 흡인성 폐렴은 다른 흡인보다 더 심한
염증이 유발되어 문제가 된다. 또한 일부 농약에도 부가 물질로 석유류가 혼합되어 있
을 수 있는데 이 또한 조심해야 한다. 위세척은 절대적 금기증이다.

Hydrocarbon 중에 gastric lavage와 activated charcoal의 투여 적응증이 되는 경우

1. Aromatics
2. 할로겐화 hydrocarbon
3. Champor
4. Toluene

XXI 중금속 중독 Heavy Metal Intoxication

1. 수은 mercury

무기 및 유기 수은 화합물
수은 중독의 비교 : 원소성, 무기, 유기

	원소성 수은, 장연쇄 또는 아릴 유기 수은	무기수은(수은염)	유기수은(메틸수은)
노출경로			
주요경로	흡입	경구	경구
소경로	주입, 경구	경피, 흡입	흡입
표적 장기			
주요 표적 장기	급성-폐	급성-위장관(부식)	급성 또는 만성-뇌
	만성-뇌(신경과민)	만성-뇌	(신경정신병증)
기타	신장, 말단통증	신장, 말단통증	신장, 간
진단 검사	혈중농도(급성)	혈중농도(급성)	혈중농도(급성 또는 만성)
	소변농도(급성 또는 만성)	소변농도(급성 또는 만성)	소변농도
	원소성 수은, 장연쇄 또는 아릴 유기 수은	무기수은(수은염)	유기수은(메틸수은)
치료			
위장관 오염제거	장에 과량이 남아있는 경우는 드물다.	구토를 유발하므로 대개는 필요없다.	대개 만성이므로 필요없다.
지지적 치료	급성폐손상-산소, 양압호흡	수분공급, 혈액투석 (급성 신부전시나 수은 : 킬레이트 복합체의 신속한 배설을 위해)	
킬레이트 치료	Succimer 또는 DMPS	BAL → succimer 또는 Succimer DMPS	

2. 납(lead)

형태	사용
무기납	납땜; 건전지 연소; 놋쇠/유리 공정; 세라믹 납 섭취; 낡은 페인트 박피 작업; 도자기 작업; 납오염 민간 요법; 실내 사격장; 납 이물; 총알; 납 작업– 보석 작업, 납 연소자, 파이프 절단, 염색, 건전지 재생 작업, 건설
유기납	유연 휘발류(leaded gasoline)

■ 무기납의 독성 효과

장기	급성	만성
중추신경계	뇌병증, 경련, 착란상태, 혼미, 혼수, 시신경염, 유두부종, 만성 중독시에 보이는 증상	두통, 흥분, 우울, 피로, 행동변화, 기억 장애, 불면증, 주의력 집중 장애
말초신경계	감각이상, 만성 중독시에 보이는 증상	운동장애, DTR 감소, 정상 감각기능
혈액	저증식성 또는 용혈성 빈혈, 호염기성 점각	급성과 동일
위장관	산통	변비, 설사
신장	판코니 증후군	간질성신염, 판코니 증후군
생식기		성욕감소, 발기불능, 정자수 감소, 비정상/비운동성 정자, 불임, 태아 소실, 조기 양막 파열,
기타	골통	관절통, 허약, 체중감소

유기납

과민, 불면증, 안절부절, 오심, 구토 등의 행동 변화
중추신경계 작용진전, 무도증, 경련, 조증

3. 비소 arsenic

증상 : 소혈관의 투과성을 증가로 위장관 점막의 부종, 염증, 괴사, 뇌부종, 출혈, 심근 파괴, 간/신장의 지방성 변성을 일으킴. 과거 '비상'으로 불렸으며, 사약으로 사용되던 금속이다.

30분 안에 오심, 구토, 콜레라양 설사, 수일~수주 지속. 금속맛(metallic taste)을 느끼고 저혈압, 빈맥, 심실 빈맥, torsades de points를 보일 수도 있다.

XXII 메트헤모글로빈혈증 Methemoglobinemia

산소 공급에도 개선되지 않는 청색증, 혈액 채취 시 특징적인 "갈색 초콜렛" 색의 혈액으로 진단을 조기에 의심할 수 있다.

메트헤모글로빈의 농도가 높은 경우 맥박산소측정기는 보통 80~85% 정도로 높은 산소 포화도를 유지하는 것처럼 잘못 나타날 수 있음. 동맥혈 가스 검사 초기에 정상일 수 있음, 이는 결합된 산소의 농도가 아니라 용해된 산소의 농도를 측정하여 나타내주기 때문이다.

■ 메트헤모글로빈의 원인

선천성	
Hemoglobin M	
NADH methemoglobin reductase deficiency	

약물	화합물
Amyl nitrite	Aniline dye derivatives(구두 염색약)
Benzocaine	Butyl nitrite
Dapsone	Chlorobenzene
Lidocaine	Fires
Nitroglycerin	Nitrite가 포함된 음식
Nitroprusside	Isobutyl nitrite
Phenacetin	Naphthalene
Phenazopyridien	Nitrophenol
Prilocaine	Nitrous gases(전기 용접 시)
Quinones	Silver nitrate
	Trinitrotoluene
	우물물(nitrate)

소아
4개월 이하의 영아(NADH 메트헤모글로빈 환원제의 부족)
저제충아, 조산아, 탈수, 산증, 설사, 고염소혈증

1. 임상양상

정상의 경우 메트헤모글로빈 농도가 20% 이하에서 무증상이 일반적임(청색증 : 메트헤모글로빈 1.5 g/dL 이상)

메트헤모글로빈 농도	증상
20~30%	불안, 두통, 무력감, 어지럼증, 빈호흡, 동성 빈맥
50~60%	심근 경색, 부정맥, 혼수 상태, 간질, 젖산유발성 대사성 산증
70%	사망

2. 치료

- 산소 공급과 유발물질 제거
- 포도당 주입→NAD, NAPH의 생성 ↑→메트헤모글로빈의 환원 촉진
- 수혈 또는 교환수혈– 임상적으로 불안정한 경우
- 해독제(Methylene blue)

3. 적응증

중증(호흡곤란, 혼돈, 흉통 등의 저산소증 증상이 있는 경우)
메트헤모글로빈 농도가 20~30% 이상일 경우
심장질환, 폐질환 등과 같이 산소부족에 민감한 경우.

4. 투여 방법

Methylene blue 1~2 mg/kg(0.1~0.2 mL/kg of 1% solution) + normal saline
100 cc mix IV for 5~30 min(호전 없을 시 30~60분 후 2~4시간 간격 반복 투여)
최대용량 7 mg/kg, 15 mg/kg for 24 h
치료 효과는 30분 내 발생하고, 소변 색깔이 청색(blue)으로 변함.
* Dapsone 중독 시에는 6~8시간 마다 2~3일간 투여

High dose Vit. C IV– 강력한 항산화제로써 최근 소개가 되었다.
:Vit. C 10 g + 5DW 100 cc IV qid methylene blue를 바로 투여하기 어려울 경우
에 우선적으로 사용한다.

5. 치료실패 시 고려해야 할 상황

G6PD 결핍 환자, 용혈, dapsone 중독, NADPH–methemoglobin reductase 결
핍환자, sulfhemoglobinemia

XXIII 부식제 Causatics

■ **가정에서 흔히 사용되는 부식제의 종류**

화합물	사용용도
Acetic acid	파마중성제, photographic stop bath
Acids(tungstic, picric, tannic)	공업용
Ammonia (ammonium hydroxide)	변기 청소제, 금속 청소제 및 광택제, 머리 염색제, 녹방지 제품, 귀금속 세척제, 마루 닦는 화합물(floor strippers), 유리 세척제, 왁스 제거제
Benzalkonium chloride	합성세제
Boric acid	바퀴벌레 가루약, 연수제, 살균제
발포제(發疱劑, Cantharides) (Spanish fly, 가뢰)	동물용 최음제, 모발 강장제(hair tonic), 불법 낙태제
Formaldehyde, formic acid	탈취 정제, 플라스틱 수리제, 훈증약(소독, 살충에 이용), 방부제
Hydrochloric acid	금속 및 변기 세척제
Hydrofluoric acid	녹방지 제품, 유리 에칭, 마이크로칩 에칭
Iodine	항균제
Mercuric chloride	방부제
Methylethyl ketone peroxide	공업용 합성제
Oxalic acid	살균제, 가정용 표백제, 금속 세척제, 녹방지 제품, 가구광택제
Phenol(cresol, creosote)	항균제, 방부제
Phosphorics acid	변기 세척제
Phosphorus	성냥, 살서제, 폭죽, 살충제
Potassium permanganate	불법 낙태제, 항균 용액
Selenious acid	분무기용 흰천 표백제
Sodium hyroxide	합성세제, 클리니테스니 정제*, 페인트 제거제, 배수관 세척제 및 오프너+, 오븐 세척제
Sodium borates, carbonates, phosphates, and silicates	합성세제, 자동식기세척제, 연수제
Sodium hypochlorite	표백제, 세척제
Sulfuric acid	자동차 밧데리, 배수관 세척제
Zinc chloride	Soldering flux++

* 요중의 당을 검사하는 데 사용되는. 황산 동이 함유된 정제의 상품명.

+ 배수관이 막혔을 때 뚫어주는 화합물

++ Soldering flux의 주요 구성 성분으로는 송진(rosin, resin), 시너(thinner), 그리고 활성제(Activator) 등이 있다. Soldering 공정에서 flux는 모재나 부품 표면의 오염 물질과 납땜시 고온에 의한 표면의 산화방지를 해 줌으로써 납땜성을 좋게 해줌.

알칼리(Alkali)

Sodium hypochlorite(표백제, 세척제), sodium hydroxide, potassium hydroxide, calcium hydroxide, ammonium hydroxide, lithium hydroxide, sodium tripolyphosphate

비누화반응 → 궤양과 점진적인 손상을 초래

조직학적으로 액화괴사

산(Acid)

백색변성, 평활근수축, 염증반응, 부종

조직학적으로 응고성 괴사(Coagulation necrosis)

전신적 증상(+)

부식제 음독 시 치료지침

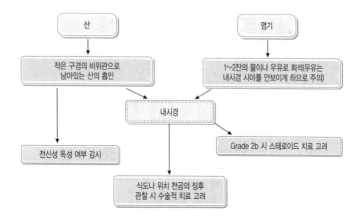

- 오염제거, 희석, 중화
- 알칼리-위관 삽관 금기
- 산-30분 이내의 초기일 경우 가는 굵기의 비위관을 삽입 후 제거
- 활성탄은 금기(내시경에 방해)
- 희석은 논란이 많으나 1~2잔의 물이나 우유는 고려할 수 있다.
- 내시경 : 초기 12시간 이내에 시행(못하면 2주 후로 연기)
  손상 후 2~3일부터 2주간 내시경 시행 시 장천공의 위험↑

XXIV 농약 Pesticide 중독

계열	종류	특징
살충제 Insecticide	유기인/ 카바메이트	• 특징적 toxidrome (cholinergic) • 근육 마비 등 지연성 신경병 • 해독제- atropine, 2-PAM
	피레쓰로이드	• 중추신경계 증후 (지용성; T & CS 증후군) • 떨림, 경련, 혼수, 폐부종 (보조제) • 보존적 치료
	유기염소	• 국내 1 종류 : Endosulfan (고독성; 마릭스, 지오릭스) • 강력한 중추신경계 독성, 청색증, 심혈관계 허탈, DIC • 발암성 • 보존적 치료
	아미트라츠	• Central presynaptic α2 agonist로서 서맥, 저혈압, 축동 (저용량), 산동 (고용량), 의식 감소, 저체온증, 오심, 구토, 경련 등 • 서맥, 저혈압 : Atropine → dopamine, NE
제초제 Herbicide	Paraquat ; 그라목손 파라코	• 20% 7.5 ml 이상 시 (한모금 20 mL≅100% 사망) 치명적 • 소변 정성검사 0.5 mg/L 이상 시 양성 • 부식제, MOF, 폐섬유화 • 사망률 75% • 보존적 치료
	유기인계 제초제 Glyphosate-SH; 근사미 라운드업	• 계면활성제에 의한 중독이 심함 • 무증상~위장관증상 (부식제)~치명적 (직접적인 심장독성 (CHF), 대사성 산증) • 보존적 치료
	Glufosinate-NH4 ; 바스타	• 중추신경계 독성 (발작, ataxia, 떨림) 1~2일로 지연가능 • 적은 농도에서도 발작 (중환자실 입원 필요) • 심혈관계 허탈 (순환부전; 보조제 AES)-사망의 원인 • 100 ml 이상 음독 시 중증 • 보존적 치료
	클로르페녹시 ; 반벨	• 경도 위장관 자극~ 말초신경병~중증 중독 신부전, 혼수 • 제거 촉진법; 4~6 mL/min의 과다 GFR 유지, 소변알칼리화
	Acetanilide, Amide, Urea계	• 피부, 점막 자극증상, 경도의 메트헤모글로빈혈증, 청색증, • 저체온증, 경련, 의식 저하 • 메틸렌블루
기타	살서제	• Super-warfarin 계열, Vit. K1, FFP

XXV 유기인 및 카바메이트 Organophosphates and Carbamates

Organophosphates의 인(phosphate)가 AChE에 결합하여(인산화) AChE의 기능이 억제되어 부교감신경 항진 증상이 발생하고 결합된 상태로 72시간이상 경과되면 유기인의 유기(보통 알킬기)가 떨어져 나가면서 유기인의 산소와 이중 결합을 형성 및 불가역적 특성을 갖는 것을 노화(Aging)라고 한다. 노화가 일어나면 2-PAM이 결합할 수 없어 이의 효과가 없다.

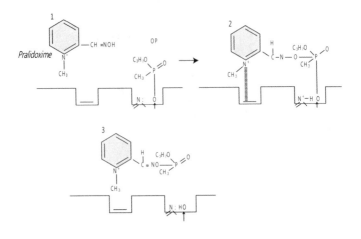

그림 20-10. Pralidoxime의 효과

1. 유기인계 살충제가 cholinesterase에 결합하여 이의 효과를 억제
2. 유기인계-pralidoxime의 결합
3. 결합체의 분리, 해독
1. 노화 과정은 P-O 결합이 알킬기(CH₃)가 분리되고 P=O 이중 결합이 형성되어 유기인계 살충제가 반영구적으로 결합되는 것을 의미한다.

소아는 전형적인 콜린성 징후는 약하며 반면 무기력과 혼수(54~96%)를 포함하는 정신 상태의 변화와 경련(22~25%)이 더 흔하다. 이완성(flaccid) 근육 약화, 축동, 과도한 침분비 등이 나타나므로 면밀한 병력 청취와 '의심'해보지 않으면 오진이 흔하다. Carbamates는 가역적으로 cholinesterases(중독 후 4~6시간이 지나면 재활성화

된다)에 결합하며, [carbamate + AChE]는 종종 수분 만에 활성을 회복하기도 하지만 일반적인 자연회복 반감기는 수시간 내외이며 보통 48시간 이내에 회복된다. 독성이 유기인보다 적으나 고독성의 경우 위험하다.

■ 유기인계 제품

고독성
(LD50= <50 mg/kg)

Azinphos-methyl(구사치온, 영일아진포), EPN(무궁탄, 이피엔), Methmidophos(일번지), Methidathion (수프라사이드, 명궁, 수프라치온, 메치사이드, 메치온), Monocrotophos(아조드린, 모노포, 독무대), Omethoate(호리마트), Parathion-ethyl(파라치온), Phorate(싸이메트, 포레이트, 대풍), Phosphamidon (다무르, 포스팜), Tebupirimfos(카핀다), Terbufos(카운타, 땅사, 톱타자, 유별나, 말뚝, 영일타보, 멸땅충), Bomyl, Carbophenthion, Chlorfenvinphos, Chlormephos, Coumaphos, Cyanofenphos, Demeton, Dialifor, Dicrotophos, Disulfoton, Famphur, Fenamiphos, Fenophosphon, Isophenfos, Isofluorphate, Mephosfolan, Mevinphos, Phosfolan, Prothoate, Sulfotep, Tetraethylpyrophosphate

중등도 독성
(LD50= 50~1,000 mg/kg)

Acephate(바이엘오트란, 베로존, 아시트, 포스킬, 우리동네, 골게터, 앙상블, 새아시트, 아스캡, 벤즈아시트),
Cadusafos(슈퍼캅, 럭비, 아파치, 카두사포스, 샤리프)
Chlorpyrifos(그로메, 더스반, 명사수, 충모리, 그로포, 크로르피리포스, 거포, 선발대, 야무진, 질풍, 톱단, 승부수, 강타자, 진굴탄, 강탄, 부리바, 새로탄, 헥사프루므론)
Demeton-S-methyl(메타시스톡스, 메타)
Diazinon(다수박, 금호동, 다이아톤, 시니나, 다이아금, 삼공, 대풍, 다수진, 다이진, 뚝심)
Dichlorovos(DDVP, 옥구슬, 조아진, 란백, 희소식, 파워킹), Dimethoate(로고, 옥쇼),
Dimethylvinphos(란가도), Ethoprophos(모캡, 에스캅), (Flu-)Pyrazophos(선봉)
Fenitrothion(스미치온, 메프치온, 메프, (신)파마치온, 다가내, 회오리, 한지게)
Fenthion(리바이짓드, 저녁놀), Fosthiazate(선충탄), Phenthoate(로드, 엘비, 경농파비, 엘산, 씨디알, 파프), Phosalone(너미더, 쎄사르, 미프랑, 힘센, 란백), Pirimiphos-methyl(싱싱, 기바란, 아테릭, 싱글),
Profenofos(한방, 신나라, 세레크론)
Pyridaphenthion(휘나래, 오후나크, 굿세리, 돌파구, 오후나크비)
Pyraclofos(스타렉스, 피라크로포스), Quinalphos(영일에카룩스)
Triazophos(호스타치온), Trichlorfon(디프록스, 디프, 명공격)
Bensulide, Crotoxyphos, Cythioate, DEF, Edifenphos, Ethion, Formothion, IPB, Leptophos, Merphos, Naled, Phosmet, Propetamphos, Propaphos, Sulprofos, Thiometon,Tribufos

저독성
(LD50= >1,000 mg/kg)

Malathion(왕스타)
Phoxim(보라톤)
Prothiofos(토쿠치온)
Bromophos, Etrimphos, Iodofenphos, Temephos, Propylthiopyrophosphate, Tetrachlorvinphos

■ 카바메이트3계 제품

고독성 (LD50 = < 50 mg/kg)	중등도 독성 (LD50 = 50~200 mg/kg)	저독성 (LD50 = > 200 mg/kg)
Carbofuran(후라단,큐라텔,카보단, 카보텔,카보,이비엠물바사리,오리단, 두베로) Methiocarb(메수롤,파빌라,단한방) Methomyl*(란네이트,메소밀,헤이 트,메소란) Aldicarb Aldoxycarb Aminocarb Bendiocarb Dimetan Dimetilan Dioxacarb Formetanate- hydrochloride Oxamyl Propoxur Thiofanox	Alanycarb(알라니카브펜프로) Benfuracarb(온콜,신드롬,벤프라카 브,벤즈아사이트,알마타) Carbosultan(포수,카보설판,만루포, 마샬,쌀지기,가제트,마진,샤리프,두 레) Fenothiocarb(우수수) Furathiocarb(델타네트,자비왕) Pirimicarb(길목,역시나) Thiodicarb(신기록) Bufencarb MIPC Metolcarb Promecarb Trimethacarb	Carbaryl(세빈,나크,세단,이비엠수확 커,너미더) Fenobucarb(BPMC,비피,이비엠멸 사이트,새비피,밧사,멸사리,한그물,비 피단,다수박,금호동,아프로밧사,금자 탑,멸프로,부로피,멸자비,엘비,경농파 비,오후나크비) Fenoxycarb(인쎄가) Isoprocarb(멸사리왕,적중,멸싹,두레) MPMC MTMC XMC

* 카바메이트계 살충제 중에 사망이 보고된 매우 위험한 농약이다.

1. 임상 양상

보통 음독 후 24시간 내에 증상을 보인다. 지용성인 유기인(예, fenthion)인 경우는
증상 발현이 지연되어 수일 후에 증상을 보이고, 수주-수개월을 지속할 수 있다.

무스카린성	니코틴성
위장관계	**근골격계**
타액분비, 증가된 위장관 운동, 복통, 구토, 설사, 뒤무직, 대변실금	근연축, 근놀람, 근경직, 근육약화, 근긴장도 저하, 근마비, 저호흡
눈	**교감신경항진**
축동, 시야혼탁, 눈물	**산동, 빈맥, 고혈압**
호흡기계	**중추신경계**
콧물, 기관지연축, 천명음, 기관지 분비물, 기침, 폐부종, 호흡곤란, 과호흡, 저산소증	두통, 불안, 어지럼증, 안절부절, 불면증, 악몽, 기면, 혼란, 떨림, 조화운동불능증(ataxia), 말더듬증 (dysarthria), 경련, 혼수
심혈관계	
서맥, 부정맥, 전도장애, 저혈압	
비뇨기계	
배뇨, 요실금	
피부	
땀	
중추신경계	
초조, 의식혼탁, 환상, 졸림, 조화운동불능, 혼수, 호흡저하, 경련	

* 특징적 증상의 암기를 위한 영문자 조합 : SLUDGE + Killer's Triple B(사망의 원인) : Salivation, Lacrimation, Urination, Defecation, GI pain, Emesis + Bradycardia, Bronchorrhea, Bronchospasm

■ 유기인계 살충제의 신경 독성

종류	신경병증	치료
급성 콜린성 위기 (Acute cholinergic crisis)	무스카린성, 니코틴성 증상, 중추신경계 증상	Atropine, oxime 조기 기관 내 삽관 및 기계 호흡 전원이 반드시 시행해야 한다
중간형 증후군 (Intermediate syndrome) 1일~4일 내 발병	근연축은 발생하지 않으며, 급성 호흡근 마비, 주로 얼굴, 목, 어깨, 상지 등 근위부 근육의 약화. 뇌신경 마비와 건반사 감소 침상에서 머리를 못든다(초기 증상). (methyl) parathion, malathion, fenthion 등이 잘 유발 진단 : EMG- tetanic fade, pre-, postsynaptic involve	Atropine과 oxime에 반응하지 않으며 보존적 치료 호흡근 마비 시 기계호흡 필요, 4~18일 정도 이후 회복됨
지연성 신경병증 (Delayed neuropathy) 1~3주에 발생	사지 원위부에서의 근위축, 근력약화, 감각 이상. 호흡근은 보존. Guillain-Barre' syndrome과 유사	Atropine과 oxime에 반응하지 않으며 보존적 치료

■ 유기인계 살충제의 중증도와 치료

0 단계	음독 병력은 있으나 중독 증상은 없다	
1 단계	명료 분비물 증가 소견 속상수축(fasciculation) +	
2 단계	기면 상태 심한 기관지 분비물 속상수축 +++ 수포음과 천명음, 저혈압(수축기압 <90 mmHg)	
3 단계	혼수(coma) 상태 중증 중독의 모든 증상 발생 FiO_2를 증가시켜야 하나, 기계 호흡은 필요하지 않다	중환자실 입원 필요
4 단계	혼수 상태 중증 중독의 모든 증상 발생 $FiO_2 > 40\%$에서 $PaO_2 < 60$ mmHg, $PaO_2 > 45$ mmHg, 기계 호흡 필요 흉부 사진상 비정상(전반적 혼탁, 폐부종)	

노트 : 2 단계 이상의 환자는 중환자실 입원이 필요

Critical Care Toxicology. 941 p. 2005.

진단적 검사

혈액검사	• ↑ glucose, ↑ K+, ↑ WBC, ↑ amylase, glycosuria, proteinuria
심전도	• 조기 – 빈맥(↑ in sympathetic tone) • 후기 – sinus bradycardia, AV block, ↑ QT (extreme parasympathetic tone)
Serum(pseudo)/ RBC (plasma) Cholinesterase	• Serum이 RBC에 비해 더 sensitive 하지만 specific 하지는 않으며, RBC보다 더 빨리 정상화된다. • 경증 : 정상의 50% 이하, 중증 : 정상의 10% 이하

* 혈청 pseudocholinesterase와 적혈구 AChE의 활성 측정을 통해 환자의 예후 및 중독 증상의 발생을 예측할 수 없으며, 특히 기관내삽관 제거 등의 중요한 결정의 지표가 될 수 없다. 중독 이후 일정 시간 간격의 연속 측정을 통해 치료 경과를 평가할 수 있다.

* 낮은 혈청 pseudocholinesterase 농도를 보이는 경우
– 유전적 소인
– 질병 : 간염, 간경화, 만성간질환, 영양실조, 피부근염
– 독성 물질 : 코카인, 이황화탄소, benzalkonium염, 유기수은 복합체 등
– 임신초기, 피임약, metoclopramide

2. 치료

일반적인 치료	• ABCs(호흡 부전이 주된 사망의 원인이다) • 약물에 노출된 부분을 모두 세척한다(피부, 점막, 눈 등). • 의식이 떨어지는 경우(직접적인 CNS 효과나 호흡억제에 의한 저산소증)가 많으므로 조기 기관 삽관 • 활성탄을 투여/반복투여하고, 적응 시 위세척
Atropine	• 경쟁적으로 muscarinic(not nicotinic) 수용기내 cholinesterase를 억제한다. 또한 CNS effect를 호전시킨다. • 용량 : • 1) 성인이나 12세 이상 소아 : 2.0~4.0 mg을 매 15분마다 • 2) 12세 미만 소아 : 0.05~0.1 mg/kg을 매 15분마다. 소아에서 아트로핀의 최소 용량은 0.1 mg이다. 중독의 중증도에 따라서 2~12시간 정도 혹은 더 길게 증상의 재발이 있 을 경우 반복투여 한다. • 목표 : 경도의 anticholinergic sign을 보일 때까지(폐 분비물이 줄고, 입이 마를 때까지), pupil size나 heart rate를 투여 종료의 기준으로 하지 않는다. • 지속적으로 atropine 용량의 조절이 필요하다.
Pralidoxime (2-PAM)	• Muscarinic/nicotinic effect를 역전시킨다. BBB를 통과하지 못해 CNS 증상의 호전은 없다. • 용량 • 1) 성인이나 12세 이상 소아 : 부하 용량(loading dose) 1.0~2.0 g을 10~15분 동안 서서 히 정주한다. 10~12시간마다 반복할 수 있다. 효과는 10~40분 정도 후에 나타난다. (빠른 투여 속도는 부작용을 유발하기 때문에 분당 0.2 g 이상이 들어가지 않도록 주의 한다.) • 2) 12세 미만 소아 : 30~50 mg/kg을 100 ml의 생리 식염수에 섞어 15~30분 동안 서서 히 투여한다. • Carbamates 중독에서 oxime (PAM) 투여를 권장하는 경우 • 1) 유기인계 농약을 포함한 혼합 중독이 발생한 경우 • 2) 48시간 이상 지속적인 atropine 투여 • 3) 중증의 AChE 억제 증상
Atrovent	• Ipratropium bromide 0.5 mg nebulizer(폐의 분비물을 말린다)
Glycopyrrolate	• Atropine 투여에도 과도한 폐 분비물 • 의식 변화가 atropine 중독에 의한 것인지 유기인계 농약 중독의 재발에 의한 것인지 명확 하지 않은 경우 • 7.5 mg + 200 mL 희석하여 점적 투여

XXVI 피레쓰린 및 피레쓰로이드 살충제 Pyrethrines and Pyrethroids Insecticide

Pyrethrine은 천연적으로 만들어진 살충제, pyrethroid는 생합성 제품이다. 높은 지질 용해성을 띠기 때문에 뇌를 포함한 체내로 빠르게 분포되며, 중독 증상을 일으키게 된다. Pyrethroid 자체의 독성은 거의 없으나(혈액과 간을 통해 빠르게 가수분해되어 신장을 통해 신속히 배출된다), co-compounds (surfactant 등)은 독성이 심한데 주로 폐흡인에 의한 폐부종, 폐렴 등이다.

제품명

고독성 (LD50 = < 50 mg/kg)
Tefluthrin(포스)

중등도 독성 (LD50 = 50~1000 mg/kg)
α-Cypermethrin(화스탁, 핫라인, 시원탄, 알파스린, 퓨리, 알칸스, 콩코드, 명중, 톱다, 크로르피리포스싸이퍼메스린, 강타자, 진굴탄, 렘페이지프, 클로르훼나피르알파싸이퍼메스린, 후련타, 트리파스, 싱싱, 미프랑),
Biphenthrin(캡셔, 타스타, 비펜스린, 브리가드, 퀵다운, 선풍, 신나라, 키스톤, 다자비, 슈퍼캅, 질풍, 파발마, 산마타, 오아시스, 보안관)
Cypermethrin(아리보, 피레탄, 피레스, 푸른꿈, 특충탄)
Deltamethrin(deltarine, 데시스, 델타린, 충장군, 델타로, 조아진, 쎄사르, 한방)
Esfenvalerate(적시타, 신파마치온, 왕스타) Fenvalerate(prosing, 스미사이드, 이비엠잘사이트, 멸나방탄, 파마치온)
Allethrin, Alphamethrin(alphathrin)

저독성 (LD50 = >1000 mg/kg)
Acrinathrin(총채탄), Cycloprothrin(싸이크로프로쓰린), Cyfluthrin(cythrin, 스타터, 바이린, 바이스로이드, 불독, 카핀다)
Ethofenprox(트레본, 박멸탄, 에토펜프록스, 세베로, 명타자, 청실홍실, 프로탄, 만장일치, 희소식, 뚝심, 회오리, 비상탄, 로드, 훼나래, 바이킹, 대쉬, 칼탑에토펜프록스)
Fenpropathrin(fenpro, 다니톨, 다이토나, 충프로, 펜프로, 포충탄, 다니캇트, 알라니카브펜프로, 한지게, 알마타, 댕댕, 끝내기), λ-Cyhalothrin(halothrin, 할로스 린, 주령, 바로싹, 첨병, 부리바, 타게트, 킬마트, 힘센, 역시나, 싱글)
Tralomethrin(토벌대), Flucythrinate(flucy), Fluvalinate

1. 임상양상

실험 동물에서 T syndrome : tremor, CS syndrome : Choreoathetosis and Salivation으로 증상에 따라 분류하나 인간에서는 구분이 되지 않는다.

■ 사람에서의 pyrethroid계 살충제 중독 증상 및 징후

위장관	오심, 구토, 입안궤양, 인후통, 침분비 증가, 상복부통
중추신경계	두통, 과민 반응, 이상 감각, 의식 변화, 전신 경련, 땀분비 증가, 혼수
호흡기	흡인성 폐렴, 폐부종
기타	대사성 산증, 간수치 상승, BUN 상승, 부정맥, 쇼크

2. 치료

중독학적 보존적인 치료를 하며 예후는 좋은 편이다.

XXVII 유기염소계 살충제

국내에서는 Endosulfan(고독성(LD50 ≤ 50 mg/kg; 마릭스, 지오릭스)만 판매가 되고 있으며 강력한 급성 신경학적 독성을 나타낸다.

1. 임상 증상

기관	중독 증상 및 징후
신경계	두통, 어지러움, 호흡 억제, 운동신경원 질환, 의식 소실, 경련발작, 경련지속 상태, 뇌부종, 만성 신경학적 합병증
위장관계	오심, 구토, 위장관 자극 증상, 간수치 상승
심혈관계	청색증, 심혈관계 허탈, 저혈압, 대량 폐색전
기타	고혈당, 대사성 산증, 신부전, 흡인성 폐렴, 파종성혈관내응고장애, 혈소판 감소증, 피부 자극, 마이오글로빈뇨증, 발열, 정자 감소, 발암성

2. 치료

보존적 치료
중추신경계 독성 증상의 조절 및 합병증 발생에 주의
중증 음독으로 부정맥의 가능성이 있다
Endosulfan : cholestyramine resin(퀘스트란현탁용산®)– 장간순환 차단으로 제거 증가
– 투여 방법 – 4 g * qid(식 전, 자기 전), 소아 – 240 mg/kg/24시간 #3

XXVIII 파라쿼트 제초제 Paraquat Herbicide

상품명 : 그라목손, 속사포, 우리파라코, 그라목손인티온

Bipyridyl herbicide로서 전체적인 사망률은 75%이며, 제품에 따라서 paraquat의 농도(%)가 다르다(20%, 24%, 5%, liquid 20~37%, granule 2.5%). Paraquat의 부가 첨가물은 구토 유도제(theophylline 유도체), 비이온성 surfactant(6~10%) 등이며, surfactant는 구강, 눈, 코, 장, 호흡기에 미란, 궤양을 유발한다. 조직손상 기전은 폐(폐포 세포)와 신장의 oxygen free-radical과 lipid peroxidation에 의한다 (Vd : 1.2~2.8 L/kg).

일반적으로 혈중 paraquat 농도가 5 mg/L 이상인 경우 매우 치명적이며, 20 mg/kg 이상을 음독한 경우 신부전이 발생한다. 국내에서 판매되는 24.5% paraquat 제초제 한 모금(최대 20 ml)을 음독하였을 경우 70 kg 성인에서 음독량은 67.4 mg/kg이 되어 치명적이며, 음독 후 2시간 이내에 치명적 농도에 도달하게 된다. 흡수된 양의 90%는 대사되지 않고 24시간 이내에 신장을 통해 배설되며, 10%는 폐나 근육에 침착되어 있다가 서서히 소변으로 배설된다. 그러므로 24시간 이내에 반복해서 검사할 경우 정상이면 이후 검사는 필요가 없으며, 치명적이나 소량을 음독한 경우 24시간 이후 소변 정성검사에서 정상으로 보일 수 있으므로 이 결과를 정상(비음독)으로 판단하면 안 된다. 2012년 11월부터 판매금지 되었지만, 응급실에서는 아직도 고려할 농약이다.

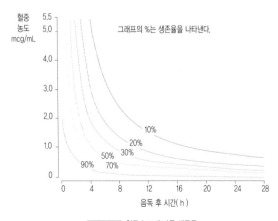

그림 20-11. 혈중 농도에 따른 생존률

1. 임상 양상

1) 대량 복용 시
- 심혈관계 부전– 원인은 paraquat가 아닌 구토유도제인 theophylline 유도체에 의해 발생
- 급성 신부전 : 수시간 내에 발생하며 신장의 ATN 때문이다.
  30 mg/kg 이상 음독 시 급성으로 폐부종이 발생하고 후에 폐섬유화로 진행하게 된다.
- 경련, 위장관 천공 및 출혈, 간부전, 사망

2) 시간대별 진행단계
- 제 1일째 : 부식제(caustics)에 의한 미란 및 궤양
- 2~5일째 : 간과 신장의 손상
- 5일 이후 : 폐섬유화증, 저산소증, 다발성 장기 부전, 사망

2. 예후

Paraquat 중독에서 임상적 경험에 따른 예후 결정에 있어 대략적인 용량이다.

< 20 mg/kg (~7.5 ml*)	증상이 없거나 단지 구토나 설사와 같은 위장관계 증상이 나타난다. 회복이 가능하다.
20~40 mg/kg (7.5~15 ml*)	구토, 설사 및 전신 증상이 발생하며 폐에 섬유아세포의 증식이 일어난다. 일부에서 회복이 가능하지만 대부분의 경우 2~3주 이내에 사망한다.
>40 mg/kg (>15 ml*)	구강 및 인두부에 분명한 궤양이 자주 관찰되며, 다장기 부전이 발생한다. 사망으로 매우 빠르게 진행한다. 사망은 주로 24시간 이내에 일어나며 7일 이내에 사망률은 100%이다.

*농도 20% paraquat 을 마셨을 경우

3. 검사실 소견

Dithionite 검사법(소변 내 유무, 정성)
– 소변 색깔 변화를 보는 간난한 검시, 검사법은 위양성의 가능성도 있으므로 양성 반응 시 반드시 혈중농도 측정이 필요하다.
- 색깔 변화가 없거나 밝은 청색 : 농도가 0.5~ 1 mg/L 미만, 생존을 예상
- 짙은 남색이나 어두운 청색 : 0.5~1 mg/L 이상, 치명적인 예후
- 녹색으로의 변화 diquat의 존재(폐섬유화은 없으며 장마비 증상이 심함)

• 검사 방법 : Sodium bicarbonate 2 g (Sachet A)를 10 mL 소변에 넣어 녹이고, 이후 sodium Dithionite (Sachet B)를 넣은 후 1분 뒤에 색깔 변화를 관찰한다.

그림 20-12. Paraquat 검사 키트

4. 치료

해독제는 없으며, 다양한 시도에도 치료 효과는 미미하다.
– 위세척 : 1시간 이내의 경우에 한해서 시행
– 활성탄 투여 : 반복 투여
– 백토(Fuller's earth) 또는 벤토나이트
 ; 성인과 12세 이상 : 100~150 g(12세 미만의 소아 : 2 g/kg)
 ; 주의사항 : 고칼슘혈증과 위창자돌(bezoar)
– 혈액관류(Hemoperfusion)
 ; 음독 4시간 이내 시행, 6~8시간 정도 지속
– 기타 면역억제제, anti-superoxide vitamine, 페이식

임상독성학 2006, p255~276

XXIX 글리포세이트와 글루포시네이트 Glyphosate Surfactant Herbicide (glyphosate-SH) 와 Glufosinate ammonium) – 유기인계 제초제

• Glyphosate-SH는 주제 중독에 더하여 보조제(전착제)인 POEA (polyoxyethyleneamine)에 의한 중독이 심하다. 무증상에서 치명적 증상까지 다양하게 발생할 수 있다. 색깔이 녹색이어서 파라쿼트와 비슷하다.
• Glufosinate ammonium(바스타) 중독에 의한 중추신경계 중독 증상은 1~2일 뒤에도 발생할 수 있으므로 주의해야 하며 내원 시 설명해야 한다.
• 간혹 설명서에 atropine과 PAM이 해독제로 잘못 적힌 경우가 있어 주의를 요하

며, 초기에 cholinergic 증상이 일시적으로 나올 수 있으나 보통 anticholinergics 가 필요없다.

1. 글리포세이트(Glyphosate-SH)

1) 제품명

주제	구성 비율	상품명
Glyphosate	주제 41% 보조제 59%	근사미, 라운드엎, 근자비, 글라신골드, 성보글라신, 풀오버, 풀마타, 해솜글라신, 영일글라신, 뉴글라신, 글라신, 지심왕
Glyphosate	주제 13.5% 보조제 86.5%	번다운
Glyphosate ammonium	주제 16.2, 41% 보조제 83.8, 59%	스파크, 하이로드 베가덱스(입제 주제 74% 보조제 26%)
Glyphosate potassium	주제 43.5% 보조제 56.5%	터치다운아이큐
Glyphosate + others	삭술이 : 주제[G-(10.5)+terbuthylazine(15)]-25.5%, 보조제-74.5% 초토화, 줌머 : 주제[G(20)+oxyfluorfen(1)]21%, 보조제-79% 유니바 : 주제[G(20)+fluoxypyr(6)]26%, 보조제-74% 랜드마스타 : 주제[G(22)+2,4-D(6.4)]28.4%, 보조제-71.6% 일발, 래비틀 : 주제[G(12.5)+carfentrazone-ethyl(0.52)]13.02%, 보조제-86.98% 레이저 : 주제[G-IPA(28)+flumioxazin(1.5)]-29.5%, 보조제-70.5% 풀마기 : 주제[G-IPA(30)+pyraflufen-ethyl(0.15)]-30.15%, 보조제-69.85%
Glyphosate ammonium + others	대장군 : 주제[G,A.(36)+oxyfluorfen(2)]-38%, 보조제-62% 허리엎 : 주제[G,A.(25)+carfentrazone-ethyl(0.7)]-25.7%, 보조제-74.3%

2) 임상 양상

분류	음독량(ml)	임상 증상
무증상	17 ± 16	이학적 검사 및 검사실 검사에서 무증상 및 정상 소견
경도	58 ± 52	위관장 증상이 주가 되며 24시간 이내에 회복 구강 및 인후두부에 통증, 오심, 구토, 설사, 복통
중등도	128 ± 114	위관장 증상이 24시간 이상 지속되며, 다른 장기의 손상이 동반 구강내 궤양, 식도염, 위염, 호흡 곤란, 위점막 손상 혹은 궤양, 위장관 출혈, 증가된 혈당, 저혈압, 산염기 불균형, 핍뇨
중증	184 ± 70	기관내삽관을 필요로 하는 호흡 곤란, 저혈압, 신부전, 혼수, 반복적 경련, 사망

3) 치료

보존적 치료(활성탄은 POEA를 흡착하므로 치료에 도움이 된다.

– 41% 농도의 제제를 한 모금 이상(0.5 ml/kg) 음독한 경우 24시간 이내에 중독 증
상이 발생하므로 24시간 동안 경과 관찰이 필요하다.

– Glyphosate-SH는 높은 위장관 부식성을 나타내므로 7~10일 뒤 내시경이 필요하다.

2. 글루포시네이트(Glufosinate ammonium)

Glufosinate ammonium 18%, 계면활성제와 전착제를 포함하는 주요 보조제 30%,
기타 보조제 52%, 중추신경계 독성은 4~8시간 뒤에 발생하여 24~48시간 이상 지
속될 수 있다. 또한 매우 적은 농도에서도 전신 경련과 같은 지연성 부작용으로 중환
자실에서 48시간 정도 경과관찰을 할 것을 권유한다. 바스타 중독에서 주된 사망의
원인은 심혈관계 허탈 즉, 순환 부전이다.

중독에 따른 양상과 치료

분류	음독량	임상 양상/ 치료
무증상	20~100 ml	지연성 중독 작용의 발생에 대비하여 48시간 이상 증상 관찰
계면활성제 전신 증상	20 ml 이상 (한모금 이상)	위장관 제독 – 일반적인 중독에서와 동일 급성 폐부종/손상 – 기관내삽관 및 기계 호흡 혈압 저하, 순환부전 – 혈압상승제, 이론적으로 혈액투석/관류에 의해 증상의 호전이 가능
중추신경계 증상	100~500 ml	경련발작 – 일반적인 경련발작 치료와 동일 호흡곤란, 무호흡 – 예방적 기관내삽관 및 기계 호흡 *중추신경계 증상 – 보존적 치료, 조기 혈액투석/관류
기타 증상		구강 및 인후두부 통증, 오심, 구토, 설사, 복통 – 대증치료 중추성 뇨붕증 – 경비강 desmopressin 부분 기억상실 – 회복에 오랜 기간이 소요, 전향적인 경우 불완전 회복 가능 전신 부종, 발열(38~40도)

*중추신경계 증상 : 의식 변화, 조화운동불능, 진전, 안구운동 장애, 경련발작, 혼수, 중추성 무호흡, 호흡 마비

XXX Chlorophenoxy 화합 제초제

상품명 : 반벨, 이사디아민염, 영일엠씨피피
용량과 비례하여 세포막 손상(dose-dependent cell membrane damage)
작용으로 혈액뇌장벽(BBB) 손상(주요기전)을 유발

1. 임상 양상

경로	중독 증상
접촉	경도 위장관 자극, 진행성 혼합형 말초 감각운동 신경장애(progressive mixed sensorimotor peripheral neuropathy)
흡입	경도 위장관 자극, 말초 근신경병증(peripheral musculoneuropathy)
음독	초기 증상 – 복통, 구토, 설사, 위장관 출혈 저혈압, 혼수, 체온 증가, 근긴장 증가, 과다반사(hyperreflexia), 보행실조, 안구진탕, 축동, 환영, 경련, 근육속상수축(fasciculation), 근마비, 저호흡(Hypoventilation), 호흡 마비, 근력 약화, 감소된 심부건 반사

2. 치료

보존적, 대중적 치료

중증 중독의 경우 신장 기능 저하, 의식에 변화의 감시가 필요

– 4~6 ml/min의 소변량이 유지되도록 수액을 정주한다.

– 강제 알칼리화 이뇨(forced alkalic diuresis; 약산성 물질의 제거)

중탄산염(40~80 mEq/L) + 수액 1 L + KCl 20~40 mEq 투여하여 소변의 pH
가 7.5~8.5 사이가 유지될 때까지 투여(신부전, 폐부전에 주의)

XXXI 살서제 Rodenticide

1. Fluoracetate : 최근에는 거의 사용을 안 한다

Toxic 용량 : 1 mg의 소량이라도 심각한 독성을 유발한다(5 mg/kg↑ lethal dose).
보존적 치료

2. Coumarin(Superwarfarin)

Superwarfarin : brodifacoum, difenacoum, bromadiolone, diphacinone,
valone

임상적인 양상은 가장 짧은 반감기를 가지는 clotting factor, factor VII의 농도에
의존하며, 독성의 발현은 factor VII level이 20% 이하로 감소하는, 반감기의 3~4

배의 시간 즉, 18~24시간이 지난 후이다(하루 이상의 관찰이 필요하다).

3. 치료

보존적 치료

급성 출혈의 경향 : FFP와 비타민 K1을 정주

출혈의 증거가 없을 경우에 예방적 비타민 K1을 정주하는 것은 옳지 않다(비타민 K1의 효과는 정주 후 6시간이 지나서 시작하고, 24시간에 최고를 이루며, 5일간 지속되므로, 환자의 중증도를 masking시켜서 불필요하게 긴 입원 관찰이 필요하다).

그러므로, PT를 주기적으로 검사하면서, 출혈성 경향을 감시한다.

– 간염이나 간경화가 있는 환자의 경우 비타민 K1 투여에 의해 프로트롬빈이 더욱 억제될 수 있으므로 주의, 비타민 K3(menadione)나 비타민 K4(menadiol) 등과 같은 다른 비타민은 해독제로 사용할 수 없음.

■ 비타민 K1(Phytonadione) – 중독 증상에 따라 용량을 조절

경구	성인 및 12세 이상의 소아 : 15~50 mg, 2~4회/일
	12세 미만의 소아 : 5~20 mg, 2~4회/일
피하	성인 및 12세 이상의 소아 : 10~25 mg, 2~4회/일
	12세 미만의 소아 : 1~10 mg, 2~4회/일
정주	성인 및 12세 이상의 소아 : 10~25 mg, 2~4회/일
	12세 미만의 소아 : ~10 mg, 2~4회/일

신선 동결 혈장(Fresh Frozen Plasma, FFP). 혈청 – 중증 중독 시 투여

XXXII 초오 Aconitine

부자, 천웅, 천오라고도 불리며 진통, 진경약으로 사용된다. 심장의 Na^+ 채널을 지속적으로 자극(TCA와 반대)하며, 중독 증상은 24시간 이내에 해소되므로 대부분의 경우 예후는 좋다.

1. 임상 증상

위장관계	오심, 구토, 설사, 복통, 복부 불쾌감
심혈관계	실신, 저혈압, 흉통, 흉부 불쾌감, 부정맥
신경계	손발 저림, 어지러움증, 이상 감각
호흡기계	호흡 곤란
기타	오한

2. 치료

보존적 치료

Atropine 투여 : 서맥, 전도 장애

항부정맥제 : amiodarone, magnesium (lidocaine 등 다른 항부정맥제는 효과가 제한적)

XXXIII 진달래과 Grayanotoxin 중독

한약인 만병초(해열, 이뇨, 복통, ⋯), 진달래 술, 외국산 꿀 복용이 중독의 원인이 되며 초오와 마찬가지로 Na^+ 채널을 지속적으로 자극하는 것이 기전이다.
예후는 좋아서 보존적, 대증적 치료로 24시간 내에 회복된다.

1. 임상 증상

위장관 증상	오심, 구토, 타액 분비 증가
신경학적 증상	입 주위나 사지의 이상 감각, 어지러움, 시야 혼탁, 근력 약화, 근마비, 조화운동불능증, 경련
순환기계 증상	호흡수 증가, 실신, 저혈압, 부정맥(동성 서맥, 방실 차단, 심실 전도 장애 등)

2. 치료

보존적 치료

- 오염제거
- 수액 투여, atropine : 저혈압, 서맥

XXXIV 독버섯 Toxic Mushrooms

* 모든 독버섯에 대한 치료는 수액 투여와 위장관오염제거 후 각각의 type에 따라 해독제를 선택한다.
* 독버섯은 Groups I, II, VIII (cyclopeptides, monomethylhydrazines and orellines)로서, 증상의 발현이 느리다(먹은 후 6시간 이상 지나서).
* 비독성 버섯은 일반적으로 증상의 발현이 6시간 이내로 빠르다.

■ cyclopeptide mushroom toxicity의 Phases

Phase	시간	Features
0	0~6시간	무증상기(24시간 정도 지연이 가능)
1	6~12시간	위장관기:구토, 설사
2	12~24시간	증상의 호전, 간수치의 상승
3	> 24시간	간부전, 쇼크, 신부전

■ 각 독버섯의 임상 양상, 증상 발현 시간, 치료

그룹	독소	발현	증상	치료
I Cyclo-peptides	cyclopeptides amatoxins phallatoxins virotoxins	6~10 h	위에 기술	Multi-dose charcoal, IV NS, ±(penicillin G, cimetidine, thiotic acid, liver transplatation)
II MMH	monomethyl-hydrazine (MMH)	6~10 h	CNS-경련, 복통, hepatorenal failure	Pyridoxine 25 mg/kg IV or greater, Methylene blue for methemoglobinemia
III Muscarine	muscarine	½~2 h	Cholinergic	Atropine if ↓HR
IV Coprine	coprine	½~2 h	Disulfuram reaction (↑HR, flushed, vomit)	IV fluids
V botinic acid and muscimol	ibotenic acid, muscimol	½~2 h	GABA effects : (seizures, hallucinations), Anticholinergic	Benzodiazepines
VI Psilocybin	psilocybin psilocin	½~1 h	Hallucinations (~LSD)	Benzodiazepines
VII GI toxins	multiple	½~3 h	Pain, vomiting, diarrhea	IV fluids
VIII Orellines	orelline, orellanine	24~36 h	Renal failure, vomiting	Supportive care ±dialysis

XXXV 복어독 Tetradotoxin: Puffer fish

Tetradotoxin – 비단백, 열안정성 신경독, 복어의 난소, 신장, 장관에 분포. 국소 마취제와 같은 fast sodium channel을 차단하는 효과를 지닌다.

1. 증상 및 징후

- 조기 : 먹고 10~45분이 지나서 구순 주위 감각 이상, 구토(가장 흔하다)와 어지럼증(light-headedness), 이상 감각, 전신쇠약 등의 증상. 상행성 마비가 발생하고, 호흡근 마비에 의한 호흡 억제가 마지막으로 진행.
- 후기 : 6~24시간 후
  부정맥, 서맥, 무수축, AVN 전도 장애, 침흘림, 발한, 흉막성 흉통, 삼킴곤란증, 말하기가 힘들어 지고, 경련이 발생하기도 함. 저혈압, 각막 반사가 느려지고, 동공의 확대가 일어나는데, 이는 심각한 중독이 "locked in syndrome"으로 발전할 전단계 증상이다.

2. 치료

- 대증적, 보존적 치료 – 내시경적 복어 조각의 제거, 2% Na bicarbonate를 혼합해서 위세척을 시행하고, activated charcoal 투여
- 호흡 억제 – 기관 삽관, 기계 호흡
- 증상있는 서맥 – atropine, cardiac pacemaker
- 저혈압 – 수액, dopamine
- 근력 약화– IV edrophonium (10 mg) 또는 IM neostigmine (0.5 mg)

XXXVI 테트라민 Tetramin 중독

수산화 사메틸 암모늄으로 자율신경절 차단 효과를 지니는 소라,고둥의 타액선에 존재하여,노출 시 식후 30분 정도에 니코틴 중독과 유사하게 후두부 두통과 현기증 및 멀미 증상을 동반하는 오심과 구토, 보행시에 휘청거림과 반복적인 눈의 깜박거림을 나타내는 불안증을 보인다. 적은 양으로도 신경과 근육의 마비를 가져오고 심하면 사

망에 이르게 된다. 보통 사람에게서는 20개 정도의 소라가 중독을 일으키는 것으로 되어 있다.

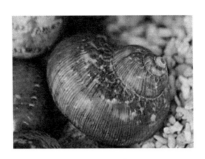

호흡마비가 사망의 일차적 원인이며, 사람의 추정 치사량은 250~1,000 mg 또는 3~4 mg/kg 이다. 조각매물고둥 한 개에도 식중독을 일으킬 수 있는 충분한 양이 들어 있으므로 조리시에 제거하고 조리해야 한다.

1. 독성 증상

1) 소화기
- 테트라민 섭취로 오심, 구토, 배멀미 같은 느낌, 설사, 변비, 무력 장폐쇄증(paralytic ileus).
- 노출 직후 과도한 타액분비가 나타날 수 있다.
- 섭취 후 테트라민의 자율신경절 차단 효과로 인해 입안 마름 증상이 나타날 수 있다.

2) 심혈관
- 심각한 중독증은 혈압을 떨어뜨리고 심박출량을 감소시킬 수 있다

3) 피부
- 갈색띠매물고둥의 섭취 후 피부발진

4) 눈
- 테트라민 섭취 후에 일시적인 시력 상실, 복시, 시야 혼탁, 시야조절장애, 눈부심, 과도한 눈물흘림 등

5) 호흡기

• 테트라민 중독의 일반적인 사망원인은 호흡근의 마비와 그로 인한 무호흡 증상이다.

2. 치료

• 활성탄(240 mL의 물/ 30 g의 활성탄). 통상 용량: 성인 25~100 g, 소아(1~12세) 25~50 g, 영아(1세 미만) 1 g/kg.

• 발작: 벤조다이아제핀 (디아제팜 성인 5~10 mg, 필요시 매 10~15분 마다 반복, 소아 0.2~0.5 mg/kg, 필요시 5분마다 반복). 디아제팜 20 mg (성인), 10 mg (5세 이상 소아) 투여 후에도 발작이 재발되면 페노바비탈과 프로포폴을 고려

• 저혈압: 생리식염수 10~20 mL/kg 주입한다. 저혈압이 지속되면 도파민(5~20 μg/kg/분) 또는 노르에피네프린(성인 0.5~1 μg/분으로 시작, 소아 0.1 μg/kg/분으로 시작)

XXXVII 비독성 노출로 판단할 수 있는 일반적인 기준

– 제품과 그 구성 성분의 분명히 파악돼야 한다.

– 보통의 경우 단지 한가지 제품에만 노출이 돼야 한다.

– 노출은 비의도적(unintentional)이어야 한다. 즉 자살, 오용, 또는 고의적 경시의 경우가 아니어야 한다.

– 제품의 겉면에 경고, 조심 또는 위험 등의 문구가 없어야 한다.

– 병력 상 노출량을 신빙성 있게 예상할 수 있어야 한다.

– 병력 상 노출 방법을 알 수 있어야 한다.

– 환자는 무증상이어야 한다.

– 환자의 추후 관찰이 가능해야 한다.

■ 경구 투여로 일반적으로 비독성인 가정 내 물품들

생활용품	미술재료
제한제(땀 억제제)	아라비아 고무(acacia)
유아 비누(baby soaps)	볼펜 잉크(파랑, 검은색)
유아 로션(baby lotion, 무알코올)	색분필
유아 샴푸	목탄
유아 세정제(baby wipes)	점토
부엌 비누(bar soap)	크래용
body conditioner	Cyanoacrylate
거품 목욕 비누(bubble bath)	지우개
씹는 껌	붓(수용)
화장수(cologne, 저알코올)	glow stick 펜/보석류(jewelry)
화장품	잉크(aniline 염색제 제외)
냄새 제거제	연필(흑연)
눈 화장품(eye makeup)	사진
손톱 광택제(fingernail polish)	회반죽
두발 제제(염색제, 스프레이, 양모제(tonics)	풀(starch)
손 로션(hand lotion)	스티로폼
립스틱	왁스
입술 크림(lip balm)	그림물감(water color)
마스카라	흰색 아교(white glue)
기름 젤리(petroleum jelly)	장난감
루즈(rouge)	목욕통 장난감
샴푸(소량)	접합 인형
면도 크림(shaving cream)	장난감 화장품 등
구두약(흰색)	
썬탠 로션(suntan lotion)	
썬크림 제품	
온도계(원소 수은은 섭취에 무독성)	
치약(불소가 포함되지 않은)	
비타민(불소, 철, niacin이 포함되지 않은 것)	

기타	약품
연마제(abrasives) 　　공기 청정제 　　손 그릇 세척 물비누(전기 그릇 세척기용이 　　아닌 것) 　　알루미늄 호일 　　재(나무, 화재 장소) 　　담뱃재 　　책 형태 성냥(한 갑) 　　초(파라핀 왁스) 　　연탄, 조개탄 　　제습제(실리카 또는 흑연) 　　그리스, 유지, 전동기계 오일 　　석고, 깁스(gypsum) 　　방향제(incense) 　　고무나무 페인트(latex paints) 윤활제 　　유활 오일 　　신문 　　퍼티(접합제) 　　녹(rust) 　　향기 주머니(sachets) 　　참기름(sesame oil) 　　실리카 겔(silica gel) 　　흙(soil) 　　단맛 제제(saccarin, cyclamate) 　　유지, 동물성 기름(tallow)	제산제 　　항생제(chloramphenicol, isoniazid, 　　penicillin 제외) 　　항생제 연고 　　칼라민 로션(calamine lotion) 　　Carboxymethyl cellulose 　　Clotrimazole 크림 　　Corticosteroid 　　Glycerol 　　Lactaid 　　Lanolin 　　경구용 피임약 　　Titanium oxide 　　Zinc oxide

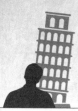

21

환경

Enviromental Emergency

화상 Burns

입원이나 화상 센터로의 이송의 필요성

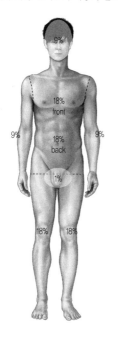

9%

18%
front

9%   9%

18%
back

1%

18%   18%

입원기준

Burn TBSA≥15% (2nd + 3rd degree)
Burn TBSA≥10% (age >50 yrs or <10 yrs)
Burn TBSA≥2~5% (3rd degree any age)
Burns to hands, feet, face, perineum
Minor chemical burn
Associated carbon monoxide poisoning
Inadequate family support or known or
Suspected abuse
Severe underlying medical disease (e.g.
Emphysema, coronary artery disease,
diabetes, renal insufficiency)

화상 센터로의 이송 기준

Burn TBSA≥25% (2nd + 3rd degree)
Burn TBSA≥20% (age > 50 years)
Burn TBSA≥10% (3rd degree)
3rd degree hands, feet, face, perineum
Major chemical or electrical burn
Respiratory tract injury
Associated major trauma
Circumferential limb burns
 •TBSA – total body surface area

그림 21-1. 입원이나 화상 센터로의 이송의 필요성

1. 화상의 수액 치료

Parkland Formula	• 성인:Lactated Ringers 4 ml×Weight(kg)×%BSA[1] 가 하루 필요한 총량. 첫 8시간 동안 계산된 총량의 반을, 남은 16시간동안 나머지 반을 투여 • 소아: Lactate Ringer 3 mL × weight(kg) × %BSA가 하루 필요 총량 첫 8시간 동안 계산된 총량의 반을, 남은 16시간동안 나머지 반을 투여

1BSA = body surface area

2. 중화상 major burn

- 나이 10~50세 사이 환자에서 부분층 화상으로 25% BSA 이상 침범
- 나이 10세 미만 또는 50세 이상에서 부분층 화상으로 20% BSA 이상 침범
- 전층 화상으로 BSA 10% 이상인 경우
- 손, 얼굴, 발 또는 회음부 화상
- 큰 관절을 교차하는 화상
- 사지 둘레를 침범하는 원형의 화상
- 흡입 화상과 동반된 경우
- 전기 화상
- 외상이나 골절이 동반된 화상
- 영아나 노인의 화상
- 고위험 환자의 화상
  – 다량의 수액 처치 및 팔과 다리의 화상이 동반이 되는 경우가 많아 central line 의 필요성이 높다. 또한 자주 volume overload의 징후를 검사해야 한다(foley catheter와 U/O, 폐 청진 및 chest X-ray), Levin tube insertion 및 stomach emptying, H2 blocker 투여한다.

참고) Silver sulfadiazine burn cream
      eschar가 발생해 세균이 침투하기 전인 24~48시간 내에 사용하는 것이 가장 효과적이다.

- 항생 효과 범위:G(−) bacteria−선택적으로 좋은 효과, G(+) bacteria, 진균−좋은 효과
- 화상 상처 치료 방법:노출시 키거나, 가벼운 폐쇄 dressing으로 약물이 스며들도록 유도
- 장점:사용이 쉽고, 통증이 없으며, 노출시켜 dressing 시에 상처 관찰이 가능. 진균에 강하다.

- 단점 : eschar 투과가 적다. 백혈구 감소증(neutropenia)-보통 일시적이다.
  과민 반응-드물다. Clostridia와 소수 G(-) bacteria에 내성(저항성), plasmid 매
  개성 내성의 빠른 발현으로 인해 Sulfonamide와 타 항생제에 대한 저항이 발생.

Infectious disease 3rd Edi Sherwood et al. 851~853p 2004.
Lipincott Williams & willkins

‖ 전기 손상 Electrical Injuries

1. 전기 화상의 기전

- 접촉 화상(입구와 출구가 있다)
- Thermal heating
- Flash burns
- Arc burn
- Flame burn
- Blunt trauma
- Prolonged muscular tetany

2. 저전압에 노출 시에도 위험한 경우

- 젖은 피부
- Tetany 발생
- 전류가 체간을 통과한 경우 vertical pathway : 전류의 input과 output을 찾아봐야 한다.
  일반적으로 상처가 작고, 좀 더 깨끗한 쪽이 input이며(환자가 접촉한 곳) 상처가
  크고, 터진 듯이 보이는 부분이 output이다.
- 220V에 노출

3. 전기 화상의 기전 및 조직학적 손상

기전	조직 손상
1. 접촉 화상 contact burn 2. 열 화상 thermal heating 3. 발화 화상 flash burns 4. Arc(spark) burns – 비접촉, 전원과 신체사이의 공기의 저항에 의해 발생 5. 화염 화상 flame burns 6. Prolonged muscular tetany (scapular fracture) 7. Blunt trauma * 전류의 방향에 따라서 입구 input, 출구 out put가 있다. * 저전압은 tetany를 고전압은 환자를 전원으로부터 튕겨져 나가도록 한다	신경손상(neural injury), 혈관연축(vasospasm), 혈관류 (vascular aneurysm), 혈전증(vascular thrombosis), 그리고 근괴사(myonecrosis) 작은 직경을 가진 조직이 큰 직경을 가진 조직보다 손상이 심하다(예; 손가락, 사지 >> 흉곽).

4. 연관 손상

1) 심혈관계 손상

- 부정맥– 고전압 손상에서 20~30%, sinus tachycardia가 가장 흔하고, 그 외에 PAC, PVC, SVT, 1도 또는 2도 AV block
- AMI– 흔하지는 않으나, 심전도의 이상과 전류가 흉곽을 통과했을 경우 의심해봐야 한다(근육 손상이 심해 CK-MB는 의미가 없다).

2) 신경계 손상 : 고전압 손상에서 50%

- CNS – 일시적 의식 상실, 안절부절, 혼란, 장기 혼수(회복이 될 수도 있다), 경련, 두통, 사지마비, 반신마비, 실어증, 이명, 시각 장애
- 말초신경 손상 : 정중신경(median nerve) 손상이 가장 흔하다.
- 척수 손상 : 경화증(sclerosis), 상행성 마비(ascending paralysis), 완전 또는 부분 척수 손상 증후군, 급성 경련성 횡적 척수염(transverse myelitis), amyotropic lateral sclerosis 등

3) 눈의 손상

Cataracts(두부, 목, 상부 흉부의 손상이 있은 후 4~6개월 후 발생), 안구내 출혈, 안구내 혈전증

4) 골근육계 손상

말초 동맥의 조기에 arterial spasm, 후기에 arterial thrombosis, aneurysm formation으로 인한 손상으로 광범위한 근괴사를 동반한 compartment syndrome-임상 증상 및 징후보다는 구획압을 직접 측정하는 것이 중요하다.

심부조직의 괴사에 의해 clostridial 감염, 파상풍(tetanus), 그리고 공기 괴저(gas gangrene)

5) 입원의 적응증

- 600V 이상의 고전압
- 전신적 손상을 시사하는 증상을 보일 경우 : 흉통, 심계항진, 의식 소실, 혼돈, 근력약화, 두통, 이상 감각, 호흡곤란, 복통, 구토
- 손가락이나 사지의 신경 또는 혈관의 손상
- 피하 조직의 손상
- 부정맥 또는 비정상적인 심전도
- 자살이나 인위적인 화상인 경우
- 고위험 노출
- 동반된 손상이 입원을 요할 경우
- 기존의 심장, 신장, 신경계 질환

6) 퇴원의 적응증

110V나 220V(600V 이하)의 전기화상의 경우 증상이 없고 심전도가 정상이면 안심하고 퇴원이 가능한 것으로 보고되고 있다.

7) 치료

- 심장 모니터 : 600V 이상의 고전압 화상이나 저전압 화상이라도 초기심전도가 비정상일 경우엔 반드시 24시간 감시를 해야 한다. 부정맥이 발생시는 표준 ACLS에 따라서 치료하면 된다. 그러나 초기 심전도가 비정상이 아니면 심장 모니터는 불필요하다.
- 가정내 감전(110~220V)의 경우 지연성 부정맥은 아주 드물어서 증상이 없고, 심전도가 정상일 경우 퇴원시킨다.
- 소아의 경우도(주로 손의 감전) 성인과 같다(국소 치료 후에 퇴원).

- 수액 치료:20~40 mL/kg for 1 hr(일반적인 쇽의 치료 용량보다 2배정도로 많다)
- Rhabdomyolysis:급성 신부전 유발. Red-black color urine
  - Fluid therapy:U/O > 100 cc/hr
  - Na-bicarbonate 1 mEq/kg(44~50 mEq) mix to each L IV
  - Blood pH:7.45 이상
- Mannitol:성인 25 g(소아 0.5~1 g/kg), 소변에서 myoglobin이 사라질 때까지 투여한다.

J Emerg Med 18:181, 2000

III 독사 교상 Snake Bite

우리나라 독사의 종류:살모사, 쇠살모사, 까치살모사, 유혈목이
toxin의 유형:hematotoxic, neurotoxic
독사 교상시 독사인지 아닌지를 판단하는 것이 중요하다. 독이 없는 뱀인 경우, 교상 자국은 말굽모양, 독사는 작은 구멍 1~2 개가 나란히 생긴다.

1. 독사 교상의 중증도 분류

등급	증상 및 징후	antivenin 투여[1]
0 등급	뱀에 물렸으나 증상은 없다	필요없다
1 등급	국소 증상:중증도의 통증, 홍반과 부종 전신적인 증상 없음	필요없다(또는 0~1 vial)
2 등급	국소 증상:심한 통증, 부종과 점상출혈 전신 증상:열, 전신 쇠약감 및 구토	2~4 (?) vials
3 등급	국소 증상:광범위한 통증, 부종과 반상출혈 전신 증상:다양한 전신증상, 현훈	2~4 (?) vials
4 등급	국소 증상:급속한 부종과 반상출혈 전신 증상:중추신경증상, 시각이상, 쇼크, DIC	2~4 (?) vials

2. 임상적 양상

- 지역적으로 고지대에서는 까치살모사, 쇠살모사(불독사)가 분포하며, 저지대에 쇠살모사, 살모사가 분포한다. 고지대일수록 독성이 강하다.
- 수분 내에 자상에 의한 작열통이 발생, 수시간에 걸쳐서 부종, erythema,

echymosis, 출혈, 수포 등이 발생. 증상은 8~32시간까지 계속된다.

- 많은 독이 투입된 경우 : 전신 쇠약, 어지러움, 오심, 구토, 식은땀, 구강주위 감각이상, 근연축, 저혈압 등의 전신 증상 발생 후 DIC, 출혈, 폐부종 pulmonary edema, ARF, shock 및 사망
- 국소적 증상 : cellulitis, osteomyelitis, gas gangrene, tetanus, 심한 부종에 의한 compartment syndrome

3. 병원외 응급처치

가능하면, 움직임을 적게 하고, 물린 부분을 비눗물로 세척한 후에 교상의 5~10 cm 상방에 손가락 하나 정도가 들어갈 정도의 간격을 두고 넓은 천으로 묶은 후에, 부목을 대고 병원으로 후송한다. 교상 후 15분 이내에는 suction을 사용해 제거할 수도 있지만, 구강으로 흡입을 하거나 교상 부위에 incision을 가해서는 안 된다.

4. 병원내 치료

- 전신 검사를 시행하고, 교상 부위를 확인한다.
- 수액을 주입하고, 필요하면 inotropics를 사용한다.
- 교상의 증상 및 징후가 없으면, 상처를 깨끗이 세척하고, tetanus 예방 및 항생제를 사용하고, 최소 6시간 이상을 관찰한다(교상 부위를 incision하는 것은 더 이상 권장되지 않으며, 이 경우에 wound manage 등의 이유로 불필요한 입원이 생길 수 있다).
- 증상을 보이면, CBC, electrolyte, renal, liver function test, PT, PTT, fibrinogen, urinalysis, ECG, blood type 과 crossmatch를 시행한다.
- Antivenin 사용 준비 : 피부 반응 검사– N/S 희석(1:10)해서 교상 부위와 떨어진 부위에 SQ 주사한 후에 10분이 지난 후 allergy 반응이 나타나는 지를 관찰한다
- Antivenin 사용 준비 : 피부 반응 검사– N/S 희석(1:10)해서 교상 부위와 떨어진 부위에 SQ 주사한 후에 10분이 지난 후 allergy 반응이 나타나는 지를 관찰한다. 최근 시행하지 않아도 되는 해독제가 있다.
- Antivenin의 사용량은 정해진 것이 없다. 사용하기 전에 환자에게 사용 필요성, 방법, 및 부작용에 대해서 설명하고, 동의를 받아야 한다.
- Antivenin의 사용 : antivenin을 사용하기 전에 N/S을 투여하여 충분히 hydration 하고, 전처치로 diphenhydramine 1 mg 투여한다. 생리 식염수나 5% DW에 1/10

으로 희석해서 5분간 5~10 cc가 투여 되도록 조절하고 증상을 관찰해서 allergy 가 나타나지 않으면 1~2시간동안 전량을 투여한다. 증상의 호전이 없이 지속되거 나, 악화가 되면 추가 투여를 고려한다.

- Antivenin 사용 후 allergy에 대한 치료(드물다).

  Anaphylaxis에 준하는 치료, arterial line 삽입을 고려, 생리 식염수(albumin) 주입, solumedrol 100 mg IV, benadryl(또는 dimenydramin) IV, epinephrine IV drip(0.6 mg/kg epi 1:1000 in 100 ml NS), 최대로 antivenin을 회석하고, 주 입 속도를 늦춘다. allergy 반응이 사라지면 다시 antivenin 주입 속도를 올린다.

■ **독사 교상과 관련한 구획 증후군**^{compartment syndrome}**의 치료**

구획압의 측정
징후가 있고, 구획압이 30 mmHg 이상이면 거상 (elevation), mannitol 1~2 g/kg IV(30분 동안) 추가 antivenin 투여 (dosage 1~2 vial)
징후가 있고, 구획압이 60 mmHg 이상이면 fasciotomy 시행

IV 벌 자상 Bee Sting

벌에 대한 반응은 개인의 감수성에 따라 차이가 크며, 크게 벌의 독작용과 allergy 반응으로 나눌 수 있다.

1. 임상적 양상

동통(심하다), 홍반, 출혈, 부종, 수포, 소양감, 열감, 심할 경우 구토, 설사, 저혈압, 실신, 청색증, 호흡곤란, 횡문근 융해증(드물게 이로 인한 ARF), DIC, 사망
Anaphylaxis : 가장 심각한 합병증으로 두드러기, 혈관 부종, 기관지 경련, 쇼크

2. 치료

- 꿀벌은 흔히 상처에 침을 남기므로 벌침이 박혀있는 경우는 카드와 같이 평평한 물 체로 피부를 긁으면서 침을 제거해야 한다(손이나 핀셋으로 잡으면 독 주머니를 짜 서 독을 주입시킬 수 있으므로 피하는 것이 좋다).

- 경증인 경우는 얼음 주머니를 대주고, antihistamine 을 사용한다.
- anaphylaxis 등의 과민반응인 경우는 이에 준하는 치료를 한다.

V 개 교상 Dog Bite

개의 교상은 심하게 오염된 병변으로 간주되어, 파상풍 예방 치료와 항생제 치료가 반드시 고려돼야 한다. 병변은 delayed closure(소독 후 gauze로 덮은 후에 2~3일 후에 봉합)를 원칙으로 한다.
광견병의 가능성이 높은 개에 물린 경우는 즉시 면역치료를 시행한다.

	약품	합병증	투여량	투여 방법
능동 면역	HDCV	통증, 두통, 오심, 피로감	1.0 ml	0, 3, 7, 14, 28, 90일째
	RVA	—		근육 주사
수동 면역	HRIG	—	40 IU/kg	1/2는 상처 부근에
	ARS	—	40 IU/kg	1/2는 둔부에 주사

HDCV : Human Diploid Cell Vaccine, RVA : Rabies Vaccine Absorbed
HRIG : Human Rabies Immune Globulin, ARS : Anti-Rabies Serum
근육 주사 : deltoid muscle에 주사(소아는 대퇴부의 전외측부에 근육주사)

일단 임상증상으로 발현하면, 면역치료는 효과가 없으며, 오직 보존적 치료뿐이다. 동물이 광견병의 증상을 나타내면, 즉시 면역 치료를 시행하고, 안 나타내면 10일간 관찰한다. 이후에도 증상을 나타내지 않으면 특별한 치료를 시행하지 않는다. 또한 광견병의 위험이 있는 지역에서 교상을 입었을 경우에 가정 내라면 관찰하고, 야생 동물인 경우는 면역 치료를 고려한다.

VI 저체온증Hypothermia

1. 체온에 따른 분류와 증상

중증도	체온(℃)	임상 양상
Mild Moderate Severe	33~ 35	오한, 말초혈관 수축, 대사량의 증가, 빈맥, 과호흡
	29~32	대사량의 감소, 오한의 소실, 의식장애, 서맥, 부정맥
	≤28	서맥(50%), 심전도상 Osborne wave, voluntary motion이 멈추고, 동공의 확대 고정
	26	의식 소실, areflexia, 통증에 대한 반응이 없다
	25	무호흡, 죽은 것처럼 보인다. 폐부종
	20	Asystole

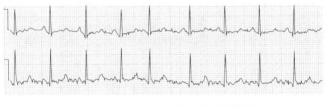

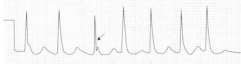

Hypothermia 시의 심전도. 초기 빈맥을 보이다가 점점 서맥으로 바뀌어간다. 맥박은 28도에서 50%로 감소하며 Osborn J wave(화살표)는 32도에서 전형적이긴 보이며 진단적이긴 하나 예후와는 관계가 없다. 저온 환경은 특히 전도계에 영향이 커서 PR interval→QRS interval→QT interval 순서로 연장된다. 위 그림은 mild hypothermia로서 shivering에 의한 artifact를 보여주고 있으며 아래 그림은 체온 32도의 전형적인 심전도를 보여주고 있다.

그림 21-2, Osborne's J wave

2. 치료

- 약간의 자극에도 VF 발생의 위험이 있으므로, 이송 시나 환자의 체위를 바꿀 때 주의한다.
- 원인을 찾는다(예, sepsis, hypoglycemia, CNS disease, adrenal crisis).
- 심전도 감시를 시행하고, 정맥로는 말초혈관이 수축된 경우가 많으므로 가능한 한

central line을 잡고, 약물도 central line으로 주입하는 것이 좋다.
* 체온의 측정은 직장이나 고막의 온도를 측정하는 것이 피부 체온을 측정하는 것
보다 좋다.

직장 체온은 probe를 15 cm 정도 삽입하는 것이 이상적이다.
* VF 발생시는 defibrillation 후에 안되면 amiodarone을 사용하고(atrial
arrhythmia는 관찰한다), 예방적 thiamine 100 mg, 50% DW, hydro-cortisone
100 mg 투여한다.
* 심한 shivering에는 lorazepam을 투여한다.
* Pressor(dopamine 등) 또한 VF의 위험이 있으므로 주의 깊게 사용한다.
* **체온에 따른 가온법**:수동적 가온법은 열의 발산을 방지하는 방법이고, 능동적 가
온법은 외부에서 열을 투입하는 것으로, 이는 다시 투여 방법에 따라서 외가온법과
내가온법으로 나뉜다. 체온이 30도 미만인 경우 외가온법을 시행하면 차가운 피부
의 혈관이 확장되면서 차가운 혈액이 내부로 순환되어 오히려 중심 체온이 하강하
는 after-drop 현상이 발생할 수 있으므로, 우선 내가온법으로 체온을 올리는 것
이 바람직하다.

체온		가온법
34~36 도	수동적 가온법 passive rewarming	담요, 바람막이
34~36 도	능동적 외가온법 active external rewarming	따뜻한 산소 흡입 따뜻한 물병, 백 대주기
30~34 도	수동적 가온법	담요, 바람막이
30~34 도	능동적 외가온법	전기 담요, 열 발산기 뜨거운 물병 및 담요
30 도 미만	능동적 내가온법 active internal rewarming	혈관내 가온법(상품화된 것 사용) 피부 가온법(상품화된 것 사용) 따뜻한 정맥 주사(43도) 따뜻하고 습기 있는 산소 투여(42~46도) 복강 세척(42~43도 pleural lavage) 방광 세척(42~43도) 체외 순환을 통한 가온

3. 심정지시의 치료

* 일반적인 ACLS에 준한 치료를 시행하나, 포기하지 말고 체온을 정상화시키고 이
후에도 충분히 긴 시간동안 시행한다.

Defibrillation, 기도 삽관과 warm humid oxygen 투여, central line 및 43 도 warm saline 투여, 중심 체온 측정

- 30 도 미만 시 active internal rewarming을 시행(+CPR) – 약물과 defibrillation 은 하지 않는다.
- 30 도 이상으로 체온 상승 시 epinephrine 등의 약물 투여(약물의 투여 간격은 일반적인 경우 3~5분이나 이보다 3배 정도 길게 잡아 9~15분마다 1 mg을 투여한다), defibrillation을 시행한다.

VII 익수 Drowning, Submersion

- Wet-drowning : 폐에 물의 흡인이 된 경우-폐 계면 활성제의 희석, 무기폐, 폐포를 통한 산소 이동 장애, V/Q mismatch 발생
- Dry-drowning : 익수 손상의 10~20%에서 발생. 후두경련^{laryngospasm}으로 인한 저산소증, 의식 소실
- 흡인된 물 : 오염, 이물, 세균, 구토물, 화학적 자극 물질 등이 있는 경우 폐의 회복을 지연, 폐렴 유발
- 치료 : 기본적인 ABC 시행 및 저체온증 예방, 다른 외상 여부 확인

	내원시 GCS≥13	내원시 GCS<13*
경추 고정	확인 후 제거	확인 후 제거
검사	이학적 검사 상 의심이 되면 시행	ABGA, CBC, 전해질, 혈당, PT/PTT, UA, CK, 소변 myoglobin, 소변 약물 농도, 흉부 단순 촬영(흡인성 폐렴 또는 비심인성 폐부종
호흡 보조	산소 포화도 > 95% 유지	산소 포화도 > 95% 유지 – 기관 삽관, 호흡기(PEEP, CPAP)
감시	산소 포화도	산소 포화도, 산-염기 상태, 체온, 혈량 상태(소변량, CVP 등)

*4~6시간 관찰 후 GCS<13와 비정상 검사 소견, 비정상 산소 포화도 포함
*관계된 손상(저혈량증, 저체온증, 심허혈, 경련 등)의 평가

VIII 한랭 손상 Cold Injury

1. 한랭손상의 분류

한랭손상은 주위 온도를 기준(빙점 0℃)으로 분류되며, 빙점 이상의 온도라도 습기에 따라 다시 분류될 수 있다.

- 참호족 trench foot : 습기가 많은 빙점이상의 온도에 1~2일간 노출 시 발생. 검은 피부, 2도 화상과 같은 피부 손상
- 동창 chilblain : 빙점 이상의 온도로 건조한 환경. 경한 형태. 주로 등산하는 사람의 얼굴, 상하지에 발생
- 동상 frostbite : 빙점이하 온도에서 장시간 노출시 발생. 세포내 ice crystal 형성과 microvascular thrombosis, stasis가 기전.

2. 동상의 분류

증증도	조직손상의 정도
1도	피부괴사는 없고, 피부에 부종과 충혈이 생긴다.
2도	수포를 동반한 피부 부종과 충혈이 나타나며, 피부의 표피층이 괴사된다.
3도	피부의 심층까지 괴사되며, 피하조직의 일부까지 괴사
4도	근육 및 골격계까지 괴사

- 치료 : 동상부위를 문지르거나 마찰을 가하지 않고, 40도의 더운물에 20~30분간 담그고 피부색이 정상으로 돌아오는 지를 관찰한다. 외부에서 건조한 열을 가하는 것은 피한다. 파상풍 및 항생제를 투여한다.

IX 고체온증 Hyperthermia

1. Minor Heat illness

- 열실신 heat syncope : ↓volume depletion, vascular tone의 감소로 뇌 혈류량의 감소로 실신
  - 치료 : 수액처치, 열이 있는 곳에서 옮기고, 다른 중한 질환이 있는지를 평가한다.

- 열 경련 ^{heat cramps} : 염분의 보충 없이 장기간 격렬한 운동이나 노동을 한 경우 발생. 종아리, 대퇴 또는 어깨 부위 근육의 Painful contraction. 체온은 정상이나 발한이 심하다. 전해질 검사상 hyponatremia, hypochloremia, 소변의 Na, Cl이 감소
  - 치료 : 수액 처치- 0.1~0.2% oral solution 또는 IV NS rehydration. (salt tablets을 먹이지 않는다)
- 열 탈진 ^{heat exhaustion} : 체액 부족으로 인한 orthostasis, 무력감, 두통, 몽롱함, 오심 등의 증상. 수분소실이 있으나 소실된 수분량을 전부 보충하지 못해서 발생함. 체온은 보통 38~40 도 정도이나 의식 상태는 명료하고 신경학적 검사에서 정상
  - 검사 : high hematocrit, high sodium, high BUN. 1~2 L의 NS 투여한다. 열사병과 구분이 안 되는 경우가 있으므로 이때는 열사병에 준해서 치료한다.

2. 열사병 Heat Stroke

- 체온조절 기능이 중단되어 피부를 통한 열 발산이 멈춘 상태. 80%는 전조 증상 없이 갑자기 발생한다. classic heat stroke과 exertional heat stroke으로 나누기는 하지만, 꼭 구분할 필요는 없다.
- 고체온증(40~41℃)
- 땀 분비 소실: heat stroke의 진단에 중요하지 않다.
- ↓Na⁺, ↓Ca⁺, ↓phosphate, ↓ or ↑ K⁺
- 중추 신경계 이상으로 경련, 의식 장애, plantar responses, hemiplegia, ataxia를 보인다.
- 전반적인 뇌기능의 소실로 인해 예후가 매우 불량하며, 의료진의 초기 고체온에 대한 적극적인 대응이 필수적이다. 내원 후 30분 이내에 체온을 40도 이하로 내려야 한다.

- 치료
  - 발열의 다른 원인을 찾는다 : infection, malignant hyperthermia, thyroid, drugs 등
  - 혼수 상태이거나 경련을 하면 산소를 투여하고 기도를 유지한다.
  - 혈당을 체크한다.
  - 지속적인 직장 체온을 측정한다.
  - 수액 처치 : pulmonary edema가 잘 발생하므로 주의 깊게 한다(평균 수액 요구량은 첫 4시간 동안 1.2 L로 생각보다 적은 양이 필요하다).

- evaporation：의복을 벗기고, 미지근한 물을 뿌린 후 선풍기 등을 사용하여 분당 0.1~0.3도씩 30분내에 39도까지 내린다. 떨림이 심하면 lorazepam 1~3 mg IV한다.
- 냉수욕(controversial)：temp. drop ~ 0.16 ℃/min
- ice packs, cooling blankets, peritoneal dialysis, gastric lavage with cold water：느리거나 효과는 증명되지 못했다.
- aspirin (hyperpyrexia)의 사용은 피하고, Tylenol의 반복 투여도 조심한다 (간독성 및 ineffective in heatstroke).
- 38.9~40 도 이하부터 over-correction에 유의하여 치료한다.
- Foley catheter를 삽입하고 urine output을 측정한다(rhabdomyolysis).
- CBC, electrolytes, renal function, glucose, liver enzymes, LDH/CK, PT, PTT, arterial blood gas, fibrin degradation products, ECG, CXR 등을 검사한다.

X 기타 열 관련 질환

Malignant hyperthermia (MH)：상염색체 우성 유전. 마취제나 Succinylcholine을 투여한 후에 고열, 근육 강직을 보인다.
- 치료：약을 중단하고, 열사병과 같이 체온을 내린다(phenothiazines은 피한다). dantrolene 2~3 mg/kg IV q 6 hours (max 10 mg/kg/day)

Neuroleptic Malignant Syndrome(NMS)：Anticholinergics 과다 복용에 의해 고열, 근육강직, 의식 변화를 보임 (e. g. phenothiazines).
- 치료：약 중단, heat stroke에 준해서 치료 (phenothiazines은 안 쓴다). benzodiazepines IV (e.g. lorazepam), dantrolene 2~3 mg/kg IV (max 10 mg/kg) and bromocriptine 2.5~10 mg PO tid..

Rhabdomyolysis：Tissue hypoxia, direct injury, exercise, enzyme defects, metabolic disease (DKA, ↓K+, ↓Na$^+$ or ↓phosphate, thyroid), toxins, infections, heatstroke 등으로 근육이 녹아 혈관내 유입됨.
합병증：renal failure, ↑K+, ↑Ca^{2+}, or↓, ↑or↓ phosphate, ↑uric acid, compartment syndrome, DIC
- 치료：시간당 소변량> 100~200 ml, Na–bicarbonate 50 mEq 이상 IV (소변 pH> 6.5), mannitol：위의 치료로 소변이 안 나올 때 25~50 g IV(이 후 12.5 g을 1 L NS에 mix해서 수입), dialysis：hyperkalemia, uremia시

1 R= 0.7 [K+ –mEq/L] + 1.1 [Cr–mg/dl] + 0.6(albumin–g/dl)– 6.6;
단일 후향적 연구에 의하면, R 값이 0.1 이상이면 41%의 myoglobinuria induced renal failure의 위험을 갖고, 반면에 R < 0.10이면 위험이 거의 없다고 한다.

Medicine 1982;3;141.

XI 일산화탄소 중독 Carbon Monoxide Intoxication

일산화탄소 중독의 진단은 병력에 의해 의심하지 않으면 힘들어 질 수 있다. 또한 시간이 많이 경과된 후에는 진단이 안 될 수 있으므로 초기에 빠른 시간 내에 CO−Hb level을 측정하는 것이 중요하다. 하지만, CO−Hb level을 기준으로 환자의 중증도를 판정하면 안 되며, 초기 노출 시의 CO−Hb 농도는 시간 경과에 따른 반감기를 참고하여 짐작하는 것이 더 유용하다.

1. 흡입 산소에 따른 일산화탄소의 반감기

FiO2	CO−Hb half−life
Room air	320 min
100% rebreather	80 min
3 ATM hyperbaric O_2	23 min

* 대략적으로 320 → 320/4(80분) → 80/4(20분) 으로 각 치료마다 4배 정도의 반감기를 줄일 수 있다.

2. 임상 양상

CO−Hb 농도	증상과 징후
0~10%	Usually none, ±↓exercise tolerance, ↑angina, and ↑claudication
10~20%	Frontal headache, dyspnea with exertion
20~30%	Throbbing headache, dyspnea with exertion, ↓concentration
30~40%	Severe headache, vomiting, visual changes
40~50%	Confusion, syncope on exertion, myocardial ischemia
50~60%	Collapse, seizures
>60~70%	Coma and death
Variable	Cherry red skin, visual field defect, homonymous hemianopsia, papilledema, retinal bleeding, hearing changes, pulmonary edema.

※ Delayed neuropsychiatric syndrome : 중독 후 3일~3주 정도의 시간이 지난 후 신경학적 또는 정신과적 이상을 보이는 것으로 이의 발생을 예측할 수 있는 인자는 없다(CO−Hb level과도 관계가 없다). 그러나 HBO 치료를 통해 발생률을 감소시킬 수 있다.

3. 진단

- 정상 CO-Hb 농도는 0~5% 이며 흡연자에서는 10%까지도 증가할 수 있다.
- COHb 농도 : 농도는 진단 외에 특별한 의미가 없으며 또한 심각한 중독에서도 낮게 측정될 수 있어 중증도와는 관계가 없다. 동맥 또는 정맥에서 측정한 것을 사용한다.
- Metabolic acidosis : 이는 높은 lactate 농도를 반영하며 중증도에 믿을 만하다.
- 심전도 및 모니터링 : 심각한 중독이나 기존의 심장 질환을 가진 환자에서 심근 손상이나 부정맥을 진단하는 데 필수적이다.
- Pulse oxymetry : COHb를 OxyHb로 잘못 측정(extinction coefficients 가 비슷)하여 실제 동맥혈에서 측정한 값보다 높게 나온다.
- ABGA : 일반적인 ABGA에서 출력하는 산소포화도는 PaO2 값을 산소해리곡선에 대입하여 얻는다. 따라서 일산화탄소 중독에서는 믿을 수 없는 값이다.
- 정확한 산소포화도를 알기 위해서는 CO-Oxymetry가 필요하다. 경피적으로 CO-Oxymetry가 가능한 맥박산소포화도 장비도 출시되었다.
- 심장 효소
- 흉부 사진

4. 일산화 탄소 중독에 의한 손상 증후군

- Rhabdomyolysis
- Noncardiogenic pulmonary edema(NCPE)
- Multiple organ failure
- Disseminated intravascular coagulation(DIC)
- Dermal blistering
- "Interval CO syndrome"-brain의 subcortical white matter의 leucoencephalopathy
- Acute tubular necrosis(ATN)

5. 치료

- ABC에 따른 resuscitation
- 즉시 nonbreathing mask with reservoir bag 을 통한 100% 산소 투여

Mild CO toxicity	Serious CO toxicity
전신 쇠약, 오심, 어지러움증, 두통, CO neuropsychiatric screening battery (CONSB)에서 경도의 이상	의식 소실, 실신, confusion, 국소적 신경학적 이상, 심근 허혈, 지속적인 저혈압 및 산혈증, 임산부로 HbCO가 15% 이상.
100% normobaric oxygen for 4 hr 증상이 계속되면 hyperbaric 을 시행하거나, 계속 100% 산소를 투여	HBO 2.4~2.8 ATA for 90 min HBO 를 3~6시간이 지난 후 반복한다.

• Hyperbaric oxygen therapy(HPO)의 적응증

HBO의 절대적 적응증은 논란의 여지가 있으며 그 효과는 치료 즉시 나타나는 경우가 많다. 그러나 주요 목적은 지연성 신경학적 이상을 예방하고자 하는 것이다. 2~2.8 ATA로 60분간 유지하며 압력을 올리는 시간과 유지 후 내리는 시간은 제외한다. 대략적으로 90~120분 정도 소요되며, 1~2회를 시행하는 것을 기준으로 증상이 심하면 3~5회까지 시행한다. 만약 뇌 MRI에서 이상을 보이면(globus palidus, subcortical area, hippocampus 등) 2주~1달 시행한다.

Syncope
Coma
Seizure
Altered mental status, confusion
Carboxyhemoglobin > 25%
<u>Abnormal cerebellar examination</u>*
Fetal distress in pregnancy

*abnormal cerebellar examination : finger-to-nose, heel-to-shin, rapid alternating hand movement, ataxia; odd ratio 5.7

Goldfrank's Toxicologic Emergency 8th ed. 1696p

HBO의 합병증 : oxygen induced seizure(0.01%), ear and sinus barotraumas, pulmonary barotraumas, vascular gas embolism. 코피, 귀 및 안면부의 통증 등.
* 임신은 HBO의 금기가 아니며, 절대적인 금기는 오직 치료하지 않은 pneumothorax 뿐이다.

6. 입원의 적응증

• 내원시 CO-Hb>15~20%
• Pregnancy and CO-Hb>10%
• Acidosis, ECG changes, chest pain, abnormal neurologic exam
• history of unconsciousness(syncope)

- Persistent symptoms following 100% O2 × 3 hours

XII 압력 손상 Dysbarism

- Dysbaric air embolism (DAE) : 수면 위로 올라온 지 10분 내에 발생. 폐정맥의 파열된 부위로 gas bubble이 들어가서 증상 발생. 심정지, 경련, 심근 허혈, 중풍 및 마비 증상
- Decompression sicknes (DCS) : 혈관내 또는 조직 내에서 압력의 차이에 의해 공기 방울이 발생을 하여 증상을 유발. 노인, 비만, 탈수, 음주상태, 운동, 다이빙 후에 바로 비행을 하는 경우 위험이 높다. 증상은 10분~6시간(드물게 지연되어 24~48시간) 후에 발생.
  - Type I DCS : lymphatics, skin (mottled rash, itching), musculoskeletal (peri-articular joint pain worse with movement) esp. shoulders and elbows 를 침범
  - Type II DCS : 신경계를 침범한 경우 (low thoracic, lumbar, and sacral primarily) 척수 증상 paraplegia, bladder dysfunction을 보인다. 폐 침범하여 통증, 호흡곤란, 부종 발생
- 치료
  - 100% 산소를 투여하고, 수액 투여.
  - 치료할 수 있는 손상을 찾는다(예, pneumothorax).
  - Trendelenberg 자세는 CNS edema를 dyspnea를 악화시킬 수 있다.
  - 비행 수송인 경우는 1,000 feet 이하의 낮은 고도로 또는 기내압을 1 atmosphere (ATA)를 유지하면서 이동해야 한다.
  - Hyperbaric recompression 을 시행한다.

XIII 고압산소요법

우리나라에서 고압산소요법을 위한 시설을 갖춘 곳은 아래 그림과 같다. 과거 일산화탄소 중독에 사용하다가 최근에는 첨단 의학으로써 아래와 같은 적응증을 가진다.

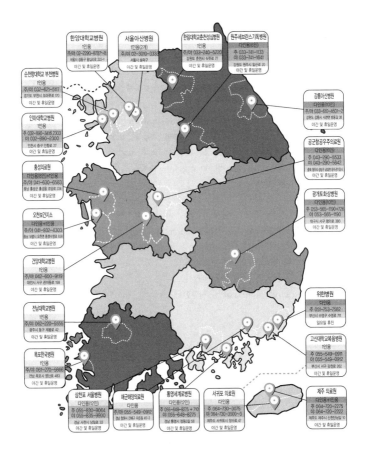

한양대학교병원
1인용
주/야 02-2290-8757~8
서울시 성동구 왕십리로 222-1
야간 및 휴일운영

서울아산병원
1인용(2개)
주/야 02-3010-3333
서울시 송파구
야간 및 휴일운영

한림대학교춘천성심병원
1인용
주/야 033-240-5120
강원도 춘천시 삭주로 77
야간 및 휴일운영

원주세브란스기독병원
다인용(6인)
주 033-741-1133
야 033-741-1641
강원도 원주시 일산로 20
야간 및 휴일운영

순천향대학교 부천병원
1인용
주/야 032-621-5117
경기도 부천시 조마루로 170
야간 및 휴일운영

인하대학병원
1인용
주 032-890-3416,2303
야 032-890-2300
인천시 중구 인항로 27
야간 및 휴일운영

홍성의료원
다인용(2인)1인용
주/야 041-630-6583
충남 홍성읍 조양로 234
야간 및 휴일운영

오천보건지소
다인용+1인용
주/야 041-932-4303
충남 보령시 오천면 충청수영로 118
야간 및 휴일운영

건양대학교병원
1인용
주/야 042-600-9119
대전시 서구 관저동로 158
야간 및 휴일운영

전남대학교병원
1인용
주/야 062-220-5555
광주시 동구 제봉로 42
야간 및 휴일운영

목포한국병원
1인용
주/야 061-270-5666
전남 목포시 영산로 483
야간 및 휴일운영

강릉아산병원
다인용(10인)
주/야 033-610-4601~2
강원도 강릉시 사천면 방동길 38
야간 및 휴일운영

공군항공우주의료원
다인용(9인)
주 043-290-5533
야 043-290-5642
충북 청주시 상당구 남일면 단재로 635
야간 및 휴일운영

광개토화상병원
다인용(10인)
주 053-565-1190+726
야 053-565-1190
대구시 서구 평리로 380
야간 및 휴일운영

위한병원
다인용
주 055-753-7582
부산시 사상구 수명로 76
일요일 휴진

고신대학교복음병원
1인용
주 055-549-0911
야 055-549-0912
부산시 서구 감천로 262
야간 및 휴일운영

삼천포 서울병원
다인용(12인)
주 055-830-9064
야 055-835-9900
경남 사천시 남일로 33
야간 및 휴일운영

해군해양의료원
다인용
주/야 055-549-0912
경남 창원시 진해구 자운동 407-3
야간 및 휴일운영

통영세계로병원
다인용(12인)
주 055-648-8275 + 710
야 055-648-8275
경남 통영시 정량로길 58
야간 및 휴일운영

서귀포 의료원
다인용
주 064-730-3075
야 064-730-3000~3
제주도 서귀포시 장수로 47
야간 및 휴일운영

제주 의료원
다인용+1인용
주 064-720-2275
야 064-720-2222
제주도 제주시 산천단남길 10
야간 및 휴일운영

- 적응증
    1. Air or Gas Embolism
    2. Carbon Monoxide Poisoning
    3. Clostridial Myositis and Myonecrosis (Gas Gangrene)
    4. Crush Injury, Compartment Syndrome and Other Acute Traumatic Ischemias
    5. Decompression Sickness
    6. Arterial Insufficiencies
    7. Severe Anemia
    8. Intracranial Abscess
    9. Necrotizing Soft Tissue Infections
    10. Osteomyelitis (Refractory)
    11. Delayed Radiation Injury (Soft Tissue and Bony Necrosis)
    12. Compromised Grafts and Flaps
    13. Acute Thermal Burn Injury
    14. Idiopathic Sudden Sensorineural Hearing Loss
        (New! approved on October 8, 2011 by the UHMS Board of Directors)

■ Treatment detail: 13 판 UHMS hyperbaric oxygen therapy indications 세부 내용 정리

적응증	Pressure	Treatment Times	Total treatment	consideration
1. Air or Gas Embolism	2.5~3.0 ATA for 90 min	1~3	1~3	
2. Carbon Monoxide Poisoning/cyanide poisoning	2.5~2.8 ATA for 60 min followed by 2.0 ATA for 60 min	2~3 times for first day and 1 / day next day	3~5	Over Age 36 yr. LOC(+). COHb>25%, CO exposure >24 hr, pregnant>10% Delayed neurologic sequelae(DNS~MRI lesion(+) 시 20회
3. Clostridial Myositis and Myonecrosis (Gas Gangrene)	3.0 ATA for 90 min	3 times first day then 2 times / day	2~5	Clostridium perfringens type A 95%
4-1. Crush Injury Traumatic Ischemias	2.0 ATA for 90 min	Tid 2 days → bid 2 days qd 2 days	8	
4-2. Compartment Syndrome	2.0 ATA for 90 min	Bid first day and once more day 2	3	HBOT is not a substitute for fasciotomy; use it for the impending stage of the compartment syndrome
4-3. residual problems Threatened flaps and grafts	2.0 ATA for 90 min	Bid for 7 days	14	
4-4. problem wounds/infected wounds	2.0 ATA for 90 min	Bid for 7 days, daily for 7 days	21	
4-5. refractory osteomyelitis	2.0 ATA for 90 min	Daily for 21 days	21	Possible extension to 40 treatments
4-6. post-fasciotomy concerns, compartment syndrome	2.0 ATA for 90 min	Bid for 7 days	14	Concerns include massive swelling, threatened flaps, unclear demarcation, neuropathy
5. Decompression Sickness	2.8 ATA 90 min	30~40	30~40	Multichamber table
6-1. Arterial Insufficiencies: Central retinal artery occlusion	2.0 ATA 90 min → 2.4~2.8 ATA 90 min	2~3/day	5	Time is vision, up to 2 weeks delay
6-2. Arterial Insufficiencies: diabetic foot ulcer	2.0 ATA 90 min	1 / day	20	Wagner grading system for DFU 3 or higher. Deeper with abscess, osteomyelitis, tendinitis, gangrene

적응증	Pressure	Treatment Times	Total treatment	consideration
6-3. Arterial Insufficiencies: hypoxic lower extremity wounds/venous stasis ulcer/pressure ulcer	2.5 ATA for 90 min	1 / day	30	
6-4. Arterial Insufficiencies: hypoxic lower extremity wounds/venous stasis ulcer/pressure ulcer	2.5 ATA for 90 min	1 / day	30	
7. Severe Anemia	–	–	–	Multichamber option – 3~4 times at 2~3 ATA with air breaks for up to 3 ~ 4 hr
8. Intracranial Abscess	2.5 ATA for 90 min	2 / day	40	
9-1. Necrotizing Soft Tissue Infections	2.5 ATA for 90 min	Bid for a 4 days	8	
9-2. Necrotizing Soft Tissue Infections: clostridial myositis	2.5~3.0 ATA for 90 min	tid for first day, and bid until stable		More higher pressure and more times of treatments than other bacterial infection
10. Osteomyelitis (Refractory)	2~3 ATA for 90 min	Bid for first two days, and qd	20~40	Patient status and involved area– long bone, spine etc. are complicated factors
11. Delayed Radiation Injury (Soft Tissue and Bony Necrosis)	2~3 ATA for 90 min	Bid for first two days, and qd	20~40	
12. Compromised Grafts and Flaps	2~2.5 ATA for 90~120 min	Consider more times by flap status	20	As soon as signs of flap or graft compromise appear
13. Acute Thermal Burn Injury	2.4 ATA for 90 min	Tid for first 3 days and qd	30	
14. Idiopathic Sudden Sensorineural Hearing Loss	2~2.5 ATA for 90 min	qD	10~20	Moderate or worse range > 40 dB within 14 days

■ Treatment recommendations and peer review when using HBO₂ for crush injury and compartment syndrome

Conditions	HBO₂ treatments & peer review[1]	Comments
Primary conditions		
1. Reperfusion injury	1	Minimal tissue trauma, e.g. after free flaps, revascularizations and transient edema.
2. Crush injury	8 (TID 2 days, BID 2 days and daily 2 days)	If deterioration noted when HBO₂ treatments are decreased, resume the previous schedule.
3. Compartment syndromes	3 (BID day 1 and single HBO2 treatment day 2)	HBO₂ is not a substitute for fasciotomy; use it for the impending stage of the SMCS.
Residual problems and/or compchations		
1. Threatened flaps and grafts	14 (BID for 7 days)	If site remains tenuous, considered an additional week of BID HBO₂ treatments.
2. Problem wounds/infected wounds	21 (BID for 7 days, daily for 7 days)	Refer to Chapter 2B problem wounds in this committee report.
3. Refractory osteomyelitis	21 (Daily for 21 days; possible extension to 40 treatments)	HBO₂ must be intergated with a combined antibiotic & strategy
4. Post−fasciotomy concerns after SMCS	14 (BID for 7 days	Concerns include massive swelling, threatende flaps, unclear demarcation, neuropathy, etc.

Notes: [1]Peer review shouid be done by two or more of the following: 1) HBO₂ consulting physician, 2) Trauma/orthopaedic surgeon managing the case and/or the patient's primary care physician.

Abbreviations: BID = Twice a day, e.g. = For example, etc. = et cetera, HBO₂ = Hyperbaric oxygen, SMCS = Skeletal muscle−compartment syndrome, TID = Three time a day

■ Wagner Grading System for Diabetic Foot Ulcers

Grade 0:	Intract skin
Grade 1:	Superficial without penetration deeper layers
Grade 2:	Deeper reaching tendon, bone, or joint capsule
Grade 3:	Deeper with abscess, osteomyelitis or tendonitis extending to those structures
Grade 4:	Gangrene of some portion of the toe, toes and/or forefoot
Grade 5:	Gangrene involving the whole foot or enough of the foot that no local procedures are possible

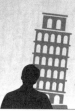
이물 제거법

Foreign Bodies and Removal

I 각막 이물

이물(금속, 모래, 나무조각, 플라스틱조각 등)이 각막의 상피층이나 실질층^{stroma}에 박힌 것이고, 각막을 통과하여 전방이나 후방 이상의 깊이에 위치할 경우 안구내 이물 intraocular foreign body이다. 먼저 안구내 이물 여부를 확인해야 한다.

- 안구내 이물의 진단
- 단순 X-선 촬영(금속)
- ultrasound
- Orbital CT(1 mm axial, coronal cut)
- Ultrasound biomicroscopy(UBM)
- Orbital MRI는 금속 이물인 경우 금기

1. 증상

안통과 이물감(점안 마취제로 사라짐), 눈물, 충혈, photophobia

- 이학적 검사: 시력(법적 문제로 반드시 측정 및 기록해야 한다)-정상 또는 감소될 수 있다.
  충혈된 결막, ciliary injection(전방의 염증반응이 있을 때), rust ring(금속이 녹슨 동그란 흔적), 상피 박리(fluorescein 염색시), 각막 부종, 전방의 cell, flare.
- 이물확인: 각막 뿐만이 아니라, 결막도 eversion시키고, 안구를 돌려서 전부 확인해야 한다.

2. 이물의 제거

전처치 : 점안 마취제와 점안 항생제를 투여

이물이 육안으로 확인이 되고, 슬릿 램프를 사용할 수 없을 경우 눈 세척 및 면봉으로 조심스럽게 긁어보고 안되면 이송

슬릿 램프 사용이 가능하면 면봉, 26 G 주사바늘, spud 를 사용하여 제거

Rust ring의 경우 26 G 바늘이나 rust ring 제거용 drill을 이용

3. 합병증 : corneal scarring, 감염

■ **안과의뢰**

Foreign body, rust ring, scar가 visual axis를 침범한 경우(동공 안에 있는 이물: 추후 시력 이상의 위험)
전방출혈 Hyphema
전반적 각막 손상
각막 및 공막의 열상
Lid edema
전반적 결막하 출혈
외상 후 동공 확장 또는 비정상적인 동공 모양
비정상적으로 낮거나 깊은 전방(건측과 비교시)
지속적인 각막 변형 및 opacity를 보일 때
각막이나 공막의 전층을 침범하거나 가능성이 있을 때

4. 제거 후 치료

1) Pressure patch : 일반적으로 상피 박리 면적이 10 mm^2 (3×3 mm)이상인 경우로 항생제 점안 후 시행한다. 금기) 안구 파열, 각막의 침전물, 안구내 이물 가능성이 있을 경우

2) 항생제 : Polymyxin B sulfate, Tobramycin (Tobrex), Ofloxacin (Floxin), Ciprofloxacin (Ciloxan®), Bacitracin ointment qid

3) Cyclopentolate HCl 0.5~1.0% (Cyclogyl®)-cycloplegic, mydriatic 효과, 15~60분에 시작 24시간 내 회복

4) 다음날(24시간 내) 경과 관찰

Am Fam Physician 1985 Feb; 31(2):149~56,
Ophthalmology 1995 Dec; 102(12):1936~42

Ⅱ 비강내 이물

이물의 종류는 콩, 사탕, 장난감 조각, 종이, 구슬 등으로 종이나 각진 장난감 등은 훅
(갈고리)으로 제거하기 쉬우나 콩, 구슬 등 표면이 미끄러운 것은 제거 과정에서 안으
로 밀려 들어가버릴 수 있어 훅 외에 다른 방법들을 숙지하고 있어야 한다. 또한 늦게
발견이 되는 경우 한쪽 코에서 농성 고름이 나오고, 부모는 역한 냄새를 맡을 수 있
다. 비염으로 오진할 가능성이 높으므로, 반드시 비경을 통해 이물 여부를 확인해야
한다.

– 전처치: 점막 수축제(phenylephrine 0.5% spray), 부분 마취제(lidocaine spray),
협조가 안 되거나 agitation이 심하면 ketamine 등의 sedatives 사용

• 제거 방법

1. Hooked Probe(없으면 spinal needle의 stylet을 구부려서 만든다). forcep은
구형이 아닌 잡기가 용이한 경우, nostril 가까이 있는 경우에 사용해 볼 수 있
으나 보통 실패율이 높아서 권장하지 않는다.

2. Balloon catheters; Foley catheter(소아용, guide wire 부착), Forgaty cath-
eter 환아를 앙와위로 하고, 머리와 전신을 잘 잡은 후, 6~8 Fr Foley balloon
catheter를 그림과 같이 비강 바닥에 밀착시켜 3~5 cm 삽입 후 1~2 cc의 공
기를 넣고 일정한 속도로 당긴다.

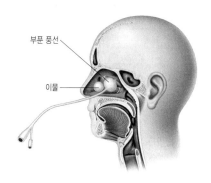

부푼 풍선

이물

대한응급의학회지 13:4, 508~512p, 2002

그림 22-1. balloon catheter removal

3. Suction catheter; 100~140 mmHg, 부드러운 컵 형태의 suction tip

4. Positive pressure ventilation : bag valve mask 또는 구강대 구강 호흡법의 응용

III 귀 이물

• **제거 방법** : 귀지 고리(cerumen loop), 우각 갈고리(right angle hook), alligator forcep 등으로 직접 보면서 제거.

* **살아있는 곤충** : 2% lidocaine 용액이나 viscous lidocaine을 귀안으로 흘려 넣어 마취를 시킨 후 제거. 곤충의 다리 등이 남을 수 있으므로 한번에 전체를 꺼내도록 한다. 남은 경우는 식염수 세척 등으로 제거한다. 귀안에 남은 용액은 흡인(suction)한다. 용액 주입전에 고막이 정상임을 확인해야 한다. 고막 뒤에 이소골(ossicle)의 손상이 의심되면 바로 의뢰한다.

• **귀지 제거** : 청력 청력 감소, 꽉 막힘, 부어오르는 듯한 느낌, 어지럼증, 이명, 통증 등의 증상을 보일 수 있다. 대부분의 경우 귀지 고리(cerumen loop)로 제거.

귀지 연화액-완전히 막혔을 경우 Na-bicarbonate, mineral oil, Debrox나 Cerumenex 등의 상품화 된 용액을 넣고 30분 정도 지나서 제거. 세척으로 제거하려면 18 G 정주 카테터(유연성)를 외이도의 1/3 부분까지 넣은 후 부드럽게 맥박성으로 흘리도록 한다. 체온과 같은 따뜻한 물을 사용하고, 천공이 가장 흔한 합병증이므로 주의. 제거 후 고막을 포함한 외이도 전부를 관찰. 세척후 고막이 붉게 보일 수 있는데, 이는 정상이나 중이염과의 감별을 위해 20~30분 후 다시 관찰.

IV 기도 이물

1. 해부학적 부위와 증상

Larynx(큰 이물)-기도 협착, 쉰목소리, 무음성(aphonia)의 증상

Trachea-larynx와 비슷하나 쉰목소리와 aphonia가 없고 천식과 비슷할 수 있다.

Bronchi-대부분의 이물이 걸린다(80~90%), 성인에서는 우측 주기관지, 소아에서는 좌우 비슷하다; 기침, 편측성 천명음 및 호흡음 감소

2. 임상적 3단계

초기: 이물 흡인시 choking과 gasping, 기침 등
무증상기: 수시간~ 수주, 증상의 감소나 무증상
합병증기: 무증상기 이후로 폐렴, 무기폐, 폐농양의 합병증이 발생
방사선: 전후면, 측면 및 이물이 걸린 부위를 아래로 찍은 decubitus를 시행—이물 (radiopaque), hyperinflation, atelectasis, consolidation을 보인다.

3. 치료

Heimlich maneuver, 기관지경적 제거.

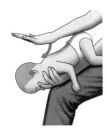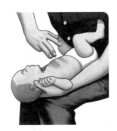

J Pediatr Surg 1994 May; 29(5) : 682–4,
Ann Otol Rhinol Laryngol 1992 Jan;101(1) : 61~6

영아 기도 이물제거 방법: 그림과 같이 등을 3~4회 치거나, 머리를 아래로 하여 심장 마사지를 하듯이 가슴을 압박한다.

그림 22-2. 영아의 Heimlich 법

Ⅴ 상부 소화기(구강, 인후도, 식도, 위장)의 이물

첨형의 이물인 경우 식도 관통에 의한 종격동염, 대동맥 침범에 의한 출혈, 폐 농양, 기흉, 경동맥 파열 등의 중한 합병증 여부를(혈종, 피하 기종, X-선상 이상), 둔형의 이물인 경우 기도 폐쇄, 식도 미란 및 주위 구조물의 침범여부를 먼저 확인해야 한다. 이물의 걸림(lodging)은 환자의 나이와 이물의 크기, 소화관의 해부학적 이상에 의해 결정되는데 위장의 pylorus를 통과할 수 있는 크기는 길이 6 cm, 두께 2 cm 이하로서 대부분의 이물이 통과할 수 있다. 똑같은 이물이 없을 경우 방사선 사진을 찍어서 길이를 잰다.

1. 확인 구조물(직접 혹은 간접 후두경 이용)

Tongue base, tonsil(특히 소아), vallecula, supraglottic area, epiglottis, pyriform sinus. 이하의 경우 neck, chest 전후, 측면사진 촬영.

2. 식도 동전의 제거

- Foley catheter 제거 (반드시 경험있는 의사가 필요하다)
- 준비 : Foley catheter, CVP catheter용 wire, 10 cc 주사기, 젤리, (barium, fluoroscope
- 제거 방법 및 자세 : 입을 통해 supine으로 삽입, fluoroscope으로 위치 확인 후 3~5 cc barium + saline 희석액(1/20 정도 회석)으로 풍선 확장, 이후 Trendelenburg 자세나 lateral decubitus로 바꿔서 천천히 일정한 힘으로 당긴다. 필요 시 진정 (sedation)

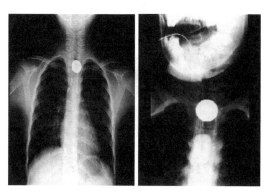

좌측 사진 : 식도 상부 동전(100원)이 걸린 모습
우측 사진 : 방사선 투시기 하에 foley balloon catheter(wire 삽입) 풍선이 확장되어 동전 아래에 보이고 있다.

그림 22-3.

- Foley catheter 제거의 금기 : 72시간 이상된 경우, 호흡 곤란 등 기도 폐쇄의 증상을 보일 경우, 식도 질환이나 수술 병력→ 식도경/내시경적 제거

3. 수은 건전지 Disk Battery

- 수은 건전지의 성분: mercury(mercuric oxide; inorganic salt- 급성 중증 복통, 떨림, 안절부절 등의 증상을 보임, 의심이 되면 혈중/요중 mercury level을 측정), 그 외 silver, zinc, manganese, cadmium, lithium, sulfur oxide, copper, brass, steel 등
- 수은 건전지는 보통 소화관 내에서 문제를 야기하지 않으며, 임상적으로 문제가 되는 위치는 식도이다. 그러므로 식도를 통과한 경우 이후 부위에 거의 걸리지 않는다.
- 식도 손상: 발생시 보통 빠른 시간 내에 진행이 된다. 손상은 sodium hydroxide(알칼리)에 의한 liquefaction necrosis이며, 이는 음극 부위에서 발생된 전류에 의한다. 천공은 보통 6시간이 지나서 발생한다.
- 환아의 나이와 크기: 2382명의 조사에 의하면, 직경 16 mm 이하의 경우 1세 이하에서 2명 만이 식도에 걸렸고, 크기가 21~23 mm 이하의 경우 1세 이상에서 모두 빠져 나왔다.
- 보통 23%는 하루 내, 61%는 이틀 내, 78%는 3일 내, 86%는 96시간 내 빠져 나왔으며, 1% 만이 2주가 걸렸다고 한다.
- 혈액과 소변에서 수은 농도를 측정해야 하는 경우: 방사선 사진 상 위장관내 건전지 조각이 발견되는 경우, 제거한 건전지가 심하게 부식되어 있을 경우
- 식도에 위치 시 처치: 발견자가 있어 정확한 시간을 알 수 있을 경우. 2시간 이내인 경우, 내시경적 제거가 불가능하면 Foley catheter로 응급실내 제거. 2시간이 지난 경우 가능한 빨리 내시경적 또는 식도경적 제거

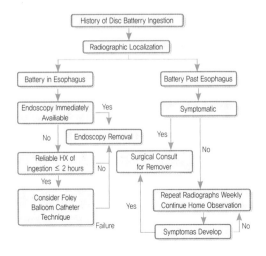

• 위장과 위장 하부에 위치 시 : 위장에 24~48시간 이상 머무를 시에 내시경적 제거, 위 이하 부위일 경우 매일 사진을 찍어 위치, battery fragmentation, abnormal gas여부를 관찰(최대 2주), 이동 속도가 느리면 전장관 세척, cathartics, 대장 관장(colonic enema)을 시행한다.

Am J Roentgenol 1996 Apr; 166(4) : 919~24, Pediatrics 1994 Nov; 94(5) : 709~14, Pediatr Emerg Care 1997 Apr; 13(2) : 154~7, Pediatrics 1992 Apr; 89(4 Pt 2) : 747~57

VI 직장내 이물

직접 삽입한 것(대부분)이나 삼킨 것이 걸린 것으로 제거전 환자의 privacy에 아주 신경써야 하고, 직장 수지 검사, 직접 직장경의 삽입 전에 충분한 병력의 청취 및 필요성의 이해를 구해야 한다.

응급실내 제거 기준 : low-lying(rectosigmoid junction; sacral curve) 이하, 직장 수지 검사에서 만겨질 때), 합병증(열상, 파열, 감염)의 증거가 없을 때(환자 스스로 빼내려고 많은 시도를 한 경우가 많아서 항문 출혈이 있는 경우 침습적 제거를 고려하는 것이 안전하다), 칼, 유리 등의 날카로운 것이 아닐 경우.

방사선 검사 : 단순 복부 사진, lateral pelvis(이상 위치 확인), upright chest X-ray (free air 구분)

– 제거법 : 직장경하 포셉 등으로 제거, foley catheter 이용. 시술 시간은 30분을 넘기지 않는다.

Emerg Med Clin North Am 1996 Aug; 14(3) : 493~521

* **낚시 바늘 제거**

바늘의 구조를 알고 있어야 제거하기 용이하다. 낚시 바늘의 point 옆에 붙어있는 작은 가시(Barb)를 미늘이라고 하며, 잡힌 물고기가 바늘을 못 빼도록 구조화된 것이다. 물고기 입에서 제거할 때 물고기의 정상 살점을 물고 떨어지듯이 사람에 박힌 것도 마찬가지여서 당겨 뺄 수는 없다.

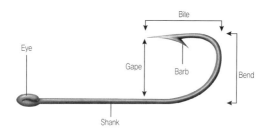

알려진 다양한 방법이 있다. 현상에서 이를 제거하려하는 것은 보통 고통만 주고 실패하는 경우가 많아 응급실로 바로 오도록 지시하는 게 더 낫다(구급대원 지시)
가장 권장하는 방법은 A와 같이 바늘의 shank를 절단 후에 진행방향으로 돌려서 빼는 것이다.
B, C 등의 방법은 보통 실패하고, 고통만 줄 뿐이다.

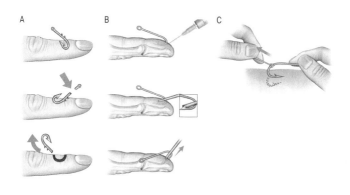

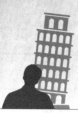

초음파 진단
Sonographic Diagnosis

초음파 검사는 '제2의 신체 검진 another physical examination'이다. 응급실내에 없어서는 안될 기본 장비이며, 병상 옆 bedside에서 시행할 수 있고, 단시간 내에 많은 정보를 큰 어려 움 없이 얻을 수 있기 때문이다. 이 장에서는 암기하기가 어려운 수치나 각 질환별 초 음파적인 소견을 인용하여 기술한다. 책의 특성상 많은 사진을 담지 못하는 것이 아 쉽지만, 보다 중요한 것은 초음파는 "얼마나 많이 탐촉자 probe를 가지고 경험을 쌓았 느냐" 가 정확한 영상학적 진단을 만드는 길이란 것에는 모두 같은 생각일 것이다. 이 에 관심을 가진 많은 분들의 노력으로 응급 영상에 대한 초음파 워크숍이 자주 개최 되어 오랜 시간 동안의 이에 대한 교육의 갈증을 해갈시켜 주고 있다. 또한 응급의학 회에서도 이에 대한 교육을 필수로 하고 있어 체계적인 교육이 이뤄지고 있어 매우 고 무적이라 할 수 있다. 이제 남은 일은 개인의 노력이라 할 수 있다.

I 외상초음파 Focused Assessment Sonography for Trauma; FAST

외상환자에서 기본적인 복부 초음파는 아래의 그림과 같이 4구역(4P)을 시행하며, fluid collection이 있는지 없는지를 확인하는 것이 목표다. 그 외의 고형 장기(solid organ)의 손상을 보는 것은 심하지 않는 한 초음파로 확인하는 것은 매우 힘들다. Morrison pouch, spleno-renal recess, Douglas pouch 등의 복부 외에도 간을 창window 으로 해서 심장 또한 관찰해야 한다.
전통적인 4P FAST 외에도, 기흉과 혈흉을 초음파로 감별할 수 있다.

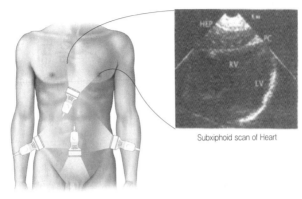

Subxiphoid scan of Heart

외 대동맥을 같이 잡기도 한다.

그림 23-1. FAST의 4P: Perihepatic, Perisplenic, Perivesical, Pericardial

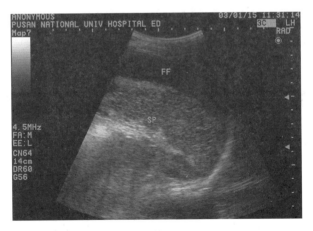

그림 23-2. 혈복강의 초음파 소견. 비장과 횡격막 사이에 액체 저류가 관찰된다.

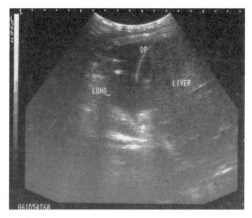

그림 23-3. 혈흉의 초음파 소견. 흉강 내 액체 저류와 함께, 허탈된 폐실질이 관찰된다.

II 담낭 Gall Bladder

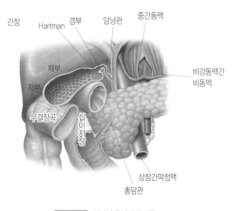

그림 23-4. 담낭과 주변의 구조물

1. 정상 담낭의 초음파상 크기

- 담낭벽: 얇고 평활함
- 벽두께: 3 mm 이하
- 크 기: 장경의 길이는 10 cm 이하, 짧고 둥근형에서는 5 cm 이하
- 용 적: 100~160 ml 이하

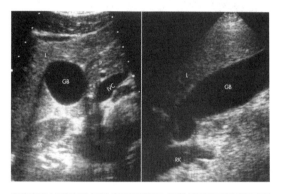

담낭(GB)은 우측신장(RK)과 하대정맥(IVC)의 전방에 위치하고, 췌장(P) 두부와 십이지장의 외측에 자리하며, 간(L) 우엽 하내면에 접해있다. 담낭벽 두께는 횡단면 영상에서 측정한다.

그림 23-5. 정상 담낭

2. 담낭담석과 감별을 요하는 경우

- 담낭벽의 주름(mucosal folds)-가장 흔하다.
- 장관내 가스(특히 대장내 가스)에 의한 만입
- 담즙 앙금(sludge)
- 담낭내 기생충
- 담낭 용종
- 단면상의 두께에 의한 허상
- 담낭내 장관 음식물 찌꺼기(담낭-공장 문합술의 경우)

- Cystic duct stone 인 경우 False negative 확률이 높다. 자세를 바꿔서 스캔을 하는 등의 주의를 기울여야 한다.

3. 담석을 놓치게 되는 흔한 이유

- 수축 담낭 내의 담석
- 이동성이 있는 담낭 기저부, 하트만 낭, 담낭경(neck)에 위치한 담석
- 격벽이 있는 담낭내의 담석
- 만성 담낭염이 담석과 동반된 경우
- 장관에 가려진 경우

4. 담낭 담석과 담낭 용종의 감별

	담낭 담석	담낭 용종
• 담낭내강의 강한 에코(direct sign)	+	+
• 후방 음향음영(indirect sign)	+	−
• 체위 변화에 따른 내부 에코의 이동(positional sign)	+	−

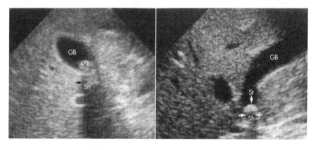

그림 23-6. 후방 음향음영(Sh)을 동반한 에코 발생 담석(St), 담낭(GB)의 가장 낮은 경부에 위치하고 있다.

5. 초음파상 담낭이 보이지 않는 경우

- 수축된 담낭 내에 담석이 충만된 경우
- 담낭관 상부의 담도 폐쇄
- 가스를 함유한 부유된 담석
- 담낭 적출술 후 상태(postcholecystectomy state)
- 환자가 금식하지 않은 상태
- 담닝이 아주 작은 경우나 수기상 오류
- 선천적 무담낭증(congenital agenesis of gallbladder)

6. 급성 담낭염의 초음파 소견

Transducer induced pain(Ultrasonic Murphy's sign)이 있는 경우 민감도는 63%로 낮지만, 특이도는 94%로 매우 높은 편이다.

주요소견	부수소견
담낭내 담석 담낭벽의 부종 담낭의 관찰 불가능 담낭벽 가스상	담낭주위의 액체상 담낭벽의 비후 담낭부위의 압통 담낭내부의 변화 담낭의 팽창 담낭모양의 변화(둥근 모양으로)

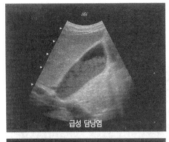
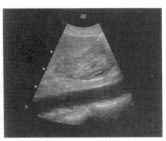
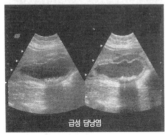

초음파상 담낭은 팽창된 불규칙 외연을 보이고, 벽은 비후되어 관찰된다. 벽내의 에코 감소 부위는 부종에 의한 소견이다. 동반된 담즙 찌꺼기와 담석이 보인다.

그림 23-7. 급성 담낭염의 초음파 소견

7. 급성 담낭염의 합병증

• 괴사성 담낭염Gangrenous cholecystitis : 급성 담낭염의 2~38%에서 발생하며, 약 10%에서

담낭 천공으로 발전하므로 응급수술을 요함.초음파 소견:두드러진 비대칭의 불규칙한 벽 비후, 담낭 내 membranes, 담즙 앙금, 담낭 주위 액체 저류

- 담성 천공^GB perforation : 급성 담낭염의 5~10%에서 생기며 mortality는 19~24%에 이른다. 초음파 소견:불규칙한 벽 비후, 담낭 주위 혹은 복강 내 액체저류, 담낭 결손, 벽 결손 부위에서의 액체 이동, 간 주위에 저류된 액체 내의 결석
- 농 담낭^GB empyema : 담낭 괴사, 천공, 패혈증으로 발전 가능성이 높아 응급 수술 혹은 중재적 처치 필요.초음파 소견:담낭내 거칠고 지저분한 에코가 층을 이름

8. 담낭벽 비후의 원인

• 생리적 : 식후(postprandial) • 담낭의 염증성 질환 : • 담낭의 비염증성 질환 : 급성담낭염 만성 담낭염 경화성 담관염 후천성 면역결핍증	• 담낭 주위의 염증성 질환: 선근종증(adenomyomatois) 담낭암 백혈병 다발성 골수종 • 담낭벽의 부종: 복수 저알부민혈증 심부전증	문맥 고혈압 신부전증 성 림프관폐쇄/림프종 급성 바이러스성 감염 일코올성 간염 급성 췌장염 담낭 주위농양 간담도계 주혈흡충증 (hepatobiliary schistosomiasis)

9. 무담석성 담낭염 Acalculous Cholecystitis

급성 담낭염의 5~10% 차지. Major surgery, trauma, burn, sepsis, hyperalimentation 과 관련 되고 담석 없이 담낭염 발생

- 초음파 소견 (진단율:민감도 67~93%, 특이도 82~100%)
- 담낭의 크기가 커지고 팽팽해짐(diameter>5 cm, length>10 cm)
- 담낭벽이 두꺼워짐 (>3 mm)
- 초음파 머피 징후
- 담낭 주위 액체 저류
- 담즙 앙금

10. 기종성 담낭염 Emphysematous Cholecystitis

50~70 대의 나이 많은 남자나 당뇨가 있는 환자에서 주로 발생. 괴사, 천공 등의 합병증 발생이 흔하고, mortality가 약 15%에 이름.

초음파 소견 : 담낭벽 또는 담낭 내강 내에 공기 방울에 의한 여운 허상 (ring down artifact) 을 갖는 고에코성 점 또는 선상음영을 보임.

11. 담낭암

가장 많이 알려진 형태적 분류로 크게 3 가지로 나뉨

- Polypoid intraluminal mass : 15~30% 빈도, 예후 좋은 편
- Focal or diffuse thickening of the GB wall : 20~30% 빈도, 경미한 점막의 불균일, 벽비후를 보여 진단이 어려움
- ass replacing GB : 40~65% 빈도, 림프절 전이에 의한 간내 담도 확장, porta hepatis의 림프절 증대, 간내 전이, 간내 침윤 등의 간접 소견이 도움이 됨.

Ⅲ 담도계

1. 담관 확장의 초음파상 특징

1) 간외 담관 : 총담관 직경은 7 mm 이상(담낭 기능이 좋지 않은 경우는 7~10 mm까지 정상)
2) 간내 담관 : 통상의 경우 정상 간내 담관은 잘 보이지 않음
3) 담관의 확장이 증가함에 따라 아래와 같은 징후sign가 나타남
- 평행관 징후 parallel channel sign
- 2연발총 double-barrel , 엽총징후 shotgun sign
- 다관 징후 too many tube sign : 말초부위
- 사슴 뿔 또는 별 모양의 관들 antler or stellate formation of tube : 간문부위

2. 담도 결석

흔한 독립 질환이며, 담낭결석의 10~20%에서도 같이 동반됨.
초음파 소견 : 확장된 담도 내에 후방음영을 동반하는 고에코성 병변, 간내 담석의 경우 간실질의 위축을 동반

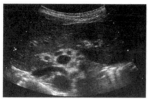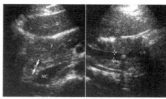

그림 23-8. 총담관 결석

3. 담관암의 초음파상 특징

- 정상 췌장소견과 심한 담관 폐색
- 담관을 침범한 종괴 소견
- 담관내 연부 조직 에코(soft tissue echo)함유
- 부분적 담관협착 또는 급격한 담관 폐색
- 종괴에서 생긴 불규칙하고 지저분한 음향음영
- 담관을 지나는 띠 모양의 에코(echogenic bands)

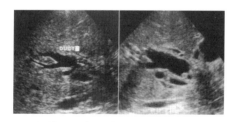

간문porta hepalis의 암으로 간내 담관이 확장되어 관찰된다.

그림 23-9. 담관암

4. 간정맥, 문맥, 확장된 담관의 초음파상 감별점

	간정맥	문맥	확장된 담관
1. 주행	직선적	직선적	굴곡성
2. 위치	횡격막하	간문부	간문부
3. 관상 구조벽의 에코	벽에코(−)	벽에코(+)	벽에코(+)
4. 관상 구조물의 직경의 변화	횡격막으로 갈수록 증가	간문부로 갈수록 증가	간문부로 갈수록 증가
5. Valsalva법 후 직경의 변화	증가	변화(−)	변화(−)

Ⅳ 간

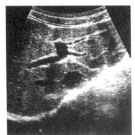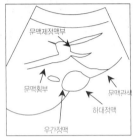

무맥제대정맥부

무맥횡부

무맥과색

하대정맥

우간정맥

그림 23-10. 간

1. 간내 종양의 감별진단

특징	간세포암	전이성 암	혈관종
내부 에코	2 cm 이하 : 저에코 2~3 cm : 저~고에코 4 cm 이상 : 모자이크 양상	저에코 혹은 고에코 (원발 암 종류의 영향을 받음)	균일한 고에코
모자이크 모양	있음	없음	
변연저에코대 (달무리 현상)	얇은 저에코대	두꺼운 저에코대황소눈 (bull's eye) 징후, 표적 (target) 징후	없음
후부에코증강	있음	없음	있음
측방음영	있음	없음	있음
형태	2 cm 이하 : 구형 혹은 유원형 5 cm 이상 : 보정형cluster 징후(−)	구형 혹은 난원형 구형, 분 엽상 cluster 징후(+)	난원형(변연에 미세한 요철) 부정형 cluster 징후(−)
Hump 징후	있음	없음, 배꼽모양 함몰 (umbilication)	없음
간경변증 및 종양색전 (문맥혈전)	동반이 많다	드물다	드물다
종양의 다발성과 크기	단발성(다발인 경우크기가 다름)	다발성(크기가 같음)	단발, 때때로 다발성
중심성 괴사 및 석회화	드물다	있음	없음
내부에코의 변화	없음	없음	있음

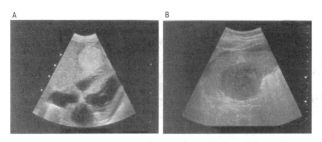

경계가 좋은 고에코(A), 저에코(B)의 간세포암이 관찰된다.

그림 23-11. 간암

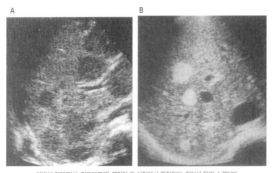

다발성 저에코(A), 저고에코(B) 결절이 간 실질에서 관찰되며, 전이성 암의 소견이다.

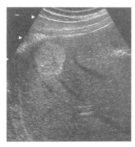

간우엽에 경계가 좋은 에코 발생 결절이 보이며, 혈관종의 소견이다. 간세포암과 달리 변연 저에코대가 없다.

그림 23-12. 전이성 간암

2. 단순 간낭종의 초음파 소견

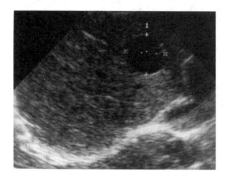

내부 무에코의
단순 간낭종이 관찰된다.

그림 23-13. 간낭종

- 낭종의 내부는 무에코이다.
- 낭종의 벽은 평활하고 특히 후벽의 윤곽이 명확하다.
- 낭종의 후부 에코는 증강되어 있다(posterior enhancement).

3. 간 농양의 초음파 소견

- 종양의 모양은 낭종상으로 주위보다 낮은 에코의 종괴 소견을 보임
- 농양벽은 불규칙적이고 지저분함
- 농양 내부에 작은 찌꺼기(debris)에코를 보임
- 후부 에코의 증강을 보임
- 공기를 포함하는 농양이면 후방 그림자와 반향허상 (reverberation artifact)을 동반한 고에코로 보임
- 치유시기에 따라 초음파상의 변화를 보임(초기에는 충실성 에코, 후기에는 낭종성 에코)

4. 지방간

지방간은 알코올성 간질환, 당뇨, 비만, 기아, 스테로이드 요법, 장기간의 과영양수액 요법, 임신, 약물, 방사선 조사 등에 의해 발생하며 초음파 소견의 정도에 따라 mild, moderate, severe degree로 나뉘나 간기능 검사의 이상 정도와는 상관관계가 높지 않다. 특히 40 대 이상의 풍체 좋은 성인에서 흔히 지방간 소견이 있는데, 그 대부분은 임상증상이 없거나 약간의 간기능 이상만 보이는 silent fatty liver이다.

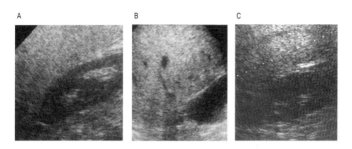

A. Grade I : 간 실질 에코가 약간 증가하였으나, 횡격막과 간내 혈관벽은 정상적으로 관찰 가능함.
B. Grade II : 간 실질 에코가 적당히 증가하여, 횡격막과 간내 혈관벽의 관찰에 약간 지장이 있다.
C. Grade III : 간 실질 에코가 매우 증가하여, 간내 혈관벽, 횡격막, 간우엽 후부가 약간 보이거나 보이지 않는다.

그림 23-14. 지방간

초음파 소견

– Diffuse fatty liver
• 간실질 에코 증가에 의한 bright liver (간실질 에코>신피질 에코), fine echotexture
• 초음파 음향 감쇠 증가–간우엽 심부, 횡격막이 잘 안보임
• 간내 혈관 (문맥, 정맥) 경계가 잘 보이지 않고, 보이는 개수가 감소

– Focal fatty liver
• 호발 부위–좌엽 내측분절(segment 4)의 posterior aspect, GB fossa 주위, falciform ligament 주위, porta hepatis, subcapsular area
• Nonspherical, fan shape의 국소적 높은 에코 영역
• Mass effect나 vascular displacement가 없음
 cf) Focal fat sparing (미만성 지방간 내 국소 지방 결핍) : 미만성 지방간이 있으면서 국소 지방간 호발 부위(falciform ligament 주위는 제외)에 발생한 낮은 에코 영역. mass effect나 vascular displacement가 없음.

5. 간염의 초음파 소견

• 급성 간염: 전반적인 에코감소로 dark liver
　　　　　　 간내 문맥벽의 현저한 고에코
　　　　　　 초음파 감쇠의 저하로 인한 초음파 투과 증가

담낭벽 비후
- 만성 간염: 간실질 에코의 전반적 증가

  coarse echotexture

  간내 문맥벽이 잘 안보임

  다른 미만성 간질환 (지방간, 간경화)과 감별이 어려움

6. 간경병증의 초음파 소견

간실질상 – 다양하고 비특이적이다.	간외 소견
a. 간실질 에코의 증가소견 　간실질 에코가 전반적으로 밝게 보임(bright liver), 간/신장 에코대비 contrast의 증가, 문맥(portal vein)벽이 보이지 않음. b. 거친 간실질 에코 coarse echo pattern c. 간의 심부에코의 감쇠high attenuation d. 간 표면의 결절상 에코	a. 복수 b. 문맥압 항진 소견 　문맥의 직경 > 1.5 cm 　식도 및 비장 정맥류 　제정맥umbilical vein의 확장 c. 비장종대(장경이 12 cm 이상인경우)

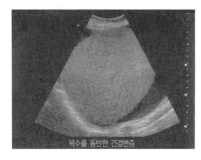

복수를 동반한 간경변증

복수가 동반된 간경화증. 간 실질 에코는 거칠고, 표면에 결절상 에코가 관찰된다.

그림 23-15. 가경변증과 복수

7. 울혈간의 초음파 특징

- 간장비대
- 우심방의 확장
- 하대정맥 및 간정맥의 확장
- 늑막 및 심막 삼출액을 동반하는 경우도 있다.

V 췌장

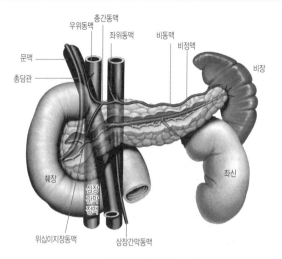

우위동맥　총간맥

문맥

총담관

좌위동맥　비동맥

비정맥

비장

췌장

심장
간막
정맥

좌신

위십이지장동맥　상장간막동맥

그림 23-16. 췌장과 주위 구조물

1. 췌장의 정상 크기

두부 2.5 cm, 체부 약 2 cm, 미부 2 cm으로 상한치는 2.5 cm으로, 나이가 들수록 크기는 감소한다.

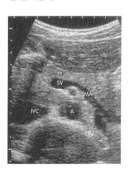

정상 췌장의 횡단면 영상

A, Aorta; IVC, inferior vena cava; LRV, left renal vein; P, pancreas; SMA, superior mesenteric artery; SV, splenic vein

그림 23-17. 정상 췌장의 횡단면^{transverse scan}

2. 췌장의 정상에코

대개 간 보다 에코가 높으며, 나이가 들어 지방이 축적됨에 따라 기능에 관계없이 에코가 증가한다.

3. 급성 췌장염의 초음파 소견

1. 췌장의 전체적 크기의 확대
2. 췌장의 변연은 비교적 평활함
3. 췌장의 실질 에코는 감소된 경향
4. 췌관은 경도의 확장 소견을 보이기도 함
5. 급성 액체 저류, 결합 조직염, 출혈에 의한 국소 췌장 종괴
6. 소화관내 가스, 복수, 담낭종대 등 주변 장기의 변화를 동반하는 경우가 많음

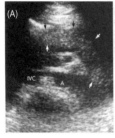 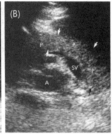

췌장의 크기는 미만적으로 커졌으며, 실질 에코는 감소되어 보여 급성 췌장염 소견이다. A, Aorta; IVC, inferior vena cava; P, pancreas; SV, splenic vein

그림 23-18. 급성 췌장염

4. 만성 췌장염의 초음파 소견

1. 섬유화와 지방 침윤에 의한 췌장에코 증가
2. 국소적 또는 전반적 증대 (국소 종괴 형성 시 췌장암 염두)
3. 실질 내 석회화
4. 췌관 확장 또는 협착
5. 가성 낭종, 담도 확장

5. 췌장암의 초음파 소견

직접 소견	간접 소견
종양상의 존재(췌장의 국소적 비대)	췌관 미부측 췌관의 확장
종양 내부에코의 불균일: 저에코	췌관 미부측의 위축
종양부 후벽 에코의 감소	담낭, 담관의 확장
	주위 혈관의 압박 침윤
	(하대 정맥, 상장간막 정맥)
	림프절의 종대
	간전이 병소의 존재

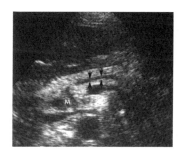

췌장 두부에 저에코 종괴가 있고, 췌관이 3 mm 이상 확장
되어서 관찰된다.

그림 23-19. 췌장암

VI 비장

■ **비장 외상(Splenic trauma)의 초음파 소견**

- 비장 실질내 혈종(무에코 영역에서 고에코 영역)
- 피막하 액체 저류
- 내부에코는 불균일, 또는 약간 고에코 영역이 보임
- 비장 변연의 불규칙성

- 비장의 단열상
- 복강내 액체 저류
- 좌측 흉수, 복수 동반

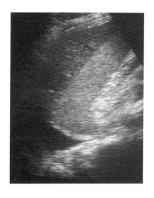

비장 실질과 피막 사이에
큰 혈종이 관찰된다.

그림 23-20. 비장 혈종

VII 소화관

1. 장 폐색증의 초음파 진단

1) 장 폐색증의 진단
 a. 확장된 장관의 노출 (3 cm 이상의 직경을 가진 액체로 충만한 소장, 2 mm 이상의 비후된 점막주름, 3 mm
 이상의 비후된 장벽)
 소장 : Kerckring 주름(-), 대장 : 확장된 장관내의 높은 점상 에코(+)
 b. 장관 내부 에코의 움직임
 활발 : 기계적 장 폐색증, 감약 또는 정지 : 마비성 장 폐색증, 장관 괴사
2) 수술 적응증 : 장관 괴사의 초음파상
 a. kerckring 주름의 파괴
 b. 혼탁한 복수의 존재

2. 진행성 대장암의 초음파 소견

• 대장벽의 불규칙한 비후 : 비후된 장관벽은 불균일, 층구조가 파괴된 저에코성 병변
• 장관 연동 운동의 소실
• 가성 신징후(pseudokidney sign)

3. 급성 충수염

압통이 가장 심한 부위를 점진적 압박법 (graded compression technique)으로 관찰

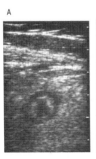
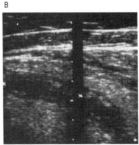

급성충수염의 횡단면(A),
시상면(B) 영상–
염증이 있는 충수는 탐촉자로
압박을 가해도 눌리지 않는다.

그림 23-21. 급성 충수염

• **초음파 소견**

- Noncompressible, aperistaltic, blind-ending tubular structure
- Target 모양, 직경 ≥ 6 mm, 충수벽 두께 ≥ 2 mm
- 충수 폐쇄에 따른 충수강내 액체 저류(무에코 혹은 고에코)로 확장소견
- 충수벽의 다층 구조 소실
- 충수 결석 동반 (5∼10%)
- 장막 림프절 종대

• **충수염 파열의 초음파 소견**

- 맹장 주위의 고정된 액체 저류
- 충수벽의 불규칙 비후, 비대칭 윤곽

- 비후된 충수벽의 결손
- 맹장 주위 지방층 비후

VIII 신장

1. 요로 결석

요로 폐색에 의한 수신증과 결석 자체를 찾아야 함.

1) 초음파 소견

- 요로 결석은 후방 음향음영이 동반된 강한 에코의 병변으로 보임. (요관 방광 접합부<UVJ>의 결석은 방광을 채운 후 골반강 초음파 검사를 하거나, 경직장/경질 초음파를 시행)
- 요로 폐색 정도에 따른 수신증이 보임
※ 초음파 검사의 한계 : 근위부, 원위부를 제외한 요관의 관찰이 어렵고, 급성 폐색 초기의 grade 1 수신증 진단이 어려움.

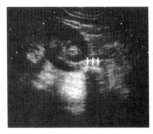

횡단 영상에서 요관 근위부에 후방 음향음영이 동반된
에코 발생 병변이 있으며, 근위 요관의 확장이 관찰된다.

그림 23-22. 요관 결석

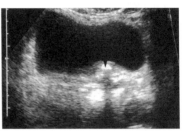

좌측 요관 방광접합부에 후방 음향음영이 동반된 에코 발생 결석이
관찰된다.

그림 23-23. 요관-방광 접합부 결석

2) 수신증의 정도에 따른 분류

수신증의 정도	IVP	초음파상
Grade 0 정상 신장	정상 신장	정상 신장의 윤곽과 중심부 에코상의 존재
Grade 1 경도 수신증	신배^{calyx}의 둔화, 신유두의 식별이 가능	신실질 두께는 정상, 중심부내의 방수상 확대
Grade 2 중등도 수신증	신배의 바깥쪽 확장과 원형화, 신우의 확대	신장의 비대, 신실질의 감소, 중심부의 낭상 확장
Grade 3 고도 수신증	신배의 고도 확장, 신우의 낭상화 (고도의 신기능 장애)	신실질이 얇아지고 고도의 CEC중앙에 심한 낭 종상 확대, 무에코의 주머니 모양

CEC : central echo complex(중심 에코 복합체).
Ellendogen PH et al, Am J Roentgenol 130:781,1978

2. 신외상

신외상의 가장 적절한 검사는 복부 CT 스캔이다.

초음파 소견

- 국소 출혈, 부종 : 낮은 에코의 병변
- 신장의 fracture : 신장에 선상의 무에코 병변(산산조각나면 신장이 여러조각으로 보임)
- Urinoma : 신주위강의 무에코 종괴
- 도플러 검사 : renal vessels의 patency 평가

3. 만성 신부전증의 석회화

- 신장의 위축과 석회화
- 신장 윤곽이 분명하지 않고, 울퉁 불퉁
- 신실질 에코 수준의 상승
- 작은 낭종성 변화
- 신실질이 얇아짐

IX 고환, 부고환

1. 급성 부고환염 acute epididymitis

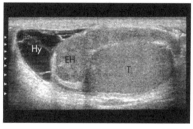

음낭의 종단 영상에서 부고환의 크기 증대와 반응성 hydrocele이 관찰된다.
EH, Epididymal head; Hy, hydrocele; T, testicle

그림 23-24. 급성 부고환염

■ **초음파 소견**

- 부고환 크기 증대 및 에코 감소
- 반응성 hydrocele 과 skin thickening
- Spermatic cord의 증대
- Color duplex 이미지– hyperemia로 인해 관찰 가능한 혈관의 수와 밀집도 증가
- PSV(peak systolic velocity)>15 cm/s, 환측/건측 PSV ratio >1.9

---

2. 고환 염전 acute testicular torsion

Negative urine analysis (98%)

비가역적 허혈 손상은 염전 3~6시간 내 시작됨

자발적 염전 정복:7%

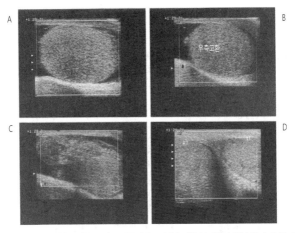

A. 시상면 색도플러 영상– 혈류가 관찰되지 않는다. **B.** 횡단면 색도플러 영상– 마찬가지로 혈류가 보이지 않는다. **C.** 부고환에서도 혈류는 보이지 않는다. **D.** 건측과 비교한 횡단면 색도플러 영상– 좌측 고환에서는 혈류가 관찰되나 우측 고환에서는 관찰되지 않는다.

그림 23-25. 고환 염전

■ 초음파 소견

- Color duplex 영상 : 고환, 부고환 혈류의 소실 (위음성 : torsion 후 detorsion, incomplete torsion)
- 염전 6시간 내 gray scale 영상에선 정상
- Spermatic cord 크기 증가
- Hydrocele
- 고환, 부고환 증대 및 에코 감소
- 음낭 피부 비후
- Spermatic cord 도플러 신호 소실

3. 고환 파열 Testicular Rupture

■ 초음파 소견

- 에코 증가(출혈), 감소(괴사) 부위 보임
- 음낭 피부 비후 (혈종)
- Hematocele, uriniferous hydrocele
- Testicular outline소실
- 음낭 파열면 관찰
- 고환 내 국소적 avascular region

■ Important pathology

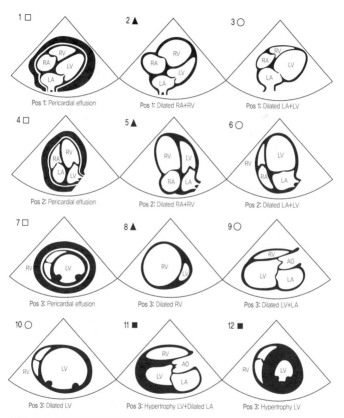

1 □ Pos 1: Pericardial effusion

2 ▲ Pos 1: Dilated RA+RV

3 ○ Pos 1: Dilated LA+LV

4 □ Pos 2: Pericardial effusion

5 ▲ Pos 2: Dilated RA+RV

6 ○ Pos 2: Dilated LA+LV

7 □ Pos 3: Pericardial effusion

8 ▲ Pos 3: Dilated RV

9 ○ Pos 3: Dilated LV+LA

10 ○ Pos 3: Dilated LV

11 ■ Pos 3: Hypertrophy LV+Dilated LA

12 ■ Pos 3: Hypertrophy LV

PATHOLOGY TO BE CONSIDERED IN PARTICULAR:

□ Post OP cardiac surgery, following cardiac catheterisation, trauma, renal failure, infection.

▲ Pulmonary embolus, RV infarction, pulmonary hypertension, volume overload.

○ Ischemic heart disease, dilated cardiomyopathy, sepsis, volume overload, aorta insufficiency.

■ Aorta stenosis, arterial hypertension, LV outflow tract obstruction, hypertrophic cardiomyopaty, myocardial deposit diseases.

■ Focus Assessded Transthoracic Echo (FATE)

Scanning through position 1–4 in the most favourable sequence

Basic FATE views

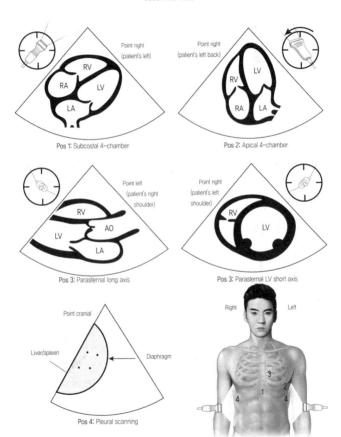

Point right
(patient's left)

RV
RA   LV
LA

Pos 1: Subcostal 4–chamber

Point right
(patient's left back)

LV
RV
RA   LA

Pos 2: Apical 4–chamber

Point left
(patient's right shoulder)

RV
LV   AO
LA

Pos 3: Parasternal long axis

Point right
(patient's left shoulder)

RV
LV

Pos 3: Parasternal LV short axis

Point cranial

Liver/spleen   Diaphragm

Pos 4: Pleural scanning

Right   Left

■ Focus Assessded Transthoracic Echo (FATE)

(European Journal Anaesthesiology 2004; 21:700~707)

1. Look for obvious pathology
2. Assess wall thickness+chamber dimensions
3. Assess bi−ventricular function
4. Image pleura on both sides
5. Relate the information to the clinical context
6. Apply additional ultrasound

Dimensions and contractility:

$$FS = \frac{(LVDd-LVSd)}{LVDd}$$

$$EF \sim 2 \times FS$$

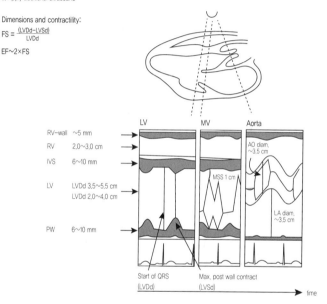

		LV	MV	Aorta
RV−wall	~5 mm			AO diam; ~3.5 cm
RV	2.0~3.0 cm			
IVS	6~10 mm			
			MSS 1 cm	
LV	LVDd 3.5~5.5 cm			
	LVDd 2.0~4.0 cm			LA diam; ~3.5 cm
PW	6~10 mm			

Start of QRS (LVDd)   Max. post wall contract (LVSd)   → time

The global function of the heart is determined by the interaction between:

Right ventricle		Left Ventricle	
Systole:	Diastole	Systole:	Diastole
Preload	Compliance	Preload	Compliance
Afterload	Relaxation	Afterload	Relaxation
Contractility	Heart rate	Contractility	Heart rate
Heart rate		Heart rate	

Hemodynamic instability, perform a systematic evaluation of these determinants plus concomitant pathology:
(e.g. pericardial effusion, pulmonary embolus, pleural effusion, pneumothorax, valvulopathy, dissection, defects)

■ Extended FATE views

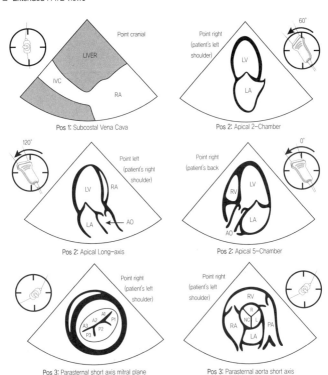

Pos 1: Subcostal Vena Cava

Pos 2: Apical 2–Chamber

Pos 2: Apical Long–axis

Pos 2: Apical 5–Chamber

Pos 3: Parasternal short axis mitral plane

Pos 3: Parasternal aorta short axis

CW: Peak pressure: V2×4; AO<2 m/s; PA<1 m/s; T1<2,5 m/s

PW: Mitral Inflow desc. time 140~240 ms; MAX E<1,2 m/s; E/A>1 (Age dependent)

TVI: E/e'<8~10; IVC<20 mm; 50% collaps during inspiration is normal

Systolic Ventricular Function

Ventricle		M–Mode	Normal	Mild ↓	Moderately ↓	Severely ↓
LV	Pos 3, PS long	EF(%)	≥55	45~54	30~44	<30
LV	Pos 3, PS long	FS(%)	≥25	20~24	15~19	<15
LV	Pos 3, PS long	MSS (mm)	<10	7~12	13~24	>24
LV	Pos 2, AP 4ch	Mapse (mm)	≥11	9~10	6~8	<6
RV	Pos 2, AP 4ch	Tapse (mm)	16~20	11~15	6~10	<6
Right and left ventricle Eye Balling use all views						

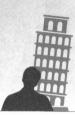

심폐소생술과 병원전 단계 의료

우리나라는 매년 3만명 정도의 병원밖 심정지가 발생하고 있으며, 생존퇴원은 7.6%, 좋은 신경학적 퇴원은 4.2% 이다(KCDC 2016 결과 보고). 전세계 평균이 4~5% 정도이며, 우리나라에서는 2011년~2014년까지 세계 평균 수준이다가 이후 높아지기 시작했다. 이는 구급대원에 의한 ROSC(recovery of spontaneous circulation, 순환이 이뤄져서 맥박을 느낄 수 있는 상태)가 퇴원 생존율을 뛰어 넘는 2011년 이후로써 현장에서의 치료가 더욱 중요함을 보여준다.

I 심폐소생술

1. 심폐소생술에 대한 주요 포인트

- 심폐소생술을 통한 생존퇴원률은 우리나라에서 7.5% 정도이며, 4.6% 정도 좋은 신경학적 호전을 보인다. 3~4년전만 하더라도 4~5%, 2.5% 정도를 보인 것에 비하면 현저하게 좋아진 결과이다. 이는 앞서 기술하였듯이, 심정지가 발생한 지 초반기에 ROSC 를 만든 것이 주요 성과이며, 구급대원에 의한 ROSC 가 2014년 이후 현격하게 증가한 이유로 설명한다.

- 심폐소생술에 의한 ROSC는 VF의 경우 중앙값 20분, Asystole/PEA인 경우 30분 정도로써 고품질의 가슴압박과 적절한 제세동이 20~30여분 지속되어야 가능하다. VF이라고하여 한두번의 제세동으로 맥박이 돌아온다고 단정하면 안된다.

- VF의 치료는 먼저 무수축(repolarization)으로 변환시키는 것이다. 이후 심장은 가장 먼저 전기적 자극을 만드는 pacemaker 의 전기적 활동(PEA)이 일어나고, 충분한 심장내 에너지(ATP)가 존재할 경우 ROSC가 일어난다. 즉, VF를 제세동하여 무수축이 되었다고 실망하지 말고 이는 치료적 단계의 정상적인 진행이라고

받아드리면 된다. 이후 PEA→ROSC를 기대하고 치료를 지속한다.
- VF시 epinephrine 투여 후에 amiodarone 또는 lidocaine의 투여는 반드시 2분이나 다음 cycle을 지키거나 할 필요가 없으며, 준비가 되는 즉시 투여한다. 모두 준비가 되었다면 epinephrine 과 동시에 투여해도 무방하다.

2. 생존의고리 Chain of Survival

- 심정지시 최대의 생존율을 위한 5개의 주요단계:
  - 빠른 심정지 인식 및 도움요청(EMS activation 혹은 타의료진에 도움 요청), 기본심폐소생술의 시행, 모니터의 연결 및 필요시 제세동, 조기전문심폐소생술 제공, 신속한 심정지 후 치료(목표체온 요법)
- 전문심폐소생술을 표시하는 4번째고리가 2005년 병원 응급실이던 것을 구급차로 한단계 상승시켜 일러스트하였다. 즉, 교육받고, 경험있는 구급대원에 의한 Advanced life support가 권장된다.

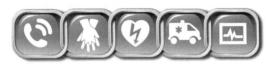

3. 병원밖 심정지환자 치료에 대한 연계

응급의학의 영역은 응급실 도착전부터의 의료행위를 포함하며, 병원밖 의료행위의 주체인 구급대원 그리고 그들의 치료의 품질 향상에 적극적으로 개입하고(의료지도), 치료의 연계를 시스템적으로 구축하는 것으로 생존율 향상을 이룰 수 있다.

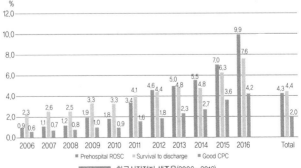

그림 24-1. 한국심장정지 생존율(2006~2016)

4. 기본소생술Basic Life Support

기본소생술은 자동제세동기(AED, automatic external defibrillator)외에 다른 약물이나 치료 장비없이 시행하는 응급처치(치료보다 낮은 수준)를 의미하며, 그러므로 가슴압박을 주요 술기로 하며, 인공호흡, 자동제세동기 사용, 최소의 팀워크, 전문소생술 요청 등의 요소로 구성된다.

기본소생술의 흐름은 환자가 반응이 없다라는 것을 판단하면 즉시 주변인에게 도움을 요청하고, 119에 신고하며, AED와 응급 치료 장비를 요청하는 것으로 시작하고, 이후 호흡과 맥박을 동시에 확인하는 것으로 변화되었다.

과거 무반응 환자를 발견 시에 호흡을 같이 확인 후에 119 신고의 순서와 다르다.

- **Box 1**

  무반응 환자 발견, 주변인에게 큰소리로 도움 요청, 119 신고(휴대폰) 또는 코드 블루 방송 요청(병원내), (자동)제세동기와 응급키트 요청: 무반응의 확인은 가벼운 두드림으로 얼굴의 찡그림 등 미세한 움직임도 잘 확인해야 함. '무반응' 만을 확인하고 코드 블루^{code blue} 방송을 요청하기 때문에 정확히 해석하면 의식없는 무반응 환자, 즉 중환자 발생을 방송하는 것이다.

- **Box 2**

  무호흡 또는 헐떡임gasping의 확인과 동시에 맥박 확인 10초 이내. 호흡 없음은 가슴 또는 복부의 상하 운동여부를 확인하는 것임. 헐떡임은 미숙하거나 경험이 적은 의사들은 이를 호흡으로 판단할 수 있어 주의를 요함. 전체 심정지 환자의 대략 절반에서 관찰되며, 7분 정도 유지된다고 보고됨. 맥박 확인은 10초 이내에 확인을 끝내고 바로 가슴압박으로 진행할 지 아니면 맥박있음, 호흡 보조로 전환할 지에 대한 중요 결정단계임. 그러나 임상 연구에 따르면 10초 이내에 맥박 여부를 확인하는 정확도는 약 65% 정도로써 의료인으로써 자주 연습을 해야 할 중요 술기임. 또한 동시에 목동맥, 대퇴동맥을 만져서 확인하는 것이 더 정확함.

- **Box 3**

  기본 소생술의 실시, 30회 가슴압박(5~6 cm 깊이), 압박지점은 가슴뼈의 1/3 아래 부위, 분당 100~120회의 속도(메트로놈 사용), 적절한 가슴 이완(피부는 닿아 있으나 체중은 실리지 않은 상태의 이완), 최소 중단(권장되는 가슴압박 비율 80% 이상, 하부기도가 없이 구강대구강 호흡을 위한 중단은 10초 이내며, 가슴압박 비율 60% 이상). 과환기 방지(인공호흡은 분당 10회이며, 1회 주입량은 500 cc 정도로써 bag 의 1/3 정도만 1초 이내에서 신속하게 짠다. 또한 가슴압박 속도를 분당 100회의 속도로 맞추면 이후 가슴압박 10회마다 1회, 1/3 bag, 1초 이내 환기를 시행하면 분당 10회의 환기를 규칙적으로 시행할 수 있다. 초기 과환기가 되었다면 1분~2분 정도 환기를 멈추는 것도 방법이며, 만약 과환기가 염려가 된다면 가슴압박 12회 마다 1회를 짜면 분당 8회로 맞출 수 있다. 제세동은 가슴압박을 2분 또는 3분 정도 실시 후에 하는 것이 아니라 제세동 준비가 되면 바로 시행한다. 자동 제세동기를 사용하는 경우도 패치가 붙으면 바로 분석하고 제세동을 시행한다.

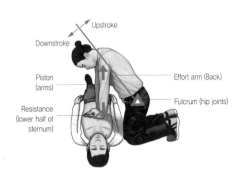

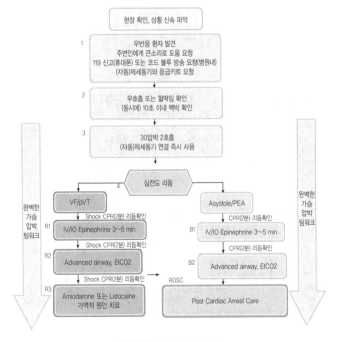

그림 24-2. 심폐소생술 알고리즘

• Box 4. 심전도 분석과 교차로

제세동기가 도착하면 최대한 빨리 제세동 패치 또는 심전도유도를 붙여서 초기 리듬을 파악하여야 하고(이는 모든 의사들이 알게 해야 하고, 추후 기록에 남아야 한다), 또한 심실세동(또는 맥박없는 심실빈맥)이면 지체없이 150 J 정도(기억이 안나면 최대 에너지)로 안전하게 제세동을 시행한다. 에피네프린 투여 또는 과거 3분간의 가슴압박(틀린 방법, 제세동 우선) 등은 제세동을 하고 난 후에 해야 한다.

만약 심실세동 외 리듬이면 가슴압박을 가장 우선 순위로 중단됨이 없이 지속하면서, IV를 잡고 에피네프린을 신속하게 투여한다. 이후에 기도삽관 및 인공환기를 시작한다.

5. 전문소생술 Advanced Cardiovascular Life Support

기본 소생술을 시행한 후 바로 전문소생술로 이행된다. 이는 병원 내에서는 거의 곧바로 진행이 되며, 병원밖 심정지의 경우 교육받은 구급대원과 지도의사의 직접의료지도에 의하여 진행된다.

전문소생술로의 전환은 크게 심정지 리듬의 판독에 따라 R구역(Red- 제세동 필요)와 B(blue-제세동이 불필요한 구역)으로 나눠서 양쪽 모두 4분마다 epinephrine을 투여하며, R 구역은 제세동과 항부정맥제(amiodarone, lidocaine)을 투여한다. 두 구역 모두 IV 또는 골수내주사(Intraosseous injection)이 ET intubation 등의 전문기도기삽관보다 우선된다.

유념해 둬야 하는 것은 epinephrine 의 효과는 class of recommendation class IIb(may/might reasonable, considered, benefit > risk), Level of Evidence B-R 이며, Steroid 는 class IIb, LOE C-LD, lidocaine class IIB, LOE C-LD, amiodarone class IIb, LOE B-R 로써 투여하는 것이 합리적이고, 고려할만하지만, 근거로써는 epinephrine, amiodarone LOE B, randomized trial 외에 나머지는 근거가 limited data(LD) 로 부족하다. 즉, 기본소생술에 더욱 집중하고, 기본소생술 품질이 나빠지지 않도록 계속 확인해야 한다.

6. 자발순환회복 ROSCrecovery of spontaneous circulation를 위한 최대한 노력

ROSC는 맥박이 만져지는 상태로써 통상 20초 이상의 맥박 촉진됨으로 정의한다. 심정지 후 4분이내에 가슴압박이 시행되면 생존률은 75% 정도로 매우 높게 보고한다. 많은 일반인 뿐만이 아니라 의사들도 특히 제세동이나 초기 신속한 치료를 하면 '거의 바로 생존'이라는 논리의 비약을 가지고 있어서 CPR의 지루함을 좌절로 느끼기 일쑤다. ROSC는 심실세동에서 평균 20분, 그외 리듬에서 평균 30분 정도에 일어난다. 즉 그때까지는 위의 알고리즘에 따라서 체계적인 치료systematic treatment를 지속적으로 제공해야 한다.

1) 체계적인 치료

- 2분마다 리듬체크 및 가슴압박 교대, 4분마다 epinephrine 투여, 조기 amiodarone 투여(VF)
- 체계적인 치료를 위하여서는 반드시 timer를 정하여 "2분!"이라고 하는 규칙성을 만들어 내야 한다. [2분]이라는 단위는 추후 ROSC가 20분 후에 발생한다고 할 때 10회의 단위이며, 최선을 다해야 하는 시기이다.
- 이 시기에 환자를 병실에서 중환자실로 이동하거나, 의원이라고 가정하여 응급센터로 이송하려고 한다면 이송에 따른 '실효성 있는 가슴압박의 깨짐', '제세동가능 리듬 확인의 지연' 등과 전문인들에 의한 응급실 치료로의 이득을 살펴봐야 한다. 그간의 결과로는 심정지가 발생한 현장에서 치료하는 것이 더 우월하다.

2) 정맥주사

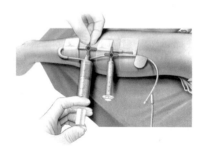

약물을 투여하기 위한 정맥로로써 가능하다면 심장과 가까운 혈관(antecubital area −cephalic vein 또는 basilic vein)을 18 guage 이상의 직경을 가진 주사를 선택하며, 안 된다면 손등의 혈관을 잡는다. 다리의 혈관을 잡는 경우가 많은데 이론적으로 아무짝에도 쓸모없는 선택일 수 있다. 또한 골수내주사intraosseous line 또한 tibia가 아니라 humeral head에 잡아야 한다. 심정지 치료 중 가슴압박에 의한 혈류의 흐름은 신체의 횡경막 상부로만 국한된다고 생각하는 것이 전체적인 정맥로 확보의 기본적인 이론이다. 또한 antecubital fossa에서 심장까지의 혈관내 혈액의 양이 대략 20 cc 정도로 알려져 있어 20 cc 이상의 수액을 추가로 빠르게 주입해야

심장내로 약물을 보낼 수 있으며, 추가 주입이 없으면 어깨를 넘지 못하고 끝날 수 있음을 주지해야 한다.

심정지에서의 골수내 주사

humeral head, 그림과 같이 shoulder internal rotation 후에 greater tubercle 에 삽입하면 되며, 술기시간은 10초 이내로 할 수 있으며, 매우 빠르다.

그러나 골수bone marrow- capillary-vein-heart 로 연결되는 정맥라인이 수축되어 있어 삽입 후에 바로 정맥라인을 연결하지 말고, 10 cc 정도의 생리식염수를 주입하여 저항없이 잘 들어가는지 확인과 동시에 팽창시키는 선조작이 필요하다. 저항이 크면 철심 위치를 조절하여 잘 들어갈 때까지 조절한다.

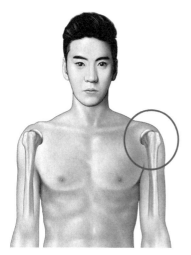
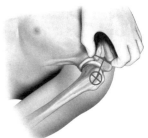

7. 약물

1) Epinephrine

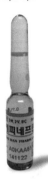

심정지 치료의 level of evidence, recommendation level에서 모두 조기 투여(심정지발생 10분이내)에서는 효과적이나 이후 투여에서는 효과가 있다는 증거가 부족하다.

Epinephrine은 아드레날린성 수용체를 자극시켜 혈관수축에 의해혈압과 심박수를 증가시키고 뇌와 심장의 관류압을 향상시킨다. 작용시작 시간은 1~2분, 지속 시간은 2~10분으로 모두 짧다. Epinephrine의 고농도, 증량된 용량의 단계적 사용은 효과가 없어 권장하지 않는다. 제세동이 필요없는 non-shockable rhythm의환자에서는가능한조기에투여한다. 말초정맥으로 투여할 경우 매번 IV 수액을 20 ml 일시 주사하고 수액이 들어가는 사지를 심장 높이 이상으로 20초간 올려야 한다. 심정지시 Epinephrine 1 mg IV/IO, 3~5분마다(또는가슴압박두번교대인 4분마다) 반복 투여한다. 또한 심정지는 아니지만, 증상 있는 서맥환자 혹은 심장박동 조율(pacing) 실패환자에서 고려될 수 있다.

2) Vasopressin

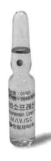

Vasopressin은 내재적 Vasopressin(항이뇨호르몬)과 동일하다. 관상동맥과 신장혈관을 수축시키는 비아드레날린성 말초혈관수축제이다. i항이뇨작용에 필요한 용량보다 많이 투여하면 Vasopressin은 직접적으로 V1 수용체를 자극하여 평활근을 수축시켜 혈관수축을 일으킨다. 심정지환자에서 Vasopressin의 효과가 Epinephrine과 동등하기 때문에 Epinephrine 투여를 대신할 수있다. 첫번째나 두번째 Epinephrine 투여를 대신해 Vasopressin 40 IU IV/IO로 1회 투여한다. 작용시간은 즉시 일어나며 작용기간은 10~30분이다. 그외 Vasopressin은 혈관확장성 쇼크(septic shock, sepsis syndrome) 치료에도 사용되어 질수있다. 통상 사용하는 adrenergic vasopressor 약제에 효과가 없을때 사용을 고려한다.

3) Amiodarone

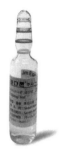 아직 정확한 기전은 밝혀지지 않았지만 항부정맥제 분류 Class III 항부정맥제로 심장에 대한 효과는 장기간 투여할 경우 재분극과 불응성을 연장시키고 동방결절 기능을 저해하고 방실 전도를 억제시키며, 부전 도로를 통한 불응기를 연장시켜 심장을 느리게 한다. 심실성 빈맥과 상심실성빈맥치료 시 사용되며 특히 제세동, CPR, 혈압상승제에도 심실세동/무맥성심실빈맥이 지속될때 사용을 고려한다. 심정지에 amiodarone을 사용해서 병원퇴원생존율이 증가된 증거는 없지만, 위약실험/lidocaine과 비교해서 단기간생존율(병원입원생존율)이 증가되었다. Amiodarone은 나트륨, 칼륨, 칼슘 통로에 영향을 미치는 복합적약물이며 α, β-아드레날린성수용체를 차단하는 성질도 있다. 제세동 3회에도 반응하지 않고, 심실세동/무맥성심실빈맥이 지속될 경우 다음과 같은 방법으로 투여한다.

- 첫번째 용량 : 300 mg(D/W 20~30 ml에 희석) IV/IO 일시 주사
- 두번째 용량 : 150 mg(D/W 20~30 ml에 희석) IV/IO 일시 주사

4) Lidocaine

오랫동안 많이 사용된 항부정맥제이지만 심정지에서 단기, 장기적 효과가 증명되지 않았다. Lidocaine은 amiodarone을 사용할 수 없을때(3회의 제세동에 반응하지 않을때) 대신 사용한다.

- 1회투여용량: 1~1.5 mg/kg IV/IO, 70 kg이라고 할 때 70~100 mg을 선택한다
- 필요한경우 5~10분이상간격을두고 0.5~0.75 mg/kg IV/IO을 반복 투여 가능
- 최고 3 mg/kg까지투여가능

5) 마그네슘(Magnesium Sulfate)

마그네슘의적응증은다음과같다.

- 불응성심실세동/무맥성심실빈맥인경우, 병력청취를 통해 만성 알코올 중독이나 영양
- 결핍, 저마그네슘혈증
- Magnesium농도감소가의심될때
- QT 간격연장과 관계된 비틀림심실빈맥(torsade de pointes)에만 투여
- magnesium 1~2 g IV/IO를 10 ml D5W에 희석하여 5~10분 동안 정주

6) 스테로이드(Steroid)

병원내 심정지에서 스테로이드 사용에 대한 연구는 많지 않다. Mentzelopoulos 등은 심정지 중바소프레신, 에피네프린, 메틸프레드니솔론(methylprednisolone)을 병합 사용하고자 발순환 회복 후 하이드로코티손(hydrocortisone)을 투여한 그룹에서 에피네프린을 단독으로 투여한 그룹에 비해 생존 퇴원 및 좋은 신경학적 예후를 갖고 퇴원한 비율이 높게 나타났다고 보고하였다.

- 첫5주기 동안 바소프레신 20 IU 과 에피네프린 1 mg,
- 첫주기 동안 메틸프레드니솔론 40 mg 투여 후 자발순환 회복 후 하이드로코티손 300 mg 투여

8. 팀접근법 Team approach

자연순환회복까지 평균 20분, 혼자 못한다.

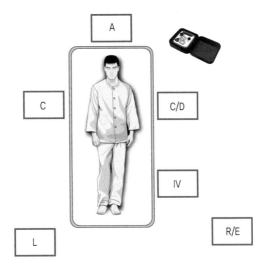

그림 24-3. 전문소생술의 리더와 팀원의 위치
A: 기도관리, C: 가슴압박, D: 제세동 및 모니터링, IV: 정맥주사, 약물투여, L: 팀리더, R/E: 기록 담당

리더(L)은 가슴압박 품질, 적절환기 감시(과환기 방지), 약물 투여 및 추가 수액 주입 여부 지시 등은 심폐소생술이 끝날 때까지 지속적으로 감시해야하며, 위치는 계속 움직이는 것이 좋다.

또한 리더는 전체 팀의 운영에서 통찰력을 가진 결정권자로써 무엇보다 처음부터 가역적 원인을 찾아 교정해야 한다. 그러나 초기에 가슴압박을 고품질로 빠른 시간 내에 이뤄야 하고, 여러가지 준비를 해야 하는 관계로 10분이 지나면 청진하기(긴장성 기흉 확인), K 확인(현장검사확인), 초음파(심낭압전)를 반드시 시행해야 한다.

9. 전문소생술에서 핵심 사항 Key points on ALS

1) 인지단계

- 심정지 확인 및 최초 가슴압박
- 반응 확인: 양쪽 어깨를 두드려 환자의 의식을 확인
- 호흡·맥박 동시 확인: 의료인에서만 해당. 10초 이내로 맥박과 무호흡 또는 비정상 호흡을 동시에 확인

2) 전문소생술 단계

- 리듬확인: 2분 가슴압박 후, 리듬확인 후 즉시 압박교대, 리듬이 바뀌면 맥박 확인, 맥박이 있으면 혈압등의 전체 활력징후측정
  - 제세동시 전기에너지량: Biphasic 120~200 J, Monophasic 360 J
  - 가슴압박: 가슴뼈의 아래 1/2, 최소 5 cm 깊이, 100~120회/분, 강하고 빠르고 깊게, 완전한 이완, 최소중단(제세동시만 중단)
- 제세동 후 리듬 /맥박확인 없이 바로 시행
- ETCO2가 10 mmHg 미만 또는 이완기동맥압이 20 mmHg 미만인 경우 가슴압박을 충실하게 지시 또는 가슴압박 교체
  - IV/IO: 가슴압박을 효율적으로 할 수 있을때 신속하게 시행, 전문 기도 확보 보다 먼저 시도
  - 전문 기도 확보와 환기: 가슴압박을 효율적으로 할 수 있을때 신속하게 시행
  * ETCO2가 10 이하이면 제세동의 성공(여기에서 성공은 asystole을 의미)이 거의 안되며, 45 이상이면 100% 된다고 한다. 그러므로, 제세동을 결정할 때 ETCO2를 충분히 상승시켜 놓은 상태에서 시행하는 것이 바람직하다.
- 메트로놈 켜기

- 가슴압박 10회마다 1회의환기(분당 10회시행), 환기백의 1/3만짜고, 과환기금지
- 전문기도 확보가 되지않는 경우 가슴압박대 인공호흡비는 30:2
  - 약물: 투여방법은 일시 주사후 생리식염수 추가주입(bolus IV push and flushing)
- Epinephrine 1 mg 3~5분 마다(또는 가슴압박 두번 교대(4분) 시)
- Vasopressin 40 IU 1회(첫번째 또는 두번째 epinephrine 대체)
- Amiodarone 300 mg(D/W 20~30 ml에 희석), 150 mg(D/W 20~30 ml에 희석) 필요시 2차 투여
- Lidocaine 1~1.5 mg/kg, 필요시 0.5~0.75 mg/kg 2차 투여, Amiodarone이 없을시에만사용
- Sodium bicarbonate, CaCl2, steroid, antidote 등은 적응증이 되는 경우에 한하여 투여

3) 심정지의 가역적 요인(5H's&5T's)

심정지 리듬에 관계없이 신속하게 찾으려고 노력

Hypovolemia/ Hypoxia/ Hydrogen ion(acidosis)/ Hypo/Hyperkalemia / Hypothermia

Tension pneumothorax/ Tamponade, cardiac/ Thrombosis, coronary Thrombosis, pulmonary/ Toxins

4) 자발 순환 회복과 이후 절차

맥박촉지, 갑자기 ETCO2가 40 mmHg 이상으로 증가 및 유지될 경우 확인. 혈압, 산소포화도, 혈액 및 영상검사 진행, 심정지 재발 대비, 중환자실 확보, 소생후통합치료, 목표체온 유지치료, 보호자 설명

10. 심폐소생술 진행 동안의 타임라인Time line

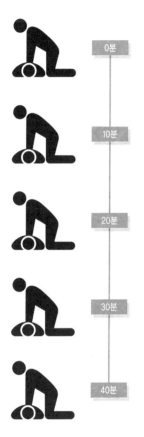

0분

- 환자 정보 수집, 보호자 설명, CPR 팀 전체 역할 수행
- 기본소생술에 집중하고, 완벽하게 수행, 기계압박기 고려
- 에피네프린, 아미오다론(리도카인) 투여
- 혈액 샘플 채취 및 POCT 검사 의뢰
- 전문기도기 삽관 및 과환기 방지

10분

- 가역적 원인 찾기(중요): 폐청진, 심장초음파, K 농도
- 가역적 원인 해결 노력
- ECMO 시행 논의 및 팀 호출
- 완벽한 기본소생술 유지
- 보호자 설명 및 치료 옵션 설명

20분

- 가역적 원인 찾기 및 완벽한 기본소생술 유지
- 보호자 설명
- ROSC 되거나 추가 치료 옵션에 대하여 동의시
- ECMO 설치(ROSC 된 경우)
- Brain CT 시행 및 PCI 시행(기계압박기 유지)

30분

- 보호자 설명futile 여부 판단
- ROSC 되거나 추가 치료 옵션에 대하여 동의시
- ECMO 설치(ROSC 된 경우)
- Brain CT 시행 및 PCI 시행(기계압박기 유지)

40분

II 심정지 특수 상황

1. 불응성 심실세동의 치료 refractory VF

정의: 제세동 5회 이상, 에피네프린 및 항부정맥제 투여에도 반응하지 않는 경우
Type 1 (refractory VF): 제세동을 시행 후 즉시 심전도가 전과 같은 VF 또는 진폭, 분당 횟수가 감소된 경우

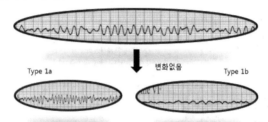

(해석) 이는 전기 에너지가 약하거나, 충분했어도 전달이 제대로 되지 않음
(대응) 전기에너지를 최대로→패들을 패치로 변경 또는 패치의 위치를 변경→double sequence defibrillation

패치를 아래 그림과 같이 4개를 붙이고, 동시 충전 동시 쇼크를 시행한다. 이 경우 5회 이상을 해서 기다리게 아니라 첫 제세동부터 리듬의 변화를 면밀히 보면 다음 프로세스를 결정할 수 있다.

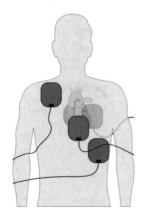

제세동기 한대가 더 필요하며, 일반적인 sternum- apex와 추가로 ant- post 패치를 붙인다.

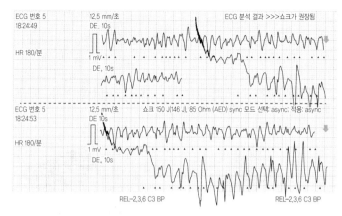

실제 환자에서의 불응성 심실세동 예, 이 환자는 연속 7회의 제세동에 type1a의 VF를 보였다.

Type 2 (recurrent VF): 제세동 시행 후 바로 무수축으로 변경(제세동 성공)되나, 곧 다시 VF 가 재발한다.

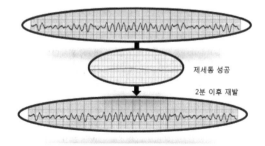

(해석) 이는 전기 에너지가 충분하며, 잘 전달되었으나, 심실세동을 유발하는 불안정한 조직이 있음
(대응) 아미오다론이나 리도카인, 마그네슘 등 항부정맥제를 신속히 투여한다.

$ETCO_2$가 10 이하인 경우 제세동이 거의 안된다. high quality CPR을 통해서 $ETCO_2$를 20이상으로 올려놓은 상태에서 제세동을 고려하는 것을 권장한다.

2. 기계압박기의 이용

* 최근 패들타입과 밴드타입의 기계압박기가 활용되고 있다. 실제 임상연구에서는 생존률, CPC 12 등 신경학적 호전에서 나은 결과를 보이고 있지 않으나, 매우 유용하고 효과적으로 판단된다.
* 기계호흡기 사용에서 2분마다 가슴압박을 교대(X), 2분후 제세동(X), 메트로놈 등 장비 필요(X), 깊고 강하고 빠르게 한다.

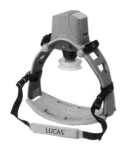

Lucas TM

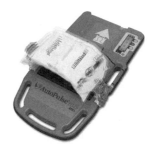

Autopulse TM

* 기계압박기를 설치하면 제세동은 충전되는 즉시 시간에 관계없이 바로 시행할 수 있으며, 차지하는 공간이 넓지 않아서 humeral head IO insertion 등이 수월하다.
* 기계압박기는 시간의 지체없이 시행하는 제세동 외에 빨리 설치할 수 있다.
  * 기계압박기를 이용시에 head-up CPR를 동시에 시행할 수 있다. 이는 ICP를 낮추고, 심장의 preload를 증가시켜 뇌 및 관상동맥 관류압을 증가시킨다. 특히 신경학적호전 퇴원율을 증가시킨다. 여기에서 head-up CPR은 머리가 아닌 상체거상(hip joint를 중심으로 30도 elevation)을 시키는 것이다. 침상을 up 시켜주는 것이다.(머리에 베게를 받쳐주는 것이 아니다).

3. 과환기 예방을 위한 소아 앰부백 사용

소아 앰부백 400 cc 를 사용하면 과용량의 공기를 주지 않으며, 압박시 압력이 적게 걸려서 흉강내 압력을 감소시킬 수 있다.

Ⅲ 구급대원 의료지도

아직 법률상 구급대원은 비록 의사가 약물을 지시하더라도 이를 사용할 수 없으며 (2018년 1월 현재), 이를 시행한 구급대원 뿐만이 아니라 이를 지시한 의사 또한 모두 법률 위반에 해당된다. 의사가 치료의 필요에 의해서 에피네프린을 투여하라고 지시한 것은 위법이란 의미이다. 병원에서 간호사에게 지시하는 것과 다른데, 이는 현장에서 구급대원이 할 수 있는 업무 범위가 제한되어 있으며, 의사의 지시를 받더라도 안되는(의사 또한 지시할 수 없는)업무가 있는데, 흔히 CPR 시에 사용하는 약물이 여기에 해당한다. 스마트의료지도(2015년 7월부터, 근거-보건의료기본법 제44조(시범사업), 복지부 주관으로 시행)가 시행되고 있는 지역은 의사의 영상통화 지시를 통하여 에피네프린과 아미오다론 및 수동제세동을 시행할 수 있다. 그러므로 지도의사가 아니거나 스마트시범지역이 아닌 경우 구급대원이 착각하여 에피네프린 투여를 요청하거나, 반대로 의사가 먼저 지시하는 것은 응급의료에 관한 법률 시행규칙 제33조(응급구조사의 업무)별표 14에 위반되어 '의료법 위반'으로 처벌 대상이 된다. 한마디로, 병원전단계의 응급구조사에게 병원에서처럼 어떠한 술기나 약을 지시하는 것은 가능여부를 확인하고 시행해야 한다.

1. 병원전단계 치료 주체인 구급대원

구급대원은 소방에서 구급업무를 시행하는 자를 의미하며, 응급구조사는 응급의료에 관한 법률에서 정하는 '자격'이다. 2급 응급구조사는 비교적 짧은 시간(250시간 정도의 강의 실습, 100시간의 구급차 동승실습, 응급의료기관 실습)총 350시간 정도의 국가 인정 양성기관에서 교육 후 한국보건의료인국가시험원(이하 국시원)에서 시험을 통과하여 인정한다. 1급 응급구조사는 대학의 응급구조학과를 졸업하고, 보건복지부 장관이 시행하고 국시원에서 대행하는 '1급 응급구조사 자격' 시험에 합격하거나, 2급 응급구조사로써 3년이상 응급구조사 업무에 종사한 후에 1급 시험을 통과하여 획득한다.

단순히 병원으로 비교한다면 1급은 간호사, 2급은 간호보조사 정도로 생각할 수 있다.

[별표 14]

응급구조사의 업무범위(제33조관련)(편집자 주–정확한 전달을 위하여 용어를 자세히 적음)

1. 1급 응급구조사의 업무범위: 두꺼운 글씨체(bold)는 의사가 현장에서 직접 지시하거나, 전화/영상통화를 통하여 직접 지시해야 가능하다.

    가. 심폐소생술의 시행을 위한 기도유지(기도기)(airway)의 삽입, 기관내삽관(endotracheal intubation), 후두마스크 삽관(LMA, i-gel, Laryngeal tube) 등을 포함한다.

    나. 정맥로의 확보

    다. 인공호흡기를 이용한 호흡의 유지

    라. 약물투여: 저혈당성 혼수시 포도당의 주입, 흉통시 니트로글리세린의 혀아래(설하) 투여, 쇼크시 일정량의 수액투여, 천식발작시 기관지확장제 흡입

    마. 제2호의 규정에 의한 2급 응급구조사의 업무

2. 2급 응급구조사의 업무범위

    가. 구강내 이물질의 제거

    나. 기도기(airway)를 이용한 기도유지

    다. 기본 심폐소생술

    라. 산소투여

    마. 부목·척추고정기·공기 등을 이용한 사지 및 척추 등의 고정

    바. 외부출혈의 지혈 및 창상의 응급처치

    사. 심박·체온 및 혈압 등의 측정

    아. 쇼크방지용 하의 등을 이용한 혈압의 유지

    자. 자동제세동기를 이용한 규칙적 심박동의 유도(반자동 또는 수동제세동기, 병원에서 심전도 리듬을 확인하고 패들이나 shock 버튼을 누르는 것은 안됨)

    차. 흉통시 니트로글리세린의 혀아래(설하) 투여 및 천식발작시 기관지확장제 흡입(환자가 해당약물을 휴대하고 있는 경우에 한함)

설명—응급구조사의 업무 범위를 자세히 들여다보면, 군대나 어느 회사에서 보건담당 요원이 할 수 있는 정도 밖에 되지 않는다. 이는 응급구조사의 업무를 현장에서 어떠한 치료 행위를 하기보다는 신속이동으로 보고 있기 때문이다. 약간 침습적이거나 약물의 경우는 반드시 의사의 지시를 받도록 하고 있으며 또한 위의 약물(수액, NTG, glucose, Ventolin nebulizer) 외의 다른 필요한 약물이 구급차 내에 있다고 하더라도 의사는 지시를 내릴 수 없다. 구급차 내에는 위의 약물 외에 에피네프린, 리도카인, 아미오다론, 페니라민, 아트로핀, 진통제 tramadol 등을 탑재하고 있으며, 이는 재난 등의 상황에서 다수 사상자 발생 시 의사 출동을 대비하고 있는 것으로 설명하고 있다.

Ⅳ 심정지 치료의 종료

- 병원에서 소생술의 최종 종료 결정은 치료의사에 달려있다. 소생술에서 예후에 중요한 요소는 CPR 시간, 제세동까지 시간, 합병질환, 심정지 전의 상태, 최초 심정지 리듬 등 다양하나, 이중 가장 중요한 것은 [심정지~첫흉부압박] 시간이며, 가장 불량한 예후 요소는 소생술을 시행한 시간(길어지면 불량하다)이다.
- 종료를 결정하는데 먼저 CPR이 적절했는지의 평가가 중요하다. 젊은 환자, 중독 또는 전해질 이상에 의한 심정지, 저체온증에 의한 심정지, 약물의 과다복용 등에 의한 심정지인 경우 장시간의 소생술(Extended CPR)을 고려해야 한다.
- 무수축 심정지의 경우 총 흉부 압박시간이 20분동안 한번의 ROSC도 없다면 소생의 확률은 매우 적으나, 시간으로 정해진 가이드라인은 없음을 명심해야 한다.
- 환자를 담당하는 의사는 환자가 더이상 ACLS에 반응하지 않는다는 확신이 있을 때 소생시도를 중지해야 한다. Leading Doctor는 다음과 같은 경우 전체를 면밀히 고려하고, 경험있는 지식과 이성적인 판단하에 중지지시를 내려야 하겠다.

* 치료종료시고려점

1. 치료의 적절성 판단: 적절한 흉부압박, 폐환기의 적절성(과환기/저환기가 아닐것), 적절한 약물의 투여(Epinephrine, vasopressin, amiodarone 등) 이 연속된 최소 30분 동안 지속적으로 제공 되었을 경우라고 leading Doctor가 판단했을 경우

   A. CPR 기간동안 단일회의 ROSC도 없었을 경우(또는 ROSC의 회복)

   B. 아래와 같은 가역적인 원인의 교정완료 또는 찾을 수 없었음.

   C. 흉부압박 또는 intubation으로 인한 tension pneumothorax

   D. 심낭압전증

   E. 전해질 이상(K, Ca, Mg 등)

   F. 저혈량증, 저체온증

   G. 해독제 - beta blocker 과다투여, TCA 과다복용, toxin 등

   H. 보호자/가족의 동의 또는 Informed consent

   I. 환자와 격리된 다른공간에서 현상황을 배려하는 마음으로 설명

   J. 치료의 성공은 신경학적 회복까지를 포함하는 것으로 이는 '시간의존적'임을 차근차근 설명

   K. CPR의 적절성, 가역적 원인의 교정, ROSC가 없었음 등의 중지해야할 이유를 설명

V 소생후 증후군

1. 심정지 후에 나타나는 뇌의 병변

Postischemic-anoxic encephalopathy(cerebral postresuscitation disease 또는 syndrome)으로서 심장-폐뿐만이 아니라 뇌를 살리는 치료의 개념이 포함된 가장 최선의 치료개념이라 할 수 있다.

cardiopulmonary resuscitation (CPR) → cardiopulmonary cerebral resuscitation (CPCR)

Peter Safar(1961)

1) 목적

신경학적인 회복은 심정지 후 5분 내에 자연순환을 회복했을때 가능하나, 이는 매우 힘들다. 그러므로 뇌손상의 한계를 연장할 수 있는 다른방법, 이를테면 10~20분이 지나도 회복이 될 수 있도록 하는 것에 대한 것이나 아직까지 미흡하다.

2) 뇌의 중요 생리

총심박출량의 15%, 총체내산소사용의 20%를 공급

- 15초내 의식소실(뇌의 산소가 15초내 소모)
- 4분이 지나면 가역적인 뇌손상의 시작(당과 ATP가 대부분 고갈)
- 10분이 지나면 비가역적인 뇌손상의 완성
- 11분내 뇌간의 기능소실, 임종호흡(agonal respiration), 동공확대/ 고정

3) 뇌관류와 중추신경계의 효과

- 재관류 손상(reperfusion injury): 재관류가 되어도 저관류(hypoperfusion)과 지속. 이는 혈관수축(spasm), 적혈구 형태 유동성의 감소(RBC deformability), 혈소판 응집, 모세혈관 주위의 세포부종, 칼슘이온의 세포내 이동에 의한다(ICP 증가와는 관계가 없는 듯함).

- 무혈류흐름현상(no-flow phenomenon): 심각한 뇌혈류 차단 후에 적절한 뇌혈류 공급이 이뤄지지 못하는 상태로 18~24시간 지속 되다가 회복된다. 이후 기능적인 호전, 또는 소실, 진행하는 허혈성 손상이나 세포사를 유발하게 된다.

- 칼슘의 세포내 이동의 효과: 혈관연축(vasospasm), uncoupled oxidative phosphorylation, 세포막의 파괴, 독성 화학물질(prostaglandin, Leucotrienes, free radical)의 생성

뇌혈류(ml/100 g/min)	중추신경계효과	PaO$_2$(mmHg)
50	정상	100
30~40	뇌파(EEG) 저하	-
20~30	혐기성대사(anaerobic metabolism)	40
15~20	ATP 고갈, 혼수상태	25
8~10	생명의 최소역치(viability threshold)	12
Trickle(똑똑 흘러가는 정도)	지속되는 전해질의 이동, 혐기성 대서, lactate 형성, 산증의 악화	
0	대사의 멈춤, 전해질 이동 멈춤	

2. 치료

1) 혈압조절

자연순환의 회복 후 즉시 Hypertensive reperfusion(SBP 150~200 mmHg for 1~5 min): epinephrine, norepinephrine, dopamine을 사용. 이후 의식 상태가 혼수일 경우에 12시간 동안은 정상 또는 약간의 고혈압을 유지(SBP 140~160 mmHg)

2) 전해질, 혈당의조절

① 빠른 시간 내에 이상을 찾고, 교정하고, 정상화 시킨다.
② 전해질, 삼투압(280~330 mosm/L)
③ Optimal blood glucose
　- hypoglycemia(< 50 mg/dL): sugar를 투여하여 교정
　- hyperglycemia(> 300 mg/dL): cerebral ischemia를 악화시킨다.
　- 2010년 권고된 목표 혈당치: 144~180 mg/dL

3) 기타보존적, 대증적치료

① 발열: 뇌손상을 극도로 빠르게 진행함으로 적극적인 치료가 필요하다.
② Immobilization (partial neuromuscular paralysis)
③ 항경련제(barbiturate, diazepam, midazolam, phenytoin): 경련을 하면 적극 투여한다.
④ 경련: ↑300%~400% brain metabolism(그러나 예방적인 투여는 권장되지 않

는다)

⑤ steroid (short term): methylprednisolone 125~250 mg IV. 최근 연구진행중

3. 치료적 저체온증(Therapeutic Hypothermia)

체온 1℃ 상승할 때마다 기초대사량 8%씩 증가하고, 뇌의 대사량도 같이 증가한다. 그러므로 낮은 체온은 뇌 보호효과를 가진다(그러나 대사량을 줄이는 것외에 다양한 기전으로 보호효과를 나타내는 것으로 알려져 있다). 치료적 저체온증치료는 뇌소생술의 가장 중요한 것으로서 대상이 되는 경우 적극적으로 시행해야 한다.

4. 대상 환자

심정지후 심폐소생술후 자발순환 회복한 환자로서

1) 타병원에서 심폐소생술 시행받고 6시간 이내에 전문응급센터로 전원된 환자
2) 자발순환 회복 후 혼수(GSC < 9)
3) 기관내삽관 및 인공호흡
4) 수축기압이 90 mmHg 이상(수액주입과 혈압상승제 사용 가능)

5. 제외 대상 환자

1) 심정지 또는 혼수상태지속의 원인이 외상, 중추신경계질환, 말기질환
2) 출혈성 질환, 응고계 이상, 만성신부전병력(relative)
3) 중추신경계 또는 말초신경계질환으로 인한 심한 장애의 병력
4) 임산부
5) 보호자가 치료적 저체온요법에 동의하지 않는 경우

6. 치료적 저체온증 유도의 실제

1) Pre-induction test

- Vital sign
- ABGA, CBC, BC, PT/aPTT
- Initial chest AP/ 12 lead ECG after ROSC

2) Induction (목표온도: 32~34℃, 목표시간: 시작후 1 hr 이내)

- Full sedation & muscle paralysis: diazepam 10 mg & vecronium 4 mg IV
- Cold saline rapid infusion (4℃, 60 ml/kg/hr, 대략 2~4 L rapid IV drip)
- 혈관내 또는 경피적 저체온 유도장치 설치(commercial device 이용)
- Ice packs (head & trunk) × 5
- Cooling mattress (setting 4℃)
- Cold air conditioner or fan (if available)
- Cold saline gastric lavage

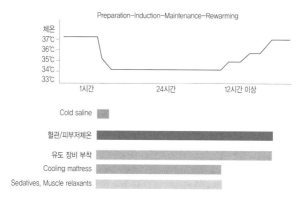

3) Post−induction test

- Vital sign
- ABGA, CBC, BC, PT/aPTT
- Follow up(F/U) chest AP/ 12 lead ECG

4) Maintenance (목표온도: 32 ~ 34℃, 목표시간: 시작후 24 hr 동안)

- 혈관내 또는 경피적 저체온 유도징치 설치(commercial device 이용)
- Full sedation & muscle paralysis
- Ice packs (head) keep
- Cold air conditioner or fan keep (if available)
- Stop cooling mattress but, stand by

- Stop cold saline infusion
- Stop gastric lavage
- Serial F/U X-ray & Lab.

5) Rewarming (목표온도: 36.5 ~ 37℃, 목표시간: 12 hr 이상 서서히)

- 혈관내 또는 경피적 저체온 유도장치 설치 (commercial device 이용)
- Stop muscle relaxation (reuse if necessary, ex. mechanical ventilation)
- Stop ice packs (head)
- Stop cold air conditioner or fan (if available)
- Stand by cooling mattress

6) Cessation hypothermia

- Serious dysrhythmia
- Refractory shock
- Uncontrolled bleeding
- Sepsis

7. 소생후 신경학적 예후의 예측

- 뇌 소생술을 통해 이의 결과를 예측하는 것은 주치의가 향후 치료방향을 결정하는데 필수적이나 아직까지 환자의 예후를 알수있는 방법이 많이 알려져있지 않다. 그러나 최근 이를 가능하게한 다양한 방법이 연구되어 매우 유용한 방법이 되었다.
- 체성감각 유발전위차(Somato-Sensory Evoked Potential; SSEP): ROSC 후 1~3일에 측정한 SSEP에서 양측 정중신경(median nerve) N20이 모두 안나타나면 의식을 회복할 가능성이 매우 희박하여 사망하거나 지속적인 식물인간 상태로 진행할 확률은 거의 100%이다. 그러나 좋은 예후를 예측하기에는 미흡하다.
- 뇌파검사(EEG)에서 burst suppression 또는 generalized epileptiform discharge를 보이면 예후가 안좋으나 예후 정확도는 불완전 하다.
- NSE (Neuron Specific Enolase), S100 protein은 아직 연구중으로 표준화가 안되어 있다.
- 뇌 단층촬영에서 basal ganglia level에서 Grey matter (GM) 와 White matter (WM)의 HU 비율(GM/WM)이 중앙값 1.18 이하이면 사망을 100% 예측할 수 있다고 한다(stroke 2000;31:2163-2167).

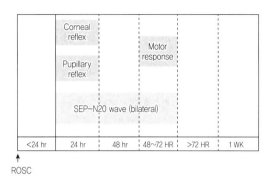

ROSC

VI 뇌사

정의:뇌기능의 비가역적 기능소실(뇌간을 포함)로 인해 생명유지 기능이 중단된 상태로서 뇌손상, SAH, ICH 등의 뇌출혈, 뇌염. ICU:Hypoxic-ischemic coma(소생후), 부종과 뇌탈출증을 동반한 뇌경색, 전격성 간부전에 동반된 뇌부종 등이 원인

1. 진단기준(모두 포함되어야 한다)

1) 전제조건

(1) 임상적 또는 CT/MRI 상의 급성, 비가역성 중추신경계의 완전한 손상(catastrophe)으로서 뇌사의 임상적 진단과 맞는 원인이 밝혀져 있어야 한다.

(2) 전해질 이상, 산염기 이상, 내분비 이상등 내과적 질환이 심각하거나 뇌사와 혼동이 되는 상태가 아니어야 한다.

(3) 약물 중독이나 독소에 노출이 아니어야 한다.

(4) 중심체온이 32℃이상 이어야 한다.

2) 혼수 또는 무반응성

통증성 자극에 운동반응이 없어야 한다(예, 손톱 또는 상부 안와압력); 척수반사는 여기에 포함되지 않는다(예, Babinski 반사)

3) 뇌간반사의 소실

(1) 동공: 밝은 빛에 무반응; no response to bright light; may be mid- position to dilated (4~9 mm)

(2) 안구 운동: 머리의 좌우 움직임에 안구의 운동이 없다(경추손상이 없어야 한다). 그리고 각각의 귀에 50 cc의 얼음물을 주입하여 안구의 운동이 없어야 한다(head elevation 30도, 1분간 관찰, 반대쪽 귀에 주입은 5분 동안 기다린 후에 시행한다)

(3) 안면부 감각과 운동: 각막 반사가 없다; 턱반사(jaw reflex)가 없다; 손톱과 안와골상부, 하악관절(TMJ)에 강한 통증성 압력에 얼굴찌푸림이 없다.

(4) 인두와 기관반사(Pharyngeal and tracheal reflexes); 설압자 자극에 구역반사, 기관지 suction에 기침반사가 없다.

4) 무호흡술기(Apnea-procedure)

(1) 전제조건: core temp ≥ 36.5℃, SBP ≥ 90 mmHg, euvolemic or positive fluid balance(9시간 동안), PC_{O2} 정상 (또는≥40 mmHg), PO_2 정상 이상

(2) pulse-oximeter를 연결하고, ventilator를 제거한다.

(3) 100% O_2를 기관내 투여한다(carina 위치가 적절하다).

(4) 호흡운동을 관찰한다(호흡운동으로서 1회 호흡량을 만들수 있을 정도).

(5) 동맥혈 PO_2, PCO_2, pH 를 측정(8 min 후), 호흡기를 재연결한다.

(6) 검사상 양성
  - 호흡운동이없거나
  - PCO_2≥60 mmHg (또는환자의 PCO_2보다 20 mmHg 이상 증가)

(7) 검사중에 다음 소견이 발생하면 동맥혈검사를 하고 다시 호흡기를 연결한 후 ABGA 를 검사하여 PCO_2≥60 mmHg (또는 환자의 PCO_2보다 20 mmHg 이상 증가) 시 양성으로 판단한다.
  - 혈압 90 mmHg 이하로감소
  - 심각한수준의 SaO2의감소
  - 심각한부정맥발생
  그 이하거나 기준에 맞지않으면 'indeterminate'로서 '확진검사'를 고려한다.

- 뇌사 진단의 함정(확진검사를고려해야할상황)
  - 심한 안면부 외상
  - 기존의 동공의 이상
  - 약물 중독: 신경근 또는 안구근육의 기능에 영향을 끼치는 약물들(sedatives,

aminoglycosides, tricyclics, anticholinergics, anticonvulsants, chemotherapeutic agents, neuromuscular blockers)
 - 만성 CO_2 retention (COPD, sleep apnea, morbid obesity)
• 뇌사를 진단할 수 있는 기타 소견 및 운동

호흡운동과 비슷한 움직임(어깨의 들림 등의 움직임이 있으나 기도의 공기흐름이 없는 경우(1회 호흡량이 없는 경우), 땀흘림, 안면홍조, 빈맥, 승압제의 투여 없이 유지되는 정상혈압, 척수반사(예, 바빈스키)에 의한 사지의 움직임

2. 확진검사

• 모든 환자에서 6시간 후에 임상적 재평가
• 임상적 평가에서 신빙성이 없거나 애매한 경우 확진검사를 실시(그러나 임상검사에서 진단이 되는 경우 반드시 할 필요는 없음)
• 뇌혈관조영술(뇌혈류의 부재), EEG, trans-cranial Doppler, technetium brain scan, somatosensory evoked potential 등. (NEJM 2001;344:1215~1221)

■ Korean version of Mini-Mental Status Examination (MMSE)

항목/점수	세부항목	세부항목 점수	환자의 점수	설명
지남력(시간)/ 5	년	1		오늘은 몇년, 몇월, 며칠이죠?
지남력(시간)/ 5	월	1		오늘은 몇년, 몇월, 며칠이죠?
지남력(시간)/ 5	일	1		오늘은 몇년, 몇월, 며칠이죠?
지남력(시간)/ 5	요일	1		무슨 요일?
지남력(시간)/ 5	계절	1		계절은?
지남력(장소)/5	도	1		집 주소가 어떻게 되요?
지남력(장소)/5	군/구	1		집 주소가 어떻게 되요?
지남력(장소)/5	현재 장소명	1		여기가 어디죠?
지남력(장소)/5	무엇 하는곳	1		여기는 어떤 곳이죠?(병원)
지남력(장소)/5	몇층	1		몇층입니까?
기억등록/5	비행기	1		"비행기, 소나무, 의자"따라해 보세요. (따라하는지……) "외우세요"
기억등록/5	소나무	1		"비행기, 소나무, 의자"따라해 보세요. (따라하는지……) "외우세요"
기억등록/5	의자	1		"비행기, 소나무, 의자"따라해 보세요. (따라하는지……) "외우세요"

항목/점수	세부항목	세부항목 점수	환자의 점수	설명
주의집중 및 계산/5	100-7	1		93
주의집중 및 계산/5	-7	1		86
주의집중 및 계산/5	-7	1		79
주의집중 및 계산/5	-7	1		72
주의집중 및 계산/5	-7	1		65
기억회상/3	비행기	1		좀전에 외운것 3가지가 무엇이었죠?
기억회상/3	소나무	1		좀전에 외운것 3가지가 무엇이었죠?
기억회상/3	의자	1		좀전에 외운것 3가지가 무엇이었죠?
언어및 시공간구성/9	이름대기	2		"시계", "볼펜"등주위물건
언어및 시공간구성/9	명령시행	3		*(아래에 설명)
언어및 시공간구성/9	따라 말하기	1		"백문이불여일견"
언어및 시공간구성/9	오각형 그리기	1		**(아래그림 그리기)
언어및 시공간구성/9	읽기	1		주위 글씨를 읽게, 한문장
언어및 시공간구성/9	쓰기	1		오늘 날씨에 대해……맑다 등
총점 = 30		30		

점수와 평가: 24점 이상/정상, 20~23점: 치매 의심, 15~19점: 경증 이상(치매) 의심, 14점 이하: 중증 이상(치매) 의심

* 명령 시행: 종이를 뒤집고(1), 반으로 접은 다음(1), 저에게 주세요(1)

** 오각형 그리기 ⬠⬠

VII 소아전문소생술 Pediatric Advanced Life Support

- 소아심폐소생술에서의 소생의 고리는 성인과 달리 예방을 첫 고리로 두고 있다.

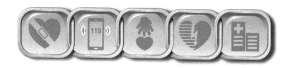

- 소아의 소생의 고리: 예방과 신속한 심정지 확인–신고–신속한 기본소생술–신속한 제세동–전문소생술 및 통합치료
- 기본소생술 알고리즘: 성인과 같이 제세동기를 요청한다.

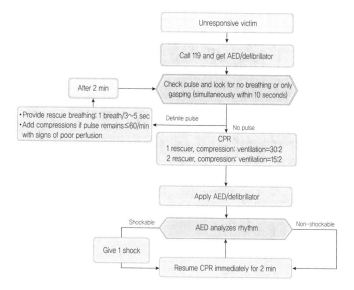

- 영아 및 소아에서의 가슴압박 자세

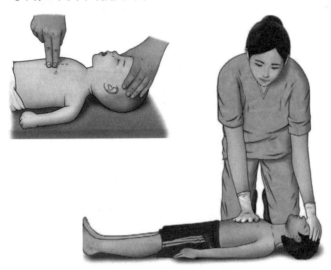

1. 심폐소생술 상황에서 영아 및 소아의 저혈압의 정의

- 만삭아(0~29일): 수축기 혈압<60 mmHg
- 1~12 개월 영아: 수축기 혈압<70 mnHg
- 1~10세 소아: 수축기 혈압<70+(2×연령) mmHg
- 10세 이상: 수축기 혈압<90 mmHg

2. 제세동

소아환자의 심정지 과정에서도 많게는 25%까지 제세동이 필요한 리듬이 발생하는 것으로 보고되고 있다. 따라서 소아심정지환자에서도 초기부터 적극적으로 심전도상 심정지 리듬을 확인해야 하며 필요시 조기에 제세동을 시행해야 한다. 자동제세동기는 25kg(약 8세)까지의 소아에서 사용할 수 있는 소아용 에너지 감쇠장치를 가지고 있거나 소아용패들이 있는 장치를 사용하여야 한다. 에너지 감쇠장치가 있는 자동제세동기가 없을 때는 표준전극의 자동제세동기를 사용한다. 병원내에서 발생한 심정지의 경우라면 체중에 맞게 충격량을 조절할 수 있는 수동 제세동기를 사용해야 한다.

1) Paddle 크기의 선택

- 영아용 paddle은 체중 10 kg 미만, 1세 미만의 영아에게 적용하며 그 이후의 연령 및 체중의 유소아는 모두 성인용 paddle을 사용한다.
- 부착용 패드도 사용할 수 있으며 패드나 paddle의 사이에는 최소 3 cm 이상의 간격을 유지하는 것이 권장된다. 최소 패들간격이 확보되기 어려운 경우 패들을 흉곽 앞뒤에 위치시켜 사용할 수 있다.

2) 제세동 에너지량

- 일상형 또는 이상형 파형 모두 동일한 에너지를 적용하도록 한다.
- 초기 에너지량은 2~4 J/kg를, 이후에는 4 J/kg로 증량 하도록 하며 10 J/kg를 초과하지 않도록 한다.

3. 소아전문심폐소생술 알고리듬

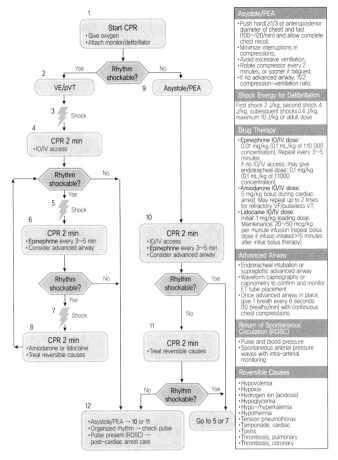

© 2015 American Heart Association

4. 자발순환이 회복된 소아환자의 치료(Post Cardiac Arrest Care)

1) 호흡기계

- 무분별한 고농도 산소요법은 시행해서는 안된다. SaO_2 94~99%가 유지되도록 산소의 농도를 조절한다.
- $ETCO_2$를 모니터링하여 호흡의 적절성을 평가하고 특히 이송 중 환자의 ET tube 의 위치가 이탈되지 않도록 유의한다.

2) 심혈관계

- 환자의 연령에 맞는 적정 혈압과 맥박수를 유지하도록 하며 필요시 승압제를 선택하여 사용한다.

약물	용량	유의사항
Dobutamine	2~20 mcg/kg/min	Inotrope; vasodilator
Dopamine	2~20 mcg/kg/min	Inotrope; chronotrope
Epinephrine	0.1~1 mcg/kg/min	Inotrope; chronotrope
Milrinone	Loading 50 mcg/kg, 10~60분간, Infusion 0.25~0.75 mcg/kg/min	Inodilator
Norepinephrine	0.1~2 mcg/kg/min	Vasopressor
Sodium nitroprusside	0.5~1 mcg/kg/min; 8 mcg/kg/min까지 증량 가능	Vasodilator, D5W만 mix하여 주입 가능

3) 신경계

- 일반화된 과호흡 적용은 피하며, 경련이 발생한 환자는 적극적으로 치료한다. 소아환자를 대상으로한 임상연구는 제한적이나 성인의 연구결과와 출생 후 질식(asphyxia)의 신생아환자를 대상으로한 연구결과를 토대로 소아환자에서도 권장한다. 목표체온유지요법을 시행할 경우 24시간동안 저체온증(32~34℃)을 유지하도록 하며, 목표체온유지요법을 시행하지 않더라도 체온이 섭씨 37.5℃ 이상 올라가지 않도록 체온을 적극적으로 감시해야 한다.

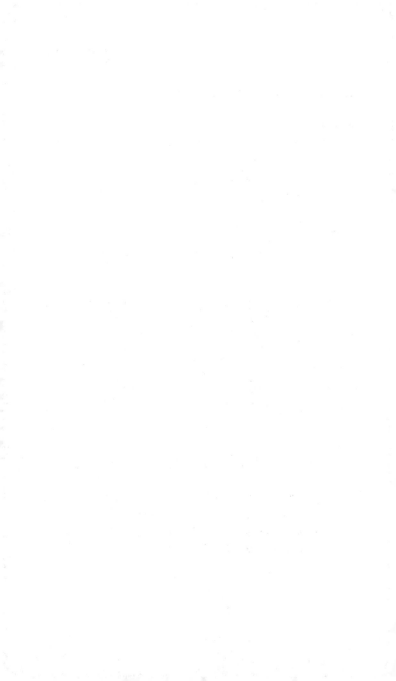

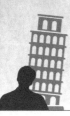

검안과 사망진단서 작성

I 검안 Postmortem Inspection

죽음과 동시에 생명활동이 정지되므로 시체에는 자연의 법칙에 따른 여러 가지 변화가 나타나는데 이를 사후변화(postmortem changes)라고 하며, 이는 사후경과시간 추정을 비롯하여 사인을 밝히는데 도움을 주지만, 환경과 자극, 간섭현상(artefacts)을 고려해야 한다.

초기 사후변화(early postmortem changes): 물리학적 변화— 체온하강, 혈액침하, 시체경직, 및 건조

만기 사후변화(late postmortem changes): 물리학적, 미생물학적, 효소학적, 화학적 변화— 자가융해, 부패

1. 체온하강

1) 영향 인자: 기온(가장 큰 영향), 통풍, 강우, 시체가 놓여있는 바닥의 온도
2) 개인차: 어린이/노인이 청장년보다, 남자가 여자보다, 마른 사람이 비만한 사람보다, 옷을 적게 입은 사람이 많이 입은 사람보다 빨리 하강
3) 사후 경과 시간
   사후 1시간 내에는 체온의 변동은 거의 없다.
   직장 온도(rectal temperature)를 기준으로 한다.
   열성 질환이나 경련성 질환이 있었으면 체온은 높고, 저체온사일 경우 매우 낮아지므로 위의 영향 인자/개인차를 고려해야 한다.

■ 사후 경과 시간당 체온의 하강 : 시간의 경과에 따라 체온의 하강 정도가 감소

기온	사후 경과시간						
	0~5시간	5~10	10~15	15~20	20~30	30~40	40
3~5 도	2.00	–	0.95	0.85	0.79	–	0.60
6~8 도	1.81	1.10	0.82	0.77	0.74	0.61	0.48
9~11 도	1.78	1.05	0.78	0.72	0.69	0.58	0.46
12~14 도	1.30	0.92	0.66	0.62	0.58	0.52	0.40
15~17 도	1.17	0.86	0.63	0.57	0.53	0.45	0.39
18~20 도	1.06	0.63	0.55	0.52	0.48	0.39	0.31
21~23 도	0.67	0.52	0.48	0.46	0.42	0.34	0.28
24~26 도	0.57	0.47	0.40	0.37	0.33	0.27	0.16
27 도 이상	0.51	0.35	0.33	0.31	0.26	0.20	–

예) 특별한 질환이 없는 DOA, 집에서 사망한 채로 오전 6 시에 내원, 내원시 직장내 체온 31 도, 사망 추정 시간은?(정상 체온 37 도, 실내 온도 18~20 도)

체온 차이= 6 도, 위의 표에 따라서 계산을 하면, 6 도=1.06×5+0.63×1, 즉 6시간, 즉 밤 12 시 경에 사망한 것으로 추정.(그러나 실제적으로 같은 조건하에서도 상당한 차이를 보여, 법의학에서는 주위 환경을 변화시키지 않은 상태에서 30분~1시간 등의 일정한 간격을 두고 3회 이상 측정하여 역산하는 방법을 사용하고 있다)

2. 혈액 침하^Hypostasis 및 시체얼룩(시반; Postmortem Lividity)

1) 발생 기전

사후에 일정한 자세를 계속적으로 취하고 있어, 적혈구가 중력에 의해 혈관을 따라 낮은 곳으로 이동하여 모인다. 이 침하는 피부 및 내장에 모두 일어나며, 피부에서 보이는 것을 일컫는다.

(1) 색깔

- 일반적으로 정맥혈과 같은 암적색
- 선홍색–익사, 저체온사, 일산화탄소/시안산(청산염) 중독
- 갈색(초콜릿 색)–MetHb을 형성하는 독물로 염소산칼륨(potassium chlorate), 아질산소다, 답손 등
- 녹갈색– 황화수소(hydrogen sulfide) 가스 중독시 황화메트헤모글로빈 형성

(2) 발현 부위

- 시체가 취하고 있는 체위의 아래쪽에 발생하며, 직접 압박부위는 발생하지 않는다. 이것으로 체위변경 혹은 시체 이동의 근거가 될 수 있다.
- 아래쪽이 좁거나 유동혈(流動血)이 풍부하면 옆쪽에 발생–상박부, 흉복부 체위를

변경하였거나, 시체를 이동하면 체위와 다른 형태로 보인다.

(3) 발현 속도와 강약

- 유동혈이 많을수록 적혈구의 이동성이 크기 때문에 빠르고 강하게 나타남
- 즉, 급사나 질식사에서 빠르고 뚜렷하며 때로 일혈점(정상 출혈과 비슷)을 형성하는 데 이를 Tardieu's spot이라고 한다. 반면 병적 빈혈이나 출혈인 경우 느리고 약하다.

(4) 시반과 사후 경과 시간

- 빠르면 사후 30분에 나타날 수 있다.

2~3시간	적자색의 점상으로 출현	12~14시간	전신에 강하게 출현
4~5시간	암적색의 반상 시반, 침윤성 시반의 발현 전으로 압력을 가하면 완전히 소멸된다.	14~15시간	최고조, 부패가 시작될 때까지 유지

(5) 시반과 피하출혈(subcutaneous hemorrhage)와의 감별

	시반	피하출혈
발현 부위	체위의 하방부	일정하지 않음
압박부	시반 없음	관계 없음
퇴색 및 전위	침윤성 시반 전에는 가능	없음
절개	유혈(流血)이 없거나 유동혈로서 쉽게 닦임	응혈(凝血)로서 닦이지 않음
조직학적 검사	혈구(血球)를 보지 못함	혈구 및 파괴물이 있음

3. 시체경직 Postmortem Rigidity

사망 직후에는 근육의 긴장이 전면적으로 소실되어 일시적 이완하지만, 시간이 지나면서 근육이 경직되어 관절이 고정되는 현상

1) 발생기전

ATP는 근육수축의 에너지원으로 사후에 생성이 중단되고 소비는 지속적으로 이루어지는데, 근육내 ATP가 저하되어 완전 소실되면 actin과 myosin이 결합하여 actomyosin을 형성해 경직이 일어난다.

2) 영향 인자

(1) 기온 : 온도가 높을수록 출현과 소실이 모두 빠르다

(2) 개인차 : 근육 발달이 좋을수록 강하고, 오래 지속되며, 어린이, 노인과 쇠약자는 출현이 빠른 대신 지속시간이 짧고 정도도 약하다.

(3) 죽음 직전의 상태 및 사인 : 죽음 직전 격렬한 운동, strychnine 중독, 급성 열성 질환, 열사병 등의 경우 출현이 빠르다.

3) 사후경과시간

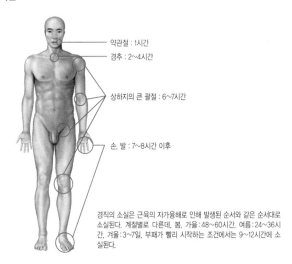

악관절 : 1시간

경추 : 2~4시간

상하지의 큰 괄절 : 6~7시간

손, 발 : 7~8시간 이후

경직의 소실은 근육의 자가용해로 인해 발생된 순서와 같은 순서대로 소실된다. 계절별로 다른데, 봄, 가을 : 48~60시간, 여름 : 24~36시간, 겨울 : 3~7일, 부패가 빨리 시작하는 조건에서는 9~12시간에 소실된다.

4. 건조

수분 증발에 의해 발생하며, 손상을 받은 부위, 입술, 음낭, 손가락, 발가락 끝 등에서 쉽게 볼 수 있다.

* 시체의 혈중 알코올 농도

알코올 중독 상태는 교통사고, 추락 등 각종 사고사와 직접, 간접적으로 밀접한 관계가 있어, 검시할 시에는 거의 필수적으로 알코올 섭취 유무, 정도를 측정한다. 응급실에서도 사고와 관련되어 있어, 혈액 채취를 요구 받을 때가 있으며, 보통의 경우 대퇴

정맥에서 시행한다.

1) 혈액 : 대퇴 정맥 등 큰 정맥이나, 직접 심장에서 샘플링을 한다. 혈장에서의 알코올 농도가 전혈보다 15% 정도 높다. 부패가 시작이 되면, 세균의 작용으로 알코올이 생성된다.

2) 안방수(acquous humor of eye) : 혈액보다 더 정확한 알코올 농도를 얻을 수 있으며, 혈액 농도 : 안방수 농도 = 1 : 0.89 +/- 0.02 이다

3) 소변 : 평형 상태에 달한 후 요중 농도는 혈중 농도의 1.3 배로서 비교적 일정한 비율을 유지하며, 안방수와 더불어 부패된 경우에 의미가 있다. 단, 이 비율은 요관 (ureter)내의 소변의 농도이다.

4) 혈종 : 뇌의 혈종내 알코올 농도를 검사한다.

* 질식의 전형적 징후

1. 점출혈(petechial hemorrhage)
2. 울혈과 부종(congestion and edema)
3. 청색증(cyanosis)
4. 오른심장의 확대와 혈액의 유동성
   (Engorgement of the right heart and fluidity of the blood)

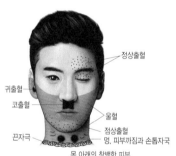

* 목맴 vs 끈졸림

목에 교흔(끈자국)이 있으면 이에 대한 해석이 중요하다. 교흔에 따라서 목맴과 끈졸림을 구별 할 수 있는데, 단순 목맴은 자살일 가능성이 크지만 끈졸림은 타살일 가능성이 크다.

목맴	끈졸림
교흔이 수평이다	교흔이 매듭쪽으로 위로 향한다. 피해자가 누워있으면 수평일 수 있다
교흔이 일반적으로 방패연골 아래에 있다	교흔이 일반적으로 방패연골 위에 있다
목뿔뼈/방패연골이 흔히 부러진다. 반지연골은 때때로 부러진다.	높은 곳에서 뛰어내리거나 노인을 제외하고, 목뿔뼈/방패연골이 대게 부러지지 않는다.

* 응급실에 검안시 검안내용을 잘 적어야 하며 다음과 같은 양식의 검안기록지를 사용할 수 있다.

응급검안기록지

병 록 번 호 :
이　　　　름 :
성 별 / 나 이 :
정 보 제 공 자 :
검안 시각 (24시간제, 분까지) :

– 문진사항 –

Medical History

심질환	□고혈압 □협심증 □심근경색 □부정맥 □판막질환 □기타 :
암질환	□폐암 □위암 □대장암 □간암 □췌장암 □기타 :
호흡기	□결핵 □폐렴 □천식 □만성폐쇄성폐질환 □기타 :
기타	□당뇨 □간염 □간경화 □고지혈증 □알레르기 □간질 □정신질환 □치매
음주력	1주에 음주 횟수? 　　1회 음주량? 　　음주한 기간?
가족력	급사한 가족이 있습니까? □예 □아니요 □모름)
기 타	

Recent Behavior

혼자 식사 가능 여부	Y	N	최근 기력이 저하되었는지	Y	N
식사량 감소 여부	Y	N	최근 의식이 저하되었는지	Y	N
혼자 용변 가능 여부	Y	N	최근 외상이 있었는지	Y	N
대화/의사소통 가능 여부	Y	N	최근 아프다고 하였는지	Y	N
최근 우울하였는지	Y	N	최근 의료기관 방문한 적 있는지	Y	N

Review Of System (사망 전 최근 사항)

전신	□wt. loss □general weakness □mental change □fever □sweating □edema □polydipsia □paralysis □tingling sensation □bruising
머리	□headache □dizziness □dysphasia □cough □sputum □rhinorrhea □hemoptysis □sorethroat
가슴	□chest pain □dyspnea □tarchypnea □palpitation
배	□abd. pain □abd. soreness □dyspepsia □abd. discomfort □flank pain □anorexia □vomiting □hematemesis □diarrhea □constipation □hematochezia □melena
여성	□possibility of pregnancy □recent delivery □vaginal bleeding
기타	

– 검안사항 –

키(cm)		체격	□비만 □보통 □쇠약
눈	□동공 맑음[1]　　□동공 혼탁　　□눈뜸　　□감음		
결막점출혈	□없음　　□있음[2] : ( ) 개, □너무 많음		
피부(시반색)	□usual □pinkish □brown □greenish brown		
건조, 부패	□건조 :　　　　　□부패 :		
시강[3]	□턱 □목 □어깨 □팔 □손 □고관절 □무릎 □발	시반(위치)	□dependent □non-dependent:
직장온도(℃)[4]		주변온도(℃)	
추정사후경과시간			
급사 추정	□네: 근거-□[1] □[2] □[3] □[4] □아니오		
기타 특이사항	□목맴-매듭 위치(□ant central, □left lat, □Rt, □lat post) 　　　　매듭 모양(□U-shape □linear)		

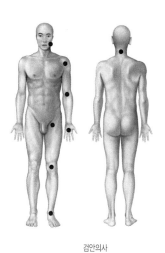

검안의사　　　　　　　　　　　　　　　　이름,　서명

법의학, 윤중진 10~17p, 188~190p, 고려의학사, 1995

II 사망진단서/시체검안서 작성

이윤성 생명윤리정책연구원 원장, (전)서울의대 법의학교실 교수

우리나라에서 의사가 사망을 진단한 예는 다른 나라에 비하여 많지 않다. 2002년 사망원인통계에 따르면, 전체 사망자 가운데 의사 진단; 77.5%, 한의사 진단; 0.6%, 그리고, 진단하지 않은 사망자는 21.9%(사망증명서로 대체)에 이른다. 동회나 면사무소, 구청에 사망신고를 하면 법률적 사망이 인정되어 개인의 법률적, 사회적 의무와 권리가 소멸되고, 사망신고(사망 사실을 안 날로부터 1 개월 내에 해야 한다) 전이라도, 매장이나 화장을 하려면 사망진단서가 있어야 한다. 그 외 상속, 보험 등의 처리에도 필요하다.

* 발부 목적

1. 한 개인의 사망을 의학적/법률적으로 증명	2. 사망원인 통계의 자료로 활용

* 사망증명서(이전에 인우증명서 隣佑證明書)– 의사가 아닌 '이웃'(사망자 주소의 이장, 동장, 통장 등)의 사망 증명이다. 이 사망증명서는 의사가 절대적으로 모자랄 때에 만들었고, 의사의 진료나 검안을 받을 수 없는 지역의 주민을 위하여 만든 제도이다. 아직도 사망진단서를 첨부할 수 없는 부득이한 사유가 있는 경우에 사망신고에서 사망진단서를 대신할 수 있는데, 실제로는 특별한 제한이 없다.
* 진단서 발급이 낮은 이유 : 사망증명서로 대체가 가능하며, 의사들이 사망진단서를 교부하는데(특별한 근거없이) 어려움을 느끼고 있으며, 불합리한 의료법 등이 원인이다.
* 사망 신고시 필요한 서류 : 사망신고서 2부, 사망진단서(시체검안서) 또는 사망증명서(진단서를 첨부할 수 없는 부득이한 사유가 있는 경우)

1. 사망진단서와 시체검안서 서식

사망진단서나 시체검안서는 의료법시행규칙에서 정한 서식에 따라야 하며, 같은 서식에 기재하도록 되어 있다 (의료법 시행규칙 제13조, 별지 제7호 서식).

> **사망진단서** : 의사가 환자를 진료하였고 그 환자가 사망한 원인이 바로 의사가 알고 있는 질병 때문일 때에(즉 자연사일 때에) 작성하는 것으로 진료한 지 48시간이 경과하지 않은 경우
>
> **시체검안서** : 의사가 사망의 원인을 알 수 없거나 또는 사망의 원인을 알더라도 특별하게 다루어야 할 죽음(예컨대 외인사)일 경우

사망진단서 : 의사가 진료한 환자의 상병(손상과 질병을 모두 일컬음)의 진행을 관찰하고 바로 그 상병의 결과로 환자가 사망하였을 때 작성 (prospective)

시체검안서 : 결과(죽음)를 보고 그 원인을 유추하거나 판단하여 작성 (retrospective) 즉, 진료한 적이 없거나 진료한 적이 있지만 진료하던 질환이 아닌 사망원인으로 사망한 경우에 작성

* 우리 의료법에서는 사망진단서와 시체검안서를 같은 서식에 작성하도록 하면서, 그 차이는 다만 의사가 진료하였거나 진료한 지 48시간이 경과하지 않은 죽음으로만 구별하여, 예를 들어 말기 암 환자가 원해서 퇴원하였어도 48시간이 지나서 사망하였다면 사망진단서를 발급할 수 없고 대신 시체검안서를 발급해야 한다(관련법의 개정이 필요)

2. 사망자의 확인

「성명」, 「성별」, 「주민등록번호」, 「실제 생년월일」, 「직업」, 「본적」, 「주소」 등은 사망한 사람의 확인에 해당하므로 확인된 대로 기재한다. 알 수 없는 부분은 아는 대로만 기재한다. 달리 신원을 확인할 수 없는 변사체에 대하여서는 "불상" 또는 "알 수 없음"이라고 기재하면 된다. 변사자의 확인은 의사의 책임인데, 일반적인 주의의무로 가능한 범위 안에서 확인하면 된다. 의사는 신원확인을 위하여 수사를 할 필요도 없고, 또 변사자를 확인할 때까지 사망진단서 발급을 늦출 필요도 없다.

3. 발병 일시, 사망 일시, 사망 장소

1) 발병 일시 : 가장 앞선 사망 원인(원사인)의 발병 시기로서, 시기를 정확히 알면 발병 시기를 정확히 적으면 되나, 정확하지 않다면 환자의 병력 청취나 보호자의 진술에 근거해서 적으며, 모르면 "불상" 또는 "알 수 없음" 이라고 적는다.

2) 사망 일시 : 응급실에서 심폐소생술을 시행한 경우 자발순환, 무맥성 전기리듬, 심실세동 등의 소견이 일시적이라도 있으면 그 때가 사망 시간이 되고, 심폐소생술을 시행하지 않았으면 보호자나 119 구조대원의 진술에 근거해서 적되, 환자 차트

에 누구의 진술에 따랐는지를 기록해 두어야 한다.

3) 사망 장소 : 사망 장소가 발견 장소와 일치하는 경우는 문제가 없으나, 다른 경우는 발견된 장소의 주소를 기재하고 "(발견장소)"를 덧붙여 적는다. 병원 이송 중에 사망하였다면 당시 구급차가 있었던 장소보다는 발견 장소를 기재하는 것이 바람직하다.

4. 사망의 종류 Manner of Death

사망의 종류는 대개 원사인에 따라 결정된다. 원사인이 외상이고 외상의 합병증으로 사망하였다면, 사망의 종류는 외상이 생긴 상황에 따라 자살, 타살, 사고사로 결정한다. 법의학에서는 사망의 종류를 결정할 때에 외인사로 판단 후 자살, 타살, 사고사를 구별할 수 없으면 분류 불능(Unclassified)이라고 하고, 병사와 외인사의 구별도 할 수 없으면 불상(Undetermined)이라고 한다.

「사망의 종류」는 궁극적으로 수사 기관이나 법원에서 판단할 문제이다.

따라서 임상의사에게 요구하는 정도는 단지 병사, 즉 다른 사망 원인이 없이 질병이 원인으로 사망하였는지 여부를 가리는 것이다. 대개 손상이 있으면? 사망의 종류?를 결정할 때에 손상이 질병보다 우선이다. 어떤 것이든 손상이 사망에 영향을 미쳤으면 병사가 될 수 없다. 실제로 사망원인이 된 것은 질병이지만 사망의 종류가 외인사인 경우도 있다. 예를 들어 폭행이나 상해의 피해자가 심근경색 발작을 일으켜 사망하였다면 의사는 당연히 '병사'로 진단한다. 그러나 폭행이 심근경색에 유발요인<誘因>으로 작용하였다면, '타살'일 수 있다. 하지만 이런 경우라도 의사가 그 사실을 밝혀야 할 의무는 없다. 다만 폭행이 유발요인이 된 인과관계에 대하여 설명해 주는 것은 중요하다.

5. 사망의 원인 Cause of Death

1) 진단명

「사망의 원인」은 사망원인인 진단명(질병이나 손상 또는 사고의 상황)을 기재한다. 의료법 시행규칙 제12조 제3항에서와 같이 사망진단서에서는 한국표준질병사인분류(WHO에서 정한 International Classification of Diseases; ICD를 번역하여 사용)에 있는 진단명을 기재하여야 한다.

* 많은 의사들이 「사망의 원인」에 대하여 오해하고 있다. 그래서 우리나라 사망진단서에 가장 많이 오르는 직접사망원인인

심폐기능 정지, 호흡 정지, 호흡중추 마비, 심박 정지, 심장마비, DIC, 저산소성 뇌병증, 패혈증, 노환(노쇠), 연수 마비, 악액질, 출혈성 쇼크

등은 '사망에 따른 증상이나 증세 또는 사망의 기전'이지, 진단명이 아니다. 마치 폐렴 환자가 자신의 병이 무엇인지를 물었을 때에 곧바로 "폐렴"이라고 할 것을 "기침과 가래가 있고, 숨이 차며, 고열이 있다"고 한 것과 같다. 이렇게 증상과 증세를 「사망의 원인」에 기재하는 것은 오래 된 그러나 잘못된 관행이다.

2) 진단의 근거

진단서에는 진단한 근거를 기재하지는 않으나 진료기록부(병록지)에는 자세하게 기재함으로써 나중에 근거를 밝힐 필요가 있을 때에 대비하여야 한다.

임상적 진단에 의해 형태학적 진단명을 쓰고자 한다면 진단명 뒤에 "(추정)"또는 "(의증)"이라고 덧붙일 수 있다. 이는 더 정확한 방법으로 다른 진단이 밝혀진다면 자신의 판단을 양보하겠다는 의미로 해석된다.

3) 선행사망원인(Antecedent Cause of Death, 원사인Underlying Cause of Death)

사망원인은 WHO 권장에 따라 선행사인을 제일 아래에 기재하도록 하였는데, 선행사인이란 "1. 직접 사망에 이르게 한 일련의 병적상태를 일으킨 질병과 손상, 2. 치명적 손상을 일으킨 사고나 폭력 상황"으로 정의한다. 즉 사망원인에는 질병이나 손상의 명칭 외에 사고나 폭력의 상황을 기재할 수 있다. 원사인은 환자가 사망하게 된 궁극적인 원인을 말하며, 가장 최초의 선행사인이 원사인이 된다.

* 사망의 원인 기재 요령

⑴ '주 사망원인'에서 직접사인 하나로 사망을 모두 설명할 수도 있다. 예컨대 "익사(溺死)"로 사망을 모두 설명할 수 있는데 구태여 네 칸을 모두 채우기 위하여 "심장 마비"나 "수영 미숙"이니 하는 내용을 쓸 필요는 없다.

⑵ 「기타의 신체 상황」으로 적을 것이 없으면 그냥 비워 둔다. 부검에서 우연히 암을 발견하였더라도 사망에 영향을 끼치지 않았다고 판단하면 간접사인에 이를 적지 않는다.

⑶ 사망원인을 알 수 없으면 "불상" 또는 "알 수 없음"으로 적는다. 그러나 사망원인을 "불상"으로 기재하였으면서 「사망의 종류」를 '① 병사'로 표기하는 것은 적절하지 않다. '병사'에 확신이 있다면, 사망원인이 확실하지 않더라도 병력이나 증상을

잘 듣고 나서 가능한 병명을 적고 뒤에 "(추정)"을 붙이면 된다. '① 병사'인지 확실하지 않으면 수사기관이 수사할 수 있도록 '③ 기타 및 불상'으로 표기하고, 「사망의 원인」은 "불상"으로 남겨야 한다.

(4) '사망원인'이 두 개 이상일 때, 예컨대 칼로 찌른 것(자창刺創)과 목을 조른 것(교사 絞死)이 같이 있는데 어느 것이라도 사람을 죽일 수 있더라도 더 치명적인 손상을 골라 한 가지만을 사망원인으로 정하여 적는다.

(5) 「발병부터 사망까지의 기간」은 연(年), 월, 일, 시, 분을 알 수 있는 대로 기재하고, 또는 즉시(卽時), 20분, 5시간, 10년 등으로 기재하여도 된다.

(6) 사인과 관련되어 수술을 하였거나, 사망 후에 부검을 하였다면 사인에 관련된 소견을 '수술의 주요 소견', '해부의 주요 소견'에 기재하고, 그렇지 않다면 빗금을 긋고 날인한다.

4) 직접사인(Direct Cause of Death)과 선행사인

「㉮ 직접사인(direct cause of death)」은 직접 죽음의 원인이 된 합병증, 질병, 손상을 적는다. 익사처럼 하나의 상황으로 죽음을 모두 설명할 수 있으면 직접사인에 "익사"로 기재하면 충분하고, ㉯ 이하의 난은 기재할 필요 없다. 각각에 들어갈 수 있는 고유한 진단명이 따로 있는 것이 아니다. 2000년 10월 21일에 새로 사망진단서 서식을 바꾸기 전에는 「직접사인」, 「중간선행사인」, 「선행사인」의 세 칸으로 구별하던 것을 개선하였다. 이전 서식에서는 마치 중간선행사인이나 선행사인이 될 수 있는 진단명이 따로 있는 것으로 오해하기 때문이다. 그러나 서식을 바꾸면서 ㉯와 ㉰에 각각 '중간선행사인', '선행사인'을 남긴 것은 실수이다. 이 서식을 그대로 이해하여, ㉱가 ㉰의 원인을 기재하는 곳이라면 선행사인의 원인을 적어야 하는데, 선행사인의 선행 원인이 있어야 하는데, 이는 모순이다.

이해를 돕기 위하여 WHO 서식을 보면 위에서부터 직접사인을 쓰고, 직접사인의 원인(due to or as a consequence of)을 그 다음 칸에, 또 그 원인의 원인을 셋째 칸에 차례로 적으면 된다. 우리는 넷째 칸까지 기재할 수 있다.

주의할 것은 사망원인 난에 기재된 바에 따라 사망의 통계를 작성하므로 어떤 개인이 사망하게 된 기본적인 질병이나 손상 또는 사고가 누락되어서는 안 된다는 점이다. 이를테면 보행자 교통사고로 두부 손상을 받고 사망한 경우에 사망원인 난에 "뇌 헤르니아 ← 뇌경막외 출혈 ← 두개골 골절"이라고만 기재하면 교통사고로 사망한 이 사람이 어떻게 사망하였는지 알 수 없다. 따라서 「외인사의 추가 사항」에 반드시 교통사고임을 기재하거나, 또는 사망원인에 "뇌경막외출혈 ← 두개골 골절 ← 보행자교통사고"라고 기재하면 된다.

5) 기타의 신체 상황

「㉮」 내지 ㈔와 관계없는 기타의 신체 상황」은 '사망원인'을 직접 일으키거나 관련되지는 않았지만 사망에 나쁜 영향을 준 상황을 적는다. 예를 들어 위암 때문에 사망한 사람에서 당뇨병이 같이 있었다고 가정하자. 당뇨병이 위암의 원인이거나 위암이 당뇨병의 원인일 수는 없다. 따라서 위암과 그에 따른 합병증을 '사망원인'에 기재할 수는 있으나 당뇨병을 기재할 수는 없다. 그런데 그 사람에서 당뇨병이 있기 때문에 (치료에 반응하지 않거나 또는 당뇨병 때문에 제대로 치료를 할 수 없어) 위암으로 인한 사망이 일찍 초래된 것이라 판단하면 「기타의 신체 상황」난에 당뇨병을 기재한다. 만약 당뇨병이 있되 위암으로 인한 사망에 거의 영향을 미치지 않았다면 당뇨병은 어디에도 기재할 필요가 없다.

■ 사망진단서의 국제적인 서식(International Form of Medical Certificate of Cause of Death)

Cause of Death		Approximate interval between onset and death
Disease or condition directly leading to death*	(a) _____ due to (or as a consequence of)	_____
Antecedent causes Morbid conditions, if any, giving rise to the above causes, stating the underlying condition last	(b) _____ due to (or as a consequence of) (c) _____ due to (or as a consequence of)	_____ _____
II Other significant conditions Contributing to the death, but not related to the disease or condition causing it	_____ _____ _____	_____
*This does not mean the mode of dying, e.g., heart failure, asthenia, etc. It means the disease, injury, or complication which caused death.		_____

6. 외인사의 추가 사항

「외인사의 추가 사항」은 외인사를 일으킨 상해에 관한 정보를 아는 대로 기재한다. 다른 사람의 설명에 의하여 알게 되었다면 "(---의 설명에 의함)"라고 덧붙일 수 있다. 덧붙이지 않더라도, 그 내용은 의무기록에 남긴다. 「외인사의 추가 사항」에 기재할 내용이 없으면 빗금을 긋고 날인한다.

■ 의료법 시행규칙 [별지 제6호서식] <개정 2015.12.23.>

사망진단서(시체검안서)

※ [ ]에는 해당되는 곳에 "∨"표시를 합니다.

등록번호		연번호		원본 대조필인	
① 성 명				② 성 별	[ ]남 [ ]여
③ 주민등록번호	-	④ 실제생년월일 년 월 일		⑤ 직업	
⑥ 등록 기준지					
⑦ 주 소					
⑧ 발 병 일 시	년 월 일 시 분(24시간제에 따름)				
⑨ 사 망 일 시	년 월 일 시 분(24시간제에 따름)				

⑩ 사 망 장 소	주소	
	장소	[ ] 주택 [ ]의료기관 [ ] 사회복지시설(양로원, 고아원 등) [ ] 공공시설(학교, 운동장 등) [ ] 도로 [ ] 상업·서비스시설(상점, 호텔 등) [ ] 산업장 [ ] 농장(논밭, 축사, 양식장 등) [ ] 병원 이송 중 사망 [ ] 기타( )

⑪ 사망의 원인 ※ (나) (다) (라)에는 (가)와 직접 의학적 인과관계가 명확한 것만을 적습니다.	(가) 직접 사인		발병부터 사망까지의 기간
	(나) (가)의 원인		
	(다) (나)의 원인		
	(라) (다)의 원인		
	(가)부터 (라)까지와 관계없는 그 밖의 신체상황		
	수술의사의 주요소견		수술 연월일 년 월 일
	해부의사의 주요소견		

⑫ 사망의 종류	[ ] 병사 [ ] 외인사 [ ] 기타 및 불상			
⑬ 외인 사 사항	사고 종류	[ ] 운수(교통) [ ] 중독 [ ] 추락 [ ] 익사 [ ] 화재 [ ] 기타( )	의도성 여 부	[ ] 비의도적 사고 [ ] 자살 [ ] 타살 [ ] 미상
	사고발생 일시	년 월 일 시 분(24시간제에 따름)		
	사고발 생 장소	주소		
		장소	[ ] 주택 [ ]의료기관 [ ] 사회복지시설(양로원, 고아원 등) [ ] 공공시설(학교, 운동장 등) [ ] 도로 [ ] 상업·서비스시설(상점, 호텔 등) [ ] 산업장 [ ] 농장(논밭, 축사, 양식장 등) [ ] 기타( )

「의료법」 제17조 및 같은 법 시행규칙 제10조에 따라 위와 같이 진단(검안)합니다.

년 월 일

의료기관 명칭 :

주소 :

의사, 치과의사, 한의사 면허번호 제 호 성 명 : (서명 또는 인)

유 의 사 항

사망신고는 1개월 이내에 관할 구청·시청 또는 읍·면·동사무소에 신고하여야 하며, 지연 신고 및 미신고 시 과태료가 부과됩니다.

210㎜×297㎜[백상지 80g/㎡(재활용품)]

ⓐ 둘 중에 하나만을 선택해야 한다(기준 48시간 이내 진찰, 진단 유무와 관계없다).

ⓑ 모르는 경우 '불상'으로 적으나, 정확하지 않을 경우 우선 아는 선에서 적으나, 차후 수정해야 함을 설명해야 한다.

ⓒ 반드시 진단명을 적어야 하며, 심폐기능정지, 호흡정지, 호흡중추마비, DIC, 저산소성 뇌병증, 패혈증, 노환(노쇠) 등은 진단명이 아니므로 불가하다. (가)~(라) 전부를 채울 필요는 없다.

ⓓ 사인은 아니나 원인이 될 수 있는 상황을 적는다.

ⓔ 서명도 가능하며 반드시 환자를 진찰한 의사가 발부해야 한다(환자를 진찰하지 않은 의료원장, 소속 과장 등의 이름으로 발부할 수 없다).

7. 사망진단서 작성 예

1. 82세 여자가 아침에 집에서 사망한 채로 발견되어 응급실로 왔다. 한 달 전부터 갑자기 왼쪽 반신마비가 생겼고 그때부터 기운이 없어하고 식사도 잘 하지 못했으나, 달리 의료기관을 찾지는 않았다고 한다. 신체검사에서 외상의 흔적 없고, 악액질 등의 만성 병색 소견은 없었다.

잘못된 예)

11	사망의 종류	❶ **병사** ② 외인사 □□□□ ㉮ 교통사고 ㉯ 불의의 중독 ㉰ 불의의 추락 □□□□□□□□□□ ③ 기타 및 불상 □□□ ㉱ 불의의 익사 ㉲ 자살 ㉳ 타살 ㉴ 기타 사고사 □□□□					
12	사망의 원인 ※(나)(다)(라)에는 (가)와 직접 의 학적 인과관계 가 명확한 것 만을 기입한다.	(가) 직접사인		노환(또는 미상)		발병부터 사망까지의 기간	
		(나) (가)의 원인(중간선행사인)		–			
		(다) (나)의 원인(선행사인)		–			
		(라) (다)의 원인					
		(가) 내지 (라)와 관계 없는 기타의 신체 상황					
		수술의 주요소견			수술연월일	년 월 일	
		해부의 주요소견					

'노환'은 82세에서 당연하다. 따라서 기재할 필요가 없다. 만약 "미상"이라고 하였다면 사망의 종류가 "병사"가 되는 것은 적절치 않다. "병사"라고 판단하였다면, 가능한 진단을 찾아야 한다. 망인이 한 달 전부터 갑자기 반신마비가 있었다면 뇌의 문제를 생각할 수 있고, 노인에서 미세한 증상과 증세가 나타나지 않는 경우가 많다는 점을 고려한다면, 사망원인은 뇌 혈관 질환을 고려할 수 있다.

권장 예 1)

11	사망의 종류	❶ **병사** ② 외인사 □□□□ ㉮ 교통사고 ㉯ 불의의 중독 ㉰ 불의의 추락 □□□□□□□□□□ ③ 기타 및 불상 □□□ ㉱ 불의의 익사 ㉲ 자살 ㉳ 타살 ㉴ 기타 사고사 □□□□					
12	사망의 원인 ※(나)(다)(라)에는 (가)와 직접 의 학적 인과관계 가 명확한 것 만을 기입한다.	(가) 직접사인		뇌경색		발병부터 사망까지의 기간	1개월
		(나) (가)의 원인(중간선행사인)		–			
		(다) (나)의 원인(선행사인)		–			
		(라) (다)의 원인					
		(가) 내지 (라)와 관계 없는 기타의 신체 상황					
		수술의 주요소견			수술연월일	년 월 일	
		해부의 주요소견					

권장 예 2)

11	사망의 종류	① 병사 ② 외인사 ☐☐☐☐ ㉮ 교통사고 ㉯ 불의의 중독 ㉰ 불의의 추락 ☐☐☐☐☐☐☐☐☐☐ ③ **기타 및 불상** ☐☐☐☐ ㉲ 불의의 익사 ㉳ 자살 ㉴ 타살 ㉵ 기타 사고사 ☐☐☐☐				
12	사망의 원인 ※(나)(다)(라)에는 (가)와 직접 의학적 인과관계가 명확한 것만을 기입한다.	(가)	직접사인		미상	발병부터 사망까지의 기간
		(나)	(가)의 원인(중간선행사인)		–	
		(다)	(나)의 원인(선행사인)		–	
		(라)	(다)의 원인		–	
		(가) 내지 (라)와 관계 없는 기타의 신체 상황				
		수술의 주요소견		수술연월일		년 월 일
		해부의 주요소견				

권장 예 2)로 시체검안서가 교부되면, 변사 신고가 되어, 검찰의 지휘를 받아 수사가 진행이 되어야 한다는 의미의 진단서이다. 의사가 병력이나 신체검사를 바탕으로 외인사의 증거가 없다면 병사로 하며, 위의'권장 예 1)'처럼 가장 가능성 있고 타당한 진단을 기재할 수 있다. 진단명 뒤에 (추정)이라고 덧붙여도 되지만 덧붙이지 않아도 추정일 수밖에 없다.

2. 24세 남자가 운전자 교통사고로 두개골 골절, 뇌출혈, 발목 골절로 중환자실 치료 중에 고열, 경련이 생겼고, 결국 심한 뇌부종 및 폐렴으로 10일만에 사망하였다.

잘못된 예 1)

11	사망의 종류	① **병사** ② 외인사 ☐☐☐☐ ㉮ 교통사고 ㉯ 불의의 중독 ㉰ 불의의 추락 ☐☐☐☐☐☐☐☐☐☐ ③ 기타 및 불상 ☐☐☐☐ ㉲ 불의의 익사 ㉳ 자살 ㉴ 타살 ㉵ 기타 사고사 ☐☐☐☐				
12	사망의 원인 ※(나)(다)(라)에는 (가)와 직접 의학적 인과관계가 명확한 것만을 기입한다.	(가)	직접사인		뇌부종	1개월	발병부터 사망까지의 기간
		(나)	(가)의 원인(중간선행사인)		뇌출혈, 폐렴	
		(다)	(나)의 원인(선행사인)		두개골 골절	
		(라)	(다)의 원인		교통사고	
		(가) 내지 (라)와 관계 없는 기타의 신체 상황			발목 골절	
		수술의 주요소견		수술연월일		년 월 일
		해부의 주요소견				

→ 사망의 종류는 당연히 병사가 아닌 외인사여야 한다. 직접사인에 '진단명'이 아닌"병적 상태"를 기재하였다. 기타 신체 상황에 굳이 사망과 직접적인 관계가 없는 손상을 기재하였다. 그 외에 뇌허르니아 도 직접사인으로 맞지 않다. 폐렴은 머리 손상에 따른 합병증이고 직접 사망에 이르게 된 원인이므로 이를 직접사인으로 기재한다. 한편 직접사인을'머리 손상'으로 기재하고'폐렴'은 생략하여도 된다.

권장 예)

11	사망의 종류	① 병사 ② **외인사** □□□□ ㉑ **교통사고** Ⓑ 불의의 중독 ⒞ 불의의 추락 □□□□□□□□□		
		③ 기타 및 불상 □□□□ ⒠ 불의의 익사 ⒡ 자살 ⒢ 타살 ⒣ 기타 사고사 □□□□		
12	사망의 원인 ※(나)(다)(라)에는 (가)와 직접 인과관계 가 명확한 것 만을 기입한다.	(가) 직접사인	폐렴	발병부터 사망까지의 기간
		(나) (가)의 원인(중간선행사인)	머리뼈 골절	
		(다) (나)의 원인(선행사인)	탑승자 교통사고	
		(라) (다)의 원인	–	
		(가) 내지 (라)와 관계 없는 기타의 신체 상황		두부 외상후 간질
		수술의 주요소견	수술연월일	년 월 일
		해부의 주요소견		

3. 8년 전부터 간경화증을 앓고 있는 46세 남자가 최근 폭음 후에 토혈로 응급실을 찾아 입원하였다. 과거에 2차례 같은 증세로 치료받은 적이 있는데, 토혈의 원인은 식도 정맥류 파열이었다. 초음파검사에서 간에 종양이 발견되었다. 중환자실 입원 후 3일만에 회복되지 않고 사망하였다.

잘못된 예)

11	사망의 종류	① **병사** ② 외인사 □□□□ ㉑ 교통사고 Ⓑ 불의의 중독 ⒞ 불의의 추락 □□□□□□□□□		
		③ 기타 및 불상 □□□□ ⒠ 불의의 익사 ⒡ 자살 ⒢ 타살 ⒣ 기타 사고사 □□□□		
12	사망의 원인 ※(나)(다)(라)에는 (가)와 직접 의 학적 인과관계 가 명확한 것 만을 기입한다.	(가) 직접사인	비가역적 출혈성 쇼크	발병부터 사망까지의 기간	3일
		(나) (가)의 원인(중간선행사인)	식도 정맥류 파열		3일
		(다) (나)의 원인(선행사인)	간경화		8년
		(라) (다)의 원인	비(B)형 간염		미상
		(가) 내지 (라)와 관계 없는 기타의 신체 상황		간 종양	
		수술의 주요소견	수술연월일	년 월 일	
		해부의 주요소견			

직접사인의 '비가역적 출혈성 쇼크'는 '진단명'이 아니다. 그리고 식도정맥류 파열로 사망하였다면 당연히 출혈성 쇼크의 과정을 겪어 사망하였을 터이므로 굳이 출혈성 쇼크를 기재할 필요는 없다. '비형 간염'은 비록 간경화증의 의학적 원인이기는 하지만, "사망에 이르게 된 일련의 과정을 시작한 원인"이라고 보기는 어렵다. 따라서 사망원인에 기재할 필요는 없고 '기타의 신체 상황'에는 기재할 수 있다. '간 종양'은 사망에 영향을 미쳤다면 '기타의 신체 상황'에 기재할 수도 있다.

권장 예)

11	사망의 종류	① **병사** ② 외인사 □□□□ ㉑ 교통사고 Ⓑ 불의의 중독 ⒞ 불의의 추락 □□□□□□□□□		
		③ 기타 및 불상 □□□□ ⒠ 불의의 익사 ⒡ 자살 ⒢ 타살 ⒣ 기타 사고사 □□□□		
12	사망의 원인 ※(나)(다)에는 (가)와 직접 의 학적 인과관계 가 명확한 것 만을 기입한다.	(가) 직접사인	식도정맥류 파열	발병부터 사망까지의 기간	3일
		(나) (가)의 원인(중간선행사인)	간경화		8년
		(다) (나)의 원인(선행사인)	–		
		(라) (다)의 원인	–		
		(가) 내지 (라)와 관계 없는 기타의 신체 상황		비형 간염	
		수술의 주요소견	수술연월일	년 월 일	
		해부의 주요소견			

Ⅲ '사망'을 알리는 법

'사망'을 체계적으로 환자의 유족에게 설명하는 법에 대해서는 의학교육에서 빠져있는 것이 보통이다. 조사에 의하면, 응급의학과 의사 조차도 받은 의대 시절에, 1/3은 전공의 시절에 배웠다고 하며, 나머지는 없다고 답한다. 그러나 응급의학과 의사라면 죽음을 알리는 데 누구보다도 치료했던 그룹 중에 가장 높은 등급의 의사가 설명하는 것이 옳다고 생각하며, 이 설명은 오랜 경험과 기술이 필요하다고 느끼고 있다. 무엇보다 환자를 질환이 아닌 인격체로 바라보아야 한다는 기본적인 의사윤리가 밑바탕이 되어야 하며, 진심어린 마음과 따뜻한 배려로 사망선고 후에 겪게 될 정신적 충격을 줄일 수 있도록 해주어야 한다.

1. 설명의 과정

1) 준비 : 따로 방이나 격리된 공간을 준비하고, 전부 모이기 전까지 가능한 사망과 관련이 없는 질문을 가볍게 한다. 예를 들어 "어디서 오셨습니까?, 어떻게(교통 수단) 오셨습니까?" 등의 얘기들이다

2) 설명 : 먼저 설명하는 '의사'자신을 소개한다. 가족 모두들 가능한 의사에 앉게 하는 것이 좋다. 사망에 대한 의사 자신의 슬픔과 가족의 비통함을 은연 중에 나타낸다. 그리고 언제, 어떻게, 무슨 질환(외상) 등의 간략한 설명을 덧붙여 '사망'을 알린다.

3) 슬픔 반응 : 유족들은 부정, 슬픔, 흥분 등 다양한 반응을 한번에 나타낼 수 있다. 먼저 움직임을 적게하고, 자리에 앉히는 등의 방법으로 진정시키고, 조용히 슬픔을 갖도록 분위기를 만들어 준다.

4) 사망자 보여주기 : 보호자들이 오기 전에 먼저 사망자와 그 주위는 정리가 되어 있어야 한다. 의사는 보호자와 동행을 하는 것이 좋다. 기관 삽관 튜브와 기계호흡기가 연결되어 있다면, 이 단계에서 제거해 주는 것이 좋을 듯하다(유족들이 일찍 도착했거나, 치료 과정을 알았다면). 사망자 보기를 꺼린다면, 억지로 시킬 필요는 없지만, 사망자의 확인이 필요하다면 시간을 두고 천천히 시행하도록 한다.

5) 마지막 과정 : 애도를 표하고, 보호자들에게 질문이 있는지, 도와줄 것은 없는 지 물어본다. 사망진단서(사체검안서), 영안실 이동, 사망 신고의 절차 등 행정적인 절차를 설명한다. 변사체인 경우 시체의 매장 여부는 검사의 지휘를 받아야 하므로 꼭 설명해야 한다(보통 대학병원이면 영안실의 직원들이 설명하므로, 서로 협조가 되어 있다면 안 해도 된다). 필요하다면, 부검과 장기 기증에 대해서 설명해 준다.

2. 특별한 상황에서의 사망의 설명

1) 유족이 멀리 있을 경우 : 전화를 통한 '사망의 소식'을 전해야 하지만, 이 방법은 바람직하지 않다. 한 연구에 의하면, 자가 운전차로 1시간 이상의 원거리일 경우 신원확인을 확실히 한 후 사망을 알리는 것이 좋다고 하며, 그 이하인 경우는 '중상' 또는 '위급'의 상황 정도로 전하여, 유족이 흥분한 상태로 병원까지 오면서 발생할 수 있는 교통사고 등의 위험을 피할 수 있도록 하는 것이 좋다고 한다.

2) 사후 검사가 필요한 상황 : 변사체의 경우인데, 진단서에 사망의 원인이 외인사나 불명의 경우이다. 먼저 이에 대한 설명을 해서 나중에 발생할 분쟁을 막아야 하고, 이 경우 챠트 검토는 필수적이다.

3) 소아의 사망 : 가장 힘들고, 의사들 또한 당황하게 한다. 의사 또한 소아의 사망에 대해서 죄책감을 느끼고, 안타까움이 다른 사망보다 크게 다가오기 때문이다. 소아의 사망은 부모 모두에게 서로를 위로할 여유조차 없게 만들고, 보호하지 못했다('부모의 의무' 불이행)는 죄책감에 시달리며, 이로 인해 이혼하는 빈도도 증가한다. 또한 사망한 소아의 형제 또한 자포자기의 심정, 죽음에 대한 공포, 자책감을 강하게 느끼게 되지만, 부모는 살아있는 자식을 돌볼 겨를이 없다. 사망을 알리고 난 후에는 할 수 있는 한 '가족이 중심'이 된 설명으로 서로의 상태를 직접 설명해서 알려주고, 또한 친척들의 협조를 구해야 한다.

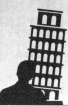

우는 아이, 겁에 질린 엄마

Crying Infant and Feared Mother

Ⅰ 우는 아이에 대한 병력 및 이학적 검사

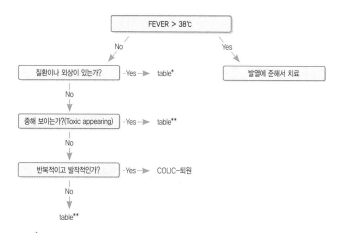

■ Table*

감염	감염	이물
중이염/외이도염	옷핀, 고리	귀
Oral thrush	손가락	각막
Stomatitis	음경	안구
Cellulitis	열린 기저귀 핀	구강
위장관염	곤충 교상	비강
백신 주사후		

■ Table**

비뇨기계	심장	외상/소화기	중독/대사성	감염
고환 염전	상심실성 빈맥	탈장	Salicylate 중독	패혈증
요로감염	선천성 기형	위장관염	CO 중독	뇌수막염
외상	CHF	탈수	선천성 대사 이상	뇌염
	심근 허혈	장중첩증	저혈당	폐렴
		Volvulus	산혈증	골수염
		Appendicitis		패혈성 관절염
		장파열, 항문		
		열상, 치열		

1. 영아 산통 Infantile colic

• 증상
  - 3-3-3을 기억: 하루에 3시간, 일주일에 3일, 3주 이상에 걸쳐 갑작스런 울음을 보인다(전체 영아 13%).
  - 주로 생후 3개월 이하의 영아에서 발생.
  - 발작적 복통으로 몹시 울며 보채는 것이 특징적이나 건강하고, 다른 증상이나 진찰에 이상 소견이 없음.
  - 우는 모양은 목소리가 크고 지속적이며, 안면은 홍조를 띠고 입 주위는 창백하다.
  - 복부 팽만과 하지를 구부리고 손은 꽉 쥐고 있다.
  - 자세한 병력과 진찰 소견이 정상이면 불필요한 검사를 줄일 수 있으나 불분명한 경우 검사를 진행한다.
• 원인
  - 산통의 원인은 알려져 있지 않지만 공기를 많이 마시거나, 수분 섭취 부족, 우유 단백에 대한 알레르기, 엄마의 스트레스 등으로 추정할 수 있다.
• 치료
  - 아이를 돌보는 환경을 변화시킨다: 주위 환경을 조용하게 하고 아이를 좀 더 부드럽게 다루며 수유 횟수를 늘린다거나 음악을 틀어주고 유모차를 태워본다. 배 위에 따뜻한 열을 가해볼 수도 있다.
  - 수유법을 변화시킨다: 수유 후 장의 연동운동이 보이거나 자주 게우거나 수유 직후 산통을 보이는 경우

* 모유 수유아는 엄마가 우유단백 섭취를 피하고 모유수유를 지속한다.
* 조제유를 먹이는 아가는 일주일 정도 저알레르기 분유를 시도해 볼 수 있다.

II. 겁에 질린 엄마; 회복되었지만 치명적인 증상들
Brief Resolved Unexplained Events, BRUE

- 과거 ALTE (apparent Life-Threatening Events)라고 불리던 임상군으로 정의 및 위험군에 따라 추가 평가 및 처치가 달라진다.
- 짧지만 치명적인 증상을 보이므로 보호자는 순간 아이가 죽었다고 생각하는 경우도 있어 매우 겁에 질리거나 걱정이 많은 상태로 병원을 찾는다.
- 정의에 맞는 진단 후 risk group을 나눠 불필요한 검사를 줄이고 risk군을 놓치지 말아야 한다.
  1) 정의: 1세 이하에서 아래의 증상 중 하나 이상이 갑자기, 짧은 시간 동안 발생하였으나 곧 회복된 경우를 일컫는다.
     (1) Cyanosis or pallor
     (2) Absent, decreased or irregular breathing
     (3) Marked change in tone (hyper- or hypotonia)
     (4) Altered level of responsiveness
  2) Risk classification: 아래의 경우가 모두 yes라면 lower risk, 하나라도 no라면 higher risk로 분류한다.
     (1) Age > 60 days
     (2) Gestational age (GA) $\geq$ 32 wks & corrected GA $\geq$ 45 wks
     (3) No CPR by trained medical provider
     (4) Event lasted < 1 minute
     (5) First event
  3) Disposition
     (1) Lower risk: BRUE에 대해 보호자를 안심시키고 응급실에서 잠시 SPO2 모니터나 증상 관찰. 필요시 EKG 확인, 보호자에게 CPR 교육을 받도록 권유. 과도한 불필요한 검사는 지양할 것.
     (2) Higher risk: 입원시켜서 원인에 대한 조사가 필요함.

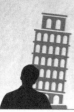

발열과 기타 감염
Fever and Infectious Disease

I 발열 환아 진찰 시 주의할 점

응급실에 내원하는 많은 수의 환아를 차지하며, 심각한 감염원을 감별하기 위해 임상적 판단, 적절한 검사, 경과 관찰이 복합적으로 이루어져야 한다. 다음의 주요 판단점을 기억하면 좋다.

– 환아의 나이:

"3개월 이하", 어릴수록 감염에 취약하고 감염 징후가 명확치 않으며 급격히 악화될 수 있어 빠른 검사와 치료를 요한다.

– 최고 체온의 높이: 39도 이상 고온인 경우 심각한 세균 감염의 위험이 더 높다.

– 아파 보이는 정도: toxic해 보이는지를 판단하는 것 'ABCD'

A: arousal, alertness, activity

B: breathing difficulties

C: poor color (pale) and poor circulation (cold peripheries)

D: decreased fluids in (<half normal) and decreased urine output

– 발열 원인이 명확한지 여부

– 백혈구 수:

심각한 세균 감염일수록 높은 WBC 수를 보인다(> 15,000). 그러나 세균혈증의 1/3에서는 정상 WBC를 보일 수도 있다.

체온의 측정: 직장 또는 액와에서 측정하는 것이 정확하며 액와의 체온은 직장보다 약 1도가량 낮다. 고막 체온계는 부정확하나 사용이 쉬워 가장 보편적으로 사용된다.

뇌수막염	수막자극증(menigismus, 1세 이하에서는 신뢰성이 떨어진다), 보챔, 의식 이상, 구토, 두통
중이염	발열, 비명 같은 울음, 이통, 이루, 고막 충혈(고막 충혈은 고열 및 울음에 의해서도 생길 수 있어, 이 한 가지만으로 진단이 불가능하다)
상기도 감염	비강 충혈과 코 분비물은 소아에서 상당히 흔하다. 그러므로 고열의 원인으로 진단하려면, 먼저 다른 질환을 감별해야 한다.
인두염	삼출물이나 발적이 없는 편도선 비대는 1.5~3세까지 흔하므로 염두에 두어야 한다.
크룹, 후두개염	둘 다 흡기 시 천명음(stridor)을 보인다. 크룹은 2~3일에 걸친 점진적 발생, 전신적 독성 증상이 없고, 습기와 찬 공기에 잘 반응한다. 후두개염은 빠른 발병(12~24시간)과 고열, 목소리를 내지 못하고 심한 호흡곤란, 바로 앉으려고, 삼키지 못하고 침흘림, 고개 숙임 등의 증상을 보인다.
세기관지염	2세 미만 소아, 쌕쌕거리는 특징적인 호흡음, 그러나 천명음과 빈호흡은 영아에서 흔하므로 감별을 요한다.
폐렴	소아는 보통 청진 시 기침을 하고, 수포음을 낸다. 또는 어린 소아나 바이러스성 폐렴의 경우 청진상 특이 소견이 없을 수도 있다.
충수돌기염	압통과 복부 가딩(guarding)이 있을 수 있으나, 3~4세 미만에서는 50% 정도에서만 전형적인 소견이 관찰된다. 성인과 달리 설사가 흔하게 나타난다.
세균성 관절염	관절의 운동범위를 검사하고, 병소의 발적과 국소 열기를 확인, Septic hip의 경우 환아를 앙와위(supine position)에서 통나무 굴리듯(log-roll) 다리를 잡고 돌리면 통증을 호소한다.
수막염구균 균혈증 (meningococcemia)	잠재세균혈증으로부터 패혈증, 쇼크 및 사망까지 다양한 질병을 유발, 초기 petechia, 후기 purpura 특징적 피부 소견을 보인다.
가와사키병	5일 이상 지속되는 고열과 함께 특징적인 전신 발진, 임파선 비대, 결막 충혈, 손발의 변화, 입술 및 구강 변화 등이 나타난다.
기타 바이러스성 질환	수두, 홍역, 돌발진 등 발진을 동반하는 바이러스성 질환의 경우 열과 발진의 전파 양상에 따라 감별이 가능하다.

II Fever without localizing sign (FWS)

- 38℃ 이상 발열이 있으나, 특별한 증상이나 감염의 징후가 없는 경우를 칭함.
- *Haemophilus influenza typ b* (Hib)와 *Streptococcus pneumonioae* 백신이 국가필수접종이 되면서 심각한 세균성 패혈증이나 뇌수막염은 매우 드물어졌음
- *Postvaccination era*에 가장 흔한 세균성 감염은 요로감염이다. Urinalysis에 주목할 것.

III 심한 세균/바이러스 감염성에 걸릴 위험이 있는 발열 환자

임상 조건		감염 상태
Immunocompetent	신생아(< 28일)	세균혈증, 수막염(GBS, E.coli, L.monocytogenes, HSV, enterovirus, parechovirus)
	영아(1~3개월)	심한 세균성 질환(5~15%); 균혈증(5%), UTI가 가장 흔한 세균감염
	영유아(3~36개월)	Hib와 pneumoncoccus 예방접종이 된 소아에서 잠재세균혈증은(0.5% 미만, UTI에 주의)
	고열(> 10℃)	수막염, 세균혈증, 폐렴, 열사병, 출혈성 쇼크, 뇌증 증후군
	점상 출혈을 동반한 발열	세균혈증, 수막염(N.meningitidis, Hib, S.pneumonia)

Modified from Nelson Textbook of Pediatrics, 20th Edi, p1280

IV FWS의 치료

1. 38 ℃ 이상의 발열이 있으면서 아파보이는 toxic appearance 36개월 이하의 영유아

- blood, urine, CSF study를 하고 입원하여 경험적 항생제 치료를 하는 것이 원칙
- 3개월 이하 영아의 진료에 경험이 적은 의료진의 경우 toxic appearance에 대한 판단은?

  1) 끙끙거리며 앓는 소리를 내고 피부가 얼룩덜룩하고 손발이 창백하거나 푸르스름 하며 capillay refill time이 늘어나 있기도 한다.
  2) 엄마가 제일 잘 안다. 보호자 의견을 적극적으로 참고: "아기가 평소보다 많이 아파 보이나요? 많이 나빠 보이나요?"라고 구체적으로 물어볼 것

2. 체온 38℃ 이상, 이전에 건강했던 90일 이전의 신생아 및 영아

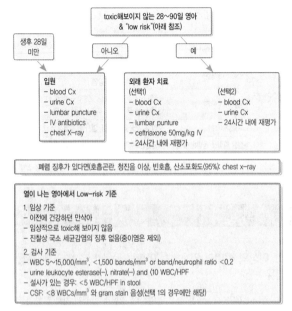

Modified from Nelson Textbook of Pediatrics, 20th Edi, p1282

3. 이전에 건강했던 91일부터 36개월 영 유아

발열로 응급실을 방문하는 36개월 이하의 영유아 중 30%는 특별한 국소감염징후를 보이지 않는다. 대부분 바이러스 감염이 원인이므로 면역학적 상태나 예방접종력을 확인 후 불필요한 검사는 진행하지 않도록 한다. 특히나 발열이 생긴 후 너무 빨리 응급실을 내원하는 경우 아무 진단도 되지 않으므로 보호자를 안심시키는 설명이 필요하다. 하지만 toxic해 보이는 경우는 혈액검사 등 적극적으로 진단하도록 한다.

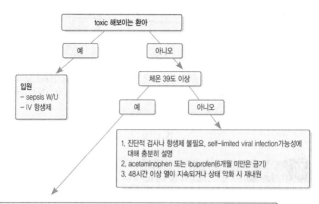

1. Pneumococcus & Hib을 접종을 모두 받은 환아
   - urinalysis 시행:
     모든 6개월 미만 남아와 6~12개월 포경수술 하지 않은 남아
   - 24개월 미만 모든 여아, UTI 과거력 있는 환아
2. Pneumococcus & Hib을 접종하지 않은 환아
   - 체온이 39.0도 이상이면 WBC수를 검사하고 blood Cx는 보류
   - WBC가 15,000(또는 ANC 10,000 이상)이면, blood Cx를 시행하고 ceftriaxone 50 mg/kg IV(max 1g)
3. chest X-ray: 산소포화도 < 95%, 호흡곤란, 빈호흡, 나음 청진 또는 체온이 39.5도 이상이고
   WBC 20,000 이상
4. 열이 나면 Acetaminophen 또는 ibupofen(6개월 미만은 금기)
5. 48시간 이상 열이 나거나 상태가 악화 시 재내원

4. 발열의 대증치료 및 외래 추적 관찰

감염원에 상관없이 해열제에 의해서는 약 1도 정도의 체온을 떨어뜨릴 수 있다. 따라서 해열제에 대한 반응으로 감염의 심각정도를 판단해서는 안 된다.

1) acetaminophen: 10~15 mg/kg, 매 4~6시간마다 경구(max 4 dose, up to 40~60 mg/kg)

2) ibuprofen(6개월 미만은 금기): 5~10 mg/kg, 매 6~8시간마다 경구(max 4 dose, up to 30~40 mg/kg)

3) paracetamol: 15 mg/kg, 매 4시간마다, 희석하여 15분간 정주(max 4 dose)
   - propacetamol은 30 mg/kg

4) aspirin: Reye 증후군을 유발할 수 있어 금기이다.

5) 미온수 마사지: vasoconstriction을 유발해서 core temperature를 상승시켜 오히려 shievering을 일으킬 수 있으므로 환아가 불편해하면 적극적으로 시행

하지 않는 것이 좋다. 그냥 입은 옷을 벗기고 시원하게 해주는 정도가 좋을 수도 있다.

6) 충분한 수분 섭취

7) 발열을 주소로 응급실에 내원했던 소아는 1~2일 뒤 외래 방문을 권하도록 한다. 감염의 진행이나 치료에 대한 반응을 살펴 추가적인 검사나 치료가 진행될 수 있도록 하기 위함이며 퇴원 후에도 보호자에게 toxicity를 4~6시간마다 평가하도록 하여 toxic해지면 즉각 내원하도록 교육한다.

V 기타 응급실에서 접할 수 있는 발열성 질환

1. 수두 Chicken pox

Varicella-zoster virus. 초회 감염은 수두, 재발감염은 대상포진이라 한다.

1) 증상

– 전구기: 발열, 권태감, 식욕부진, 두통, 복통 증세가 1~2일 있다가 발진이 시작된다.

– 발진기: 두피, 얼굴, 몸통에 나타난 후 사지로 번짐, 심한 소양증을 동반하는 홍반으로 시작하여 구진, 눈물 모양의 수포를 거쳐 농포가 되고 가피화된다. 3~4일간 산발적으로 출현하며 모든 단계의 발진을 동시에 볼 수 있는 것이 특징이다.

2) 합병증

– 상처에 연쇄상구균, 포도상구균에 의한 2차적 세균감염이 가장 흔함(5%)

– 신경학적 합병증: 소뇌 조화운동불능(4,000명 당 1명), 뇌염

– 경미한 간염, 혈소판 감소증, 폐렴, 신증후군, 췌장염, 고환염 등

3) 치료

– 합병증이 없으면 항바이러스제, 항생제는 필요 없다.

– 피부를 청결히, 손톱은 짧게 하고 가려움증의 완화를 위해 calamine lotion을 도포한다.

– 격리기간: 발진이 나타나기 1~2일 전부터 발진이 시작된 후 모든 병소에 딱지가 앉을 때까지

- 경구용 acyclovir 20 mg/kg/dose, 4회, 5일간: 예방접종력 없는 13세 이상 소아, 만성 피부 및 폐질환자, salicylate 장기복용자, 스테로이드 복용자

4) 예방

- 접종력이 없는 건강한 소아가 수두에 노출되면 노출로부터 3~5일 내 백신 접종
- 수두에 노출되면 위험집단의 경우 환자에게 접촉 후 96시간 이내에 VZIG 125U/10 kg (1.25 mL/10 kg, 최대량 625 U)을 근주한다.
- 위험 집단: 면역 저하자, 임신부, 감염된 산모에 노출된 신생아, 분만 전 5일 또는 분만 후 2일 이내에 수두가 발생한 산모에서 분만된 신생아

2. 홍역 Measles, Rubeola

1) 증상

- 전구기: 3C's: cough, coryza, conjunctivitis, 구강 점막에서 Koplik 반점이 출현, 점염력 가장 강한 시기
- 발진기: 홍반성 구진상 발진이 목, 귀 뒤, 이마부터 시작되어 얼굴, 팔, 몸통다리, 3일째 발까지 퍼지며 발진이 나타난 순서대로 소실된다. 발진이 소실되면서 갈색, 작은 겨 껍질 모양으로 벗겨진다.

2) 치료

대증적 치료

3) 합병증

폐렴, 모세기관지염, 기관지염, 크룹 등 호흡기 합병증이 흔하며, 뇌염, 아급성 경화성 전뇌염(12년 경과 후)이 생길 수 있다.

4) 노출 후 예방법

감염 가능성이 높은 환자들에게 고려

- vaccine: 노출 후 72시간 이내에 접종하면 효과적
- immunoglobulin: 6일 이내에 투여하면 효과적, 가족 내 감염에 노출된 6개월 이하 영아, 임산부, immunocompromised person에게 투여

3. 수족구병 Hand-foot-mouth disease

장바이러스 중 Coxackievirus A16, 최근 enterovirus 71(더 심한 질병 유발)이 원인이 된다.

- 주로 여름과 가을철
- 혀와 협점막, 입천장, 후인두, 잇몸 및 입술에 4~8 mm 궤양을 보이며 발진은 발보다 손에 더 흔하고 3~7 mm 수포성으로 바닥보다는 손등, 발등에 더 많다. 엉덩이에도 종종 발진이 나타나나 수포화되지는 않는다.
- 대중적 치료를 한다.

4. 포진성 구협염 Herpangina과
헤르페르성 치은 구내염 Herpetic gingivostomatitis

	Herpangina	Herpetic gingivostomatitis
병원체	장바이러스	HSV-1
증상및 잔찰소견	• 급작스런 발열(나이가 어릴수록 고열) • 구토, 침흘림, 보챔, 먹지 못함, 두통이나 복통(연장아) • tosillar pillars, 목젖, 연구개,편도,인두벽,후협면에 1~2 mm 구진이 시작되나 3~4 mm의 소포, 궤양으로 빨리 진행	• 1~3세 구내염의 가장 흔한 원인 • 고열, 구강 동통, 침흘림, 연하곤란, 구내 악취, 보챔 • 수포가 생겼다가 터진 후 곱이 덮인 궤양 • 혀, 뺨, 구강 점막, 입술 주위(herpangina 보다 주로 구강의 앞쪽)
치료	• 탈수와 산증을 교정 • 대개 3~7일 지나면 자연 치유되며 심각한 합병증은 없음	• 탈수와 산증을 교정 • 급성기 4~9일 지속 후 자연 치유됨 • 대증치료가 중요, 스테로이드는 금기, acyclovir 연고는 추천되지 않음

5. 전염성 단핵구증 Infectious mononucleosis

Epstein-Barr virus감염과 관계된 질환 중 하나
5세까지 대부분의 소아가 항체를 가지고 있다.
초회 감염은 대부분 증상이 없거나 가볍게 경과하지만 17~25세에서 초회 감염이 일어나는 경우 약 50%에서 임상 증상을 동반하며 생활수준 높을수록 초회 감염 나이가 늦어진다.

1) 증상

- 주로 발열(38~40℃), 권태감, 식욕 부진, 인후통, 오한, 두통, 복통; 다른 증상 없이 체온만 지속적으로 상승하는 경우도 있어 소아의 불명열의 원인 감별에 반드시 포함되어야 하는 질환이다.
- 전신성 림프절 비대: 90% 이상, 주로 경부 림프절
- 비장비대: 50~60%
- 인두염: 회백색의 막과 인두부 종창 및 편도비대 동반, 입천장에 점상 출혈이 나타나기도 한다.
- 피부발진: 3~15%, 연한 홍역양 발진이 1~2일간 지속되다 소멸, ampicillin을 투여받은 환자의 80%에서 보인다. 안와 주위 부종이 발병 초기에 나타날 수 있다.
- 비정상 간기능: 간비대 10~15%, 간 효소치 상승 80%

2) 진단

- 비정형 림프구: 백혈구 증가, 50%는 림프구이고 약 20%는 비정상의 모양을 보임
- EBV 특이 항원에 대한 항체 검사: VCA (viral capsid antigen)에 대한 IgM/IgG, EA (early antigen) complex, EBNA (EB nuclear antigens)

3) 합병증

- 비장파열, 뇌수막염, Guillain-Barre 증후군, 심근염, 간질성 폐렴, 혈액학적 합병증, 인두부 및 기도 폐쇄, 췌장염, 이하선염 등

4) 치료

- 급성 자율성 질환으로 대증적 치료가 원칙
- acyclovir: 초기에 고용량을 투여하면 증상 완화에 도움이 될 수 있으나, 궁극적인 치료는 아니다.
- 스테로이드(prednisone 1 mg/kg/d, 7일 투여 후 4일에 걸쳐 감량)
  : 기도폐쇄, 혈소판 감소증, 용혈성 빈혈, 경련 및 지속적인 발열 등 합병증이 있을 경우
  : 스테로이드 투여할 경우 acyclovir 병용 투여 시 단독투여보다 효과적일 수 있다.

6. 볼거리 Mumps

1) 증상

– 발열, 두통, 근육통 등이 동반될 수 있으며 이하선 비대와 동통이 특징적
– 한쪽에서 시작한 후 2~3일 후에 양쪽이 붓는다(30%는 한쪽만 침범). 그림참조
– 3일까지 최대로 커지다가 7일 지나면 점차 가라앉는다.

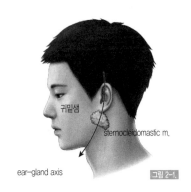

귀밑샘

sternocleidomastic m.

ear-gland axis

그림 2-1.

2) 검사 및 치료

– 병력과 진찰 소견을 토대로 임상적 진단이 원칙임
– Mumps IgM/G, amylase 등을 측정
– 대증적 치료: 통증 시 진통제(acetaminophen, ibuprofen)

3) 합병증

수막뇌염(이하선 비대 후 10일경), 고환염, 부고환염(14~35%), 췌장염, 청력 장애, 심근염 등

7. 성홍열 Scalet fever

Group A streptococcus의 외독소에 의한 감염

1) 증상 및 진찰 소견

– 발열, 두통, 구토, 인후염 등으로 시작
– 1~2일 후 전형적인 발진: 미만성, 선홍색의 작은 구진으로 햇빛에 탄 피부에 소름이 끼친 것 같은 모양, 주로 목, 겨드랑이, 사타구니 같이 접히는 부분에서 시작되며 antecubital fossa처럼 주름진 부위에 진하게 충혈된 횡선(Pastia's line, 손으로 눌러도 퇴색되지 않음), 발진은 3일 후부터 사라지기 시작, 꺼풀이 벗겨지면서 소실됨
– 인후는 진한 붉은 고기 색깔로 충혈, 편도선이나 인두 후부에 점액 농성 삼출액이 덮여 있고 림프절 비대 동반, white strawberry tongue을 보이다 red strawberry tongue이 된다.

2) 치료

– penicillin이나 cephalosporine, 10일 이상 치료
– 분비물에 의한 전파, 항생제 치료 후 1일까지 격리할 것

3) 합병증

– 중이염, 경부 림프절염, 편도 주위 농양, 폐렴
– 화농성 관절염, 급성 사구체 신염과 류마티스열(2~3주 후)

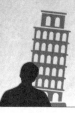

수액 요법

Fluid Therapy

나이가 어릴수록 수분 요구량과 기본 대사율이 높고, 불감성 수분 손실량이 하루 수분 요구량의 45% 정도를 차지할 정도로 많다. 칼로리와 수분 요구량은 체표면적에 따라 계산하는 것이 정확하나, 응급실 환경상 체중을 기초로 한다.

Ⅰ 수액량/전해질량의 산출

다음 3가지를 합해서 계산한다.
1. 1일 유지량
2. 이미 소실한 양(antecedent deficit)
3. 계속 소실하는 양(ongoing loss)

1. 체중을 기준으로 계산하는 법

1) 하루 수분 유지량

■ 체중에 따른 수액, 전해질의 유지 용량

체중	0~10 kg	10~20 kg	>20 kg
1일 수분 유지량	100 mL/kg	1000 mL.+10 kg을 초과하는 체중에 대하여 50 mL/kg [즉, 1,000 mL + 50 mL × (환아 체중 - 10)]	1,500 mL + 20 kg을 초과하는 체중에 대하여 20 mL/kg [즉, 1,500 mL + 20 mL × (환아 체중 - 20)]
Na K Cl	3 mEq/kg 2 mEq/kg 2 mEq/kg	3 mEq/kg 2 mEq/kg 2 mEq/kg	3 mEq/kg 2 mEq/kg 2 mEq/kg

예) 22 kg 소아의 하루 수분 유지량

$$22 \text{ kg} = 10\text{kg} + 10\text{kg} + 2\text{kg}$$
$$= (10\times100) + (10\times50) + (2\times20) \text{ ml}$$
$$= 1540 \text{ ml}$$

***유지용액은 **반드시 isotonic fluid**를 사용한다. Half-normal saline (1/2 NS)이나 NS을 사용하고 5% dextrose를 추가할 수도 있다.

■ 체온에 따른 요구량의 변화

> 열이 있을 때에는 1℃ 상승하는 데 대하여 불감 수분 손실이 12% 증가

2. 이미 소실한 양 antecedent deficit

1) 탈수의 정도: 정확한 방법은 탈수 전후의 체중 차이. 임상적으로 확인이 되는 탈수는 영아의 경우 체중의 5%(큰 아이-3%)이며, 생존할 수 있는 가장 심한 소실은 체중의 15% 정도이다.

> 탈수% = {(원래 체중-내원 시 체중)/원래 체중} × 100%

**아프기 전 체중을 정확히 모르거나 측정한 체중에 정확도가 떨어질 경우 아래와 같은 간단한 임상적인 상태를 평가하여 탈수 정도를 정한다.

■ Clinical Dehydration Score(임상 탈수 점수)

Score	General Appearance	Eyes	Oral Mucosa (Tongue)	Tears
0	3~5%	Normal	Moist	Normal
1	Thisty, restless, lethargic but irritable	Mildly sunken	Sticky	Decreased
2	Drowsy/nonresponsive, limp, cold, diaphoretic	Very sunken	Dry	None

* Score>0 = some dehydration; score>5 = moderate-severe dehydration.

3. 계속 소실하고 있는 양ongoing loss

설사, 구토, 위장관 흡인, 출혈 등으로 수분 및 전해질을 소실하고 있을 때 그 양을 측정하여 추가로 보충을 해주도록 한다.

II 수액 요법의 실제

탈수 상태가 심할 때(10% 이상 소실)는 정맥 내 수액요법을 시행하며 경도 또는 중등도의 탈수증에 있어서 구토가 없는 경우에는 경구적 수액 요법을 시행한다.

***유지용액은 반드시 isotonic fluid를 사용한다. Half-normal saline (1/2 NS)이나 NS을 사용하고 5% dextrose를 추가할 수도 있다.

1. 중증 탈수증 때의 수액요법

1) 초기 급속 수액(phase I, 초기 1시간)

순환 부전과 신기능을 빨리 회복시키는 데 목적이 있다.

20~30 mL/kg을 30분 ~ 1시간 내에 정맥 내로 주입하며, 호전이 없을 시 반복한다.

사용 수액: N/S, Linger's Lactate. 원칙적으로 신기능 회복 전에 K^+이 포함된 수액은 사용하지 않으나, Linger's Lactate에 포함된 K^+는 소량이기 때문에 사용해도 무방하다.

2) Phase II(다음 23 시간)

순환 상태가 호전되면 시작

(1) 수액의 양: (이미 소실한 양 + 1 일 유지량)을 계산하여 24시간 동안 투여할 양을 계산, 주사초기 급속 수액(Phase I)에서 이미 주사한 양은 뺀다.

이뇨가 시작되면 K^+을 20~40 mEq/L의 정도 보충(40 mEq/L 이상의 농도는 주사하지 않으며, K^+ 소실을 충분히 보상하기까지 2~3일이 필요하다)

(2) 수액의 속도 및 종류: 탈수의 종류와 상관없이 D5 1/2NS나 D5 Ns을 기본적으로 사용한다. 23시간 동안 균등하게 주사한다.

3) Phase Ⅲ(1~2일)

유지 요법에 쓰는 용액을 사용한다.

■ 응급실에서 하는 수액 요법의 실제

응급실에서는 대다수의 환아가 mild to moderate dehydration이지만 혈액 검사 목적으로 수액요법을 하다가 퇴원하는 경우가 많다. 이에 대한 간단한 예를 제시하고 자 한다.

- 소변량이 50% 이상 감소하였다고 하는 경우는 체중당 20 ml의 NS을 1시간에 걸 쳐 주입하고 이후 D5 1/2이나 D5 NS을 유지용액으로 연결한다. 열이 심하거나 지 속적인 구토/설사, 빈호흡, 심한 기침 등 ongoing loss가 있는 경우는 maintain fluid 속도의 150~200%로 투여한다. 환아가 urination을 하고 경구 섭취가 가 능하게 되면 maintain 속도로 줄이거나 퇴원을 고려한다.

  예) 10개월 여아, 전일부터 발열과 못먹음으로 내원. 체중 변화 없이 9kg이고 소변 량이 50% 감소했다고 한다. 진찰 결과 herpangina, moderate dehydration 이다.

  ① NS 180 mL를 1시간 동안 투여

  ② 이후 D5 1/2를 55 cc/hr로 투여(maintain의 150% 속도)

  ③ 소변을 보고 경구 섭취가 가능하면 퇴원고려, 2~3시간 지나도 소변을 못보 면 NS 1회 더 loading을 고려할 수 있다.

2. 산증에 대한 치료

- bicarbonate ≥ 15 mEq/L: 수액요법만으로도 교정
- bicarbonate < 15 mEq/L: NaHCO₃로 교정한다

  필요한 HCO_3^-(mEq/L) = 5×체중×0.5(즉 2 mEq/kg)

* bicarbonate level을 "5" 정도 올리는 것을 목표로 교정한다.
* 8.4% NaHCO₃ 1 mL 안에는 Na와 bicarbonate가 각각 1 mEq씩 들어있다(Na overloading 고려할 것).

3. 중등도 탈수증 때의 수액 요법

- 순환 부전의 증상이 없는 경우, phase I 급속 수액요법은 생략하고 phase II의 치

료부터 시작하거나 경구적 수액 요법을 한다.

– 경구 수액 요법(Oral rehydration therapy, ORS)의 원칙

1) 경한 탈수나 탈수가 없는 경우: 초기 수액 요법 필요 없고 구토/설사로 인한 소실량을 ORS로 보충. 10 kg 미만은 구토/설사마다 60~120 mL를, 10 kg 이상은 120~240 mL를 먹인다.

2) 경도와 중등도 탈수: 체중당 50~100 mL를 3~4시간 이상에 걸쳐 투여하고, 구토/설사는 소실량만큼 먹인다.

3) 특히 구토가 있는 환아는 찻숟가락이나 주사기 같은 것으로 1회 5 mL보다 적게 주다가 잘 먹으면 양을 늘린다.

4) 응급실에 경구수액제가 없는 경우, half-strength apple juice로 시작하고 섭취가 가능하면 환아가 좋아하는 음료를 먹도록 하는 방법도 좋다(최근 연구에 따르면 경구수액제 이상으로 효과적이었음).

III 전해질 대사 장애(성인 응급 참고)

1. 저나트륨혈증 hyponatremia

■ **저나트륨혈증의 감별 진단**

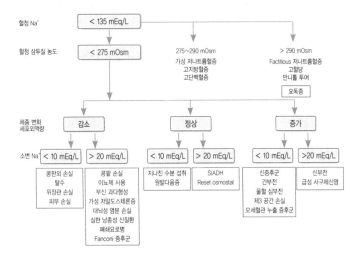

혈청 Na⁺ < 135 mEq/L

혈청 삼투질 농도:
- < 275 mOsm
- 275~290 mOsm: 가성 저나트륨혈증 / 고지방혈증 / 고단백혈증
- \> 290 mOsm: Factitious 저나트륨혈증 / 고혈당 / 만니톨 투여 / 요독증

체중 변화 세포외액량:
- 감소
  - 소변 Na⁺ < 10 mEq/L: 콩팥외 손실 / 탈수 / 위장관 손실 / 피부 손실
  - 소변 Na⁺ > 20 mEq/L: 콩팥 손실 / 이뇨제 사용 / 부신 과다형성 / 가성 저알도스테론증 / 대뇌성 염분 손실 / 심한 낭종성 신질환 / 폐쇄요로병 / Fanconi 증후군
- 정상
  - < 10 mEq/L: 지나친 수분 섭취 / 원발다음증
  - \> 20 mEq/L: SIADH / Reset osmostat
- 증가
  - < 10 mEq/L: 신증후군 / 간부전 / 울혈 심부전 / 제3 공간 손실 / 모세혈관 누출 증후군
  - \>20 mEq/L: 신부전 / 급성 사구체신염

홍창의 소아과학 11판, p. 126

2. 고나트륨혈증 hypernatremia

■ **고나트륨혈증의 감별 진단**

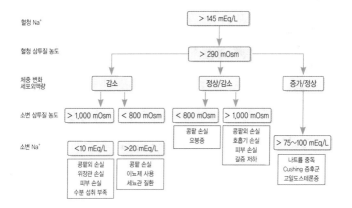

홍창의 소아과학 11판, p.126

3. 저칼륨혈증 hypokalemia

K < 3.0 mEq/L
보통 심한 구토 후 발생. 점진적이며, 혈중 농도로 전신 K 총량을 결정하는 것은 부
정확할 수 있다.

치료

– 증상 없는 가벼운 저칼륨혈증은 원인 치료만 하거나 경구용 칼륨제를 복용시킨다
(2~4 mE/kg/일, 최대 120~240 mEq/일을 분복).

– 증상이 있는 심한 저칼륨혈증 시 수액에 0.5~1 mEq/kg의 K⁺을 첨가하여 보충한
다. 최대 농도 40 mEq/L, 최대 속도 0.5 mEq/kg/h 이하로 투여하며 그 이상의
농도는 반드시 중심 정맥으로 주입하며 혈청 K⁺농도를 자주 검사하면서 교정

4. 고칼륨혈증 hyperkalemia

- K > 5.5 mEq/L
- 심전도 감시하에 수액보충, 산증 교정이 선행되어야 한다.

■ **고칼륨혈증의 치료**

약물	기전	용량	최대효과시간
10% Ca gluconate	역치전위 감소	0.5~1 mL/kg, 10분간	< 5 min
insulin + glucose	재분포	10% D/W 5~10 cc/kg +insulin 0.1 U/kg를 30분에 걸쳐 IV	30~60 min
NaHCO₃	재분포	1~2 mEq/kg, 5~10분간	30 min
Salbutamol	재분포	2.5~5.0 mg nebulizer	2~4 hr
kayexalate	체외제거	1 g/kg + 20%D/W 10 cc/kg#2 sig enema q12hr	2~4 hr
dialysis	체외제거		시작 몇 분 후 ~30min

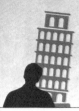

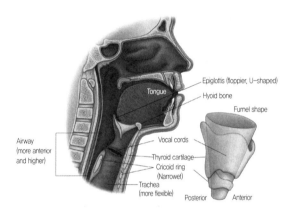

그림 4-1. Anatomy of a upper respiratory tract of the child

■ 소아 기도의 해부학적 특징

1. 머리: 전신에 대한 비율이 커서, 평면 위에서도 목이 약간 flexion된다. 대략 2세 미만은 후두에, 2세 이상은 어깨 밑에 작은 수건 등을 받쳐서 sniffing 자세를 만들어주면 기도 유지가 쉽다.
2. 구강이 작고, 상대적으로 큰 혀 때문에 구기관 기도 삽관 시 시야확보가 쉽다.
3. 아데노이드가 커서 비기관 삽관(nasotracheal intubation)이 어려워, 구기관 삽관이 권장된다.
4. 후두개가 좀더 "U"자 형태, 크고, 퍼덕인다(floppy).
5. 후두는 좀 더 앞쪽, 머리쪽에 위치한다.
6. 성대는 더 짧고, 연골화되어 있으며, 잘 늘어난다. 기도 삽관 시 손상의 위험이 높다.
7. 환상 연골(Cricoid ring)이 기도의 가장 좁은 부분이기 때문에 8세 이하의 소아의 기도 삽관에는 커프(cuff)없는 튜브(ET)가 권장된다.
8. 기관의 길이가 짧아서 기관지 삽관(bronchial intubation)의 위험이 높다.
9. 기관의 내경이 작고, 기관환(tracheal ring)사이 간격이 좁아 응급 기관 절개술이 어렵다.

Emerg Clin North Am 9:523~548, 1991.

I 급성 비인두염 Acute Nasopharygitis, 감기

- 주로 rhinovirus
- 소아기 가장 흔한 질환으로 어른보다 증상이 심하다.
- 나이가 어릴수록 증상이 심하고 발열, 구토와 설사도 흔히 동반된다.
- 합병증: 중이염(m/c, 소아 감기 환자 진찰 시 반드시 이경으로 고막을 관찰할 것), 인두후부 및 편도 주위 농양, 안와 주위 봉와직염
- 치료
  - 안정을 취하고 과일주스 등으로 비타민과 수분 공급에 신경 쓴다(가습기보다 물을 자주 마시는 것이 더 좋다).
  - 발열과 통증은 acetaminophen 또는 ibuprofen, 미지근한 물 마사지를 시행한다(aspirin 금기).
  - 점비약(약물성 비염 우려있어 4~5일만 사용)
    : 비폐쇄 심해 수면 장애가 있고 수유가 어려울 때 사용
    : 영아 0.125~0.25% phenylephrine(수유 15~20분 전과 취침 전에, 아이를 눕히고 머리 젖힌 상태에서 1~2방울 코에 떨어뜨리거나 솜에 적셔 발라준다)
    : 3세 이상 소아 phenylephrine, xylometazoline
  - 기침: 기침을 억제시키는 치료는 일반적으로 불필요, 코 증상이 심해 후비루가 상기도를 자극해서 생기는 기침은 1세대 항히스타민제, 12개월 이상에서는 꿀 5~10 mL가 야간 기침에 효과가 있다. 바이러스 감염 후 기침은 수일에서 수 주까지 지속될 수 있음을 보호자에게 설명하는 것이 중요하고 이런 경우 기관지 확장제가 도움이 되기도 한다.

II 급성 중이염

3세까지 소아의 2/3 이상이 적어도 한 번은 이환된다. 호발연령은 6~13개월이고 2세부터 서서히 줄어들기 시작하여 6세 이후엔 발생 빈도가 현저히 감소한다. 중이내 저류액은 발병 후 수 주 혹은 수개월 지속할 수 있으며, 항생제는 삼출액 내 균은 제거가 가능하지만, 삼출액을 제거할 수는 없다.

- **원인**: 폐렴 연쇄상 구균, 헤모필루스 인플루엔자, 모락셀라 카타랄리스
- **진단**:
  1. 주관적 증상: 갑자기 발생, 급성 염증에 의하여 중이의 국소 증상 또는 관련된 전신증상(발열, 이통, 이루, 귀를 만지면서 울고 보채거나 수면장애, 식욕부진, 호흡기 증상 등)
  2. 객관적 징후
     (1) 진찰소견: 고막의 팽륜, 수포형성, 발적, 이루 등을 동반한 천공, 중이삼출액
     (2) 검사소견: 고막운동성계측 검사 이상
     – 확진: 주관적 증상 + 객관적 징후가 하나 이상
     – 의증: 주관적 증상 + 객관적 징후가 분명치 않음
  * 붉은 고막, 발적 등은 소아에서 울음과 고열에 의해서도 가능하므로 단일 소견만으로 AOM 진단을 해서는 안 된다.

- 치료

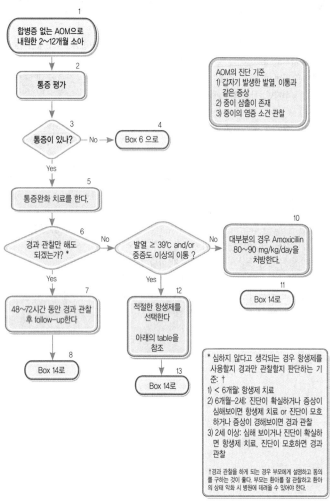

1
합병증 없는 AOM으로
내원한 2~12개월 소아

2
통증 평가

3
통증이 있나? —No→ Box 6 으로 4

Yes

5
통증완화 치료를 한다.

6
경과 관찰만 해도
되겠는가? * —No→ 발열 ≥ 39℃ and/or
중증도 이상의 이통 ? —No→ 대부분의 경우 Amoxicillin
80~90 mg/kg/day을
처방한다. 10

Yes

7
48~72시간 동안 경과 관찰
후 follow-up한다

8
Box 14로

Yes

12
적절한 항생제를
선택한다

아래의 table을
참조

13
Box 14로

11
Box 14로

AOM의 진단 기준
1) 갑자기 발생한 발열, 이통과
같은 증상
2) 중이 삼출이 존재
3) 중이의 염증 소견 관찰

* 심하지 않다고 생각되는 경우 항생제를
사용할지 경과만 관찰할지 판단하는 기
준: †
1) < 6개월: 항생제 치료
2) 6개월-2세: 진단이 확실하거나 증상이
심해보이면 항생제 치료 or 진단이 모호
하거나 증상이 경해보이면 경과 관찰
3) 2세 이상: 심해 보이거나 진단이 확실하
면 항생제 치료, 진단이 모호하면 경과
관찰

†경과 관찰을 하게 되는 경우 부모에게 설명하고 동의
를 구하는 것이 좋다. 부모는 환아를 잘 관찰하고 환아
의 상태 악화 시 병원에 데려올 수 있어야 한다.

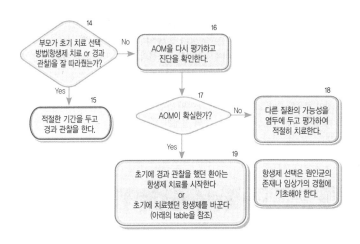

체온 ≥ 39℃ and/or 심한 이통	처음 진단 시 항생제를 복용하지 않고 있는 환자		초기 진단 시 항생제 없이 48~72 시간 경과 관찰만 했으나 치료 실패로 판단된 경우		초기 항생제 치료를 시작하여 48~72시간 복용하였으나 치료 실패로 판단된 경우	
	추천	penicillin 알레르기가 있는 경우	추천	penicillin 알레르기가 있는 경우	추천	penicillin 알레르기가 있는 경우
아니오	Amoxicillin, 80~90 mg/ kg/day	Non-type I allergic reaction: cefdinir, cefuroxime, cefpodoxime; Type I allergic reaction: azithromycin, clarithromycin	Amoxicillin, 80 ~90 mg/kg per day	Non-type I: cefdinir, cefuroxime, cefpodoxime; type I: azithromycin, clarithromycin	Amoxicillin-clavulanate, 90 mg/kg per day of amoxicillin component, with 6.4 mg/kg per day of clavulanate	Non-type I: Ceftriaxone, IV/IM 50 mg/kg/d, 3 days, Type I; clindamycin
예	Amoxicillin-clavulanate, 90 mg/kg/d of amoxicillin & 6.4 mg/kg/d of clavulanate	Ceftriaxone, IV/IM 50 mg/kg/d, 1 or 3 days	Amoxicillin-clavulanate, 90 mg/kg/d of amoxicillin & 6.4 mg/kg/d of clavulanate	Ceftriaxone, IV/IM 50 mg/kg/d, 1 or 3 days	Ceftriaxone, IV/IM 50 mg/kg/d, 3 days	Tympano-centesis, clindamycin

AOM이 의심되는 환아를 치료할 때 이통에 대해 좀더 적극적으로 치료할 것과 나이, 임상 징후를 고려하여 치료하기 위한 clinical guideline이다.

Pediatrics 113(5):2004;1451~1464, 2014 유소아중이염 진료 지침

'재발성 중이염': 6개월 내 3~4회 이상 또는 1년에 6회 이상 재발하는 경우

'만성 중이염': 6주 이상의 염증과 고막의 천공, 이상 소견을 동반한 경우

- **합병증**: 중이내와 측두골내에서 인접한 구조물의 염증; 난청, 고막 천공, 함몰, 고실 경화증, 유착성 중이염, 경막외 농양, 뇌막염 등
- **삼출성 중이염**

난청이 중요한 합병증이다. 1~3세 소아의 경우는 반드시 이비인후과로 방문시켜서 청력 검사, 2주간의 항생제 치료, 고막 절개 및 환기관의 삽입 등의 치료를 결정해야 한다.

III 인두염

1. 연쇄상구균성 인두염(2장 발열 참고)

소아에 있어서 치료 가능한 가장 흔한 인두염의 원인이다. 3세 미만의 소아에서는 드물며, 4세~11세에 흔하다. 전체 인두염의 15~40%를 차지한다.

- 진단 : 전형적인 소견(특이도는 떨어진다)으로 갑작스런 인후통, 발열, 편도와 인두의 심한 발적, 중증도 이상의 삼출액, 연구개의 점상 반점, 전경부 림프선의 종대, 압통이 있다. 그러나 심한 콧물, 기침 등은 드물다. 임상적 소견에 의한 진단은 오진의 가능성이 높다.

  신속 항원 검출 방법, 인두 배양– 가장 진단적이지만, 사용이 드물다.
- 치료
  - 류마치스 열을 예방하고, 화농성 합병증(편도 주위 농양, 봉와직염, 후인두 농양 등)을 예방하는 것
  - amoxicillin 50 mg/kg/일(최대 750 mg), 1회 복용, 10일간
  - 페니실린 알레르기 있는 경우 clindamycin, azithromycin, erythromycin 등을 사용한다.

2. 비연쇄상구균성 인두염

대부분 바이러스가 원인으로 adenovirus, influenza virus, Epstein–Barr, parainfluenza 등이다. 연쇄상구균성 인두염, 임균성, 클라미디아성과 감별하는 것이 중요하다. 결막염, 콧물, 쉰 목소리와 기침으로 나타나고 세균성에 비해 서서히 진

행한다.
- 아데노바이러스 인두염: 고열과 결막염(pharyngoconjunctival fever)
- 콕사키바이러스 인두염: 포진성구협염(herpangina), 인두 뒤쪽에 1~2 mm 작고 회색의 수포와 궤양

Ⅳ 부비동염

■ 소아 부비동염의 징후와 증상, 치료

	급성, 중증	아급성, 경증
두통	+++	++
발열	+++	+
부비동압통	++	−
안면부종	++	−
코분비물	+++	++++
초기치료	Amoxicillin−clavulanate (80~90 mg/kg/일) 실패시 Ceftriaxone 75 mg/kg/d IV 또는 Ampicillin−Sulbactam (200 mg/kg/d, ampicillin) IV	Amoxicillin 45 mg/kg/d PO

* **급성 세균성 부비동염**
1) 10~14일 이상 지속되는, 호전 없는 상기도염 증상
2) 심한 호흡기 증상과 39℃ 이상 발열, 화농성 콧물이 3~4일 지속
3) X-ray (Waters & Caldwell view)에서 air-fluid level, 완전한 혼탁, 부비동 점막 두께 4 mm 이상

* 부비동염 원인균과 치료는 급성 중이염과 비슷하며 급성 부비동염의 치료기간은 증상이 소실된 후 일주일까지로 추천하고 있다.

Ⅴ 크룹 Croup, Acute Laryngotracheobronchitis

- 급성 상기도 폐쇄의 가장 흔한 원인으로 바이러스가 주된 원인이다. Parainfluenza 바이러스가 75% 차지한다.
- 대부분 3개월에서 5세, 1~3일간 콧물, 기침, 미열있다가 컹컹거리는 기침, 쉰 목소리,

흡기 시 협착음으로 진행한다.
- 대개 밤에 악화되고 3일여 정도 반복되다가 1주 내로 호전된다.
- 진단: 임상적 증상에 의하고 방사선 촬영은 필요하다.
- 치료: 산소 포화도 측정, 가습화된 산소 투여, 해열제, 불감성 수분 손실에 수액 치료.
- 에피네프린: 안정 시에도 stridor가 들리는 moderate 이상의 severity를 갖는 croup에 시행한다. LL-epinephrine(일반적인 epinephrine): 0.5 cc/kg [1:1,000 1 cc(=1 mg), 최대 5 cc]와 생리 식염수 3~5 cc로 희석해서 nebulizer하며, 대략 계산하여 1세 이하 2.5 cc, 1세 이상 5 cc를 사용한다. 2~3시간 동안 관찰하고 Nebulizer 치료가 그 이후에도 반복되어야 하는 상황이면 입원을 고려해본다. 최근에는 low dose epinephrine의 효과도 입증되고 있어서 1 mg 먼저 해보고 증상을 봐서 반복 흡인을 추천한다.
- 스테로이드: mild to severe에 모두 사용하는 약제이다. 경구, 근주, 정주, 분무 모두 효과가 있다. 중증의 후두염에 epinephrine을 사용할 시에 같이 쓴다. dexamethasone 0.3~0.6 mg/kg을 정주 또는 근주하거나 budesonide의 nebulizer를 시행해 볼 수 있다.
- 급성 후두개염(Epiglottitis)
  - 백신의 영향으로 대부분의 원인이 S. pyogenes, S. aureus, S. pneumonia 등이고, 과거의 H. influenzae는 25% 이하이다. 평균 발병 연령은 7세이다.
  - 치료: 환아는 똑바로 앉히고, 산소 투여, 에피네프린 nebulizer를 시행하고, 호흡곤란, 기도 폐쇄나 무호흡 발생 시 즉각적인 기도 삽관이 필요하다. 수술적인 기도 확보도 준비가 되어야 한다. ET tube의 선택은 한 사이즈 작은 것을 선택한다.
  - 입원하여 주사항생제 투여: cefuroxime, cefotaxime, ceftriaxone을 사용하고, 저항균에 대해서는 vancomycin을 첨가할 수 있다.

■ Croup 증후군의 입퇴원 기준

입원 기준	퇴원 기준
• 후두개염이 있거나 의심될 때 • 천명이 진행되고 휴식시에도 심한 천명이 있는 경우 • 호흡곤란 • 저산소증 • 불안, 창백, 의식 약화 • 위독하게 보이면서 고열이 있는 경우	• Epinephrine 치료 후 3시간 이상 경과 • 전신독성 모습이 아닐 경우 • 수분(물, 음료수)의 섭취가 가능할 때 • 탈수 소견이 없을 때 • $SaO_2 > 90\%$ • 환아 나이가 6~12개월 이상(controversy) • 재발 시 빨리 재방문이 가능할 때 • 보호자 교육이 된 경우

VI 폐렴

■ 원인균/항생제

	세균성	바이러스	클라미디아	마이코플라즈마
나이	모든 나이	모든 나이	4~16주	5~18세
발열	고열(>39°)	약간	보통 없다	38도 이상
증상 시작	갑자기, 보통 상기도 감염 후에	점진적	점진적	점진적
기침	기관지 분비물	마른 기침	끊는 음(단음)	심하고 오래 계속되는 기침
연관 증상	흉통	피부발진, 목의 통증, 콧물	결막염	30~40%에서 구토, 복통, 피부발진 등 폐 이외의 증상을 동반
이학적 검사	독성 전신 모습, 국소적 수포음	전반적 수포음, 천명음(stridor, wheezing)	전반적 수포음, 천명음은 드물다	수포음, 천명음(40%), 증상이 이학적 소견보다 심함
방사선 사진 흉막 삼출 기타	대엽성, 분엽성 (segmental) 때때로, 공기낭종 (pneumatocele), 농양	간질성 드물다 과팽창, 무기폐	미만성 간질성 없다 과팽창	비특이적이나 기관기성, 미만성주로 하엽침범 드물다
검사실	WBC 과립구 증가	정상이나 증가된 WBC, Lymphocytosis	정상 WBC Eosinophilia	정상 WBC, 마이코플라즈마 특이 항체 및 한랭응집소 증가
흔한 원인균	S. pneumoniae H. influenzae S. aureus 2개월 미만 소아: Group B strep G(-) enteric L. monocytogenes	RSV, Parainfluenza Influenza Adenovirus Enterovirus	C. trachomatis	M. pneumoniae

★ 비전형적 폐렴(atypical pneumonia: 클라미디아, 마이코플라즈마): 수일에 걸쳐서 점진적으로 진행하는 두통, 병감(malaise), 마른 기침, 낮은 발열과 천명음, 긴 호기 호흡, 비염, 결막염, 인두염, 피부 발진 등을 보인다.

EM R6th 2563p

■ 건강하던 소아의 경우, 폐렴의 원인균과 경험적 항생제 선택

나이별	흔한 원인균	입원환자	외래환자
<1개월	Gram negative bacilli Group B streptococci Listeria monocytogenes	Ampicillin plus Cefotaxime or Gentamicin	추천 안 함

나이별	흔한 원인균	입원환자	외래환자
< 1~3개월	S.pneumoniae C.trachomatis H.influenzae B. pertussis S. aureus	Ampicillin or Ceftriaxone or Cefotaxime or Cefazolin or vancomycin* ± Macrolide†	초기 치료는 입원 추천
3~5세	S. pneumoniae H. influenzae type b# Nontypeable H. influenzae S. aureus	cefuroxime Ampicillin or ceftriaxone or cefotaxime or cefazolin or vancomycin ± macrolide	Amoxicillin ± Clavulanate or Cefuroxime axetil
5~18세	M. pneumoniae S. pneumoniae C. pneumoniae H. influenzae type b† Other respiratory viruses	Ampicillin or ceftriaxone or cefotaxime or cefazolin or vancomycin ± macrolide	Macrolide or amoxicillin ± clavulanate or doxycycline or cefuroxime axetil

항생제 치료기간 : 외래 7~10일, 입원 12~14일
학령전기 폐렴의 대부분은 세균보다는 바이러스 감염인 경우가 많아서 항생제가 필요 없는 경우가 많다.

Tin 8th 818p

■ 항생제 용량

Antibiotic	Dosage*
Oral	
Amoxicillin ± clavulanate	80~100 mg/kg/d (amoxicillin component) in 3 divided doses
Azithromycin	10 mg/kg on day 1, then 5 milligrams/kg/d every 24 h for 4 doses
Clarithromycin	15 mg/kg/din 2 divided doses
Erythromycin	30~50 mg/kg/d in 4 divided doses
Doxycycline	2~4 mg/kg/d in 2 divided doses
Cefuroxime axetil	30 mg/kg/d in 2 divided doses
Parenteral	
Ampicillin	200 mg/kg/d every 6 h IV, IM
Cefotaxime	150 mg/kg/d every 8 h IV
Ceftriaxime	100 mg/kg/d every 12~24 h IV, IM
Gentamicin	7.5 mg/kg/d once daily IV, IM
Vancomycin	40~60 mg/kg/d every 6~8 h IV
Cefazolin	150 mg/kg/d every 8 h IV
Erythromycin lactobionate	20 mg/kg/d every 6 h
Azithromycin	10 mg/kg on days 1 and 2 of therapy and then transition to oral

*Weight–based amounts should not exceed maximum adult doses.

Tin 8th 818p

VII 급성 세기관지염과 소아 천식

1. 급성 세기관지염 Acute bronchiolitis

- 2세 이전, 특히 돌 전후에 가장 높은 발생 빈도를 보이고 영아 입원의 가장 흔한 원인이다.
- 겨울과 초봄에 많이 발생
- 대부분 바이러스에 의함: RSV (m/c)

1) 증상 및 진찰 소견

- 맑은 콧물, 재채기 후 급속도로 천명성 기침이 시작되고 심하게 보채며 빈호흡, 식욕 감소, 수유곤란 등을 보임. 열은 흔하지 않으나 폐렴 동반 시 38~39도 열 동반
- 호흡수 60~80회, 코 벌렁거림, 늑간 함몰보이며 미세 악설음이나 호기성 천명이 청진된다.
- CXR상 hyperinflation, hyperlucency 등 air-trapping 소견을 보이며 30%에서 atelectasis 나 consolidation을 동반할 수 있다.

2) 치료

- 호흡곤란이 있는 영아는 입원치료
- 시원하고 습도를 높인 산소를 투여하고 빈호흡으로 인한 수분 손실을 보충한다.
- 항생제는 2차 세균성 폐렴을 제외하고는 사용하지 않는다.
- Salbutamol (Ventolin®) 같은 기관지 확장제 흡입은 증상을 단기간 개선시키기도 하지만 질환의 전체적 경과에 영향을 주진 못한다.
- 스테로이드: 경구, 정맥, 흡입 형태로 사용되고 있으나 증상 호전 및 유병기간과 관련된 논란은 지속되고 있다.
- 흡입용 에피네프린과 덱사메타손의 병용 치료: 일부 효과가 있긴 했으나 통상적인 치료는 아니다.

  ** 천식과의 감별(아래 사항이 있으면 천식 가능성 높음)
  - 천식의 가족력 유무
  - 3회 이상 재발여부
  - 선행 감염이 없는 급작스런 발병
  - 말초 혈액 호산구 수 증가
  - β_2-agonist에 대한 호전 반응

2. 소아천식

- 성인에 비해 기도 안지름이 작고 분비물이 많으며 말초 기도의 평활근 발달이 미약하다.
- → 증상이 더 심하고 무기폐와 같은 합병증이 자주 동반되고 기관지 확장제에 대한 반응이(특히 2세 미만) 뚜렷하지 않고 호흡기 감염이 잦아 천식 유사 증상이 유발된다.

■ 소아 천식의 중증도 분류

Parameter	경증 발작	중등증 발작	중증 발작	호흡 정지에 임박
호흡관란의 정도	보행 시 누울 수 있음	대화 중에도 영아: 작고, 짧게 울며 수유곤란 있음 앉아있으려 함	휴식 시에도 영아: 수유중단 앞으로 구부려 앉음	
단어구사	문장	구절	단어	
의식상태	안절부절 할 수도 있음	대부분 안절부절 함	대부분 안절부절 함	기면, 혼돈상태
호흡수	증가	증가	대개 분당 30회 이상	
	깨어있는 소아의 정상 호흡수 연령　　　　　호흡수 < 2 months　　< 60/min 2~12 months　< 50/min 1~5 years　　< 40/min 6~8 years　　< 30/min			
보조호흡근 사용 및 흉골 상부 함몰	Usually not	Usually	Usually	흉복부 운동의 부조화(paradoxical)
천명음	경함, 호기 시에만 들림	크게	대부분 크게	천명음 없음
분당 맥박수	< 100	100~120	> 120	서맥
	소아의 정상 맥박수 상한치 Infants　　2~12 months　– Normal rate < 160/min Preschool　1~2 years　– Normal rate < 120/min School age　2~8 years　– Normal rate < 110/min			
기이맥	없음 < 10 mm Hg	있을 수 있음 10~25 mm Hg	대개 있음 > 25 mm Hg (adult) 20~40 mm Hg (child)	없음, 호흡근 failure를 의미한 다.
처음 기관지 확장 제 투여 후 PEFR % predicted or % personal best	Over 80%	Approx. 60~80%	예측치의 60% 이하이거나 증상이 2시간 이상 지속	
PaO$_2$ (on air) and/or paCO$_2$	정상. < 45 mm Hg	> 60 mm Hg < 45 mm Hg	< 60 mm Hg 가끔 청색증 > 45 mm Hg;	

Parameter	경증 발작	중등증 발작	중증 발작	호흡 정지에 임박
SaO₂%(산소공급)	> 95%	91~95%	< 90%	
고탄산혈증(저환기)는 나이가 어릴수록 더 쉽게 발생한다.				

홍창의 소아과 11ᵗʰ, 1230p

■ 급성 천식 발작의 초기 치료

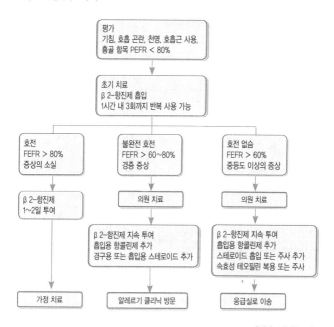

홍창의 소아과학 11판, p1231

■ **급성 천식 발작의 치료(병원)**

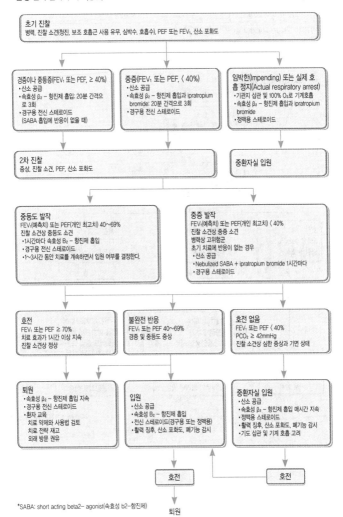

초기 진찰
병력, 진찰 소견(청진, 보조 호흡근 사용 유무, 심박수, 호흡수), PEF 또는 FEV₁, 산소 포화도

경중이나 중등증(FEV₁ 또는 PEF, ≥ 40%)
· 산소 공급
· 속효성 β₂ - 항진제 흡입: 20분 간격으로 3회
· 경구용 전신 스테로이드
  (SABA 흡입에 반응이 없을 때)

중증(FEV₁ 또는 PEF, 〈 40%)
· 산소 공급
· 속효성 β₂ - 항진제 흡입과 ipratropium bromide: 20분 간격으로 3회
· 경구용 전신 스테로이드

임박한(Impending) 또는 실제 호흡 정지(Actual respiratory arrest)
· 기관지 삽관 및 100% O₂로 기계호흡
· 속효성 β₂ - 항진제 흡입과 ipratropium bromide
· 정맥용 스테로이드

2차 진찰
증상, 진찰 소견, PEF, 산소 포화도

중환자실 입원

중등도 발작
FEV₁(예측치) 또는 PEF(개인 최고치) 40~69%
진찰 소견상 중등도 소견
· 1시간마다 속효성 β₂ - 항진제 흡입
· 경구용 전신 스테로이드
· 1~3시간 동안 치료를 계속하면서 입원 여부를 결정한다.

중증 발작
FEV₁(예측치) 또는 PEF(개인 최고치) 〈 40%
진찰 소견상 중증 소견
병력상 고위험군
초기 치료에 반응이 없는 경우
· 산소 공급
· Nebulized SABA + ipratropium bromide 1시간마다
· 경구용 스테로이드

호전
FEV₁ 또는 PEF ≥ 70%
치료 효과가 1시간 이상 지속
진찰 소견상 정상

불완전 반응
FEV₁ 또는 PEF 40~69%
경증 및 중등도 증상

호전 없음
FEV₁ 또는 PEF 〈 40%
PCO₂ ≥ 42mmHg
진찰 소견상 심한 증상과 기면 상태

퇴원
· 속효성 β₂ - 항진제 흡입 지속
· 경구용 전신 스테로이드
· 환자 교육
  치료 약제와 사용법 검토
  치료 전략 재고
  외래 방문 권유

입원
· 산소 공급
· 속효성 β₂ - 항진제 흡입
· 전신 스테로이드(경구용 또는 정맥용)
· 활력 징후, 산소 포화도, 폐기능 감시

중환자실 입원
· 산소 공급
· 속효성 β₂ - 항진제 흡입 매시간 지속
· 정맥용 스테로이드
· 활력 징후, 산소 포화도, 폐기능 감시
· 기도 삽관 및 기계 호흡 고려

호전

호전

퇴원

*SABA: short acting beta2- agonist(속효성 b2-항진제)

- 산소를 투여하여 $SaO_2 > 95\%$가 유지되도록 한다.
- β_2-항진제 분무: albuterol(Ventolin®) 0.05~0.15 mg/kg/dose(대략적으로 소아의 경우 2.5~5.0 mg/dose) 매 20분마다
- ipratropium bromide (Atrovent®) 0.25~0.5 mg 분무: β_2-항진제 흡입과 병행한다.
- 흡입제 치료가 힘들 정도로 환아가 호흡이 어려운 경우 epinephrine 0.01 mg/kg SC 또는 terbutaline 0.01 mg/kg SC(최대 0.4 mg)를 투여하며 15분마다 3번까지 반복할 수 있다.
- 중등증(moderate) 이상의 천식 발작인 경우, prednisone 또는 prednisoloe (1 mg/kg/일)을 경구 투여, 증상이 심한 경우 methylprednisolone (1 mg /kg/일)을 IV/IM으로 4차례 나눠 투여한다.

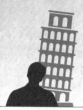

5 소화기

Disorder of Digestive System

1. 급성 복통 Acute abdominal pain

■ 연령별 급성 복통의 감별진단

원인	영아기	소아기	청소년기
기계적	장중첩증, midgut volvulus, 정복되지 않는 탈장, Meckel's diverticulim, Hischsprung's disease	변비, 정복되지 않는 탈장, Meckel's diverticulum, 장폐색	변비, 정복되지 않는 탈장 Meckel's diverticulum, 장폐색
염증성 /감염성	괴사성 대장염 (Necrotizing enterocolitis)	장염, 급성 충수돌기염, Henoch-Schonlein purpura, 췌장염, 위염, 담도계 질환	장염, 급성 충수돌기염, Henoch-Schonlein purpura, 췌장염, 위염, 담도계 질환
비뇨생식기계	요로감염	요로감염	요로감염, 신, 요로계 결석, 자궁외 임신, 골반염, 고환/난소 염전
기타 /비전형적	영아 산통, 숨겨진 외상(아동학대), 독성 물질 음독	폐렴, 당뇨성 케톤산증, 숨겨진 외상(아동학대), 독성 물질 음독	폐렴, 당뇨성 케톤산증, 숨겨진 외상(아동학대), 독성 물질 음독

*영아 산통(infantile colic) : 15장 우는 아이 참조

2. 만성복통

- 정의: 4~16세, 3개월에 3회 이상 반복적으로 발생하여 일상 생활에 지장을 초래하는 복통, 학령기 어린이의 10%
- 이중 10~15%만 기질적 복통이고 70~75%는 주요 원인이 정신, 사회적 스트레스인 기능성 복통이다.
- 기질적 원인[유당 불내성, helicobacter pylori 감염, 결절성 위염, 궤양성 대장염(Ulcerative colitis), Crohn's disease, 장결핵, 장의 회전 이상, 장중첩증, 소화성 궤양, 복부 편두통(abdominal migraine), 담관 질환, 췌장 질환, 위식도 역류, 요로 감염, 세균성/바이러스성 위장염, 부인과 질환, 종양, 복부 간질(abdominal epilepsy) 등]을 감별하는 것이 중요하다.

■ 기질적 원인이 높은 경우

(1) 체중 감소	(6) 통증으로 인한 수면 장애 성장 장애
(2) 혈변	(7) 발병 연령이 5세 이하(학령기 전), 14세 이상
(3) 배꼽에서 먼 부위의 통증	(8) 위장관 실혈, 체중 감소
(4) 의미있는 구토(담즙성, 지속/주기적)	(9) 사춘기 지연, 염증성 장질환의 가족력
(5) 만성 설사(특히 야간에 하는 경우)	

▌ Ⅱ ▌ 구강 질환(성인응급 치과적 응급 참고)

1. 아프타성 구내염 Aphtous stomatitis

심한 통증을 동반하는 한 개 또는 여러 개의 궤양, 경계가 명확하고, 적색으로 테가 둘러져 있으며 내부는 회백색이고 삼출물로 덮여 파여 있다. 재발성으로 HSV와의 감별은 HSV의 반복 감염 시 입술 주위에 발생하고, 피부 점막 경계를 지나는 경우는 드물며 초회 감염 시 구강 점막에 병변이 생긴다.

치료: 대증 요법, 0.2% chlorhexidine gluconate 세척액으로 구강 청결, 동통 제거 위해 xylocaine과 0.5% dyclonine hydrochloride 구강 도포. 국소 스테로이드 도포(0.1% triamcinolone), 국소 tetracycline 구강 세척은 치유를 촉진한다.

2. 헤르페스성 치은 구내염 Herpes simplex gingivostomatitis

(감염성 질환을 참조)

3. Herpangina

(감염성 질환을 참조)

4. 수족구병 Hand foot mouth disease

(감염성 질환을 참조)

III 타액선 질환

1. 볼거리 mumps

(감염성 질환을 참조)

2. 반복성 이하선염 recurrent parotitis

봄에 호발. 건강한 소아에서 원인 모르게 반복적(10회 이상일 수 있다)으로 이하선의 부종. 통증은 없고, 보통 한쪽에 나타나나 양측이 동시에 또는 교대로 나타나기도 한다. 보통 2~3주 내 자연 치유된다.

3. 화농성 이하선염 suppurative parotitis

Staphylococcus aures가 원인이며, 편측성이다. 발열과 함께 이하선에 작열감, 부종, 통통이 생긴다. 균배양하고, 항생제 치료한다.

IV 식도 질환

1. 위식도 역류 Gastroesophageal reflux disease, GERD

생후 6주 이내 영아의 95%에서 강한 역류를 보이고, 2세(고형식과 직립 자세 가능) 까지 60%에서 사라지고, 나머지는 4세까지 지속되기도 한다. 합병증을 동반하는 경 우는 1/300으로 미숙아, 만성 폐질환, 다운 증후군 등에서 많다.

- **증상** : 반복적인 역류와 흡인성 폐렴이 발생한다. 소아 후기까지 지속하면 반복적 기침, 천명, 폐렴 등이 동반될 수 있고, 위산에 의해 식도염이 발생 가능하다.
- **치료** : 치료적 자세 유지(어린 영아는 엎드려 놓고, 영아 후기나 소아는 머리 부분 을 높이거나 직립 자세가 좋다) 소량을 자주 먹이며, 꼭 끼는 옷은 피한다.
- **약물**
  - metoclopropamide (0.25 mg/kg tid)
  - 식도염이 있으면 제산제, H2 antagonist (cimetidine), omeprazole 등
- Nissen fundoplication : 약물 저항성 및 흡인성 폐렴과 무호흡 반복 시

2. 부식성 식도염

식용 빙초산, 강알칼리, 세제, 단추형 수은 건전지 등을 먹은 후 생긴다.

- **치료**
  - 물, 우유를 먹이는 희석요법은 액체류 알칼리나 산성물질에서는 추천되지 않는 다. 고체 알칼리의 경우는 소량만 시도
  - 구토 유발 및 위 세척은 피한다.
  - 부식물질들을 먹은 후 14~48시간 내에 내시경을 시행하여 식도 화상 및 위전 정부 궤양 여부를 확인하여야 하며 최소 2주가 지나서 추적검사를 시행한다.

V 위장 질환

1. 비대 날문 협착증 Hypertrophic pyloric stenosis

비담즙성 구토의 가장 흔한 원인으로 신생아기 위 유문근(pyloric sphincter muscle) 의 비후로 인해 유문강이 길고 좁아져 구토를 유발하는 질환이다. 남아(특히 첫째 아

이)가 여아보다 4배 정도 많고, 식도 기관루(esophago- tracheal fistula)와 같은
선천성 기형이 동반되기도 한다.

- **증상**
- 보통 생후 3주경부터 먹인 후 바로 사출성 구토를 반복적으로 하는 것이 특징적이
  나 생후 1주일부터 5개월에 나타나기도 한다. 토한 후 공복으로 인해 다시 먹으려
  고 하며, 구토로 인해 위산 및 chloride이 소실되어 hypochloremic metabolic
  alkalosis 가 나타난다.

- **진단**
- 복부종괴 촉진: 우측 늑골연 하부에 연골같이 딱딱한 지름 2~3 cm 크기의 도토
  리 모양의 종괴(비후된 유문근), 토한 직후 촉진 시 만지기가 쉽고 복근의 이완이
  되어야 한다.
- 복부 초음파: 유문의 근육층이 자궁 경부의 모양을 띠고 있고, 두께 4 mm 이상,
  유문부의 길이가 14 mm 이상인 경우 진단을 내릴 수 있다.
- 그 외 위장관 조영술을 시행한다.

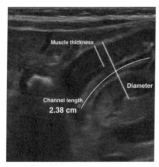 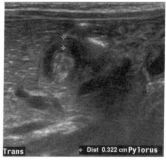

그림 5-1.

- **치료**
- 수술 전 수액: N/S이나 half saline에 5~10%의 dextrose (eg. A-fluid®), 30~50
  mEq/L의 KCl을 혼합하여 우선 탈수와 산염기, 전해질 교정을 해야 한다. 혈청
  bicarbonate가 30 mEq/L 이하로 교정될 때까지 시행한다(마취 후 나타날 수 있
  는 무호흡을 예방하기 위함).
- 수술적 치료는 pylolomyotomy (Ramstedt)를 시행한다.

2. 소화성 궤양

소아 연령에서 궤양은 드문 질환이며, 위궤양은 특히 드물다. 주증상은 복통, 구토, 출혈이며, 미취학 어린이는 구토, 복통과 식후 배꼽주위 통증, 6세 이후 어린이는 성인과 비슷한 증상을 보인다.

VI 소장 및 대장 질환

1. 장중첩증 Intussusception

상부 장이 하부 창자 속으로 망원경같이 말려들어가는 질환. 회맹부(ileocecal)가 대장 안으로 말려들어가는 것이 가장 흔하다(95%). 3개월~6세 사이(5~11개월이 호발)에 발생하는 장폐쇄의 가장 흔한 원인

- **증상** : Classic triad- 복통, 구토, 혈성 점액변(but, 3가지가 모두 나타나는 경우는 15% 미만)
  건강하던 아기가 갑자기 심한 복통(colicky pain)으로 자지러지듯이 울며 다리를 배위로 끌어당기는 증상이 1~2분간 있은 후 5~15분간의 무증상 현상을 반복. 증상 발현 초기 몇 시간 동안은 정상 대변이 나올 수 있으나, 그 후에 대변 및 가스의 배출은 거의 없다. 발병 12시간 이내에 특징적인 혈성 점액성 대변(currant jelly stool)이 60%의 환자에서 관찰. 통증이 없는 복부 이완시기에 우복부 또는 상복부에서 소시지 모양의 덩어리를 촉진할 수 있다.
- * 약 1/3의 환자에서 위의 특징적인 소견이 없이 간헐적으로 보채는 듯한 비특이적 증상을 보일 수 있어 주의를 요한다(소장과 소장, 대장과 대장의 중첩일 경우에서 주로 발생).
  재발은 바륨 관장 정복 시 10%, 수술 도수 정복 시 2~5%이고, 공기압보다 수압에 의한 정복 시 더 흔하다.

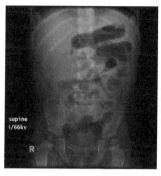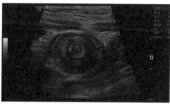

그림 5-2. Intususcceptum in a barium enema (Lt.) and U/S finding of intususccepion (Rt.)

- **진단**: 복통과 구토를 호소하는 7세 이하의 소아는 반드시 이의 추적 문진 및 이학적 검사를 시행하고, 우선 진단으로 염두에 둬야 한다.
- 단순 복부 촬영: 우측 복부에 공기 음영이 없을 수 있고, 장폐색 소견을 보일 수 있으나 민감도는 45% 미만이다.
- 복부 초음파: 민감도 98~100%, 특이도 88~100%, Doughnut, target 혹은 pseudo-kidney sign 등이 보일 수 있다.

- **치료**
- 수술적 준비: 금식, 위관 삽입, 탈수증 교정
- 정복술: 증상 발현 48시간 내 시행 시 75~80%의 성공, 바륨 관장 정복 시 0.5~2.5%, 공기압 정복 시 0.1~0.2%의 장천공이 발생할 수 있다.
- 수술적 치료: 개복 후 도수 정복, 도수 정복이 안 될 경우는 장괴사의 경우로 장절제술 시행
** 공기압, 수압 정복술의 금기: 증상이 생긴지 24~48시간 이상 지난 경우, x-ray에서 장천공, 장벽 내 공기 음영(pneumatosis intestinalis), 복막 자극 증상, 탈진 및 쇼크 등의 중독 증상(toxic appearance)을 보이는 경우

2. 급성 충수염 Acute appendicitis

어린이가 복통을 호소 시 성인과 마찬가지로 우선 감별해야 한다. 평균 발병 연령 6~10세로 소아의 가장 흔한 외과적 응급질환이다.
- **증상**: 성인과 같이 전형적인 증상을 보이는 경우는 약 50%에 불과하다. 발열이나 구토가 복통보다 먼저 생기면 위장관염의 가능성이 많고, 소아에서는 충수염의 경우도 설사가 흔하게 나타난다. 나이가 어릴수록 증상이 모호하여 복막염이나 패혈증으로 진행된 후에 진단되는 경우가 많다.
- **영상진단**: 복부 초음파, 저선량 복부 CT

3. 멕켈 게실

배꼽 장관막관(omphalomesenteric duct) 또는 난황관(vitelline duct)이라고도 하며, 난황관(yolk sac)의 잔유물로 회장 하부(회맹판 상부 40~50 cm 내)에 남아 있는 것을 말한다. 소화기 선천성 기형 중 가장 흔하며, 전체 영아의 2~3%에서 발견된다.

- **증상**
- 장출혈: 게실 내에 이소성 위점막(ectopic gastric mucosa)에서 위산이 분비되어 혈관 손상을 유발한다. 1~2세 어린이에서 흔하고, 대량의 무통성 직장 출혈이 특징적이다.
- **진단**: Technetium-99m pertechnetate 동위 원소 스캔(위와 멕켈 게실에 흡착)
- **치료**: 수술적 절제

4. 장염

일반적으로 바이러스성(viral) 장염은 소장 근위부를 손상시켜 구토를 동반하는 수양성(watery diarrhea)이 흔하고 세균성(bacterial) 장염은 대장을 침범하여 혈변, 점액변(mucous) 및 복통을 동반하지만, 장 독소(toxin)를 생성하는 세균성 장염은 수양성 설사를 보이기도 하므로 임상 증상 만으로 원인균을 짐작하기는 어렵다.
성인과 달리 영유아에서는 설사만 있거나 구토만 호소하는 장염도 있다.

1) 소아 설사의 임상적 양상, 진단 및 치료

원인균	임상 양상/단서(clue)	진단	치료
바이러스			
Rotavirus	수양성, 겨울에 가장 흔한 원인균	임상적, 원인바이러스 검출을 위한 Enzyme	탈수 정도에 맞는 oral 혹은 IV rehydration, 대증 치료
Enteric adenovirus	수양성, 동반된 호흡기 증상	immunoassay(시간이 걸린다, 필요한 경우만)	
Norovirus	수양성, 발열, 두통, 근육통을 동반한 유행성 위장관염, 접촉 시 12~48시간내에 62-84% 전파됨.		
세균성			
Campylobacter jejuni	발열, 복통, 수양성 또는 혈액성 설사, 충수돌기염과 유사	대변내 WBC, 대변 배양	수액 치료 + EM 12 mg/kg qid
Shigella(이질)	발열, 복통, 두통, 점액성 설사, 경련, 독성 거대결장(toxic megacolon), 가벼운 오염에도 발생, 매우 전염성이 크다.	대변내 WBC, 대변 배양, 면봉 배양(swab culture)	TMX-SMX (Bactrim) 4/20 mg bid 또는 ampicillin·12.5~20 mg qid
Escheria coli			
ETEC	수양성 콜레라양 장독소	대변 배양, ELISA	TMX-SMX (Bactrim) 4/20 mg bid
EHEC	복통, 점액혈변성 설사, O157:H7은 용혈성 요독 증후군 (HUS)과 관련	대변내 WBC, 대변 배양, PCR, HUS가 의심되면 CBC, BUN/Cr	보존적 치료, 항생제가 없다.
EIEC	복통, 점액혈변성 설사, shigella양	대변내 WBC, 대변 배양	TMX-SMX (Bactrim) 4/20 mg bid
Vibrio cholerae	쌀뜨물 같은 설사, 장독소		TMX-SMX (Bactrim) 4/20 mg bid
Yershinia	발열, 구토, 설사,		TMX-SMX (Bactrim) 4/20 mg bid
enterocolitica	복통, 충수돌기염과 비슷 최근 항생제 사용	배양, 혈액 검사	Ceftriaxone 50 mg/kg qd
Clostridium enterocolitica		대변 내 WBC, 배양 독소 assay	Flagyl 5~13 mg/kg tid, 다른 항생제 중지
기생충			
G. lamblia	설사, 방귀 및 헛배부름, 보육시설	대변내 알 및 기생충	Flagyl 5~13 mg/kg tid
Entamoeba histolytica	혈성 점액성 배변, 간 농양	혈액 검사	Flagyl 5~13 mg/kg tid

2) 치료

치명적인 질환(예, HUS 등)을 배제하면, 탈수 교정과 예방에 초점을 맞춘다.

경구용 탈수 교정액(Oral rehydration Solution, ORS)은 glucose-Na-water의 혼합물로 정주보다 투여가 쉽고, 충분히 수분과 전해질을 동시에 공급할 수 있는 장점이 있다. 구토는 ORS 투여의 금기가 아니며, 심하면 5 mL씩 2~3분 간격으로 투여하면 된다(3장 수액요법 참조).

설사 환아에게 장의 안정을 위해 모유나 우유를 끊고 단식(NPO)하거나, 희석한 우유를 먹이기 시작하던 예전의 치료와는 달리 최근 치료는 전에 먹이던 영양을 조기에 시작하는 것이 영양을 빨리 공급하고, 손상된 점막의 회복을 촉진시켜 준다고 한다.

또한 지사제(antidiarrheal drug)는 소아 특히 2~3세 미만 아기들에게는 부작용을 나타낼 수 있고, 효과도 확실하지 않아 추천되지 않는다.

3) 일반적으로 사용되는 음료수의 성분

용액	포도당 (mmol/L)	Na$^+$ (mEq/L)	K$^+$ (mEq/L)	Base (mEq/L)	Osmolality (mOsm)
Pedira (maintenance)	111	45	20	35	250
WHO (rehydration)	140	90	20	30	310
스포츠 음료수	255	23	3	3	330

*시판되는 음료수는 전해질의 농도가 적고 당질의 농도가 너무 높다.

■ 급성 장염의 치료 algorithm(연령 > 2개월, Clinical dehydration score 참고)

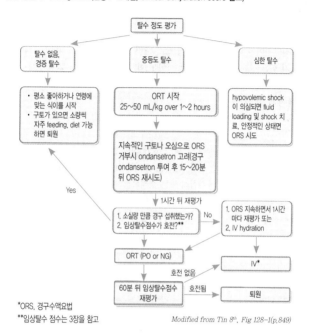

*ORS, 경구수액요법
**임상탈수 점수는 3장을 참고

Modified from Tin 8th, Fig 128-1(p.849)

VII 변비 | Constipation

변비는 진단명이 아니라 하나의 증상으로, 대변 보는 횟수가 적고 변이 딱딱하여 대변을 보기 힘든 상태를 말하며, 전체 소아 소화기 질환 중 약 10~25% 정도다.

*장관 전체의 이행시간

1~3개월(8.5시간), 4~24개월(16시간), 3~13세(26시간)

- **증상**: 배변 장애, 복통, 식욕 감퇴, 드물게 성장 발육 지연, 동반된 증상– 비뇨기계 이상 소견(방광 수뇨관 역류, 신수증, 요적하(dribbling), 야뇨증, 요로 감염)
- **원인**: 기능 장애 상태, 해부학적 또는 생리학적 이상, 대사성 또는 내분비성 기능이상 및 약물. 90~95% 정도가 특발성 변비 또는 기능적 변비
- **진단**: 자세한 문진과 신체 검사를 하면 최소한의 진단적 검사로 정확한 진단이 가능하다.
- ★ 기능적 변비– 1세 이후에 증상 시작, 1주일 간격으로 한 번에 많은 양의 변을 보거나 변이 굵어서 화장실이 막히고, 정체된 변 때문에 유분증(encopresis), 복통, 복부 팽만이 생겨 입맛이 없고, 보채다가 배변 후에 증상이 없어진다.
- ★ 기질적 원인을 고려해야 할 경우– 발열, 복부 팽만, 구토, 체중의 감소나 증가가 없는 경우 변을 참는 행동은 기질적 질환의 가능성이 떨어진다.
- ★ 단순 복부 촬영: 장내 대변이 유무와 정도를 파악

- **치료**
  - 교육
  - 정체 대변 제거(disimpaction): hypertonic phosphate나 soap saline enema. 어린 영아 25~30 mL/5kg, 체중 20 kg 이상 시 100~150 mL per rectal
  - 섬유질 음식: 과일, 야채 등
  - 약물: 하제(magnesium hydroxide, mineral oil, lactulose, bisacodyl)
  - 정상 배변 확립:
    30개월 미만에서 정상 배변활동이 이루어지고 난 후에 대변 가리기 교육을 시도하는 것이 좋다.
    30개월 이상은 위대장 반사(gastrocolic reflex)를 이용하여 식사 후 하루 3~4회 5분씩 변기에 앉아 있도록 교육

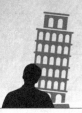

I 소아 흥통

소아에서 흥통의 가장 흔한 세 가지 원인은 ① 늑연골염(costochondritis) ②흥부
근골격성(musculaoskeletal) ③ 호흡성(respiratory)이다. 이 세 가지의 경우가 전
체 흥통의 45~65%을 차지한다. 그밖에 심리적 요인, 위식도 영류와 같은 소화기 요
인이 5~9%, 심장이 원인인 경우는 5% 이하로 드물다.

1. 늑연골염: 분명한 costochondral junction 또는 chondrosternal junction의
   압통이 있다. 환자와 보호자를 안심시키는 것이 중요하고 acetaminophen (AAP)
   또는 NSAID를 처방한다.
2. 흥부 근골결성: 운동 후 흥근, 견근, 배근의 긴장(strain)과 직접적인 외상 등에
   의해서 생긴다. 휴식과 AAP 또는 NSAID를 처방한다.
3. 호흡성: 천식, 폐렴 등과 관련된 반복된 기침 때문에 흥벽 근육을 과도하게 사용
   하거나 늑막 자극이 생겨서 발생한다. 심한 기침, 늑간 근육의 압통, 빈호흡, 천명,
   가슴 x선 사진이 진단에 도움이 된다. 원인 질환에 대한 치료가 중요하다.
4. 소아에서 흥통의 심장의 원인
- <u>Coronary arteritis (e.g. Kawasaki's)</u>, coronary artery anomalies, hypertension,
  hypoxia 등으로 인한 Ischemia
- 구조적인 이상: aortic, pulmonary stenosis, idiopathic subaortic stenosis (IHSS)
- 부정맥(bradycardia or tachycardia)
- coronary perfusion저하에 동반된 저혈압
- 감염성 또는 염증성 질환(e.g. pericarditis, myocarditis, endocarditis)

*** 소아의 흉통은 심장이 직접적인 원인이 되는 경우는 성인보다 드물다.
자세한 문진과 진찰로 감별하여 불필요한 검사를 줄일 수 있다.

II 소아 실신

응급실에 실신을 주소로 내원한 환자의 분석	Vasovagal	50%	Head trauma	5%
	Orthostasis	20%	Migraine	5%
	Atypical seizure	7%	Miscellaneous	13%

Pediatr Emerg Care 1989 : 5 : 80~82

*실신의 원인이 심각한 원일을 시사하는 위험 요인

Exertion preceding the event

Age < 6 years

History of cardiac disease or heart murmur in the patient

Family history of sudden death, long QT syndrome, sensorineural hearing loss, or cardiac disease

Recurrent episodes

Recumbent episode

Prolonged loss of consciousness

Associated chest pain or palpitations

Absence of premonitory symptoms or physical precipitating factors

Use of medications that can alter cardiac conduction

Tin 8th, p.836.

■ 실신으로 내원한 환자의 평가지침

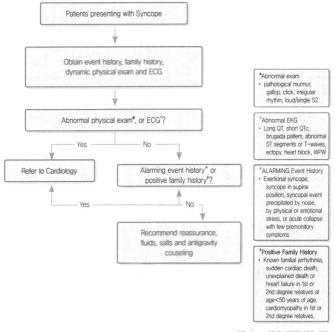

J Pediatr. 2013;163(3):896-901.

III 청색증의 감별 진단

청색증이 이학적 검사에서 발견이 되려면 Hb이 5 g /100 ml 이하여야 한다. 또한 우측에서 좌측으로의 Cardiac shunt가 있을 경우 10분 동안 100% 산소를 투여해도 PaO$_2$는 50 mmHg를 넘지 않는다.

- 중추성 청색증: hemoglobinopathies 또는 폐기능 저하로 인한 oxygen desaturation, 저환기증 또는 shunt (e.g., congenital heart disease)
- 말초성 청색증: 심박출량의 감소, 쇼크, cold exposure 또는 혈관의 폐쇄.

Ⅳ Tet Spells Hypercyanotic Spells, Hypoxic Spell

TOF (Tetralogy of Fallot)
- RV outflow tract의 obstruction과 pulmonary stenosis
- VSD
- Overriding aorta
- RVH

1. 증상

호흡수와 깊이가 점차 증가하다가, 발작적으로 과호흡, 심한 청색증, 뇌의 산소 부족으로 인한 실신, 때로 경련 혹은 사망까지 초래할 수 있음. 발작하는 동안 폐혈류량이 감소하므로 수축기 심잡음의 세기가 평소보다 감소하며 때로는 전혀 들리지 않는 경우도 있다.

2. 발병

TOF 환아 중, 생후 6개월~2세 사이에 흔하고, 아침에 깨어나서 울거나, 수유를 한다거나, 배변을 하는 등 갑자기 활동량이 증가할 때 발생

3. "Tet Spells"의 치료

① Knee chest position (Venous return 감소, systemic resistance 증가)
② O_2 inhalation
③ Sodium Bicarbonate 1~2 cc/kg IV (reduce the respiratory center stimulating effect of acidosis)
④ Morphine sulfate 0.1~0.2 mg/kg SQ or IM (venous return감소, respiratory center억제, relax infundibulum)
⑤ Propranolol: 0.1 mg/kg IV 또는 1~4 mg/kg PO
⑥ Phenylephrine: 0.02 mg/kg IV (systemic vascular resistance 증가)
⑦ Ketamine: 1~3 mg/kg IV, 60초간(systemic vascular resistance 증가, sedative effect)

* 빈혈, 전해질을 교정하고, 혈당을 조절한다.

    (Hct은 55~65를 유지하는 것이 좋다. 65 이상이면 phlebotomy)

V 소아의 부정맥

1. Prolonged QT interval (long QT syndrome)

1) 유전성 형태. Deafness를 동반하기도 한다.
2) 후천성으로 class I antiarrhythmics (e.g., quindine, procainamide), amiodarone, phenothiazines, lithium, cyclic antidepressants, $\downarrow K^+$, $\downarrow Ca^{2+}$, $\downarrow Mg^{2+}$, myocarditis, liver disease, weight loss가 원인이 되기도 한다.
3) <u>실신이나 경련을 주소로 내원</u>. 치료는 약을 끊어주고 원인을 교정하는 것이다. QTc = QT interval/(square root of RR interval).

2. Supraventricular tachycardia (SVT)

* reentry-bypass tract (50%), reentry without bypass (25%) 그리고 비정상적 automaticity를 가진 ectopic focus (25%)로 일어나고, 4세 이하의 경우 CHF와 관련이 있을 가능성이 크다.
* 보통 **영아의 경우 HR ≥ 220/min, 소아의 경우 HR ≥ 180/min**일 경우 의심해볼 수 있다.

1) SVT의 치료

* **심부전 증상 있을 시**

→ DC cardioversion (0.5~1 J/kg) →반응 없으면 2 J/kg까지 증량

* **혈액학적으로 안정 시**

① Diving reflex : 영유아기에서 효과적, 얼음물에 얼굴을 담그거나 얼음 수건으로 얼굴 전체를 20초가량 덮어 부교감 신경을 항진시킨다.
② valsava 법, 찬물을 마시기(많은 경우 잠잘 때 빈맥이 멈춤) : 경동맥 압박은 4세 이전에 효과가 불확실하고 부작용이 많아 사용하지 않는다.

③ ATP나 adenosine 정주

  Rx) Adenosine (1 mg=1,000 ug, max to 12 mg)

      신생아 500 ug/kg IV bolus

      > 1 yr 100 ug/kg IV bolus (0.1 mg/kg)

  심장에서 가장 가까운 정맥로를 확보하고 EKG monitor 보면서 1~2초 내로 재빨리 투여한 후 생리 식염수 5~10 mL로 flushing한 후 팔을 들어준다. 만약 반응이 없을 경우 dose 0.2 mg/kg 로 해서 반복 투여할 수 있다

④ Digoxin(아래 참조)

  : 4~6시간이 지나 효과가 나타나므로 급성기보다는 재발하거나 만성적인 경우 사용

⑤ Verapamil 정주(1세이전, 심부전에는 금기)

  : 0.1~0.2 mg/kg IV, 2~3분 동안 정주, 필요시 30분 간격으로 2회까지 반복, 유지량 5 ug/kg/분

⑥ Esmolol 정주

⑦ 심박조율

3. 재발방지치료

1) β-blocker : propranolol

2) digitalis (delta wave 시 금기)

■ 나이에 따른 Digoxin Dosing

연령	부하량(TDD) (μg/kg)		유지량 (μg/kg/일)	
	PO	IV	PO	IV
미숙아	20	15	5	3~4
만삭아	30	20	8~10	6~8
< 2세	40~50	30~40	10~12	7.5~9
2~10세	30~40	20~30	8~10	6~8
> 10세	10~15	8~12	2.5~5	2~3

- 부하량: 처음-TDD의 1/2

  다음-TDD의 1/4를 8~18시간 간격으로 2회 투여

- 유지량: < 10세: 유지량을 2회 분복

        ≥ 10세: 유지량을 1일 1회

- Hypokalemia는 digoxin toxicity를 유발하고, 더 악화시킬 수 있으므로, K^+ level을 잘 유지해야 한다.

4. Ventricular tachycardia

일반적으로 120 beats/minute 이상이고 QRS > 0.08sec. 소아에서는 Aberrant SVT가 드물다.

- **치료**
  : amiodarone 5mg/kg over 20 to 60 min 또는 procainamide 15 mg/kg IV over 30 min (see precautions under SVT)
  : lidocaine 1 mg/kg bolus, then infusion 20~40 mg/kg/min을 procainamide 대신 고려할 수 있다.
  : unstable V/S을 보이는 경우는 synchronized cardioversion (0.5~2 J/kg)을 지체하지 말 것

5. Atrial flutter atrial rate of ~300 beats/minute.

영아에서의 atrial flutter는 성인에서 보이는 전형적인 sawtooth pattern 또는 flutter waves가 안 보일 수 있으므로 주의해야 하고, 이중 93%가 구조적인 심질환을 가진다.

VI 소아 고혈압

■ 나이와 키의 백분위수를 고려한 고혈압의 정의

나이 (yr)	여아			남아		
	5th Percentile	50th Percentile	95th Percentile	5th Percentile	50th Percentile	95th Percentile
1	101/57	104/58	107/60	98/55	102/53	106/59
6	108/71	111/73	114/75	109/72	114/74	117/76
12	120/79	123/80	126/82	119/79	123/81	127/83
17	126/83	129/84	132/86	132/85	136/87	140/89

Adapted from Update on the 1987 Task Force on High Blood Pressure in Children and Adolescents,
Pedintrics. 1996;98:4

- 성인과 달리 소아에서는 나이가 어릴수록 원인 질환에 의한 이차성 고혈압이 많으므로 세밀한 검색이 필요할 수 있다.
- 치료 목표는 95percentile 미만으로 혈압을 조절하는 것으로 응급치료 시에도 처음 1시간 동안 10%를 다음 32~12시간 동안에 15%를 더 떨어뜨리도록 한다.
- labetalol, nicardipine, sodium nitroprusside 등이 사용된다.

■ **소아 고혈압에 사용되는 약물들**

응급 시 사용			
약물	용량	투여경로	주된 부작용/ 주의사항
Nifedipine	0.2 to 0.5 mg/kg (max, 10 mg/dose)	PO or SL	저혈압, 안면 홍조, 빈맥, 관상동맥 또는 대동맥 질환이 있는 경우 주의해서 사용
Nicardipine	5 to 10 mcg/kg per minute	Continuous IV	Nifedipine과 비슷
Sodium nitroprusside	0.3 to 8 mcg/kg per minute	Continuous IV	저혈압, 주의해서 점적 주입을 증량
Labetalol	0.3 to 1.0 mg/kg q 10 min IV bolus (max, 20 mg)	IV bolus	저혈압, 서맥, 기관지 수축을 유발할 수 있으므로 천식환자, 심전도계 이상, 폐쇄성 폐질환 또는 폐부종 환자에게 금기
만성적 사용			
약물	용량		주된 부작용/ 주의사항
Angiotensin Converting Enzyme Inhibitiors			
Captopril	0.5 to 2.0 mg/kg q 8 h or 0.05 to 0.5 mg/kg q 6 to 8 h in neonates		발진, 중성구 감소, 고칼륨혈증, 기침을 유발할 수 있다. 신기능 장애 시 주의해서 사용, 임부에서 금기
Enalapril	0.1 to 0.5 mg/kg per day divided qd or bid		captopril과 비슷
Lisinopril	2.5 to 20 mg/d		
안지오텐신 수용체 차단제			
Losartan	25 to 100 mg/d divided qd or bid		소아에 관한 자료가 제한적, 신기능 장애나 고칼륨혈증의 경우 주의해서 사용, 임신 시 금기
Candesartan	2 to 32 mg qd		losartan와 비슷
칼슘통로 차단제			
Nifedipine (extended release)	2.0 to 60 mg qd		말초 부종, 안면홍조, 빈맥, 두통을 유발할 수 있다.
Amlodipine	2.5 to 10 mg qd		Nifedipine과 비슷
Isradipine	2.5 to 10 mg divided qd or bid		Nifedipine과 비슷

베타 차단제

Propranolol	0.5 to 4.0 mg/kg per day divided q 6 to 8 h	서맥, 기관지 수축을 유발할 수 있으므로 천식 환자, 심전도계 이상, 폐쇄성 폐질환 또는 폐부종 환자에게 금기
Atenolol	1 to 2 mg/kg qd	propranolol과 비슷
Labetalol	4 to 40 mg qd divided bid or tid	alpha/beta blocker 혼합형. May be compounded into 10 mg/mL suspension. 부작용은 propranolol과 비슷

이뇨제

Furosemide	0.5 to 2.0 mg/kg per dose bid or qid	저칼륨혈증, 고칼슘뇨증, 탈수 유발 위험
Bumetanide	0.05 to 0.1 mg/kg per dose qd or bid	furosemide와 유사
Hydrochlorothiazide	2 to 3 mg/kg per day divided bid	저칼륨혈증, 고지질혈증, 탈수
Metolazone	2.5 to 10 mg qd	hydrochlorothiazide 와 유사

만성적 사용		
약물	용량	주된 부작용/ 주의사항

Central Alpha-adrenergic 차단제

Clonidine	2.5 to 10 mcg/kg per day divided qd or tid	졸림, 서맥, 마른 입 유발 가능, 빠르게 감량하지 말것, 0.1 mg/mL suspension으로도 처방 가능
Alpha methyldopa	10 to 65 mg/kg per day divided bid or qid	임산부에게도 처방 가능

Peripheral Alpha-adrenergic 차단제

Prazosin	1 to 20 mg/d divided bid or tid	실신, 기립성 저혈압, 염분 저류 유발 가능, 서서히 증량

혈관 확장제

Hypdralazine	0.5 to 7.5 mg/kg per day divided bid or qid	기립성 저혈압, 두통, 염분 저류 유발 가능, 신기능, 간기능 저하 시 주의해서 사용

* *Pediatrics in Review Vol 231 No, 6 June 2002*

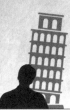

소변검사

1) pH 4.5~7.5까지 정상

　(혈액 pH가 산성이면서 소변의 pH가 높으면 우선 신세뇨관성 산증을 의심, 혈액 pH 정상인데 소변 pH 7.5 이상이면 Proteus 등 요소분해세균 감염 가능성)

2) 혈뇨: ≥ 5 RBC/ HPF

감별점	사구체	요로
적혈구 원주	+	−
색깔	적갈색	선홍색
3 tube test	색깔이 일정하다	서로 색깔이 다를 수 있다
현저한 단백뇨	+	−
blood clot	−	+
적혈구 형태	dysmorphic	isomorphic

3) 단백뇨: 소아 > 4 mg/m^2/hr(신증 범위 단백뇨 > 40 mg/m^2/hr),

　성인 ≥ 150mg/day

* 1회 배설뇨의 Up/Ucr

－ 정상: 2세 이하 <0.5, 2세 이후 <0.2

－ 신증후군: 소아 >1.5 (성인 >3.5)

Bladder volume Estimation	< 1 year old : weight (kg) × 10 ml
	> 1 year old : (age in years + 2) × 30 ml

Plasma Creatinine Estimation	Males : PCr (mg/dl) = 0.35 + (0.025 × age in years)
	Females : PCr (mg/dl) = 0.35 + (0.018 × age in years)

I 혈뇨 환아의 질환별 병력 특징

① 요로감염, 신우신염: 빈뇨, 급박뇨, 배뇨통, 발열, CVA tenderness
② 요로결석: CVA tenderness, scrotal, groin 부위로 방사통
③ 출혈성 방광염: 빈뇨, 급박뇨, 배뇨통, 선홍색 혈뇨, 배뇨 후반부에 혈뇨(발열은 드물다). 사용 중인 약물과 관련된 경우도 있다(Cyclophosphamide, busulfan...→ 항암치료 환아의 경우에...).
④ APSGN: 검붉은 콜라색깔 혈뇨, 핍뇨, 부종 등...
   URI Hx(혈뇨 1~2주 전에) → 사구체신염을 원래 가지고 있는 환아에서도 URI 있을 시 일시적으로 육안적 혈뇨가 나타날 수 있다.

II APSGN Acute Poststreptococcal Glomerular Nephritis

1. 임상적 특징
- 혈뇨(콜라색, 육안적 혈뇨), 부종, 고혈압, 신부전

2. 진단 및 치료
- Routine lab
- U/A, urine Cx
- PT, PTT
- ASO(초기에 항생제 치료하거나 피부 감염의 경우엔 상승이 별로 없다, 70% sensitivity)
- C3, C4감소(C3는 90% 이상에서 급성기에 현저히 저하되고 6~8주 이내에 정상화 되므로 진단에 가장 좋은 지표)
** APGSN 외에 낮은 C3 level을 나타낼 수 있는 질환들: MPGN, SLE nephritis, 기타 감염 후 사구체 신염들
- Abd U/S
- ABR(급성기때만)
- Diet: oliguria, edema, hypertension이 있는 급성기에 한하여 수분 및 염분을 제한
- **Frequent BP check: 대단히 중요**

- I&O (Tid), Bwt (daily)
- Antibiotics : 연구균의 전파를 막기 위해 10일 course로 penicillin계 항생제를 사용, 신염의 경과와는 무관하다.
- **Hypertension control** : hypertension으로 인해 seizure를 일으키는 경우가 있으므로 만약 두통, 구역, 경련을 나타내는 경우에는 반드시 혈압 먼저 측정할 것 (Nifedipine 0.25mg/kg 경구), 대부분 고혈압은 일시적이다.
- 필요시 diuretics : albumin 수치를 측정하여 낮은 경우 albumin replace 후에 투여함

3. 경과 및 예후

: 급성기는 1~4주 이내, 95% 이상에서 완전히 회복, 소변 검사상 혈뇨는 6개월 이내에 소실되나, 소수에서 1년 이상 지속되기도 한다.

Ⅲ Nephrotic syndrome

1. 임상적 특징 및 진단 기준: 심한 단백뇨, 저알부민혈증, 고지질혈증, 전신부종
- Serum albumin ≤ 2.5 g/dL
- 24 hr urine protein > 2 g/d (40 mg/m^2/hr, or 960 mg/m^2/day)

2. 진단 및 치료
- 일반적인 혈액검사와 소변검사, 24시간 소변검사
- ASO, CRP, C3/C4, ANA, anti-DNA, HBV marker
- Frequent V/S check
- ABR (edema 심한 경우에만), 수분 제한, 부종 시 나트륨 제한
- 항생제
- Albumin (20% albumin 5 cc/kg) & lasix
  : 혈청 albumin 2.0 미만이면서 심한 edema, ascites, dyspnea (d/t pleural effusion), hydrocele,peritonitis 시, albumin의 투여로 hypertension, pul. edema 등 초래될 수 있다는 것을 염두에 두고 꼭 필요한 경우만 쓸 것
- steroid 투여: prednisolone 60 mg/m^2/일
- 잦은 재발, 스테로이드 부작용 또는 저항성 있는 경우: cyclophosphamide, cytoxan
- ACE inhibitor (Tritace) : 단백뇨를 줄인다.

3. 합병증

- Infection : 1차성 복막염(S.pneumoniae가 m/c), UTI, pneumonia, sepsis, cellulitis...
- Arteriolar or venous thrombosis
** nephrotic syndrome에서 ABGA는 CIx
- Hypovolemic crisis : 미세변화형에서 흔함, 손 발이 차갑고 맥박 증가, 구역, 구토, 복통, Hct상승
  → albumin 수치 check 후 replacement 해줌
  → ascites있는 경우 SBP와 감별해야 함(압통, 발열 등)

IV 요로계 감염 Urinary Tract Infectious, UTI

1. 증상: 대부분 2세 이전에 첫 요로감염이 발생하며 전형적인 증상보다는 원인 불명의 발열이 첫 신호인 경우가 많다.

- 복통 또는 측복통, 구역, 구토, 설사
- 신생아의 경우 황달, 수유거부, 보챔, 체중 감소, 기면 등 비특이적인 증상을 동반하는 경우가 많다.

2. 원인

- 신생아: 혈행성 감염, E. coli 74%, Klebsiella 7%, Pseudomonas 7%, Proteus 4%.
- 영아/소아: 상행성 감염, E coli가 가장 흔하다. Proteus와 pseudomonas는 원내 감염, 재발성 UTI, 그리고 남아에 많다.

* 요로감염의 위험인자

- 여아, 포경남아, 방광요관역류, 요로계 기형 및 배뇨장애, 대소변 가리기 연습, 배변 후 뒤에서 앞으로 닦는 습관, 변비, 꽉끼는 옷

3. 진단: 요분석검사와 배양검사(확진은 배양검사)

- 소변을 가리는 소아는 청결배뇨중간뇨를(2회), 소변을 가리지 못하는 영아에서는 방광천자뇨(gold standard)나 도뇨관채뇨를 시행한다.
- 무균채뇨백뇨는 가장 손쉽게 시행할 수 있지만 오염률이 높아 증상이 심한 영아

에서 단독으로 사용하기는 어렵다.

- 요분석검사의 진단률

: LE (+) 또는 nitrite (+) 또는 WBC > 5/HPF 또는 bacteria (+)일 때 의심

■ Sensitivity and specificity of components of urinalysis

검사	민감도 % (범위)	특이도 % (범위)
Leukocyte esterase	83 (67~94)	78 (64~92)
Nitrite	53 (15~82)	98 (90~100)
Leukocyte esterase or nitrite positive	93 (90~100)	72 (58~91)
Microscopy: WBC	73 (32~100)	81 (45~98)
Microscopy: bacteria	81 (16~99)	83 (11~100)
Leukocyte esterase or nitrite or microscopy positive	99.8 (99~100)	70 (60~92)

American Academy of Pediatrics 1999

- 소변 배양 검사의 판독

1) 청결 채취 중간뇨: ≥ 10^5 CFU/mL, 1회 검사의 진단율은 70~90%이고 2회 검사의 진단율은 90~95%

2) 도뇨관채뇨: ≥ 10^5 CFU/mL(진단율 95%), 10^4~10^5 CFU/mL에서는 증상이 있으면 진단

3) 무균채뇨백뇨: ≥ 10^5 CFU/mL, 오염율이 높아(14~84%) 방광천자나 도뇨관채뇨에 의한 확인 검사가 필요

4) 방광천자뇨: 그람음성균은 모든 집락수, 그람양성균은 10^3 CFU/mL 이상에서 진단(진단율 99% 이상), 혼합 세균의 배양은 오염으로 간주

4. 요로계 감염의 항생제 요법

치료 48시간 이후에 임상 상태와 배양 결과에 따라 항생제를 조정

• **주사용 항생제**

- 3세대 cephalosporin (ceftriaxone 50~100 mg/kg#2, cefotaxime 100 mg/kg#4)

- ampicillin (100 mg/kg#3)와 aminoglycoside (GM 3~5 mg/kg#2)를 병합 사용

• **경구용 항생제**

- TMP/SMX 8~10 mg/kg/day#2(TMP 기준)

- Nitrofurantoin 5~7 mg/kg#3

- 3세대 cepha (cefixime 6~8 mg/kg/day)

- amoxicillin 50 mg/kg#3

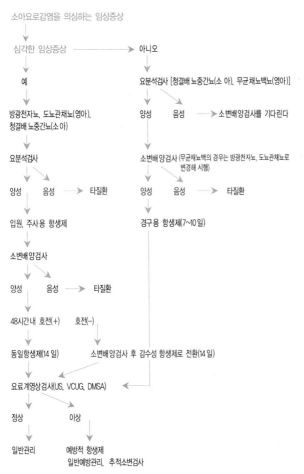

소아요로감염을 의심하는 임상증상

심각한 임상증상 ──────→ 아니오

예

방광천자뇨, 도뇨관채뇨(영아),
청결배 뇨중간뇨(소아)

요분석검사

양성   음성 ──→ 타질환

입원, 주사용 항생제

소변배양검사

양성   음성 ──→ 타질환

48시간내 호전(+)   호전(−)

동일항생제(14일)   소변배양검사 후 감수성 항생제로 전환(14일)

요분석검사 [청결배 뇨중간뇨(소아), 무균채뇨백뇨(영아)]

양성   음성 ──→ 소변배양검사를 기다린다

소변배양검사 (무균채뇨백의 경우는 방광천자뇨, 도뇨관채뇨로
변경해 시행)

양성   음성 ──→ 타질환

경구용 항생제(7~10일)

요료계영상검사(US, VCUG, DMSA) ◄──────

정상   이상

일반관리   예방적 항생제
일반예방관리, 추적소변검사

*심각한 임상증상(독성 중상) : 수유불능, 구토, 수유거부), 처짐, 기면 등 탈수 증상, 고열(≥39.5℃), 약한 울음, 부모에 대한 반응 저
하 및 얼룩덜룩함(mottling)

Korean J Pediatr 2004;47;S791

- 항생제 투여 기간
- 급성 신우신염, 발열성 요로감염: 14일
- 비발열성 요로감염, 방광염: 7~10일
- 확실한 방광염: 3~5일

V 귀두포피염(Balanoposthitis)

glans와 foreskin에 국한된 염증을 의미하며 포경수술을 하지 않은 남아의 3%에서 발생한다.

1. 원인

감염이 주된 원인이나 화학적 자극, 외상, 고정 약진 이나 접촉성 피부염에 의해서도 생길 수 있다.

감염균: G(−) and G(+), 드물게 N. gonorrhea나 chlamydia, 반복적으로 Candida albcans에 의한 감염은 당뇨를 의심

2. 임상양상

penile erythema, edema, discharge, 열, 구토, 설사와 같은 전신 증상은 드물다.

3. 치료

1) 염증을 가라 앉히기 위해 sitz bath(좌욕)을 통해 적절한 위생상태를 유지하는 것이 가장 중요 → 소변을 볼 때 아파하는 경우 따뜻한 물 안에서 소변을 보게 하는 것으로 증상을 경감시킬 수 있다.
2) cellulitis가 동반된 경우 1세대 ceph를 5~7일간 처방하거나 streptococcus 동정된 경우 specific antibiotics를 처방 → toxic해 보이거나 cellulitis 심하면 입원
3) 0.5% hydrocortisone 크림을 국소 도포
4) 반복적인 감염 발생 시 염증 치료 후 포경 수술

VI ARF Acute Renal Failure

1. 원인

Prerenal : 탈수, 패혈증, 출혈, 심한 저알부민혈증, 심부전
Renal : glomerulonephritis, localized intravascular coagulation, ATN, AIN, tumor
Postrenal : obstructive uropathy, VUR, acquired (stone, blood clot)
Non-oliguric
　Nephrotoxic agent (aminoglycoside, cisplatin, 방사선 조영제)
　Rhabdomyolysis, Burn, postop. state, post-trauma state

2. 감별진단

	Pre-renal	Renal
Uosm	> 500	< 350
FENa	< 1%	> 2%
Urine Na	< 20 mEq/L	> 40 mEq/L
U/P urea	> 8	< 3
U/P Cr	> 20	< 20
RFI	< 1	> 1

■ 급성 신부전의 원인별 소변 검사, 소변 화학 검사, 삼투 농도 소견

	혈량 저하증	급성 세뇨관 괴사	급성 간질 신염	사구체 신염	요도 폐쇄
침전물	무색	넓은, 갈색의 과립 원주	백혈구, 호산구 원주	적혈구, 적혈구 원주	무색 또는 혈성
단백	없음 또는 극소량	없음 또는 극소량	소량이지만 NSAIDS 에 의해 유발된 경우 에는 증가됨	증가, > 100 mg/dL	극소량
소변 나트륨[1] mEq/L	< 20	> 30	> 30	< 20	< 20(급성)
					> 40(며칠 후)
소변 삼투질 농도 mOsm/kg	> 40	< 350	< 350	> 400	< 350
Fractional extretion of Na (FENa)[2]%	< 1	> 1	다양	< 1	< 1(급성)
					> 1(며칠 후)

1) 소변 나트륨 <20 mEq/L인 경우 신장전 신부전일 가능성은 감수성 90%, 특이성 82%
2) FENa (fractional Na excretion)=$(U_{Na}/P_{Na})/(U_{Cr}/P_{Cr}) \times 100\%$, <1%인 경우 신장전 신부전일 가능성은 감수성 96%, 특이성 95%

- Adequate rehydration

  체내 수분량 증가나 심부전 증세가 없다면 30분~1시간에 걸쳐 N/S 20 cc/kg IV bolus loading

  → loading 마치고 1~2시간 이후에도 urination 없을 시 동량을 한 번 더 loading

  → 두 번 loading 이후에도 urination 없을 시 lasix 1 mg/kg IV

  → 이후에도 urination 없으면 초음파로 방광 내 소변 유무를 확인하거나 nelaton 으로 obstruction 확인하고 충분히 hydration되었음을 확인한 경우에는 2단 계 치료로 들어간다.

- Aggresive diuretic therapy(신성 핍뇨 의심 시)

  ① Furosemide (Lasix) 2 mg/kg, 분당 4mg의 속도로 주입, 반응 없으면 10 mg/ kg까지 증량하나 그 이상은 사용하지 않는다(청력장애초래).

  ② Mannitol : 0.5~1.0 g/kg을 lasix와 더불어 or 단독으로 30 min IV(한 번만 사용) 미세순환을 호전시키고 뇨량을 증가시켜 세뇨관 폐쇄를 예방

  ③ Dopamine 2 mcg/kg/min (renal dose)

- • **치료**

  - 수분제한 : 불감성 수분 손실(400 mL/m^2/d)+urine output 정도만 공급

  - 전해질 교정

  - 감염 예방 및 치료 : 잔여 신기능 정도에 따라 조절하여 사용

  - Hypertension의 교정(Nifedipine 0.25 mg/kg 경구)

  - Anemia의 교정 : dilutional anemia, Hb 7 g/dL 이하면 수혈 고려(고혈압 조심)

3. 치료

- 수분제한 : 불감성 수분 손실(400 mL/m^2/d) + urine output 정도만 공급

- 전해질 교정

- 감염 예방 및 치료 : 잔여 신기능 정도에 따라 조절하여 사용

- Hypertension의 교정(Nifedipine 0.25 mg/kg 경구)

- Anemia의 교정 : dilutional anemia, Hb 7 g/dL 이하면 PRBC 10 mL/kg for 4·6 hr 수혈 고려(고혈압 조심)

VII 용혈성 요독 증후군 Hemolytic Uremic Syndome

급성 신부전을 초래하는 전신 질환으로 4세 미만의 소아에서 흔하다.

(1) nephropathy

(2) microangiopathic hemolytic anemia (MAHA)

(3) thrombocytopenia를 특징으로 한다.

1. 임상양상

- 전구 증상
- 위장관염(설사 연관형) 또는 상부 기도 감염(비전형적 용혈성 요독 증후군)
- 5세 이하의 소아에서 URI 또는 gastroenteritis(특히, E. coli O157:H7, Shigella, Salmonella), GI organ cell을 죽이는 toxin을 생성하는 organism에 의해 발생을 하고, 30%에서 재발한다.
- 소화기계 – pain：75%에서(intussusception 또는 perforation), 구토, 또는 설사(종종 출혈을 동반)
- 갑작스런 피부 창백, 보챔, 기면 등 빈혈증상
- ↓Urination：핍뇨성 신부전이 2~6주간 지속, 고혈압, 부종, 복수, 육안적 혈뇨
- 피부나 위장관의 출혈반, 황달, 간 비 비대
- 중추신경계 침범：경련, 편측 마비, 혼수

2. 검사실 소견

- Urine hematuria, proteinuria, casts
- 미세혈관병성 용혈성 빈혈(MAHA)
  - ↓Hb, ↓platelets, ↑WBC
  - Smear schistocytes, helmet cells
  - ↑망상 적혈구, ↓혈청 haptoglobin, ↑혈장 Hb, Combs검사 음성
  - PT/PTT 정상
- ↓Na^+, ↓CO_2,↑ K^+, ↑BUN, ↑creatinine

3. 치료

합병증을 치료하는 것이 주된 치료가 된다.

- 일반 요법
  - 수분, 전해질, 산-염기 이상 교정
  - 고혈압 조절
  - 적혈구 수혈은 할 수 있으나 혈소판 수혈은 경과를 악화시킬 수 있다.

- 다음의 경우 투석을 시행 한다.
  ① congestive heart failure
  ② BUN > 100 mg/dl
  ③ encephalopathy
  ④ anuria > 24 hours
  ⑤ ↑K^+

- 예후
  - 설사 연관형은 비교적 예후가 양호: 급성기 사망 < 5%, 급성기 후 5% 투석에 의존, 30%는 만성신질환
  - 폐렴알균 연관형은 예후가 더 나쁘고(사망률 20%), 가족성, 유전성인 경우 더 나쁘다.

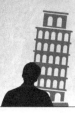

I 혼수 Coma와 의식이상 Altered Level of Consciousness: LOC의 감별 진단

■ Glasgow coma scale (GCS)

Eye opening(점수 4)	
Spontaneous: 4, To voice: 3, to pain: 2, None: 1	
Verbal Response(점수 5)	
소아	영·유아
Oriented: 5 Confused: 4 Inappropriate: 3 Incomprehensible:2 None:1	Age appropriate verbalization: 5 Consolable crying: 4 Persistently irritable:3 Restless, agitated: 2 None: 1
Motor Response(점수 6)	
Obeys: 6, Localizes pain: 5, Withdraws: 4, Flexion: 3, Extension: 2, None: 1	

*총점: 15점, 7점 이하일 때 혼수라고 정의하며 8점일 때는 50% 정도가 혼수이다.

■ 혼수의 원인

영아	소아	청소년
감염 대사성(inborn or acquired disorder) 아동 학대	중독 감염 외상, 아동학대 경련	중독(약물, 알코올) 외상

16세 이하 소아 인구의 경우 외상 혼수가 가장 흔하며 비외상 원인 중 가장 흔한 것은 감염이지만 혼수의 원인과 발생 빈도는 나이와 연관이 있다.

II 경련 Seizure 과 간질 지속 상태 Status Epilepticus

1. 열성 경련 Febrile convulsion or seizure

소아에서 가장 흔한 발작 질환이다.

1) 정의

- <u>3개월에서 5세</u> 사이
- <u>비열성 경련의 경험이 없는</u> 영유아
- <u>중추 신경계의 감염이 아닌</u> 다른 원인에 의한 <u>열과 동반되어 발생하는</u> 경련

2) 평가

- 일단 semiology (symptom and sign)를 확실히 파악 후 실제로 febrile seizure 에 적합한지 판단한다. 보호자는 shievering을 경련으로 오해하는 경우도 흔 하므로 정확한 상황을 묻도록 한다.
- 첫 진찰에서 가장 중요한 점은 열의 원인을 찾고 뇌수막염을 배제하는 것이다.

*Complex febrile seizure

- 15분 이상 경련지속
- partial seizure 양상
- 24시간 내에 2회 이상 convulsion
- 경련 후 국소적 신경학적 징후가 보이는 경우
- 약 30~50%는 재발할 수 있다.

*spinal tap 적응증

- febrile status epilepticus
- seizure frequency가 너무 많은 경우
- 발작 후 증상이 오래 지속되는 경우(mental이 회복되는 데 시간이 오래 걸리는 경우)
- 의식저하
- 대천문 팽대 및 뇌막자극증후 같은 신경학적 이상징후
- meningitis의 징후가 명확치 않은 12개월 이하 영아

■ 재발과 간질: 1/3에서 재발

재발 위험인자	간질로 이행되는 위험 인자
1세 이하에서 시작된 경련 간질의 가족력이 있는 경우 복잡 열성 경련	첫열성 경련 이전 신경학적으로나 발육상태에 이상이 있는 경우 간질의 가족력이 있는 경우 복잡 열성 경련

3) 치료

– 발열의 원인에 대한 치료가 주 목표이며, 항경련제는 일반적으로 필요치 않다.

– 5분 이상 경련이 지속되거나 연이어 발생 시: Diazepam (valium) 0.3 mg/kg 정주, 또는 Lorazepam 0.1 mg/kg 정주

– 재발의 예방: 열이 오르는 초기에 해열제와 함께, 경구 diazepam 0.3 mg/kg 을 같이 투여하거나 이 용량을 8시간 간격으로 열이 나는 기간 동안 유지시키는 것이 도움이 되기도 한다. 부작용으로 기면, 과민성, 조화운동불능 등이 생길 수 있어서 열성 경련이 심하거나 자주 재발하는 경우에만 고려할 수 있다.

2. 비유발 발작 Unprovoked seizure

• 첫발작: 고열 같은 유발요인이 없는 비유발 발작은 약 50%에서 두 번째 발작을 하게 된다. 특히 뇌전증의 가족력, 이전 신경질환 있던 경우, 열성 경련의 과거력이 있는 경우 재발 위험이 높다. 뇌파 검사, 뇌 MRI를 시행하여 평가하나 첫 발작 시에는 항경련제는 시작하지 않는다.

• 재발성 발작: 24시간 이상의 간격으로 두 번 이상의 발작이 있는 경우, 자세한 검사 후 항경련제를 선택하여 시작한다.

3. Status epilepticus (SE)

경련발작이 15분 이상 지속되거나, 의식의 회복 없이 발작이 반복되는 상태
간질 지속상태(Status epilepticus)의 치료(A → D 순서로)

Drug	Dose & route	Maximum rate	Special features
A Lorazepam	0.1 mg/kg IV	< 0.5~1 mg/min	5분마다 반복, 2회
or diazepam	0.3 mg/kg IV	< 1.0 mg/min	5분마다 반복, 2회
or diazepam	0.5 mg/kg PR	–	½dose 반복, 1회

Drug	Dose & route	Maximum rate	Special features
B FosphenytoinPE[1] or phenytoin	15~18 mg/kg IV 15~18 mg/kg IV	< 2 mg/kg/min < 0.5 mg/kg/min	면밀히 감시
C Phenobarbital	15~30 mg/kg IV	< 1.0 mg/kg/min	면밀히 감시
D Pentobarbital (coma)	2~10 mg/kg IV (IV load) 0.5~3.0 mg/kg/h	Slow IV < 1 mg/kg/min	필요시 기도삽관 vasopressors 〈prn〉

[1] PE – phenytoin equivalents

III 세균성 뇌수막염 Bacterial Meningitis

신생아에서는 패혈증 4명당 1명의 빈도로 뇌막염이 잘 동반되고 발열, 기면, 호흡 곤란, 황달, 수유곤란, 구토 및 설사 등 비특이적인 증상과 진찰소견을 나타내므로 38도 이상의 발열이 있는 경우 반드시 뇌척수액 검사를 시행해야 한다.

■ 중추신경계 감염 시 유소아의 뇌척수액 소견

	압력 (mmH$_2$O)	백혈구 (mm³)	단백 (mg/dl)	당 (mg/dl)	기타
정상	50~80	< 5, ≥ 75% 림프구 (신생아 < 10)	20~45 (신생아 20~ 170)	> 50 or 혈당의 75%	
세균성 뇌막염	보통 상승 (100~300)	100~1,000이상; PMN 우세	100~500	감소, < 40 or 혈당 의 50%	Gram stain, culture 양성
부분적으로 치료된 세균성 뇌막염	정상 or 상승	5~10,000; PMN 우세하나 이전 치료 기간이 길었던 경우 단핵구가 우세할 수 있다.	100~500	정상 or 감소	Pretreatment may render CSF sterile, but antigen may be detected by agglutination test
바이러스성 뇌막염 또는 수막뇌염	정상 or 약간 상승 (80~150)	드물게 > 1000; 초기엔 PMN이 우세 하다가 점차 단핵구 가 우세	50~200	대개 정상(Mumps 에 의한 경우는 15~20% 환자에서 감소, < 40)	HSV encephalitis는 focal seizure나 CT/ MRI/EEG에서 focal finding보임. *HSV나 enterovirus 의 경우 apleocytosis 를 보일 수 있어 CSF PCR 시행!

	압력 (mmH₂O)	백혈구 (mm³)	단백 (mg/dl)	당 (mg/dl)	기타
결핵성 뇌막염	보통상승	10~500; 초기엔 PMN우세하나 점차 림프구가 우세	100~3,000	대개 < 50	AFB smear는 대개 음성, culture결과는 8주 이상, CSF의 PCR 검사로 빠른 detection이 가능

Modified from Nelson Textbook of Pediatrics, 20th Edi, p2936

■ 원인과 항생제 선택

나이	원인	항생제
0~2개월	GBS, E.coli, L. monocytogenes	ampicillin (200 mg/kg#4) and ceftriaxone (80~100 mg/kg 1회 or 2번 분할 투여) 또는 cefotaxime (200 mg/kg#4)
2개월~12세	S. pneumoniae, N. meningitidis, Hib.	ceftriaxone (or cefotaxime) and vancomycin (60 mg/kg#4)

① Hib meningitis가 의심되는 6주 이상의 유아는 항생제 투여 1~2시간 전에 steroid를 함께 투여할 경우 발열 기간을 줄이고, CSF 단백을 낮추며, 감각신경성 청력소실을 예방할 수 있다(dexamethasone 0.15 mg/kg qid for 2days). 나머지 세균성 뇌수막염에 대한 효과는 inconclusive.

② 항생제 투여기간
- 수막구균: 5~7일
- Hib: 7~10일
- 합병증 없는 페니실린 감수성 폐구균: 10~14일
- GBS, L.monocytogenes: 14~21일
- E.coli: 21일 또는 CSF sterile해진 후 14일 더 치료

③ 바이러스성 뇌염이 의심되는 경우에도 배양검사가 확인될 때까지는 항생제를 투여해야 한다.

Ⅳ 소아에서의 두통

말을 하기 시작하면 죽을 때까지 환자가 느끼는 질환군이다. 재발하는 두통의 90%는 원발 두통으로 편두통, 긴장형 두통, 군발 두통과 다른 3차 자율신경 두통 등이 있고 두경부 외상, 뇌혈관 질환, 중추신경 감염 등과 같은 2차 두통은 약 10%를 차지한다.

■ **두통 환자에서 신경계 영상 진단의 적응증**

1. 두통의 빈도와 강도가 증가할 때
2. 뇌신경 및 운동 신경계 이상
   두통 발작시에 시력 장애가 발생할 때
   비정상적인 신경학적 징후
   두통 발작에 국소 신경학적 이상 징후가 발생한 경우: 합병 편두통
3. 소아기 일차 두통과 다른 양상
   자다가 두통 때문에 깨어나거나 깨어나자마자 발생하는 두통
   소아에서 발생한 군발 두통
4. 뇌막 자극 증상
   기침에 유발되는 두통
5. 뇌실질 이상
   간질 발작이 동반되는 재발 두통: 특히, 국소 발작
   학습 장애, 성격 변화를 동반하는 경우
6. 기타
   편두통 가족력이 없는 소아 편두통
   6세 미만의 소아 두통이나 두통을 잘 표현 못하는 아동
   알고 있는 질환에서 급격하게 발생한 2차 두통

* 일반적으로 소아는 두통의 특성과 동반증상을 잘 표현하지 못하기 때문에, 항상 일정한 부위에 두통을 호소하면 신경학적 증후가 나타나지 않아도 심대한 뇌병변의 가능성에 대한 평가는 반드시 할 필요가 있다.

1. 편두통

유병률: 초등학생이 8.7%, 중학생이 8.8%, 고등학생이 14.2%로 점차 증가한다. 무증상에서 돌발적으로 두통 특징이 다양하게 나타나며 여러 가지 전조증상이 동반되기도 한다.

1) 무조짐 편두통(Migraine without aura)

– 모든 편두통의 60~85%
– 70~80%가 가족력을 동반하므로 문진 시 확인

– 진단 기준: 다른 질환과 무관하고 아래 ①~③ 항목이 5번 이상 발작이 있을 시 진단
  ① 72시간 지속되는 두통이면서
  ② i) 편측(소아는 양측도 가능)
    ii) 중등도 또는 심한 정도의 두통
    iii) 박동성
    iv) 일상 생활 움직임에 더 악화되는 두통 – 4가지 중 2가지 이상
  ③ i) 구역 또는 구토
    ii) 빛 공포증과 소리 공포증 – 2가지 중 1가지 이상의 동반 증상

2) 조짐 편두통(Migraine with aura)

– 편두통의 14~30%
– 무조짐 편두통에서 조짐 증상이 2번 이상 동반될 때 진단한다.
– 조짐 증상: 완전 가역 시각 조짐(m/c, 섬광 모양의 섬광 암점, 흐려보임 등), 감각
  전조(침찌름, 따끔거림, 무감각), 언어장애 등이 5~60분에 걸쳐 발생
– 편마비 편두통과 기저형 편두통이 해당

3) 치료

– 규칙적인 생활 습관: 규칙적 수면, 아침식사하기, 충분한 수분 섭취 등
– 급성기 치료약: ibuprofen, acetaminophen, naproxen sodium 등, 최근 5HT
  수용체에 작용하는 트립탄 제제를 사용하기도 함
– 예방 요법: 주 1회 이상 발생하거나 결석할 정도로 증상이 심하면 시행하는 것이 좋다.
  amitriptyline, propranolol, cyproheptadine, valproate, topiramate등

2. 긴장형 두통 Tension type headache

– 소아 및 청소년의 반수 이상에서 긴장형 두통이 있다.
– 증상: 3/4이 누르거나 조이는 통증을 호소, 머리 양쪽,
  30분~72시간 두통이 지속됨, 경도~중등도의 통증
  편두통에서 흔한 복통, 구역, 구토, 어지러움, 시각장애의 빈도는 낮다.
  두피나 경부근육에 압통(pericranial tenderness)을 호소한다.
– 필요시 학교 공포증이나 우울증, 불안증 등의 동반 여부를 검사해야 한다.
– 치료: 긴장 이완 요법, acetaminophen, amitriptyline 등을 투여

V Gullian-Barre syndrome Acute inflamatory demyelinating polyradiculoneuropathy

1. 진단 기준

* Features required for diagnosis
1) 한쪽 사지 이상을 침범한 진행성 근력 저하
2) DTR 소실

* Features strongly supportive of the diagnosis
1) 임상 양상
- 점차 진행
- 대칭성
- 경미한 감각 신경 이상
- 중추신경 침범(안면 근육 근력 저하 등)
- 자율신경기능 이상: 빈맥, 부정맥, 기립성 저혈압, 고혈압, 방광 기능 이상 등
- 신경이상의 증상 시작 시 발열은 없다.
2) CSF 검사: 전형적인 소견은 증상 발현 후 1주일이 지나야 나타나며, protein은 증가해 있으나 WBC는 정상범주(albuminocytologic dissociation)를 나타내는 경우이다.
3) NCV finding: 약 80%에서 nerve conduction slowing or block을 나타낸다.

2. 치료

- supportive care: 쉰 목소리, 침을 흘리거나 연하 곤란이 있으면 지체 말고 기관 삽관을 할 것, 호흡 부전 증상이 나타날 때까지 기다려서는 안 된다(GBS의 가장 중요한 사망 원인이 흡인성 폐렴, 호흡부전이다).
- IVIG: 증상 시작한지 2주 내에 400 mg/kg, 5일간 투여
- corticosteroid (controversial)
- plasma exchange: IVIG 효과 없을 경우, 증상발현 후 2주 이내에 사용해야 효과적

I 부신 위기 Adrenal Crisis

- 증상 및 소견: 발열, 구토, 의식 혼탁, 저혈압 및 쇼크, Na+↓, K$^+$↑, glucose↓.
- 만성 스테로이드 사용 또는 부신 자체의 질환(예, Addison's, congenital enzyme defects)에 의해 부신기능 부족증이 있는 환아에서 감염이나 상처가 생긴 경우 초래

1. 부신 위기의 치료 Adrenal Crisis Therapy

- Steroid level을 측정하기 위해 따로 혈액 샘플을 해 놓는다.
- 쇼크일 경우 N/S을 20 ml/kg bolus IV(필요시 반복)
- D25W (dextrose 25% in water), 2 ml/kg IV and Hydrocortisone (solucortef®) 1~2 mg/kg IV
- Antibiotics if suspicion of sepsis (e.g., ceftriaxone 50 mg/kg)
- DOCA(deoxycorticosterone acetate) 1~2 mg IM (less urgent than other treatments)

II 당뇨성 케톤산증 Diabetic Ketoacidosis, DKA

10세 이하의 소아에서 DKA는 당뇨에 의한 사망의 70%를 차지한다. 또한 당뇨의 첫 증상으로 나타날 수 있다. 다양한 프로토콜이 있지만 홍창의 소아과학에 참고된 ISPAD 가이드라인을 많이 이용한다.

- 진단 기준
- 당뇨병의 임상 증상
- 혈당이 200 mg/dL 이상
- 케톤혈증과 케톤뇨
- 산증(pH 7.3 미만, HCO_3 - 15 mEq/L 미만)

1. DKA의 치료

- 중환자실 입원 적응증
  - 2세 이하, 동맥혈 pH < 7.0, 혈당 ≥ 1,000 mg/dL, 의식장애
- 혈당 매시간, 산-염기 검사 및 전해질 검사는 처음 8시간 동안은 2시간마다, 이후 4시간마다 시행한다.
- 케톤산혈증이 확진되면 그 심한 정도를 3단계로 분류

■ 케톤산증의 중증도 평가

구분	정상	경증	중증도	중증
CO₂ (mEq/L, 정맥)	20~28	16~20	10~15	< 10
pH(정맥)	7.35~7.45	7.25~7.35	7.15~7.25	< 7.15
호흡			Kussmaul 호흡	Kussmaul 또는 호흡 저하
의식		의식 정상, 피곤	졸림, 자극에 반응	의식 저하-소실

DKA는 고삼투압성 탈수라 탈수 정도에 비해 혈액 내 수분이 잘 유지되어 있다. 과거의 가이드라인보다 초기 loading fluid의 용량이 줄고 있음을 유의하고, 너무 과한 volume이 들어가지 않도록 한다.

■ 당뇨병 케톤산증에서 탈수 및 전해질(체중 30kg, 10% 탈수 기준)

	수액 (1L)	수액량 (mL)	Na (mEq)	K (mEq)	Cl (mEq)	Phos (mmol)	인슐린
처음 1시간 (300 mL/시간)	0.9% NaCl	300	46	–	46	–	
다음 3시간 (125 mL/시간)	0.9% NaCl 20mEq K-acetate/L[1] 20mEq K-phosphate[2]/L	375	58	15	58	5	RI 0.1 U/kg/시간
다음 44시간 (125 mL/시간)	0.45% NaCl(+dextrose[3]) 20mEq K-acetate/L[1] 20mEq K-phosphate[2]/L	5,500	424	220	424	75	RI 지속 정맥 주입 (pH ≥ 7.3 또는 중탄산 염 ≥ 15 mEq/L까지)
합계		6,175	528	235	528	80	

1) K-acetate 대신 KCl을 사용할 수 있다.

2) 20 mEq K phosphate에는 K 20 mEq, phosphate 13.6 mmol 들어 있다(외국).

3) 혈당이 300 mg/dL 미만 또는 시간당 90 mg 이상 감소하면 포도당을 수액에 첨가한다.

*중탄산염은 다음 경우에 조심스럽게 60분간 1~2 mmol/kg을 투여한다.

　i) 심장 수축력 감소, 말초혈관이 확장되고 조직 관류가 저하된 심한 산증(pH<6.9)

　ii) 생명을 위협하는 심한 고칼륨혈증이 있는 경우

소아 DKA치료 시 칼륨은 치료 초기부터 혈청 농도에 관계없이 칼륨의 농도가 40 mEq/L가 되도록 K-acetate(또는 KCL)와 K-phosphate를 섞어서 0.5 mEq/kg/h의 속도가 넘지 않도록 투여한다.

III　저혈당 Hypoglycemia

혈장 내 혈당농도가 55 mg/dL미만이 경우

** Whipple's triad: 저혈당 증상이 있으면서 혈당 농도가 50 mg/dL 미만이며, 정
　상범위의 혈당으로 회복시키는 치료 후 증상이 없어질 경우 전형적인 저혈당으로
　정의한다.

1. 원인

- ↓섭취(구토, malnutrition)
- ↓흡수(설사, malabsorption)
- 선천적 대사 장애(amino acid, glycogen storage, or glucose metabolic enzyme deficiencies)
- 패혈증, Reye's 증후군
- 과도한 endogenous insulin (e.g., islet cell tumors)
- 과도한 insulin 투여 또는 과다 복용한 혈당강하제
- 기타 내분비계 질환: Hypopituitarism, hypothyroidism, adrenal insufficiency
- 중독(aspirin, beta-blockers, alcohol)

2. 환아의 평가

- 병력: Fed hypoglycemia (< 4~6 hr after meal)는 GI tract disease (poor absorption)와, early diabetes while fasting hypoglycemia (> 5~6 hr after meal)는 insulin secreting tumors나 endocrine disorder와 관계가 깊다.
- Dipstick urine for ketone. Ketone이 검출되지 않는 경우 이는 hyperinsulinemia (medication or tumor) 또는 defect in fatty acid oxidation 를 의심할 수 있다.
- 반수 이상에서 케톤(ketone)이 나오는데 이는 부적절한 영양 공급이나 insulin 등의 hypoglycemic agent의 과다 사용 때문이다.
- ABGA, insulin, C-peptide, glucagon, lactic acid, pyruvic acid 검사, LDH, ammonia, urinalysis에서 ketone body여부 확인(ABGA와 correlation)

** 케톤 저혈당증(Ketotic hypoglycemia)

- 신생아기 이후의 소아에서 가장 흔한 저혈당의 원인
- 18개월~5세 사이에 m/c, 8~9세 까지는 저절로 좋아짐
- 원인: 당 신생 전구 물질의 결핍에 의함, 특정 효소나 길항 호르몬의 결핍은 없다.
- 증상: 비교적 마른 아이가 오랜 금식 후에(저녁을 먹지 않고 자거나 늦게 일어나 아침을 먹지 않은 경우) 저혈당 증상으로 내원. 따라서 환자는 주로 아침에 응급실에 내원
- 검사소견: 케톤혈증, 케톤뇨증, 혈장 인슐린 저하, 길항 호르몬 상승
- 치료: 저혈당의 치료는 다른 원인과 같다, 퇴원 후 장시간 금식 피하기, 자주 고단

백, 고탄수화물 식이를 하도록 보호자에게 교육한다.

3. 저혈당의 치료

- 소아의 저혈당 치료는 10% 포도당 용액을 사용한다. 더 높은 농도는 삼투압이 높아 약한 소아의 말초 혈관에 투여가 어렵다. 또 고농도의 포도당을 사용 후에는 성인에 비하여 rebound hypoglycemia가 빈번히 발생하기 때문이다.
- 2 mL/kg의 10% dextrose 정맥 주입 후 6~8 mg/kg/분의 속도로 지속적으로 주입하면서 정상 혈당의 유지하도록 조절(신생아, 영아의 지속적인 저혈당은 주입속도를 8~15 mg/kg/분이나 그 이상으로 증가시킬 수 있다)
- 응급실에서 보게 되는 대부분의 일시적인 저혈당은 10% D/W 2 cc/kg IV bolus, 이후 dextrose가 포함된 유지용액을 연결하고 2~4시간 간격으로 혈당이 안정될 때까지 체크한다. 의식상태가 회복되면 빨리 경구 섭취를 독려하여 혈당이 유지되도록 한다.
- 예기치 않은 저혈당 응급 시: glucagon 0.03 mg/kg 근주(최대용량 1 mg)
- 고인슐린성 저혈당증: 경구용 diazoxide 10~20 mg/kg#4 또는 Octreotide 10 mcg/kg을 6~12시간마다 피하주사(신생아, 영아)

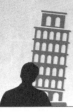
흔한 자반증

Systemic Vasculitis

1. 임상 양상

1) 피부 병변 : purpuric skin rash, 주로 하지나 엉덩이 주변에 흔히 나타나고 얼굴, 복부, 손발바닥에는 거의 없다. 두피 부종이 나타나기도 한다. 수 주에서 수개월 동안 재발할 수 있다.
2) 관절염(75%) : 큰 관절(무릎, 발목), 후유증 없다.
3) 위장관계 증상(25~90%) : 급성 복통, 오심, 구토 및 혈변, 장중첩증, 드물게 장천공
4) 신장 침범 : 25~50%에서 요검사 이상, 전신증상 발생 후 수일 내지 수 주 후
   ** 예후는 신증상에 의해 결정된다. 다른 장기의 침범 정도와 신염의 정도는 일치하지 않는다.
5) 드물게 Scrotal, CNS, heart, lung을 침범하기도 한다.
6) HSP는 어느 연령대에서나 가능하지만, 4~5세에 계절적으로는 겨울과 초봄에 호발한다.

2. 진단

임상적으로 진단이 가능하며 합병증이나 타질환과의 감별을 위해 검사를 시행한다.
– CBC : 출혈이 많았을 경우 빈혈, 경한 백혈구 증가나 혈소판 증가를 보일 수 있다.
– 자반을 보이나 혈액 응고 관련 검사는 모두 정상이다.
– 혈청 내 IgA가 증가할 수 있다.

– 신 침범을 확인하기 위하여 소변 검사를 초기 및 주기적으로 반복 시행한다.

3. 치료

충분한 수분 공급 및 통증 조절 등 대증 요법으로 한다.

– 대부분 외래에서 치료하나 심한 복통, 신침범, 의식 변화 시 입원 치료한다.

– steroid 치료: 심한 복통, 심한 두피 부종, CNS합병증 동반 시 prednisone 1~2 mg/kg/일, 전반적인 경과에 영향을 주거나 신장 침범을 예방하지는 못한다.

‖ 특발성 혈소판 감소성 자반증 Idiopathic Thrombocytopenic Purpura, ITP

건강해 보이는 소아에서 갑자기 나타나는 혈소판 감소증의 가장 흔한 원인

1. 원인

• 바이러스 감염에 의해 혈소판 표면에 대한 자가 항체가 생겨 이 면역 복합체가 세 망내피계(RES)에서 탐식 파괴됨

• 대부분 바이러스 감염(특히 상기도 감염)이 1~4주에 선행, 일부에서는 MMR 예방 접종 혹은 약물 복용 후에도 생긴다.

2. 증상 및 진찰 소견

• 건강하던 소아(특히 1~4세)에서 갑자기 전신적인 점상 출혈과 자반증이 외상없이 자연적으로 나타남

• 혈소판 수가 아주 낮은 경우 잇몸, 점막 출혈

• 진찰 소견은 대개 정상(현저한 간비비대 및 림프절 비대 있으면 다른 악성 질환을 생각해보아야 한다)

3. 검사소견

- 초기에 흔히 혈소판 ≤ 20,000/㎕, 혈소판 크기는 정상이거나 크다.
- ANA검사는 주로 사춘기에 양성: 만성 ITP위험성이 증가한다.
- 감별진단

■ 다른 출혈성 질환과 감별

출혈질환	선별검사				특수검사
	PC*	BT	PT	aPTT	
1. 혈관장애					
1) Henoch–Schönlein 자반병	N	N	N	N	임상적 소견만으로 진단
2) Ehlers–Danlos 증후군	N	N	N	N	임상적 소견만으로 진단
2. 혈소판 장애					
1) 특별 혈소판 감소 자반병(ITP)	L	P	N	N	임상적 소견과 골수 검사 가능하면 혈소판 항체 검사(양성)
2) Glanzmann 병 (thrombasthenia)	N	P	N	N	Clot retraction(비정상), 혈소판 응집 검사(1차 응집 반응에 이상)
3) Aspirin 효과	N	P	N	N	혈소판 응집 검사(2차 응집 반응에 이상)
3. 혈액 응고 장애					
1) 고전적 혈우병	N	N	N	P	VIII 인자 분석
2) Christmas 병	N	N	N	P	IX 인자 분석
3) von Willebrand 병	N	P	N	P	VIII: C, VIII: Ag, VIII R: CoF 분석
4) VII 인자 결핍증	N	N	P	N	VII 인자 분석
5) X 인자 결핍증	N	N	N	P	X 인자 분석
6) 비타민 K 결핍증	N	N	P	P	II, VII, IX, X 인자 분석
7) 파종혈관내응고(DIC)	L	P	P	P	I, II, V, VIII 인자분석, FDP 검사

*platelet count
N: 정상, L: 저하, P: 연장

홍창의 소아과학 11판, p858

■ 출혈 경향 선별 검사의 정상치

선별검사	성인	만삭 신생아	미숙아(출생 시 체중)	
			1,500~2,000 g	< 1,500 g
혈소판 수 (×103/μL)	300	250	250	250
출혈 시간(BT)(분)	4	4	4	4
활성화 부분 thromboplastin 시간(aPTT)(초)	44	65	80	108
Prothrombin 시간(PT)(초)	12	13.5	16	17
Thrombin 시간(TT)(초)	10	14	15	15

홍창의 소아과학 11판, p858

* 원인 모를 빈혈이 있을 때에는 Coombs' 검사를 하여 Evans 증후군(자가 면역성 용혈성 빈혈과 혈소판 감소증)을 감별
* 습진과 잦은 감염을 동반하는 남아인 경우 Wiskott-Aldrich 증후군(아토피 피부염, 중성구 감소증, 혈소판 감소증)을 고려
* 백혈구 수나 백분율 이상 있거나 원인 모를 빈혈, 병력, 진찰 소견상 골수 질환 의심 시 반드시 골수검사를 하도록 한다.
* 그 외 약물 복용력, 모르고 지내던 문맥압 항진, Fanconi 빈혈의 조기 무형성기 등을 감별해야 한다.

4. 치료

* 항혈소판 항체는 자가 혈소판뿐만 아니라 수혈한 혈소판에도 결합하므로 생명을 위협하는 출혈이 없는 한 혈소판 수혈은 금기

1) IVIG

- 0.8~1 g/kg/일, 1~2일간 투여 95%의 환자는 48시간 내에 혈소판 수치 회복한다.
- 부작용: 두통, 오심, 구토, 발열, 무균성 뇌막염 등

2) Prednisone 경구 투여

- 1~2 mg/kg/일(또는 60 mg/m^2/일), 21일간 경구 투여 후 감량 중단
- 또는 4 mg/kg/일로 7일간 경구 투여 후 점차 감량하여 21일에 중단

3) 생명을 위협하는 출혈 시(ICH < 1%, 장기출혈)

- 응급으로 혈소판 수혈과 3일간의 methylprednisolone 30 mg/kg 투여
- 비적출: 혈소판 수혈과 위의 치료들도 조절이 안 되는 경우에 고려한다.

5. 예후

- 급성 ITP의 약 20%는 6개월 이상 지속되어 만성 ITP로 된다.

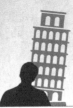

가와사키병
Kawasaki disease

가와사키병은 원인 불명의 급성 혈관염(Small, Medium artery)으로, 심장의 합병증이 1/4에서, 소아의 후천성 심질환의 가장 흔한 원인이다. 주로 5세 이하가 87%를 차지하고 여름과 겨울에 환자가 많으며 재발률은 약 3.8%이다.

I 가와사키병의 진행 단계

- 급성기(0~2주): 갑작스런 발열, 피부 발진, 결막염, lymphadenopathy, 점막의 변화 및 심근염(myocarditis)
- 아급성기(2~8주): 관절염, epidermal desquamation(손톱 주위부터 시작), cardiac thrombi/aneurysm 형성 시작
- 회복기(~2년): 관상동맥류 발생의 위험

II 진단 기준

A. 5일 이상 지속되는 발열
B. 다음의 5가지 중 4가지가 존재
  ① 양측성 비화농성 결막 충혈
  ② 입술과 입안의 변화: 입술 홍조 및 균열, 딸기 모양의 혀, 구강 점막의 미만성 발적
  ③ 사지 말단의 변화: 급성기에는 수족의 경성 부종과 손바닥, 발바닥의 홍반, 회복기엔 손발가락 끝의 막양 낙설(desquamation)
  ④ 부정형 발진(Polymorphous but nonvesicular skin rash)
  ⑤ 비화농성 경부 림프절 종창 (> 1.5 cm)
C. 다른 질환에 의해 설명되지 않는 질병

- BCG접종 부위의 erythema나 perianal desquamation은 Kawasaki 병에서만 볼 수 있는 전형적인 소견임
- 다섯 가지 진단기준 중 발열외 2~3개만 나타나는 불완전형 가와사키병도 드물지 않으며 불완전형도 관상동맥 합병증을 유발한다. 의심되면 BNP나 조기 echo검사를 적극 시행해야 한다.

III 진단적 검사

- 혈소판 수 > 1백만; 혈전기(thrombosis stage)에 발생하여 급속히 정상화됨.
- 백혈구 증가증(left shift), 경한 용혈성 빈혈, CRP, ESR의 증가
- 요검사 −무균성 농뇨 때로 bilirubinuria (gallbladder hydrops)
- 심장초음파
- 복부 초음파: 심한 복통을 호소 시에만 시행(GB hydrops 여부)
- pro-BNP: 불완전형 가와사키병이 의심되면 시행해볼 수 있다. 문헌마다 다르나 600 이상 증가한 경우는 가와사키병일 확률이 높다.

IV 치료

- 관상동맥류를 예방하기 위해서는 10일 안에 열을 떨어뜨리는 것이 관건이다.
- 입원하여 IVIG와 아스피린 치료를 병행한다.

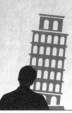

발을 저는 아이

Limping Child

응급실 내에서 Difficult diagnosis 중의 하나인 발을 저는 아이(Limping Child)는 자세한 병력청취와 나이에 따른 질환의 감별이 중요하며, 자세한 이학적 검사(복부, 성기, 등, 피부, 걸음 걸이, 다리의 길이, active range of motion, 근력)가 필요하다.

나이에 따른 질환	
출생~2세	세균성 관절염, 골수염, 선천성 고관절 탈구(CHD), 아동학대
2세~10세	세균성 관절염, 골수염, LCP disease, 유소년기 류마치스 관절염, transient hip synovitis, 백혈병, 골절
10세~18세	골절(stress fracture 포함), SCFE, transient synovitis of hip, 종양, 골수염

걸음은 Stance(발이 바닥에 붙어 있는)와 Swing(발이 바닥에서 떨어져서 흔드는) 두 단계로 어느 단계가 이상한지 면밀한 관찰이 필요하다.

- Stance 단계의 단축된 걸음: 통증을 피하기 위한 걸음
- 측면으로 기울어 걷는 걸음: 병변 쪽으로 몸이 기울어서 발을 통해 전달되는 힘을 줄이기 위한 걸음으로 CHD, Legg-Calve-Perthes disease (LCD), sliped capital femoral epiphysis (SCFE) 등이 이에 해당되며, 양다리의 길이가 차이가 난다.
- 슬관절이상: 무릎을 최대한 안 움직이려 하는 stiff-legged gait
- 발바닥의 병변: 발굽으로 걸으려 한다.
- 척수 이상: 척수신경을 자극하지 않으려고 매우 천천히 걷는다(예, 척추의 골수염, 디스크염).
- 갑작스럽게 발생하여 점점 악화되는 limping은 neuromuscular disorder를 의심할 수 있는데 특징적으로 척추 전만증(lordosis)을 보이는 걸음은 proximal truncal weakness를 시사한다.

I 감별 진단

- **감염성 원인**: 골수염, 세균성 관절염, 봉소직염, 근염, 농양, 중추신경계 감염, 충수 돌기염, 부고환염
- **정형외과적 원인**: 외상, 아동 학대, 선천성 고관절 탈구(CHD), 종양
- **혈액학적 원인**: sickle cell crisis, 혈우병
- **근신경학적 원인**: Guillain-Barre syndrome, 틱 마비

II 응급실 진단

1. Laboratory test

1) ESR

- 발열이 있는 모든 환자에서 시행, 감염성 또는 염증성 질환에서는 증가한다.

2) CBC

- 발열이 있는 모든 환자에서, WBC의 상승을 보이고, 백혈병이나 sickle cell disease 인 경우 진단할 수 있다. 신생아에서는 정상일 수 있다.

3) Blood culture

- 감염성 질환이 의심될 경우

4) Synovial fluid analysis

- 모든 septic arthritis가 의심이 될 경우 시행한다. gram stain, aerobic and anaerobic bacterial culture, mucin clot test, crystal analysis

2. 방사선 검사

1) Plain film

- Screening view: Entire lower extrimities, pelvis AP and frog leg position
- 큰 소아: AP and frog-leg view hip and pelvis
- 무릎에 병변이 의심되는 큰 소아: AP and lateral hip and knee

- 2세 이하, 소아 학대가 의심되는 경우 골격계 사진이 필요, 2주 뒤에 재검한다.

2) Bone scan

stress fracture, nondisplaced fracture, ostemylitis, avascular necrosis, bone infarct, and metastatic disease 등이 의심이 되나 plain film에서 정상일 경우 시행 특히 pelvis와 spine에 질환이 있을 경우 도움이 된다.

3. Septic arthritis

True medical emergency! Knee joint가 가장 흔하다. Staphylococcus aureus > Group A Streptococcus > S. Pneumoniae의 순서. Hemophilus influenzae (< 3세). 최근의 상기도 감염 또는 국소 연부 조직염의 병력. 발열은 40~40.5℃로 매우 높다. 관절은 굴전되어 움직임에 장애가 있고, 국소 홍반, 열감 및 부종이 있다. septic arthritis of Hip은 관절의 굴전, 약간의 abduction, external rotation되어 있고, 사진상 관절면의 확장과 관절 주위 근육의 경계가 불분명해 보인다.

4. Osteomyelitis

distal femur와 proximal tibia의 metaphysis에 호발한다. 원인균은 septic arthritis와 비슷하다. 발열과 뼈의 통증, 국소적인 열감, 홍반, 부종을 보인다.

5. Discitis

Disc space의 감염으로 osteomyelitis의 변형. 어린 소아에서 호발. L1-L5 IVD에 발생한다. 걷기를 싫어하고, back pain 때문에 안아서 다독거려주면 반대로 운다(paradoxic crying). 경한 발열, 식욕 부진, 오심 및 구토 등의 비특이적인 증상을 보인다. 일반 사진에서는 4주 정도까지 정상을 보이다가 disc space의 협착이 관찰되고, bone scan으로 7일 내에 진단이 가능하다.

6. Transient Hip Synovitis

"Diagnosis of Exclusion", Toxic synovitis로 불렸다. 가장 흔한 염증성 질환으로 원인은 잘 모르며, 예후는 좋다. 호발 연령은 3~6세(18개월에서 12세 남아에서 더 많다)이다. 전구 증상으로 상기도 감염, streptococcal infection, 또는 경한 외상의 병력이 있다. WBC > 15,000은 드물고, 사진상 정상이거나 관절 내 effusion으로 medial joint clear space가 확장되어 보이거나, pericapsular shadow가 강조되어 보인다.

<u>초음파상 95% 이상에서 effusion을 보인다.</u>

7. Juvenile Rheumatoid Arthritis

초기 진찰로 진단하기 힘들다. 큰 관절을 침범하고, 대칭적이다. 감염성 질환과 구분이 힘들다. joint fluid examination하여 감별한다.

8. Slipped Capital Femoral Epiphysis (SCFE)

상부 대퇴의 성장과 발달의 장애. Epiphysis는 정상적으로 acetabulum에 위치하지만(misnomer) 대퇴의 metaphysis가 앞/상부로 전위되어 있다. 청소년기 성장이 빠를 때 외상으로 인해서 또는 지속적인 힘에 의해 서서히 발생한다. Thigh, groin, hip에 둔하고, 쑤시는 듯한 통증을 나타내며, 활동 시 통증이 증가하고, 측면으로 기울어 걸으려 한다.

9. LCP disease (Legg–Calve–Perthes disease)

4~9세의 남아, 저체중아, 키작은 아이, 골격 성숙 장애를 가진 소아에서 호발. 발을 저는 것 이외에 무증상인 경우가 많다.

초기 방사선 소견은 radiodense femoral head와 medial joint space의 확장, 몇 달이 지나야 crescent–shape의 subchondral radiolucent 선이 보인다. bone scan으로 early detection이 가능하다.

■ 고관절통을 초래하는 질환

항목	일과성 고관절 활막염	Legg-Perthes병	대퇴골두 골단 분리증	화농 관절염
호발연령(세)	4~8	4~9	11~15	0~3
운동제한	외전, 내회전	외전, 내회전	외전, 굴곡 내회전	모든 방향
통증	+~++	0~++	+	++++
X선 사진	정상	비정상, 단계에 따라 변화	비정상, 분리(slip)	흔히 정상
체온	정상	정상	정상	상승
혈침 속도	간혹 증가	정상	정상	증가(> 25 mm/시간)
치료	안정	보조기 또는 수술	수술	수술 및 항생제

홍창의 소아과학 11판, p1188

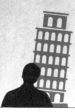

13

신생아 소생술

Neonatal Disease

```
출생
```

만삭아인가?
근육긴장도는 좋은가?
울거나 숨은 잘 쉬는가?

예 → 일반적인 처치

아니오 ↓

초기 치료
(닦아주기, 따뜻하게 해주기, 체온 유지, 기도 위치, 기도분비물 제거, 자극하기)

호흡 및 심장박동수 평가

심박수 < 100회/분,
호흡곤란 혹은 지속적 청색증 →

기도 위치
산소포화도 감시
필요시 산소공급
지속성 기도 양압 고려

심박수 < 100회/분,
무호흡 혹은 헐떡호흡 ↓

양압 환기
산소포화도 감시
심전도 모니터 고려

심장박동수 평가

심박수 < 100회/분 ↓

호흡(흉곽 움직임) 평가
양압 환기 지속
전문기도기 삽관 고려

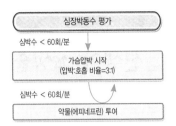

2015 한국형 심폐소생술 가이드라인, 신생아소생술에서 참고

출생 직후 약 60초 동안("the Golden Minute") 신생아처치를 위한 첫단계(initial step), 재평가, 필요에 따라 호흡 보조 개시 등이 이루어져야 한다. 이 단계가 정확하게 60초라고 정해지지는 않았지만 호흡보조(ventilation)의 단계가 부적절하게 지연되지 않도록 하는 것이 중요하다.

II 신생아가 응급실에 내원하는 흔한 증상들

1. 울고 보채거나 처지는 경우(아래의 Table을 참조)
2. 위장관계 증상
   - 수유 문제
   - 역류, 구토, 설사
   - 복부 팽만, 변비
3. 심호흡계 증상
   - 빠른 호흡, 기침, 코 울혈
   - 무호흡, 주기적 호흡
   - 호흡 시 시끄러운 소리나 stridor
   - blue spell, 청색증
4. 황달
5. 눈 분비물, 빨간 눈
6. 기저귀 발진, 입안 병변(아구창)
7. 갑작스런 발열
8. 영아 돌연사

■ 신생아에서 달래지지 않는 울음이나 보챔, 처짐의 원인

영아 산통

- **외상**
  비사고성 외상
  낙상
  열려진 기저귀 핀 등 불편한 요소들
  손가락이나 penis가 어딘가에 끼인 경우
  corneal abrasion이나 이물

- **감염**
  뇌수막염
  패혈증
  중이염
  요로감염
  장염, 괴사성 대장염

- **수술적 처치를 요하는 상황(Surgical)**
  정복되지 않는 탈장
  interstinal malrotation/volvulus
  anal fisure

- **부적절한 수유 방법**

- **심혈관계**
  심부전

- **대사성 이상**

Tin 6th Ed 744p

III 신생아 황달

– 신생아는 첫 4~6주에 걸쳐서 회복이 되는 hepatic insufficiency를 가진다. 정상
  신생아의 bilirubin의 50th percentile은 6 mg/dl(6%는 12 mg/dl 이상)이다.
– 황달은 보통 영아에서 5 mg/dl 이상, 소아에서는 2 mg/dl 이상이어야 관찰이 가
  능하다. Hyperbilirubinemia는 breast feeding, weight loss, maternal dia-
  betes, Asian race, oxytocin, ↓gestational age and male sex에서 많다.
– 빌리루빈 수치가 증가함에 따라 황달은 얼굴에서 복부, 발까지 진행된다.

* **얼굴에만 나타나면 5 mg/dL,**
  복부 중앙까지 나타나면 12 mg/dL, 발바닥까지 나타나면 20 mg/dL로 추정
  (혈중치를 대신할 정도로 신뢰할 수는 없다.)

* **혈청 빌리루빈 검사를 시행해야 하는 경우**
  ① 복부 중앙부까지 황달이 진행
  ② 비생리적 황달임을 시사하는 증상
  ③ 진행성 황달
  ④ 용혈이나 패혈증의 증상이 있는 경우

1. 황달의 출현 시기에 따른 감별 진단

출현 시기		원인
생후 < 24시간	common	erythroblastosis, 패혈증
	rare	감염, CMV, toxoplasmosis, rubella, 간염
생후 2~3일	common	생리적 황달, 조기 모유 황달
	rare	가족성 비용혈성 황달
3일~1주	패혈증, 기타 감염(매독, Toxo, CMV) 내출혈(광범위한 ecchymosis,두혈종)	
1주 이후	패혈증, 담도 폐쇄, 간염, galactosemia, 약물에 의한 용혈성 빈혈, 모유 황달	
1개월 이상 지속	Inspissated bile SD, 간염, 선천 매독, CMV, Toxo, 담도 폐쇄, 갑상선 기능저하증, 위유문협착, TPN	

** 병적 황달
① 생후 24~36시간 내에 나타나는 경우
② 혈청 빌리루빈이 24시간 내에 5 mg/dL 이상 증가
③ 위험인자 없이 혈청 빌리루빈이 만삭아인 경우 12 mg/dL, 미숙아에서 10~14 mg/dL이상인 경우
④ 황달이 생후 10~14일 이상 지속
⑤ 생후 시간에 관계 없이 직접 빌리루빈이 2 mg/dL이상인 경우

2. 건강한 term 신생아에서 Hyperbilirubinemia의 치료

나이(시간)	25~48시간	49~72시간	> 72시간
	Total serum bilirubin in mg/dl (mol/L)		
광선치료	≥ 15~18	≥ 18~20	≥ 20
집중적 광선치료와 교환 수혈 준비	≥ 25	≥ 30	≥ 30
광선치료 실패시 교환 수혈	≥ 20	≥ 25	≥ 25

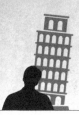

14

소아 중독
Pediatric Poisoning

독성학 파트의 무독성 중독을 함께 참고

1. 역학

① 소아 중독의 50~60%는 6세 이하, 특히 1~2세 영아기가 30% 이상을 차지한다.
대부분 비의도적이며, 소량, 단일제 섭취, 무독성이거나 독성이 강하지 않은 물질
중독이 많아 예후가 양호하다.

② 청소년의 중독은 의도적 중독이 더 많고 성인 중독과 비슷한 형태로 치명적인 결
과를 초래하기도 한다.

③ 소아 환자들에게 흔히 섭취되는 약물은 Cosmetics/personal care items,
Analgesics,Household cleaners, Foreign bodies, Topical preparations,
Vitamins, Antihistamines 순서로 알려져 있다.

④ One pill killer drug
- 작은 소아에서 소량의 중독으로도 위험할 수 있는 약물들이다.
- Opioid, Camphor, Sulfonylureas, Methyl salicylate, Beta blockers and
  calcium channel blockers, Tricyclic antidepressants
- 내원시 증상이 없더라도 충분한 처치 및 경과 관찰이 필요하다.

2. 초기 처치 시 유의점

① 소아 중독은 실제 섭취보다 노출에 의한 경우가 많으므로 정확한 병력 청취 및 상
황 파악이 중요하다.

② 위험하지 않은 물질인 경우 과도하게 침습적인 처치나 검사는 피하는 것이 옳지만
위험한 약물인 경우 최대한 복용했을 양을 추정하여 적극 처치한다.

3. 최근 흔히 중독으로 내원하는 물질들 중 고려할 점들

① **구연산**: 젖병 소독제로 많이 사용하면서 색상이나 냄새가 없어서 구연산을 타 놓은 물에 분유를 타서 먹이고 내원하는 사례가 많다. 희석해둔 물을 먹고 온 경우는 무독성 제품으로 봐도 무방하며 증상없으면 보호자 안심시키고 퇴원시키면 된다.

② **바퀴벌레약**: 살충제 성분보다는 바퀴를 유인하기 위해 사용한 카라멜 성분 등 기타 성분이 많다. 사람에게 치사량은 훨씬 많으므로 섭취 후 별다른 증상이 없으면 보호자 안심시키고 퇴원시킨다.

③ **손소독제**: 반드시 에탄올의 함유량을 확인하도록 한다. 시중 제품들은 65% 이상 에탄올을 포함한 것들이 많다. 유아의 경우 맛보는 정도 이상의 삼킴이 있었다면 알코올에 의한 젖산혈증이 생길 수 있어서 증상이 없더라도 혈액검사나 수액 치료 후 경과관찰하거나 입원시키는 것이 좋다.

④ **전자담배**: 니코틴을 먹은 경우는 매우 위험하며, 니코틴과 함께 섞는 용액을 먹은 경우도 위험하다. 이 혼합제에 알코올류가 섞여있는 것들이 많아서 초기에 증상이 없어도 이미 젖산혈증이 생기기도 한다. 검사 및 수액처치 후 유아는 입원시키는 것이 좋다.

⑤ **여러 가지 화장품들**: 로션이나 크림이 안전한 것으로 되어 있으나 최근 다양한 제품들이 많으므로 반드시 성분을 살펴보고 알코올류가 섞인 제품들은 유의해야 한다.

⑥ **갑상선약(신지로이드)**: 갑상선 수술이 많아지면서 갑상선약을 복용하는 가족들이 많아져 소아에게 흔히 노출되는 약제 중 하나이다. 특히 약제가 작고 특별히 쓴 것도 아니라 다량을 먹고 오는 소아들도 있다. 복용량과 증상과 혈액검사가 판이하게 다르다는 특징이 있다. 성인과 달리 많은 양을 먹어도 thyroid strom이나 갑상선항진증에 해당하는 증상이 생기지 않는다. 그러나 혈액 갑상선기능검사상 T3, T4 상승, TSH 감소 등 변화가 분명히 발생하고 이것이 회복되는 데는 2주 이상 걸리기도 한다. 5알 미만 섭취 시 증상이 없으면 TFT만 시행하고 외래에서 경과 관찰을 하고 10알 이상 다량 복용 시에는 입원해서 경과를 보는 것이 좋다. 저자의 경험상 50알을 복용한 후에도 아무 증상이 없던 환아들도 있었지만 TFT가 회복되는데는 장시간이 걸렸다.

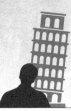

소아의 성장, 기구 및 약물의 용량

Development, Pediatric Instrument and Drug Dosing

15

I 생체징후 Vital Signs 와 몸무게 BP - mean ± standard deviations

Age	Weight (kg)	Heart rate	Resp Rate	Systolic BP	Diastolic BP
Premature	1	145/min	~40	42±10	21±10
Premature	1~2	135	~40	50±10	28± 8
Newborn	2~3	125	~40	60±10	37± 8
1 개월	4	120	24~35	80±16	46±16
6 개월	7	130	24~35	89±29	60±10
1 세	10	120	20~30	96±30	66±25
2~3 세	12~14	115	20~30	99±25	64±25
4~5 세	16~18	100	20~30	99±20	65±20
6~8 세	20~26	100	12~25	100±15	60±10
10~12 세	32~42	75	12~25	110±17	60±10
>14 세	>50	70	12~18	118±20	60±10

II 기구^{Equipment} 신장, 체중, 나이에 따른 약물 용량

나이(years) 체중(kg) 키(cm)	6m 5~7 58~70	1 8~11 70~85	2 12~14 85~95	3 15~17 95~107	5 18~24 107~124	8~10 25~32 124~138	> 12 33~40 138~156
ET Tube[1]	3.0/3.5	3.5/4.0	4.0/4.5	4.5	5.0	5.5	6.0
Laryngoscope	1Miller	1Miller	2Miller	2[a]	2[a]	2~3[a]	3[a]
Nasogastric tube	5~8F	8~10F	10F	10~12F	12~14F	15~18F	18F
Urine Catheter	5~8F	8~10F	10F	10~12F	10~12F	12~14F	16F
Chest Tube	10~12F	16~20F	20~24F	20~24F	24~32F	28~32F	32~40F
Ampicillin	250~350	400~550	600~700	750~850	900~1200	1250~1600	1650~2000
Atropine	0.1~0.14	0.16~22	0.24~28	0.3~34	0.36~48	0.5~64	0.66~80
Bicarb (mEq)	5~7	8~11	12~14	15~17	18~24	25~32	33~40
Ceftriaxone	250~350	400~550	600~700	750~850	900~1200	1250~1600	1650~2000
Cefotaxime	250~350	400~550	600~700	750~850	900~1200	1250~1600	1650~2000
Defibrillation (J)	10~14	16~22	24~28	30~34	36~48	50~64	66~80
Dextrose (g)	5~7	8~11	12~14	15~17	18~24	25~32	33~40
Diazepam	0.5~2.1	0.8~3.3	1.2~4.2	1.5~5.1	1.8~7	2.5~9	3.3~10
Eqinephrine	0.05~0.7	0.08~11	0.12~14	0.15~17	0.18~24	0.25~32	0.33~40
Lidocaine	5~7	8~11	12~14	15~17	18~24	25~32	33~40
Mannitol (g)	5~7	8~11	12~14	15~17	18~24	25~32	33~40
Midazolam	0.5~7	0.8~1.1	1.2~1.4	1.5~1.7	1.8~2.4	2.5~3.2	3.3~4
Normal salineb	100~140	160~220	240~280	300~340	360~480	500~640	660~800
succinylcholine	10~14	16~22	24~28	30~34	36~48	50~64	66~80

[1] internal diameter, mm

All drugs are in mg unless otherwise specified

[a] Miller or Macintosh

[b] Bolus (ml) for hypovolemia.

III 심혈관계 약물 : IV Infusions/Mixtures

Drug Solution	1ml/hr=	Infusion Rate	Drug Preparation
Epinephrine (1 mg/ml)	0.1 mg/kg/min	0.1~2.0 mg/kg/min	0.6 mg/kg in D5W in total volume of 100 ml
Isoproterenol (1 mg/5 ml)	0.1 mg/kg/min	0.1~1.0 mg/kg/min	0.6 mg/kg in D5W in total volume of 100 ml
Norepinephrine (1 mg/ml)	0.1 mg/kg/min	0.1~1.0 mg/kg/min	0.6 mg/kg in D5W in total volume of 100 ml
Dopamine (250 mg vial)	1.0 mg/kg/min	2.0~20 mg/kg/min	6.0 mg/kg in D5W in total volume of 100 ml
Dobutamine (250 mg/vial)	1.0 mg/kg/min	5.0~20 mg/kg/min	6.0 mg/kg in D5W in total volume of 100 ml

Drug Solution	1ml/hr=	Infusion Rate	Drug Preparation
Lidocaine 2% (20 mg/ml)	20 mg/min	20~50 mg/kg/min	300 mg in D5W in total volume of 100 ml
Phenylephrine (10 mg/ml)	1.33 mg/min	0.5~5 mg/kg/min	20 mg in D5W in total volume of 100 ml
Procainamide (100 mg/ml)	20 mg/min	20~80 mg/kg/min	300 mg in D5W in total volume of 100 ml

IV 소아의 심혈관계 약물 지속 주입의 준비 Preparation: Rule of 6

약물	혼합액 만들기, 투입 속도
Epinephrine Norepinephrine Isoproterenol Prostaglandin E1 Dopamine Dobutamine Nitroprusside Nitroglycerin Amrinone	0.6 × 체중(kg) = 약물 용량 약물 용량과 수액을 더해 총 100 cc로 만들어 1 ml/hr로 주입하면 0.1 ug/kg/min이 된다.
Lidocaine	60 × 체중(kg) = 약물 용량 약물 용량과 수액을 더해 총 100 cc로 만들어 1 ml/hr로 주입하면 10 ug/kg/min이 된다.

V 간단한 수액 계산법

– Continuous IV infusion 계산법

ⓧ microgram/min/kg = ⓧ × 1.44 × 체중 = ⓨ mg

예) 10 kg 소아에서 Dopamine을 5 mcg/min/kg으로 투여할 경우

ⓨ mg = 5 × 1.44 × 10 = 72 mg

따라서 Dopamine 72 mg을 N/S 50 cc에 섞어 2 cc/hr로 주면 24hr 투여할 수 있다(섞는 fluid 종류와 concentration 조정 가능).

임상의학 검사 정상치, 참고범위

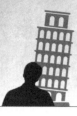

임상의학 검사 정상치, 참고범위

[체액량]

검사항목	참고 범위	
	SI unit	Conventional units
총 체액량(체중대비)	50%(비만)~70 %	
세포내액	체중의 30~40 %	
세포외액	체중의 20~30 %	
혈액		
총 혈액량		
남자	69 mL/kg	
여자	65 mL/kg	
총 혈장량(plasma)		
남자	39 mL/kg	
여자	40 mL/kg	
적혈구 량		
남자	30 mL/kg	1.5~1.21 L/m^2(BSA)
여자	25 ml/kg	0.95~1.00 L/m^2(BSA)

[뇌척수액(CSF)]

검사항목	참고 범위	
	SI unit	Conventional units
Osmolarity	292~297 mmol/kg water	292~297 mOsm/L
Electrolyte Na K Ca Mg Cl CO_2 content	137~145 mmol/kg 2.7~3.9 mmol/L 1.0~1.5 mmol/L 1.0~1.2 mmol/L 116~122 mmol/L 20~24 mmol/L	137~145 mEq/L 2.7~3.9 mEq/L 2.1~3.0 mEq/L 2.0~2.5 mEq/L 116~122 mEq/L 20~24 mEq/L
PCO_2	6~7 kPa	45~49 mmHg
PH	7.31~7.34	
Glucose	2.2~3.9 mmol/L	40~70 mg/dL
Lactate	102 mmol/L	10~20 mg/dL
Total protein Albumin IgG IgG index Oligoclonal band	0.2~0.5 g/L 0.066~0.442 g/L 0.009~0.057 g/L 0.29~0.59 < 2 bands not present in matched serum sample	20~50 mg/dL 6.6~44.2 mg/dL 0.9~5.7 mg/dL
Ammonia	15~47 umol/L	25~80 ug/dL
Creatinine	44~168 umol/L	0.5~1.9 mg/dL
Myelin basic protein	< 4 ug/L	
CSF pressure		50~180 mmH$_2$O
CSF volume(성인)	~150 mL	
Leucocyte Total Differential: Lymohocyte Monocyte Neutrophils	<5/uL 60~70 % 30~50 % none	

[화학검사]

검사항목	표본	참고 범위	
		SI unit	Conventional units
Acetoacetate	P	< 100 umol/L	< 1 mg/dL
Albumin	S	35~55 g/L	3.5~5.5 g/dL
Aldolase		0~100 nkat/L	0~6 U/L
Alpha 1 antitrysin	S	0.8~2.1 g/L	85~213 mg/dL
Alpha fetoprotein(성인)	S	< 30 ug/L	< 30 ng/mL
Aminotransferase			
Aspartate(AST, sGOT)		0~0.58 ukat/L	0~35 U/L
Alanine(ALT, sGPT)		0~0.58 ukat/L	0~35 U/L
Ammonia, NH3	P	6~47 umol/L	10~80 ug/dL
Amylase	S	0.8~3.2 ukat/L	60~180 U/L
Angiotensin − converting enzyme(ACE)		<670 nkat/L	40 U/L
ABGA 　[HCO_3^-] 　PCO_2 　PH 　PO_2		21~28 mmol/L 4.7~5.9 kPa 7.38~7.44 11~13 kPa	21~30 mEq/L 35~45 mmHg 80~100 mmHg
b−hydroxybutyrate	P	<300 umol/L	<3 mg/dL
Bilirubin, total 　Direct 　Indirece	S S S	5.1~17 umol/L 1.7~51. umol/L 3.4~12 umol/L	0.3~1.0 mg/dL 0.1~0.3 mg/dL 0.2~0.7 mg/dL
Calcium, ionized		1.1~1.4 mmol/L	4.5~5.6 mg/dL
Calcium	P	2.2~2.6 mmol/L	9~10.5 mg/dL
CO_2 content	P	21~30 mmol/L	21~30 mEq/L
CO_2 tension(PCO_2)	A	4.7~5.9 kPa	35~45 mmHg
CO content	Blood	CO−Hb>20 %시	
Cl	S	98~106 mmol/L	98~106 mEq/L
Compement 　C3 　C4	S	0.55~1.20 g/L 0.20~0.50 g/L	55~120 mg/dL 20~50 mg/dL
Coproporphyrins (type I and III)	U	150~460 umol/L	100~300 Ug/d
CK 　여자 　남자	S	0.17~1.17 ukat/L 0.42~1.50 ukat/L	10~70 U/L 25~90 U/L

검사항목	표본	참고 범위	
		SI unit	Conventional units
CK-MB		0~7 ug/L	
Creatinine	S	< 133 umol/L	< 1.5 mg/dL
Erythropoietin	S	5~36 U/L	
Fatty acid, free (nonesterified)	P	180 mg/L	< 18 mg/dL
Ferritin 여자 남자	S	10~200 ug/L 15~400 ug/L	10~200 ng/mL 15~400 ng/mL
Glucose(fasting) 정상 DM	P	4.2~6.4 mmol/L > 7.8 mmol/L	75~115 mg/dL > 140 mg/dL
Glucose, 2h postprandial 정상 Impaired glucose tolerance DM	P	< 7.8 mmol/L 7.8~11.1 mmol/L > 11.1 mmol/L	< 140 mg/dL 140~200 mg/dL > 200 mg/dL
Hemoglobin 남자 여자 HbA1C		140~180 g/L 120~160 g/L 총 Hb의 6% 이하	14~18 g/dL 12~16 g/dL
Iron	S	9~27 umol/L	50~150 ug/dL
Iron-binding capacity Saturation	S	45~66 umol/L 0.2~0.45	250~370 ug/dL 20~45%
LDH	S	1.7~3.2 ukat/L	100~190 U/L
LDH isoenzyimes Fraction 1 Fraction 2 Fraction 3 Fraction 4 Fraction 5	S	0.14~0.25 0.29~0.39 0.20~0.25 0.08~0.16 0.06~0.16	14~26 % 29~39 % 20~25 % 8~16 % 6~16 %
Lactate	P, v	0.6~1.7 mmol/L	5~15 mg/dL
Lipase	S	0~2.66 ukat/L	0~160 U/L
Lipoprotein(a)	S	0~300 mg/L	0~3 mg/dL
Mg	S	0.8~1.2 mmol/L	1.8~3 mg/dL
Myoglobin 남자 여자	S	19~92 ug/L 12~76 ug/L	
Osmolarity	P	285~295 mmol/kg	285~295 mmol/kg
Oxygen content B, v	B, a	10~16 vol %	17~21 vol %

검사항목	표본	참고 범위	
		SI unit	Conventional units
O2 % saturation(sea level)	B, a B, v	0.97 mol/mol 0.60~0.85 mol/mol	97% 60~85%
Phosphatase, acid	S	0.90 nkat/L	0~5.5 U/L
Phosphatase, alkaline	S	0.5~2.0 nkat/L	30~120 U/L
Phosphorus, inorganic	S	1.0~1.4 mmol/L	3~4.5 mg/dL
Porphobilinogen	U	None	None
Photasium(K)	S	3.5~5.0 mmol/L	3.5~5.0 mEq/L
Prostate-specific antigen(PSA) 여자 남자 : 40세 이하 40세 이상	S	< 0.50 ug/L 0~2.0 ug/L 0~4.0 ug/L	< 0.5 ng/mL 0~2.0 ng/mL 0~4.0 ug/L
PSA, free, 남자 45~75세, PSA는 4~20 ug/mL		> 0.25 % 시 BPH	> 25 % 시 BPH
Protein, total Albumin Globulin Alpha 1 Alpha 2 Beta Gamma	S	55~80 g/L 35~55 g/L 20~35g/L 2~4g/L 5~9g/L 6~11g/L 7~17g/L	5.5~8.0 g/dL 3.5~5.5 g/dL(50~60%) 2.0~5.5 g/dL(50~60%) 2.0~3.5 g/dL(40~50%) 0.5~0.9 g/dL(6.8~12%) 0.6~1.1 g/dL(9.3~15%) 0.7~1.7 g/dL(13~23%)
Pyrubate	P,v	60~170 umol/L	0.5~1.5 mg/dL
Sodium(Na)	S	136~145 mmol/L	136~145 mEq/L
Transferrin	S	2.3~3.9 g/L	230~390 mg/dL
Triglyceride	S	< 1.8 mmol/L	< 160 mg/dL
Troponin I	S	0~0.4 ug/L	0~0.4 ng/mL
Troponin T	S	0~0.1 ug/L	0~0.1 ng/mL
Urea nitrogen(BUN)	S	3.6~7.1 mmol/L	10~20 mg/dL
Uric acid 남자 여자	S	150~480 umol/L 90~360 umol/L	2.5~8.0 mg/dL 1.5~6.0 mg/dL
Urobilinogen	U	1.7~5.9 umol/d	1~3.5 mg/d

Note : B, blood; P, plasma; S, serum; U, urine; a, arterial; v venous

[약물농도]

약물	치료 농도	독성 농도
Acetaminophen	10~30 ug/mL	> 200 ug/mL
Amitriptyline	120~250 ng/mL	> 500 ng/mL
Amphetamine	20~30 ng/mL	> 200 ng/mL
Barbiturate		> 20 mg/L
Bromide		> 1,250 ug/mL
Carbamazepine	6~12 ug/mL	> 15 ug/mL
Chlordiazepoxide	700~1000 ng/mL	> 5000 ng/mL
Clonazepam	15~60 ng/mL	> 80 ng/mL
Clozapine	200~350 ng/mL	–
Desipramine	75~300 ng/mL	> 400 ng/mL
Diazepam	100~1,000 ng/mL	> 5,000 ng/mL
Digoxin	0.8~2.0 ng/mL	> 2.5 ng/mL
Doxepin	30~150 ng/mL	> 500 ng/mL
Ethanol Behavioral change Legal intoxication	 > 20 mg/dL > 80 mg/dL	
Ethosuximide	40~100 ug/mL	> 150 ug/mL
Flecainide	0.2~1.0 ug/mL	> 1.0 ug/mL
Imipramine	125~250 ng/mL	> 500 ng/mL
Lidocaine CNS, CV depress SZ, Obtund, dec CO	 1.5~6.0 ug/mL	 6~8 ug/mL > 8 ug/mL
Lithium	0.6~1.2 mEq/L	> 2 mEq/L
Methadone	100~400 ng/mL	> 2,000 ng/mL
Methotrexate Low–dose(1~2 weeks) High–dose(48h)	 Variable	 > 9.1 ng/mL > 227 ng/mL
Morphine	10~80 ng/mL	> 200 ng/mL
Nitroprusside(thiocyanate)	6~29 ug/mL	
Nortriptyline	50~170 ng/mL	> 500 ng/mL
Phenobarbital Ataxia, nystagmus Coma with reflexes Coma without reflexes	 10~40 ug/mL	 35~80 ug/mL 65~117 ug/mL > 100 ug/mL
Phenytoin	10~20 ug/mL	> 20 ug/mL
Salicylates	150~300 ug/mL	> 300 ug/m
Theophylline	8~20 ug/mL	> 20 ug/mL

Valproic acid	50~150 ug/mL	> 150 ug/mL

CV depress- cardiovascular depression; SZ- seizure; Obtund- obtundation; dec CO- decreased cardiac output

[혈액학적 검사]

CO-Hb		Platelets and coagulation	
Nonsmoker Smoker	0~2.3% 2.1~4.2%	Antithrombin III	80~120%
RBC		Bleeding time	< 7 min
Count	415~4.90 × 106/mm³	Euglobuin lysis time	> 2 h
Distribution width	13~15 %	Factor II, V, VII, IX, X, XI, XII, XIII	60~100% 60~100%
G-6-PD	12.1 ± 2 IU/g Hb		
Life span		Fibrinogen	200~400 mg/dL
Normal Chromiun-labeled	120 d 28 d	Protein C, S	58~148%
		Platelets	130~400 × 10⁹/L
MCH	28~33 pg/cell	ESR	
MCHC	32~36 g/dL	Westergren, < 50 years	
MCV	86~98 um³		
Ham's test	Negative	males female	0~15 mm/h 0~20 mm/h
Haptoglobin	50~220 mg/dL		
Hct		> 50 years	
Male Female	42~52% 37~48%	males females	0~20 mm/h 0~30 mm/h
Hb		Sucrose test	Negative
Plasma	1~5 mg/dL	Viscosity Plasma Serum	1.7~2.1 1.4~1.8
Whole blood Male Female	13~18 g/dL 12~16 g/dL		
		Leukocytes : 4.3 - 10.8 × 10³/mm³	
HbA2	1.5~3.5%	Neutrophils Bands Lymphocytes Monocytes Eosinophils Basophils	45~74% 0~4% 16~45% 4~10% 0~7% 0~2%
Hb-fetal (HbF)	< 2%		
Alkaline	13~100 u/L		
phosphatase (LAP)			
Methemoglobin	< 2 mg/L		

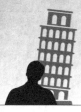

Index

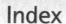

Korean version of Mini-Mental Status Eamination(K-MMSE)

항목/점수	세부항목	세부항목 점수	환자의 점수	설명
지남력(시간)/ 5	년	1		오늘은 몇 년, 몇 월, 며칠이죠?
	월	1		
	일	1		
	요일	1		무슨 요일?
	계절	1		계절은?
지남력(장소)/5	도	1		집주소가 어떻게 돼요?
	군/구	1		
	현재 장소명	1		여기가 어디죠?
	무엇하는 곳	1		여기는 어떤 곳이죠?(병원)
	몇 층	1		몇 층입니까?
기억 등록/3	비행기	1		"비행기, 소나무, 의자" 따라해 보세요.(따라 하는지……) "외우세요"
	소나무	1		
	의자	1		
주의집중 및 계산/5	100-7	1		93
	-7	1		86
	-7	1		79
	-7	1		72
	-7	1		65
기억회상/3	비행기	1		좀 전에 외운 것 3가지가 무엇이었죠?
	소나무	1		
	의자	1		
언어 및 시공간 구성/9	이름대기	2		"시계", "볼펜" 등 주위 물건
	명령시행	3		*(아래에 설명)
	따라말하기	1		"백문이 불여일견"
	오각형 그리기	1		**(아래 그림 그리기)
	읽기	1		주위 글씨를 읽게, 한 문장
	쓰기	1		오늘 날씨에 대해…… 맑다 등
총점 = 30		30		

점수와 평가 : 24점 이상/정상, 20-23점: 인지기능 이상(cognitive impairment; CI) 의심, 15-19점:mild CI, 14점 이하: severe CI 의심, 치매의 정도를 평가 시에도 사용한다

*명령시행: 종이를 뒤집고(1), 반으로 접은 다음(1), 저에게 주세요(1)

** 오각형 그리기

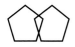

Visual Acuity Screen

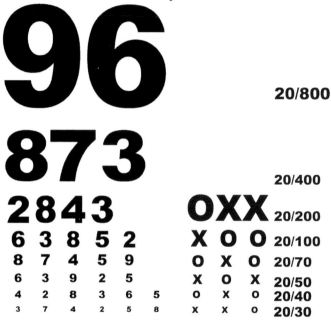

96 20/800

873 20/400

2843 **OXX** 20/200

6 3 8 5 2   **X O O** 20/100

8 7 4 5 9   **O X O** 20/70

6 3 9 2 5   **X O X** 20/50

4 2 8 3 6 5   **O X O** 20/40

3 7 4 2 5 8   X X O 20/30

9 3 7 8 2 6   x o o 20/25

Hold card in good light 14 inches(35.56 cm) from eye. Record vision for each eye separately with and without glasses. Presbyopic patients should read through bifocal glasses. Myopic patients should wear glasses only.

Pupil' Diameter (mm)

.₀②③④⑤⑥⑦⑧⑨

Rosenbaum pocket vision screen